Thieme

1. ÄP

Original-Prüfungsfragen
mit Kommentar

Biochemie

21. Auflage

Bearbeitet von
Ronald Zech

Georg Thieme Verlag
Stuttgart · New York

Prof. Dr. med. Ronald Zech
Institut für Biochemie und
Molekulare Zellbiologie (Fachbereich Medizin)
Humboldtallee 23
37073 Göttingen

1. Auflage 1982
2. Auflage 1984
3. Auflage 1985
4. Auflage 1986
5. Auflage 1988
6. Auflage 1990
7. Auflage 1990
8. Auflage 1993
9. Auflage 1994
10. Auflage 1994
11. Auflage 1996
12. Auflage 1997
13. Auflage 1999
14. Auflage 2000
15. Auflage 2002
16. Auflage 2003
17. Auflage 2005
18. Auflage 2006
19. Auflage 2008
20. Auflage 2009
21. Auflage 2011

Die Auflagen 1 bis 11 erschienen unter dem Titel „Physiologische Chemie". Der aktuelle Titel unseres Fachbandes „Biochemie" wurde der inzwischen vom IMPP, Mainz, verwendeten Fachbezeichnung angeglichen.

Bibliografische Information Der Deutschen Bibliothek
Die Deutsche Bibliothek verzeichnet diese Publikation in der Deutschen Nationalbibliografie; detaillierte bibliografische Daten sind im Internet über http://dnb.ddb.de abrufbar.

Rüdigerstr. 14, D-70469 Stuttgart
Unsere Homepage:
http://www.thieme.de

Umschlaggestaltung:
Thieme Verlagsgruppe

Umschlagfoto:
Studio Nordbahnhof

Satz:
medionet Publishing Services Ltd., Berlin

Druck:
Grafisches Centrum Cuno GmbH & Co. KG, Calbe

ISBN 978-3-13-153311-1

Vorwort

Das vorliegende Buch basiert auf Lehrveranstaltungen, die der verstorbene Kollege Domagk und ich mit Einführung der schriftlichen Prüfungen (1974) unter Einbeziehung des Gegenstandskatalogs und aller IMPP-Fragen durchgeführt haben. Die 21. Auflage des Bandes „1. ÄP Biochemie" ist wiederum in 25 Kapitel gegliedert. In den letztjährigen Prüfungsterminen wurde die Zuordnung zahlreicher Fragen zu einzelnen Fachgebieten (Biochemie, Physiologie, Chemie, Biologie) und speziell zu einzelnen Kapiteln dieses Bandes zunehmend problematischer, weil in einzelnen Fragen Themen und Inhalte aus verschiedenen Fächern bzw. Kapiteln abgefragt wurden, diese Fragen also mehreren Fächern und Kapiteln zuzuordnen wären.
Zu wichtigen Stoffgebieten wurde jeweils ein Lerntext erstellt, nach dessen Durcharbeitung die themenbezogene Fragenbeantwortung ohne Schwierigkeiten möglich sein sollte. Bei den neuen Fragen der letzten Jahre fiel auf, dass die falschen Antworten (Distraktoren) immer attraktiver und damit irreführender wurden, weil sie, allein als Feststellung genommen, einen richtigen Tatbestand beschreiben und nur im Kontext mit der Frage nicht zutreffen! Für den sich vorbereitenden Physikumskandidaten ist es daher wichtig, dass er auch den Zusammenhang versteht, aus dem heraus die Distraktoren nicht zutreffend sind. Eine unerfreuliche Tendenz der letzten Examina waren Fragen nach speziellen, spitzfindigen Einzelheiten sowie nach klinischen und pathobiochemischen Spezialproblemen. Die Lösung lässt sich dann oft nur unter Verwendung zahlreicher, oft spezieller Lehrbücher finden. Da der Student zeitlich und finanziell kaum in der Lage sein wird, mehrere Lehrbücher zum selben Thema vergleichend in die Hand zu nehmen, möge dieser Kommentarband zum Verständnis biochemischer und klinischer Zusammenhänge beitragen.
Es ist zu empfehlen, nach der Durcharbeitung eines nicht zu umfangreichen Lehrbuchs Lerntexte, Fragen und Kommentare parallel zu erarbeiten. Unmittelbar vor dem Examen sollten dann zur letzten Überprüfung alle Fragen noch einmal beantwortet werden, wobei der Kommentar nur in Einzelheiten hinzuzuziehen ist.
Die nach der neuen Approbationsordnung vorgesehene Vernetzung von Vorklinik und Klinik macht es notwendig, zu den einzelnen biochemischen Sachverhalten „Klinische Bezüge" in die Kommentare einzufügen. Es ist zu hoffen, dass in den Prüfungen vermehrt nur medizinisch relevante Dinge abgefragt werden und dass damit das vorklinische Lernen sinnvoller und befriedigender wird, als es derzeit ist.

Göttingen, im August 2011
Ronald Zech

Inhalt

Die Fragen und Kommentare des Examens Frühjahr 2011 befinden sich am Ende der einzelnen Kapitel.

Die fett gedruckten Seitenzahlen beziehen sich auf den Kommentarteil.

Lerntextverzeichnis

Bearbeitungshinweise

Die Original-Prüfungsfragen bilden die Grundlage dieses Bandes. Zur Prüfungsvorbereitung erscheint eine fachbezogene Fragenordnung, wie sie in diesem Band vorliegt, geeignet.
In den Original-Aufgabenheften richtet sich die Reihenfolge der Prüfungsfragen nach inhaltlichen Gesichtspunkten. Der Aufgabentyp kann sich daher von Aufgabe zu Aufgabe ändern.
Seit mehreren Jahren werden vom IMPP ausschließlich Aufgaben vom Typ **Einfachauswahl** und **Zuordnung** gestellt. Deshalb kommen Aufgaben vom Typ *Kausale Verknüpfung* und *Aussagenkombination* in diesem Band nicht mehr vor.
Die Lösung zu jeder Frage ist am Unterrand derselben Seite vermerkt. Im Lösungsteil findet sich ein ausführlicher Kommentar.

Allgemeines

Soweit nicht besondere Bedingungen genannt sind, bezieht sich der in einer Aufgabe angesprochene Sachverhalt auf den medizinischen und wissenschaftlichen **Regelfall** sowie auf die Gegebenheiten in der Bundesrepublik Deutschland.
Die Prüfungsaufgaben sind Antwortwahlaufgaben. Sie grenzen die Zahl der Antwortmöglichkeiten auf einen zuvor bestimmten Entscheidungszusammenhang ein. Für alle Aufgabentypen gilt daher: Antworten, die im Antwortangebot nicht enthalten sind, können nicht die richtige Lösung sein.
Die Aufgabe gilt als **richtig gelöst**, wenn die beste Antwort aus dem Antwortangebot A bis E markiert wurde. Die beste Antwort ist diejenige, die im Vergleich der fünf Antwortmöglichkeiten die Aufgabe **am umfassendsten beantwortet**.
Lesen Sie immer alle Antwortmöglichkeiten durch, bevor Sie sich für eine Lösung entscheiden.
Eine Mehrfachmarkierung und das Fehlen einer Markierung wird als falsch gewertet. Können Sie eine Aufgabe nicht lösen, lohnt es sich zu raten, weil eine 20-prozentige Chance besteht, die richtige Lösung zu treffen.

Aufgabentypen

→ Aufgabentyp A: Einfachauswahl

Bei diesem Aufgabentyp sind alle angebotenen Antworten A bis E gegeneinander abzuwägen. Als **richtige Lösung** wird die **Bestantwort** anerkannt. **Bestantwort** ist entweder die **am meisten zutreffende** oder die **allein zutreffende Antwort** bzw. die **am wenigsten zutreffende** oder die **allein unzutreffende Antwort**.

→ Aufgabentyp B: Zuordnung (Aufgaben mit gemeinsamem Antwortangebot)

Bei diesem Aufgabentyp sind in Liste 1 Begriffe oder Sachverhalte aufgeführt, Liste 2 enthält die möglichen Antworten A bis E. Als **richtige Lösung** wird die **allein** oder **am besten zutreffende Zuordnung** anerkannt. Dabei kann auch für mehrere Aufgaben der Liste 1 die gleiche Antwort der Liste 2 die richtige Lösung sein.

Fragen

1 Chemie der Kohlenhydrate

H08

1.1 Glycerinaldehyd-3-phosphat entsteht in der Glycolyse.
Welche Aussage zu dieser Verbindung trifft zu?
(A) Bei der Hydrolyse entstehen Glycerin (Propan-1,2,3-triol) und Phosphorsäure.
(B) Die Verbindung ist ein Konstitutionsisomer von Dihydroxyaceton-phosphat.
(C) Es handelt sich um eine Aldotetrose.
(D) Glycerinaldehyd-3-phosphat hat **kein** stereogenes Zentrum (Chiralitätszentrum).
(E) Glycerinaldehyd-3-phosphat ist ein Carbonsäureanhydrid.

F96

1.2 Welche Aussage trifft <u>nicht</u> zu?

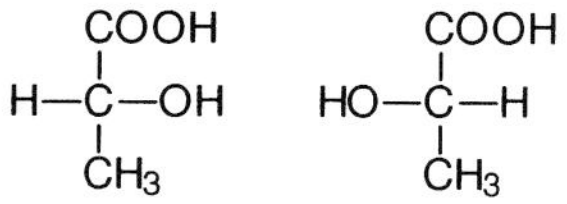

Die abgebildeten Verbindungen sind
(A) Carbonsäuren
(B) bei pH = 7 negativ geladen
(C) Enantiomere
(D) Diastereomere
(E) Konfigurationsisomere

H86

1.3 Welche Aussage zu nachstehenden Verbindungen trifft <u>nicht</u> zu?

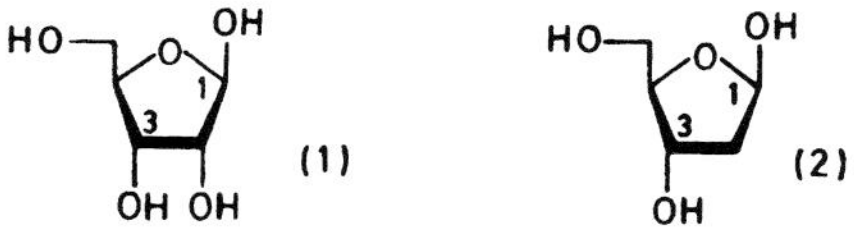

(A) (1) und (2) sind Pentosen.
(B) (1) und (2) liegen als Furanosen vor.
(C) (1) ist Baustein der RNA.
(D) (2) ist Baustein der DNA.
(E) Die Umwandlung von (1) in (2) entspricht einer Oxidation.

H06

1.4 Nach der Herstellung einer wässrigen Lösung von α-D-Glucose beobachtet man eine kontinuierliche Veränderung (Mutarotation) der ursprünglichen spezifischen Drehung von 112° bis zu einem Wert von 52,7°.
Ursache hierfür ist
(A) das Vorliegen von Glucose in wässriger Lösung ausschließlich in der offenkettigen Form
(B) die allmähliche Oxidation von Glucose zu einer Gluconsäure
(C) die hydrolytische Spaltung zu zwei Molekülen einer Triose (Glycerinaldehyd)
(D) die Veränderung der Sessel-Konformation in wässriger Lösung
(E) eine Gleichgewichtseinstellung zwischen α-D-Glucose und β-D-Glucose

H96 H90

1.5 Welche Aussage trifft <u>nicht</u> zu?
Galaktose
(A) unterscheidet sich von der Glucose in der Konfiguration am C-Atom 4
(B) ist im Milchzucker β-glykosidisch mit Glucose verknüpft
(C) ist Bestandteil der Maltose
(D) ist eine Zuckerkomponente von Gangliosiden
(E) ist eine Strukturkomponente der Blutgruppensubstanzen des AB0-Systems

H10

1.6 Welche der Bezeichnungen trifft für Isomaltose am besten zu?
(A) α-D-Glucopyranosyl-(1→4)-D-Glucopyranose
(B) α-D-Glucopyranosyl-(1→6)-D-Glucopyranose
(C) β-D-Glucopyranosyl-(1→2)-D-Glucopyranose
(D) β-D-Glucopyranosyl-(1→4)-D-Glucopyranose
(E) β-D-Glucopyranosyl-(1→6)-D-Glucopyranose

H02

1.7 Saccharose
(A) enthält eine α-glykosidisch gebundene Fructose
(B) enthält eine α-glykosidisch gebundene Glucose
(C) weist eine freie halbacetalische OH-Gruppe auf
(D) kann mit Alkoholen Glykoside bilden
(E) entsteht bei der Spaltung von Stärke durch α-Amylase

1.1 (B) 1.2 (D) 1.3 (E) 1.4 (E) 1.5 (C) 1.6 (B) 1.7 (B)

H06

1.8 Welche Aussage zum abgebildeten Disaccharid Lactose trifft zu?

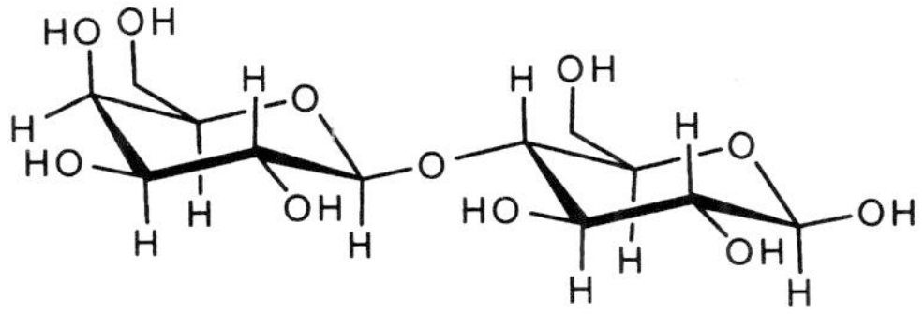

(A) Die Hydrolyse der Lactose ergibt zwei Moleküle D-Galactose.
(B) Die Monosaccharidbausteine der Lactose liegen in der Furanose-Form vor.
(C) Lactose enthält eine α-glycosidische Bindung.
(D) Lactose enthält eine Halbacetalfunktion.
(E) Lactose ist Bestandteil des Biopolymers Amylose (Stärke).

H10

1.9 Bei welchem der Polysaccharide handelt es sich um ein Heteroglykan?

(A) Amylopektin
(B) Amylose
(C) Cellulose
(D) Glykogen
(E) Hyaluronsäure

H05

1.10 Welche Aussage zum Antikoagulans Heparin trifft zu?

(A) Heparin ist ein Disaccharid.
(B) Heparin ist ein phosphoryliertes Kohlenhydrat.
(C) Heparin ist ein sulfatiertes Glycosaminoglycan.
(D) Im Heparin sind Kohlenhydrat-Einheiten über Sulfatgruppen miteinander verknüpft.
(E) Heparin ist ein Aromat.

F02

1.11 Welche Aussage zu Proteoglykanen trifft nicht zu?

(A) Sie sind Komponenten der extrazellulären Matrix.
(B) Sie enthalten in ihren Glykosaminoglykan-Anteilen repetitive Disaccharid-Einheiten.
(C) Glykosamine enthalten stets Hexosamine.
(D) Die meisten Proteoglykane benötigen für ihre Biosynthese Phosphoadenosin-Phosphosulfat (PAPS).
(E) Die Verknüpfung des Core-Proteins mit dem Kohlenhydratanteil erfolgt extrazellulär.

Fragen aus Examen Frühjahr 2011

F11

1.12 Welche der Bezeichnungen trifft für Maltose am besten zu?

(A) α-D-Glucopyranosyl-(1→4)-D-Glucopyranose
(B) α-D-Glucopyranosyl-(1→6)-D-Glucopyranose
(C) β-D-Glucopyranosyl-(1→2)-D-Glucopyranose
(D) β-D-Glucopyranosyl-(1→4)-D-Glucopyranose
(E) β-D-Glucopyranosyl-(1→6)-D-Glucopyranose

1.8 (D) 1.9 (E) 1.10 (C) 1.11 (E) 1.12 (A)

2 Chemie der Aminosäuren, Peptide und Proteine

F01

2.1 Welche Aussage zum Glycin trifft nicht zu?
(A) Glycin kann aus Serin gebildet werden.
(B) Glycin ist ein Neurotransmitter.
(C) Glycin ist Voraussetzung für die Ausbildung der Kollagen-Tripelhelix.
(D) Glycin ist der wichtigste Kohlenstoffdonator der renalen Gluconeogenese.
(E) Glycin ist ein Substrat der Purinbiosynthese.

H00

2.2 Welche Aussage zum Serin trifft nicht zu?
(A) Serin dient in Proteoglykanen der Anheftung von Kohlenhydratketten an die Proteinkomponente.
(B) Serin ist Bestandteil bestimmter Glycerinphosphatide.
(C) Serin wird für die Synthese von Sphingosin benötigt.
(D) Serin kann in Peptid-gebundener Form durch Proteinkinasen phosphoryliert werden.
(E) Serin wird durch Transaminierung in Pyruvat überführt.

H08

2.3 Welche der Aminosäuren enthält ein Schwefel-Atom?
(A) Histidin
(B) Isoleucin
(C) Methionin
(D) Serin
(E) Tyrosin

H08

2.4 Die Aminosäure Cystein
(A) geht durch Transaminierung in das biogene Amin Cysteamin über
(B) hat in ihrer Seitenkette bei pH 7 eine positive Ladung
(C) kann in der Seitenkette leicht reduziert werden
(D) trägt in der Seitenkette eine Methylgruppe in Thioether-Bindung
(E) wird zur Biosynthese von Coenzym A aus Pantothensäure benötigt

H10

2.5 Welche Aussage zu Homocystein (beim Menschen) trifft zu?
(A) Durch Methylierung von Homocystein entsteht Methionin.
(B) Homocystein entsteht durch Oxidation (Dehydrierung) zweier Cystein-Moleküle.
(C) Homocystein entsteht durch Reduktion von Taurin.
(D) Homocystein ist ein Baustein von Häm.
(E) Homocystein ist eine proteinogene Aminosäure.

F05

2.6 Welche Aussage zur Aminosäure Selenocystein trifft zu?
(A) Selenocystein ist im aktiven Zentrum der Carboanhydrase vorhanden.
(B) Das Codon für Selenocystein ist das auch als Stopp-Codon bekannte UGA.
(C) Die Thyroxin-Deiodase enthält iodiniertes Selenocystein.
(D) Selenocystein ist eine essentielle Aminosäure.
(E) Selenocystein-Reste in Proteinen entstehen durch posttranslationale Modifikation von Cysteinen.

F08

2.7 Welche der folgenden Verbindungen enthält eine Disulfidbrücke?
(A) Citrullin
(B) Cystin
(C) Methionin
(D) Ornithin
(E) Serotonin

H03

2.8 Welche Aussage zum Tryptophan trifft nicht zu?
(A) Es ist Ausgangssubstanz für die Serotoninsynthese in den enterochromaffinen Zellen des Intestinaltraktes.
(B) Es kann zu Tryptamin decarboxyliert werden.
(C) Es ist ein Vorläufer für die Biosynthese von Melanin.
(D) Es ist Provitamin für die Biosynthese von Nicotinsäure.
(E) Bei seinem Abbau wird der Pyrrolring geöffnet.

2.1 (D) 2.2 (E) 2.3 (C) 2.4 (E) 2.5 (A) 2.6 (B) 2.7 (B) 2.8 (C)

H10

2.9 Welcher Heterocyclus ist in der proteinogenen Aminosäure Histidin enthalten?

(A) Imidazol
(B) Indol
(C) Pyridin
(D) Pyrimidin
(E) Pyrrol

F10

2.10 Das abgebildete TRH (thyrotropin-releasing hormone) enthält die Aminosäure

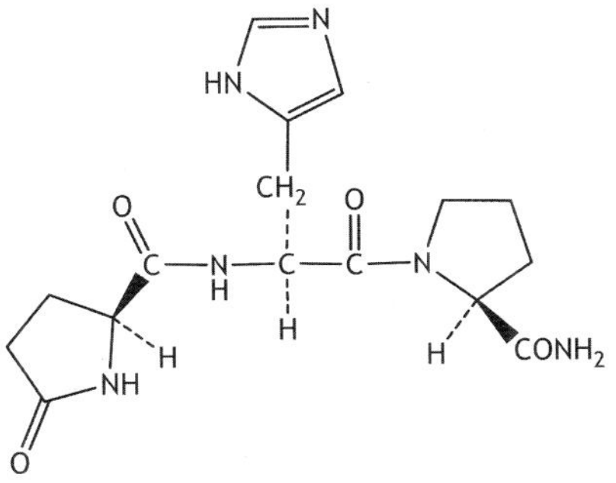

(A) Asparagin
(B) Histidin
(C) Lysin
(D) Phenylalanin
(E) Tyrosin

H01

2.11 Welche Aussage über Lysin trifft <u>nicht</u> zu?

(A) Lysin kann nur nach Einbau in eine Peptidkette zu Hydroxylysin hydroxyliert werden.
(B) Durch Decarboxylierung entsteht aus Lysin ein biogenes Amin mit der Funktion eines Neurotransmitters.
(C) Lysin ist eine ketogene Aminosäure.
(D) Lysin ist eine der Aminosäuren, die einem Protein positive Ladungen geben.
(E) Lysin ist beteiligt an der kovalenten Quervernetzung der Monomere in Fibrin und Kollagen.

H10

2.12 Welche der folgenden Aminosäuren ist (für den Menschen) essentiell?

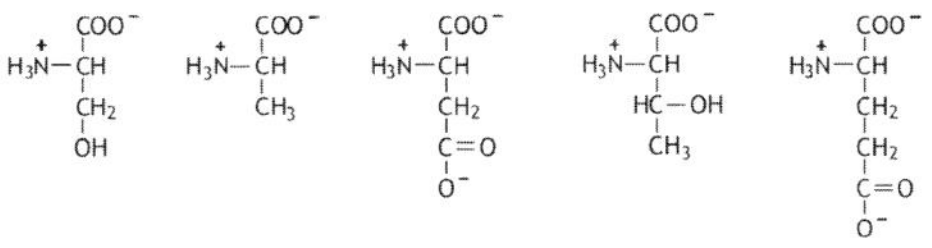

(A) (B) (C) (D) (E)

H07

2.13 Durch Hydroxylierung entsteht aus Phenylalanin eine weitere proteinogene Aminosäure, aus der z. B. Dopamin oder Adrenalin gebildet werden. Um welche proteinogene Aminosäure handelt es sich dabei?

(A) Methionin
(B) Serin
(C) Threonin
(D) Tryptophan
(E) Tyrosin

H02

2.14 Einen pK-Wert von ca. 6 im physiologischen Bereich hat die

(A) Carboxylgruppe der Seitenkette des Glutamats
(B) Carboxylgruppe der Seitenkette des Aspartats
(C) Imidazolgruppe der Seitenkette des Histidins
(D) Thiolgruppe der Seitenkette des Cysteins
(E) Guanidingruppe der Seitenkette des Arginins

H10

2.15 Wie viele voll geladene (ionisierte) negative und positive Gruppen besitzt im Allgemeinen ein Glutathion-Molekül (γ-Glutamyl-Cysteinyl-Glycin) bei pH 7,0?

(A) 1 negative und 1 positive
(B) 1 negative und 2 positive
(C) 2 negative und 1 positive
(D) 2 negative und 2 positive
(E) 3 negative und 1 positive

F10

2.16 Wie viele energiereiche Phosphatbindungen werden für die Biosynthese von Glutathion aus seinen Aminosäuren benötigt?

(A) eine
(B) zwei
(C) drei
(D) sechs
(E) acht

F10

2.17 Welche der folgenden linearen Atomketten bildet das Rückgrat von Peptiden und Proteinen?

(A) -C-C-C-N-C-C-C-N-C-C-C-N-
(B) -C-C-O-N-C-C-O-N-C-C-O-N-
(C) -H-C-C-H-N-C-C-N-H-C-C-H-
(D) -H-O-C-C-N-H-O-C-C-N-H-
(E) -N-C-C-N-C-C-N-C-C-N-C-C-

2.9 (A) 2.10 (B) 2.11 (B) 2.12 (D) 2.13 (E) 2.14 (C) 2.15 (C) 2.16 (B) 2.17 (E)

F09

2.18 Eine Punktmutation innerhalb des codierenden Bereichs eines Gens verursacht den Austausch der Aminosäure Glycin gegen Arginin (Gly→Arg) im Genprodukt.
Welche Veränderung der strukturellen bzw. funktionellen Eigenschaften des codierten Proteins ist infolge der Mutation am ehesten zu erwarten?

(A) Erhöhung des isoelektrischen Punktes
(B) Verringerung der molaren Masse
(C) Verlust der Ubiquitinierbarkeit
(D) verminderte N-Glykosylierbarkeit durch Verlust einer Amidgruppe
(E) verminderte Phosphorylierbarkeit durch Verlust einer Hydroxygruppe

H07

2.19 In die Auftragstasche für eine (native) Gelelektrophorese wird ein Proteingemisch aus 5 Proteinen gebracht.
Die isoelektrischen Punkte der Proteine sind:
5,1 5,9 7,2 8,6 9,3
Der pH-Wert des Elektrophoresepuffers ist:
8,6
Die Kathode liegt auf der Seite der Auftragstasche für das Proteingemisch.
Wie viele Proteinbanden sind nach der Elektrophorese vom Auftragsort in Richtung Anode weggewandert?

(A) 1
(B) 2
(C) 3
(D) 4
(E) 5

F09

2.20 Die Stabilität einer α-Helix wird im Wesentlichen durch die Ausbildung von Wasserstoffbrücken-Bindungen zwischen den CO- und NH-Gruppen der Aminosäuren gewährleistet.
Welche Aminosäure führt bei einem fälschlichen Einbau zu einer Unterbrechung der α-Helix, da sie aufgrund ihrer Struktur nicht in der Lage ist, solche Wasserstoffbrücken-Bindungen auszubilden?

(A) Alanin
(B) Methionin
(C) Phenylalanin
(D) Prolin
(E) Valin

H07

2.21 Disulfid-Brücken stabilisieren die Struktur von Peptiden und Proteinen.
Sie können gebildet werden bei der oxidativen Dimerisierung von

(A) Alanin-Resten
(B) Cystein-Resten
(C) Histidin-Resten
(D) Methionin-Resten
(E) Phenylalanin-Resten

H06

2.22 Sekundärstrukturen in Proteinen (α-Helix, β-Faltblatt) kommen typischerweise zustande durch

(A) Disulfidbrücken zwischen Cysteinresten
(B) elektrostatische Wechselwirkungen zwischen geladenen Gruppen der Seitenketten
(C) H-Brücken zwischen Carbonyl- und Amid-Gruppen (CO- und NH-Gruppen) der Hauptkette
(D) hydrophobe Effekte
(E) kovalente Aldol-Crosslinks

H08

2.23 Es sollen (z. B. in einer Urinprobe) die Molekülmassen verschiedener Polypeptide (näherungsweise) bestimmt werden. (Der Begriff Polypeptid schließt hier Ketten von mehr als 100 Aminosäuren ausdrücklich ein.)
Mit welcher der Methoden wird dies typischerweise (routinemäßig) durchgeführt?

(A) enzymatisch-optischer Test
(B) Ionenaustauschchromatographie
(C) isoelektrische Fokussierung
(D) proteolytische Spaltung mit Trypsin
(E) SDS-Polyacrylamid-Gelelektrophorese

H97

2.24 Domänen eines Proteins sind

(A) Polypeptidketten mit freien C- und N-Termini
(B) Abschnitte einer Polypeptidkette mit einer eigenen Tertiärstruktur, die sich weitgehend unabhängig von den anderen Abschnitten ausbildet
(C) synonym dem Begriff „Protein-Untereinheit“
(D) Genprodukte von Introns
(E) Monomere von fibrillären Proteinen, wie z. B. Fibrin und Kollagen

---

2.18 (A) 2.19 (C) 2.20 (D) 2.21 (B) 2.22 (C) 2.23 (E) 2.24 (B)

H07

→ **2.25 Erst nach richtiger Faltung können Proteine ihre spezifischen Aufgaben erfüllen. Eine intrazelluläre Ablagerung fehlgefalteter Proteine kann zu einer Schädigung der Zellfunktion führen.**
Welche Aussage zur Faltung von Proteinen trifft zu?

(A) Chaperone dienen u. a. dazu, (noch) nicht richtig gefaltete Proteine an der Aggregation zu hindern.
(B) Die Faltung von Proteinen erfolgt durch Spleißosomen.
(C) Die Protein-Disulfid-Isomerase für eine Umlagerung von Disulfidbrücken ist typischerweise zytosolisch lokalisiert.
(D) Fehlgefaltete Proteine im Zytosol werden typischerweise zum Abbau in die Lysosomen eingeschleust.
(E) Im Kern codierte mitochondriale Proteine werden in gefaltetem Zustand in die Mitochondrien transportiert.

H06

→ **2.26 Für die Proteinurie bei hämolytischen Erkrankungen ist die relative Molekülmasse M_r des Hämoglobins, seiner Untereinheiten und des αβ-Dimers von Bedeutung.**
Welche relative Molekülmasse M_r hat das tetramere Hämoglobin ($\alpha_2\beta_2$)?

(A) 6400
(B) 16000
(C) 32000
(D) 64000
(E) 320000

H05 F09

→ **2.27 In Glykoproteinen sind Kohlenhydratketten nur an bestimmte Aminosäurereste gebunden.**
Zu diesen Aminosäuren gehört:

(A) Alanin
(B) Cystein
(C) Glutamin
(D) Histidin
(E) Threonin

H07

→ **2.28 Bei bakteriellen Infektionen kann sich eine akute systemische Entzündungsreaktion entwickeln. Die Konzentration welches Proteins ist dabei im Blutplasma am wahrscheinlichsten erniedrigt?**

(A) Albumin
(B) α_1-Antitrypsin (Protease-Inhibitor 1)
(C) C-reaktives Protein
(D) Interleukin-6
(E) Serumamyloid-A-Protein

F01 F99 F96 H92

→ **2.29 Welche Aussage zur N-Acetylneuraminsäure (NANA) trifft nicht zu?**

(A) NANA ist die endständige Kohlenhydratkomponente der Oligosaccharid-Kette vieler Glykoproteine.
(B) NANA schützt im Blutplasma Glykoproteine vor Endozytose und Abbau.
(C) NANA wird durch Neuraminidasen von Glykoproteinen abgespalten.
(D) NANA vermittelt im Erythrozyten die Verankerung des Zytoskeletts mit der Plasmamembran.
(E) NANA wird aus Phosphoenolpyruvat und N-Acetyl-Mannosamin-(6-phosphat) synthetisiert.

H10

→ **2.30 Welche funktionelle Gruppe in Aminosäureresten von Enzymen wird durch Proteinkinasen am häufigsten phosphoryliert?**

(A) Aminogruppe
(B) Carbonylgruppe
(C) Carboxylgruppe
(D) Hydroxygruppe
(E) Sulfhydrylgruppe

H10

→ **2.31 Die Anheftung eines Farnesyl- oder Geranylgeranyl-Rests an einen Aminosäurerest eines Proteins (z. B. eines Ras-Protoonkoproteins) erfolgt typischerweise über eine**

(A) Carbonsäureamidbindung
(B) Carbonsäureesterbindung
(C) Glykosidbindung
(D) Säureanhydridbindung
(E) Thioetherbindung

Fragen aus Examen Frühjahr 2011

F11

→ **2.32 Bei welcher der Aminosäuren ist die Seitenkette typischerweise hydrophob (apolar, unpolar)?**

(A) Arginin
(B) Glutamin
(C) Serin
(D) Threonin
(E) Valin

2.25 (A) 2.26 (D) 2.27 (E) 2.28 (A) 2.29 (D) 2.30 (D) 2.31 (E) 2.32 (E)

F11

→2.33 Welche der proteinogenen Aminosäuren enthält einen aromatischen Heterocyclus in der Seitenkette?

(A) Leucin
(B) Methionin
(C) Phenylalanin
(D) Prolin
(E) Tryptophan

F11

**→2.34 Eine Aminosäure im Tripeptid Glutathion enthält eine funktionelle Gruppe, die für den Schutz des Hämoglobins im Erythrozyten eine entscheidende Rolle spielt.
Um welche der Aminosäuren handelt es sich?**

(A) Cystein
(B) Glutamat
(C) Glutamin
(D) Glycin
(E) Serin

F11

→2.35 Wie viele Aminosäurereste enthält eine klassische α-Helix pro voller Umdrehung (360°-Windung)?

(A) 0,6
(B) 1,6
(C) 2,6
(D) 3,6
(E) 4,6

F11

→2.36 Welche der Polypeptidketten(bereiche) hat den höchsten Anteil an β-Faltblattsträngen?

(A) β-Kette des adulten Hämoglobins
(B) konstante Domäne der IgG-Antikörper
(C) Polypeptidkette der Kollagen-Tripelhelix
(D) schwere Kette des Myosins
(E) Myoglobin

F11

**→2.37 Erst nach richtiger Faltung können Proteine ihre spezifischen Aufgaben erfüllen. Eine intrazelluläre Ablagerung fehlgefalteter Proteine kann zu einer Schädigung der Zellfunktion führen.
Welche Aussage zur Faltung von Proteinen trifft zu?**

(A) Chaperone falten Proteine unter Glutathion- und GTP-Verbrauch in die richtige Konformation.
(B) Die Faltung eines Proteins beginnt im Allgemeinen erst, wenn seine Synthese am Ribosom abgeschlossen ist.
(C) Die Protein-Disulfid-Isomerase für eine Umlagerung von Disulfidbrücken ist typischerweise zytosolisch lokalisiert.
(D) Fehlgefaltete Proteine im Zytosol werden typischerweise zum Abbau in die Lysosomen eingeschleust.
(E) Im Zellkern codierte mitochondriale Proteine erhalten erst im Mitochondrium ihren endgültigen Faltungszustand.

F11

→2.38 Bei der Biosynthese N-glykosidisch verknüpfter Glykoproteine erfolgt typischerweise eine

(A) kovalente Kopplung von Aminozuckern an Serin- und Threoninreste an der zytoplasmatischen Seite der Zellmembran
(B) Reaktion von Glykoproteinen mit Stickoxid (NO)
(C) Übertragung komplexer Kohlenhydratseitenketten auf Argininreste im Golgi-Apparat
(D) Übertragung stickstoffhaltiger Kohlenhydrate in der extrazellulären Matrix
(E) Übertragung von Kohlenhydraten auf Asparaginreste im endoplasmatischen Retikulum

F11

→2.39 Welche kovalente Modifikation dient der Verankerung eines Proteins in der Lipiddoppelschicht zellulärer Membranen?

(A) Acetylierung
(B) Isoprenylierung (Prenylierung)
(C) N-Glycosylierung
(D) Phosphorylierung
(E) Ubiquitinierung (Ubiquitinylierung)

2.33 (E) 2.34 (A) 2.35 (D) 2.36 (B) 2.37 (E) 2.38 (E) 2.39 (B)

3 Chemie der Fettsäuren und Lipide

F04 H90 F88

3.1 Welche der folgenden Aussagen zu Triacylglycerinen trifft nicht zu?

(A) Sie liefern bei vollständiger Oxidation mehr Energie pro Mol als Glucose.
(B) Sie sind wesentlicher Bestandteil der Plasmamembran.
(C) Ihr Schmelzpunkt ist um so niedriger, je mehr ungesättigte Fettsäuren sie enthalten.
(D) Sie sind unpolarer als Glycerophospholipide (Phosphoglyceride).
(E) Sie werden nach Resynthese aus Nahrungsfett in Chylomikronen transportiert.

F07

3.2 Glycerinphospholipide (Phosphoglyceride) bestehen aus einem Glycerin-haltigen Grundkörper, der an Position 3 in der Regel direkt verknüpft ist mit

(A) Cholin
(B) einer gesättigten Fettsäure
(C) einer ungesättigten Fettsäure
(D) Phosphorsäure
(E) Sphingosin

H08

3.3 Jedes Cerebrosid-, Sulfatid- oder Gangliosid-Molekül enthält als Strukturbestandteil:

(A) Cholin
(B) Glycerin
(C) Phosphat
(D) Sphingomyelin
(E) Sphingosin

H10

3.4 Sphingolipide sind Membranlipide, die außerdem eine wichtige Rolle bei der Signaltransduktion spielen.
Welcher Molekülrest wird bei der Umwandlung von Sphingomyelin in Ceramid entfernt?

(A) Galactose
(B) Inositol-1,4,5-trisphosphat
(C) N-Acetyl-Neuraminsäure (NANA)
(D) Phosphocholin (Phosphorylcholin)
(E) ungesättigte Fettsäure

H06

3.5 Sphingosin

(A) enthält drei Hydroxylgruppen
(B) enthält zwei proteinogene Aminosäuren
(C) ist ein Baustein in einem Ceramid
(D) ist ein Baustein in einem Glycerolipid
(E) ist ein Thioether

H08

3.6 Bei der Apoptose wird Phosphatidylserin als Signalstruktur vom inneren in das äußere Blatt der Plasmamembran verlagert.
Welche ionischen Eigenschaften hat der hydrophile Teil des Phosphatidylserins im Allgemeinen (bei einem pH-Wert von etwa 7,4)?
Er trägt

(A) 2 positive Ladungen
(B) 2 positive und 1 negative Ladung
(C) 2 positive und 2 negative Ladungen
(D) 2 negative und 1 positive Ladung
(E) 3 negative Ladungen

F10

3.7 Fragmente apoptotischer Zellen enthalten typischerweise im äußeren Blatt der Membran viele Moleküle eines Lipids, dessen insgesamt einfach negativ geladene Kopfgruppe nach außen weist und das als Signal für die Phagozytose der Fragmente durch Makrophagen eine wesentliche Rolle spielt.
Es handelt sich um:

(A) Cholesterin
(B) Phosphatidylcholin
(C) Phosphatidylethanolamin
(D) Phosphatidylserin
(E) Sphingomyelin

H05

3.8 Eine Reihe genetisch bedingter Stoffwechselerkrankungen beruht auf Störungen des Sphingolipidabbaus.
Welches der folgenden Lipide ist ein Sphingolipid?

(A) Cardiolipin
(B) Gangliosid
(C) Lecithin
(D) Phosphatidylinositol
(E) Plasmalogen

3.1 (B) 3.2 (D) 3.3 (E) 3.4 (D) 3.5 (C) 3.6 (D) 3.7 (D) 3.8 (B)

F10

→3.9 Welche der genannten Polyisopren-Strukturen enthält mehr als sechs Isopren-Untereinheiten?
(A) Cholesterin (Cholesterol)
(B) Dolichol
(C) Farnesol
(D) Geraniol
(E) Retinol

H04

→3.10 Aus wie vielen C-Atomen besteht das Steran-(Gonan)Ringgerüst, das u. a. Baustein der Steroidhormone ist?
(A) 15
(B) 17
(C) 19
(D) 21
(E) 23

F07

→3.11 Liposomen können z. B. therapeutisch als Träger von Arzneistoffen eingesetzt werden.
Welche Aussage zu einem derartigen Liposom trifft am ehesten zu?
(A) Bei einem Durchmesser von mindestens 100 nm ist es eine Mizelle.
(B) Es besitzt eine Hülle aus einer einschichtigen Lipidphase.
(C) Es besitzt eine Hülle aus einer oder mehreren Lipiddoppelschichten.
(D) Es verfügt über lipolytische Aktivität.
(E) Im Zentrum des Liposoms befindet sich eine Lipidphase.

F10

→3.12 Bestimmte ungesättigte Fettsäuren werden auch als Omega-3-Fettsäuren (ω-3-Fettsäuren) bezeichnet.
Welche der nach Anzahl der Kohlenstoffatome und Lage der Doppelbindungen charakterisierten Fettsäuren ist eine Omega-3-Fettsäure?
(A) Arachidonsäure (C20, $\Delta^{5,8,11,14}$)
(B) Linolsäure (C18, $\Delta^{9,12}$)
(C) Linolensäure (C18, $\Delta^{9,12,15}$)
(D) Nervonsäure (C24, Δ^{15})
(E) Ölsäure (C18, Δ^{9})

H09

→3.13 Die aus der Arachidonsäure entstehenden Prostaglandine und Thromboxane enthalten typischerweise jeweils dieselbe Anzahl C-Atome wie die Arachidonsäure.
Wie viele C-Atome sind dies?
(A) 12
(B) 16
(C) 20
(D) 24
(E) 28

F07

→3.14 Eikosanoide
(A) sind Derivate mehrfach ungesättigter Fettsäuren (z. B. Arachidonsäure)
(B) sind typische Bausteine der Membranlipide
(C) stellen die Mehrzahl der an Glycerin veresterten Fettsäuren dar
(D) werden auf ein Liberinsignal hin durch Exozytose aus Vesikeln freigesetzt
(E) werden durch Acetylsalicylsäure in ihrer Wirkung gehemmt

H04

→3.15 Aus Membranlipiden können in unserem Körper Prostaglandine entstehen, die z. B. Nozizeptoren sensibilisieren.
Welches der Enzyme ist Ziel einer medikamentösen Therapie zur Hemmung der Prostaglandin-Biosynthese?
(A) Cyclooxygenase
(B) Glutathion-S-Transferase
(C) Lipoxygenase
(D) Phospholipase C
(E) Sphingomyelinase

F08

→3.16 Eicosanoide sind wichtige parakrine Botenstoffe.
Welche Aussage zu den Eicosanoiden trifft zu?
(A) Bei der Synthese der Leukotriene wird Cyclooxygenase benötigt.
(B) Bei der Synthese der Prostaglandine wird Lipoxygenase benötigt.
(C) Die Bildung der Eicosanoide ist mit einer Oxidation durch molekularen Sauerstoff verbunden.
(D) Die Freisetzung der Arachidonsäure aus Phospholipiden erfolgt durch die Phospholipase C.
(E) Eicosapentaensäure (C20:5) ist die Ausgangssubstanz von Prostaglandinen der Serie 2 (z. B. PGE_2).

F07

→3.17 Glycerinphospholipide (Phosphoglyceride) können von Phospholipasen gespalten werden.
Welche Phospholipase spaltet die Phosphorsäurediester-Bindung zum Glycerin?
(A) Phospholipase A_1
(B) Phospholipase A_2
(C) Phospholipase B (Lysophospholipase)
(D) Phospholipase C
(E) Phospholipase D

3.9 (B) 3.10 (B) 3.11 (C) 3.12 (C) 3.13 (C) 3.14 (A) 3.15 (A) 3.16 (C) 3.17 (D)

H03

3.18 **Steroidale und nichtsteroidale Entzündungshemmer greifen an verschiedenen Stellen in die Biosynthese der Prostaglandine, Thromboxane und Leukotriene ein.**
Acetylsalicylsäure
(A) hemmt die durch Phospholipase A_2 katalysierte Freisetzung von Arachidonsäure aus Membranphospholipiden
(B) hebt die antiinflammatorische Wirkung der Glucocorticoide auf
(C) hemmt die Biosynthese von Prostacyclin und Thromboxan A_2
(D) aktiviert die Prostaglandin-H-Synthase (Cyclooxygenase)
(E) hemmt die Bildung der Leukotriene auf der Stufe der Lipoxygenase

F07 F05

3.19 **Der Zyklisierungsschritt bei der Umwandlung von Arachidonsäure zu Prostaglandinen läuft ab unter Mitwirkung von:**
(A) CO_2
(B) H_2
(C) I_2
(D) N_2
(E) O_2

H06

3.20 **Welche Aussage zu dem Gewebshormon Prostaglandin E_2 (PGE_2) trifft zu?**
(A) Die Freisetzung von Arachidonsäure als Vorstufe von PGE_2 wird durch Phospholipase D katalysiert.
(B) PGE_2 wird durch Lipoxygenase aus Arachidonsäure gebildet.
(C) Die Wirkung von PGE_2 wird durch intrazelluläre Rezeptoren vermittelt.
(D) PGE_2 fördert die HCl-Sekretion im Magen.
(E) PGE_2 führt zu einer Sensibilisierung von Nozizeptoren.

F05

3.21 **Eine vermehrte Produktion welches der Proteine ist während der Akute-Phase-Reaktion (systemischen Entzündungsreaktion) am wenigsten wahrscheinlich?**
(A) Albumin
(B) Haptoglobin
(C) Serumamyloid-A-Protein
(D) Fibrinogen
(E) C-reaktives Protein

Fragen aus Examen Frühjahr 2011

F11

3.22 **Welche der Fettsäuren ist typischerweise Ausgangssubstanz der Arachidonsäure-Biosynthese (beim Menschen)?**
(A) Linolsäure
(B) Myristinsäure
(C) Nervonsäure
(D) Ölsäure
(E) Palmitoleinsäure

F11

3.23 **Welche der Formeln A bis E zeigt (am besten) die Linolensäure (α-Linolensäure)?**
(Alle Formeln haben jeweils 18 C-Atome.)

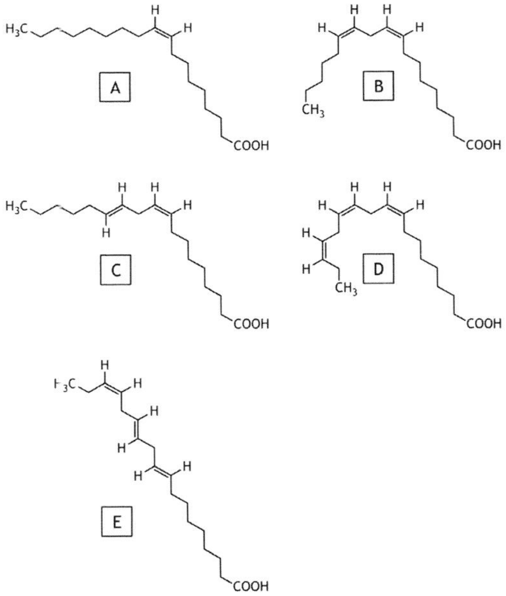

(A) ...
(B) ...
(C) ...
(D) ...
(E) ...

4 Chemie der Nucleotide und Nucleinsäuren

H09

→4.1 Uridinmonophosphat (UMP) enthält eine(n)
(A) N-glykosidische Bindung
(B) O-glykosidische Bindung
(C) Phosphorsäurediester-Bindung
(D) Purin-Ring
(E) Säureanhydrid-Bindung

H09

→4.2 Welche Aussage zu Uracil und Thymin trifft zu?
(A) Beide Verbindungen stehen durch Tautomerie miteinander im Gleichgewicht.
(B) Die molaren Massen der beiden Verbindungen unterscheiden sich um 16 g/mol.
(C) Jede der beiden Verbindungen enthält 3 Stickstoffatome.
(D) Sie gehören beide zu den Pyrimidinbasen.
(E) Sie werden beide zu Harnsäure abgebaut.

F09

→4.3 Welche Aussage zum Coffein (in der abgebildeten Strukturformel) trifft zu?

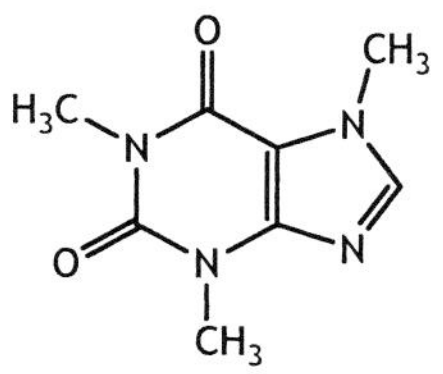

(A) Die beiden CO-Gruppen enolisieren leicht (Keto-Enol-Tautomerie).
(B) Es enthält ein stereogenes Zentrum (Chiralitätszentrum).
(C) Es gehört zu den vier häufigsten Basen-Komponenten in der mRNA (des Menschen).
(D) Es ist ein sekundäres Amin.
(E) Es ist (formal) ein Purinderivat.

F09

→4.4 Welche Aussage zur Keto-Enol-Tautomerie von DNA-Basen trifft zu?
(A) Die Enol-Form des Thymins neigt zur Fehlpaarung bei der Replikation.
(B) Sie ist die Ursache der Ausbildung von Thymin-Dimeren.
(C) Sie ist die Ursache einer spontanen Desaminierung von Uracil.
(D) Sie verursacht typischerweise Leseraster-Mutationen (frameshift mutations).
(E) Uracil ist die Enol-Form des Thymins.

F10

→4.5 Nucleinsäuren bestehen aus miteinander verknüpften einzelnen Nucleotiden.
Die entsprechende funktionelle Gruppe dieser Verknüpfung ist bei DNA
(A) eine Asparaginsäurediestergruppe an den Atomen C-3' und C-5' von zwei Desoxyriboseeinheiten
(B) eine Phosphorsäurediestergruppe an den Atomen C-2' und C-5' von zwei Riboseeinheiten
(C) eine Phosphorsäurediestergruppe an den Atomen C-3' und C-5' von zwei Desoxyriboseeinheiten
(D) eine Schwefelsäurediestergruppe an den Atomen C-2' und C-5' von zwei Desoxyriboseeinheiten
(E) eine Schwefelsäurediestergruppe an den Atomen C-3' und C-5' von zwei Riboseeinheiten

F10

→4.6 Ein aus Misteln extrahierbarer Stoff kann die Ribosomen eukaryontischer Zellen inaktivieren, indem er an einer bestimmten Position in der Nucleotidsequenz der ribosomalen 28S-RNA die Abspaltung eines Adenins (von der zugehörigen Ribose) katalysiert.
Welche Art der chemischen Bindung zwischen Adenin und Ribose wird dabei hydrolysiert?
(A) kovalente C-C-Bindung
(B) N-glykosidische Bindung
(C) Phosphorsäureanhydrid-Bindung
(D) Phosphorsäureester-Bindung
(E) Wasserstoffbrücken-Bindung

H08

→4.7 Nucleinsäuren können sich durch Basenpaarung aneinander lagern.
Welche Aussage trifft für diesen Prozess zu?
(A) Basenpaarung ist nur zwischen Desoxyribonucleotid-Strängen möglich.
(B) Bei Basenpaarung werden Wasserstoffbrückenbindungen zwischen zwei gegenüberliegenden Purinbasen ausgebildet.
(C) Das Ausbilden intramolekularer Wasserstoffbrückenbindungen innerhalb einer Nucleinsäure ist aus sterischen Gründen nicht möglich.
(D) Die 2'-OH-Gruppen der Ribonucleotide verhindern eine Basenpaarung zwischen zwei Ribonucleinsäure-Strängen.
(E) Seltene Tautomere der Basen tragen durch Fehlpaarungen zu Mutationen bei.

4.1 (A) 4.2 (D) 4.3 (E) 4.4 (A) 4.5 (C) 4.6 (B) 4.7 (E)

F06

4.8 Bei der doppelsträngigen DNA einer Zelle ist der Anteil an dGMP etwa 20 %.
Etwa wie hoch ist der Anteil an dAMP (nach der Chargaff-Regel)?
(A) 20 %
(B) 30 %
(C) 40 %
(D) 60 %
(E) 80 %

F03 F01 H98

4.9 Welche Aussage zur Basenpaarung von Nucleinsäuren trifft zu?
(A) Basenpaarung ist nur zwischen Desoxyribonucleotid-Strängen möglich.
(B) Die 2′-OH-Gruppen der Ribonucleotide verhindern eine Basenpaarung zwischen zwei Ribonucleinsäure-Strängen.
(C) Für die Basenpaarung müssen Thymin, Cytosin und Guanin in der Lactam-(Keto-)-Form vorliegen.
(D) Bei der Basenpaarung werden Wasserstoffbindungen (H-Brücken) zwischen zwei gegenüberliegenden Purinbasen ausgebildet.
(E) Das Ausbilden intramolekularer Wasserstoffbindungen innerhalb einer Nucleinsäure ist aus sterischen Gründen unmöglich.

F08

4.10 RNA unterscheidet sich im Allgemeinen von DNA unter anderem dadurch, dass
(A) RNA den Zucker D-Galactose anstelle des für die DNA typischen Zuckers Desoxyribose enthält
(B) RNA den Zucker D-Glucose anstelle des für die DNA typischen Zuckers Desoxyribose enthält
(C) RNA die Base Adenin anstelle der für die DNA typischen Base Thymin enthält
(D) RNA die Base Uracil anstelle der für die DNA typischen Base Thymin enthält
(E) RNA-Moleküle im Vergleich zu DNA-Molekülen wesentlich größere Molekülmassen besitzen

F06

4.11 Welche Aussage zu den Histonen trifft zu?
(A) Ihr Syntheseort ist der Zellkern.
(B) Das Histonoctamer besteht aus je einem H1-, H2-, H3- und H4-Dimer.
(C) Histone enthalten in ihrer Aminosäurenkette mehr basische als saure Aminosäuren.
(D) Die Acetylierung des Histonproteins H4 erhöht dessen Hemmwirkung auf die Transkription.
(E) Histone steuern die Genexpression durch DNA-Methylierung.

F07 H02 F00

4.12 Welche Aussage zu Histonen trifft <u>nicht</u> zu?
(A) Sie werden für den Aufbau von Nucleosomen benötigt.
(B) Sie finden sich vor allem im Nucleolus.
(C) Sie sind wegen ihres hohen Lysin- und Argininegehalts basische Proteine.
(D) Sie können acetylierte Lysylreste enthalten.
(E) Sie haben sich im Verlaufe der Evolution nur wenig verändert.

F07

4.13 Welche Aussage zur mitochondrialen DNA (mtDNA) des Menschen trifft zu?
mtDNA
(A) ist ringförmig
(B) ist mit den Histonen H2A und H2B assoziiert
(C) enthält etwa die gleiche Anzahl Introns und Exons
(D) enthält Gene für zytosolische Proteine
(E) wird ausschließlich paternal vererbt

Fragen aus Examen Frühjahr 2011

F11

4.14 Die Nucleinsäuren enthalten miteinander verbundene Nucleotide als prinzipielle Grundeinheiten. Wie unterscheidet sich ein derartiges Nucleotid vom entsprechenden Nucleosid?
Das Nucleotid ist ein
(A) Methylether des Nucleosids
(B) oxidiertes Nucleosid
(C) Phosphorsäureester (Phosphat) des Nucleosids
(D) reduziertes Nucleosid
(E) Schwefelsäureester (Sulfat) des Nucleosids

4.8 (B) 4.9 (C) 4.10 (D) 4.11 (C) 4.12 (B) 4.13 (A) 4.14 (C)

5 Vitamine und Coenzyme

H05

5.1 Immer noch gibt es Beriberi in einigen Gebieten der Erde. Die Krankheit verursacht unter anderem neurologische Symptome.
Ihre Ursache liegt in einem Mangel an
(A) Linolsäure
(B) Nahrungskohlenhydraten
(C) Thiamin
(D) hydroxylierten Aminosäuren
(E) Lecithin

F07

5.2 Welches aus einem Vitamin hergeleitete Coenzym spielt als prosthetische Gruppe von Enzymen sowohl im Pentosephosphatweg als auch im Citratzyklus eine Rolle?
(A) Carboxybiotin
(B) Coenzym A
(C) NADH
(D) Tetrahydrofolsäure
(E) Thiamindiphosphat (= Thiaminpyrophosphat, TPP)

F09

5.3 Die Abnahme der Aktivität welchen Enzyms der Erythrozyten zeigt einen Mangel an Thiamin (Vitamin B_1) an?
(A) Aldolase
(B) Glucose-6-phosphat-Dehydrogenase
(C) Transaldolase
(D) Transketolase
(E) UDP-Galactose-4-Epimerase

F07

5.4 Die Ahornsirupkrankheit beruht auf einer angeborenen Störung der dehydrierenden Decarboxylierung von α-Ketosäuren, die aus verzweigtkettigen Aminosäuren entstehen. Neben einer entsprechenden Diät kann Vitaminsubstitution eine hilfreiche Therapiemaßnahme sein.
Welches der Vitamine kommt aufgrund seiner Mitwirkung bei der dehydrierenden Decarboxylierung von α-Ketosäuren therapeutisch am ehesten in Betracht?
(A) Vitamin A (Retinol)
(B) Vitamin B_1 (Thiamin)
(C) Vitamin C (Ascorbinsäure)
(D) Vitamin B_6 (Pyridoxin)
(E) Vitamin E (Tocopherol)

F09

5.5 Pellagra ist eine Avitaminose-Erscheinung, die durch Mangel an Nicotinsäure verursacht wird.
Diese enthält als Ringgerüst:
(A) Furan
(B) Purin
(C) Pyran
(D) Pyridin
(E) Pyrimidin

F09

5.6 Welches der Enzyme verwendet typischerweise NAD^+ als Coenzym?
(A) Glucose-6-phosphat-Dehydrogenase
(B) Glutathion-Peroxidase
(C) Glutathion-Reduktase
(D) Malat-Dehydrogenase
(E) Steroid-17α-Hydroxylase (eine Cytochrom-P_{450}-Monooxygenase)

H10

5.7 Welche Aussage zu Nicotinamid-Nucleotiden trifft zu?
(A) Für die Hydroxylierung von Steroiden durch Cytochrom-P-450-abhängige Monooxygenasen liefert NADH die nötigen Reduktionsäquivalente.
(B) In einem Nebenweg des Tryptophan-Stoffwechsels kann eine Vorstufe von NAD^+ gebildet werden.
(C) In einem Umlauf des Citrat-Zyklus werden 3 Moleküle $NADP^+$ zu NADPH reduziert.
(D) NADH wird photometrisch bei 340 nm von NADPH unterschieden.
(E) NAD^+ ist das typische Coenzym der Glucose-6-phosphat-Dehydrogenase.

H06

5.8 Die aktive Form des Vitamin B_6 ist beteiligt an der Übertragung von:
(A) Acyl-Gruppen
(B) Carboxyl-Gruppen
(C) Hydrid-Ionen
(D) Methyl-Gruppen
(E) NH_2-Gruppen

5.1 (C) 5.2 (E) 5.3 (D) 5.4 (B) 5.5 (D) 5.6 (D) 5.7 (B) 5.8 (E)

H10

→5.9 **Das Coenzym bzw. die prosthetische Gruppe bei der Biosynthese von Histamin aus Histidin ist**
(A) Coenzym A
(B) Pyridoxalphosphat
(C) S-Adenosylmethionin
(D) Tetrahydrofolsäure
(E) Thiamindiphosphat

F10

→5.10 **Bei einer 60-jährigen Patientin (mit normaler Nierenfunktion) ist die Methylmalonat-Konzentration im Blutplasma deutlich erhöht.**
Dieser Befund spricht am meisten für einen Mangel an
(A) Vitamin A
(B) Vitamin B_1
(C) Vitamin B_2
(D) Vitamin B_{12}
(E) Vitamin E

H09

→5.11 **Welcher der Stoffwechselvorgänge ist von einem Mangel an Vitamin B_{12} unmittelbar betroffen?**
(A) Aktivierung von Fettsäuren
(B) Carboxylierung von Acetyl-CoA
(C) Carboxylierung von Glutamylresten in Proteinen
(D) Decarboxylierung von Aminosäuren
(E) Isomerisierung von Methylmalonyl-CoA zu Succinyl-CoA

F10

→5.12 **Pantothensäure ist Bestandteil des folgenden Coenzyms:**
(A) Coenzym A
(B) Coenzym Q
(C) FAD
(D) FMN
(E) NAD

H09

→5.13 **Aus welchem Vitamin wird Coenzym A synthetisiert?**
(A) Ascorbinsäure
(B) Nicotinsäureamid
(C) Pantothensäure
(D) Retinol
(E) Riboflavin

H06

→5.14 **Die Abhängigkeit der Biosynthese der DNA-Bausteine von Folsäure-Derivaten wird in der Chemotherapie von Tumoren genutzt.**
Welche der folgenden Reaktionen benötigt N^5,N^{10}-Methylen-Tetrahydrofolsäure und wird deshalb durch Folsäure-Antagonisten beeinträchtigt?
(A) Bildung von AMP aus IMP
(B) Bildung von Carbamoylaspartat
(C) Bildung von Desoxyribonucleotiden aus Ribonucleotiden
(D) Bildung von dTMP aus dUMP
(E) Bildung von GMP aus Guanin und PRPP

H10

→5.15 **Bei Mangel an einem bestimmten Vitamin kann es zu Blutungen in die Haut, Zahnfleischbluten, Lockerung der Zähne und Einblutungen in die Gelenke kommen.**
Der Mangel an welchem der Vitamine kommt bei Auftreten dieser Symptomatik am ehesten in Betracht?
(A) Vitamin A
(B) Vitamin B_6
(C) Vitamin B_{12}
(D) Vitamin C
(E) Vitamin E

F10

→5.16 **Schmerzendes und blutendes Zahnfleisch sowie Zahnausfall sind symptomatisch für Skorbut, eine Erkrankung, die durch Mangel an Vitamin C hervorgerufen wird. Diese Defekte werden wesentlich durch die Synthese fehlerhaften Kollagens verursacht.**
Welcher Schritt der Kollagen-Synthese ist bei Skorbut in erster Linie betroffen?
(A) Bildung von Disulfid-Brücken bei der Kollagen-Bildung
(B) Hydroxylierung von Prolin-Resten im Prokollagen
(C) oxidative Desaminierung von Lysin- zu Allysin-Resten für die kovalente Quervernetzung der Kollagen-Moleküle
(D) Sekretion von Tropokollagen in die extrazelluläre Matrix
(E) Zusammenlagerung von Tropokollagen-Molekülen zu stabilen Fibrillen
(E) E

F08

5.17 In Carboxylasen wie der Acetyl-CoA-Carboxylase ist ein Coenzym eingebaut, von dem nach ATP-abhängiger Carboxylierung die Carboxylgruppe (Carboxylatgruppe) auf das zu carboxylierende Substrat übertragen wird.
Dieses Coenzym ist
(A) Biotin
(B) Liponsäure
(C) Phosphoadenosinphosphosulfat (PAPS)
(D) Tetrahydrofolsäure
(E) Ubichinon

H08

5.18 Welche Aussage zum Vitamin A (in seinen verschiedenen Formen) trifft zu?
(A) All-trans-Retinal muss erst zu all-trans-Retinsäure oxidiert werden, um in die 11-cis-Form isomerisiert werden zu können.
(B) Die 9-cis-Retinsäure bindet typischerweise an G-Protein-gekoppelte Rezeptoren in der Zellmembran.
(C) Die Hauptquelle für Vitamin A in der Nahrung ist das Chlorophyll grüner Blätter.
(D) Die Umwandlung von 11-cis-Retinal in all-trans-Retinal steigert die cGMP-Konzentration in den Lichtsinneszellen.
(E) Vitamin A wird als Retinol-Fettsäure-Ester in den Ito-Zellen der Leber gespeichert.

F10

5.19 Welches Vitamin-A-Derivat absorbiert als prosthetische Gruppe der Sehfarbstoffe das Lichtquant beim Sehvorgang?
(A) all-trans-Retinal
(B) all-trans-Retinoat
(C) all-trans-Retinol
(D) 9-cis-Retinoat
(E) 11-cis-Retinal

F09

5.20 Zunehmend werden Nahrungsergänzungsmittel konsumiert. Diese können auch Vitamine enthalten.
Bei welchem der Vitamine ist besonders auf die Gefahr der Überdosierung zu achten?
(A) Vitamin A
(B) Vitamin B_1
(C) Vitamin C
(D) Biotin
(E) Vitamin B_2

H10

5.21 Vitamin-A-Säure (Retinsäure) hat die Funktion eines Wachstums- und Differenzierungsfaktors.
Mit welchem Rezeptortyp interagiert Vitamin-A-Säure?
(A) direkt ligandengesteuerter Ionenkanal
(B) G-Protein-gekoppelter Rezeptor
(C) heptahelikaler Rezeptor
(D) ligandenabhängiger Transkriptionsfaktor
(E) Tyrosinkinase-Rezeptor

H07

5.22 Säuglinge erhalten prophylaktisch Tabletten mit Vitamin D_3.
Daraus entsteht das Hormon Calcitriol typischerweise durch
(A) Bindung an Calmodulin in den Zielzellen
(B) enzymatische Dehydroxylierung in den Enterozyten
(C) enzymatische Hydroxylierungen in Leber und Nieren
(D) enzymatische Umwandlungen über Calcitonin als Zwischensubstanz in der Leber
(E) photochemische Reaktion in mit UV-Licht bestrahlter Haut

H04

5.23 Vitamin D_3 (Cholecalciferol), das Säuglingen zur Rachitisprophylaxe verabreicht und auch vielen Nahrungsmitteln zugesetzt wird, stellt eine inaktive Proform des Vitamin-D-Hormons dar.
Welche molekularen Prozesse führen im Körper zur Aktivierung von Vitamin D_3?
(A) Vitamin D_3 wird unter Einwirkung von UV-Licht gespalten.
(B) Vitamin D_3 wird durch Hydroxylierung an C25 und C1 aktiviert.
(C) Vitamin D_3 wird durch Abspaltung der Seitenkette an C17 aktiviert.
(D) Vitamin D_3 bindet an einen G-Protein-gekoppelten Rezeptor der Mukosazellen des Dünndarms.
(E) Vitamin D_3 bildet in Osteoblasten einen aktiven Komplex mit Parathormon.

F09

5.24 Welches Vitamin ist mit seinem Derivat direkt an einer Carboxylierungsreaktion beteiligt?
(A) Cholecalciferol (Calciol)
(B) Folsäure
(C) Phyllochinon
(D) Retinol
(E) Tocopherol

5.17 (A) 5.18 (E) 5.19 (E) 5.20 (A) 5.21 (D) 5.22 (C) 5.23 (B) 5.24 (C)

H09

5.25 Die Resorption welches Vitamins wird durch Gallensäuren gefördert?

(A) B_1
(B) B_6
(C) B_{12}
(D) C
(E) K

H05

5.26 Welche Kombination von Vitamin, Vitamin-abhängigem Reaktionstyp und Mangelerscheinung trifft zu?

	Vitamin	Reaktionstyp	Mangelerscheinung
(A)	Ascorbinsäure	Hydroxylierung	Nachtblindheit
(B)	Biotin	Acyltransfer	Lipidose
(C)	Calciferol	Isomerisierung	Osteoporose
(D)	Folsäure	Carboxylierung	Anämie
(E)	Phyllochinon	γ-Carboxylierung	Blutungsneigung

Fragen aus Examen Frühjahr 2011

F11

5.27 Bei dem abgebildeten Molekül handelt es sich um

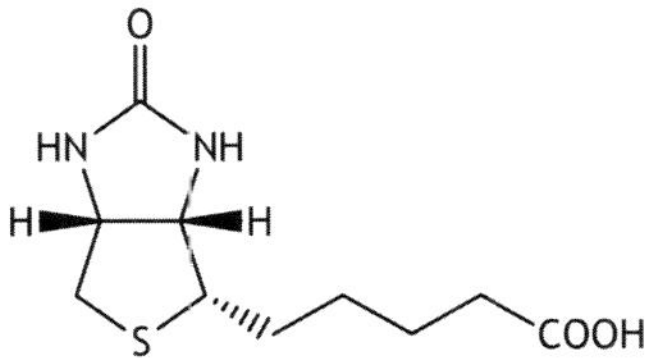

(A) Biotin
(B) Citrullin
(C) Liponsäure
(D) Thiamin
(E) Thioredoxin

F11

5.28 Welche Aussage zum abgebildeten Molekül trifft zu?

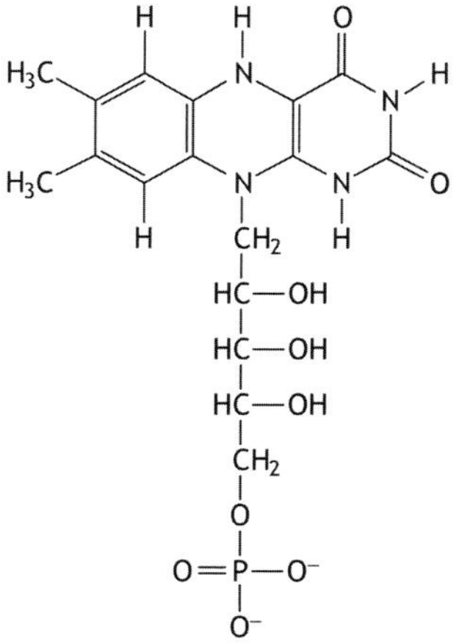

(A) Das Molekül enthält Sorbit (Sorbitol, Glucitol).
(B) Das Molekül fungiert als Methylgruppendonor bei enzymatischen Methylierungen.
(C) Das Molekül ist die reduzierte Form eines Bestandteils der Atmungskette.
(D) Das Molekül wird in der Leber ausgehend von 5'-Ribosephosphat synthetisiert.
(E) Es handelt sich um Flavinadenindinucleotid.

F11

5.29 Das Diphtherie-Toxin von Corynebacterium diphtheriae ist eine ADP-Ribosyltransferase, die in den Zielzellen den Elongationsfaktor eEF2 durch Übertragung einer ADP-Ribosyl-Gruppe inaktiviert. In welcher (auch tatsächlich für die ADP-Ribosylierung verwendeten) Verbindung ist die ADP-Ribosyl-Struktur enthalten?

(A) ADP
(B) ATP
(C) Coenzym A
(D) FAD
(E) NAD^+

6 Enzyme

F02

→6.1 **Zu den „energiereichen" Verbindungen (Gruppenübertragungspotential >26 kJ/mol unter Standardbedingungen) gehört nicht:**
(A) Phosphoenolpyruvat
(B) AMP
(C) Acetyl-CoA
(D) Kreatinphosphat
(E) 1,3-Bisphosphoglycerat

F10

→6.2 **Unter biologischen Standardbedingungen ist die Gibbs' freie Energie (freie Enthalpie) $\Delta G^{0'}$ der Hydrolyse von ATP zu ADP und Phosphat**
(A) negativ, und die Hydrolyse ist endergon
(B) negativ, und die Hydrolyse ist exergon
(C) null, und die Hydrolyse ist endergon
(D) positiv, und die Hydrolyse ist endergon
(E) positiv, und die Hydrolyse ist exergon

H10

→6.3 **ATPasen wie Myosin oder die Na^+/K^+-Pumpe katalysieren die Hydrolyse von ATP zu ADP und Phosphat. Bei pH-Werten über 7,0 entsteht dabei gemäß der Gleichung**

$$ATP^{4-} + H_2O \rightarrow ADP^{3-} + HPO_4^{2-} + X$$

als Produkt X:
(A) H^+
(B) H_2O_2
(C) Hydrid (H^-)
(D) HO^-
(E) OH-Radikal (OH·)

H09

→6.4 **NADH+H⁺ ist an der Atmungskette der Elektronendonator. Über mehrere Redoxpaare wandern zwei Elektronen zum Sauerstoff (½O_2).**
Unter biologischen Standardbedingungen hat die Halbzelle ($NADH+H^+$)/($NAD^+ + 2H^+$) ein Potential von etwa −0,32 V und die Halbzelle O^{2-}/½O_2 etwa +0,81 V. Die Faraday-Konstante F ist etwa 96,5 kJ · V^{-1} · mol^{-1}.
Etwa wie groß ist die Gibbs' freie Energie (freie Reaktionsenthalpie) unter diesen biologischen Standardbedingungen?
(A) −436 kJ · mol^{-1}
(B) −218 kJ · mol^{-1}
(C) −109 kJ · mol^{-1}
(D) −47 kJ · mol^{-1}
(E) +218 kJ · mol^{-1}

F07

→6.5 **Das Konzept des Fließgleichgewichts ist für das Verständnis der Energetik lebender Systeme von besonderer Bedeutung.**
Welche Aussage zu Fließgleichgewichten trifft zu?
(A) Fließgleichgewichte können in geschlossenen und in offenen Systemen auftreten.
(B) Fließgleichgewichte existieren ohne externe Energiezufuhr.
(C) Im Fließgleichgewicht sind die Konzentrationen der Intermediate konstant.
(D) In Fließgleichgewichten sind die Geschwindigkeitskonstanten der Teilreaktionen gleich groß.
(E) Systeme im Fließgleichgewicht können keine Arbeit leisten.

F10

→6.6 **Das Enzym Adenylat-Kinase katalysiert die Reaktion AMP + ATP ⇌ 2 ADP. Für das Zytosol einer ruhenden Muskelzelle werden folgende Annahmen gemacht:Die Gleichgewichtskonstante der Reaktion ist 1,0. Die (freien) Konzentrationen im Gleichgewicht betragen 0,1 µmol/L für AMP und 30 µmol/L für ADP. Wie groß ist die der Gleichgewichtslage entsprechende ATP-Konzentration?**
(A) 15 µmol/L
(B) 60 µmol/L
(C) 300 µmol/L
(D) 3 mmol/L
(E) 9 mmol/L

F07

→6.7 **Was versteht man unter dem Begriff Ribozyme?**
(A) Enzyme, die den Ribose-Ring synthetisieren
(B) RNA-Moleküle mit katalytischer Aktivität
(C) RNasen, die vom exokrinen Pankreas sezerniert werden
(D) Proteine der Ribosomen
(E) Terminationsfaktoren bei der Translation

H09

→6.8 **Welche Aussage zur Geschwindigkeit einer enzymkatalysierten Reaktion trifft im Allgemeinen zu, sofern Substratsättigung vorliegt?**
Bei doppelter Enzym-Konzentration ist die Reaktionsgeschwindigkeit
(A) dieselbe
(B) um 50 % größer
(C) um 100 % größer
(D) zehnfach größer
(E) hundertfach größer

6.1 (B) 6.2 (B) 6.3 (A) 6.4 (B) 6.5 (C) 6.6 (E) 6.7 (B) 6.8 (C)

F05

6.9 Die doppelt-reziproke Auftragung von Substratkonzentration und Reaktionsgeschwindigkeit einer enzymkatalysierten Reaktion nach Lineweaver und Burk ergibt die Gerade G in der Zeichnung.

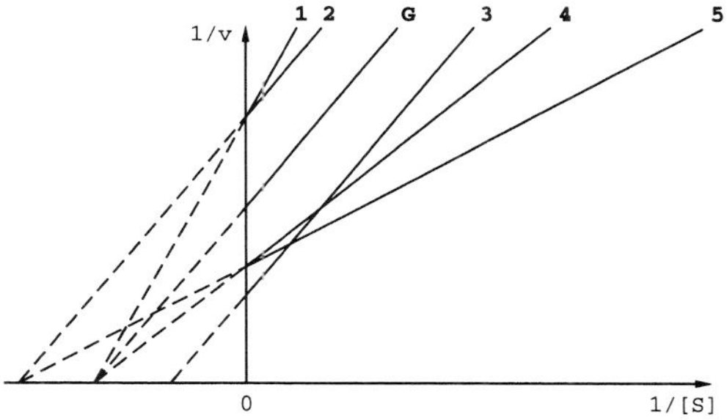

Welche der Geraden 1–5 entspricht einer Erhöhung der Enzymkonzentration um 50 %?

(A) 1
(B) 2
(C) 3
(D) 4
(E) 5

H10

6.10 Bei der pankreatischen Glucokinase eines Patienten sei genetisch bedingt die Michaelis-Konstante K_M von 6 mmol/L auf 2 mmol/L und V_{max} (pro mg Enzym) von 90 U auf 0,2 U hinsichtlich der Phosphorylierung von Glucose verkleinert.
Welche der Aussagen passt hierzu am besten?

(A) Der Patient benötigt 90-mal mehr Enzym, damit bei Substratsättigung des Enzyms gleich viele Glucose-Moleküle pro Zeit umgesetzt werden wie bei Substratsättigung des normalen Enzyms.
(B) Oberhalb von 2 mmol/L Glucose arbeitet das Enzym des Patienten schneller als das normale Enzym.
(C) Um ½ V_{max} bei dem Patienten zu erreichen, ist eine geringere Glucose-Konzentration als beim normalen Enzym notwendig.
(D) Unterhalb von 2 mmol/L Glucose arbeitet das Enzym des Patienten schneller als das normale Enzym.
(E) Wenn die Glucosekonzentration nach einer Mahlzeit von 6 auf 12 mmol/L zunimmt, steigt die Geschwindigkeit des Enzyms des Patienten stärker als die des normalen Enzyms.

H07

6.11 Bei einer Patientin mit Verdacht auf perniziöse Anämie wird eine Protease-Aktivität des Magensafts untersucht. Es wird die Abhängigkeit der Enzymaktivität vom Substrat gemessen. Als Kontrolle dient eine Enzymlösung, die dem durchschnittlichen Magensaft von Gesunden entspricht. Die doppelt-reziproke Auftragung von Substratkonzentration und Reaktionsgeschwindigkeit (nach Lineweaver und Burk) ist in folgender Graphik dargestellt, wobei I die Messung im Magensaft der Patientin und II die Messung in der Kontroll-Enzymlösung repräsentieren:

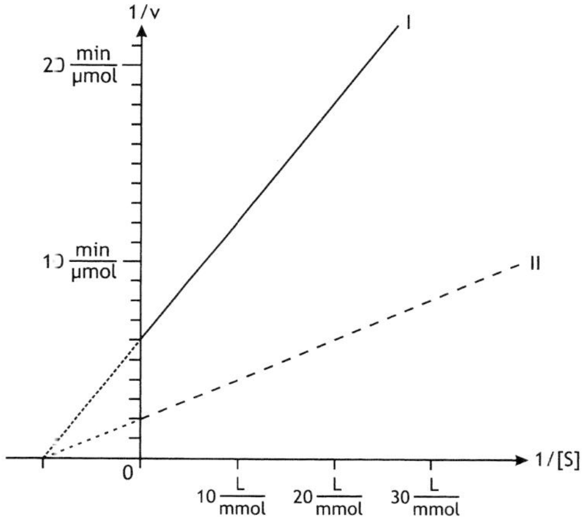

Aus der Graphik ist zu schließen, dass der Patientenmagensaft (I)

(A) 3-mal mehr Enzymaktivität als die Kontroll-Lösung (II) enthält
(B) einen allosterischen Aktivator enthält
(C) einen kompetitiven Inhibitor enthält
(D) im Vergleich zur Kontroll-Lösung (II) etwa 33 % der Enzymaktivität hat
(E) ein Enzym mit erhöhtem K_M-Wert enthält

F06

6.12 Die Aktivität der Lactat-Dehydrogenase im Serum eines Patienten wird spektralphotometrisch bestimmt. Der Reaktionsstart erfolgt durch Zugabe von 0,1 mL Serum zu 0,9 mL einer Pufferlösung, die Lactat und NAD^+ enthält. Die lineare Zunahme der Extinktion bei 340 nm Wellenlänge und 1 cm Schichtdicke beträgt 0,3 min^{-1}.
Der Extinktionskoeffizient für NADH bei 340 nm beträgt etwa $6 \cdot 10^3$ $L \cdot mol^{-1} \cdot cm^{-1}$.
Etwa wie groß ist die Aktivität der Lactat-Dehydrogenase im (unverdünnten!) Patientenserum?
(1 U = 1 µmol · min^{-1})

(A) 100 U/L
(B) 500 U/L
(C) 1 000 U/L
(D) 5 000 U/L
(E) 10 000 U/L

H05

6.13 Im Rahmen der Diagnostik des akuten Herzinfarktes wird die Aktivität der Kreatinkinase im Serum mit Hilfe eines gekoppelten optischen Tests unter Verwendung der Hilfsenzyme Hexokinase und Glucose-6-phosphat-Dehydrogenase bestimmt.
Es muss außerdem zugegeben werden (neben u. a. Kreatinphosphat, Glucose und NADP):
(A) ADP
(B) ATP
(C) 1,3-Bisphosphoglycerat
(D) Phosphoenolpyruvat
(E) Pyruvat

H06

6.14 Im Rahmen der Leberfunktionsdiagnostik soll die Enzymaktivität der Alanin-Aminotransferase (GPT) im Serum eines Patienten photometrisch bestimmt werden.
Welche Kombination von Substraten und Hilfsenzym erlaubt die Bestimmung der Aktivität dieses Enzyms bei gleichzeitiger Zugabe von NADH als Cosubstrat?

(A)	Alanin	Glutamat	Glutamat-Dehydrogenase
(B)	Alanin	α-Ketoglutarat	Lactat-Dehydrogenase
(C)	Glutamat	Oxalacetat	Malat-Dehydrogenase
(D)	Pyruvat	Glutamat	α-Ketoglutarat-Dehydrogenase
(E)	Pyruvat	α-Ketoglutarat	Pyruvat-Dehydrogenase

F03

6.15 Zwei Enzyme konkurrieren um ein Substrat. Der Hauptteil des Substrats wird umgesetzt von dem Enzym mit
(A) der größeren Molmasse
(B) der kleineren Wechselzahl
(C) der höheren Aktivität und der kleineren Michaelis-Konstanten K_M
(D) der niedrigeren Aktivität und der größeren Michaelis-Konstanten K_M
(E) der kleineren Inhibitorkonstanten K_i

H09

6.16 In welche Hauptklasse der Enzyme gehört die Lactat-Dehydrogenase?
(A) Hydrolasen
(B) Isomerasen
(C) Lyasen
(D) Oxidoreduktasen
(E) Transferasen

H08

6.17 Proteinkinasen sind
(A) Hydrolasen
(B) Isomerasen
(C) Ligasen
(D) Lyasen
(E) Phosphotransferasen

F05

6.18 Monoaminooxidasen sind Enzyme, die eine große Bedeutung für die Ausscheidung bestimmter Substanzen aus dem Körper haben.
Welche der folgenden Substanzen ist Substrat einer Monoaminooxidase?
(A) Cytochrom c
(B) Häm
(C) Monoiod-Tyrosin
(D) Serotonin
(E) Valin

H04

6.19 Die Entstehung von zytotoxischem Wasserstoffperoxid infolge Reduktion von Sauerstoff außerhalb der Atmungskette wird typischerweise katalysiert durch
(A) Monooxygenasen
(B) Dioxygenasen
(C) Dehydrogenasen
(D) Oxidasen
(E) Hydroperoxidasen

H08

6.20 Eine (Cytochrom-P_{450})Monooxygenase katalysiert die Bildung von
(A) Cortisol aus 11-Desoxycortisol
(B) IMP aus AMP
(C) Leukotrien A_4 aus Arachidonsäure
(D) 2-Oxoglutarat (α-Ketoglutarat) aus Glutamat
(E) Prostaglandin G_2 aus Arachidonsäure

F07

6.21 An der Abtötung von Bakterien durch Granulozyten sind verschiedene Enzyme dieser Blutzellen beteiligt.
Welches antibakteriell wirksame Reaktionsprodukt wird durch die NADPH-Oxidase der Granulozyten gebildet?
(A) Hydroxylradikal
(B) Hypochlorition
(C) Lipidperoxid
(D) molekularer Sauerstoff
(E) Superoxidanion

6.13 (A) 6.14 (B) 6.15 (C) 6.16 (D) 6.17 (E) 6.18 (D) 6.19 (D) 6.20 (A) 6.21 (E)

H04

6.22 Lysozym
- (A) wird im Rahmen der Akute-Phase-Reaktion von Hepatozyten gebildet
- (B) kann Viren durch Spaltung des Kapsids inaktivieren
- (C) kann in der Milz gealterte Erythrozyten zerstören
- (D) ist Teil des Membran-Angriffs-Komplexes des Komplementsystems
- (E) wirkt durch Spaltung von Murein antibakteriell

H07

6.23 Bei der akuten Pankreatitis kann aktives Trypsin ins Gewebe gelangen und dort maßgeblich zur Pathogenese beitragen.
Trypsin
- (A) ist eine Cystein-Protease
- (B) ist eine Exoprotease
- (C) spaltet Polypeptidketten hinter Arginin und Lysin
- (D) wird durch Interkonvertierung mittels einer Proteinkinase reguliert
- (E) wird proteolytisch durch Enteropeptidase zu Trypsinogen inaktiviert

F09

6.24 Welche Aussage zu Serinproteasen trifft zu?
Serinproteasen
- (A) gehören zur Klasse der Oxidoreduktasen
- (B) enthalten einen Serinrest im aktiven Zentrum
- (C) werden durch die Phosphorylierung eines Serinrestes aktiviert
- (D) spalten Peptidbindungen bevorzugt an der carboxy-terminalen Seite von Serinresten
- (E) benötigen als Cosubstrat Serin

H97

6.25 Isoenzyme
- (A) sind definiert als Enzyme aus mehreren identischen Untereinheiten
- (B) sind Enzyme, welche die gleiche chemische Reaktion katalysieren, aber unterschiedliche Struktur aufweisen
- (C) sind genetisch identische Enzyme, welche durch Interkonversion unterschiedlich modifiziert sind
- (D) reagieren mit demselben Substrat, jedoch unter Bildung unterschiedlicher Produkte
- (E) stellen Enzymklassen mit jeweils identischen isoelektrischen Punkten dar

F00

6.26 Ein charakteristischer Mechanismus für die Aktivierung von Proteinen in extrazellulären Aktivierungskaskaden ist die
- (A) Ubiquitinylierung
- (B) Phosphorylierung durch Tyrosin-spezifische Proteinkinasen
- (C) Phosphorylierung durch Serin- und Threonin-spezifische Proteinkinasen
- (D) limitierte Proteolyse
- (E) Dimerisierung

F08 F04

6.27 Welche Aussage zur Hemmung einer Enzymreaktion durch einen kompetitiven Inhibitor trifft zu?
- (A) Das Ausmaß der Hemmung ist umgekehrt proportional zur Affinität des Inhibitors zum Enzym.
- (B) Die Hemmung erfordert eine kovalente Bindung des Inhibitors an das Enzymprotein.
- (C) Die Hemmung resultiert aus einer Bindung des Inhibitors außerhalb des aktiven Zentrums.
- (D) Die Hemmung senkt die Michaelis-Menten-Konstante.
- (E) Durch sehr starke Erhöhung der Substratkonzentration kann der Einfluss des Inhibitors auf die Reaktionsgeschwindigkeit weitgehend aufgehoben werden.

F09

6.28 Für die Lungenemphysembildung bei Rauchern spielt die mangelnde Hemmung der Elastase im Lungengewebe eine maßgebliche Rolle. Das Elastase-Molekül selbst wird nicht verändert. Betroffen ist vielmehr ein anderes Protein, bei dem durch Bestandteile des Tabakrauchs ein bestimmter Methioninrest zu Methioninsulfoxid oxidiert wird. Dieses veränderte Protein kann dann die Elastase nicht mehr binden und inaktivieren.
Bei diesem veränderten Protein handelt es sich um
- (A) Albumin
- (B) α_1-Antiprotease (α_1-Antitrypsin)
- (C) C-reaktives Protein (CRP)
- (D) Elastin
- (E) Fibrillin

6.22 (E) 6.23 (C) 6.24 (B) 6.25 (B) 6.26 (D) 6.27 (E) 6.28 (B)

F07

6.29 Im abgebildeten Lineweaver-Burk-Diagramm wird die Wirkung eines Hemmstoffs bei einer enzymkatalysierten Reaktion gezeigt:
(v = Reaktionsgeschwindigkeit, [S] = Substratkonzentration)

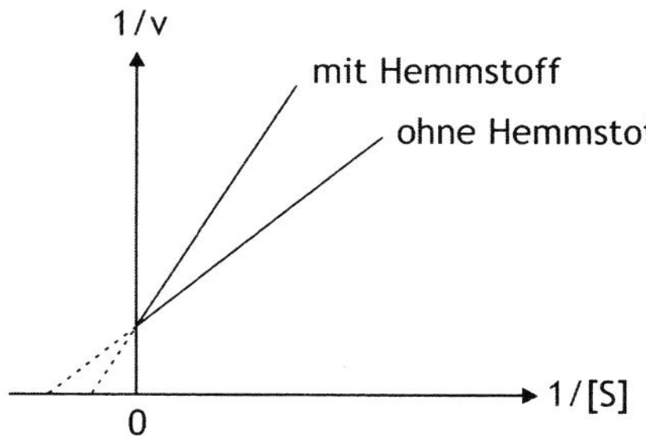

Ein derartiger Typ von Inhibitor wird am besten bezeichnet als
(A) allosterisch
(B) irreversibel
(C) kompetitiv
(D) nichtkompetitiv
(E) gemischt

F06

6.30 Enzyme können durch die Einwirkung niedermolekularer Substanzen (Effektoren) in ihrer Funktion oder Aktivität beeinflusst werden.
Welche Aussage zur Hemmung einer Enzymreaktion durch einen kompetitiven Inhibitor trifft zu?
(A) Die Hemmung resultiert aus der Bindung des Inhibitors außerhalb des aktiven Zentrums.
(B) Die Hemmung erfordert eine gleichzeitige Bindung des Inhibitors und des Substrates an das Enzym.
(C) Die Michaelis-Menten-Konstante (Michaelis-Konstante) wird durch den Hemmstoff erniedrigt.
(D) Durch die Bindung des Inhibitors wird die Bindung von allosterischen Aktivatoren blockiert.
(E) Durch sehr starke Erhöhung der Substratkonzentration kann der Einfluss des Inhibitors auf die Reaktionsgeschwindigkeit weitgehend aufgehoben werden.

H08 F02

6.31 Eine sigmoidale Abhängigkeit der Umsatzgeschwindigkeit eines Enzyms von der Substratkonzentration spricht für
(A) Enzyminduktion
(B) kompetitive Hemmung
(C) Kooperativität
(D) Interkonversion
(E) nichtkompetitive Hemmung

H08

6.32 Welches der interkonvertierbaren Enzyme wird durch Dephosphorylierung inaktiviert?
(A) Acetyl-CoA-Carboxylase
(B) Glykogen-Synthase
(C) Hormonsensitive (intrazelluläre) Lipase
(D) Pyruvat-Dehydrogenase
(E) Pyruvatkinase

F10

6.33 Protein-Kinasen können Proteine an bestimmten Aminosäure-Resten phosphorylieren und dadurch die biologischen Eigenschaften dieser Proteine ändern.
Welcher der folgenden Aminosäure-Reste wird durch Protein-Kinasen am wahrscheinlichsten phosphoryliert?
(A) Glutamin-Rest
(B) Methionin-Rest
(C) Prolin-Rest
(D) Tryptophan-Rest
(E) Tyrosin-Rest

H07

6.34 Die reversible Änderung des Funktionszustandes eines Enzyms durch kovalente Modifikation wird typischerweise bezeichnet als
(A) allosterische Aktivierung
(B) alternatives Spleißen
(C) Interkonversion
(D) kompetitive Hemmung
(E) Kooperativität

H02

6.35 Welche Aussage über Enzyminhibitoren trifft zu?
(A) Bei einer isosterischen Hemmung bindet der Hemmstoff an einer Stelle außerhalb des aktiven Zentrums des Enzyms.
(B) Die chemische Struktur eines allosterischen Hemmstoffs ähnelt der des Substrats.
(C) Substrat und kompetitiver Hemmstoff konkurrieren um die gleiche Bindungsstelle am Enzym.
(D) Ein kompetitiver Hemmstoff senkt die scheinbare („apparente") Michaelis-Konstante für das entsprechende Substrat.
(E) Nichtkompetitive Hemmstoffe erhöhen V_{max} bei gleichzeitiger Erniedrigung von K_m.

6.29 (C) 6.30 (E) 6.31 (C) 6.32 (C) 6.33 (E) 6.34 (C) 6.35 (C)

Fragen aus Examen Frühjahr 2011

F11

6.36 **Eine Hemmung der Mevalonsäure-Biosynthese, z.B. medikamentös, bewirkt typischerweise eine Hemmung der Biosynthese von**

(A) Cholesterin
(B) Cytidinnucleotiden
(C) Guanosinnucleotiden
(D) Harnsäure
(E) Lysolecithin

F11

6.37 **Die Bestimmung welchen Enzyms bzw. Isoenzyms hat im Rahmen der Myokardinfarkt-Diagnostik die höchste Aussagekraft?**

(A) Alkalische Phosphatase
(B) Creatin-Kinase-Isoenzym CK-MB
(C) Glucokinase (Hexokinase IV)
(D) Glutamat-Dehydrogenase
(E) γ-Glutamyltransferase

6.36 (A) 6.37 (B)

7 Ernährung, Verdauung, Resorption

H09

7.1 Ein Patient, dem vorübergehend eine nahezu fettfreie Diät verordnet wurde, nimmt täglich 150 g Eiweiß zu sich.
Etwa wie viel Gramm Kohlenhydrate muss er zusätzlich zu sich nehmen, um ausreichend Brennwerte für eine Energiezufuhr von insgesamt etwa 7 100 kJ (1 700 kcal) pro Tag zuzuführen?

(A) 70 g
(B) 170 g
(C) 270 g
(D) 370 g
(E) 470 g

F09

7.2 Eine Tüte mit 100 g Chips enthält an energieliefernden Nährstoffen:
30 g Fett
5 g Eiweiß
50 g Kohlenhydrate
Etwa wie groß ist der physiologische Brennwert der Chips?

(A) 1 000 kJ (250 kcal)
(B) 2 000 kJ (500 kcal)
(C) 4 000 kJ (1 000 kcal)
(D) 8 000 kJ (2 000 kcal)
(E) 16 000 kJ (4 000 kcal)

H10

7.3 Eine 10%ige (w/v) Fettemulsion enthält pro 100 mL 10 g Fett, dessen mittlerer biologischer Brennwert je Gramm gleich dem üblichen Nahrungsfett ist. Von dieser Fettemulsion werden einem Patienten 500 mL intravenös infundiert.
Der Energiegehalt des zugeführten Fetts beträgt etwa

(A) 40 kJ (10 kcal)
(B) 200 kJ (50 kcal)
(C) 400 kJ (100 kcal)
(D) 2 000 kJ (500 kcal)
(E) 4 000 kJ (1 000 kcal)

H06

7.4 Essentielle Fettsäuren zeigen folgende Gemeinsamkeiten:

(A) Sie liegen bei physiologischem pH-Wert weitgehend undissoziiert vor.
(B) Sie enthalten eine ungerade Zahl von C-Atomen.
(C) Ihre Doppelbindungen sind typischerweise cis-konfiguriert.
(D) Sie tragen konjugierte Doppelbindungen.
(E) Sie sind aus Isopren-Bausteinen aufgebaut.

H08

7.5 Welche Aussage zur Verdauung trifft zu?

(A) Der Intrinsic-Faktor ist für die Resorption des stark hydrophoben Vitamin K notwendig.
(B) Der niedrige pH-Wert im Magen wird hauptsächlich durch sekundär aktiven Transport von Protonen über apikale Zellmembranen gewährleistet.
(C) Die Digestion der Nahrungsproteine beginnt erst im Dünndarm.
(D) Die Lipoproteinlipase spaltet von den Gallensäuren emulgierte Triglyceride.
(E) In der apikalen Zellmembran von Enterozyten des Dünndarms befinden sich Na^+-gekoppelte Aminosäure-Transportsysteme.

H08

7.6 Welche Aussage zu Verdauungsenzymen (des Menschen) trifft zu?

(A) α-Amylase spaltet auch Isomaltose.
(B) Enterokinase (Enteropeptidase) aktiviert im Magen Pepsinogen.
(C) Lipasen im Duodenum entstammen hauptsächlich der Galle.
(D) Ribonuclease ist im Pankreassekret enthalten.
(E) Trypsin ist eine Carboxypeptidase.

F06

7.7 Welche Aussage zur Sekretion von Magensaft trifft zu?

(A) Gastrin stimuliert die HCl-Sekretion der Parietalzellen (Belegzellen).
(B) Glucocorticoide stimulieren die Muzin-Produktion in Nebenzellen.
(C) Acetylcholin inhibiert die Muzin-Sekretion der Nebenzellen.
(D) Der Intrinsic-Faktor wird von den Hauptzellen sezerniert.
(E) Prostaglandin E_2 hemmt die Muzin-Sekretion der Nebenzellen.

H08

7.8 Ein Sekretionsprodukt der Belegzellen der Magenschleimhaut ist typischerweise

(A) Cholecystokinin
(B) Gastrin
(C) Pepsinogen
(D) Salzsäure
(E) Mucin

7.1 (C) 7.2 (B) 7.3 (D) 7.4 (C) 7.5 (E) 7.6 (D) 7.7 (A) 7.8 (D)

H10

→ **7.9 Die sekretorische Aktivität der Belegzellen des Magens wird typischerweise durch**

(A) Acetylcholin gehemmt
(B) Galanin stimuliert
(C) Gastrin stimuliert
(D) Histamin gehemmt
(E) Somatostatin stimuliert

H06

→ **7.10 Von den Hauptzellen des Magens und den exokrinen Drüsenzellen des Pankreas werden für den Abbau von Proteinen Vorstufen von Verdauungsenzymen sezerniert.**
Welches der folgenden Enzyme ist eine Exopeptidase?

(A) Carboxypeptidase A
(B) Chymotrypsin
(C) Elastase
(D) Pepsin
(E) Trypsin

H07

→ **7.11 Welches Enzym spaltet im Dünndarmlumen die Triacylglycerine?**

(A) Chymotrypsin
(B) hepatische Lipase
(C) hormonsensitive Lipase
(D) Lipoproteinlipase
(E) Pankreaslipase

F06

→ **7.12 Welche Aussage zur Pankreassekretion und deren Regulation trifft nicht zu?**

(A) Die Azinuszellen des exokrinen Pankreas werden durch Cholecystokinin-Pankreozymin zur Sekretion von Verdauungsenzymen angeregt.
(B) Sekretin steigert die Sekretion von H_2O und HCO_3^- in die pankreatischen Ausführungsgänge.
(C) Vasoaktives Intestinales Peptid (VIP) stimuliert die Sekretion von Verdauungsenzymen aus den Azinuszellen.
(D) Cholecystokinin-Pankreozymin wird aus der Duodenalschleimhaut unter der Einwirkung von Fettsäuren und Aminosäuren freigesetzt.
(E) Sekretin ist ein Derivat des 5-Hydroxytryptophans.

F09

→ **7.13 Welche Aussage zur Verdauung trifft zu?**

(A) Cholecystokinin hemmt die Kontraktion der Gallenblase.
(B) Cholinerge Reize hemmen die Mucinsekretion im Magen.
(C) Gastrin hemmt die Magensäureproduktion.
(D) Die Proteasen des Pankreas werden durch limitierte Proteolyse aktiviert.
(E) Glucocorticoide stimulieren die Mucinsekretion im Magen.

H10

→ **7.14 Von welchen Zellen wird die größte Menge des Enzyms Enteropeptidase („Enterokinase“) gebildet?**

(A) Azinuszellen des Pankreas
(B) Azinuszellen der Parotis
(C) EC-Zellen (enterochromaffine Zellen) des oberen Dünndarms
(D) Enterozyten des oberen Dünndarms
(E) Hauptzellen der Magendrüsen

F05

→ **7.15 Carboxypeptidasen**

(A) benötigen Pyridoxalphosphat als Coenzym
(B) sind Endopeptidasen
(C) haben ein pH-Optimum bei pH 2 bis pH 3
(D) werden in vivo durch Trypsin inaktiviert
(E) werden als inaktive Vorstufen im Pankreas gebildet

F10

→ **7.16 Enteropeptidase**

(A) aktiviert Trypsinogen durch limitierte Proteolyse luminal im Dünndarm
(B) ist typischer Bestandteil des exokrinen Pankreassekrets
(C) spaltet am N-Terminus von Chymotrypsinogen ein Decapeptid ab
(D) spaltet Peptide an der basolateralen Membran von Enterozyten
(E) spaltet von den Enterozyten resorbierte Oligopeptide in Aminosäuren

F08

→ **7.17 Substrat der α-Amylase ist:**

(A) Cellulose
(B) Harnsäure
(C) Harnstoff
(D) RNA
(E) Stärke

7.9 (C) 7.10 (A) 7.11 (E) 7.12 (E) 7.13 (D) 7.14 (D) 7.15 (E) 7.16 (A) 7.17 (E)

F10

7.18 Typische Reaktionsprodukte der α-Amylase sind:

(A) basische und aromatische Aminosäuren
(B) Maltose und Maltotriose
(C) Oligopeptide
(D) Proteine
(E) Stärke und Glykogen

F10

7.19 Welche(s) der Verdauungsenzyme bzw. Verdauungsenzymvorstufen wird typischerweise von Enterozyten gebildet?

(A) α-Amylase
(B) Chymotrypsinogen
(C) Pepsinogen
(D) Proelastase
(E) Saccharase

H05

7.20 Im Zuge der Fettverdauung entstehen im Dünndarm gemischte Mizellen aus Lipiden und lösungsvermittelnden Substanzen.
Welche der angegebenen Substanzen ist eine typische Komponente dieser Mizellen?

(A) Apolipoprotein B_{48}
(B) Monoacylglycerin
(C) Squalen
(D) Triglycerid
(E) Vitamin B_{12}

F10

7.21 Ein Patient leidet an einer gestörten enteralen Lipidabsorption mit Steatorrhö.
Die Aufnahme welcher der folgenden Substanzen wird hierdurch besonders beeinträchtigt?

(A) Ascorbinsäure
(B) Cobalamin
(C) Folsäure
(D) Phyllochinon
(E) Thiamin

F09

7.22 Die Glucoseaufnahme aus dem Chymus in die Darmepithelzellen erfolgt typischerweise durch den

(A) Glucosetransporter 2 (GLUT2)
(B) Glucosetransporter 3 (GLUT3)
(C) Glucosetransporter 4 (GLUT4)
(D) Glucosetransporter 5 (GLUT5)
(E) Na^+-Glucose-Cotransporter 1 (SGLT1)

F07

7.23 In welcher Reihenfolge wirken welche Enzyme und Transportsysteme bei der vollständigen Verdauung und Resorption von natürlicher pflanzlicher Stärke?

	1.	2.	3.	4.
(A)	Amylase	Maltase	Disaccharid-Transporter	GLUT
(B)	Amylase	Maltase	GLUT	Na^+-Glucose-Cotransporter
(C)	Amylase	Maltase + Isomaltase	GLUT	Na^+-Glucose-Cotransporter
(D)	Amylase	Maltase + Isomaltase	Na^+-Glucose-Cotransporter	GLUT
(E)	Amylase	Maltase	Na^+-Glucose-Cotransporter	GLUT

H10

7.24 Mit der Nahrung zugeführtes Vitamin B_{12} wird im unteren Ileum über rezeptorvermittelte Endozytose in die Enterozyten aufgenommen.
Hierzu bindet das Vitamin B_{12} an Rezeptoren der apikalen Zellmembran der Enterozyten typischerweise

(A) als freies Cobalamin
(B) im Komplex mit Albumin
(C) im Komplex mit Caeruloplasmin
(D) im Komplex mit Intrinsic-Faktor
(E) im Komplex mit Transcobalamin II

H05

7.25 Integrale Membranproteine sind häufig über α-helicale Domänen fest in der Lipiddoppelschicht verankert.
Wie werden bei der Verdauung von zellhaltiger Nahrung integrale Membranproteine von den umgebenden Lipiden gelöst?

(A) durch die α-Amylase des Speichels
(B) durch den alkalischen pH-Wert des Pankreassekretes
(C) durch die Detergenswirkung von Gallensäuren
(D) durch die Proteasen der Verdauungssekrete
(E) durch den von Darmbakterien produzierten Harnstoff

7.18 (B) 7.19 (E) 7.20 (B) 7.21 (D) 7.22 (E) 7.23 (D) 7.24 (D) 7.25 (C)

Fragen aus Examen Frühjahr 2011

F11

7.26 In welcher zeitlich-funktionellen Reihenfolge werden die folgenden Verdauungsenzyme aktiv?
(1) Chymotrypsin
(2) Enteropeptidase
(3) Pepsin
(4) Trypsin
(A) 1-2-3-4
(B) 2-3-4-1
(C) 2-4-1-3
(D) 3-2-4-1
(E) 3-4-1-2

F11

7.27 Welche Aussage zu Kohlenhydraten im Darm trifft zu?
(A) Die apikale Glucoseaufnahme in die Enterozyten erfolgt durch ATP-abhängigen primär-aktiven Transport.
(B) Die intestinale Glucoseresorption ist Insulin-abhängig.
(C) Glucose im Lumen steigert die endokrine Sekretion von GLP-1 (glucagon-like peptide-1).
(D) Mit der Nahrung zugeführte Cellulose wird durch die α-Amylase des Pankreas zu Maltose und Isomaltose abgebaut.
(E) Saccharose wird hauptsächlich durch eine Disaccharidase des Pankreas gespalten.

F11

7.28 Bei streng veganer Ernährung kann u.U. – z.B. während einer Schwangerschaft – die ergänzende Zufuhr eines Vitamins erforderlich sein, das in rein pflanzlichen Nahrungsmitteln nicht (oder allenfalls in zu geringen Mengen) enthalten ist.
Bei diesem Vitamin handelt es sich um
(A) Ascorbinsäure
(B) Cobalamin
(C) Phyllochinon
(D) Retinol
(E) Thiamin

8 Abbau der Kohlenhydrate

H08

8.1 Das Blut versorgt das Gehirn täglich mit etwa 120 g Glucose.
Wie viel O_2 wird benötigt, um diese Glucose zu CO_2 und H_2O zu oxidieren? (Die molare Masse von Glucose ist 180 g/mol, diejenige von molekularem Sauerstoff 32 g/mol.)

(A) 12,8 mg
(B) 128 mg
(C) 1,28 g
(D) 12,8 g
(E) 128 g

H97 H92 H89 F86

8.2 Welche Aussage zur Glucokinase trifft nicht zu?
Glucokinase

(A) besitzt eine höhere Affinität für Glucose als Hexokinase
(B) wird unter dem Einfluss von Insulin vermehrt synthetisiert
(C) kommt vor allem in der Leber vor
(D) wird für die Glucoseverwertung nach kohlenhydratreicher Mahlzeit benötigt
(E) wird im Gegensatz zur Hexokinase durch Glucose-6-phosphat nicht gehemmt

F10

8.3 Dargestellt ist ein Zwischenprodukt im Kohlenhydrat- und Fettstoffwechsel.

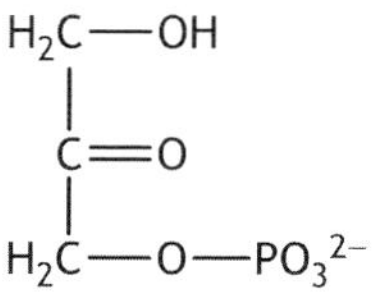

Die abgebildete Verbindung

(A) entsteht ausschließlich in der Leber
(B) entsteht in der Glycolyse aus Fructose-1,6-bisphosphat
(C) ist das Produkt der Glycerinkinase-Reaktion
(D) ist die Vorstufe von Acetacetat (Acetoacetat) in der Ketogenese
(E) ist ein Isomeres von Glycerin-3-phosphat

F05

8.4 Ordnen Sie nachstehend genannte Enzyme in der funktionell richtigen Reihenfolge beim Abbau von Glucose an!
(1) Glycerinaldehyd-3-phosphat-Dehydrogenase
(2) Pyruvatkinase
(3) Aldolase
(4) Enolase
(5) Hexokinase

(A) 1-2-3-4-5
(B) 2-4-1-5-3
(C) 3-5-1-4-2
(D) 5-3-1-4-2
(E) 5-3-4-1-2

H09

8.5 Welches Intermediat entsteht in der Glykolyse durch Einbau von anorganischem Phosphat?

(A) Glucose-6-phosphat
(B) Fructose-6-phosphat
(C) Glycerinaldehyd-3-phosphat
(D) 1,3-Bisphosphoglycerat
(E) 3-Phosphoglycerat

H04

8.6 Ein Kind leidet aufgrund einer genetisch bedingten Störung der erythrozytären Glykolyse an einer hämolytischen Anämie. Der ATP-Gehalt in den Erythrozyten ist vermindert. In den Erythrozyten werden vermindert Pyruvat und Lactat gebildet.
Diese Beschreibung passt am besten zu einem genetisch bedingten Mangel an intraerythrozytärer Aktivität von

(A) Fructose-1,6-bisphosphatase
(B) Glucose-6-phosphatase
(C) Lactat-Dehydrogenase
(D) Pyruvat-Dehydrogenase
(E) Pyruvat-Kinase

H10

8.7 Welche Aussage zu Fructose-2,6-bisphosphat trifft im Allgemeinen zu?

(A) Bei steigenden Glucose-Konzentrationen im Blutplasma wird in den Hepatozyten vermehrt Fructose-2,6-bisphosphat gebildet.
(B) Fructose-2,6-bisphosphat ist ein allosterischer Inhibitor der Phosphofructokinase-1.
(C) Fructose-2,6-bisphosphat wird in den Zellen durch Isomerisierung von Fructose-1,6-bisphosphat bereitgestellt.
(D) Fructose-2,6-bisphosphat wird mit Hilfe der Aldolase B in Dihydroxyacetonphosphat und Glycerinaldehyd-3-phosphat gespalten.
(E) Steigende cAMP-Konzentrationen bewirken in den Hepatozyten eine vermehrte Bildung und einen verminderten Abbau von Fructose-2,6-bisphosphat.

8.1 (E) 8.2 (A) 8.3 (B) 8.4 (D) 8.5 (D) 8.6 (E) 8.7 (A)

H09

8.8 Welche der Aussagen zur Regulation des hepatischen bzw. des kardialen Isoenzyms des bifunktionellen Enzyms 6-Phosphofructo-2-Kinase/Fructose-2,6-bisphosphatase trifft typischerweise zu?
Phosphorylierung des jeweiligen Isoenzyms durch (cAMP-abhängige) Proteinkinase A

(A) hemmt hepatisch die Gluconeogenese
(B) hemmt kardial die 6-Phosphofructo-2-Kinase-Aktivität
(C) hemmt kardial den Glucose-Abbau
(D) stimuliert hepatisch die Fructose-2,6-bisphosphatase-Aktivität
(E) stimuliert kardial die Fructose-2,6-bisphosphatase-Aktivität

F05

8.9 Welche Verbindung dient als Wasserstoffakzeptor bei der anaeroben Glykolyse?

(A) Lactat
(B) Pyruvat
(C) FAD
(D) Glycerinaldehyd-3-phosphat (Glyceral-3-phosphat)
(E) Acetat

F07

8.10 Anaerobe Bedingungen stellen für den Energiehaushalt der Zellen der quergestreiften Muskulatur eine besondere Situation dar.
Im Vergleich zu aeroben Bedingungen entsteht dann pro Glucosemolekül näherungsweise

(A) gleich viel ATP
(B) die Hälfte an ATP
(C) $\frac{1}{16}$ an ATP
(D) $\frac{1}{32}$ an ATP
(E) überhaupt kein ATP

H06 F04 H97 H88 H83

8.11 Der Skelettmuskel zeigt unter bestimmten Bedingungen eine anaerobe Glykolyse.
Die anaerobe Glykolyse im Skelettmuskel

(A) läuft nur ab, wenn das entstehende NADH in der Atmungskette oxidiert wird
(B) benötigt ADP und anorganisches Phosphat
(C) hat in ihrer Endbilanz netto einen Verbrauch von 2 Mol ATP pro Mol Glucose
(D) wird vor allem durch die Glucosezufuhr reguliert
(E) liefert äquimolare Mengen von Lactat und NAD^+ als Endprodukte

H03

8.12 Bei welcher der Reaktionen ist das genannte Produkt ein energiereicher Metabolit, der direkt zur Synthese von ATP aus ADP benutzt wird?

(A) Oxidation von 3-Phosphoglycerinaldehyd zu 1,3-Bisphosphoglycerat
(B) Oxidation von Lactat zu Pyruvat
(C) Oxidation von Glucose-6-phosphat zu 6-Phosphogluconat
(D) Oxidation von Pyruvat zu Acetyl-CoA
(E) Oxidation von Malat zu Oxalacetat

F06

8.13 Bei akuter Unterbrechung der Sauerstoffversorgung eines Gewebes kommt es zur akuten Hemmung vieler Stoffwechselwege.
Welcher ATP-liefernde Stoffwechselweg dominiert, wenn O_2 fehlt?

(A) Citrat-Zyklus
(B) Glykolyse
(C) Ketonkörper-Utilisation
(D) β-Oxidation
(E) Oxidative Phosphorylierung

F09

8.14 Folgende Annahmen werden gemacht:
Bei einer starken tetanischen Kontraktion arbeitet der Muskel eines Ringers ausschließlich anaerob. Nachdem das Creatinphosphat (30 mmol/L) verbraucht ist, steht energetisch nur noch der Glykogenspeicher des Muskels mit 1 g Glykogen pro 100 g Gewebe zur Verfügung, was einer Konzentration an Glucoseeinheiten von etwa 55 mmol/L entspricht. Das gebildete Lactat kann nicht entfernt werden. Die intrazelluläre Lactat-Konzentration steigt von nahezu 0 auf 15 mmol/L, bis die Kontraktion wegen Erschöpfung abgebrochen werden muss.
Etwa wie viel Glykogen in mmol Glucoseeinheiten/L ist zu diesem Zeitpunkt noch vorhanden?

(A) 10 mmol/L
(B) 25 mmol/L
(C) 40 mmol/L
(D) 47,5 mmol/L
(E) 55 mmol/L

8.8 (D) 8.9 (B) 8.10 (C) 8.11 (B) 8.12 (A) 8.13 (B) 8.14 (D)

F06

→8.15 **Die Leber spielt eine zentrale Rolle bei der Homöostase der Blutglucosekonzentration.**
Welcher hormongesteuerte Regulationsmechanismus unterstützt am ehesten die Energieversorgung des Muskels bei länger andauernder körperlicher Aktivität?
(A) Induktion der hepatischen Glucokinase (Hexokinase IV)
(B) Stimulierung der hepatischen Gluconeogenese aus Lactat durch Glucagon
(C) Repression der Glucose-6-phosphatase in der Leber
(D) Induktion von GLUT4 und Hexokinase II im Fettgewebe
(E) Hemmung der hormonsensitiven Triglycerid-Lipase

F04

→8.16 **In den Erythrozyten dient der Hexosemonophosphat-Weg (Abbau von Glucose-6-phosphat über Ribulose-5-phosphat als Metabolit) typischerweise der Bereitstellung von**
(A) $NADP^+$ für die Oxidation von Glutathion (GSH)
(B) NADPH für die Reduktion von Glutathion-Disulfid (GSSG)
(C) NADPH für die Bildung von Mevalonat
(D) NADPH für die Fettsäuresynthese
(E) Ribose-5-phosphat für die Synthese von Ribonukleinsäure

F10

→8.17 **Welche Aussage zum Hexosemonophosphatweg/Pentosephosphatzyklus trifft (beim Menschen) zu?**
(A) Aus jeweils 3 Glucose-6-phosphat-Molekülen werden dabei 1 Fructose-6-phosphat-Molekül und 4 Glycerinaldehyd-3-phosphat-Moleküle gebildet.
(B) Die Gluconolacton-Hydrolase (Lactonase) spaltet CO_2 von 6-Phosphogluconolacton ab.
(C) Die Glucose-6-phosphat-Dehydrogenase bildet NADPH aus $NADP^+$.
(D) Die Transaldolase wandelt zwei Aldosen unterschiedlicher Kettenlänge in zwei andere Aldosen um.
(E) Die Transketolase überträgt Einheiten mit 3 C-Atomen von einer Aldose auf eine Ketose.

H09

→8.18 **Der Pentosephosphatweg (Hexosemonophosphatweg) dient**
(A) bei Nahrungskarenz in den Fettzellen dem Abbau des Glycerins
(B) bei Nahrungskarenz in den Leberzellen der Bereitstellung von Vorstufen für die Gluconeogenese
(C) in den Erythrozyten hauptsächlich dem Abbau der Glucose zu Lactat
(D) in den Skelettmuskelzellen dem Aufbau von Creatinphosphat
(E) in der Darmmukosa hauptsächlich der Bereitstellung von Ribose für die Zellproliferation im Rahmen der physiologischen Regeneration

F10

→8.19 **Bestimmte Medikamente, wie z. B. Sulfonamide oder das Antimalariamittel Primaquin, haben u. a. oxidative Wirkungen.**
Bei Patienten mit welcher der folgenden genetisch bedingten Stoffwechselerkrankungen führt deshalb die Einnahme derartiger Medikamente am wahrscheinlichsten zu schwerwiegenden Nebenwirkungen?
(A) α_1-Antiprotease-Mangel (α_1-Antitrypsin-Mangel)
(B) Glucose-6-phosphat-Dehydrogenase-Mangel (G6PDH-Defizienz)
(C) Mukoviszidose
(D) Phenylketonurie
(E) β-Thalassämie

H04

→8.20 **Welche der Reaktionen ist bei der hereditären Fructoseintoleranz in der Leber primär betroffen?**
(A) Fructose + ATP
→ Fructose-1-phosphat + ADP
(B) Fructose + NADH + H^+
→ Sorbitol + NAD^+
(C) Fructose-1-phosphat
→ D-Glycerinaldehyd + Dihydroxyacetonphosphat
(D) Fructose-1-phosphat + ATP
→ Fructose-1,6-bisphosphat + ADP
(E) Fructose-6-phosphat + ATP
→ Fructose-2,6-bisphosphat + ADP

F06

→8.21 **Sorbit (Sorbitol)**
(A) entsteht durch Reduktion von Ribose
(B) hat einen um etwa 50 % geringeren Brennwert pro Mol als Glucose
(C) wird durch die Aldosereduktase in Fructose umgewandelt
(D) wird in den Samenblasen zu Fructose oxidiert
(E) wird enteral besser als Glucose resorbiert

8.15 (B) 8.16 (B) 8.17 (C) 8.18 (E) 8.19 (B) 8.20 (C) 8.21 (D)

F09

8.22 Wodurch sind der Polyol-Weg der Sorbitol-Bildung und der Hexosemonophosphat-Weg (HMW, Pentosephosphat-Weg) miteinander verknüpft?
(A) Beide Reaktionswege beginnen mit Galactose.
(B) Beide Reaktionswege beginnen mit Fructose.
(C) Das vom HMW gebildete 6-Phosphogluconat wird für den Polyol-Weg benötigt.
(D) Der HMW bildet Ribitol, ein Zwischenprodukt des Polyol-Wegs.
(E) Der HMW produziert NADPH, das für den Polyol-Weg benötigt wird.

F10

8.23 Das Enzym Aldose-Reduktase katalysiert die Umwandlung von
(A) Fructose in Sorbit (Sorbitol)
(B) Fructose-6-phosphat in Mannose-6-phosphat
(C) Glucose in Sorbit (Sorbitol)
(D) Glucose-6-phosphat in Fructose-6-phosphat
(E) Glycerinaldehyd-3-phosphat (Glyceraldehyd-3-phosphat) in Dihydroxyacetonphosphat (Glyceronphosphat)

H10

8.24 Teil der Verstoffwechselung von Galactose ist die Epimerisierung zu Glucose.
Welcher der Metaboliten ist das typische Substrat der entsprechenden Epimerase?
(A) Galactose
(B) Galactose-1-phosphat
(C) Galactose-6-phosphat
(D) Lactose
(E) UDP-Galactose

H09

8.25 Bei der Einschleusung von Galactose aus der Nahrung in den Stoffwechsel ist ein wichtiger Schritt die unmittelbare
(A) Epimerisierung von Galactose zu Glucose
(B) Epimerisierung von Galactose-1-phosphat zu Glucose-1-phosphat
(C) Epimerisierung von UDP-Galactose zu UDP-Glucose
(D) Reduktion von Galactose zu Sorbitol
(E) Spaltung von Galactose-1-phosphat in eine Triose und ein Triosephosphat

F10

8.26 Welche Aussage zu Galactose trifft (beim Menschen) zu?
(A) Fehlende Zufuhr von Galactose mit der Nahrung führt langfristig zu schweren Schäden, denn Galactose ist ein essentieller Nahrungsbestandteil.
(B) Aus der Muttermilch erhält der Säugling keine Galactose.
(C) Bei der Umwandlung von Galactose in Glucose erfolgt die Epimerisierung auf der Ebene der 6-Phosphate (d.h. Epimerisierung von Galactose-6-phosphat in Glucose-6-phosphat).
(D) Zur Metabolisierung von Galactose zu z.B. Lactose ist die Bildung von UDP-Galactose notwendig.
(E) Bei Patienten mit klassischer Galactosämie fehlt im Verdauungstrakt das Enzym β-Galactosidase.

F05

8.27 Die hereditäre Galactosämie wird durch Gendefekte verursacht, die Enzyme des Galactose-Stoffwechsels betreffen.
Eine schwere Verlaufsform der Galactosämie ist zurückzuführen auf einen vererbbaren Mangel an
(A) α-Galactosyltransferase
(B) Lactose-Synthase
(C) Aldolase B
(D) Galactose-1-phosphat-Uridyltransferase
(E) β-Galactosidase (primärer Lactasemangel)

Fragen aus Examen Frühjahr 2011

F11

8.28 Bei welchem Reaktionsschritt der Glycolyse wird NADH gebildet?
(A) Glucose-6-phosphat → Fructose-6-phosphat
(B) Fructose-1,6-bisphosphat → Glycerinaldehyd-3-phosphat + Dihydroxyaceton-phosphat
(C) Dihydroxyaceton-phosphat → Glycerinaldehyd-3-phosphat
(D) Glycerinaldehyd-3-phosphat → 1,3-Bisphosphoglycerat
(E) 2-Phosphoglycerat → Phosphoenolpyruvat

F11

8.29 Verschiedene Stoffwechselwege treffen sich gleichsam an Knotenpunkten. Einer davon ist Pyruvat.
Aus Pyruvat entsteht durch oxidative Decarboxylierung
(A) Acetyl-CoA
(B) Alanin
(C) Lactat
(D) Oxalacetat
(E) Phosphoenolpyruvat

8.22 (E) 8.23 (C) 8.24 (E) 8.25 (C) 8.26 (D) 8.27 (D) 8.28 (D) 8.29 (A)

9 Abbau der Fettsäuren, Ketonkörper

F03

9.1 Welche Aussage zur Lipolyse im Fettgewebe trifft zu?

(A) Die Hormon-sensitive Lipase wird durch Proteinkinase-A-abhängige Phosphorylierung inaktiviert.
(B) Aktivierung der für die Regulation der Lipolyse verantwortlichen β-Rezeptoren führt zu einer Inaktivierung der Adenylatcyclase.
(C) Das bei der Lipolyse freigesetzte Glycerin wird im Blut zur Leber transportiert und dort verstoffwechselt.
(D) Bei der Lipolyse freigesetzte Fettsäuren werden als Natriumsalze im Plasma transportiert.
(E) Insulin aktiviert die Lipolyse durch Stimulation der Adenylatcyclase.

H06

9.2 Der Abbau von Fettsäuren mit 18 C-Atomen findet vorrangig statt

(A) am glatten endoplasmatischen Retikulum
(B) an den Ribosomen
(C) im Trans-Golgi-Netzwerk
(D) im Zytosol
(E) in den Mitochondrien

F04

9.3 Der oxidative Abbau freier Fettsäuren wird eingeleitet durch

(A) Reaktion mit freiem CoA und ATP
(B) Bildung von Carnitinestern
(C) Bildung von UDP-Fettsäure
(D) Phosphorylierung mit ATP
(E) Übertragung von Coenzym A auf Malonyl-CoA

H09

9.4 Welches Intermediat des Fettabbaus wird typischerweise durch einen Transporter der inneren Mitochondrienmembran in die Mitochondrien-Matrix transportiert?

(A) Acylcarnitin
(B) Acyl-CoA
(C) Monoacylglycerin
(D) Diacylglycerin
(E) Triacylglycerin

F09

9.5 Ursache einer Myopathie kann ein hereditärer Mangel an Carnitin-Palmitoyltransferase II (Carnitin-Acyltransferase II) sein. Die klinische Symptomatik kann z. B. durch eine längere Hungerperiode ausgelöst werden.
Welcher Stoffwechselprozess wird durch einen Mangel an diesem Enzym in erster Linie beeinträchtigt?

(A) Cardiolipin-Synthese
(B) Energiegewinnung durch die mitochondriale β-Oxidation von Acyl-CoA
(C) Palmitinsäure-Synthese aus Acetyl-CoA
(D) Prostaglandin-Synthese aus Arachidonsäure
(E) Triglycerid-Synthese aus Acyl-CoA und α-Glycerophosphat

H07

9.6 Welche Aussage zu Acyl-CoA-Dehydrogenasen trifft zu?

(A) Coenzym ist NAD^+.
(B) Sie oxidieren Stearinsäure zu Ölsäure.
(C) Sie sind an der β-Oxidation beteiligt.
(D) Sie sind im Zytosol lokalisiert.
(E) Sie sind Teil des Fettsäure-Synthase-Komplexes.

H08

9.7 Fällt Propionyl-CoA im Intermediärstoffwechsel an, z. B. beim Abbau ungeradzahliger Fettsäuren, wird typischerweise

(A) CoA abgespalten und Propionsäure mit der Galle ausgeschieden
(B) Propionyl-CoA aminiert
(C) Propionyl-CoA carboxyliert
(D) Propionyl-CoA hydriert
(E) Propionyl-CoA unter Abspaltung von CoA mit Citrullin verknüpft

F07

9.8 Der erste Schritt in der β-Oxidation der Fettsäuren ist die FAD-abhängige Dehydrierung von

(A) Acyladenylat
(B) Acylcarnitin
(C) Acyl-CoA
(D) Diacylglycerin (DAG)
(E) α-Monoacylglycerin

9.1 (C) 9.2 (E) 9.3 (A) 9.4 (A) 9.5 (B) 9.6 (C) 9.7 (C) 9.8 (C)

H06

9.9 Der Abbau von Fettsäuren durch die β-Oxidation besteht aus einer Folge von vier enzymatischen Einzelreaktionen.
Wählen Sie die richtigen Reaktionsarten aus und bringen Sie sie in die richtige Reihenfolge:
1: Wasseranlagerung
2: Abspaltung von Acetyl-CoA
3: Dehydrierung
4: Hydroxylierung mit molekularem Sauerstoff

(A) 1, 2, 1, 4
(B) 1, 3, 2, 3
(C) 1, 4, 3, 2
(D) 2, 4, 1, 3
(E) 3, 1, 3, 2

F07

9.10 Welche Aussage zu den (z. B. bei längerer Nahrungskarenz im Blut vermehrt nachweisbaren) Ketonkörpern trifft zu?

(A) Acetessigsäure entsteht aus zwei Molekülen Aceton mit Hilfe eines Enzyms.
(B) Aus Acetessigsäure bildet sich durch Oxidation β-Hydroxybuttersäure.
(C) Aus Acetessigsäure entsteht durch Decarboxylierung Acetaldehyd.
(D) Durch Decarboxylierung von β-Hydroxybuttersäure entsteht Aceton.
(E) Ketonkörper werden in der Leber synthetisiert.

F08

9.11 Bei längerer Nahrungskarenz (5 Tage) deckt das Gehirn seinen Energiebedarf vorwiegend mit

(A) Acetacetat mit 3-Hydroxybutyrat
(B) Alanin
(C) Fettsäuren
(D) Glucose
(E) Glutamat

H10

9.12 Im folgenden Schema sind Reaktionen des Stoffwechsels von Acetacetyl-CoA dargestellt.
Welche der Reaktionen (A)–(E) läuft nur extrahepatisch ab?

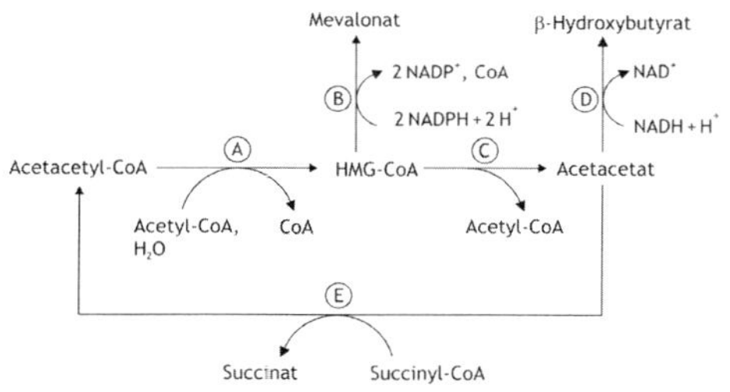

F10

9.13 Bei längerer Nahrungskarenz oder Insulinmangel werden vermehrt sogenannte Ketonkörper gebildet.
Welche Aussage zu den Ketonkörpern trifft zu?

(A) Die Blut-Hirn-Schranke ist für die Ketonkörper undurchlässig.
(B) Die vermehrte Bildung der Ketonkörper führt zur metabolischen Alkalose.
(C) Einer dieser Ketonkörper entsteht aus Aspartat durch die Aspartat-Aminotransferase.
(D) Hauptbildungsort der Ketonkörper ist bei körperlicher Arbeit die Skelettmuskulatur.
(E) Ketonkörper werden in der Leber aus Acetyl-CoA synthetisiert.

H08

9.14 Bei Glucosemangel (z. B. nach längerdauernder Nahrungskarenz) sind die meisten Zellen in der Lage, alternative Energiequellen zu nutzen.
Welche Zuordnung von Zellen und Stoffwechselsubstrat, insbesondere bei Glucosemangel, trifft zu?

(A) Erythrozyten – Ketonkörper
(B) Erythrozyten – Lactat
(C) Hepatozyten – Ketonkörper
(D) Herzmuskelzellen – freie Fettsäuren
(E) Neurone des Gehirns – freie Fettsäuren

F09

9.15 Das Prinzip der sog. „Atkins-Diät" beruht auf der Vorstellung, durch verminderte Zufuhr von Kohlenhydraten die Lipolyse von körpereigenem Fett zu erzwingen, um Glycerin für die notwendige Gluconeogenese bereitzustellen.
Welches Kriterium würde anzeigen, dass eine verstärkte Lipolyse stattfindet?

(A) Abnahme der cAMP-Konzentration in Adipozyten
(B) Abnahme der Konzentration an freien Fettsäuren im Blutplasma
(C) Zunahme der Insulin-Konzentration im Blutplasma
(D) Zunahme der Ketonkörper-Ausscheidung mit dem Urin
(E) Zunahme der Leptin-Konzentration im Blutplasma

9.9 (E) 9.10 (E) 9.11 (A) 9.12 (E) 9.13 (E) 9.14 (D) 9.15 (D)

Fragen aus Examen Frühjahr 2011

F11

9.16 Die am Abbau von Fettsäuren beteiligte 3-Hydroxyacyl-CoA-Dehydrogenase (L-β-Hydroxyacyl-CoA-Dehydrogenase) benötigt (als Coenzym bzw. Cosubstrat) typischerweise

(A) ATP
(B) FAD
(C) Liponsäure
(D) NAD^+
(E) Pyridoxalphosphat

F11

9.17 In extrahepatischen Geweben können Ketonkörper dem Energiestoffwechsel zugeführt werden. Von großer Bedeutung hierbei ist die

(A) Carboxylierung von Aceton zu Acetacetat
(B) Decarboxylierung von Acetacetat zu Pyruvat
(C) Reaktion von Aceton mit Coenzym A unter Bildung von Acetyl-CoA und CO_2
(D) Reaktion von β-Hydroxybutyrat mit Acetyl-CoA zu HMG-CoA (β-Hydroxy-β-methylglutaryl-CoA)
(E) Umwandlung von Acetacetat mit Succinyl-CoA zu Acetacetyl-CoA und Succinat

F11

9.18 In welcher Organelle können Fettsäuren durch Oxidation unter Bildung von H_2O_2 abgebaut werden?

(A) im endoplasmatischen Retikulum
(B) im Golgi-Apparat
(C) in den Lysosomen
(D) in den Mitochondrien
(E) in den Peroxisomen

9.16 (D) 9.17 (E) 9.18 (E)

10 Aminosäurestoffwechsel

H09

10.1 Welche Aussage zu Aminotransferasen (Transaminasen) trifft zu?

(A) Alanin-Aminotransferase (GPT) überträgt NH_2-Gruppen auf Glutamat.
(B) Aminotransferasen übertragen NH_2-Gruppen zwischen zwei Aminosäuren.
(C) Aspartat-Aminotransferase (GOT) überträgt NH_2-Gruppen auf Fumarat.
(D) Transaminasen und Carboxylasen benutzen denselben Cofaktor.
(E) Während der Transaminierungsreaktion wird die NH_2-Gruppe von Aminosäuren kovalent an Pyridoxalphosphat gebunden.

H08

10.2 Die Aspartat-Aminotransferase

(A) benötigt als Coenzym Biotin
(B) katalysiert die Reaktion Aspartat ⇆ Pyruvat + NH_3
(C) katalysiert die Reaktion Aspartat + α-Ketoglutarat ⇆ Malat + Alanin
(D) katalysiert die Reaktion Aspartat + α-Ketoglutarat ⇆ Oxalacetat + Glutamat
(E) katalysiert die Reaktion Aspartat + α-Ketoglutarat ⇆ Pyruvat + Glutamat

F09

10.3 Ein Neugeborenes fällt am dritten Lebenstag zunächst durch zunehmende Trinkschwäche und Erbrechen auf. Es entwickelt eine muskuläre Hypotonie sowie eine zunehmende Bewusstseinseintrübung. Im Rahmen der labordiagnostischen Abklärung einer angeborenen Stoffwechselstörung wird eine hohe Konzentration an Methylmalonsäure im Urin gefunden. In welchem Stoffwechselweg des Neugeborenen liegt am wahrscheinlichsten der angeborene Enzymdefekt?

(A) Abbau von Propionyl-CoA zu Succinyl-CoA
(B) Bildung von Acet(o)acetyl-CoA aus β-Hydroxybutyrat
(C) Biosynthese von Cholesterin aus Cetyl-CoA
(D) Citrat-Zyklus
(E) Gluconeogenese

F09

10.4 Ein Reduktionsäquivalent (in Form von NADH oder NADPH) wird geliefert bei der Umwandlung

(A) von Glutamat in GABA (γ-Aminobuttersäure) und CO_2
(B) von Glutamat in α-Ketoglutarat (2-Oxoglutarat) und (freies) NH_4^+
(C) von Methionin in Homocystein unter Übertragung einer Methylgruppe
(D) von Oxalacetat in Phosphoenolpyruvat, CO_2 und GDP
(E) von Serin in Pyruvat und (freies) NH_4^+

F08

10.5 Die Bildung von Harnstoff in der Leber ist wichtig für die Ammoniak-Entgiftung des Körpers. Welche Aussage trifft zu?

(A) Argininosuccinat wird zu Arginin und Succinat hydrolysiert.
(B) Aus Arginin und Succinat wird unter Energieverbrauch (ATP-Spaltung) Argininosuccinat gebildet.
(C) Carbamoylphosphat wird mit Citrullin zu Ornithin umgesetzt.
(D) Durch Arginase entstehen aus Arginin Harnstoff und Citrullin.
(E) Für die Bildung eines Harnstoffmoleküls aus Ammoniak, CO_2 und Aspartat werden vier energiereiche Phosphatbindungen gespalten.

H10

10.6 Welches Enzym der Harnstoff-Biosynthese wird allosterisch durch N-Acetylglutamat aktiviert?

(A) Arginase
(B) Argininosuccinat-Lyase
(C) Argininosuccinat-Synthetase
(D) Carbamylphosphat-Synthetase I
(E) Ornithin-Carbamyltransferase

F10

10.7 Welche Aussage zum Stickstoffmetabolismus trifft zu?

(A) Bei der Umwandlung von Glutamat zu α-Ketoglutarat (2-Oxoglutarat) werden Ammonium-Ionen frei.
(B) Carbamoylphosphat wird nur im Zytosol der Leber synthetisiert.
(C) Der Harnstoff-Zyklus läuft vollständig im Mitochondrium ab.
(D) Die Stickstoffatome im heterocyclischen Purinring werden über den Harnstoff Zyklus abgebaut.
(E) Die Synthese von Argininosuccinat aus Aspartat und Citrullin benötigt GTP.

10.1 (E) 10.2 (D) 10.3 (A) 10.4 (B) 10.5 (E) 10.6 (D) 10.7 (A)

H10

10.8 Welche der Reaktionsgleichungen beschreibt stöchiometrisch korrekt einen Teilschritt der Harnstoff-Biosynthese?

(A) Argininosuccinat → Arginin + Succinat
(B) Carbamylphosphat + ATP + Aspartat → Argininosuccinat + ADP + PP_i
(C) Citrullin + H_2O → Harnstoff + Ornithin
(D) HCO_3^- + NH_4^+ + ATP → Carbamylphosphat + P_i + ADP
(E) Ornithin + Carbamylphosphat → Citrullin + P_i

H07 H09

10.9 Welche Aussage zum Stoffwechsel stickstoffhaltiger Verbindungen trifft zu?

(A) Bei der Desaminierung von Glutamin zu Glutamat handelt es sich um eine oxidative Desaminierung.
(B) Der Harnstoffzyklus läuft vollständig im Mitochondrium ab.
(C) Die Carbamoylphosphatsynthese im Mitochondrium ist ein geschwindigkeitsbestimmender Schritt bei der Harnstoffsynthese.
(D) Die Stickstoffatome im heterocyclischen Purinring werden über den Harnstoffzyklus abgebaut.
(E) Die Synthese von Argininosuccinat aus Aspartat und Citrullin benötigt GTP.

H08

10.10 Ursache einer Hyperammonämie kann ein Defekt der Ornithin-Carbamoyltransferase sein. Welche Substanz wird bei einem Defekt dieses Enzyms vermindert gebildet?

(A) Carbamoylphosphat
(B) Carboxyglutamat
(C) Harnstoff
(D) Ornithin
(E) UMP

H06

10.11 Eine Funktion des Aspartat-Zyklus im Stoffwechsel ist:

(A) Aminogruppen-Lieferant für die AMP-Biosynthese
(B) Bereitstellung von Aspartat für die Schlüsselreaktion der Pyrimidin-Nucleotid-Biosynthese
(C) Biosynthese von Asparagin
(D) Einbau von freiem NH_3 in Metabolite des Intermediärstoffwechsels
(E) Übertragung von α-Aminogruppen auf α-Oxosäuren

F06

10.12 Das in der Niere gebildete Ammoniak (NH_3)

(A) wird zur Neutralisation von Säuren im Harn herangezogen
(B) kann nicht in das Nierenvenenblut abgegeben werden
(C) entsteht vorwiegend in einer Transaminierungsreaktion
(D) stammt aus Harnstoff
(E) kann für die Synthese von biogenen Aminen reutilisiert werden

F09

10.13 Welche der folgenden Aminosäuren ist rein ketogen?

(A) Glycin
(B) Isoleucin
(C) Leucin
(D) Prolin
(E) Valin

F03

10.14 Der Amid-Stickstoff des Glutamins ist <u>nicht</u> Aminogruppen- bzw. Stickstoff-Donator bei der Biosynthese von

(A) 5-Phosphoribosylamin
(B) GMP
(C) CTP
(D) Glucosamin-6-phosphat
(E) Sphingosin

F09

10.15 Ein 60-jähriger Patient mit chronischer Niereninsuffizienz soll diätetisch so eingestellt werden, dass u. a. der Anfall fixer Säuren möglichst gering gehalten wird. Im Katabolismus welcher Aminosäure entstehen pH-wirksame Mengen an Protonen, die über die Nieren ausgeschieden werden?

(A) Alanin
(B) Cystein
(C) Glycin
(D) Threonin
(E) Tyrosin

H06

10.16 Ammoniak ist für den menschlichen Organismus, insbesondere für das Gehirn, toxisch. Es ist daher wichtig, dass eine zu hohe Ammoniak-Konzentration verhindert wird. Die direkte Fixierung von molekularem Ammoniak durch kovalente Bindung an ein Substratmolekül kann katalysiert werden durch

(A) Alanin-Aminotransferase (GPT)
(B) Aspartat-Aminotransferase (GOT)
(C) Glutamat-Dehydrogenase
(D) Glutaminase
(E) Transglutaminase

10.8 (E) 10.9 (C) 10.10 (C) 10.11 (A) 10.12 (A) 10.13 (C) 10.14 (E) 10.15 (B) 10.16 (C)

H10

→10.17 Bei der Phenylketonurie, der häufigsten angeborenen Störung des Aminosäurestoffwechsels, ist ein Enzym defekt.
Welche der Verbindungen ist normalerweise Substrat dieses Enzyms?

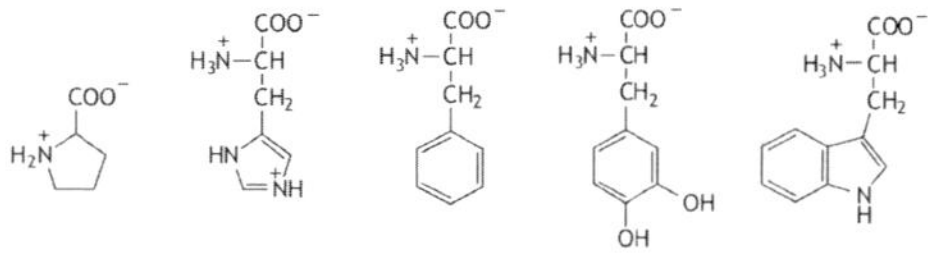

(A) (B) (C) (D) (E)

H07

→10.18 Bei welchem angeborenen Enzymdefekt ist hinsichtlich einer eventuellen Zufuhr des Süßstoffs Aspartam zu beachten, dass Aspartam ein Dipeptid aus Asparaginsäure und Phenylalanin ist?
(A) Adenosindesaminase-Mangel
(B) Ahornsirupkrankheit (Verzweigtkettenkrankheit)
(C) Alkaptonurie durch Mangel an Homogentisat-Dioxygenase
(D) Hyperhomocysteinämie durch Mangel an Cystathionin-Synthase
(E) Phenylketonurie

F10

→10.19 Die (natürliche) Färbung der Haut wird beim gesunden Menschen hauptsächlich bestimmt durch
(A) Bilirubin
(B) Hämin
(C) Melanin
(D) mitochondriale Cytochrome
(E) Porphobilinogen

H05

→10.20 Der Albinismus ist durch eine defekte Melaninsynthese mit Störung der Pigmentation in Haut, Haaren und Augen gekennzeichnet.
Dem Albinismus kann typischerweise zugrundeliegen ein genetisch bedingter Mangel an
(A) Dopa-Decarboxylase
(B) Dopamin-Hydroxylase
(C) Phenylethanolamin-N-Methyltransferase
(D) Tyrosinase
(E) Tyrosin-Transaminase

F08

→10.21 Angeborene Störungen der Synthese von Tetrahydrobiopterin führen zu einer schweren neurologischen Symptomatik.
Welche der nachstehenden Substanzen, deren Bildung Tetrahydrobiopterin-abhängig ist, kann u. a. therapeutisch verabreicht werden, um den Synthesedefekt teilweise zu kompensieren?
(A) GABA
(B) Glycin
(C) Homocystein
(D) L-Dopa
(E) Mannose

H07

→10.22 Histamin, ein Mediator der allergischen Sofortreaktion, entsteht enzymatisch aus Histidin durch
(A) Decarboxylierung
(B) Desaminierung
(C) Hydroxylierung
(D) Methylierung
(E) Transaminierung

H10

→10.23 β-Alanin entsteht durch
(A) Decarboxylierung von Aspartat
(B) Desaminierung von Asparagin
(C) Methylierung von Alanin
(D) Methylierung von Glycin
(E) Transaminierung von 2-Aminoethanol (Ethanolamin)

F10 F07

→10.24 Cholin, das im Phosphatidylcholin und im Acetylcholin enthalten ist, wird ausgehend von Ethanolamin synthetisiert.
Aus welcher Aminosäure entsteht durch Decarboxylierung Ethanolamin?
(A) Alanin
(B) Glutamat
(C) Glycin
(D) Serin
(E) Threonin

H09

→10.25 Viele Aminosäuren gehen in die Synthese wichtiger Verbindungen im Stoffwechsel ein.
Welche der Zuordnungen von Aminosäure und Syntheseprodukt trifft zu?
(A) Alanin – Adenin
(B) Leucin – Leukotriene
(C) Serin – Serotonin
(D) Tryptophan – Häm
(E) Tyrosin – Adrenalin

10.17 (C) 10.18 (E) 10.19 (C) 10.20 (D) 10.21 (D) 10.22 (A) 10.23 (A) 10.24 (D) 10.25 (E)

F98

Ordnen Sie jeder der Aminosäuren aus Liste 1 die Verbindung aus Liste 2 zu, die aus ihr synthetisiert wird!

Liste 1

→**10.26 Tryptophan**

→**10.27 Glutamat**

Liste 2

(A) γ-Aminobutyrat
(B) Serotonin
(C) Triiodthyronin
(D) Tyramin
(E) Noradrenalin

H09

→**10.28 Bei einer Patientin ist die Enzymaktivität der N^5,N^{10}-Methylen-Tetrahydrofolat-Reduktase (MTHFR) aufgrund einer Mutation im zugehörigen Gen herabgesetzt. Es besteht eine Hyperhomocysteinämie.**
Auf welche Weise bewirkt Mangel an MTHFR eine Neigung zu erhöhter Homocystein-Konzentration (in erster Linie)?

(A) verminderte Methylierung von Homocystein zu Methionin
(B) verminderte Oxidation von Homocystein zu Homocystin
(C) verminderte Reduktion von Dihydrofolat zu Tetrahydrofolat
(D) verminderte Sekretion von Homocystein durch die Tubulusepithelien der Niere
(E) verminderte Synthese von Cystathionin aus Homocystein

H07

→**10.29 Bei der autosomal-rezessiven Homocystinurie, die u. a. mit erhöhtem Herzinfarktrisiko einhergeht, ist klassischerweise das Enzym betroffen, das Pyridoxalphosphat-abhängig Homocystein vor allem in der Leber abbaut. Bei einem Teil dieser Patienten kann durch Gabe von Vitamin B_6 eine Senkung der Homocystein-Konzentration im Blut erzielt werden.**
Um welches der folgenden Enzyme handelt es sich am wahrscheinlichsten?

(A) δ-Aminolävulinsäure-Synthase (5-Aminolävulinat-Synthase)
(B) Cystathionin-β-Synthase
(C) DOPA-Decarboxylase (aromatische L-Aminosäure-Decarboxylase)
(D) Glykogen-Phosphorylase
(E) Methionin-Synthase

F07

→**10.30 Bestimmte pathogene Mikroorganismen befallen Makrophagen und zerstören dort gezielt die Aminosäure Arginin.**
Für die Bildung welcher Substanz benötigen die Makrophagen Arginin?

(A) Asparagin
(B) Dopamin
(C) Glycin
(D) Harnsäure
(E) Stickstoffmonoxid (NO)

F06

→**10.31 Welche Aussage trifft für Stickstoffmonoxid (NO) zu?**

(A) NO wird im Harnstoffzyklus gebildet.
(B) NO entsteht beim Abbau des Häms.
(C) NO führt zu Spasmen der glatten Muskulatur.
(D) NO hemmt die lösliche Guanylatcyclase.
(E) NO wird aus der Aminosäure L-Arginin gebildet.

Fragen aus Examen Frühjahr 2011

F11

→**10.32 Selenocystein**

(A) entsteht durch Modifikation von tRNA-gebundenem Serin
(B) ist beim Menschen essentiell und muss über die Nahrung zugeführt werden
(C) ist Bestandteil von Coenzym A
(D) ist Bestandteil von Oxytocin
(E) wird aus Cystein durch Cystathionase gebildet

F11

→**10.33 Welche Aussage zu Argininosuccinat im Harnstoffzyklus der Hepatozyten trifft zu?**

(A) Es entsteht aus Arginin und Fumarat.
(B) Es entsteht aus Arginin und Succinat.
(C) Es entsteht aus Citrullin und Succinat.
(D) Es wird zu Arginin und Fumarat gespalten.
(E) Es wird zu Arginin und Succinat gespalten.

10.26 (B) 10.27 (A) 10.28 (A) 10.29 (B) 10.30 (E) 10.31 (E) 10.32 (A) 10.33 (D)

11 Citratcyclus und Atmungskette

H09

11.1 Die Umsetzung von Pyruvat durch die Pyruvatdehydrogenase ist Teil des katabolen Kohlenhydrat-Stoffwechsels.
Welche Produkte entstehen bei dieser Reaktion?
(A) Acetyl-CoA, CO_2 und NADH
(B) Acyl-CoA und NAD^+
(C) Lactat und NADH
(D) Oxalacetat, CO_2 und $FADH_2$
(E) Phosphoenolpyruvat und GDP

F10

11.2 Nachstehend sind fünf Enzyme bzw. Multienzymkomplexe genannt, die Schritte bei der vollständigen Oxidation von Glucose mit Sauerstoff zu CO_2 und H_2O katalysieren.
Welches bzw. welcher setzt bei seinem Schritt CO_2 frei?
(A) Aconitase
(B) Glycerinaldehyd-3-phosphat-Dehydrogenase (Glyceraldehydphosphat-Dehydrogenase)
(C) Pyruvat-Dehydrogenase
(D) Pyruvat-Kinase
(E) Succinat-Dehydrogenase

H03

11.3 Acetyl-CoA reagiert <u>nicht</u> mit
(A) Oxalacetat (und H_2O) unter Bildung von Citrat
(B) Cholin unter Bildung von Acetylcholin
(C) CO_2 unter Bildung von Pyruvat
(D) Acetacetyl-CoA (und H_2O) unter Bildung von β-Hydroxy-β-methylglutaryl-CoA (HMG-CoA)
(E) Glucosamin-6-phosphat unter Bildung von N-Acetyl-glucosamin-6-phosphat

H06

11.4 Citrat wird im Stoffwechsel unmittelbar gebildet aus
(A) Oxalacetat und Acetat
(B) Oxalacetat und Acetyl-CoA
(C) 2-Oxoglutarat und Succinyl-CoA
(D) Pyruvat und Acetat
(E) Pyruvat und Acetyl-CoA

H04

11.5 Welche Aussage zur Citronensäure trifft zu?

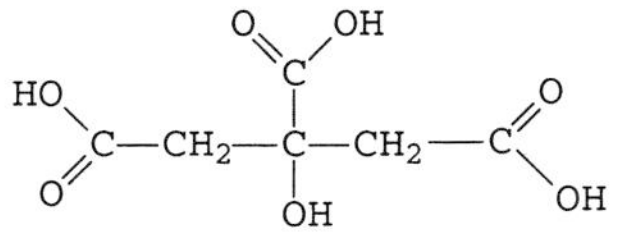

(A) Citronensäure enthält eine sekundäre alkoholische Gruppe.
(B) Citronensäure ist ein vierwertiger Alkohol.
(C) Citronensäure ist eine Tricarbonsäure.
(D) Im Citratcyclus entsteht Citrat aus Citrullin und Acetyl-CoA.
(E) Im Citratcyclus wird ein Molekül Citrat in zwei Moleküle Succinat gespalten.

F06

11.6 Welche Aussage zum Citrat-Zyklus trifft zu?
(A) 2-Oxoglutarat (α-Ketoglutarat) und Acetyl-CoA reagieren zu Citrat.
(B) Citrat wird durch Oxidation mit NAD^+ in Isocitrat umgewandelt.
(C) Bei der Umwandlung von Succinat zu Fumarat wird FAD reduziert.
(D) Malat entsteht durch Decarboxylierung aus Oxalacetat.
(E) Die Reduktion von Malat mit NADH + H^+ führt zu Oxalacetat.

H10

11.7 Ein Enzym mit einer Riboflavin-haltigen prosthetischen Gruppe katalysiert (im katabolen Stoffwechsel beim Menschen) die Bildung von
(A) 1,3-Bisphosphoglycerat aus Glyceral-3-phosphat (Glycerinaldehyd-3-phosphat)
(B) Fumarat aus Succinat
(C) β-Hydroxybutyrat aus Acetacetat
(D) Lactat aus Pyruvat
(E) 6-Phosphogluconolacton aus Glucose-6-phosphat

F05

11.8 Biologisch wirksame Derivate der Nicotinsäure, des Riboflavins <u>und</u> des Thiamins fungieren als Coenzyme bzw. prosthetische Gruppen der
(A) NADH-Ubichinon-Oxidoreduktase
(B) α-Ketoglutarat-Dehydrogenase (2-Oxoglutarat-Dehydrogenase)
(C) Acyl-CoA-Dehydrogenase
(D) Fettsäure-Synthase
(E) ATP-Synthase (F_oF_1-ATPase)

11.1 (A) 11.2 (C) 11.3 (C) 11.4 (B) 11.5 (C) 11.6 (C) 11.7 (B) 11.8 (B)

F04

→ **11.9 Ein energiereicher Metabolit, der direkt zur Synthese von GTP aus GDP benutzt wird, ist das bei der Oxidation von**
(A) α-Ketoglutarat entstehende Succinyl-CoA
(B) Lactat entstehende Pyruvat
(C) Glucose-6-phosphat entstehende 6-Phosphogluconat
(D) Pyruvat entstehende Acetyl-CoA
(E) Malat entstehende Oxalacetat

F10

→ **11.10 Im Citrat-Zyklus wird direkt GTP gebildet bei der Umwandlung von**
(A) Isocitrat zu α-Ketoglutarat
(B) α-Ketoglutarat zu Succinyl-CoA
(C) Malat zu Oxalacetat
(D) Succinat zu Fumarat
(E) Succinyl-CoA zu Succinat

F10

→ **11.11 Succinat-Dehydrogenase unterscheidet sich von allen anderen Enzymen des Citrat-Zyklus dadurch, dass sie als einziges Enzym**
(A) durch NADH gehemmt wird
(B) durch Oxalacetat stimuliert wird
(C) ein Bestandteil der Atmungskette ist
(D) Eisen-Schwefel-Zentren enthält
(E) FAD als prosthetische Gruppe enthält

H10

→ **11.12 Die enzymatische Umwandlung von Fumarat in Malat ist eine**
(A) Dehydratisierung
(B) Dehydrierung
(C) Esterhydrolyse
(D) Hydratisierung
(E) Hydrierung

H10

→ **11.13 In welchem der folgenden Schritte des Citrat-Zyklus wird CO_2 freigesetzt?**
Bei der Umwandlung von
(A) α-Ketoglutarat in Succinyl-CoA
(B) Succinyl-CoA in Succinat
(C) Succinat in Fumarat
(D) Fumarat in Malat
(E) Malat in Oxalacetat

F09

→ **11.14 Was liegt der Aktivitätszunahme des Citrat-Zyklus bei körperlicher Arbeit zugrunde?**
(A) Abfall der Konzentration der C_4-Intermediate
(B) Aktivierung mehrerer Enzyme infolge Abnahme des Quotienten von $NADH/NAD^+$
(C) allosterische Aktivierung der Fumarase infolge Zunahme der ADP-Konzentration
(D) allosterische Aktivierung der Isocitrat-Dehydrogenase infolge Zunahme der NADH-Konzentration
(E) Produkthemmung der Citrat-Synthase

H03 H99

→ **11.15 Zur Aufrechterhaltung einer optimalen Citratzyklus-Geschwindigkeit muss der ständige Abfluss von Zwischenprodukten für Biosynthesen durch zusätzliche Bildung von Oxalacetat ausgeglichen werden.**
Welches der genannten Enzyme katalysiert diese anaplerotische Reaktion?
(A) Aconitase
(B) Pyruvat-Carboxylase
(C) Citrat-Synthase
(D) Pyruvat-Dehydrogenase
(E) Malat-Dehydrogenase

H07

→ **11.16 Welche Aussage zum zytosolisch-mitochondrialen Malat-Aspartat-Shuttle trifft zu?**
(A) Der beteiligte Aspartat-Carrier ist ein Antiporter für Aspartat und Alanin.
(B) Der beteiligte Malat-Carrier transportiert Malat im Austausch gegen Fumarat.
(C) Er benötigt zur Funktion parallel die Aktivität von Malatenzym (decarboxylierende Malat-Dehydrogenase) im Zytosol.
(D) Er dient dem Transport von Reduktionsäquivalenten (aus NADH) zwischen Zytosol und Mitochondrienmatrix.
(E) Malat und Aspartat werden primär aktiv durch die innere Mitochondrienmembran transportiert.

H04

→ **11.17 Die pro Tag durch die Lunge des Erwachsenen abgeatmete CO_2-Menge liegt in der Größenordnung von 1 kg.**
In welchem Stoffwechselweg wird mit Abstand das meiste Kohlendioxid gebildet?
(A) im Pentosephosphatweg
(B) bei der Decarboxylierung von Acetoacetat (3-Ketobutyrat) zu Aceton
(C) bei der Decarboxylierung von Aminosäuren
(D) durch Pyruvat-Dehydrogenase und Citratzyklus
(E) bei der Porphyrinbiosynthese

11.9 (A) 11.10 (E) 11.11 (C) 11.12 (D) 11.13 (A) 11.14 (B) 11.15 (B) 11.16 (D) 11.17 (D)

F05

11.18 In der Atmungskette reagieren die Glieder der Redox-Kette miteinander.
In welcher Reihenfolge fließen dabei die Elektronen?
(A) $FMNH_2$ → NAD → Ubichinon (Coenzym Q) → Cytochrom c → O_2
(B) NADH → FMN → Cytochrom c → Ubichinon (Coenzym Q) → O_2
(C) NADH → FMN → Ubichinon (Coenzym Q) → Cytochrom c → O_2
(D) O_2 → Cytochrom c → Ubichinon (Coenzym Q) → FMN → NADH
(E) Ubichinol (red. Coenzym Q) → Cytochrom c → NADH → FMN

H10

11.19 Welche der Verbindungen enthält eine Isoprenoid-Seitenkette, die aus mehreren Isopren-Einheiten besteht?
(A) Arachidonsäure
(B) Ceramid
(C) Sphingosin
(D) Sulfatid
(E) Ubichinon

H08

11.20 Cytochrom c, das bei der Atmungskette eine wichtige Rolle spielt,
(A) ist ein Enzym, das Elektronen direkt auf Sauerstoff überträgt
(B) ist **kein** integrales Protein der inneren Mitochondrienmembran
(C) pumpt Protonen in den Intermembranraum des Mitochondriums
(D) transportiert Sauerstoff von Komplex III zur Cytochrom-c-Oxidase
(E) transportiert Wasserstoff von Komplex III zur Cytochrom-c-Oxidase

H10

11.21 Cytochrom c
(A) enthält acht zwei- und vierkernige Eisen-Schwefel-Zentren
(B) ist Teil des Enzymkomplexes im glatten endoplasmatischen Retikulum zur Biosynthese ungesättigter Fettsäuren
(C) ist über eine Polyisopren-Seitenkette in der inneren Mitochondrienmembran verankert
(D) katalysiert die Hydroxylierung von Steroidhormon-Vorstufen
(E) überträgt ein Elektron vom Komplex III zu Komplex IV der Atmungskette

H00

11.22 Welche Aussage zur Atmungskette trifft zu?
(A) Pro Molekül Succinat, das zu Fumarat oxidiert wird, können drei Moleküle ATP gebildet werden.
(B) Die Oxidation von NADH kann durch Entkoppler gehemmt werden.
(C) Die ATP/ADP-Translokase wird durch Cyanid gehemmt.
(D) Hemmung der ATP/ADP-Translokase bewirkt auch eine Hemmung der NADH-Oxidation.
(E) Succinat-Dehydrogenase ist in der äußeren Mitochondrienmembran lokalisiert.

H07

11.23 Welche Aussage zu den Komplexen der Atmungskette in der inneren Mitochondrienmembran trifft zu?
(A) Die Succinat-Dehydrogenase des Citratzyklus ist Bestandteil dieser Komplexe (Komplex II).
(B) Ein 4Fe-4S-Zentrum nimmt vier Elektronen auf und gibt sie dann einzeln wieder ab.
(C) $FADH_2$ überträgt Hydridionen gekoppelt mit einem transmembranären Protonentransport auf Ubichinon.
(D) Pro reduziertem Cytochrom-c-Molekül werden zwei Elektronen an die Cytochrom-c-Oxidase weitergegeben.
(E) Ubichinon ist ein kovalent gebundener Bestandteil des Komplexes III der Atmungskette.

H07

11.24 Im menschlichen Organismus wird der überwiegende Anteil des ATP von der mitochondrialen F_1F_o-ATP-Synthase aus ADP und P_i (anorganischem Phosphat) synthetisiert. Die hierfür notwendige Energie entstammt dem H^+-Gradienten über die mitochondriale Innenmembran.
Für die Funktion der F_1F_o-ATP-Synthase gilt:
(A) ATP^{4-} wird im Antiport mit H^+ von der F_1F_o-ATP-Synthase aus den Mitochondrien gepumpt.
(B) Aus 2 H^+ + ½ O_2 + 2 Elektronen bildet die F_1F_o-ATP-Synthase H_2O.
(C) Der Protonen-Fluss durch den F_o-Teil der ATP-Synthase bewirkt über eine Drehbewegung im F_1-Teil die Freisetzung von gebundenem ATP.
(D) Die F_1F_o-ATP-Synthase oxidiert gleichzeitig NADH.
(E) Durch den F_o-Teil der ATP-Synthase werden Protonen im Symport mit P_i in die mitochondriale Matrix aufgenommen.

11.18 (C) 11.19 (E) 11.20 (B) 11.21 (E) 11.22 (D) 11.23 (A) 11.24 (C)

H04

11.25 Die ATP-Synthase (bestehend aus einem F_0- und F_1-Teil) der Mitochondrien katalysiert die Bildung von ATP aus ADP und anorganischem Phosphat. Was ist der unmittelbare Lieferant der Energie für diesen endergonen Prozess?
(A) das stark negative Redoxpotential des NADH
(B) die Oxidationskraft des Sauerstoffs
(C) der Protonengradient über die innere Mitochondrienmembran
(D) die Hydrolyse von Acyl-CoA an der äußeren Mitochondrienmembran
(E) die Übertragung des energiereichen Phosphats von Kreatinphosphat auf ADP

H08

11.26 Die (F_1-F_0)ATP-Synthase im Rahmen der oxidativen Phosphorylierung wandelt
(A) ADP und 1,3-Bisphosphoglycerat in ATP und 3-Phosphoglycerat um
(B) ADP und Creatinphosphat in ATP und Creatin um
(C) ADP und Phosphat in ATP und H_2O um
(D) ADP und Phosphoenolpyruvat in ATP und Pyruvat um
(E) zwei ADP in ATP und AMP um

F10

11.27 Welche Aussage zur ATP-Synthase der inneren Mitochondrienmembran trifft zu?
(A) Der F_O-Teil ist die eigentliche katalytische Einheit (mit drei katalytischen Zentren) der ATP-Synthase.
(B) Der Protonengradient, der für die ATP-Synthese benötigt wird, ergibt sich daraus, dass der pH-Wert in der Mitochondrienmatrix niedriger ist als im Intermembranraum.
(C) Die ATP-Synthase benötigt für die ATP-Synthese Elektronen, die sie über Cytochrom c vom Komplex IV der Atmungskette erhält.
(D) Die Protonen, die durch die aktive ATP-Synthase fließen, werden ins Zentrum des F_1-Teils geleitet, wo sie durch Bindung an Histidinreste die Freisetzung des neu synthetisierten ATP bewirken.
(E) Im F_1-Teil der aktiven ATP-Synthase rotiert die γ-Untereinheit relativ zum $\alpha_3\beta_3$-Hexamer.

F06

11.28 Worauf ist die akute Giftwirkung von Blausäure hauptsächlich zurückzuführen?
(A) Umwandlung von Hämoglobin in Cyanhämoglobin
(B) Hemmung der Cytochrom-c-Oxidase (Komplex IV der Atmungskette)
(C) Blockierung des O_2-Transportes in Erythrozyten
(D) Inaktivierung der ATP-Synthase
(E) Blockade des Citrat-Zyklus durch Inaktivierung der Dehydrogenasen

H04

11.29 Erhöht sich die Dichte von Thermogenin (UCP-1) in der inneren Mitochondrienmembran, so
(A) wird diese Membran für H^+-Ionen permeabler
(B) kann ein erhöhter Parasympathikotonus dafür die Ursache sein
(C) sinkt in der betreffenden Zelle die Wärmebildung
(D) kommt der aerobe Stoffwechsel dieser Zelle zum Erliegen
(E) nimmt die mitochondriale ATP-Synthese zu

F01

11.30 Welche Aussage zu reaktiven Sauerstoffmetaboliten trifft <u>nicht</u> zu?
(A) Sie entstehen in Granulozyten unter Mitwirkung der Membran-ständigen NADPH-Oxidase.
(B) Sie sind Oxidationsprodukte des Sauerstoffs.
(C) Sie können die DNA schädigen und dadurch mutagene Effekte auslösen.
(D) Sie bewirken die Oxidation von Membranlipiden.
(E) Sie können durch eine Glutathion-abhängige Reaktion inaktiviert werden.

H05

11.31 Bei der septischen Granulomatose handelt es sich um ein angeborenes Krankheitsbild, bei dem die betroffenen Patienten unter rezidivierenden Infektionen leiden. Ursache ist ein Defekt der NADPH-Oxidase weißer Blutkörperchen. Welche Funktion hat dieses Enzym?
(A) Elektronentransfer im Rahmen der mitochondrialen Atmungskette
(B) Bereitstellung von NADPH für die Fettsäuresynthese
(C) Bereitstellung von NADPH für Cytochrom P_{450}-abhängige Entgiftungsreaktionen
(D) Bildung von Superoxidanionen (O_2^-) aus NADPH und Sauerstoff
(E) Umwandlung von Superoxidanionen (O_2^-) in H_2O_2 und Sauerstoff

F09

11.32 Welche der angegebenen Komponenten entstehen beim vollständigen oxidativen Abbau von Pyruvat in den Mitochondrien?
(A) 1 CO_2 + 1 NADH + 1 Succinyl-CoA
(B) 1 CO_2 + 1 NADH + 1 Lactat
(C) 2 CO_2 + 3 NADH + 1 $FADH_2$ + 1 GTP
(D) 3 CO_2 + 2 NADH + 1 $FADH_2$ + 1 GTP
(E) 3 CO_2 + 4 NADH + 1 $FADH_2$ + 1 GTP

11.25 (C) 11.26 (C) 11.27 (E) 11.28 (B) 11.29 (A) 11.30 (B) 11.31 (D) 11.32 (E)

Fragen aus Examen Frühjahr 2011

F11

11.33 **Welche Aussage zu den Komponenten der Atmungskette trifft zu?**

(A) Die Succinat-Dehydrogenase überträgt Elektronen auf den Komplex I der Atmungskette.
(B) Ein reduziertes Cytochrom-c-Molekül transportiert jeweils ein Elektron zur Cytochrom-c-Oxidase.
(C) $FADH_2$ überträgt Hydrid-Ionen gekoppelt mit einem transmembranären Protonentransport auf Ubichinon.
(D) Zwei- und vierkernige Eisen-Schwefel-Zentren 2Fe/2S und 4Fe/4S (mit anorganischem Schwefel verbrückte Eisenatome) kommen in der Atmungskette hauptsächlich in der Cytochrom-c-Oxidase vor.
(E) Ubichinon ist ein kovalent gebundener Bestandteil des Komplexes III der Atmungskette.

F11

11.34 **Welche der folgenden Veränderungen bewirkt ein Entkoppler der Atmungskette typischerweise?**

(A) Abnahme der ATP-Synthese
(B) Abnahme des Sauerstoffverbrauchs
(C) Blockade des Elektronentransports in der Atmungskette
(D) Blockade des Protonentransports in der Atmungskette
(E) Hemmung der Cytochrom-c-Oxidase

12 Glykogenstoffwechsel, Gluconeogenese

H05

12.1 Zur Deckung des Energiebedarfs der obligat Glucose verbrauchenden Zellen des Erwachsenen müssen diese in 24 h etwa 200 g Glucose erhalten. Nach einer kohlenhydratreichen Mahlzeit ist der Glykogenspeicher in der Leber gefüllt. Bei anschließender Nahrungskarenz in Ruhe wird fast ausschließlich mit diesem Speicher der Energiebedarf der obligat Glucose verbrauchenden Zellen gedeckt.
Etwa nach welcher Zeit ist unter diesen Vorgaben der Glykogenspeicher der Leber geleert?

(A) 1–2 Stunden
(B) 12–48 Stunden
(C) 4–6 Tage
(D) 9–12 Tage
(E) 2–4 Wochen

F08

12.2 Welche Aussage zum Glykogenstoffwechsel trifft zu?

(A) Die Glykogenphosphorylase spaltet mit Hilfe von (anorganischem) Phosphat Glucoseeinheiten vom nicht reduzierenden Ende der Glykogenketten ab.
(B) Die Glykogensynthase verknüpft die Glucoseeinheiten sowohl in 1→4- als auch in 1→6-glykosidischer Bindung.
(C) Glucagon stimuliert in der Muskelzelle den Glykogenabbau.
(D) Glucose-6-phosphat wird unmittelbar mit UTP zu UDP-Glucose aktiviert.
(E) Insulin bewirkt durch Erhöhung des cAMP-Spiegels den Glykogenaufbau in der Leber.

H09

12.3 Welche Aussage zum Glykogenstoffwechsel trifft zu?

(A) Die Glykogenphosphorylase spaltet hydrolytisch Glucoseeinheiten vom nicht reduzierenden Ende der Glykogenketten ab.
(B) Die Glykogensynthase verknüpft die Glucoseeinheiten sowohl in 1→4- als auch in 1→6-glykosidischer Bindung.
(C) Für den Einbau von Glucose in Glykogen wird Glucose-1-phosphat mit UTP zu UDP-Glucose aktiviert.
(D) Glucagon stimuliert vor allem in den Skelettmuskelzellen den Glykogenabbau.
(E) Insulin stimuliert durch Aktivierung der Adenylatcyclase die hepatische Glykogensynthese.

H08

12.4 Welches Enzym des Kohlenhydratstoffwechsels katalysiert eine Reaktion, bei der freie Glucose entsteht?

(A) Amylo-1,6-Glucosidase („debranching enzyme“)
(B) Amylo-1,4→1,6-Transglycosylase (Amylo-1,4→1,6-Transglucosidase, „branching enzyme“)
(C) Glucose-6-phosphat-Dehydrogenase
(D) Glykogen-Phosphorylase
(E) Phosphoglucomutase

F03

12.5 Welche Aussage zum Glykogenabbau im Skelettmuskel trifft zu?

(A) Hypoglykämie hemmt den Glykogenabbau.
(B) Glukagon stimuliert den Glykogenabbau.
(C) Erhöhung der Ca^{2+}-Konzentration im Blut aktiviert den Glykogenabbau.
(D) Reaktionsprodukt der Glykogen-Phosphorylase-Reaktion ist Glucose-1-phosphat.
(E) Endprodukt des Glykogenabbaus ist Glucose.

H06

12.6 Welche Aussage zum Glykogen-Stoffwechsel trifft zu?

(A) Bei Nahrungskarenz geben die Skelettmuskelzellen das beim Glykogen-Abbau entstehende Glucose-6-phosphat ans Blut ab.
(B) Die 1,6-glycosidischen Verbindungen des Glykogens werden unter Einbau von UTP gespalten.
(C) Erhöhung der Ca^{2+}-Konzentration in den Skelettmuskelzellen bewirkt eine Stimulation der Glykogen-Synthese.
(D) Für den Abbau von Glykogen wird anorganisches Phosphat benötigt.
(E) Insulin fördert den Glykogen-Abbau in der Leber.

F04

12.7 Welcher der folgenden Vorgänge bewirkt im Skelettmuskel am ehesten eine Stimulierung der Glykogenolyse?

(A) Aktivierung der Glykogenphosphorylase durch AMP
(B) Aktivierung der Glykogenphosphorylase-Phosphatase
(C) Aktivierung der Phosphodiesterase durch Insulin
(D) allosterische Regulation der Glykogenphosphorylase durch vermehrte ATP- und Glucose-6-phosphat-Konzentration
(E) Interaktion von Glykogenin und Glykogensynthase

12.1 (B) 12.2 (A) 12.3 (C) 12.4 (A) 12.5 (D) 12.6 (D) 12.7 (A)

F07

→12.8 Welche Aussage zur Glykogen-Phosphorylase des Skelettmuskels trifft zu?
Das Enzym

(A) dient der Synthese von Glykogen in der Leber
(B) gehört zur Enzymklasse der Hydrolasen
(C) katalysiert die Bildung von Glucose-6-phosphat
(D) wird durch AMP aktiviert
(E) wird durch Insulin aktiviert und durch Glucagon gehemmt

H07

→12.9 Ein Säugling fällt durch häufiges Nahrungsverlangen sowie eine deutliche Abdominalvorwölbung bei Hepatomegalie auf. Erniedrigte Blutzuckerwerte lenken den Verdacht auf eine Glykogenspeicherkrankheit.
Ein angeborener Mangel an welchem der Proteine führt am wahrscheinlichsten zu einer verstärkten Glykogenspeicherung in den Hepatozyten und niedriger Glucose-Konzentration im Blut?

(A) Glucokinase
(B) Glucose-6-Phosphatase
(C) GLUT-4
(D) Phosphofructokinase 1
(E) Pyruvat-Kinase

F06

→12.10 Welche Aussage zur Gluconeogenese trifft <u>nicht</u> zu?

(A) Substrate sind Glycerin, Lactat oder glucogene Aminosäuren.
(B) Sie findet überwiegend in Leber und Niere statt.
(C) Pyruvat wird zu Oxalacetat carboxyliert.
(D) Oxalacetat wird unter Mitwirkung von Biotin in Phosphoenolpyruvat umgewandelt.
(E) Fructose-1,6-Bisphosphatase ist ein an der Gluconeogenese beteiligtes Enzym.

F09

→12.11 Eine wichtige Reaktion bei der Gluconeogenese ist die Bildung von Fructose-1,6-bisphosphat durch Reaktion von Dihydroxyacetonphosphat mit Glycerinaldehyd-3-phosphat.
Der Mechanismus dieser Reaktion entspricht insgesamt in erster Linie dem einer

(A) Aldol-Addition
(B) Dehydratisierung
(C) Isomerisierung
(D) nukleophilen Substitution
(E) Veresterung

H08

→12.12 Welche Aussage zur Gluconeogenese in den proximalen Nierentubuluszellen trifft zu?

(A) Aus 1 Mol α-Ketoglutarat (2-Oxoglutarat) entsteht 1 Mol Glucose.
(B) Aus 1 Mol Lactat entsteht 1 Mol Glucose.
(C) Aus 2 Mol α-Ketoglutarat (2-Oxoglutarat) entsteht 1 Mol Glucose.
(D) Bei langdauerndem Fasten ist sie vermindert.
(E) Bei respiratorischer Alkalose ist sie gesteigert.

H10

→12.13 Welches der Enzyme des Kohlenhydratstoffwechsels katalysiert in Hepatozyten eine Reaktion, die unter physiologischen Bedingungen reversibel ist?

(A) Glucose-6-phosphatase
(B) Hexokinase
(C) Phosphofructokinase-1
(D) Phosphoglycerat-Kinase
(E) Pyruvat-Kinase

F08

→12.14 Aus welchem Stoffwechselintermediat entsteht (beim Menschen) Methylmalonyl-CoA?

(A) Acetyl-CoA
(B) Malonyl-CoA
(C) Myristoyl-CoA
(D) Propionyl-CoA
(E) Stearyl-CoA

F08

→12.15 Aus zwei Molekülen des Produkts, das beim Abbau <u>ungeradzahliger</u> Fettsäuren durch mitochondriale β-Oxidation am Ende im Hepatozyten entstanden ist, kann letztlich ein Glucosemolekül gebildet werden. Zur Katalysation der Reaktionen im Stoffwechselweg vom angesprochenen Abbauprodukt bis zur Glucose sind bestimmte Enzyme erforderlich.
Zu diesen gehört:

(A) Acetyl-CoA-Carboxylase
(B) Acyl-CoA-Synthetase (Thiokinase)
(C) Carnitin-Acyltransferase (Carnitin-Palmitoyltransferase)
(D) Phosphoenolpyruvat-Carboxykinase
(E) Pyruvat-Carboxylase

H01

12.16 Welche Aussage zur Kompartimentierung der Gluconeogenese trifft zu?

(A) Pyruvatcarboxylase ist ein zytosolisches Enzym.
(B) Fructose-1,6-bisphosphatase ist ein mitochondriales Enzym.
(C) Glucose-6-phosphatase ist ein Enzym des glatten endoplasmatischen Retikulums.
(D) Oxalacetat wird durch einen spezifischen Carrier aus der Mitochondrien-Matrix ins Zytosol transportiert.
(E) Phosphoenolpyruvat-Carboxykinase wird durch mitochondriale Phosphorylierung inaktiviert.

F08

12.17 Fructose-1,6-bisphosphatase

(A) ist am Abbau von Glykogen beteiligt
(B) ist auch in den Abbau von Fructose-2,6-bisphosphat involviert
(C) katalysiert eine Reaktion der Gluconeogenese
(D) katalysiert eine Reaktion der Glykolyse
(E) spaltet Fructose-1,6-bisphosphat in zwei Triosephosphate

H08

12.18 Welches Hormon bewirkt beim Hepatozyten typischerweise über die Phosphorylierung eines Transkriptionsfaktors eine vermehrte Transkription des Gens für die Phosphoenolpyruvat-Carboxykinase?

(A) Calcitriol
(B) Estrogen
(C) Glucagon
(D) Insulin
(E) Thyroxin

H06

12.19 Welche der folgenden Verbindungen begünstigt die Glucoseneubildung aus Pyruvat durch allosterische Aktivierung eines Enzyms dieses Stoffwechselweges?

(A) Acetyl-CoA
(B) AMP
(C) Fructose-2,6-bisphosphat
(D) Glucose
(E) Glucose-6-phosphat

F09

12.20 Welches Hormon verschiebt über eine Steigerung der cAMP-Bildung sehr stark die hepatische Aktivität des bifunktionellen Enzyms 6-Phosphofructo-2-Kinase/Fructose-2,6-bisphosphatase (PFKFBP) in Richtung Fructose-2,6-bisphosphatase?

(A) Cortisol
(B) Estradiol
(C) Glucagon
(D) Insulin
(E) Thyroxin

F10

12.21 Die Pyruvat-Carboxylase (des Menschen)

(A) benötigt GTP
(B) ist Biotin-abhängig
(C) ist ein zytosolisches Enzym
(D) produziert Malat
(E) wird durch Acetyl-CoA gehemmt

Fragen aus Examen Frühjahr 2011

F11

12.22 Welche Aussage zum Glykogenstoffwechsel trifft zu?

(A) Die Glykogenphosphorylase spaltet hydrolytisch Glucoseeinheiten vom nicht reduzierenden Ende der Glykogenketten ab.
(B) Die Glykogensynthase verknüpft die Glucoseeinheiten in 1→4-glykosidischer Bindung.
(C) Glucagon stimuliert vor allem in den Skelettmuskelzellen den Glykogenabbau.
(D) Glucose-6-phosphat wird unmittelbar mit UTP zu UDP-Glucose aktiviert.
(E) Insulin stimuliert durch Erhöhung der cAMP-Konzentration den Glykogenaufbau in den Hepatozyten.

12.16 (C) 12.17 (C) 12.18 (C) 12.19 (A) 12.20 (C) 12.21 (B) 12.22 (B)

13 Biosynthese der Fettsäuren, Lipogenese

F01

13.1 Welche Aussage zum Fettgewebe trifft nicht zu?

(A) Eine Neusynthese von Fettsäuren aus Kohlenhydraten ist möglich.
(B) Das für die Triacylglycerin-Synthese benötigte Glycerin-3-phosphat wird überwiegend durch Reduktion eines Zwischenprodukts der Glykolyse gebildet.
(C) Die Synthese von Triacylglycerinen wird durch Insulin gefördert.
(D) Triacylglycerine können durch Rezeptor-abhängige Pinozytose aufgenommen und gespeichert werden.
(E) Die Lipolyse kann durch Glukagon und Adrenalin stimuliert werden.

F10

13.2 Fettsäuren können im Zytosol de novo aus Acetyl-CoA synthetisiert werden.
Welches Enzym katalysiert typischerweise im Zytosol die Bildung von Acetyl-CoA?

(A) ATP-Citratlyase
(B) Citratsynthase
(C) Malatenzym
(D) Pyruvat-Dehydrogenase
(E) zytosolische Malat-Dehydrogenase

F07

13.3 Bei extrem Kohlenhydrat-reicher Ernährung können auch beim Menschen aus Glucose Fettsäuren gebildet werden.
Im Folgenden sind (ungeordnet) die Schritte der Fettsäure-Biosynthese aus Kohlenhydrat aufgeführt:
1. Spaltung von Citrat im Cytosol
2. Carboxylierung von Acetyl-CoA zu Malonyl-CoA
3. Pyruvatbildung im Cytosol
4. Bildung von Citrat in den Mitochondrien
5. Synthese von Acetoacetyl-ACP (ACP = Acylcarrier-Protein der Fettsäuresynthase)
Bringen Sie die einzelnen Syntheseschritte in die korrekte zeitliche Abfolge für diesen Prozess!

(A) 1 – 3 – 4 – 5 – 2
(B) 2 – 3 – 4 – 5 – 1
(C) 3 – 1 – 4 – 2 – 5
(D) 3 – 4 – 1 – 2 – 5
(E) 4 – 1 – 2 – 3 – 5

F09

13.4 Welches der genannten Enzyme bestimmt vorrangig die Geschwindigkeit der Fettsäure-Synthese und unterliegt daher einer mehrfachen Kontrolle?

(A) Acetyl-CoA-Carboxylase
(B) ACP-Malonyltransferase (Malonyl-Transferase)
(C) Acyl-ACP-Hydrolase
(D) Acyl-CoA-Synthetase (Thiokinase)
(E) Carnitin-Acyltransferase

F02

13.5 Die Acetyl-CoA-Carboxylase

(A) katalysiert eine Schlüsselreaktion der Gluconeogenese
(B) ist ein mitochondriales Enzym
(C) wird durch Phosphorylierung aktiviert
(D) wird durch Katecholamine induziert
(E) katalysiert Biotin-abhängig die Synthese von Malonyl-CoA

H10

13.6 Welche Aussage zur Bildung gesättigter Fettsäuren mit gerader Anzahl von C-Atomen aus Acetylresten trifft zu?

(A) Citrat stimuliert die Bildung von Malonyl-CoA.
(B) Die Fettsäuresynthase benötigt $FADH_2$ und Biotin als Coenzyme.
(C) Die Fettsäuresynthese wird durch Acyl-CoA stimuliert.
(D) Fettsäuren mit Kettenlänge > 18 C-Atome werden in den Peroxisomen synthetisiert.
(E) Für die Bildung von Malonyl-CoA wird NADPH benötigt.

H06

13.7 Der multifunktionelle Fettsäuresynthase-Komplex benötigt ein Molekül Acetyl-CoA und sieben Moleküle Malonyl-CoA als Substrate zur Synthese von einem Molekül Palmitinsäure.
Die Kohlenstoffatome dieses Acetylrestes finden sich in der gebildeten Palmitinsäure wieder als

(A) C-Atome 1 und 2
(B) C-Atome 1 und 16
(C) C-Atome 2 und 15
(D) C-Atome 8 und 9
(E) C-Atome 15 und 16

13.1 (D) 13.2 (A) 13.3 (D) 13.4 (A) 13.5 (E) 13.6 (A) 13.7 (E)

H10

13.8 Welche Aussage zur Bildung von Arachidonsäure aus Linolsäure trifft zu?

(A) Als erster Schritt wird eine Doppelbindung zwischen C-5 und C-6 eingeführt.
(B) Die Zahl der Doppelbindungen nimmt um zwei zu.
(C) Doppelbindungen werden zwischen zwei bereits bestehenden Doppelbindungen eingeführt.
(D) Ein Zwischenprodukt ist Ölsäure.
(E) Für die Einführung von Doppelbindungen wird Liponsäure als Coenzym verwendet.

F08

13.9 Phosphatidsäure entsteht durch Übertragung

(A) von zwei Molekülen Acyl-CoA auf Glycerin-3-phosphat
(B) eines Moleküls Acyl-CoA auf 1,2-Diacylglycerin
(C) von CDP-Cholin auf 1,2-Diacylglycerin
(D) von Inositol auf CDP-Diacylglycerin
(E) von CDP auf 1,2-Diacylphosphoglycerin

F03

13.10 Welches Organ bzw. Gewebe enthält das Enzym Glycerokinase in hoher Aktivität?

(A) ZNS
(B) Muskel
(C) Leber
(D) Fettgewebe
(E) Nebennierenrinde

F04

13.11 Welche Aussage zum Cholesterin trifft zu?

(A) Für die Cholesterin-Biosynthese wird mitochondriales, jedoch kein extramitochondriales HMG-CoA (β-Hydroxy-β-methylglutaryl-CoA) benötigt.
(B) Für die Biosynthese eines Cholesterin-Moleküls werden 6 HMG-CoA-Moleküle benötigt.
(C) Cholesterin induziert die Bildung der HMG-CoA-Reductase.
(D) Das Sterangerüst des Cholesterins ist mehrfach hydroxyliert.
(E) Die Speicherung der aus Cholesterin durch die ACAT gebildeten Cholesterinester erfolgt überwiegend zwischen den Alkanketten der Zellmembran.

H07 H06 H04

13.12 Hohe Cholesterin-Konzentrationen im Blutplasma können das Risiko einer koronaren Herzkrankheit erhöhen. Bestimmte Medikamente zur Senkung der Hypercholesterinämie hemmen kompetitiv ein Enzym, das die Bildung von Mevalonat im Rahmen der Cholesterin-Biosynthese katalysiert. Um welches Enzym handelt es sich?

(A) Acyl-CoA-Cholesterin-Acyltransferase (ACAT)
(B) β-Hydroxy-β-methyl-glutaryl-CoA-Reduktase (HMG-CoA-Reduktase)
(C) β-Hydroxy-β-methyl-glutaryl-CoA-Synthase (HMG-CoA-Synthase)
(D) Prenyl-Transferase
(E) Squalen-Epoxidase

H09

13.13 Cholesterin (Cholesterol)

(A) enthält 30 C-Atome
(B) ist als Bestandteil der Zellmembranen typischerweise mit Fettsäuren verestert
(C) ist Ausgangssubstanz für die Synthese von primären Gallensäuren
(D) wird hauptsächlich in den Mitochondrien aus HMG-CoA synthetisiert
(E) wird vor allem durch HDL (high density lipoproteins) von der Leber zu den extrahepatischen Geweben transportiert

H07

13.14 Bei der Atherogenese nehmen Makrophagen in der Gefäßintima oxidierte LDL auf und entwickeln sich so zu den für die arteriosklerotischen Plaques typischen Schaumzellen. An der oxidativen Modifikation von LDL sind von den Makrophagen gebildete, reaktive Sauerstoffspezies, wie Hydroxylradikale, beteiligt. Welche Lipide sind hierbei wichtigster Angriffspunkt von Hydroxylradikalen?

(A) Gallensäuren
(B) gesättigte Fettsäuren mit bis zu 12 C-Atomen
(C) gesättigte Fettsäuren mit mehr als 12 C-Atomen
(D) mehrfach ungesättigte Fettsäuren
(E) verzweigtkettige Fettsäuren

H09

13.15 Chylomikronen

(A) nehmen von HDL (high density lipoproteins) das Apolipoprotein C-II auf
(B) sind das Lipoprotein mit der höchsten Dichte
(C) tragen mehr Apolipoprotein B_{100} als B_{48} auf ihrer Oberfläche
(D) werden bei Nahrungsmangel auch von der Leber gebildet
(E) werden durch das Enzym LCAT von Lipiden entladen

13.8 (B) 13.9 (A) 13.10 (C) 13.11 (B) 13.12 (B) 13.13 (C) 13.14 (D) 13.15 (A)

F03

13.16 Welche Aussage zu Lipoproteinen trifft zu?

(A) Ihre Dichte nimmt mit steigendem Triacylglycerin-Anteil zu.
(B) Die unterschiedliche Wanderungsgeschwindigkeit im elektrischen Feld ist abhängig vom Cholesterin-Anteil.
(C) Die Hormon-sensitive Lipoproteinlipase ist intravasal am Abbau der Chylomikronen beteiligt.
(D) Eine hohe HDL-Konzentration begünstigt die Entstehung der Arteriosklerose.
(E) Die Acyl-CoA-Cholesterin-Acyl-Transferase (ACAT) ist an das Apoprotein B_{100} der LDL angelagert.

H10

13.17 Welche Aussage zu Lipoproteinen des Blutplasmas trifft zu?

(A) Die Lipoproteine mit dem höchsten Anteil an Apolipoproteinen sind die Chylomikronen.
(B) Die Lipoproteine mit dem höchsten Anteil an Cholesterin sind die VLDL.
(C) Die Lipoproteine mit dem höchsten Anteil an Triglyceriden sind die LDL.
(D) HDL transportieren typischerweise das von der Leber synthetisierte Cholesterin zu den peripheren Geweben.
(E) IDL entstehen unter Einwirkung der Lipoproteinlipase aus VLDL.

H08

13.18 Welche Aussage zu Lipoproteinen trifft zu?

(A) Charakteristisch für LDL (low density lipoproteins) ist Apolipoprotein B 48.
(B) Charakteristisch für VLDL (very low density lipoproteins) ist Apolipoprotein A I.
(C) Chylomikronen werden hauptsächlich von Hepatozyten synthetisiert.
(D) HDL (high density lipoproteins) transportieren Cholesterin hauptsächlich von der Leber in die Peripherie.
(E) Lecithin-Cholesterin-Acyltransferase (LCAT) katalysiert die Bildung von Cholesterinestern der HDL.

F07

13.19 Welche der folgenden Lipoproteinklassen besitzt das geringste Lipid/Protein-Verhältnis?

(A) Chylomikronen
(B) HDL („high density"-Lipoproteine)
(C) IDL („intermediate density"-Lipoproteine)
(D) LDL („low density"-Lipoproteine)
(E) VLDL („very low density"-Lipoproteine)

H06

13.20 Chylomikronen verursachen nach fetthaltigen Mahlzeiten die milchige Trübung des Blutplasmas. Zum Zeitpunkt t ist die Konzentration an Chylomikronen im Blutplasma noch 80 % der Maximalkonzentration. Die Halbwertzeit von Chylomikronen im Blutplasma beträgt 15 min. Eine Stunde später als t beträgt die Konzentration der Chylomikronen bezogen auf die Maximalkonzentration

(A) weniger als 1 %
(B) 2,5 %
(C) 5 %
(D) 10 %
(E) 15 %

F10

13.21 Welche Aussage zu Chylomikronen bzw. deren Remnants trifft zu?

(A) Chylomikronen bestehen im Allgemeinen zu über 50 % aus Cholesterinestern.
(B) Chylomikronen entstehen in Enterozyten durch Anlagerung von Lipiden an das Apolipoprotein B 100.
(C) Zumindest ein Teil der Chylomikronen-Remnants im Blut enthält Apolipoprotein E.
(D) Im Vergleich zu den LDL haben neu gebildete Chylomikronen eine wesentlich höhere Dichte (> 1 g/mL).
(E) Nachdem die Chylomikronen im Darm gebildet worden sind, gelangt der überwiegende Teil zunächst über die Vena portae in die Leber, wo sie weitgehend resorbiert werden.

H07

13.22 Apolipoprotein B-100 wird typischerweise gebildet von:

(A) Adipozyten
(B) Enterozyten
(C) Hepatozyten
(D) Leukozyten
(E) Pankreaszellen

H06

13.23 Darm und Leber bilden molekular und funktionell unterschiedliche Formen des Apolipoproteins B. Welche Aussage zur Bildung der Apolipoproteine B_{48} bzw. B_{100} trifft zu?

(A) Die Apolipoproteine B_{48} und B_{100} entstehen in Darm und Leber durch die Expression unterschiedlicher Gene.
(B) Die mRNA für das Apolipoprotein B_{48} unterliegt in Enterozyten einem mRNA-Editing.
(C) Die mRNA für das Apolipoprotein B_{100} unterliegt in Hepatozyten einem mRNA-Editing.
(D) Ursache der Existenz der Apolipoproteine B_{48} und B_{100} ist ein alternatives Spleißen.
(E) Die Apolipoproteine B_{48} und B_{100} werden aus einem gemeinsamen Vorläuferprotein durch limitierte Proteolyse freigesetzt.

13.16 (C) 13.17 (E) 13.18 (E) 13.19 (B) 13.20 (C) 13.21 (C) 13.22 (C) 13.23 (B)

H05

→**13.24 Eine der Hauptklassen der Lipoproteine des menschlichen Blutplasmas hat die nachfolgend angegebene typische Zusammensetzung:**

Apolipoprotein B_{100}	**20 %**
Phospholipide	**22 %**
Cholesterol (frei und verestert)	**50 %**
Sonstiges	**8 %**

Um welche Lipoprotein-Hauptklasse handelt es sich?

(A) Chylomikronen
(B) HDL (high density lipoproteins)
(C) IDL (intermediate density lipoproteins)
(D) LDL (low density lipoproteins)
(E) VLDL (very low density lipoproteins)

F08

→**13.25 Die Lipoproteinlipase ist ein zentrales Enzym des Fettstoffwechsels.**
Zu den Hauptaufgaben der Lipoproteinlipase gehört die Hydrolyse von

(A) Cholesterinestern der HDL
(B) Lecithin zu Lysolecithin
(C) Triglyceriden der Adipozyten
(D) Triglyceriden der Chylomikronen
(E) Triglyceriden der LDL

F09

→**13.26 Lipoprotein-Lipase (LPL)**

(A) fördert die Umwandlung von LDL (low density lipoproteins) zu HDL (high density lipoproteins)
(B) spaltet Triglyceride in den Kapillaren extrahepatischer Gewebe
(C) wird bei Nahrungskarenz in den Zellen des Fettgewebes aktiviert, um Triglyceride freizusetzen
(D) wird durch Apolipoprotein B_{100} allosterisch gehemmt
(E) wird vom exokrinen Pankreas sezerniert

H07

→**13.27 Welche Rolle spielt das im Blut zirkulierende Enzym LCAT im Lipoprotein-Stoffwechsel?**
Es katalysiert

(A) die Acylierung von Cholesterin
(B) die Acetylierung von Lecithin
(C) die Hydrolyse von Etherlipiden
(D) die Hydrolyse von Phospholipiden
(E) die Übertragung von Fettsäuren auf Lecithin

H05 F03

→**13.28 Welche Aussage zur Lecithin-Acyl-Transferase (LCAT) trifft zu?**

(A) LCAT katalysiert intrazellulär die Synthese von Cholesterinestern.
(B) LCAT wird durch das Apolipoprotein B_{100} aktiviert.
(C) LCAT überträgt Acylreste aus Gangliosiden auf Cholesterin.
(D) LCAT wird vom Fettgewebe synthetisiert und sezerniert.
(E) LCAT bewirkt in den HDL (high density lipoproteins) eine Erhöhung des Gehalts von Cholesterinestern.

F08

→**13.29 Welche Funktion hat das Apolipoprotein E?**

(A) Aktivator der LCAT (Lecithin-Cholesterin-Acyltransferase)
(B) Bindungsstelle und Aktivator der Lipoproteinlipase
(C) Ligand für Lipoproteinrezeptoren
(D) Membrantransporter für Fettsäuren
(E) Triacylglycerin-Lipase-Aktivität

F09

→**13.30 Welche Lipoproteine des Blutplasmas haben den höchsten Gewichtsanteil an Apolipoproteinen?**

(A) Chylomikronen
(B) HDL (high density lipoproteins)
(C) IDL (intermediate density lipoproteins)
(D) LDL (low density lipoproteins)
(E) VLDL (very low density lipoproteins)

Fragen aus Examen Frühjahr 2011

F11

→**13.31 Um die Fettsäuren aus Triglyceriden der Lipoproteine für Fettgewebe, Herz- oder Skelettmuskulatur verfügbar zu machen, erfolgt eine Spaltung der Triglyceride durch die Lipoproteinlipase.**
Welche Komponente der Lipoproteine ist der wichtigste Aktivator (Cofaktor) der Lipoproteinlipase?

(A) Apo A-I
(B) Apo B-48
(C) Apo B-100
(D) Apo C-II
(E) Apo E

13.24 (D) 13.25 (D) 13.26 (B) 13.27 (A) 13.28 (E) 13.29 (C) 13.30 (B) 13.31 (D)

14 Mineral- und Elektrolythaushalt

H91

14.1 Welches der genannten Organe hat den geringsten Wassergehalt pro Gramm Gewebe?

(A) Lunge
(B) Leber
(C) Skelettmuskel
(D) Gehirn
(E) Fettgewebe

H08

14.2 Ein Patient, der unter trockenen Nasenschleimhäuten leidet, stellt sich zum Spülen der Nase eine Kochsalzlösung mit etwa derselben Osmolarität wie der des Blutplasmas her, indem er in abgekochtem Leitungswasser Kochsalz auflöst.
(Die ungefähre relative Atommasse von Na ist 23 und die von Cl 35).
Etwa wie viel Gramm Kochsalz nimmt er pro Liter Wasser?

(A) 0,9 g
(B) 2 g
(C) 9 g
(D) 20 g
(E) 90 g

H08

14.3 Welches der konjugierten Säure/Basen-Paare mit jeweils äquimolaren Konzentrationen von Säure und Base (in verdünnter wässriger Lösung bei 25 °C) ist das Puffersystem, dessen pH-Wert am nächsten bei 7,0 liegt?

(A) H_2CO_3/HCO_3^-
(B) $H_2PO_4^-/HPO_4^{2-}$
(C) HCO_3^-/CO_3^{2-}
(D) HPO_4^{2-}/PO_4^{3-}
(E) NH_4^+/NH_3

H05

14.4 Bei 37 °C betrage der pH-Wert der Extrazellulärflüssigkeit 7,40. Mit Hilfe der Kernresonanzspektroskopie sei festgestellt worden, dass in den Muskelzellen ein pH-Wert von 7,10 vorliegt.
Der Quotient aus intrazellulärer und extrazellulärer Protonenkonzentration beträgt etwa

(A) 0,2
(B) 0,3
(C) 1
(D) 2
(E) 30

F08 H05

14.5 Welche Veränderung des Säure-Basen-Status ist als Folge einer chronisch-obstruktiven Lungenerkrankung (verminderte Ventilation durch erhöhten Atemwegswiderstand) am wahrscheinlichsten zu erwarten?

(A) Anstieg der Bicarbonat-Konzentration
(B) Abnahme der Gesamtpufferbasen-Konzentration
(C) Entstehung eines negativen Basenüberschusses
(D) Abnahme des pCO_2 im Blutplasma (Hypokapnie)
(E) respiratorische Alkalose

F07 H04

14.6 Im arteriellen Blutplasma eines Patienten mit einer schweren Stoffwechselstörung ist der aktuelle pH-Wert 7,10 und die aktuelle Konzentration des (physikalisch gelösten) CO_2 1,1 mmol/L.
Es gilt: $pH = 6{,}10 + \lg \frac{[HCO_3^-]}{[CO_2]}$
Wie groß ist die aktuelle Bicarbonat-Konzentration im arteriellen Blutplasma des Patienten?

(A) 1,[illegible] mmol/L
(B) 4,[illegible] mmol/L
(C) 11 mmol/L
(D) 12,1 mmol/L
(E) 21 mmol/L

F05

14.7 Bei einer Patientin mit metabolischer Azidose steigt der pH-Wert des Blutes unter der Therapie von pH 7,0 auf pH 7,4.
Dies entspricht einer Änderung der H^+-Konzentration von 100 nmol/L auf etwa

(A) 40 nmol/L
(B) 95 nmol/L
(C) 105 nmol/L
(D) 250 nmol/L
(E) 1000 nmol/L

F07

14.8 Bei Kinasen und ATPasen ist das Substrat ATP in der Regel mit einem zweiwertigen Kation komplexiert.
Dabei handelt es sich um das Ion des Elements

(A) Ca
(B) Fe
(C) Cu
(D) Mg
(E) Zn

14.1 (E) 14.2 (C) 14.3 (B) 14.4 (D) 14.5 (A) 14.6 (C) 14.7 (A) 14.8 (D)

F05

14.9 Welche Nahrungsmittel sind zur Verbesserung der Versorgung des menschlichen Organismus mit Calcium besonders zu empfehlen?

(A) Zitrusfrüchte, Paprika und Petersilie
(B) Bier und Hefe
(C) Milch und Milchprodukte
(D) Getreideprodukte
(E) Fleisch und Fleischprodukte

H04

14.10 Welche Aussage zur Calcium-Konzentration im Blutplasma trifft zu?

(A) Sie unterliegt physiologischen Schwankungen um etwa eine Zehnerpotenz.
(B) Sie liegt 4–5 Zehnerpotenzen unter der intrazellulären Konzentration.
(C) Sie wird hauptsächlich durch Bindung von im Blutplasma zirkulierenden Hormonen an Ca^{2+}-ATPasen der Knochen reguliert.
(D) Sie wird durch Parathormon (Parathyrin) erhöht.
(E) Die Ca^{2+}-Ionen sind zu mehr als 90 % an Calbindin gebunden.

F07 H95

14.11 Das Verhältnis von zytosolischer zu extrazellulärer Konzentration für freie Ca^{2+}-Ionen ($[Ca^{2+}]_{innen}$: $[Ca^{2+}]_{außen}$) beträgt bei einer ruhenden Skelettmuskelzelle typischerweise etwa:

(A) 1000 : 1
(B) 10 : 1
(C) 1 : 1
(D) 1 : 10
(E) 1 : 10000

H03 F99

In Liste 1 sind Spurenelemente aufgeführt, die Bestandteile von Enzymen sind. Ordnen Sie jedem Spurenelement der Liste 1 das zugehörige Enzym aus Liste 2 zu!

Liste 1

14.12 Selen
14.13 Kupfer

Liste 2

(A) Lactat-Dehydrogenase
(B) Elastase
(C) Glutathion-Peroxidase
(D) Proteinkinase A
(E) Lysyloxidase

F09

14.14 Nur etwa ein Viertel der 81 stabilen Elemente des Periodensystems sind (nicht in elementarer Form, sondern als Bestandteil chemischer Verbindungen) am Stoffwechsel des menschlichen Organismus notwendigerweise beteiligt.
Welches der Elemente ist im Organismus lebensnotwendig?

(A) Be (Beryllium)
(B) He (Helium)
(C) Hg (Quecksilber)
(D) Se (Selen)
(E) Ti (Titan)

H08

14.15 Der Gesamtbestand an Eisen im menschlichen Organismus des Erwachsenen (gesunden Europäer mit etwa 70 kg Körpergewicht) beträgt etwa

(A) 0,3–0,5 mg
(B) 3–5 mg
(C) 30–50 mg
(D) 3–5 g
(E) 30–50 g

H09

14.16 Welche Aussage zum Eisenstoffwechsel trifft im Allgemeinen zu?

(A) Ascorbinsäure in der Nahrung hemmt die Aufnahme von Eisen aus dem Darmlumen in die Enterozyten.
(B) Beim Menschen sind mehr als 50 % des gesamten Körpereisens im Hämoglobin gebunden.
(C) Das Eisenspeicher-Protein der Hepatozyten ist das Transferrin.
(D) Das Transportprotein für Eisen im Blut ist das Caeruloplasmin.
(E) Niedriger Eisenbestand des Organismus führt zu einer gesteigerten Synthese der δ-Aminolävulinsäure.

F03 F01 H98

14.17 Ferritin

(A) ist bei Eisenmangel im Plasma erhöht
(B) besteht aus Untereinheiten, welche je ein Eisenatom aufnehmen können
(C) bindet über Plasmamembranrezeptoren an Hämoglobin-synthetisierende Zellen
(D) kommt in Zellen des Leberparenchyms und des Knochenmarks vor
(E) ist ungeeignet als Indikator für den Körpereisenbestand

14.9 (C) 14.10 (D) 14.11 (E) 14.12 (C) 14.13 (E) 14.14 (D) 14.15 (D) 14.16 (B) 14.17 (D)

H03

14.18 Welche Aussage zum Eisenstoffwechsel trifft zu?

(A) Extraerythrozytäres Hämoglobin wird im Blutplasma an Haptoglobin gebunden.
(B) Dem Transport von Eisen(III)-Ionen im Blutplasma dient vor allem das Hämopexin.
(C) Eisen wird nach Aufnahme in den Enterozyten zunächst an Hämosiderin gebunden.
(D) Für eine ausgeglichene Eisenbilanz müssen beim Erwachsenen mehr als 100 mg Eisen pro Tag im Dünndarm absorbiert werden.
(E) Normalerweise werden mehr als 80 % des Nahrungseisens im Dünndarm absorbiert.

F10

14.19 Während die zytosolische Aconitase (c-Aconitase) bei hoher zytosolischer Eisenkonzentration ein Eisen-Schwefel-Zentrum (4Fe-4S-Cluster) enthält, gibt das Molekül bei niedriger zytosolischer Eisenkonzentration dieses Eisen-Schwefel-Zentrum ab und

(A) erhöht durch Bindung an Ferritin-mRNA deren Stabilität und Translation
(B) erhöht durch Bindung an Transferrinrezeptor-mRNA deren Stabilität und Translation
(C) stimuliert die Ablagerung von Hämosiderin
(D) stimuliert die Hämsynthese
(E) wirkt überwiegend als Enzym des Citrat-Zyklus

H10

14.20 Welche Aussage zu Transport oder Speicherung von Eisen trifft zu?

(A) Eisen wird im Blutplasma vor allem in Form freier Fe^{2+} transportiert.
(B) Ferritin dient der intrazellulären Eisenspeicherung.
(C) Ferroportin dient vor allem dem Transport von Eisen-Ionen aus dem Blutplasma in die Zellen mit Eisenbedarf.
(D) Hämosiderin ist eine extrazelluläre Speicherform von Eisen.
(E) Transferrin weist (beim Gesunden) durchschnittlich eine etwa 98%ige Eisensättigung auf.

H08

14.21 Welche Aussage zum Eisenstoffwechsel trifft zu?

(A) Der Eisenhaushalt des Organismus wird hauptsächlich über die Eisenausscheidung mit der Galle reguliert.
(B) Der vermehrte Eisenbedarf des erythropoetischen Systems nach einer äußeren Blutung wird hauptsächlich durch eine verminderte renale Eisenausscheidung gedeckt.
(C) Ein verminderter Eisengehalt des Organismus führt zu einer Abnahme der Transferrin-Konzentration im Blut.
(D) Eisen liegt in Hämoglobin, das zur O_2-Bindung befähigt ist, vorwiegend in der Oxidationsstufe +3 vor.
(E) Ferritin im Hepatozyten ist eine Form des Eisenspeichers im Organismus.

F07

14.22 Das Ion welches Elements fungiert als Zentralion für die prosthetische Gruppe des Cytochrom c?

(A) Co
(B) Cu
(C) Fe
(D) Mg
(E) Zn

F06

14.23 Das Blut einer Patientin enthält 10 mmol/L Häm-gebundenes Eisen. Die Atommasse des Eisens beträgt 56 u (56 atomare Masseneinheiten).
Wie viel Eisen verliert die Patientin, wenn ihr 10 mL Blut entnommen werden?

(A) 56 mg
(B) 28 mg
(C) 11,2 mg
(D) 5,6 mg
(E) 0,56 mg

H07

14.24 Welche Aussage zur intestinalen Aufnahme von Eisen trifft zu?

(A) Durchschnittlich wird mehr als ein Drittel des Eisens an Bilirubin gebunden aufgenommen.
(B) Sie beträgt im Durchschnitt weniger als ein Drittel des Eisens, das in der aufgenommenen Nahrung enthalten ist.
(C) Sie ist bei jungen Männern gewöhnlich doppelt so hoch wie bei gleichaltrigen Frauen.
(D) Sie ist vom Intrinsic-Faktor des Magensaftes abhängig
(E) Sie wird durch Ascorbinsäure gehemmt.

14.18 (A) 14.19 (B) 14.20 (B) 14.21 (E) 14.22 (C) 14.23 (D) 14.24 (B)

F10

→ **14.25 Für den Eisenhaushalt trifft typischerweise zu:**
(A) Bei normaler Mischkost werden etwa zwei Drittel des zugeführten Eisens von den Enterozyten aufgenommen.
(B) Ein Carrier transportiert Nicht-Häm-Fe^{2+} zusammen mit H^+ über die apikale Zellmembran in den Enterozyten.
(C) Caeruloplasmin ist das wichtigste Transportprotein für Eisen im Blutplasma.
(D) Eisen ist im Blutplasma überwiegend als zweiwertiges Eisen (Fe^{2+}) an die Transportproteine gebunden.
(E) Eisenmangel führt zu einer hyperchromen makrozytären Anämie.

F09

→ **14.26 Vor allem in seiner zweiwertigen Form (Fe^{2+})**
(A) ist Eisen im Ferritin gespeichert
(B) ist Eisen im Hämosiderin abgelagert
(C) ist Eisen typischer Bestandteil des Methämoglobins (Hämiglobins)
(D) wird Eisen vom DMT-1 durch die apikale Zellmembran der Enterozyten transportiert
(E) wird Eisen von der Ferrireduktase reduziert

F05

→ **14.27 Welches Enzym der Erythrozyten ist ein kupferhaltiges Enzym?**
(A) Carboanhydrase
(B) Superoxiddismutase
(C) Katalase
(D) Glutathionperoxidase
(E) Transketolase

H08

→ **14.28 Die Aktivität welches der Enzyme ist vom Vorhandensein des Spurenelements Kupfer abhängig?**
(A) Carboanhydrase
(B) Cytochrom-c-Oxidase
(C) Glutathion-Peroxidase
(D) Hexokinase
(E) Na^+/K^+-ATPase

H06

→ **14.29 Spurenelemente wirken als Bestandteile von Proteinen und Enzymen an der Katalyse und Regulation des Stoffwechsels mit.**
Welches Spurenelement ist an der Katalyse der Protonenbildung bei der Salzsäureproduktion in den Belegzellen des Magens beteiligt?
(A) Iod
(B) Kobalt
(C) Molybdän
(D) Selen
(E) Zink

H09

→ **14.30 Bestimmte Spurenelemente wirken als funktionelle Bestandteile von Proteinen.**
Welche der Aussagen zum Zink-Ion trifft zu?
(A) Es bildet in Zinkfingerproteinen Komplexe mit Valin- und Leucinresten.
(B) Es ist Bestandteil des Prothrombinase-Komplexes.
(C) Es ist Cofaktor der Carboanhydrase.
(D) Es ist funktioneller Bestandteil des Komplexes IV der Atmungskette.
(E) Es wird überwiegend über die Niere ausgeschieden.

H08

→ **14.31 Bariumsulfat wird in der Medizin als Röntgenkontrastmittel für Untersuchungen des Verdauungstraktes genutzt (z. B. „Bariumbreischluck“).**
Welche Aussage über Bariumsulfat trifft zu?
(A) Barium hat eine geringere Atommasse als Calcium.
(B) Barium ist ein Nebengruppenelement.
(C) Bariumsulfat wird durch Reaktion von Bariumhydroxid mit Salpetersäure hergestellt.
(D) Die Formel von Bariumsulfat lautet $BaSO_4$.
(E) Die Wasserlöslichkeit von Bariumsulfat ist > 1 g/L bei 25 °C.

14.25 (B) 14.26 (D) 14.27 (B) 14.28 (B) 14.29 (E) 14.30 (C) 14.31 (D)

15 Subzelluläre Strukturen

F00

15.1 Welche Aussage über Biomembranen trifft nicht zu?

(A) Die Membrankomponenten werden durch nichtkovalente Bindungen zusammengehalten.
(B) Die integrierten Proteine können in der Membran lateral diffundieren.
(C) Die Glykolipide der Außenschicht und der Innenschicht können gegeneinander ausgetauscht werden.
(D) Die Lipide und Proteine der Innen- und Außenschicht sind nicht identisch (Asymmetrie der Membran).
(E) Polare Moleküle – wie z. B. Glucose – durchqueren Plasmamembranen mit Hilfe von Carriern.

F06

15.2 Autoantikörper gegen intrazelluläre Antigene, wie z. B. gegen DNA oder bestimmte Membranlipide, werden z. B. von Patienten mit dem Krankheitsbild des systemischen Lupus erythematodes gebildet. Welches der folgenden Membranlipide kommt ausschließlich in einer intrazellulären Membran vor?

(A) Cardiolipin
(B) Cholesterin
(C) Gangliosid
(D) Phosphatidylcholin
(E) Sphingomyelin

F05

15.3 Eine intrazelluläre Zunahme des Membrangehalts (Membranbildung) erfolgt typischerweise durch

(A) GTP-verbrauchende Prozesse am Zentrosom
(B) Abschnürung von Vesikeln aus Lysosomen
(C) Insertion von Lipiden und Proteinen in existierende Membranen
(D) ATP-verbrauchende Triglyceridsynthese im Zytosol
(E) Selbstorganisation von im Zytosol gelösten Phospholipiden und Proteinen erst zu Mizellen und dann zu Membranen

H08

15.4 Welche Zuordnung von Membranlipid und Eigenschaft trifft zu?

(A) Cardiolipin ist typischer Baustein der Zellmembran von Herzmuskelzellen.
(B) Cholesterin ist Baustein der inneren Mitochondrienmembran.
(C) Dolicholphosphat ist beteiligt an der Biosynthese von Glykoproteinen.
(D) Ganglioside kommen nur in ZNS-Zellen vor.
(E) Sphingomyelin ist überwiegend im zytosolischen Blatt der Zellmembran enthalten.

H09

**15.5 In der Zellmembran befinden sich Membranareale mit dichterer Packung der Lipidphase im Vergleich zur übrigen Membran. Sie werden „lipid rafts" genannt, weil sie in der sie umgebenden Membran wie Flöße schwimmen.
Diese Areale unterscheiden sich von der übrigen Zellmembran im Allgemeinen durch**

(A) das Fehlen von Proteinen mit einem GPI-(Glycosyl-Phosphatidylinositol–)Anker
(B) das Fehlen von Sphingolipiden
(C) einen relativ hohen Gehalt an Cholesterin
(D) große Mengen an Cardiolipin
(E) mehr ungesättigte als gesättigte Fettsäuren

F05

15.6 Welche der Zellorganellen ist von zwei Lipiddoppelschicht-Membranen umgeben?

(A) Lysosom
(B) Golgi-Apparat
(C) Zellkern
(D) Peroxisom
(E) endoplasmatisches Retikulum

H09

15.7 Welche Aussage zur Aufnahme von Glucose in Zellen trifft zu?

(A) Glucose gelangt durch die Zellmembran der Erythrozyten überwiegend durch freie Diffusion.
(B) Der Glucosetransporter GLUT1 sorgt Insulin-abhängig für den Transport der Glucose in die B-Zellen des Pankreas.
(C) Eine Insulin-gesteuerte Dephosphorylierung von GLUT2 bewirkt in den Skelettmuskelzellen eine Steigerung der Glucoseaufnahme.
(D) Der Glucosetransporter GLUT4 ist für die Aufnahme der Glucose vom Darmlumen in die Mukosazellen verantwortlich.
(E) Glucose wird über die apikale Zellmembran renaltubulärer Epithelzellen im Symport mit Na^+ transportiert.

F05

15.8 Die Na^+/K^+-ATPase ist im Ruhezustand der wichtigste ATP-Verbraucher des Organismus. Das Enzym sitzt in der Plasmamembran der Zellen und nutzt die ATP-Hydrolyse zum Export von

(A) drei Na^+-Ionen und Import von zwei K^+-Ionen
(B) drei K^+-Ionen und Import von zwei Na^+-Ionen
(C) einem Na^+-Ion und einem K^+-Ion
(D) einem Na^+-Ion und Import von einem K^+-Ion
(E) zwei K^+-Ionen und Import von drei Na^+-Ionen

15.1 (C) 15.2 (A) 15.3 (C) 15.4 (C) 15.5 (C) 15.6 (C) 15.7 (E) 15.8 (A)

F08

→ **15.9 Defekte bestimmter lysosomaler Enzyme können als Lipidosen bezeichnete Speicherkrankheiten hervorrufen.**
Zur Gruppe der normalerweise intralysosomal abgebauten Lipide gehört/gehören:

(A) Cholesterin
(B) Galactit (Galactitol)
(C) Glykogen
(D) N-Acetyl-Neuraminsäure
(E) Sulfatide

H09

→ **15.10 Welche Aussage zu Lysosomen trifft typischerweise zu?**

(A) Der pH-Wert in den Lysosomen liegt im alkalischen Bereich.
(B) Fettsäuren mit mehr als 20 C-Atomen werden in den Lysosomen verkürzt, bevor sie in die Mitochondrien abgegeben werden.
(C) Für Lysosomen bestimmte Hydrolasen tragen Mannose-6-phosphat-Reste.
(D) Lysosomen entstehen durch Abschnürung aus dem rauen endoplasmatischen Retikulum.
(E) Succinat-Dehydrogenase ist in den Lysosomen lokalisiert.

H09

→ **15.11 Welche Aussage zu Sphingolipidosen trifft zu?**

(A) Der Defekt betrifft den Abbau eines Lipoproteins.
(B) Der Defekt betrifft den Abbau von Glycerolipiden.
(C) Eine häufige Ursache ist die Störung des Enzyms LCAT.
(D) Es sammelt sich eine Ceramid-haltige Verbindung an.
(E) Gestört ist die Biosynthese von Sphingosin-haltigen Glycolipiden.

F09

→ **15.12 Werden aufgrund eines genetischen Defekts lysosomale Enzyme nicht mit Mannose-6-phosphat als Marker für den gerichteten Transport zu den Lysosomen versehen, kommt es zur Akkumulation von Glykosaminoglykanen und Glykolipiden in den Lysosomen.**
Die eigentlich für die Lysosomen bestimmten Enzyme treten vermehrt auf

(A) im endoplasmatischen Retikulum
(B) im Extrazellulärraum
(C) im Golgi-Apparat
(D) in den Endosomen
(E) in den Peroxisomen

F07

→ **15.13 Einem 11 Monate alten Kind mit Hurler-Syndrom (Mucopolysaccharidose Typ I), einer lysosomalen Speicherkrankheit aufgrund eines Mangels an α-L-Iduronidase, wurden allogene, aus Nabelschnurblut gewonnene hämatopoetische Stammzellen transplantiert. In den Extrazellulärraum aus den Spenderzellabkömmlingen abgegebene α-L-Iduronidase gelangt über Endozytose in die Lysosomen von Körperzellen des Empfängers. Die α-L-Iduronidase bindet hierzu an membranständige Rezeptoren, die typischerweise im Adressierungsmechanismus lysosomaler Enzyme eine wichtige Rolle spielen.**
Um welche der Rezeptoren handelt es sich am wahrscheinlichsten?

(A) HLA-I-Peptid-Rezeptoren
(B) HLA-II-Peptid-Rezeptoren
(C) Mannose-6-phosphat-Rezeptoren
(D) RGD-Rezeptoren (Rezeptoren für die Sequenz Arginin, Glycin und Glutamat)
(E) Serpentin-Rezeptoren

F08

→ **15.14 Welche der folgenden Aussagen zur Apoptose trifft zu?**

(A) Der Abbau von Cytochrom c im Intermembranraum der Mitochondrien löst die Apoptose aus.
(B) Die Apoptose ist eine Folge der fehlenden Proteinbildung durch Spaltung des Genoms.
(C) Die Apoptose wird über gezielte Proteolyse durch Proteasen vermittelt.
(D) Die Einleitung der Apoptose kann nur extrazellulär durch Bindung so genannter Todesrezeptoren erfolgen.
(E) Mangel an p53 löst die Apoptose aus.

F06

→ **15.15 Welche Aussage zur Apoptose trifft zu?**

(A) Apoptose kann nur durch extrazelluläre Signale (Todesliganden) para- oder autokrin ausgelöst werden.
(B) Zellen, welche aufgrund von DNA-Schäden durch p53-Protein im Zellzyklus angehalten werden, gehen sofort in Apoptose.
(C) Caspasen sind Effektor-Enzyme, welche bei Apoptose DNA in Fragmente zerschneiden.
(D) Apoptose ist durch Bindung von Fas-Liganden an Fas-Membranmoleküle (CD95) auslösbar.
(E) Aus Mitochondrien freigesetztes Cytochrom c wirkt in erster Linie als parakriner Todesligand.

15.9 (E) 15.10 (C) 15.11 (D) 15.12 (B) 15.13 (C) 15.14 (C) 15.15 (D)

H05

→15.16 **An der Apoptose sind Caspasen beteiligt. Diese Enzyme werden aktiviert durch**
(A) allosterische Regulation
(B) Interkonversion
(C) Bindung von Calcium-Ionen
(D) limitierte Proteolyse
(E) Induktion

H09

→15.17 **Welche Aussage zur Apoptose trifft am wahrscheinlichsten zu?**
(A) Bei der Apoptose kommt es zur Aktivierung von Caspasen.
(B) Das tBid-Protein hemmt die Apoptose.
(C) Freisetzung von Cytochrom c aus den Mitochondrien ins Zytosol hemmt die Apoptose.
(D) Für die Apoptose ist eine Zellschwellung typisch.
(E) Stimulation des CD95(Fas)-Rezeptors hemmt die Apoptose.

F09

→15.18 **Welche Aussage zu den Mitochondrien trifft zu?**
(A) Der Strom von Protonen aus dem Matrix- in den Zwischenmembranraum treibt die ATP-Synthase an.
(B) Die Gene aller Enzyme des Citrat-Zyklus liegen auf dem mitochondrialen Genom.
(C) In der β-Oxidation der Fettsäuren wird typischerweise NADPH gebildet.
(D) Porine wie VDAC sitzen typischerweise in der inneren Mitochondrienmembran.
(E) Ubichinon erhält Elektronen sowohl von Komplex I als auch von Komplex II der Atmungskette.

H07

→15.19 **Welche Aussage zum mitochondrialen Genom trifft zu?**
(A) Das mitochondriale Genom enthält keine Gene für RNAs.
(B) Der Erbgang von Mutationen in diesem Genom folgt Mendelschen Regeln.
(C) Die Mehrzahl der mitochondrialen Gene wird aus dem Nucleus importiert.
(D) Die mt-DNA wird charakteristischerweise maternal vererbt.
(E) Diploide kernhaltige Zellen besitzen zwei Kopien dieses Genoms.

H04

→15.20 **Eine durch Ausdauertraining erhöhte Mitochondriendichte in den Skelettmuskelzellen hat im Skelettmuskel typischerweise zur Folge eine erhöhte Kapazität zur**
(A) Fettsäureoxidation
(B) Glykogenspeicherung
(C) Ketogenese
(D) Kreatininbildung
(E) Lactatabgabe

H07

→15.21 **Welcher der genannten Stoffwechselprozesse läuft typischerweise in Peroxisomen ab?**
(A) Chylomikronensynthese
(B) β-Oxidation von Fettsäuren mit mehr als 18 C-Atomen
(C) Sphingolipidabbau
(D) Thermogenese
(E) VLDL-Synthese

F10

→15.22 **Eine erblich bedingte Störung der Peroxisomenbildung (Zellweger-Syndrom) führt meist bereits im Säuglingsalter zum Tod der betroffenen Kinder. Welche der folgenden Stoffwechselleistungen findet in den Peroxisomen statt und ist daher bei dieser Erkrankung beeinträchtigt?**
(A) Abbau sehr langkettiger Fettsäuren (> 18 C-Atome)
(B) Abbau von Mukopolysacchariden
(C) Abbau von Sphingolipiden
(D) Synthese ungesättigter Fettsäuren
(E) Synthese von Cardiolipin

H06

→15.23 **Zytotoxisch wirksame Substanzen finden sowohl bei der Aufklärung der Regulation des Zellstoffwechsels als auch bei der Chemotherapie maligner Erkrankungen Anwendung. Welche der nachfolgenden Substanzen bindet typischerweise an Tubulin und stört dadurch die Funktion der Mikrotubuli?**
(A) α-Amanitin
(B) Chloramphenicol
(C) Choleratoxin
(D) Cyanid
(E) Vinblastin

15.16 (D) 15.17 (A) 15.18 (E) 15.19 (D) 15.20 (A) 15.21 (B) 15.22 (A) 15.23 (E)

H00

15.24 Colchicin verhindert die Ausbildung von
(A) Mikrofilamenten
(B) Intermediärfilamenten
(C) Mikrotubuli
(D) Myosinfilamenten
(E) kondensierten Chromosomen

H08

15.25 Mutationsbedingte Störungen im Aufbau von Intermediärfilamenten können bestimmten angeborenen blasenbildenden Hautkrankheiten zugrunde liegen.
Nach welchem Prinzip lagern sich die monomeren Proteinkomponenten der Intermediärfilamente typischerweise aneinander?
(A) ATP-abhängige Polymerisation
(B) GTP-abhängige Polymerisation
(C) H-Brücken zwischen Hydroxyprolinresten
(D) kovalente Verknüpfung von Lysinresten
(E) Umeinanderwinden zweier α-Helices (coiled coil)

F00

15.26 Welcher der genannten Prozesse findet <u>nicht</u> im Zellkern statt?
(A) Prozessierung der prä-mRNA (hnRNA) zur mRNA
(B) Polyadenylierung von RNA
(C) Bildung der großen und kleinen Ribosomen-Untereinheit
(D) Synthese von Histonproteinen
(E) Synthese von tRNA aus prä-tRNA

H00

15.27 Makromoleküle erreichen das Innere des Zellkerns durch
(A) Dynein-vermittelte Bewegung an Mikrotubuli
(B) vesikulären Transport
(C) Diffusion durch Gap junctions (Nexus)
(D) Transport durch Kernporen
(E) Kinesin-abhängigen Transport an Mikrofilamenten

H04

15.28 Ubiquitin
(A) ist am Elektronen- und Protonentransport in der Atmungskette beteiligt
(B) fungiert als Akzeptor für Oligosaccharide bei der Glykoproteinsynthese
(C) ist an der Zielsteuerung („targeting") von Proteinen zum Proteasom beteiligt
(D) trägt durch Komplexbildung mit Chaperonen zur Faltung von Proteinen bei
(E) ist als Glykosyltransferase an der Biosynthese von Glykogen beteiligt

F08

15.29 Das Proteasom einer eukaryontischen Zelle zerlegt Proteine in kleine Peptide.
Typische Substrate des Proteasoms sind:
(A) lysosomale Proteine
(B) mitochondriale Proteine
(C) phagozytierte Proteine
(D) phosphorylierte Proteine
(E) ubiquitinierte Proteine

H06

15.30 Ein SNARE-Protein ist
(A) an der Fusion von intrazellulären Membranvesikeln mit Zielmembranen beteiligt
(B) der HIV-Corezeptor von T-Zellen
(C) der SRP-Rezeptor
(D) ein an das Sterol-responsive DNA-Element bindendes Protein
(E) ein Rezeptor für snRNPs

H10

15.31 Beim Kartagener-Syndrom und ähnlichen Erkrankungen ist die Beweglichkeit der Zilien eingeschränkt.
Welche ATPase ist typischerweise für die Bewegung der Zilien (Zilienschlag) verantwortlich?
(A) Chaperon HSP90
(B) Dynein
(C) H^+/K^+-ATPase
(D) Myosin
(E) Kinesin

F10

15.32 Motorproteine sorgen u. a. für den Transport von Organellen und anderen Frachten entlang des Zytoskeletts.
Dabei gilt:
(A) Dyneine benötigen für den Transportprozess Energie in Form von GTP.
(B) Kinesine benötigen für den Transportprozess Energie in Form von Creatinphosphat.
(C) Dyneine befördern ihre Fracht typischerweise in Richtung auf das Minus-Ende der Mikrotubuli.
(D) Kinesine befördern ihre Fracht typischerweise entlang von Intermediärfilamenten.
(E) Myosine befördern ihre Fracht typischerweise entlang von Mikrotubuli.

15.24 (C) 15.25 (E) 15.26 (D) 15.27 (D) 15.28 (C) 15.29 (E) 15.30 (A) 15.31 (B) 15.32 (C)

16 Nucleinsäuren, genetische Information, Molekularbiologie

F05

16.1 Carbamoylphosphat-Synthetase II ist ein reguliertes Enzym der Pyrimidin-Biosynthese.
Das Enzym wird allosterisch

(A) aktiviert durch Orotat
(B) aktiviert durch 5′-Phosphoribosylpyrophosphat
(C) aktiviert durch UTP
(D) inhibiert durch Folsäure-Analoga
(E) inhibiert durch Glutamin

F05

16.2 Bei der hereditären Orotazidurie kommt es zu einer intrazellulären Akkumulation und vermehrten renalen Ausscheidung von Orotsäure (Orotat). Die Patienten leiden unter anderem an Anämie und zellulärer Abwehrschwäche. Es ist der Stoffwechselweg gestört, in dem auch beim Gesunden Orotsäure (als Zwischenprodukt) gebildet wird.
Um welchen der Stoffwechselwege handelt es sich?

(A) Abbau der Iduronsäure von Proteoglykanen der extrazellulären Matrix
(B) Biosynthese von Ornithin
(C) Biosynthese von Uridin-Nukleotiden
(D) Abbau von Urat
(E) Abbau von Oxalat

F06

16.3 Leflunomid kann bei rheumatoider Arthritis eingesetzt werden. Sein aktiver Metabolit hemmt die Dehydrogenierung von Dihydroorotat.
Betroffen davon ist die Biosynthese von:

(A) Metalloproteinasen
(B) Squalenen
(C) Porphyrinen
(D) Purinbasen
(E) Pyrimidinbasen

H10

16.4 Die Nucleotide als Bausteine der Nucleinsäuren (z. B. der DNA) enthalten unter anderem ein (heterocyclisches) Ringgerüst, das dasselbe ist wie bei

(A) Pyridin
(B) Pyrrol
(C) Tetrahydrofuran
(D) Tetrahydropyran
(E) Thiazol

F06

16.5 Purinbasen sind in den Nucleotiden über eine N-glykosidische Bindung mit Ribose verknüpft.
Welche Verbindung liefert bei der Biosynthese der Purine dieses Stickstoffatom?

(A) Asparagin
(B) Aspartat
(C) Glutamin
(D) Glycin
(E) NH_4^+

H09

16.6 Von welcher der Aminosäuren werden all ihre N- und C-Atome für den Aufbau des Puringerüsts bei der Purinnucleotid-Biosynthese verwendet?

(A) Asparagin
(B) Aspartat
(C) Glutamat
(D) Glutamin
(E) Glycin

F10

16.7 Welche Aussage zum Phosphoribosylpyrophosphat (PRPP) trifft zu?

(A) Am PRPP wird der Pyrimidinring schrittweise synthetisiert.
(B) Das PRPP hemmt die Nutzung freigesetzter Basen für eine Resynthese der Nucleotide.
(C) Die Anheftung einer Aminogruppe an das PRPP ist der regulierte Schritt der Purinbiosynthese.
(D) Die Synthese des PRPP läuft über das Ribosylpyrophosphat (RPP).
(E) Freies PRPP stimuliert die Ribonucleotidreduktase.

F08

16.8 Folsäureanaloga („Folsäureantagonisten") wie Methotrexat (Amethopterin) werden als Zytostatika in der Behandlung von Leukämien eingesetzt.
Sie wirken auf die Tumorzellen durch direkte Hemmung der/des

(A) Abbaus von Methylmalonyl-CoA
(B) Biosynthese von Folsäure
(C) Biosynthese von Orotidin-5′-monophosphat (OMP)
(D) Reduktion von Dihydrofolat zu Tetrahydrofolat
(E) Übertragung von Methylgruppen von Formyl-Tetrahydrofolat auf Homocystein

16.1 (B) 16.2 (C) 16.3 (E) 16.4 (C) 16.5 (C) 16.6 (E) 16.7 (C) 16.8 (D)

F09

16.9 Hemmstoffe der Inosinmonophosphat-Dehydrogenase werden unter anderem zur Prophylaxe einer akuten Transplantatabstoßung nach allogener Nierentransplantation eingesetzt.
Welches der Nucleotide wird dadurch in erster Linie vermindert gebildet?
(A) AMP
(B) CTP
(C) dTMP
(D) GMP
(E) UMP

F10

16.10 Welcher Metabolit wird von der Thymidylat-Synthase methyliert?
(A) CMP
(B) UDP
(C) UTP
(D) dUMP
(E) dUTP

H08

16.11 Die Thymidylat-Synthase katalysiert die Bildung von dTMP aus dUMP.
Welches weitere Reaktionsprodukt entsteht neben dTMP bei dieser Reaktion?
(A) Dihydrofolat
(B) Fluoruracil
(C) N^5, N^{10}-Methylen-Tetrahydrofolat
(D) N^5-Methyl-Tetrahydrofolat
(E) Orotidinmonophosphat (OMP)

F06 H00

Ordnen Sie den Hemmstoffen der Zellteilung aus Liste 1 den jeweils zugrunde liegenden Wirkungsmechanismus (Liste 2) zu!

Liste 1
16.12 Folsäure-Analoga (z. B. Methotrexat)
16.13 Pyrimidin-Analoga (z. B. Fluorouracil)

Liste 2
(A) Hemmung der Bildung von Kinetochorfasern (Mikrotubuli)
(B) Hemmung Cyclin-abhängiger Proteinkinasen
(C) Hemmung der Dihydrofolat-Reduktase
(D) Hemmung der Glutamin-Phosphoribosylpyrophosphat-Amidotransferase
(E) Hemmung der Thymidylat-Synthase

H04

16.14 Die Biosynthese von Purinen und Pyrimidinen erfordert einen hohen Energieaufwand. Wiederverwertungsreaktionen setzen einen Verlust des Körpers an diesen Produkten herab.
Für die Wiederverwertung von Adenin verantwortlich ist die
(A) Adenin-Phosphoribosyltransferase
(B) Adenylat-Kinase
(C) Adenylosuccinat-Lyase
(D) AMP-Desaminase
(E) Xanthin-Oxidase

F04

16.15 Das Lesch-Nyhan-Syndrom ist durch eine Überproduktion von Harnsäure gekennzeichnet.
Was ist die molekulare Ursache dieser Stoffwechselstörung?
(A) Aktivierung der Carbamoylphosphatsynthase II durch Phosphoribosylpyrophosphat
(B) allosterische Hemmung der Ribonukleotidreduktase durch 2′-Desoxy-ATP
(C) autosomal-rezessiv vererbter Mangel an Adenosindesaminase
(D) genetisch bedingter Mangel an (Purin)Nukleosidphosphorylase
(E) Mangel an Hypoxanthin-(Guanin)Phosphoribosyltransferase

H09

16.16 Welche der folgenden Veränderungen erhöht am wahrscheinlichsten die Harnsäurekonzentration im Blut (Hyperurikämie)?
(A) erhöhte Aktivität der Hypoxanthin-Guanin-Phosphoribosyl-Transferase (HGPT)
(B) Hemmung der Synthese von Phosphoribosyl-Pyrophosphat (PRPP)
(C) Purinnucleosid-Phosphorylase-Mangel
(D) verminderte Aktivität der Xantin-Oxidase
(E) verminderte renal-tubuläre Harnsäuresekretion

H08

16.17 Mit einer ausgeprägten Hyperurikämie ist am wahrscheinlichsten zu rechnen bei einem angeborenen Mangel an
(A) Adenosin-Desaminase
(B) Hypoxanthin-Guanin-Phosphoribosyltransferase
(C) Phosphoribosylpyrophosphat-Synthetase (5-Phosphoribosyl-1-diphosphat-Synthetase)
(D) Purinnucleosid-Phosphorylase
(E) Xanthin-Dehydrogenase/Oxidase

16.9 (D) 16.10 (D) 16.11 (A) 16.12 (C) 16.13 (E) 16.14 (A) 16.15 (E) 16.16 (E) 16.17 (B)

F09

16.18 Welche Aussage zur Harnsäure trifft zu?

(A) Der überwiegende Teil wird in den Nierenepithelzellen gebildet.
(B) Sie besitzt drei Carboxylgruppen.
(C) Sie stellt das Abbauprodukt von Pyrimidin-Nucleotiden aus RNA und DNA dar.
(D) Sie wird enzymatisch aus Xanthin gebildet.
(E) Sie wird vom Menschen partiell weiter zu Allantoin umgewandelt.

F08

16.19 Ein Patient erhält zur Behandlung der Gicht den Xanthin-Oxidase-Inhibitor Allopurinol.
Dadurch steigt am meisten die renale Ausscheidung von

(A) Adenosin
(B) Harnsäure
(C) Harnstoff
(D) Hypoxanthin
(E) Inosin

F10

16.20 Welche Aussage zum Enzym Xanthin-Oxidase/Xanthin-Dehydrogenase trifft typischerweise (beim Menschen) zu?

(A) Es hat eine weitaus höhere renale als hepatische Aktivität.
(B) Es ist ein Enzym des Harnstoff-Zyklus.
(C) Es katalysiert die Bildung von Urat.
(D) Es oxidiert Xanthin zu Hypoxanthin.
(E) Es verwendet Allantoin als Substrat.

H06

16.21 Histone spielen beim Aufbau und Umbau von Chromatin eine entscheidende Rolle. Eine typische kovalente Modifikation von Histonen ist die Acetylierung.
Die Acetylierung von Histonen

(A) erfolgt cotranslational während der Synthese der Histonproteine
(B) findet an den zahlreichen Methioninresten der Histone statt
(C) führt durch Assoziation der Histone H2-H4 zu einem oktameren Komplex
(D) hemmt die RNA-Polymerase II
(E) lockert die elektrostatische Interaktion zwischen DNA und Histonen

H09 H08

16.22 Essentielle Grundlage des Lebens ist die Fähigkeit der identischen Reduplikation des genetischen Materials und damit letztendlich der Vererbung einer funktionsfähigen Zellstruktur.
Welche Aussage zur Replikation der DNA trifft zu?

(A) Die Neusynthese der DNA erfolgt an einem der beiden Matrizenstränge einer Replikationsgabel in kürzeren Stücken (Okazaki-Fragmente).
(B) Die Replikation startet mit der Synthese von Primern aus Desoxyribonucleosidtriphosphaten.
(C) Für die Verknüpfung der DNA-Fragmente nach Entfernen der Primer phosphoryliert die DNA-Ligase das 3´-OH-Ende des einen Fragmentes.
(D) Helicasen schützen intermediär gebildete einzelsträngige DNA-Bereiche vor Schädigungen und Strangbrüchen.
(E) Interkalatoren, die als Zytostatika in der Tumortherapie eingesetzt werden, binden spezifisch die DNA-Polymerasen.

F09

16.23 Nahezu alle somatischen Zellen des menschlichen Organismus enthalten – abgesehen von einzelnen Zufallsmutationen – die gleiche Nucleotidsequenz der Gene im Zellkern.
Welche Zellen weichen typischerweise von diesem Prinzip in einigen bestimmten Genen durch somatische Rekombination (gene rearrangement) ab?

(A) Fibroblasten
(B) Granulozyten
(C) Hepatozyten
(D) Keratinozyten
(E) Lymphozyten

F09

16.24 Welche Funktion erfüllt die 5′-3′-Exonuclease-Aktivität der bakteriellen DNA-Polymerase I bei der Replikation?

(A) Sie baut die Okazaki-Fragmente ab.
(B) Sie entfernt durch Abspalten von Ribonucleotiden ein RNA-Stück.
(C) Sie führt zur Entwindung beider DNA-Stränge am Replikationsursprung.
(D) Sie korrigiert während der Replikation auftretende Synthesefehler.
(E) Sie verhindert Superspiralisierung der DNA an der Replikationsgabel.

16.18 (D) 16.19 (D) 16.20 (C) 16.21 (E) 16.22 (A) 16.23 (E) 16.24 (B)

H10

16.25 Was versteht man unter Okazaki-Fragmenten?
(A) die Abschnitte des bei der Replikation diskontinuierlich synthetisierten Folgestrangs
(B) die primären Syntheseprodukte der RNA-Polymerase II
(C) DNA-Spaltprodukte der Restriktionsendonuclease Fok I
(D) durch Spleißvorgänge gebildete Intronfragmente
(E) Primer für die PCR (polymerase chain reaction)

F10

16.26 Welche Aussage zur Replikation der DNA trifft zu?
(A) Die Neusynthese der DNA erfolgt an beiden Strängen einer Replikationsgabel in kürzeren Stücken, sogenannten Okazaki-Fragmenten.
(B) Die Replikation startet mit der Synthese von Primern aus Desoxyribonucleosidtriphosphaten.
(C) Einzelstrangbindungsproteine stabilisieren die Replikationsgabel.
(D) Für die Verknüpfung der DNA-Fragmente nach Entfernen der Primer phosphoryliert die DNA-Ligase das 3'-OH-Ende des einen Fragmentes.
(E) Interkalatoren, die als Zytostatika in der Tumortherapie eingesetzt werden, binden spezifisch die DNA-Polymerasen.

H10

16.27 Bei der DNA-Replikation katalysieren DNA-Polymerasen typischerweise die Reaktion der
(A) 3′-OH-Gruppe des zu verlängernden Oligonucleotids mit der Phosphatgruppe eines Desoxynucleosidmonophosphats
(B) 3′-OH-Gruppe des zu verlängernden Oligonucleotids mit dem α-Phosphoratom eines Desoxynucleosidtriphosphats
(C) 3′-OH-Gruppe des zu verlängernden Oligonucleotids mit dem γ-Phosphoratom eines Desoxynucleosidtriphosphats
(D) 5′-OH-Gruppe des zu verlängernden Oligonucleotids mit der Phosphatgruppe eines Desoxynucleosidmonophosphats
(E) 5′-OH-Gruppe des zu verlängernden Oligonucleotids mit dem α-Phosphoratom eines Desoxynucleosidtriphosphats

H10

16.28 Ein Enzym katalysiert diese Reaktionssequenz: Spaltung je einer Phosphodiesterbindung in jedem Einzelstrang eines DNA-Doppelstrangs durch Umesterung auf Tyrosylreste des Enzyms. Durchführen eines DNA-Doppelstrangs durch diese Lücke. Rückbildung der Phosphodiesterbindungen durch Umesterung von den Tyrosylresten auf die 3'-OH-Enden der Lücke. Um welches Enzym handelt es sich?
(A) DNA-Helicase
(B) DNA-Ligase
(C) Restriktionsendonuclease
(D) snRNP-Komplexe
(E) Typ-II-Topoisomerase

H10

16.29 Welche Aussage zum Zellzyklus trifft zu?
(A) In der G_0-Phase werden die Chromosomen getrennt.
(B) In der G_1-Phase wird die DNA repliziert.
(C) In der G_2-Phase werden die Chromosomen verdoppelt.
(D) Die M-Phase dient der Vorbereitung auf die Mitose.
(E) In der S-Phase werden Histone verstärkt synthetisiert.

F07

16.30 Für den Zellzyklus ist die Replikation der DNA notwendig.
In welcher Phase des Zellzyklus findet sie statt?
(A) G_0-Phase
(B) G_1-Phase
(C) G_2-Phase
(D) M-Phase
(E) S-Phase

F08

16.31 Die Telomer-DNA im Zellkern
(A) findet sich an beiden Enden aller Chromosomen
(B) kommt nur bei Prokaryonten vor
(C) trägt das Gen für Telomerase
(D) wird bei der Alterung von Zellen immer länger
(E) wird durch Telomerase abgebaut

H06

16.32 Zum Auffüllen überstehender DNA-Enden, die bei der Replikation an den Telomeren der Chromosomen entstehen, dient das Enzym Telomerase.
Telomerase ist eine
(A) (DNA-abhängige) DNA-Polymerase δ
(B) 3′→5′-Nuclease
(C) reverse Transkriptase
(D) RNA-Polymerase
(E) Topoisomerase

16.25 (A) 16.26 (C) 16.27 (B) 16.28 (E) 16.29 (E) 16.30 (E) 16.31 (A) 16.32 (C)

F10

16.33 Welche Aussage zur reversen Transkription trifft zu?

(A) Bei Replikation ohne Telomeren-Verkürzung findet an den Telomeren reverse Transkription statt.
(B) Beim Herausspleißen der Introns aus dem Primärtranskript findet reverse Transkription statt.
(C) Die Neukombination der Antikörpergene bei der B-Lymphozyten-Reifung erfolgt durch reverse Transkription.
(D) Reverse Transkription synthetisiert einen RNA-Strang an einer DNA-Matrize.
(E) Während des Southern-Blottings erfolgt reverse Transkription.

H09

16.34 Voraussetzung dafür, dass Tumorzellen sich (nahezu) beliebig oft teilen können, ist eine

(A) Aktivierung von Tumorsuppressorgenen
(B) Expression der Telomerase
(C) Hemmung der Angiogenese
(D) Inaktivierung von Onkogenen
(E) vermehrte Expression von MHC-Komplexen der Klasse I

F03

16.35 Gyrase

(A) ist ein Plasmaprotein der α_2-Globulin-Fraktion
(B) ist eine Topoisomerase
(C) ist an der Freisetzung von Neurotransmittern beteiligt
(D) ist ein Pankreasenzym
(E) hemmt den extravaskulären Weg der Blutgerinnung

H09

16.36 Für die Replikation der DNA müssen beide Stränge der DNA-Doppelhelix vorübergehend getrennt werden (Replikationsgabel).
Welches Protein bzw. Enzym verhindert dabei eine der Replikationsgabel vorausgehende Überdrehung der DNA-Doppelhelix?

(A) DNA-Ligase
(B) Einzelstrang-Bindungsprotein
(C) Helicase
(D) Primase
(E) Topoisomerase

H07

16.37 DNA ist anfällig gegenüber einer großen Zahl von schädigenden Agenzien, u. a. auch der ultravioletten Strahlung.
Welches neue Strukturelement entsteht durch Photodimerisierung benachbarter Thyminbasen im typischen Fall?

(A) ein Cyclobutanring
(B) ein Cyclohexanring
(C) ein Cyclopentanring
(D) eine 1,2-Dicarbonylgruppe
(E) ein Hydrazin

H09

16.38 Für die Korrektur von DNA-Schäden besitzen Zellen mehrere Reparaturmöglichkeiten.
Welche Aussage über die zugrunde liegenden Mechanismen trifft zu?

(A) Bei einem der Reparaturmechanismen wird Uracil durch eine DNA-Glycosylase entfernt und durch Cytosin ersetzt.
(B) Die Reparatur von Thymin-Dimeren erfolgt typischerweise durch Basen-Exzisionsreparatur.
(C) DNA-Photolyasen werden für die Nucleotid-Exzisionsreparatur benötigt.
(D) Replikationsfehler werden durch die 5′-3′-Exonuclease-Aktivität von DNA-Polymerasen korrigiert.
(E) Sobald ein DNA-Doppelstrangbruch vorliegt, ist keine Reparatur mehr möglich.

H06

16.39 Eine physiologisch vorkommende (nicht durch schädliche Einflüsse entstandene), biochemische Modifikation von Cytosinbasen (denen jeweils eine Guaninbase im DNA-Strang folgt) kann zu einer Inaktivierung der entsprechenden Gene führen.
Um welche der folgenden Modifikationen der Cytosinbasen handelt es sich hierbei am wahrscheinlichsten?

(A) Acetylierung
(B) Aminierung
(C) Desaminierung
(D) Hydrierung
(E) Methylierung

F07

16.40 Wie lautet die komplementäre DNA-Sequenz zur Basenabfolge 5′GTTTACAAGCT3′?

(A) 5′-AGCTTGTAAAC-3′
(B) 5′-AGCUUGUAAAC-3′
(C) 5′-CAAATGTTCGA-3′
(D) 5′-CAAAUGUUCGA-3′
(E) 5′-GTTTACAAGCT-3′

H05

16.41 Welche Aussage zur Transkriptionsregulation in Eukaryonten trifft zu?
Allgemeine Transkriptionsfaktoren

(A) sind Regulator-Proteine, die die Bindung der RNA-Polymerasen an die Promoter-DNA vermitteln
(B) werden in Abhängigkeit von ihrer zellulären Wirkung als Enhancer oder Silencer bezeichnet
(C) sind am Transport der Peptid- und Proteohormone aus dem Zytosol in den Zellkern beteiligt
(D) beschleunigen spezifisch die posttranskriptionelle Modifikation der Prä-mRNA im Zellkern
(E) sind regulatorische DNA-Elemente, die auf demselben Chromosom wie das durch sie regulierte Gen liegen

H97

16.42 Exons sind DNA-Abschnitte,

(A) die keine genetische Information haben
(B) die nicht transkribiert werden
(C) die zwar transkribiert werden, deren Transkriptionsprodukt jedoch aus der mRNA herausgeschnitten wird
(D) die für eine Aminosäurensequenz codieren
(E) die vorwiegend im Kern von exokrinen Drüsenzellen gefunden werden

F09

16.43 Bei der Transkription von DNA unter Bildung einer hnRNA (prä-mRNA) wird einer der beiden DNA-Stränge als Matrizenstrang, der andere als sog. codierender Strang bezeichnet. (Den codierenden Strang nicht mit dem codogenen Strang verwechseln!)
Welche Aussage trifft im Allgemeinen zu?

(A) Abgesehen vom Thymin→Uracil-Austausch ist die Basensequenz der entstehenden RNA identisch mit der Basensequenz des zugehörigen codierenden Strangs.
(B) Die Ablesung erfolgt in 5′→3′-Richtung des Matrizenstrangs.
(C) Die Elongation der RNA erfolgt am 5′-Ende der RNA.
(D) Zur Initiation der Transkription bindet ein Primer, den später eine Nuclease wieder von der hnRNA abspaltet, an den codierenden Strang.
(E) Zur Initiation der Transkription bindet ein Primer, den später eine Nuclease wieder von der hnRNA abspaltet, an den Matrizenstrang.

F06

16.44 Welche Aussage über die Mechanismen der Informationsübertragung vom Gen zum Protein trifft zu?

(A) Die Ablesung der DNA-Matrize bei der Replikation erfolgt in 5′ → 3′-Richtung.
(B) Die Polymerisation der Ribonucleotide bei der Transkription erfolgt in 3′ → 5′-Richtung.
(C) Reverse Transkriptase polymerisiert 2′-Desoxyribonucleotide in 5′ → 3′-Richtung.
(D) Die Ablesung der reifen mRNA bei der Translation erfolgt in 3′ → 5′-Richtung.
(E) Die Richtung der Proteinbiosynthese (von der C-terminalen zur N-terminalen Aminosäure oder umgekehrt) wird durch die zu translatierende mRNA bestimmt.

H08

16.45 Welche der folgenden Aussagen zur co- oder posttranskriptionellen Modifikation von Primärtranskripten der RNA-Polymerase II trifft zu?

(A) Das hierbei gebildete Cap hat eine (5′ → 2′)-Lassostruktur.
(B) Das hierbei gebildete Cap wird später für die Initiation der Translation benötigt.
(C) Bis zu 200 Adenine werden am 5′-Ende angehängt.
(D) Das Spleißen erfolgt durch Restriktionsendonucleasen.
(E) Beim Spleißen werden die Exons entfernt.

H03

16.46 Welche Aussage zum Spleißen trifft zu?

(A) Beim Spleißen werden die Introns durch Endonukleasen aus der chromosomalen DNA herausgetrennt.
(B) Die beim Spleißen gebildete Lassostruktur wird aus dem stromaufwärts (5′–) gelegenen Exon gebildet.
(C) Bei der Bildung der Lassostruktur entsteht eine 2′,5′-Phosphodiester-Bindung.
(D) Die beim Spleißen verbundenen Exon-Enden haben komplementäre Nukleotidsequenzen.
(E) Die Hypervariabilität der Antikörpermoleküle wird durch multiples Spleißen der Immunglobulin-mRNA hervorgerufen.

16.41 (A) 16.42 (D) 16.43 (A) 16.44 (C) 16.45 (B) 16.46 (C)

H08

16.47 Welche Aussage zu Aminoacyl-tRNA-Synthetasen trifft zu?

(A) Aminoacyl-tRNA-Synthetasen benötigen GTP für die Aktivierung der Aminosäuren, die sie übertragen.
(B) Aminoacyl-tRNA-Synthetasen erkennen jeweils spezifisch tRNA-Moleküle und eine spezifische Aminosäure.
(C) Aminoacyl-tRNA-Synthetasen interagieren direkt mit freien Ribosomen.
(D) Aminoacyl-tRNA-Synthetasen katalysieren die Bildung einer Peptidbindung am Ribosom.
(E) Es gibt 4 Aminoacyl-tRNA-Synthetasen: je eine für basische, saure, hydrophobe und hydrophile Aminosäuren.

H06

16.48 Bei der Translation werden Aminosäuren kovalent miteinander zu einer Polypeptidkette verknüpft. In welcher Verbindung liegt eine Aminosäure vor, unmittelbar bevor sie in eine wachsende Polypeptidkette am Ribosom eingebaut wird?
Als

(A) Ester
(B) Peptid
(C) Phosphodiester
(D) Säureamid
(E) Thioester

H10

16.49 Welche der abgebildeten Formeln gibt die Struktur eines neusynthetisierten Dipeptids am Ribosom korrekt wieder?

(A)
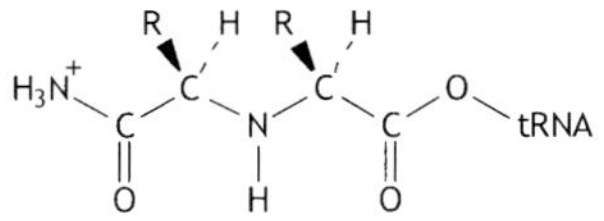

(B)
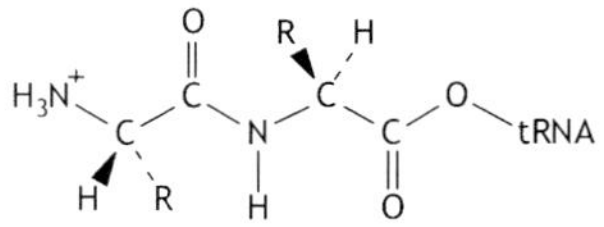

(C)
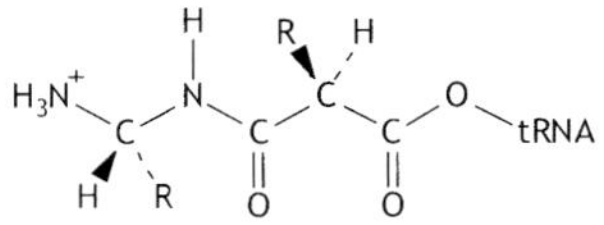

(D)
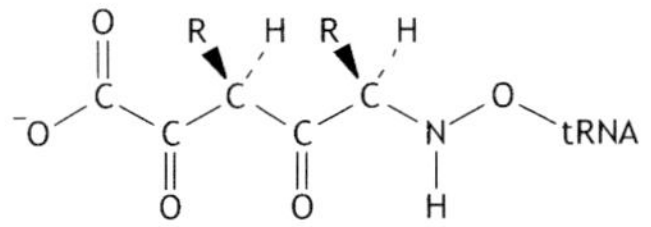

(E)
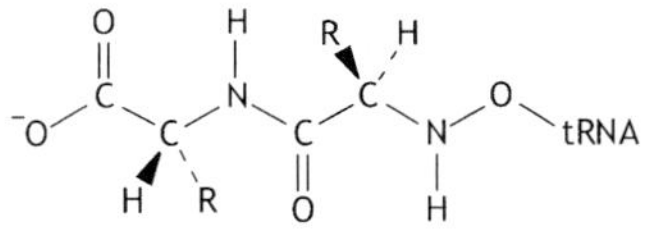

H08

16.50 Welches der folgenden Codons kommt im Aminosäure-translatierten Teil von extramitochondrialen mRNAs nie vor?

(A) AAA
(B) AUG
(C) UAA
(D) UAC
(E) UCA

16.47 (B) 16.48 (A) 16.49 (B) 16.50 (C)

H08

16.51 In welchen Richtungen wachsen Makromolekül-Ketten während der Biosynthese typischerweise?

	DNA (durch DNA-Polymerase)	RNA (durch RNA-Polymerase)	Polypeptid (am Ribosom)
(A)	vom 3'- zum 5'-Ende	vom 3'- zum 5'-Ende	vom C- zum N-Terminus
(B)	vom 3'- zum 5'-Ende	vom 5'- zum 3'-Ende	vom N- zum C-Terminus
(C)	vom 5'- zum 3'-Ende	vom 3'- zum 5'-Ende	vom N- zum C-Terminus
(D)	vom 5'- zum 3'-Ende	vom 5'- zum 3'-Ende	vom C- zum N-Terminus
(E)	vom 5'- zum 3'-Ende	vom 5'- zum 3'-Ende	vom N- zum C-Terminus

H03

16.52 Das Anticodon der Serin-tRNA hat das Basentriplett 3'-AGC-5'.
Welches der folgenden Basentripletts einer mRNA codiert für Serin?
(A) 5'-GAU-3'
(B) 5'-ACG-3'
(C) 5'-UCG-3'
(D) 5'-CUG-3'
(E) 5'-TCG-3'

H09

16.53 Die Aminosäure Selenocystein
(A) benutzt eines der für die Aminosäure Cystein codierenden Tripletts des genetischen Codes
(B) wird in der mRNA durch ein Stopcodon (UGA) unter Einfluss einer speziellen mRNA-Struktur codiert
(C) wird posttranslational aus Cystein mit Hilfe einer Pyridoxalphosphat-abhängigen Selenotransferase gebildet
(D) ist beim Menschen essentiell und muss über die Nahrung zugeführt werden
(E) ist kein Bestandteil von Proteinen, sondern ein niedermolekularer Redoxschutzfaktor

F09

16.54 Die folgende Tabelle enthält einen Auszug aus dem genetischen Code:

5'-UUU-3'	**Phenylalanin**
5'-UCU-3'	**Serin**
5'-UGU-3'	**Cystein**
5'-UGA-3'	**Stoppcodon**
5'-AUG-3'	**Startcodon**

Welches Anticodon trägt die tRNA, mit der Selenocystein bei der Translation eingebaut wird?
(A) 5'-AAA-3'
(B) 5'-ACA-3'
(C) 5'-AGA-3'
(D) 5'-CAU-3'
(E) 5'-UCA-3'

F07

16.55 Was besagt die Wobble-Hypothese zur ribosomalen Proteinsynthese?
(A) Codon-Anticodon-Paarungen sind so lange kurzlebig, bis das vom Elongationsfaktor EF1α (EF-Tu) gebundene GTP hydrolysiert wurde.
(B) Die Basen der Codonnucleotide wechseln ständig zwischen der Keto- und Enolform.
(C) Es gibt so viele tRNAs wie Codons.
(D) Mehrere Aminosäuren können von derselben Aminoacyl-tRNA-Synthetase an tRNA gekoppelt werden.
(E) Zwischen dem 1. Nucleotid im Anticodon und dem 3. Nucleotid im Codon sind auch andere Basenpaarungen als A-U und G-C möglich.

H09

16.56 Die Translation einer mRNA ergibt ein (noch nicht weiter modifiziertes) Protein mit der relativen Molekülmasse 55 000. Die mittlere relative Molekülmasse der in diesem Protein enthaltenen Aminosäuren beträgt etwa 110.
Etwa aus wie vielen Ribonucleotiden besteht der codierende Teil der mRNA?
(A) 170
(B) 500
(C) 1 500
(D) 6 000
(E) 10 000

16.51 (E) 16.52 (C) 16.53 (B) 16.54 (E) 16.55 (E) 16.56 (C)

H10

16.57 Ein Transkript enthält 2 Exons und 1 Intron. Vom Startcodon bis zum Ende des ersten Exons sind es etwa 2 000 RNA-Basen. Das Intron hat etwa 6 000 Basen. Vom Anfang des zweiten Exons bis zum Stoppcodon sind es etwa 1 000 Basen.
Die mittlere relative Molekülmasse der codierten Aminosäuren ist 110/Aminosäure.
Welche der folgenden relativen Molekülmassen trifft für das dabei entstehende Protein näherungsweise zu?

(A) 3 000
(B) 6 000
(C) 30 000
(D) 100 000
(E) 1 000 000

F07

16.58 Bei der Translation am Ribosom wird die Nucleotidsequenz der mRNA in die Aminosäuresequenz von Protein übersetzt.
Welche unmittelbare Energiequelle ist hierzu erforderlich?

(A) ATP
(B) CTP
(C) GTP
(D) PEP (Phosphoenolpyruvat)
(E) UTP

H08

16.59 Welche der folgenden Aussagen zur Translation trifft zu?

(A) Bei einem Fehleinbau wird eine falsche Aminosäure vom Ende der Peptidkette im Allgemeinen wieder abgespalten, bevor das Ribosom weiterarbeitet.
(B) Die durch einen Elongationsfaktor unterstützte Translokation erfolgt von der P- zur A-Stelle.
(C) Die Elongationsfaktoren hydrolysieren GTP, bevor sie vom Ribosom abdissoziieren.
(D) Die kleine Untereinheit des Ribosoms belädt die tRNAs mit der zugehörigen Aminosäure.
(E) Die Peptidyl-Transferase knüpft die Peptidbindung unter GTP-Verbrauch.

F10

16.60 Das Toxin des Erregers Corynebacterium diphtheriae schädigt Wirtszellen, indem es das GTP-bindende Protein eEF-2 inaktiviert, das eine entscheidende Rolle bei der Translation spielt.
In welcher Funktion ist eEF-2 normalerweise an der Translation beteiligt?

(A) eEF-2 bindet an die Cap-Struktur der reifen mRNA und vermittelt die Bindung der mRNA an die kleine Untereinheit der Ribosomen.
(B) eEF-2 bindet an die Cap-Struktur der reifen mRNA und vermittelt den Export der mRNA aus dem Zellkern.
(C) eEF-2 bindet an freie Aminoacyl-tRNA und vermittelt deren Transport zu den Ribosomen.
(D) eEF-2 bindet die $tRNA^{Met}$ und vermittelt zusammen mit der kleinen Untereinheit des Ribosoms die Bildung des Initiationskomplexes.
(E) eEF-2 lagert sich während der Translation reversibel ans Ribosom und bewirkt die Translokation der Peptidyl-tRNA von der A-Stelle in die P-Stelle.

H10

16.61 Welche Aussage zu unterschiedlichen RNA-Arten in der Zelle trifft zu?

(A) miRNAs sind die aktiven Strukturelemente des Spleißosoms.
(B) mRNAs hemmen die Translation von zu ihnen komplementären RNAs.
(C) rRNAs sind als Ribozym an der Peptidyltransferasereaktion beteiligt.
(D) snRNAs setzen ein Starter-Nucleotid als Cap auf das Primärtranskript.
(E) tRNAs dienen als die Aminosäuresequenzen der Proteine kodierende Matrizen bei der Translation.

H10 H08 H04

16.62 Bei spontaner oder durch Mutagene ausgelöster (oxidativer) Desaminierung von Cytosin in der DNA entsteht

(A) Nicotinamid
(B) Pyridin
(C) Pyridoxal
(D) Thymin
(E) Uracil

H10

16.63 Bei Schädigung zellulärer DNA durch spontane (oxidative) Desaminierung von Cytosin entsteht

(A) Hypoxanthin
(B) Orotat
(C) Pyridin
(D) Thymin
(E) Uracil

16.57 (D) 16.58 (C) 16.59 (C) 16.60 (E) 16.61 (C) 16.62 (E) 16.63 (E)

H07

16.64 Bei der Translation eines Proteins kommt es aufgrund einer Mutation im Gen des Proteins zum vorzeitigen Kettenabbruch.
Wie wird eine derartige Mutation am besten bezeichnet?
(A) Frameshift-Mutation
(B) Missense-Mutation
(C) Mutation im Intron
(D) Nonsense-Mutation
(E) stille Mutation

H07

16.65 Die Krankheit Xeroderma pigmentosum zeigt exemplarisch den Zusammenhang zwischen einer erhöhten Mutationsrate und einer erhöhten Tumorwahrscheinlichkeit auf.
Das bei dieser Erkrankung defekte Nucleotid-Excisionsreparatursystem
(A) identifiziert anhand der Hemimethylierung der Basen den in der Replikation neu synthetisierten Einzelstrang
(B) kann verschiedene DNA-Schäden zusammen mit benachbarten Nucleotiden aus dem Einzelstrang herausspalten
(C) repariert Doppelstrangbrüche unter Zuhilfenahme des homologen Allels
(D) spaltet die geschädigten Basen von der Desoxyribose ab
(E) wandelt Pyrimidindimere mit Hilfe der Energie sichtbaren Lichts in zwei getrennte Pyrimidine um

H10

16.66 Welche Aussage zum SRP (signal recognition particle) trifft zu?
(A) Das SRP bildet eine Pore in der Membran des endoplasmatischen Retikulums, durch die ein Protein ins Lumen gelangen kann.
(B) Das SRP leitet die Enhancer-Wirkung auf die Generellen Transkriptionsfaktoren weiter.
(C) Das SRP transportiert ein Protein über die innere Membran der Mitochondrien.
(D) Das SRP überträgt Hormonsignale von der Zellmembran ins Zellinnere.
(E) Solange das SRP an die Signalsequenz im naszierenden Protein gebunden ist,ist die weitere Translation an diesem Ribosom gehemmt.

F07

16.67 Der intrazelluläre Sekretionsweg von Plasmaproteinen, wie Albumin, beginnt im endoplasmatischen Retikulum (ER) von Hepatozyten. Für den Transport in das ER dürfen diese Proteine nicht gefaltet sein.
Wie wird ein ungefalteter Zustand während des Transports ermöglicht?
(A) durch Chaperone vom Typ Hsp60
(B) durch Chaperone vom Typ Hsp70
(C) durch cotranslationalen Transport
(D) durch Glykosylierung
(E) durch Proteindisulfid-Isomerasen

F08

16.68 Erst nach richtiger Faltung können Proteine ihre spezifischen Aufgaben erfüllen. Eine intrazelluläre Ablagerung fehlgefalteter Proteine kann zu einer Schädigung der Zellfunktion führen.
Welche Aussage zur Faltung von Proteinen trifft zu?
(A) Chaperone falten Proteine unter Glutathion-Verbrauch in die richtige Konformation.
(B) Die Faltung eines Proteins beginnt im Allgemeinen bereits, bevor die Synthese am Ribosom abgeschlossen ist.
(C) Die Faltung von Proteinen erfolgt durch Spleißosomen.
(D) Die Protein-Disulfid-Isomerase für eine Umlagerung von Disulfidbrücken ist typischerweise zytosolisch lokalisiert.
(E) Fehlgefaltete Proteine im Zytosol werden typischerweise zum Abbau in die Lysosomen eingeschleust.

F09

16.69 Erst nach richtiger Faltung können Proteine ihre spezifischen Aufgaben erfüllen. Eine intrazelluläre Ablagerung fehlgefalteter Proteine kann zu einer Schädigung der Zellfunktion führen.
Welche Aussage zur Faltung von Proteinen trifft zu?
(A) An der korrekten Ausbildung von Disulfidbrücken sind Protein-Disulfid-Isomerasen im rauen endoplasmatischen Retikulum beteiligt.
(B) Chaperone falten Proteine unter Glutathion-Verbrauch in die richtige Konformation.
(C) Die Faltung eines Proteins beginnt im Allgemeinen erst, wenn seine Synthese am Ribosom abgeschlossen ist.
(D) Die Faltung von Proteinen erfolgt durch Spleißosomen.
(E) Fehlgefaltete Proteine im Zytosol werden typischerweise zum Abbau in die Lysosomen eingeschleust.

16.64 (D) 16.65 (B) 16.66 (E) 16.67 (C) 16.68 (B) 16.69 (A)

F10

16.70 **Welches der folgenden Antibiotika wirkt primär durch eine Hemmung bakterieller RNA-Polymerasen?**
(A) Ciprofloxacin (aus der Gruppe der Fluorchinolone)
(B) Doxycyclin (aus der Gruppe der Tetracycline)
(C) Erythromycin (ein Makrolid-Antibiotikum)
(D) Rifampicin (aus der Gruppe der Rifamycine)
(E) Streptomycin (ein Aminoglykosid-Antibiotikum)

H09

16.71 **Welches Antibiotikum hemmt die bakterielle Transpeptidase und damit die Murein-Biosynthese?**
(A) Chloramphenicol
(B) Doxycyclin (ein Tetracyclin)
(C) Erythromycin
(D) Penicillin
(E) Streptomycin

F08

16.72 **Welche Aussage zu antibakteriell wirksamen Substanzen trifft zu?**
(A) Erythromycin hemmt die Topoisomerase bei Prokaryonten.
(B) Gyrase-Hemmstoffe verhindern durch Bindung an Tubulindimere das Längenwachstum von Mikrotubuli.
(C) Penicilline wirken als Transkriptionsinhibitoren auf Gene der Mureinsynthese.
(D) Rifamycine (z. B. Rifampicin) hemmen die Enzyme der Zellwand-Synthese bei Bakterien.
(E) Tetracycline hemmen die Translation bei Prokaryonten.

H08

16.73 **Das hier gesuchte zytotoxische Antibiotikum wird als Zytostatikum in der Behandlung spezieller maligner Erkrankungen intravenös appliziert. Es hemmt die Transkription (und in höheren Konzentrationen auch die Replikation) sowohl bei Prokaryonten als auch bei Eukaryonten.**
Um welche der Substanzen handelt es sich am wahrscheinlichsten?
(A) Chloramphenicol
(B) Dactinomycin (Actinomycin D)
(C) Erythromycin
(D) Streptomycin
(E) Tetracyclin

H10

16.74 **Der Arzneistoff Hydroxycarbamid (Hydroxyurea, Hydroxyharnstoff) kann u. a. die Ribonucleotid-Reduktase hemmen und dadurch auch unmittelbar die Umwandlung von**
(A) Adenosinmonophosphat in Inosinmonophosphat
(B) Desoxyuridinmonophosphat in Desoxythymidinmonophosphat
(C) Ribonucleosiddiphosphaten in Desoxyribonucleosiddiphosphate
(D) Ribonucleosiddiphosphaten in Ribonucleosidmonophosphate
(E) Ribonucleosidmonophosphaten in Ribonucleoside

H09

16.75 **Unter der zytostatischen Behandlung kann es bei Tumorpatienten zum raschen Zerfall von Tumorzellen kommen. Ohne entsprechende Prophylaxe oder Behandlung ist dieses Tumor-Lyse-Syndrom für die Patienten lebensbedrohlich.**
Welcher der folgenden Befunde ist bei diesen Patienten mit massivem Zell-Zerfall im Vergleich zur Befundkonstellation vor Beginn der zytostatischen Therapie am ehesten zu erwarten?
(A) Abnahme der Harnsäure-Konzentration im Serum
(B) Abnahme der Konzentration von anorganischem Phosphat im Serum
(C) Abnahme der Lactatdehydrogenase-Aktivität im Serum
(D) Anstieg der K^+-Konzentration im Serum
(E) nicht-respiratorische Alkalose

H03

16.76 **Das Enzym β-Lactamase**
(A) spaltet β-glykosidische Bindungen
(B) ist ein Hemmstoff der Katecholamin-Wirkung an β-Rezeptoren
(C) ist ein Schlüsselenzym des Cori-Zyklus
(D) spaltet beim Purinnukleotidabbau die glykosidische Bindung zur Ribose
(E) inaktiviert das Antibiotikum Penicillin G (Benzylpenicillin)

16.70 (D) 16.71 (D) 16.72 (E) 16.73 (B) 16.74 (C) 16.75 (D) 16.76 (E)

H04

16.77 Diphtherietoxin kann bei nicht geimpften Personen bereits in sehr geringen Mengen tödlich wirken.
Die Giftwirkung von Diphtherietoxin wird primär verursacht durch
(A) eine Störung der durch G-Proteine vermittelten Signaltransduktion
(B) eine spezifische Hemmung von Peptidyl-Prolyl-cis/trans-Isomerasen
(C) die Katalyse einer NAD^+-abhängigen Modifikation eines Elongationsfaktors der Translation
(D) die Öffnung Ligand-regulierter Ca^{2+}-Kanäle durch das Toxin
(E) die irreversible Bindung des Toxins an den Akzeptor-Ort des Ribosoms

H09

16.78 Diphtherie-Toxin verursacht durch enzymatische ADP-Ribosylierung des Elongationsfaktors eEF2 eine Hemmung der Proteinsynthese.
In welcher (auch tatsächlich für die ADP-Ribosylierung verwendeten) Verbindung ist die ADP-Ribosyl-Struktur enthalten?
(A) ATP
(B) FAD
(C) methyliertes GTP
(D) NAD
(E) PIP_2

H10

16.79 Die Giftigkeit des Grünen Knollenblätterpilzes beruht u. a. auf dem in ihm enthaltenen α-Amanitin.
α-Amanitin ist
(A) ein Hemmstoff der Transkription
(B) ein hochspezifischer Ionenkanal-Blocker
(C) ein hochtoxisches cyanogenes Glykosid
(D) eine invasive ADP-Ribosyl-Transferase
(E) eine Sequenz-spezifische Endoprotease

F10

16.80 Plasmide
(A) benötigen für ihre Verdoppelung einen eigenen Replikationsursprung (Origin)
(B) ist die Bezeichnung für die Antibiotikaresistenz-Proteine der Prokaryonten
(C) sind doppelsträngige RNA-Ringe außerhalb des Zellkerns
(D) sind membranumhüllte Vektoren für einen Proteintransfer in Zellen
(E) stellen ringförmige Intermediate beim Spleißen dar

H08

16.81 Fremdgene werden zur Expression in E. coli häufig in Plasmide kloniert, wobei die Fremdgene Teil eines Lac-Operons mit einer Lactose-Promotor-Operator-Region sind.
Welche Aussage zur Regulation der Genexpression trifft zu?
(A) Anwesenheit von Glucose führt zu maximaler Transkriptionsaktivität.
(B) Das bei Glucose-Mangel in E. coli entstehende cAMP bindet über ein cAMP-bindendes Protein (catabolite activator protein, CAP) an den Lac-Promotor.
(C) Der Lac-Repressor bindet an den Lactose-Transporter der Plasmamembran.
(D) Glucose bindet an den Terminator des Operons.
(E) Lactose hemmt die Genexpression.

H07

16.82 In der Gentechnologie spielen Plasmidvektoren eine Rolle.
Die Polyklonierungsstelle (multiple cloning site) eines Plasmidvektors
(A) fungiert als Bindungsstelle für die bakterielle RNA-Polymerase
(B) ist die Erkennungsstelle für DNA-Ligase
(C) ist eine Abfolge einzelner Schnittstellen für Restriktionsenzyme
(D) ist für die Plasmidreplikation zuständig
(E) steuert die Expression des klonierten Gens

F05

16.83 Der Begriff „Palindrom" bezieht sich in der Molekularbiologie auf die molekularen und funktionellen Eigenschaften bestimmter Nukleinsäuresequenzen.
Palindrome sind Abfolgen von Nukleotiden, die
(A) in doppelsträngiger DNA eine gegenläufig-identische Sequenz aufweisen
(B) durch reverse Transkriptase hydrolytisch gespalten werden
(C) in eukaryontischen Zellen die Bindungsstelle der Telomerase darstellen
(D) aus repetitiven Tripletts wie „TAGTAG..." bestehen
(E) die Bindung der eukaryontischen Topoisomerasen an doppelsträngige DNA vermitteln

16.77 (C) 16.78 (D) 16.79 (A) 16.80 (A) 16.81 (B) 16.82 (C) 16.83 (A)

F08

16.84 DNasen vom Typ Restriktionsendonucleasen
(A) sind vom Pankreas sezernierte Verdauungsenzyme
(B) spalten doppelsträngige DNA
(C) spalten nur ringförmige Plasmid-DNA
(D) spalten von DNA-Molekülen jeweils spezifisch ein endständiges Nucleotid ab
(E) verhindern die Ausbildung von Wasserstoffbrückenbindungen in der DNA

F07

16.85 Ein Proto-Onkogen ist ein Gen, das
(A) bei homozygoter Inaktivierung zur Tumorentstehung führt
(B) durch Chromosomentranslokation entsteht
(C) ein inaktives Produkt erzeugt
(D) über Tumorviren ins menschliche Genom integriert wird
(E) zu einem Onkogen mutieren kann

F09

16.86 Ein Defekt des Gens für welches der Proteine trägt am ehesten zur Entstehung eines Karzinoms, z. B. des Kolons, bei?
(A) Actin
(B) Dystrophin
(C) Kollagen Typ 1
(D) p53
(E) Ubiquitin

F07

16.87 Beim HIV (human immunodeficiency virus), das zur Familie der Retroviren gehört, ist die Erbinformation kodiert
(A) in einzelsträngiger DNA
(B) in doppelsträngiger DNA
(C) in einzelsträngiger RNA
(D) in doppelsträngiger RNA
(E) als Prion

F08

16.88 Welche 3 Reaktionen katalysiert die virale reverse Transkriptase nacheinander?
(A) DNA-abhängige DNA-Synthese, DNA-Abbau und DNA-abhängige RNA-Synthese
(B) DNA-abhängige RNA-Synthese, RNA-Abbau und DNA-abhängige RNA-Synthese
(C) RNA-abhängige DNA-Synthese, RNA-Abbau und DNA-abhängige DNA-Synthese
(D) RNA-abhängige RNA-Synthese, DNA-Abbau und DNA-abhängige DNA-Synthese
(E) RNA-abhängige RNA-Synthese, RNA-Abbau und DNA-abhängige RNA-Synthese

H10

16.89 Bei der Fusion der Hülle vom HIV (human immunodeficiency virus) mit der Wirtszellmembran kommt es unter Mitwirkung von u. a. Chemokinrezeptoren primär zur Interaktion des Hüllglykoproteins gp120 mit einem Membranprotein der Zielzelle. Die dadurch bewirkte Konformationsänderung des gp120 hat wiederum eine Konformationsänderung des viralen Proteins gp41 zur Folge, wodurch schließlich die Fusion der Virusmembran mit der Wirtszellmembran ausgelöst wird.
Bei dem Membranprotein der Zielzelle, das mit gp120 interagiert, handelt es sich typischerweise um
(A) CD4
(B) CD8
(C) CD40
(D) MHC-I
(E) MHC-II

F08

16.90 Zidovudin wird als Reverse-Transkriptase-Hemmer bei der Behandlung HIV-infizierter Patienten eingesetzt.

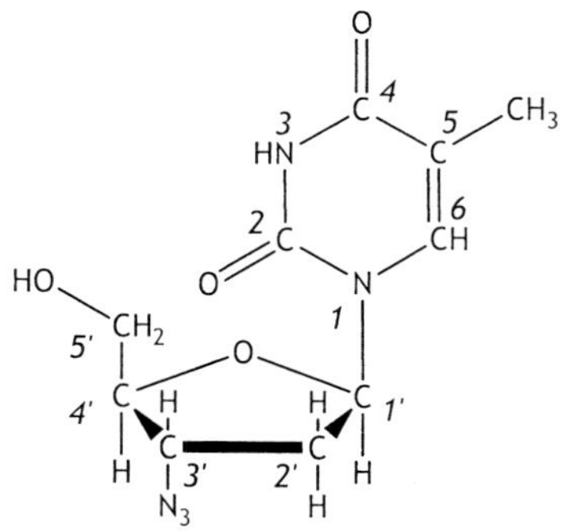

Das Nucleosid-Analogon Zidovudin unterscheidet sich vom (2′-Desoxy)Thymidin durch einen anderen Substituenten am
(A) C4′
(B) C3′
(C) C2
(D) C4
(E) C5

H05 F00 H95

16.91 Unter DNA/RNA-Hybridisierung versteht man die
(A) In-vitro-Rekombination von Nucleinsäuren
(B) Aneinanderlagerung komplementärer RNA- und DNA-Stränge
(C) reverse Transkription von mRNA
(D) Infektion von Bakterien mit RNA-Phagen
(E) kovalente Verknüpfung von RNA und Einzelstrang-DNA

16.84 (B) 16.85 (E) 16.86 (D) 16.87 (C) 16.88 (C) 16.89 (A) 16.90 (B) 16.91 (B)

H07

16.92 Die reverse Transkriptase eines RNA-Virus katalysiert die
(A) Insertion des viralen Genoms in ein Chromosom der Wirtszelle
(B) RNA-abhängige DNA-Synthese und den Abbau der RNA
(C) RNA-Synthese durch Umkehr der Translation
(D) Synthese eines anti-sense RNA-Transkripts
(E) Synthese von tRNA als Primer

F09

16.93 Welche Aussage zu cDNA-Bibliotheken bzw. genomischen DNA-Bibliotheken trifft typischerweise zu?
(A) Eine cDNA-Bibliothek umfasst die gesamten chromosomalen DNA-Sequenzen.
(B) Eine cDNA-Bibliothek enthält nur DNA-Sequenzen, die komplementär zu RNA (ribosomaler RNA) sind.
(C) Eine genomische DNA-Bibliothek enthält nur DNA-Sequenzen, die komplementär zu mRNA (Messenger-RNA) sind.
(D) Zur Erzeugung einer cDNA-Bibliothek wird u. a. reverse Transkriptase benötigt.
(E) Genomische DNA-Bibliotheken sind für die Expression eukaryontischer Gene in Bakterien unverzichtbar.

F01 H98

16.94 Welche Aussage zu Protoonkogenen trifft nicht zu?
(A) Sie sind Gene, deren Genprodukte an der Steuerung der Zellproliferation beteiligt sind.
(B) Sie bestehen aus Exons und Introns.
(C) Sie können für G-Proteine codieren.
(D) Sie sind krebserzeugende Gene.
(E) Sie codieren u. a. für Kernproteine.

F10

16.95 Das Tumorsuppressor-Protein p53
(A) ist als Transkriptionsfaktor an der Expression bestimmter Gene beteiligt
(B) ist eine Cyclin-abhängige Kinase
(C) leitet eine Nekrose der Zelle ein
(D) stimuliert die Replikation und Zellproliferation
(E) wird als Antwort auf DNA-Schäden durch eine Kinase abgeschaltet (inaktiviert)

H10

16.96 Retinoblastome werden durch Mutationen in beiden Allelen des Retinoblastom-Gens ausgelöst. Welche der folgenden Funktionen lässt sich dem Retinoblastom-Protein Rb zuordnen, das vom intakten Retinoblastom-Gen kodiert wird?
(A) Das Rb-Protein ist eine Protease, die im Zellzyklus für den Abbau des Cyclins B verantwortlich ist.
(B) Das Rb-Protein ist eine Serin/Threonin-Kinase, die das Cyclin D phosphoryliert.
(C) Das Rb-Protein ist eine Tyrosin-Kinase, die das Cyclin B phosphoryliert.
(D) Rb-Protein inhibiert E2F-Transkriptionsfaktoren durch eine direkte Bindung.
(E) Durch Phosphorylierung wird das Rb-Protein in das Protein p53 umgewandelt.

H03 H97

16.97 Die Polymerase-Kettenreaktion (PCR)
(A) kann zur Vermehrung spezifischer DNA-Sequenzen verwendet werden
(B) wird zur Synthese von Oligoribonucleotiden verwendet
(C) führt zur Transformation von Tumorzellen durch gesteigerte DNA-Synthese
(D) entspricht dem Einbau des retroviralen Provirus ins Wirtsgenom
(E) wird durch das Zusammenwirken mehrerer Transkriptionsfaktoren ausgelöst

H03

16.98 Zum spezifischen Nachweis bestimmter Nukleinsäuren kann nicht verwendet werden:
(A) Southern-Blot
(B) Polymerase-Kettenreaktion (PCR)
(C) Western-Blot
(D) Northern-Blot
(E) RT-PCR (Reverse-Transkription-PCR)

Fragen aus Examen Frühjahr 2011

F11

16.99 In den ersten Schritten der Purinbiosynthese wird aus PRPP (5-Phosphoribosyl-pyrophosphat) 5-Phosphoribosylamin gebildet, das bereits das erste Stickstoffatom des entstehenden Purins enthält. Von welchem Metaboliten wird dieses Stickstoffatom bezogen?
(A) Aspartat
(B) Glutamat
(C) Glutamin
(D) N^{10}-Formyl-Tetrahydrofolat
(E) N^{5}-Methyl-Tetrahydrofolat

16.92 (B) 16.93 (D) 16.94 (D) 16.95 (A) 16.96 (D) 16.97 (A) 16.98 (C) 16.99 (C)

F11

16.100 **Folsäureanaloga („Folsäureantagonisten") wie Methotrexat (Amethopterin) werden als Zytostatika in der Behandlung von Leukämien eingesetzt. Sie wirken auf die Tumorzellen durch direkte Hemmung der**

(A) Biosynthese von Folsäure
(B) Methylierung von dTMP
(C) Oxidation von IMP zu Xanthosin-5'-monophosphat
(D) Reduktion von Dihydrofolat zu Tetrahydrofolat
(E) Übertragung von Methylgruppen von Methyl-Tetrahydrofolat auf Homocystein

F11

16.101 **Bei einer Infektion mit Herpes-simplex-Viren kann Aciclovir als Virostatikum eingesetzt werden. Aciclovir wird bevorzugt durch die virale Thymidinkinase phosphoryliert. Daraus entsteht durch zelluläre Kinasen ein Triphosphat:**

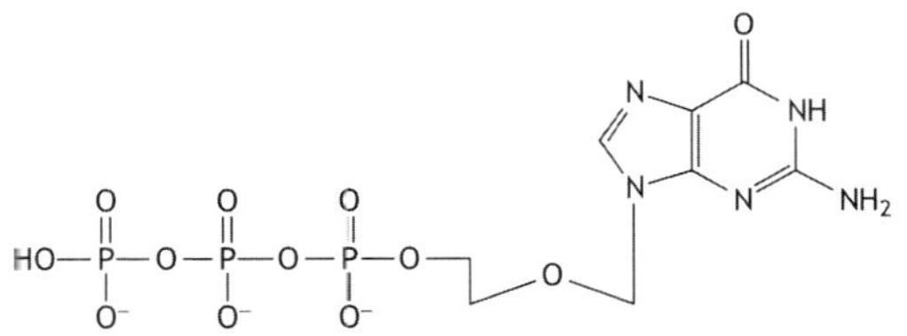

Wird dieses Molekül statt eines dGTP von einer DNA-Polymerase zur Verlängerung eines DNA-Strangs verwendet, bricht die weitere Synthese des DNA-Strangs ab, weil dem fälschlich eingebauten DNA-Baustein ein wichtiges Strukturelement des dGMP fehlt. Welches wichtige Strukturelement des dGMP fehlt?

(A) 2'-OH-Gruppe
(B) 3'-OH-Gruppe
(C) Methyl-Gruppe am Pyrimidinring
(D) zweite Keto-Gruppe
(E) zweite primäre Amino-Gruppe

F11

16.102 **Welche Aussage zur Polymerase-Ketten-Reaktion (PCR) trifft zu?**

(A) Bei jedem Zyklus wird die DNA-Polymerase bei 95 ° C denaturiert.
(B) Die beiden eingesetzten Primer binden an unterschiedliche Einzelstränge der zu amplifizierenden DNA.
(C) Die beiden eingesetzten Primer sind tRNAs.
(D) Eine thermostabile Primase synthetisiert in jedem Zyklus die notwendigen Primer für die DNA-Polymerase.
(E) Erst bei größerer Zykluszahl wird die Verdoppelung der DNA-Fragmente in jedem Zyklus erreicht.

F11

16.103 **Telomerasen sind**

(A) Enzyme, die an den Chromosomenenden überstehende einzelsträngige DNA-Stränge hydrolysieren
(B) Primasen, die an den Chromosomenenden kurze RNA-Primer synthetisieren, von denen aus der Folgestrang verlängert werden kann
(C) RNA-abhängige DNA-Polymerasen
(D) RNasen, die bei der Reifung der hnRNA die Poly(A)-Enden entfernen
(E) RNasen, die im Anschluss an das Spleißen dem enzymatischen Abbau der Introns dienen

F11

16.104 **Unter physiologischen Bedingungen erfolgt welcher der folgenden Prozesse am wahrscheinlichsten, um die Transkription von Genen in einem Abschnitt der chromosomalen DNA zu erleichtern?**

(A) Austausch von Histon H2B gegen Histon H1 in den Histon-Octamerkomplexen
(B) Austausch von Histon H2B gegen Histon H2A in den Histon-Octamerkomplexen
(C) Bildung von Heterochromatin
(D) vermehrte Acetylierung der Histone in den Nucleosomen der jeweiligen DNA
(E) vermehrte Kondensation der DNA im jeweiligen DNA-Abschnitt

F11

16.105 **Influenzaviren, die Erreger der Grippe, enthalten ein Enzym, das die 5'-Cap-Struktur von den reifen mRNAs der Wirtszellen abspaltet (Cap-Snatching). Welche Struktur ist für das 5'-Ende reifer mRNAs charakteristisch?**

(A) Cytosin mit einer Methylgruppe in Position 5
(B) das Start-Codon AUG
(C) die Basensequenz CCA
(D) Guanin mit einer Methylgruppe in Position 7
(E) 2'-5'-Phosphodiesterbindung

F11

16.106 **Ribosomen besitzen drei funktionell wichtige Bereiche, die als A-, P- und E-Stellen bezeichnet werden. Welche Aussage zur A-Stelle trifft zu?**

(A) Die A-Stelle fungiert als Bindestelle für Aminoacyladenylate (Aminoacyl-AMP).
(B) Die A-Stelle fungiert als Bindestelle für ATP.
(C) Die A-Stelle fungiert als Bindestelle für freie Aminosäuren.
(D) Im Elongationszyklus bindet die nächste Aminoacyl-tRNA an die A-Stelle.
(E) Im Elongationszyklus wird die deacylierte tRNA aus der A-Stelle abgegeben.

16.100 (D) 16.101 (B) 16.102 (B) 16.103 (C) 16.104 (D) 16.105 (D) 16.106 (D)

F11

→ **16.107 CDKs (cyclin-dependent kinases) können mit Cyclinen Komplexe bilden. CDKs stehen im Zentrum der Steuerung des Zellzyklus.**
CDKs

(A) ändern ihre Konzentration parallel zu den zugehörigen Cyclinen
(B) kontrollieren durch Dephosphorylierung die Aktivität anderer Proteine
(C) werden u.a. durch reversible Phosphorylierungen reguliert
(D) werden durch Bindung an Cycline inaktiviert
(E) werden durch cyclische Nucleotide aktiviert

F11

→ **16.108 Welche der Zuordnungen von Antiinfektiva-Gruppe und typischem antibakteriellen Wirkmechanismus trifft zu?**

(A) Aminoglykosid-Antibiotika (wie Streptomycin) hemmen die bakterielle RNA-Polymerase.
(B) Chinolone (4-Oxochinolin-3-carbonsäure-Derivate wie Ciprofloxacin) hemmen bakterielle Glykopeptid-Transpeptidasen.
(C) β-Lactam-Antibiotika (wie Penicillin V) hemmen die bakterielle Topoisomera-se II (Gyrase).
(D) Rifamycin-Antibiotika (wie Rifampicin) destabilisieren die bakterielle Zellwand durch Lösen glykosidischer Bindungen.
(E) Tetracycline (wie Doxycyclin) hemmen die bakterielle ribosomale Proteinbiosynthese.

F11

→ **16.109 Das Ras-Protein**

(A) ist Bestandteil der Signaltransduktionskaskade des PDGF (platelet-derived growth factor)
(B) ist ein trimeres G-Protein
(C) ist ein Tumorsuppressorprotein
(D) wird aktiviert, indem es von Rezeptor-Tyrosinkinasen phosphoryliert wird
(E) wird durch Bindung von GTP inaktiviert

16.107 (C) 16.108 (E) 16.109 (A)

17 Hormone

F09

17.1 Hormone/Mediatoren lassen sich in Gruppen einteilen.
Welche der Zuordnungen trifft zu?

(A) β-Endorphin ist ein Steroidhormon.
(B) Serotonin ist ein Oligopeptidhormon.
(C) Somatoliberin (GH-RH) ist ein biogenes Amin.
(D) Somatotropin (STH, GH) ist ein Steroidhormon.
(E) Thromboxan ist ein Eikosanoid.

F06

17.2 Welches der folgenden Hormone ist ein Tyrosin-Derivat?

(A) Cortisol
(B) Prostaglandin I_2 (Prostacyclin)
(C) Serotonin
(D) Thromboxan A_2
(E) Triiodthyronin

F06

17.3 Welches der folgenden Hormone wirkt charakteristischerweise durch Bindung an intrazelluläre Rezeptoren?

(A) Glucagon
(B) Insulin
(C) Adrenalin
(D) Wachstumshormon
(E) Cortisol

F09

17.4 Nukleäre (Hormon)Rezeptoren des Menschen

(A) besitzen spezifische DNA-Bindungsdomänen
(B) bilden Komplexe mit DNA-Polymerase
(C) binden typischerweise hydrophile Hormone
(D) werden als Enhancer bezeichnet
(E) werden im Zellkern durch Hsp90 aktiviert

H08

17.5 Welches Molekül stellt einen typischen sekundären Botenstoff („second messenger") dar?

(A) Adenosin-5′-monophosphat (AMP)
(B) γ-Aminobuttersäure (GABA)
(C) Diacylglycerin
(D) Guanosin-5′-monophosphat (GMP)
(E) Inositol

H09

17.6 Phosphatidylinositol-4,5-bisphosphat ist an einer durch verschiedene Hormone ausgelösten transmembranalen Signaltransduktion beteiligt.
Welches Enzym katalysiert die Freisetzung von Diacylglycerol aus dem o. g. Inositolphosphatid?

(A) Lipoproteinlipase
(B) Pankreaslipase
(C) Phospholipase C
(D) Proteinkinase C
(E) saure Phosphatase

H05

17.7 Zur Gruppe der Hormonrezeptoren gehören integrale Membranproteine, die nach Bindung eines Hormons allein oder im Zusammenwirken mit weiteren Proteinen ein intrazelluläres Signal erzeugen.
Welches Hormon bindet an einen Membranrezeptor, dessen intrazelluläre Domäne direkt die Bildung eines zyklischen Nucleotids katalysiert?

(A) Adrenalin
(B) Atriopeptin (atriales natriuretisches Peptid)
(C) Cortisol
(D) Erythropoetin
(E) Tetraiodthyronin (Thyroxin)

F05

17.8 Der Rezeptor für Thyrotropin (Thyreoidea-stimulierendes Hormon, TSH) gehört zur Familie der

(A) intranukleären Rezeptoren
(B) G-Protein-gekoppelten Rezeptoren
(C) Guanylat-Cyclasen
(D) Tyrosinkinase-Rezeptoren
(E) Jak/STAT-gekoppelten Rezeptoren

H10

17.9 Der intrazelluläre Botenstoff cAMP ist ein

(A) Dicarbonsäureester
(B) Monocarbonsäureester
(C) Phosphorsäureanhydrid
(D) Phosphorsäurediester
(E) Phosphorsäuremonoester

17.1 (E) 17.2 (E) 17.3 (E) 17.4 (A) 17.5 (C) 17.6 (C) 17.7 (B) 17.8 (B) 17.9 (D)

H04

→17.10 **Die unmittelbare Folge der Wechselwirkung von zyklischem Adenosinmonophosphat (3′, 5′-cAMP) mit Protein-Kinase A ist eine**

(A) Aktivierung der membranständigen Adenylat-Cyclase
(B) Dissoziation der (heterotetrameren) Protein-Kinase A
(C) Hemmung der cAMP-spezifischen Phosphodiesterase
(D) Phosphorylierung der Protein-Kinase A
(E) Überführung der Protein-Kinase A in den Zellkern

H00

→17.11 **Welche Aussage zu heterotrimeren G-Proteinen (den sog. großen G-Proteinen) trifft nicht zu?**

(A) Sie binden nicht-kovalent Guaninnukleotide.
(B) Sie übertragen extrazelluläre Signale, die von einem Membranrezeptor empfangen wurden, auf intrazelluläre Signalkaskaden.
(C) Sie tauschen nach Wechselwirkung mit dem Liganden-beladenen Rezeptor GDP gegen GTP aus.
(D) Sie können in der GTP-gebundenen Form Enzyme aktivieren, die zweite Boten (second messenger) bilden.
(E) Die Signalübertragung wird durch eine spezifische Peptidase beendet.

F08 H05

→17.12 **Die Effekte von Bakterientoxinen können auf einer kovalenten Modifikation von Proteinen beruhen. So aktiviert das Choleratoxin das Adenylatcyclase-System durch eine ADP-Ribosylierung einer G-Protein-Untereinheit.**
Der ADP-Ribosyl-Donator bei dieser Modifizierung ist:

(A) Adenosyl-Cobalamin
(B) S-Adenosyl-Methionin
(C) Adenylosuccinat
(D) ADP
(E) NAD^+

H06

→17.13 **Hormon-aktivierte Phospholipase C spaltet Phosphatidylinositol-4,5-bisphosphat zu:**

(A) Diacylglycerin + Inositol + Phosphat
(B) Diacylglycerin + Inositoltrisphosphat
(C) Glycerin + Inositol + Phosphatidat
(D) Glycerin + Phosphatidylserin
(E) Phosphatidylglycerin + Inositol + Diphosphat

F05

→17.14 **Substrat für die Synthese der intrazellulären Signalsubstanz cGMP (zyklisches Guanosinmonophosphat) ist**

(A) 5′-GMP
(B) GDP
(C) dGTP
(D) ATP
(E) GTP

H01

→17.15 **Welche Aussage zum cGMP-System trifft nicht zu?**

(A) NO aktiviert eine lösliche Guanylatcyclase.
(B) cGMP wirkt durch Hemmung der Proteinkinase A.
(C) cGMP führt zur Relaxation der glatten Muskulatur.
(D) cGMP erhöht am Außenglied der retinalen Sinneszellen die Na^+-Leitfähigkeit der Plasmamembran.
(E) Die membrangebundene Guanylatcyclase wird durch das atriale natriuretische Peptid (Atriopeptin) aktiviert.

17.10 (B) 17.11 (E) 17.12 (E) 17.13 (B) 17.14 (E) 17.15 (B)

F05

→17.16 **Welche Aussage zur abgebildeten Verbindung trifft nicht zu?**

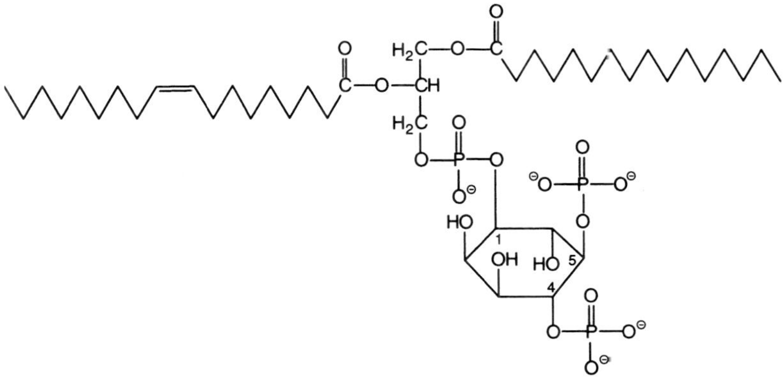

(A) Es handelt sich um einen Vorläufer von Inositol-1,4,5-trisphosphat.
(B) Es handelt sich um einen Vorläufer von Diacylglycerin.
(C) Sie befindet sich in der Zellmembran.
(D) Für ihre vollständige Synthese wird CoA als Coenzym benötigt.
(E) Sie ist Vorläufer für die Synthese von Prostaglandinen.

H07

→17.17 **Welche der folgenden Aussagen zur Schilddrüse trifft zu?**
(A) Bei der Synthese der Schilddrüsenhormone werden zwei Tyrosylreste gekoppelt, bevor sie iodiert werden.
(B) Die Schilddrüse wird nach Andocken von TRH zur Freisetzung von Schilddrüsenhormonen stimuliert.
(C) Iodmangel führt zu einer Verkleinerung der Schilddrüse.
(D) Thyroxin entsteht proteolytisch aus Thyreoglobulin.
(E) Thyroxin wird im Follikellumen der Schilddrüse an Thyroxin-bindendes Globulin (TBG) gebunden gespeichert.

F09

→17.18 **In welcher Form werden die Schilddrüsenhormone Thyrosin und Triiodthyronin in der Schilddrüse gespeichert?**
(A) als homopolymeres Thyroxin bzw. Triiodthyronin im Follikellumen
(B) als homopolymeres Thyroxin bzw. Triiodthyronin in Follikelepithelzellen
(C) als modifizierte Aminosäuren des Thyreoglobulins im Follikellumen
(D) kovalent gebunden an Lysinreste des Thyreoglobulins im Follikellumen
(E) nicht kovalent gebunden an Thyreoglobulin im Follikellumen

H06

→17.19 **Zu den Wirkungen von T_3 (3,5,3′-Triiodthyronin) gehört nicht:**
(A) Hemmung der β-Rezeptoren des Myokards
(B) Hemmung der Sekretion von TSH (Thyreotropin) im Hypophysenvorderlappen
(C) Induktion der Na^+/K^+-ATPase
(D) Induktion lysosomaler Hyaluronidase
(E) Stimulation der Biosynthese von STH (Wachstumshormon) im Hypophysenvorderlappen

F06

→17.20 **Von der Schilddrüse werden die iodhaltigen Hormone Thyroxin und Triiodthyronin synthetisiert. Das Enzym Thyreoperoxidase wird für die Oxidation des Iodids und dessen Einbau in Tyrosylreste benötigt.**
Dieser Iodierungsschritt geschieht
(A) im endoplasmatischen Retikulum von Schilddrüsenepithelzellen
(B) an Mikrovilli am apikalen Teil der Plasmamembran von Schilddrüsenepithelzellen
(C) im endosomalen Kompartiment von Schilddrüsenepithelzellen
(D) am Thyroxin-bindenden Globulin
(E) im Trans-Golgi-Netzwerk von C-Zellen der Schilddrüse

F04

→17.21 **Welche Aussage zur Regulation der Biosynthese und Sekretion der Schilddrüsenhormone sowie zur Signaltransduktion in den Zielzellen dieser Hormone trifft zu?**
(A) TRH (Thyroliberin) fördert die Bildung von Thyroxin durch Bindung an regulatorische DNA-Bereiche (Enhancer) der Schilddrüsenepithelzellen.
(B) Die Umwandlung von Thyroxin in Triiodthyronin erfolgt durch die Thyreoperoxidase.
(C) Der molekulare Mechanismus der durch Triiodthyronin ausgelösten Signaltransduktion schließt eine Beteiligung von Zink-Ionen ein.
(D) TSH (Thyrotropin) stimuliert die proteolytische Freisetzung von Thyreocalcitonin aus Thyreoglobulin.
(E) Das Thyroxin-bindende Globulin (TBG) fungiert als zytosolischer Rezeptor der Schilddrüsenhormone.

H09

→17.22 **Der Transport welches der Hormone erfolgt im Blutplasma zu mindestens 99 % an Proteine gebunden?**
(A) Adrenalin
(B) Erythropoetin
(C) Prolactin
(D) Secretin
(E) Thyroxin

H05

→17.23 **Störungen der Synthese von Schilddrüsenhormonen und der Regulation der Schilddrüsenfunktion sind im Kindes- und Erwachsenenalter mit einer Vielzahl von Symptomen verbunden. Eine Hyperthyreose kann durch Autoantikörper hervorgerufen werden, die an Rezeptoren von Schilddrüsenepithelzellen binden.**
Durch diese Autoantikörper aktiviert werden Rezeptoren für:
(A) Somatostatin
(B) Thyreocalcitonin
(C) Thyreoidea-stimulierendes Hormon (TSH)
(D) Thyreostatin
(E) Thyroliberin (TRH)

F05

→17.24 **Welches Hormon induziert in Enterozyten die Transkription von Genen für an der Calcium-Resorption beteiligte Proteine?**
(A) Melanozyten-stimulierendes Hormon (MSH)
(B) Calcitriol (1,25-Dihydroxycholecalciferol)
(C) Thyroxin
(D) Melatonin
(E) Insulin

H09

→17.25 **Bringen Sie die Organe, in denen jeweils einer der drei Schritte in der Biosynthese von 7-Dehydrocholesterin zu 1,25-Dihydroxycholecalciferol (Calcitriol) hauptsächlich erfolgt, in die Reihenfolge dieser Schritte!**
(A) Haut, Leber, Niere
(B) Haut, Niere, Leber
(C) Leber, Haut, Niere
(D) Leber, Niere, Haut
(E) Niere, Haut, Leber

H06

→17.26 **Vitamin D_3 (Cholecalciferol), das Säuglingen zur Rachitisprophylaxe verabreicht und auch vielen Nahrungsmitteln zugesetzt wird, stellt eine inaktive Proform des Vitamin-D-Hormons dar.**
Welche molekularen Prozesse führen im Körper zur Aktivierung von Vitamin D_3?
(A) Vitamin D_3 wird unter Einwirkung von UV-Licht gespalten.
(B) Vitamin D_3 wird durch Hydroxylierung an C25 und C1 aktiviert.
(C) Vitamin D_3 wird durch Abspaltung der Seitenkette an C17 aktiviert.
(D) Vitamin D_3 bindet an einen G-Protein-gekoppelten Rezeptor der Mukosazellen des Dünndarms.
(E) Vitamin D_3 bildet in Osteoblasten einen aktiven Komplex mit Parathormon.

17.20 (B) 17.21 (C) 17.22 (E) 17.23 (C) 17.24 (B) 17.25 (A) 17.26 (B)

F05 H01

→17.27 **Welche Aussage zum Parathormon (PTH) trifft zu?**
(A) PTH wird von den C-Zellen der Schilddrüse synthetisiert.
(B) PTH hemmt die renale Calciumreabsorption.
(C) PTH stimuliert die 1-Hydroxylierung von 25-Hydroxycholecalciferol.
(D) PTH stimuliert in den Nieren die Phosphatreabsorption.
(E) PTH hemmt die Aktivität lysosomaler Hydrolasen in den Knochen.

H10

→17.28 **Parathormon (Parathyrin)**
(A) entsteht durch Ringspaltung aus 7-Dehydrocholesterin
(B) führt zu einer Erniedrigung der Konzentration an freiem Ca^{2+} im Blutplasma
(C) ist ein Produkt der Thyreoperoxidase
(D) stimuliert die Hydroxylierung von Calcidiol (25-Hydroxy-Cholecalciferol) in der Niere
(E) stimuliert die Sekretion von Calciol (Cholecalciferol) aus den Enterozyten

H08

→17.29 **Parathormon (Parathyrin)**
(A) gehört zur Gruppe der Steroidhormone
(B) führt am Skelett zu einer verminderten Osteoklastentätigkeit
(C) hemmt die Synthese von 1,25-Dihydrocholecalciferol (Calcitriol)
(D) hemmt die renal-tubuläre Phosphat-Resorption
(E) induziert durch Bindung an einen Transkriptionsfaktor die Synthese von Calcitonin

F06

→17.30 **Welche Aussage zur hormonellen Regulation des Calcium-Stoffwechsels trifft zu?**
(A) Thyreocalcitonin stimuliert die Calcium-Resorption im Darm.
(B) Bei Hyperkalzämie wird Parathormon in den Nieren zu einem 17-Ketosteroid abgebaut.
(C) Die 1α-Hydroxylierung von 25-Hydroxycholecalciferol wird durch cAMP gehemmt.
(D) 1,25-Dihydroxycholecalciferol (Calcitriol) induziert die Bildung von Calbindin in Enterozyten.
(E) Calcitriol beeinflusst die Genexpression in Vitamin-D-responsiven Zellen durch Aktivierung von G-Proteinen.

F08

→17.31 **Welche Aussage zum Insulin und seiner Wirkung trifft zu?**
(A) Der Insulinrezeptor hemmt über ein heterotrimeres G-Protein die Adenylatcyclase.
(B) Insulin aktiviert den GLUT4-Transporter durch Phosphorylierung.
(C) Insulin induziert die Bildung von Acetyl-CoA-Carboxylase und Fettsäuresynthase.
(D) Insulin reprimiert die Bildung von Glucokinase, Phosphofructokinase und Pyruvatkinase.
(E) Insulin wird als Proinsulin gespeichert und erst bei der Sekretion in die A- und B-Kette gespalten.

F10

→17.32 **Welche Aussage zum Insulin trifft zu?**
(A) Der Insulinmangel bei Diabetes mellitus Typ 1 führt reaktiv zu Mehrproduktion von C-Peptid.
(B) Die Halbwertzeit von zirkulierendem körpereigenen Insulin im Blutplasma beträgt im Allgemeinen mehr als eine Stunde.
(C) In der Leber führt Insulin zu einer gesteigerten Glykogen-Synthese.
(D) Insulin ist ein Decapeptid.
(E) Insulin zirkuliert im Blut überwiegend Protein-gebunden.

H07

→17.33 **Gesunde Individuen reagieren auf eine nahrungsbedingte Erhöhung der Blutglucose mit einer vermehrten Insulinfreisetzung aus den B-Zellen des Pankreas.**
Was wird durch ein erhöhtes Glucoseangebot in der B-Zelle bewirkt?
(A) Abnahme der zytosolischen Ca^{2+}-Konzentration
(B) Anstieg der intrazellulären ADP-Konzentration
(C) gesteigerte Gluconeogenese
(D) Hyperpolarisation der Plasmamembran
(E) Zunahme des Protonentransports in den intermembranären Raum der Mitochondrien

F10

→17.34 **Die Signalsequenz, die zur Einschleusung des Insulin-Vorläufermoleküls ins endoplasmatische Retikulum benötigt wird, ist ein Teil des**
(A) Insulin-Rezeptors
(B) Präpro-Insulins
(C) Pro-Insulins
(D) reifen Insulins
(E) Signal recognition particle (SRP)

17.27 (C) 17.28 (D) 17.29 (D) 17.30 (D) 17.31 (C) 17.32 (C) 17.33 (E) 17.34 (B)

H09

→17.35 **Bei der Reifung des Insulins aus Proinsulin wird C-Peptid abgespalten.**
Welche Aussage zum C-Peptid trifft zu?
(A) Das C-Peptid ist ein Octapeptid.
(B) Die Entfernung des C-Peptids erfordert die Spaltung der Disulfidbrücken des Proinsulins.
(C) Die Entfernung des C-Peptids erfolgt beim Transport in das endoplasmatische Retikulum.
(D) Zur Entfernung des C-Peptids spalten Prohormonkonvertasen die Peptidkette zwischen zwei sauren Aminosäuren.
(E) Das C-Peptid entstammt dem mittleren Bereich der Peptidkette.

F04

→17.36 **Der Anstieg der Plasmakonzentration von welchem der folgenden Stoffe nach Nahrungsaufnahme verstärkt am meisten die Freisetzung von Insulin aus den endokrinen Zellen der Bauchspeicheldrüse?**
(A) Noradrenalin
(B) Somatostatin
(C) C-Peptid
(D) GLP-1 (glucagon-like peptide 1)
(E) Galanin

H06

→17.37 **Welches der folgenden Hormone bindet an einen Rezeptor mit Tyrosinkinase-Aktivität?**
(A) Adrenalin
(B) Glucagon
(C) Insulin
(D) Sekretin
(E) Thyroxin

F04

→17.38 **Bei welcher der folgenden Zellen nimmt durch Insulin die Translokation von Glucosetransportern (GLUT4) in die Zellmembran typischerweise zu?**
(A) Darmmukosazelle
(B) Erythrozyt
(C) Hepatozyt
(D) Nervenzelle
(E) Skelettmuskelzelle

F09

→17.39 **Die Glucosetransporter in der Plasmamembran der Hepatozyten sind Insulin-unabhängig. Dennoch ist die Glucoseaufnahme der Leber durch Insulin steigerbar.**
Hierzu trägt wesentlich bei, dass Insulin die
(A) Blutglucosekonzentration steigert
(B) Glucose-6-Phosphatase hemmt
(C) hepatische Hexokinase (Glucokinase) induziert
(D) Phosphoenolpyruvat-Carboxykinase aktiviert
(E) Pyruvat-Carboxylase aktiviert

F07

→17.40 **Auf welche Weise wirkt Insulin auf den Stoffwechsel des weißen Fettgewebes?**
(A) Abbau der HMG-CoA-Reduktase
(B) Hemmung der Acetyl-CoA-Carboxylase
(C) Hemmung der Lipoproteinlipase
(D) Induktion der intrazellulären Triglyceridlipase
(E) Verlagerung von GLUT4 in die Plasmamembran

H02 F99

→17.41 **Welche Aussage zum Insulinrezeptor trifft nicht zu?**
(A) Insulin bindet an die extrazellulären α-Untereinheiten des tetrameren Insulinrezeptors.
(B) Nach Insulinbindung wird auf der zytosolischen Seite der transmembranären β-Untereinheiten eine Proteinkinase aktiviert.
(C) Der aktivierte Insulinrezeptor phosphoryliert Tyrosylreste von Proteinen der intrazellulären Signalübertragung.
(D) Durch Autophosphorylierung inaktiviert sich der Insulinrezeptor und wird dadurch insulinresistent.
(E) Insulin stimuliert die Translokation eines Glucosetransporters aus Endosomen in die Plasmamembran.

H06

→17.42 **Welche Aussage zum Insulin trifft zu?**
(A) Insulin muss zur Aktivierung an einem Tyrosinrest phosphoryliert werden.
(B) Insulin aktiviert die cAMP-Phosphodiesterase.
(C) Insulin stimuliert die GLUT-2-Translokation in die Plasmamembran.
(D) Insulin stimuliert die Proteolyse in der Skelettmuskelzelle.
(E) Die Glucoseaufnahme des Zentralnervensystems erfolgt insulinabhängig.

H09

→17.43 **Durch Decarboxylierung von Acetessigsäure (3-Oxo-butansäure) entsteht eine Verbindung, die eventuell in der Ausatemluft eines komatösen Diabetikers gerochen werden kann.**
Es handelt sich um
(A) Ethanal
(B) Ethanol
(C) Ethansäureethylester (Essigsäureethylester)
(D) Glycerin (Propan-1,2,3-triol)
(E) Propanon (Aceton)

17.35 (E) 17.36 (D) 17.37 (C) 17.38 (E) 17.39 (C) 17.40 (E) 17.41 (D) 17.42 (B) 17.43 (E)

H07

→ **17.44 Bei Diabetes mellitus Typ 2, der häufig mit dem metabolischen Syndrom vergesellschaftet ist, liegt typischerweise eine Insulinresistenz vor.**
Durch welche Stoffwechselstörung ist eine Insulinresistenz gekennzeichnet?

(A) blockierte Gluconeogenese in der Leber
(B) Dauerstimulation der Proteinkinase B (Akt) in der Skelettmuskelzelle
(C) enthemmte Aktivität der Acetyl-CoA-Carboxylase
(D) reduzierte Glucose-Aufnahme in die Skelettmuskelzelle
(E) überschießende Aktivität der Lipoproteinlipase

H09

→ **17.45 Bei absolutem Insulin-Mangel kommt es zu einer Steigerung der**

(A) De-novo-Fettsäuresynthese im Fettgewebe
(B) Fettsäureaufnahme des Fettgewebes
(C) Glucoseaufnahme der Skelettmuskelzelle
(D) Glykogensynthese im Hepatozyten
(E) Lipolyse im Fettgewebe

H04

→ **17.46 Im Blut von Patienten mit Diabetes mellitus sind die so genannten Ketonkörper nachweisbar. Bei akuter diabetischer Stoffwechselentgleisung begünstigt die gesteigerte Ketonkörperbildung in erster Linie die Entstehung einer**

(A) Atemhemmung
(B) herabgesetzten Osmolarität des Blutes
(C) intrazellulären Hyperhydratation
(D) metabolischen Alkalose
(E) metabolischen Azidose

F05

→ **17.47 Hyperglykämie ist ein Kardinalbefund bei Insulin-Mangel.**
Welcher der folgenden Prozesse ist neben einer verminderten Glucose-Aufnahme in Fett- und Muskelzellen für die Erhöhung der Glucose-Konzentration im Blut vor allem verantwortlich?

(A) gesteigerte Umwandlung der in der Leber anfallenden Fettsäuren in Glucose
(B) verminderter Glykogen-Abbau in Muskelzellen
(C) vermehrte glykolytische Aktivität der Adipozyten
(D) vermehrte gluconeogenetische Aktivität der Hepatozyten
(E) Umschalten der Erythrozyten von Glucose-Abbau auf Ketonkörperverwertung

F03

→ **17.48 Das Hämoglobin HbA_{1c}**

(A) entsteht durch nichtenzymatische Glykosylierung (Glykierung) von HbA
(B) wird im endoplasmatischen Retikulum von Retikulozyten gebildet
(C) kann nicht Sauerstoff transportieren
(D) liegt bei Diabetes mellitus in reduzierter Konzentration vor
(E) wird als einziges Hämoglobin im Urin ausgeschieden

F08

→ **17.49 Glucagon ist an der Aufrechterhaltung einer normalen Blutzuckerkonzentration beteiligt und wirkt dem Entstehen einer Hypoglykämie entgegen.**
Welcher Rezeptor-Klasse gehört der Glucagon-Rezeptor an?

(A) G-Protein-gekoppelter Rezeptor
(B) Jak/STAT-assoziierter Rezeptor
(C) Rezeptor mit assoziierter Tyrosinkinase
(D) Rezeptor mit Guanylatcyclase-Aktivität
(E) Rezeptor mit Tyrosinkinase-Aktivität

H05

→ **17.50 Das Nebennierenmark sezerniert bei Aktivierung vorrangig:**

(A) Adrenalin
(B) Dihydroxyphenylalanin
(C) Dopamin
(D) Histamin
(E) Noradrenalin

F10

→ **17.51 Welches der Hormone wird in den Hormonproduzierenden Zellen in Vesikeln gespeichert, sodass auf ein entsprechendes Signal hin durch Entleerung der Vesikel eine schnelle Freigabe großer Mengen des Hormons erfolgen kann?**

(A) Adrenalin
(B) Calcitriol
(C) Estradiol
(D) Thromboxan A_2
(E) Thyroxin

H04

→ **17.52 Ascorbinsäure (Vitamin C) kann an Monooxygenase-katalysierten Hydroxylierungsreaktionen beteiligt sein.**
Im Nebennierenmark ist Ascorbinsäure bei der Katecholamin-Biosynthese beteiligt an der Reaktion von

(A) Phenylalanin zu Tyrosin
(B) Tyrosin zu Dihydroxyphenylalanin (DOPA)
(C) DOPA zu Dopamin
(D) Dopamin zu Noradrenalin
(E) Noradrenalin zu Adrenalin

17.44 (D) 17.45 (E) 17.46 (E) 17.47 (D) 17.48 (A) 17.49 (A) 17.50 (A) 17.51 (A) 17.52 (D)

F05

17.53 Die richtige Reihenfolge der Biosynthese von Catecholaminen im Nebennierenmark ist:
(A) Tyrosin → Dopa → Adrenalin → Dopamin → Noradrenalin
(B) Tyrosin → Dopa → Dopamin → Adrenalin → Noradrenalin
(C) Tyrosin → Dopa → Dopamin → Noradrenalin → Adrenalin
(D) Tyrosin → Dopamin → Dopa → Noradrenalin → Adrenalin
(E) Tyrosin → Noradrenalin → Dopamin → Dopa → Adrenalin

F10

17.54 Noradrenalin wird in Adrenalin umgewandelt durch
(A) FAD-abhängige Oxidation
(B) Hydrolyse
(C) O_2-abhängige Hydroxylierung
(D) Pyridoxalphosphat-abhängige Decarboxylierung
(E) S-Adenosylmethionin-abhängige Methylierung

F08

17.55 In Notfallsituationen bereitet Adrenalin den Körper auf eventuell notwendige Reaktionen vor. Welche Aussage zu Adrenalin und seiner Wirkung trifft zu?
(A) Adrenalin wird aus Dopamin durch die Monoaminoxidase (MAO) gebildet.
(B) Sowohl α- als auch β-Rezeptoren für Adrenalin leiten ihr Signal über heterotrimere G-Proteine weiter.
(C) Sowohl α_1- als auch α_2-Rezeptoren für Adrenalin sind an die cAMP-Konzentration gekoppelt.
(D) Im Fettgewebe stimuliert Adrenalin die Triglycerid-Synthese.
(E) Im Skelettmuskel hemmt Adrenalin die Creatinkinase.

F06

17.56 Die Reaktion von Katecholaminen mit β-Rezeptoren führt zur
(A) Aktivierung der Inositoltrisphosphat-Signalkette
(B) Aktivierung einer Tyrosinkinase-Funktion des zytoplasmatischen Rezeptoranteils
(C) Aktivierung des Adenylatcyclase-Systems
(D) Aktivierung des Guanylatcyclase-Systems
(E) Translokation des β-Rezeptors in den Zellkern

H04

17.57 Beim enzymatischen Abbau der als Neurotransmitter und/oder Hormone sehr wirksamen Katecholamine zu biologisch inaktiven Produkten ist der erste Schritt eine
(A) Amid-Bildung mit Glycin
(B) Hydrolyse einer Esterbindung
(C) Hydroxylierung
(D) Methylierung oder eine Oxidation
(E) Übertragung einer Glucuronsäure-Gruppe

H10

17.58 Von welchem Metaboliten übernimmt die Catechol-O-Methyl-Transferase die Methylgruppen, die sie auf ihre Substrate (z. B. Adrenalin) überträgt?
(A) Methylcobalamin
(B) N^5-Formyl-Tetrahydrofolat
(C) N^5-Methyl-Tetrahydrofolat
(D) N^5,N^{10}-Methylen-Tetrahydrofolat
(E) S-Adenosyl-Methionin

F05

17.59 Bei der dargestellten Verbindung handelt es sich um

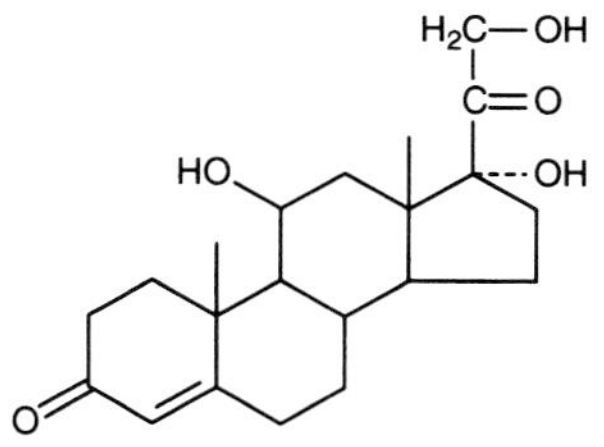

(A) Cortisol
(B) Testosteron
(C) Cholesterin
(D) Aldosteron
(E) Estradiol

H02

17.60 Welche Aussage zur Wirkung von Cortisol trifft <u>nicht</u> zu?
(A) Durch Hemmung der Proteinsynthese und Stimulierung der Proteolyse in der Skelettmuskulatur bewirkt Cortisol eine verstärkte Freisetzung von Aminosäuren.
(B) Unter dem Einfluss von Cortisol werden vermehrt Substrate für die Gluconeogenese bereitgestellt.
(C) Cortisol hemmt die Synthese der Pyruvatcarboxylase.
(D) Cortisol hemmt die Synthese von Zytokinen, wie z. B. IL-2.
(E) Cortisol hemmt die Freisetzung von Arachidonsäure aus Phospholipiden der Plasmamembran.

17.53 (C) 17.54 (E) 17.55 (B) 17.56 (C) 17.57 (D) 17.58 (E) 17.59 (A) 17.60 (C)

H08 H04

→17.61 **Cortisol wirkt hinsichtlich der Glucosekonzentration im Blut antagonistisch zu**
(A) Adrenalin
(B) Glucagon
(C) Insulin
(D) Somatotropin (STH, GH)
(E) Triiodthyronin (T_3)

F03

→17.62 **Cortisol**
(A) stimuliert die Synthese von Prostaglandinen
(B) hemmt den programmierten Zelltod (Apoptose) von Lymphozyten
(C) fördert die Kollagensynthese in Bindegewebszellen
(D) ist ein Antagonist des Insulins bei der Regulation der Blutglucosekonzentration
(E) stimuliert die NO-Synthese in Makrophagen

H07

→17.63 **Bei einem 7-jährigen Jungen fallen Schamhaarentwicklung und deutliche Größenzunahme des Penis als Zeichen einer bereits einsetzenden Pubertät auf. Körperliche und laborchemische Untersuchungen zeigen, dass eine autosomal-rezessiv vererbte Erkrankung mit überschießender Androgenproduktion (adrenogenitales Syndrom) vorliegt.**
Zu der Erhöhung der Androgenkonzentration im Blutplasma ist es am wahrscheinlichsten gekommen durch
(A) eine gesteigerte Aktivität der Aromatase
(B) eine Synthesestörung von Cortisol
(C) eine verminderte Progesteron-Konzentration in der Nebennierenrinde
(D) einen Mangel an Testosteron-5α-Reduktase
(E) einen verminderten Abbau von Gluco- und Mineralcorticoiden

H07

→17.64 **Wegen einer chronisch-entzündlichen Erkrankung muss ein Patient mit hohen Dosen eines Glucocorticoidpräparats behandelt werden. Nach mehreren Wochen stellt die behandelnde Ärztin eine erhöhte Nüchtern-Glucose-Konzentration fest.**
Welche allgemeine Stoffwechselwirkung von Cortisol ist für die Entwicklung einer Hyperglykämie verantwortlich?
Stimulation der
(A) Gluconeogenese in der Leber
(B) Glykogensynthese in der Leber
(C) Glykolyse in der Leber
(D) Liponeogenese im Fettgewebe
(E) Proteinsynthese im Muskel

H09

→17.65 **Primäre Nebennierenrinden-Insuffizienz hat u. a. eine erniedrigte Cortisol-Konzentration im Blut zur Folge.**
Dieser Mangel an Cortisol führt typischerweise zu
(A) gesteigerter Ausschüttung von Melanozyten-stimulierendem Hormon (MSH)
(B) Hyperglykämie durch verstärkte Gluconeogenese in der Leber
(C) Mangel an eosinophilen Granulozyten im Blut (Eosinopenie)
(D) verminderter Bildung von adrenocorticotropem Hormon (ACTH) in der Adenohypophyse
(E) verminderter Transkription des Gens für Proopiomelanocortin (POMC)

F98

→17.66 **Welche Aussage trifft <u>nicht</u> zu?**
Aldosteron
(A) wird in der Nebennierenrinde synthetisiert
(B) steigert die Na^+-Reabsorption aus den Sammelrohren der Niere
(C) steigert die renale Chloridausscheidung
(D) wirkt durch Bindung an intrazelluläre Rezeptoren aus der Familie der Steroidhormonrezeptoren
(E) induziert die Na^+/K^+-ATPase in Sammelrohrepithelzellen der Nieren

H04

→17.67 **Welche der Substanzen stimuliert durch Bindung an Rezeptoren auf den Zellen der Zona glomerulosa der Nebennierenrinde die Aldosteron-Sekretion?**
(A) Atriopeptin (ANP)
(B) Angiotensin II
(C) Erythropoetin
(D) Glucagon
(E) Renin

H09

→17.68 **Übermäßiger Lakritz-Konsum kann zur Hemmung einer 11β-Hydroxysteroid-Dehydrogenase (11β-HSD Typ 2) in Zellen der Nierentubuli bzw. Sammelrohre führen, die normalerweise Cortisol umwandelt in**
(A) Aldosteron
(B) Corticosteron
(C) Cortison
(D) 11-Desoxycorticosteron
(E) 11-Desoxycortisol

17.61 (C) 17.62 (D) 17.63 (B) 17.64 (A) 17.65 (A) 17.66 (C) 17.67 (B) 17.68 (C)

F06 H02

17.69 Welche Aussage zum männlichen Keimdrüsenhormon trifft nicht zu?

(A) Die Testosteron-Synthese in den Leydig-Zellen des Hodens steht unter dem Einfluss des luteinisierenden Hormons (LH) aus dem Hypophysenvorderlappen.
(B) Testosteron entsteht aus Progesteron durch Hydroxylierung von C17 und Abspaltung der Seitenkette.
(C) Testosteron wird in der Prostata durch eine 5α-Reduktase zu Dihydrotestosteron umgewandelt.
(D) In der Leber wird Testosteron durch eine Aromatase zu Androstendion inaktiviert.
(E) Testosteron hemmt die Freisetzung von LH-Releasing-Hormon (LH-RH oder Gonadoliberin) im Hypothalamus.

F08

17.70 Welche Aussage zum Testosteron trifft zu?

(A) Es ist Zwischenprodukt der Estrogen-Biosynthese.
(B) Es wird in den Sertoli-Zellen des Hodens gebildet.
(C) Im Blutplasma liegt es überwiegend in freier Form vor.
(D) Im Ovar kann es zu Progesteron umgewandelt werden.
(E) Seine Reduktion zu Dihydrotestosteron ist ein Inaktivierungsschritt.

H07

17.71 Das hier abgebildete Pregnenolon stellt die Vorstufe für das Androgen Testosteron dar.

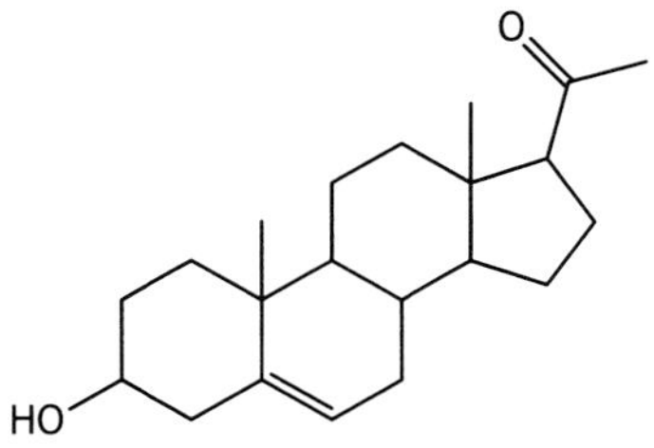

Durch welche biosynthetische Reaktion entsteht Pregnenolon aus Cholesterin?

(A) Acetylierung am C-Atom 17
(B) Bis-Methylierung und damit Einführung der C-Atome 18 und 19
(C) Hydroxylierung am C-Atom 3
(D) oxidative Verkürzung der Alkylseitenkette um sechs C-Atome
(E) Verschiebung der Doppelbindung von Ring A in den Ring B

F07 F03

17.72 Welche Aussage über Testosteron trifft zu?

(A) Testosteron ist ein C21-Steroid mit einem aromatischen Ring A.
(B) Testosteron wird in den Sertoli-Zellen des Hodens synthetisiert.
(C) Die wirksamste Form des Testosterons in der Prostata ist 5α-Dihydrotestosteron.
(D) Testosteron wird im Plasma vorwiegend an Albumin gebunden transportiert.
(E) Testosterongabe führt zu einer negativen Stickstoffbilanz des Körpers.

F08 F05

17.73 Der Menstruationszyklus lässt sich in drei Phasen (Follikelphase, Ovulationsphase, Lutealphase) einteilen, deren Ablauf hormonell reguliert wird. Während der Lutealphase

(A) liegt die basale Körpertemperatur niedriger als während der Follikelphase
(B) erreicht die Plasmakonzentration von LH (luteinisierendes Hormon) ihren Maximalwert im Zyklus
(C) erreicht die Plasmakonzentration von FSH (Follikelstimulierendes Hormon) ihren Maximalwert im Zyklus
(D) steigt die Androstendion-Plasmakonzentration kontinuierlich an
(E) erreicht die Plasmakonzentration von Progesteron ihren Maximalwert im Zyklus

H04

17.74 Der Menstruationszyklus lässt sich in drei Phasen (Follikelphase, Ovulationsphase, Lutealphase) einteilen, deren Ablauf hormonell reguliert wird. In der Follikelphase erhalten die Follikelepithelzellen (Granulosazellen) durch Induktion des 19-Hydroxylase-Aromatase-Komplexes die Kapazität zur Synthese von Estradiol. Die Wirkung welches der Hormone ist hierfür typischerweise verantwortlich?

(A) Choriongonadotropin
(B) follikelstimulierendes Hormon
(C) Follistatin
(D) Oxytocin
(E) Progesteron

H10

17.75 Welches der Steroidhormone enthält in seinem Ringsystem einen aromatischen Ring?

(A) Aldosteron
(B) Cortisol
(C) Estradiol
(D) Progesteron
(E) Testosteron

17.69 (D) 17.70 (A) 17.71 (D) 17.72 (C) 17.73 (E) 17.74 (B) 17.75 (C)

H08

→17.76 **In Fettgewebe erfolgt mithilfe einer Aromatase eine Produktion von**
(A) Adrenalin
(B) Estrogenen
(C) Glucocorticoide
(D) Leptin
(E) Testosteron

F08

→17.77 **Welche Aussage über Struktur, Biosynthese und Modifikation des polyfunktionellen Prohormons Proopiomelanocortin (POMC) trifft zu?**
(A) Adrenalin ist einer der Bestandteile des POMC-Proteins.
(B) Aldosteron kann in den Nieren durch alternatives Spleißen der POMC-kodierenden Prä-mRNA gebildet werden.
(C) Cortisol vermindert die Expression von POMC in der Hypophyse durch Hemmung der CRH-Sekretion im Hypothalamus.
(D) Der proteolytische Abbau von POMC in der Leber führt zur Entstehung der Somatomedine.
(E) POMC entsteht im Hypothalamus durch limitierte Proteolyse von CRH.

F04

→17.78 **Welches der folgenden Hormone aus dem Hypophysenvorderlappen stimuliert über Bindung an spezifische Rezeptoren der Leydig-Zellen des Hodens die Testosteron-Biosynthese und ist typischer Bestandteil des Regelkreises zur Konstanthaltung der Blutplasmakonzentration des Testosterons beim Mann?**
(A) Corticotropin (ACTH)
(B) Follitropin (FSH)
(C) Luteinisierendes Hormon (LH)
(D) Somatotropin (STH)
(E) Thyreotropin (TSH)

F06

→17.79 **Die Sekretion welches der folgenden Hormone wird durch den Hypophysenvorderlappen reguliert?**
(A) Atriopeptin (ANP)
(B) Adrenalin
(C) Thyroxin
(D) Glucagon
(E) Calcitonin

F04

→17.80 **Die Sekretion welches der folgenden Hormone wird von Inhibin direkt am meisten gehemmt?**
(A) GnRH (Gonadoliberin)
(B) FSH (Follitropin)
(C) Testosteron
(D) Progesteron
(E) LH (Lutropin)

H94

→17.81 **Welche Aussage trifft nicht zu? Somatostatin hemmt direkt die Sekretion von**
(A) Insulin in B-Zellen des Pankreas
(B) Glukagon in A-Zellen des Pankreas
(C) Wachstumshormon (STH) im Hypophysenvorderlappen
(D) Thyreotropin im Hypophysenvorderlappen
(E) Thyroxin in der Schilddrüse

H98

→17.82 **Welche Aussage zum Vasopressin trifft nicht zu?**
(A) Bildungsort des Pro-Vasopressins ist die Hypophyse.
(B) Es steigert die H_2O-Permeabilität der Nierensammelrohre.
(C) Es wird vermehrt freigesetzt bei Zunahme der Osmolalität des Plasmas.
(D) Der second messenger in glatten Gefäßmuskelzellen ist Inositoltrisphosphat (IP_3).
(E) Der second messenger in den Epithelzellen der Sammelrohre ist cAMP.

H07 H03

→17.83 **Erythropoetin**
(A) bewirkt eine Senkung des Hämatokritwerts
(B) ist ein Enzym der Hämbiosynthese
(C) ist ein Glykoprotein
(D) stimuliert intrazellulär die lösliche Guanylatzyklase
(E) wird von erythropoetischen Stammzellen synthetisiert

F04

→17.84 **Angiotensin II**
(A) wird durch limitierte Proteolyse aus Renin freigesetzt
(B) wird durch ACE (angiotensin converting enzyme, Peptidyldipeptidase A) inaktiviert
(C) wird vermehrt synthetisiert, wenn der Druck in den Vasa afferentia der Nierenglomeruli steigt
(D) stimuliert in der Nebennierenrinde die Aldosteron-Biosynthese
(E) wirkt typischerweise über einen Membranrezeptor mit Guanylatzyklase-Aktivität

17.76 (B) 17.77 (C) 17.78 (C) 17.79 (C) 17.80 (B) 17.81 (E) 17.82 (A) 17.83 (C) 17.84 (D)

F06

→17.85 **Angiotensin II**
(A) ist ein Derivat der Arachidonsäure
(B) stimuliert die Insulin-Sekretion
(C) steigert die Aldosteron-Synthese
(D) vermindert die Adiuretin-Sekretion
(E) senkt den Blutdruck

H06

→17.86 **Atriopeptin (ANP) führt zu einer Erhöhung**
(A) der Aldosteron-Konzentration im Blutplasma
(B) der cGMP-Konzentration in Zielzellen
(C) der Renin-Aktivität im Blutplasma
(D) der Sekretion von ADH (Adiuretin)
(E) des Plasmavolumens

H98

→17.87 **Welche Aussage trifft nicht zu?**
Gastrin
(A) ist ein Peptidhormon aus den G-Zellen in der Magenschleimhaut
(B) stimuliert die Pepsinogen-Sekretion
(C) inhibiert die Histaminsekretion
(D) wird beim pH-Anstieg im Magen freigesetzt
(E) wirkt an Zielzellen über einen G-Protein-vermittelten Prozess

H93

→17.88 **Welche Aussage trifft nicht zu?**

	Hormon:	Wirkung:
(A)	Gastrin	erhöht die Magensaftsekretion
(B)	Histamin	erhöht die Magensaftsekretion
(C)	Motilin	verlangsamt die Magenentleerung
(D)	Sekretin	verlangsamt die Magenentleerung
(E)	Sekretin	steigert die Pankreassaftsekretion

F08

→17.89 **Tumoren der enterochromaffinen Zellen im Dünndarm können zur Ausbildung eines Karzinoidsyndroms führen, das durch die vermehrte Ausscheidung von 5-Hydroxyindol-Essigsäure gekennzeichnet ist.**
Aus welcher Substanz wird 5-Hydroxyindol-Essigsäure dabei gebildet?
(A) Desoxyadenosyl-Cobalamin
(B) Histidin
(C) Melatonin
(D) Serotonin
(E) Tyrosin

F09

→17.90 **Aus welchem Substrat wird das Gewebshormon Serotonin gebildet?**
(A) Arachidonsäure
(B) Melatonin
(C) Secretin
(D) Serin
(E) Tryptophan

H08

→17.91 **Aus Arachidonsäure entstehen im Körper Derivate (Eikosanoide), die an physiologischen und pathophysiologischen Prozessen beteiligt sind.**
Welche Zuordnung von Eikosanoid und Wirkung trifft zu?
(A) Leukotrien C_4 (LTC_4) → Förderung der Bronchiolendilatation
(B) Leukotrien D_4 (LTD_4) → Verminderung der Kapillarwandpermeabilität
(C) Prostacyclin (PGI_2) → Hemmung der Thrombozytenaggregation
(D) Prostaglandin E_2 (PGE_2) → Hemmung der gastralen Mucinsekretion
(E) Thromboxan A_2 (TXA_2)→ Förderung der Arteriolendilatation

F10

→17.92 **Welche Aussage zu den Eikosanoiden trifft zu?**
(A) Als Vorstufe der Eikosanoid-Synthese wird die Linolensäure durch die Phospholipase C freigesetzt.
(B) Das Schrittmacherenzym der Leukotrien-Synthese ist die Cyclooxygenase.
(C) Das Schrittmacherenzym der Prostaglandin-Synthese ist die Lipoxygenase.
(D) Prostaglandine wie Prostaglandin E_2 enthalten einen Fünfring mit 5 C-Atomen als Ringgerüst.
(E) Prostaglandine entstehen durch Reduktion der Arachidonsäure mit NADPH.

H03

→17.93 **Welche Aussage über das Kininsystem trifft nicht zu?**
(A) Kinine werden aus einer höhermolekularen Vorstufe durch Einwirkung von Kallikrein freigesetzt.
(B) An der Bildung von Kallikrein aus einer inaktiven Vorstufe ist der Hageman-Faktor (Faktor XIIa) beteiligt.
(C) Zu den Kininen gehört Angiotensin II.
(D) Für die bei akuten Entzündungen auftretende Erhöhung der Gefäßpermeabilität sowie Leukozyteneinwanderung sind Kinine mitverantwortlich.
(E) Kinine können die Kontraktion von glatten Muskeln des Darms fördern.

17.85 (C) 17.86 (B) 17.87 (C) 17.88 (C) 17.89 (D) 17.90 (E) 17.91 (C) 17.92 (D) 17.93 (C)

H00

17.94 Welche Aussage zu Zytokinen trifft nicht zu?
(A) Der Tumornekrosefaktor wird bevorzugt von nekrotischen Tumorzellen gebildet.
(B) Interleukin-1 beeinflusst die Temperaturregulation im Hypothalamus.
(C) Interleukin-1 stimuliert die Bildung von Interleukin-2.
(D) Interleukin-2 stimuliert T-Lymphozyten.
(E) Interferon-γ aktiviert Makrophagen.

H07

17.95 Stickstoffmonoxid (NO) ist u. a. ein wichtiger transzellulärer Signalmetabolit.
Welche Aussage zum NO trifft zu?
(A) Ein Molekül NO reagiert mit einem Molekül Wasser zu einem Molekül Salpetersäure.
(B) Endothelzellen erzeugen NO typischerweise aus NO_2 durch enzymatische Reduktion.
(C) NO hemmt die lösliche Guanylatcyclase.
(D) NO-Synthasen katalysieren die Bildung von NO aus Arginin.
(E) NO wirkt als Vasokonstriktor.

F05

17.96 Welche der Signalsubstanzen ist ein Derivat der Arachidonsäure?
(A) Thromboxan A_2
(B) Serotonin
(C) Dopamin
(D) Stickstoffmonoxid (NO)
(E) Angiotensin II

Fragen aus Examen Frühjahr 2011

F11

17.97 Welches der Enzyme benötigt Tetrahydrobiopterin?
(A) Catechol-O-Methyltransferase (COMT)
(B) Dopa-Decarboxylase (Aromatische-L-Aminosäure-Decarboxylase)
(C) Dopamin-β-Hydroxylase (Dopamin-β-Monooxygenase)
(D) Monoaminoxidase (MAO)
(E) Tyrosin-Hydroxylase (Tyrosin-3-Monooxygenase)

F11

17.98 Protein-Kinasen können Proteine an bestimmten Aminosäureresten phosphorylieren und ändern dadurch die biologischen Eigenschaften dieser Proteine.
Welcher Aminosäurerest wird durch Protein-Kinasen vorrangig phosphoryliert?
(A) Alanin
(B) Cystein
(C) Glutamat
(D) Lysin
(E) Serin

F11

17.99 Der stimulierende Ligand für lösliche Guanylat-Cyclase ist
(A) ANP
(B) BNP
(C) Ca^{2+}
(D) cGMP
(E) NO

F11

17.100 Die Wirkung von 1,25-Dihydroxycholecalciferol (Calcitriol) wird in den Zielzellen typischerweise vermittelt über dessen Bindung an
(A) Calmodulin mit Hemmung der Bindung von Ca^{2+}-Ionen
(B) einen heptahelikalen Rezeptor in der Zellmembran mit Aktivierung eines trimeren G-Proteins
(C) einen heptahelikalen Rezeptor in der Zellmembran mit Öffnung eines Ionenkanals
(D) einen ligandenabhängigen Transkriptionsfaktor
(E) eine Rezeptor-Tyrosinkinase der Zellmembran

F11

17.101 Wie wird im Stoffwechsel Pregnenolon synthetisiert?
(A) Aromatisierung des A-Rings
(B) Hydroxylierung des Kohlenstoffatoms in Position 21 der Seitenkette des Progesterons
(C) Hydroxylierung in Position 11 des 11-Desoxycorticosterons
(D) Hydroxylierung und nachfolgende Verkürzung der Seitenkette des Cholesterins
(E) Oxidation der OH-Gruppe am Kohlenstoffatom C-3 des Cholesterins zu einer Ketogruppe

17.94 (A) 17.95 (D) 17.96 (A) 17.97 (E) 17.98 (E) 17.99 (E) 17.100 (D) 17.101 (D)

18 Immunchemie

F10

18.1 Defensine sind

(A) Antikörper vom Typ IgE, die gegen Allergene gerichtet sind
(B) antimikrobielle Effektormoleküle von u. a. neutrophilen Granulozyten
(C) im Rahmen der Immunabwehr gebildete Interleukine
(D) anionische Glykoproteine in der apikalen Zellmembran von Schleimhautepithelzellen, die durch ihre negative Ladung die Anheftung von Mikroorganismen verhindern
(E) Produkte des Arachidonsäurestoffwechsels, die bei allergischen Reaktionen freigesetzt werden

F10

18.2 Welche Funktion haben im Immunsystem die Toll-like-Rezeptoren (TLR)?

(A) Als TLR werden die Rezeptoren für Interferon-α bzw. Interferon-β bezeichnet.
(B) Als TLR wird die Familie der Rezeptorproteine bezeichnet, die im Immunsystem die Erkennung der Interleukine vermitteln.
(C) Mithilfe der TLR erkennen T-Helferzellen an MHC -Moleküle der Klasse II gebundene Peptide, die von Makrophagen an ihrer Zelloberfläche präsentiert werden.
(D) TLR sind Rezeptoren für Moleküle, die typische Kennzeichen pathogener Keime sind, z. B. charakteristische Bestandteile bakterieller Zellwände.
(E) TLR sind virale und bakterielle Proteine, die eine hohe Affinität für Komponenten des Komplementsystems aufweisen.

H06 H01

18.3 Haptene

(A) reagieren mit dem Fc-Teil von Immunglobulinen
(B) sind Polysaccharide
(C) sind Proteine
(D) werden durch Antikörper spezifisch erkannt
(E) werden speziell durch IgA erkannt

F08

18.4 Welche Aussage zum Immunsystem trifft zu?

(A) B-Lymphozyten erkennen Antigene typischerweise über MHC-Moleküle der Klasse I.
(B) Makrophagen binden Antigen-Antikörper-Komplexe über Fc-Rezeptoren.
(C) MHC-Moleküle der Klasse II präsentieren auf allen kernhaltigen Zellen Peptide von Proteinen zellulären Ursprungs.
(D) T-Helferzellen stimulieren B-Lymphozyten typischerweise über Bindung an MHC-Moleküle der Klasse I zur klonalen Expansion.
(E) Zytotoxische T-Lymphozyten erkennen die abzutötenden Zellen typischerweise über Bindung an MHC-Moleküle der Klasse II.

H06

18.5 B-Lymphozyten

(A) differenzieren unter der Wirkung von Interleukinen im Thymus zu T-Lymphozyten
(B) sind die Hauptproduzenten von Interleukin-2
(C) tragen CD4- und CD8-Oberflächenantigene
(D) verfügen über MHC-Moleküle der Klasse II in ihrer Zellmembran
(E) wandeln sich bei Stimulierung im Knochenmark zu Stammzellen um

H08

18.6 B-Lymphozyten

(A) bilden nach Aktivierung typischerweise Interleukin-2
(B) bilden nach Aktivierung typischerweise TNF-α (tumor necrosis factor α)
(C) haben keine Moleküle zur spezifischen Antigenerkennung
(D) kommen nicht in der Darmschleimhaut vor
(E) sind Vorstufen von Plasmazellen

18.1 (B) 18.2 (D) 18.3 (D) 18.4 (B) 18.5 (D) 18.6 (E)

F06

→ **18.7 Die Reifung (Prägung) von T-Lymphozyten beinhaltet die Prozesse der positiven und negativen Selektion.**
Welche der folgenden Aussagen zu diesen Prozessen trifft zu?

(A) Der Prozess der Reifung (Prägung) von T-Lymphozyten findet im Knochenmark statt.
(B) Die zu eliminierenden T-Lymphozyten gehen durch Zellnekrose zugrunde.
(C) Die positive Selektion resultiert in der Auswahl solcher T-Lymphozyten, die MHC-Moleküle mit genügend hoher Affinität erkennen.
(D) Die negative Selektion führt zur Elimination derjenigen T-Lymphozyten, die körperfremde Peptide erkennen.
(E) Die aus dem Prozess der Reifung (Prägung) hervorgehenden T-Lymphozyten tragen sowohl das CD4- als auch das CD8-Protein auf derselben Zelle.

F04

→ **18.8 Welcher der folgenden Stoffe ist ein Chemokin, das stark chemotaktisch auf neutrophile Granulozyten wirkt?**

(A) C-reaktives Protein (CRP)
(B) Immunglobulin der Klasse G
(C) Interleukin-2
(D) Interleukin-8
(E) Transferrin

H06

→ **18.9 Granulozyten verfügen über ein biochemisches Arsenal zur Abtötung von Bakterien.**
Für die Synthese von Superoxidanionen (Superoxidradikalen) spielt folgendes Enzym die zentrale Rolle:

(A) Cytochrom-c-Oxidase
(B) Glucose-6-Phosphatase
(C) Katalase
(D) Lactat-Dehydrogenase
(E) NADPH-Oxidase

H07 F05

→ **18.10 Die von Plasmazellen sezernierten Antikörper tragen zur Immunität unter anderem dadurch bei, dass sie an Oberflächen von Krankheitserregern binden und dabei eine Aktivierung des klassischen Wegs des Komplementsystems auslösen.**
Von welcher Immunglobulin-Klasse reicht hierbei ein einziges Molekül zur Aktivierung des C1q-Moleküls aus?

(A) IgA
(B) IgD
(C) IgE
(D) IgG
(E) IgM

F06

→ **18.11 Das Komplementsystem spielt eine wichtige Rolle bei der Abwehr von pathogenen Mikroorganismen.**
Bei der Bindung der Komplementkomponente C3b an Oberflächenproteine von Bakterien (Opsonierung) ist die reaktive Gruppe ein

(A) Eisen-Schwefel-Zentrum
(B) Ether
(C) Säureamid
(D) Säureanhydrid
(E) Thioester

F10

→ **18.12 Sowohl bei der sog. klassischen als auch bei der sog. alternativen Komplementaktivierung (also in jedem der beiden Wege) erfolgt eine**

(A) Aktivierung von Komplementfaktor B durch Protease D
(B) Bindung von C1 an Immunkomplexe (Antigen-Antikörper-Aggregate)
(C) Bindung von C3b und B an bakterielle Lipopolysaccharide (Endotoxine)
(D) limitierte Proteolyse von C2 zu C2a und C2b
(E) Umwandlung von C3 zu C3a und C3b

F09

→ **18.13 Im Rahmen der Komplementaktivierung über den klassischen Weg erfolgt die Aktivierung der Komplementfaktoren C2 bis C5 durch**

(A) Ca^{2+}-induzierte Konformationsänderung
(B) limitierte Proteolyse
(C) sequenzspezifische Carboxylierung
(D) sequenzspezifische Glykosylierung
(E) sequenzspezifische Phosphorylierung

H10

→ **18.14 Ein typischer Vorgang im sog. alternativen Aktivierungsweg des Komplementsystems ist die**

(A) Aktivierung des C1-Komplexes durch Anlagerung an Antigen-Antikörper-Komplexe
(B) Anlagerung von Faktor B an oberflächengebundenes C3b
(C) Spaltung des C1-Komplexes durch bakterielle Calcium-abhängige Serin-Proteasen
(D) Spaltung des C1-Komplexes durch Interleukin-2 aus aktivierten T-Helferzellen
(E) Spaltung von C4 in C4b und C4a durch aktivierte Mannose-bindendes-Lektin-assoziierte Serinproteasen (MASP1 oder MASP2)

18.7 (C) 18.8 (D) 18.9 (E) 18.10 (E) 18.11 (E) 18.12 (E) 18.13 (B) 18.14 (B)

F07

18.15 Das Komplementsystem gehört zum humoralen System der Infektabwehr.
Welche Aussage zum Komplementsystem trifft nicht zu?
(A) Das Komplementsystem kann durch IgG- oder IgM-Immunkomplexe aktiviert werden.
(B) Der alternative Weg der Komplementaktivierung erfolgt typischerweise ohne Beteiligung von Immunglobulinen.
(C) Der terminale Komplex des Komplementsystems tötet die Zielzelle durch Bindung an Fas (CD95) ab.
(D) Die meisten Komplementproteine sind im Blutplasma in inaktiver Form vorhanden und werden proteolytisch aktiviert.
(E) Einige aktivierte Komplementfaktoren wirken chemotaktisch.

F00

18.16 Welche Aussage zur Immunantwort trifft nicht zu?
(A) Die Bindung des Antigens an den Antikörper folgt dem Massenwirkungsgesetz.
(B) An der Bildung des Antigen-Antikörper-Komplexes können auch kovalente Bindungen beteiligt sein.
(C) Makrophagen prozessieren endozytär aufgenommene Antigene und präsentieren die Antigenpeptide gebunden an MHC-Proteine der Klasse II den T-Lymphozyten.
(D) Interleukin-2 stimuliert die Proliferation von B-Zellen.
(E) T-Zellen, die das Oberflächenantigen CD4 tragen, binden an MHC-Proteine der Klasse II.

F03

18.17 Welche Aussage zu T-Zellen trifft nicht zu?
(A) Zytotoxische T-Zellen zerstören körpereigene, Virus-infizierte Zellen.
(B) T-Helferzellen sind an der Aktivierung von B-Zellen beteiligt.
(C) Zytotoxische T-Zellen sind für Überempfindlichkeits-Reaktionen vom Sofort-Typ verantwortlich.
(D) T-Helferzellen binden von Makrophagen präsentierte Antigene im Allgemeinen unter Beteiligung des Co-Rezeptors CD4.
(E) Interleukin-2 wird von aktivierten T-Helferzellen sezerniert.

H98

Ordnen Sie den Strukturen aus Liste 1 den jeweils dazu passenden Bereich des abgebildeten IgG-Moleküls aus Liste 2 zu!

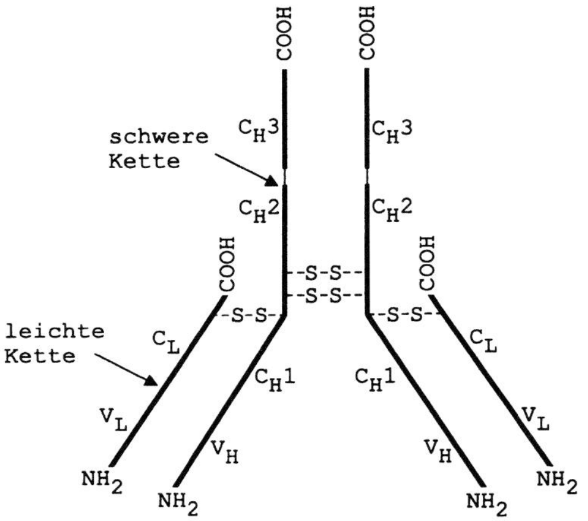

Liste 1
18.18 Übergangspeptid mit großer Flexibilität der Konformation, sog. „hinge"- oder „Gelenk"-Region
18.19 Domänen, die an der Antigen-Bindung beteiligt sind

Liste 2
(A) C_{H3}
(B) V_L, V_H
(C) C_{H2}–C_{H2}
(D) C_{H1}–C_{H2}
(E) V_L–C_L–S–S–C_{H1}–V_H

H07

18.20 Wie viele leichte und schwere Ketten enthält ein typisches Immunglobulin vom Typ G (IgG)?
(A) eine leichte und eine schwere Kette
(B) zwei leichte und zwei schwere Ketten
(C) zwei leichte und vier schwere Ketten
(D) vier leichte und zwei schwere Ketten
(E) vier leichte und vier schwere Ketten

F06

18.21 Welche der Ketten kann ein Immunglobulin der Klasse IgG kovalent gebunden am ehesten enthalten?
(A) α-Kette
(B) δ-Kette
(C) ε-Kette
(D) κ-Kette
(E) μ-Kette

18.15 (C) 18.16 (B) 18.17 (C) 18.18 (D) 18.19 (B) 18.20 (B) 18.21 (D)

H08

→18.22 **Welche Aussage zu den fünf Klassen der Antikörper (Immunglobuline, Ig) trifft im Allgemeinen zu?**
(A) Die Ig im Blutplasma sind hauptsächlich IgD.
(B) Die Ig in der Tränenflüssigkeit sind hauptsächlich IgA.
(C) Die Ig mit der besten Plazentagängigkeit sind IgM.
(D) Die Ig mit der höchsten Fähigkeit zur Aktivierung des Komplementsystems über den klassischen Weg sind IgE.
(E) Die von basophilen Granulozyten und Mastzellen über Fc-Rezeptoren gebundenen Ig, deren Vernetzung mit Allergenen die allergische Sofortreaktion bewirkt, sind IgG.

H01

→18.23 **Welche Aussage zu Antikörpern trifft nicht zu?**
(A) In der konstanten Region des Antikörpermoleküls befindet sich die Komplementbindungsstelle.
(B) Die Antigenbindungsstelle wird durch die Faltblattstrukturen der H-Ketten gebildet.
(C) Die Bindung des Antigens an die Antigenbindungsstelle folgt dem Massenwirkungsgesetz.
(D) Polyvalente Antiseren enthalten Antikörper gegen unterschiedliche Epitope.
(E) Antikörper können Bakterienzellen opsonieren.

F07

→18.24 **Die Antigenspezifität der Antikörper ist lokalisiert:**
(A) ausschließlich im Bereich der schweren Ketten
(B) im C-terminalen Teil der Immunglobulinketten
(C) im F_{ab}-Teil der Immunglobuline
(D) im F_c-Teil der Immunglobuline
(E) nur im variablen Teil der leichten Ketten

H10

→18.25 **Die Vielfalt der Antikörper eines Menschen wird überwiegend bewirkt durch**
(A) Ausbildung von Disulfidbrücken
(B) eine Vielzahl (mehr als tausend) von Immunglobulinloci im Genom
(C) posttranslationale Glykosylierung
(D) somatische Rekombination (Rearrangement) von Gensegmenten
(E) unterschiedliche Isotypen leichter Ketten

H06

→18.26 **Die löslichen (sezernierten) Immunglobuline der Klasse G (IgG)**
(A) sind Bestandteile des unspezifischen Abwehrsystems
(B) werden von Plasmazellen gebildet
(C) enthalten typischerweise eine J-Kette
(D) bestehen aus vier leichten und vier schweren Ketten
(E) können durch Lipasen in Fab- und Fc-Fragmente gespalten werden

H10

→18.27 **Zu welcher Klasse von Immunglobulinen gehören typischerweise die mütterlichen Antikörper, die durch die Plazentaschranke in den Feten als Immunschutz gelangen?**
(A) IgA
(B) IgG
(C) IgM
(D) IgD
(E) IgE

F03

→18.28 **Welche Aussage zu den Immunglobulinen (Ig) trifft zu?**
(A) Vor dem Ig-Klassenwechsel sind die Ig gegen andere Antigene gerichtet als danach.
(B) Der Typ der schweren Kette bestimmt die Zugehörigkeit zu einer Ig-Klasse.
(C) IgG liegt im Plasma meist als Pentamer vor.
(D) IgA vermittelt die Rhesus-Unverträglichkeit.
(E) Zur klonalen Expansion von B-Lymphozyten ist der Kontakt mit Monozyten notwendig.

F08

→18.29 **Immunglobulin-Moleküle liegen als Monomere oder Oligomere vor und besitzen entsprechend unterschiedlich viele Antigenbindungsstellen. Wie viele Antigenbindungsstellen haben IgA-Moleküle in der Tränenflüssigkeit typischerweise?**
(A) 1
(B) 2
(C) 4
(D) 5
(E) 10

H02

→18.30 **Welche Aussage zu Antikörpern trifft nicht zu?**
(A) Ein bestimmter Klon von Plasmazellen synthetisiert monospezifische, d. h. gegen ein bestimmtes Epitop gerichtete Antikörper.
(B) Das Blut des Menschen enthält ein Gemisch monoklonaler Antikörper.
(C) Antikörper der Klasse IgG können an der Auslösung der Komplementreaktion beteiligt sein.
(D) Antikörper der Klasse IgE bilden Dimere, die durch das Joining-Protein verbunden sind.
(E) Bei der Immunelektrophorese bilden Antikörper mit Antigenen Präzipitate.

18.22 (B) 18.23 (B) 18.24 (C) 18.25 (D) 18.26 (B) 18.27 (B) 18.28 (B) 18.29 (C) 18.30 (D)

H09

→ **18.31 Welche Aussage zu den Immunglobulinen der Klasse M (IgM) im Blutplasma trifft im Allgemeinen zu?**

(A) Mehr als die Hälfte der Immunglobuline im Blutplasma sind IgM.
(B) Sie besitzen ein J-Peptid (joining peptide).
(C) Sie enthalten eine sekretorische Komponente.
(D) Sie sind trimere Immunglobuline.
(E) Sie werden in 4 Subklassen unterteilt.

H05

→ **18.32 Welche Aussage zu den Immunglobulinen der Klasse M (IgM) trifft nicht zu?**

(A) IgM befinden sich überwiegend auf Schleimhäuten.
(B) Zu den IgM gehören Antikörper, welche gegen die Blutgruppenantigene A und B gerichtet sind.
(C) Ein IgM-Molekül im Plasma enthält im Allgemeinen 10 leichte und 10 schwere Protein-Ketten.
(D) An Antigene gebundenes IgM aktiviert das Komplementsystem über den sog. klassischen Weg.
(E) Die gegen ein neues Antigen gerichteten spezifischen Antikörper im Blut sind im Allgemeinen primär IgM.

H04

→ **18.33 Nach Aktivierung proliferieren B-Lymphozyten und differenzieren zu Antikörper-produzierenden Plasmazellen. Ein initiales Ereignis dieser B-Zell-Aktivierung ist im Allgemeinen die Bindung von nativen Antigenen an die B-Zell-Rezeptor-Komplexe (Antigenerkennung).**
Der B-Zell-Rezeptor-Komplex

(A) bindet an den F_{ab}-Teil von Immunglobulinen des Blutplasmas
(B) bindet an den F_C-Teil von Immunglobulinen des Blutplasmas
(C) enthält membrangebundenes Immunglobulin
(D) besteht aus Untereinheiten mit jeweils 7 Transmembrandomänen
(E) löst nach Aktivierung die Amplifikation von Immunglobulin-Genen aus

F04

→ **18.34 Welche Aussage zu IgE (Immunglobulinen der Klasse E) trifft zu?**

(A) IgE haben einen um eine Domäne kürzeren F_C-Teil als IgG.
(B) Mastzellen besitzen Rezeptoren für den F_C-Teil von IgE.
(C) Interleukin-4 hemmt den Klassenwechsel zu IgE in B-Lymphozyten.
(D) IgE ist die vorherrschende Immunglobulin-Klasse in den Sekreten auf den Schleimhäuten.
(E) IgE sind überwiegend Pentamere.

H07

→ **18.35 MHC-Moleküle (HLA-Moleküle) der Klassen I und II dienen der Präsentation antigener Peptidfragmente, die dann als MHC-Peptid-Komplexe von T-Zell-Rezeptoren und deren Corezeptoren CD4 bzw. CD8 gebunden werden.**
Welche Aussage zur Expression der Zellmembran-Proteine trifft zu?

(A) Aktivierte Makrophagen exprimieren im Allgemeinen MHC-I- und MHC-II-Moleküle.
(B) Die meisten Zellen der Gewebe exprimieren MHC-II-Moleküle.
(C) Erythrozyten exprimieren MHC-I-Moleküle.
(D) T-Helferzellen (T_H-Zellen) exprimieren typischerweise CD8.
(E) Zytotoxische T-Zellen (T_C-Zellen) exprimieren typischerweise CD4.

F07

→ **18.36 Welche Aussage zu MHC-Molekülen (HLA-Molekülen) der Klasse II trifft typischerweise zu?**

(A) Jedes Individuum besitzt infolge Genrekombination weit mehr als 1000 verschiedene MHC-Moleküle der Klasse II.
(B) Sie binden die Antigenpeptide im C-terminalen Bereich der α- und β-Kette.
(C) Sie präsentieren im Gegensatz zu den MHC-Molekülen der Klasse I Peptide intrazellulär gebildeter (zelleigener) Antigene.
(D) Sie sind Heterodimere aus jeweils einer in der Membran verankerten α- und β-Kette.
(E) Sie werden von allen kernhaltigen Zellen exprimiert.

H03

→ **18.37 Welche Aussage zur Antigenprozessierung von Proteinen trifft nicht zu?**

(A) Sie ist erforderlich, damit T-Zellen das Antigen erkennen können.
(B) Sie führt in der Regel zu Peptidfragmenten mit weniger als 30 Aminosäuren.
(C) Sie erfolgt bei zelleigenen Proteinen, die als MHC-I-Antigen-Komplex präsentiert werden, durch Proteasomen.
(D) Die Spaltung von Proteinen, die durch Endozytose aufgenommen werden, erfolgt durch endo/lysosomale Enzyme.
(E) Sie erfolgt auch in Erythrozyten.

18.31 (B) 18.32 (A) 18.33 (C) 18.34 (B) 18.35 (A) 18.36 (D) 18.37 (E)

H03

→18.38 **Welche Aussage zu MHC-Molekülen der Klasse I trifft nicht zu?**

(A) Sie bestehen aus 2 jeweils unmittelbar in der Plasmamembran verankerten Peptidketten.
(B) Sie präsentieren Antigenpeptide, die proteolytisch aus in der Zelle synthetisierten Proteinen entstehen.
(C) Sie werden auf praktisch allen kernhaltigen Zellen exprimiert.
(D) Sie besitzen eine Bindungsregion für CD8.
(E) Sie können eine wesentliche Rolle bei einer Transplantatabstoßung spielen.

F06

→18.39 **MHC-I-Komplexe (HLA-I-Komplexe) präsentieren zytotoxischen T-Lymphozyten antigene Peptide und sind aus einer α-Kette und dem β_2-Mikroglobulin aufgebaut.**
Welche der Aussagen zur Struktur und Funktion der α-Ketten ist richtig?

(A) Die α-Ketten der MHC-I-Komplexe eines Individuums sind identisch.
(B) Die Peptidbindetasche wird bei MHC-I-Komplexen nur von Domänen der α-Kette gebildet.
(C) Wenn zwei Peptide mit unterschiedlichen Aminosäuresequenzen an zwei α-Ketten binden, so müssen auch deren Aminosäuresequenzen verschieden sein.
(D) Die α-Kette eines MHC-I-Komplexes ist über das β_2-Mikroglobulin in der Plasmamembran verankert.
(E) Die α-Ketten der MHC-I-Komplexe binden besser an CD4 als an CD8.

H05

→18.40 **MHC-Klasse-I-Komplexe sind an der Vermittlung der Immunantwort beteiligt.**

(A) Sie kommen nur auf der Oberfläche von Zellen des Immunsystems vor.
(B) Ihre Beladung mit Antigenpeptiden erfolgt typischerweise im endoplasmatischen Retikulum.
(C) Sie sind die Antigen-Rezeptoren der B-Lymphozyten.
(D) Sie präsentieren dem Immunsystem Oligosaccharide mit einer Länge von etwa 10 Monosaccharid-Einheiten.
(E) Sie üben ihre Funktion sowohl als Membranproteine als auch in gelöster Form im Blut aus.

F05

→18.41 **B-Lymphozyten können auf ihren Zelloberflächen Antigenpeptide mit Hilfe von MHC-Proteinen der Klasse II (MHC II) präsentieren.**
Welcher der folgenden Vorgänge erfolgt typischerweise für die Beladung der MHC II mit diesen Peptiden?

(A) Sekretion der Peptide in den extrazellulären Raum
(B) Erkennung hochmolekularer Antigene durch MHC II auf der Zelloberfläche mit anschließender extrazellulärer Proteolyse
(C) Produktion der Peptide durch das zytosolische Proteasom
(D) Beladung neu synthetisierter MHC II mit den Peptiden im endoplasmatischen Retikulum
(E) endozytotische Aufnahme von Proteinen, aus denen durch Proteasen Peptide entstehen

Fragen aus Examen Frühjahr 2011

F11

→18.42 **MHC-Proteine der Klasse II**

(A) bestehen aus einer α-Kette und dem nicht polymorphen β_2-Mikroglobulin
(B) dienen typischerweise der Antigenpräsentation gegenüber CD4-positivenT-Lymphozyten
(C) kommen typischerweise auf allen kernhaltigen Zellen vor
(D) präsentieren typischerweise Peptidbruchstücke zytosolisch abgebauter Proteine
(E) werden typischerweise von Plasmazellen sezerniert

F11

→18.43 **Welcher Komplementfaktor oder –komplex wirkt u.a. chemotaktisch auf neutrophile Granulozyten?**

(A) C3
(B) C5a
(C) C9
(D) Immunkomplexe von C1 mit IgG und IgM
(E) Komplementfaktor B im Komplex mit Lipopolysacchariden

18.38 (A) 18.39 (B) 18.40 (B) 18.41 (E) 18.42 (B) 18.43 (B)

19 Blut

F09

19.1 Die Hauptaufgabe der Glycolyse in den Erythrozyten ist die

(A) Erzeugung von ATP
(B) Produktion von $FADH_2$
(C) Synthese von Glucose
(D) Synthese von Glycerin
(E) Synthese von Glykogen

H05

19.2 Wozu benötigt der reife Erythrozyt Glucose?

(A) zur Hämsynthese aus Succinyl-CoA
(B) zur Herstellung von Ketonkörpern
(C) zur Bildung von ATP (aus 1,3-Bisphosphoglycerat und ADP)
(D) zur Glykosylierung der Globinketten
(E) zur ATP-Synthese aus NADH, welches bei der Lactat-Bildung entsteht

H08

19.3 Wofür brauchen reife Erythrozyten den Pentosephosphatweg (Hexosemonophosphatweg) typischerweise?

(A) zur Bildung der Hauptmenge an ATP
(B) zur Bildung von NADH als Reduktionsmittel der Methämoglobinreduktase
(C) zur Bildung von NADPH für die Fettsäuresynthese
(D) zur Bildung von NADPH als Reduktionsmittel der Glutathionreduktase
(E) zur Synthese von Nucleotiden

H08

19.4 Welche der folgenden Verbindungen ist der Glycolyse und dem Pentosephosphatweg (Hexosemonophosphatweg) gemeinsam (z. B. im reifen Erythrozyten)?

(A) Fructose-1,6-bisphosphat
(B) Glucose-6-phosphat
(C) 6-Phosphogluconat
(D) 3-Phosphoglycerat
(E) Pyruvat

F07

19.5 Wodurch wird auf molekularer Ebene erreicht, dass die Bindung von Sauerstoff an das Hämoglobin kooperativ verläuft?

(A) Nach Oxygenierung einer Untereinheit entfalten Chaperone das Hb-Molekül.
(B) Oxygenierung einer Untereinheit führt durch Ansäuerung zu einer Relaxation der Hb-Struktur.
(C) Oxygenierung einer Untereinheit führt zur Oxidation des Häm-Eisens der restlichen Untereinheiten.
(D) Oxygenierung einer Untereinheit verändert die Bindungen der einzelnen Untereinheiten zueinander und erleichtert die Bindung von Sauerstoff an noch nicht beladene Untereinheiten.
(E) Oxygenierung einer Untereinheit verdrängt CO von den anderen Untereinheiten des Hb.

F10

19.6 Welche Aussage zu den Globin-Ketten des Hämoglobins bzw. deren Genen trifft zu?

(A) Das fetale Hämoglobin (HbF) enthält zwei β- und zwei ε-Globin-Ketten.
(B) Die Gene für die Globin-Ketten enthalten keine Introns.
(C) Die beim HbS der Sichelzellanämie vorliegende Mutation betrifft das Gen für die β-Globin-Kette.
(D) Das Gen für die α-Globin-Kette und das Gen für die β-Globin-Kette sind Allele.
(E) In einem Erythrozyten des Erwachsenen sind im Allgemeinen entweder α- oder β-Globin-Ketten enthalten, aber nicht beide gemeinsam.

H06

19.7 Welche Aussage trifft für 2,3-Bisphosphoglycerat (BPG) zu?

(A) Bei der Höhenanpassung sinkt in den Erythrozyten die BPG-Konzentration.
(B) BPG entsteht im Pentosephosphatweg.
(C) Die Bindung von BPG an Hämoglobin senkt die Sauerstoffaffinität.
(D) Ein Molekül Desoxyhämoglobin (DesoxyHb) bindet vier Moleküle BPG.
(E) In Erythrozyten ist die BPG-Konzentration geringer als in Muskelzellen.

19.1 (A) 19.2 (C) 19.3 (D) 19.4 (B) 19.5 (D) 19.6 (C) 19.7 (C)

H09

→19.8 **Die Hämoglobinkonzentration im Vollblut sei 160 g/L. Die relative Molekülmasse von Hämoglobintetrameren beträgt etwa 64 000.**
Wie viel Sauerstoff kann im Vollblut maximal transportiert werden?
(A) 2 mmol/L
(B) 5 mmol/L
(C) 10 mmol/L
(D) 20 mmol/L
(E) 50 mmol/L

F09

→19.9 **Die mittlere erythrozytäre Hämoglobinkonzentration (MCHC) sei 320 g/L Erythrozyten.**
Die Molekülmasse von Hämoglobintetrameren beträgt etwa 64 · 10^3 u.
Wie viel Sauerstoff pro Liter Erythrozyten kann intraerythrozytär an Hämoglobin gebunden maximal transportiert werden?
(A) 2 mmol/L Erythrozyten
(B) 5 mmol/L Erythrozyten
(C) 10 mmol/L Erythrozyten
(D) 20 mmol/L Erythrozyten
(E) 50 mmol/L Erythrozyten

F08

→19.10 **Welche Aussage zu den Erythrozyten und ihren Vorläuferzellen trifft zu?**
(A) 2,3-Bisphosphoglycerat erleichtert die Sauerstoffbindung an Hämoglobin.
(B) Der Pentosephosphatcyclus dient vor allem der Bereitstellung von NADH.
(C) Die Fettsäureoxidation stellt die Hauptenergiequelle der Erythrozyten dar.
(D) Die Hämsynthese in den Vorläuferzellen geht von Succinyl-CoA und Glycin aus.
(E) Oxidiertes Häm im Methämoglobin wird zu Bilirubin abgebaut und durch neu synthetisiertes Häm ersetzt.

H07

→19.11 **Welche Aussage trifft für 2,3-Bisphosphoglycerat (2,3-BPG) zu?**
(A) Desoxygeniertes HbF hat eine höhere Affinität zu 2,3-BPG als desoxygeniertes HbA.
(B) Die Bindung von 2,3-BPG an Hämoglobin erleichtert die Sauerstoffabgabe im Gewebe.
(C) Die 2,3-BPG-Konzentration in den Erythrozyten beträgt weniger als ein Zehntel der Konzentration in Hepatozyten.
(D) Ein Molekül Desoxyhämoglobin (Desoxy-Hb) bindet vier Moleküle 2,3-BPG.
(E) Längerer Höhenaufenthalt senkt die 2,3-BPG-Konzentration in den Erythrozyten.

H10

→19.12 **Welche Aussage zum Hämoglobin trifft zu?**
(A) 2,3-Bisphosphoglycerat stabilisiert die oxygenierte Konformation des Hämoglobins.
(B) Die Bindung des Sauerstoffs erfolgt an Fe^{3+}.
(C) Die Mutation zu Sichelzellenhämoglobin (HbS) führt zu einer Polymerbildung des oxygenierten HbS.
(D) Die Protonierung des Hämoglobins führt zur Stabilisierung der desoxygenierten Konformation.
(E) Ein Molekül Hämoglobin A besteht aus vier verschiedenen Ketten (α, β, γ und δ).

H95 H90

→19.13 **Welches der folgenden Enzyme ist nicht am Schutz der Erythrozyten vor Oxidation beteiligt?**
(A) Katalase
(B) Glutathion-Reduktase
(C) Methämoglobin-Reduktase
(D) Cytochrom-Oxidase
(E) Superoxid-Dismutase

H07

→19.14 **Mehr als 200 Millionen Menschen auf der Erde neigen durch einen angeborenen Mangel an Glucose-6-phosphat-Dehydrogenase (G6PD) zu hämolytischen Krisen. G6PD-Defizienz beeinträchtigt den Pentosephosphat-Weg (Hexosemonophosphat-Weg).**
Die hauptsächliche Funktion des Pentosephosphat-Wegs in reifen Erythrozyten ist
(A) der Abbau von Pentosen zur Energiegewinnung
(B) die Bereitstellung von ADP für die ATP-Synthese
(C) die Bereitstellung von Intermediaten des Citratcyclus
(D) die Bereitstellung von NADPH als Substrat der Glutathionreduktase
(E) die Bereitstellung von Pentosen für die DNA-Synthese

H10

→19.15 **Menschen mit einem angeborenen Defekt der Glucose-6-phosphat-Dehydrogenase können eine hämolytische Anämie entwickeln.**
Welche Stoffwechselleistung ist in den Erythrozyten durch einen Glucose-6-phosphat-Dehydrogenase-Mangel in erster Linie gefährdet?
(A) Citrat-Zyklus
(B) CO_2-Transport
(C) Glutathion-Reduktion
(D) Glycolyse
(E) Phospholipid-Synthese

19.8 (C) 19.9 (D) 19.10 (D) 19.11 (B) 19.12 (D) 19.13 (D) 19.14 (D) 19.15 (C)

H09

→19.16 **Einen Tag nach der Hochzeitsfeier eines italienisch-stämmigen Paares, auf der auch Ackerbohnen (Vicia faba) serviert worden waren, entwickeln zwei männliche Gäste die Symptome einer akuten Hämolyse mit massiver Hämaturie. Offensichtlich handelt es sich um Favismus-Episoden als Folge genetisch-bedingten Glucose-6-phosphat-Dehydrogenase-Mangels (G6PDH-Mangels).**
G6PDH-Mangel führt in den Erythrozyten typischerweise zu erniedrigter Produktion von
(A) 2,3-Bisphosphoglycerat
(B) Glucose-1-phosphat
(C) NADH
(D) NADP
(E) NADPH

F08

→19.17 **Ein 35-jähriger Mann, bei dem ein erblicher Mangel an Glucose-6-phosphat-Dehydrogenase vorliegt, nahm wegen einer geplanten Tropenreise ein Medikament zur Malariaprophylaxe ein. Kurze Zeit später erkrankte er mit den typischen Zeichen einer Gelbsucht (Ikterus) als Folge einer hämolytischen Anämie.**
Das Medikament, das im Körper die Bildung von reaktiven Sauerstoffspezies verursacht, führte bei ihm zu dem massiven Untergang der Erythrozyten am wahrscheinlichsten wegen intraerythrozytären Mangels an
(A) 2,3-Bisphosphoglycerat
(B) Katalase
(C) NADPH
(D) oxidiertem Glutathion
(E) Ribulose-5-phosphat

F09

→19.18 **Eine 30-jährige Managerin mit heterozygoter G6PDH-Defizienz (Mangel an Glucose-6-phosphat-Dehydrogenase) wird bei der Vergabe einer Führungsposition in einem tropischen Land bevorzugt. Erwartungsgemäß erkrankt sie innerhalb von 5 Jahren nie an der schweren Form der Malaria tropica.**
Gegenüber welcher Stoffwechselsituation sind die parasitierten Erythrozyten der Frau empfindlicher als parasitierte normale Erythrozyten?
(A) Hypocholesterinämie
(B) metabolische Azidose
(C) metabolische Alkalose
(D) oxidativer Stress
(E) Sauerstoffmangel

F09

→19.19 **Dem Krankheitsbild der Sichelzellanämie liegt typischerweise zugrunde:**
(A) chronischer Cobalamin-Mangel
(B) Defekt des Spektrin-Moleküls
(C) Mangel an Phenylalanin-Hydroxylase
(D) Mangel an Tyrosinase-Aktivität
(E) Mutation im β-Globin-Gen

F07

→19.20 **Welche Aussage zu den Globin-Genen des Hämoglobins trifft zu?**
(A) Das fetale Hämoglobin (HbF) enthält zwei β- und zwei ε-Untereinheiten.
(B) Die Globin-Gene enthalten keine Introns.
(C) α-Globin-Gen und β-Globin-Gen sind Allele.
(D) β-Globin-Gen ($β^A$) und Sichelzell-Gen ($β^S$) sind Allele.
(E) In einem Erythrozyten wird entweder das β-Globin-Gen oder das α-Globin-Gen exprimiert.

H08

→19.21 **Eine 55-jährige Patientin klagt über abnehmende Leistungsfähigkeit und ein schmerzhaftes Kribbeln an Händen und Füßen. Die Hämoglobin-Konzentration im Blut und der Hämatokrit sind vermindert, das MCV (mittleres Erythrozytenvolumen = mittleres Volumen der einzelnen Erythrozyten) dagegen ist erhöht.**
Welcher pathogenetisch bedeutsame Mechanismus liegt dieser Erkrankung am wahrscheinlichsten zugrunde?
(A) chronischer Eisenmangel
(B) Mangel an Intrinsic-Faktor
(C) Mangel an Tyrosinase-Aktivität in der Haut
(D) Mutation in dem für die β-Kette des Hämoglobins zuständigen Gen
(E) Spleißdefekt bei der mRNA für die β-Kette des Hämoglobins

H91

→19.22 **In welcher Form wird im venösen Blut der größte Teil des Kohlendioxids transportiert?**
(A) physikalisch gelöst
(B) als Bikarbonat im Erythrozyten
(C) als Bikarbonat im Plasma
(D) an das Häm angelagert ($HbCO_2$)
(E) an die Eiweißkomponente des Hämoglobins angelagert (Carbaminoverbindung)

19.16 (E) 19.17 (C) 19.18 (D) 19.19 (E) 19.20 (D) 19.21 (B) 19.22 (C)

F06

→19.23 **Angeborene Störungen der Häm-Biosynthese werden unter dem Begriff der Porphyrien zusammengefasst. Viele dieser Krankheitsbilder gehen mit einer erhöhten Photosensibilität der Haut der Patienten einher.**
Worauf ist diese erhöhte Photosensibilität typischerweise zurückzuführen?
(A) auf eine erhöhte Bilirubin-Konzentration in der Haut
(B) auf die Akkumulation von Porphyrinen in der Haut
(C) auf die Akkumulation von δ-Aminolävulinsäure
(D) auf eine Stimulierung der Hämoxygenase-Aktivität
(E) auf eine erhöhte Produktion von Cytochromen

F09

→19.24 **Die Häm-Oxygenase**
(A) baut Fe in Protoporphyrin ein
(B) erhöht die O_2-Affinität des Hämoglobins
(C) öffnet den Tetrapyrrol-Ring des Häms
(D) oxidiert reduziertes Cytochrom c
(E) setzt Biliverdin in Bilirubin um

H07 H04

→19.25 **Welche Verbindung entsteht beim Abbau von Häm neben Biliverdin und Eisenionen in stöchiometrischer Menge?**
(A) CH_4 (Methan)
(B) CO (Kohlenmonoxid)
(C) CO_2 (Kohlendioxid)
(D) Glycin
(E) NO (Stickstoffmonoxid)

H07 H05

→19.26 **Eine Gelbverfärbung von Haut und Skleren infolge eines beschleunigten Erythrozytenabbaus wird hämolytischer Ikterus genannt.**
Die Blutplasmakonzentration welches der folgenden Stoffe ist hierbei hauptsächlich erhöht?
(A) Bilirubindiglucuronid
(B) Biliverdin
(C) unkonjugiertes Bilirubin
(D) Mesobilirubinogen
(E) Taurodesoxycholat

H10

→19.27 **Hämatome wechseln im Laufe von Tagen ihre Farbe. Die bei einem Hämatom zu beobachtenden Farbveränderungen erfolgen dabei im typischen Fall in einer bestimmten zeitlichen Abfolge.**
Bringen Sie die folgenden Färbungen in die am besten zutreffende zeitliche Reihenfolge!
(1) blau durch Desoxyhämoglobin und Methämoglobin (2) (orange)gelb durch Bilirubin (3) grün durch Biliverdin
(A) 1 – 2 – 3
(B) 1 – 3 – 2
(C) 2 – 1 – 3
(D) 3 – 2 – 1
(E) 3 – 1 – 2

F07

→19.28 **Das konjugierte Serumbilirubin**
(A) aktiviert die Pankreaslipase
(B) entsteht beim Abbau von Biliverdin zu Bilirubin
(C) ist erhöht bei Mangel an UDP-Glucuronyl-Transferase in der Leber
(D) ist Mono- oder Diglucuronidyl-Bilirubin
(E) liegt überwiegend an Serumalbumin gebunden vor

F10

→19.29 **Das Hämoglobin HbA_{1c}**
(A) entsteht durch nicht-enzymatische Glycosylierung (Glykierung) von HbA
(B) ist die oxidierte Form des adulten Hämoglobins
(C) kann keinen Sauerstoff transportieren
(D) liegt bei Diabetes mellitus in verminderter Konzentration vor
(E) wird überwiegend im endoplasmatischen Retikulum von Retikulozyten gebildet

F08

→19.30 **Neutrophile Granulozyten tragen zur Infektionsabwehr durch Peroxidation bakterieller Membranlipide bei.**
Welches Enzym des aktivierten Leukozyten ist an der Steigerung des extramitochondrialen Sauerstoffverbrauchs („respiratory burst") unmittelbar beteiligt?
(A) Glutathion-Peroxidase
(B) Myeloperoxidase
(C) NADPH-Oxidase
(D) Superoxid-Dismutase
(E) Thioredoxin-Reduktase

H04

→19.31 **Beim ersten Kontakt der Zelloberfläche neutrophiler Granulozyten mit der Zelloberfläche von Endothelzellen in Venolen entsteht durch kurzdauernde Adhäsionen eine Rollbewegung der Granulozyten auf der Endothelzelloberfläche.**
Dabei wirken als Adhäsionsproteine typischerweise mit:
(A) Cadherin
(B) Fibrinogen
(C) Fibronectin
(D) Laminin
(E) Selectin

F05

→19.32 **Von aktivierten neutrophilen Granulozyten wird Hypochlorit (OCl^-) als antibakterielle Substanz gebildet.**
Ordnen Sie die an der Synthese von Hypochlorit beteiligten Enzyme in der funktionell richtigen Reihenfolge an!
(1) NADPH-Oxidase
(2) Superoxid-Dismutase
(3) Myeloperoxidase
(4) Glucose-6-phosphat-Dehydrogenase
(A) 1-2-4-3
(B) 2-1-4-3
(C) 4-1-2-3
(D) 4-1-3-2
(E) 4-3-2-1

F04

→19.33 **Aktivierte Thrombozyten bilden mit Hilfe bestimmter Substanzen Aggregate.**
Der Verknüpfung der Thrombozyten untereinander dient hierbei von den folgenden Substanzen am besten:
(A) Faktor IX
(B) Faktor X
(C) Faktor XI
(D) Fibrinogen
(E) Kallikrein

H06

→19.34 **Das System der Hämostase besteht aus zahlreichen funktional miteinander vernetzten Einzelkomponenten. Eine klinisch bedeutsame Komponente bei der Steuerung der Thrombozytenfunktion ist der von-Willebrand-Faktor.**
Welche Aussage zu diesem Faktor trifft nicht zu?
(A) Er besitzt die Fähigkeit, an Kollagen zu binden.
(B) Er bindet an den Gerinnungsfaktor VIII (antihämophiles Globulin A).
(C) Es handelt sich um ein Glykoprotein des Blutplasmas.
(D) Seine Synthese erfolgt typischerweise in reifen Thrombozyten.
(E) Thrombozyten besitzen Oberflächenrezeptoren für diesen Faktor.

H09

→19.35 **Welche Aussage zur Blutstillung trifft zu?**
(A) Die Bindung von Fibrinogen an den von-Willebrand-Faktor (vWF) führt zur Thrombozytenaggregation.
(B) Die Synthese funktionstüchtiger Formen bestimmter Gerinnungsfaktoren ist Vitamin-D-abhängig.
(C) Heparin stimuliert die Gerinnung.
(D) Mangel an Protein C erhöht das Thromboserisiko.
(E) Prostacyclin (PGI_2) fördert die Thrombozytenaggregation.

F07

→19.36 **Welche der folgenden Aussagen zur Gerinnung trifft zu?**
(A) Als Prothrombinase bezeichnet man einen Faktor aus Gewebethromboplastin („tissue factor", Gerinnungsfaktor III) und Ca^{2+}.
(B) Als schnell wirkende Antikoagulantien zur Therapie akuter Thrombosen werden in erster Linie Vitamin-K-Antagonisten eingesetzt.
(C) Der aktivierte Faktor Va (Accelerin) ist eine Protease.
(D) Gewebethromboplastin wird auf Fibroblasten der Adventitia exprimiert.
(E) Während die Gerinnung durch das extravaskuläre System in einigen Minuten erfolgt, erfolgt die Gerinnung durch das intravaskuläre System in wenigen Sekunden.

19.31 (E) 19.32 (C) 19.33 (D) 19.34 (D) 19.35 (D) 19.36 (D)

H02

→ **19.37 Welche Aussage zum Faktor X der Blutgerinnung (Stuart-Prower-Faktor) trifft zu?**

(A) Faktor X ist ein Membranprotein von Endothelzellen.
(B) Faktor X verknüpft Fibrinomere kovalent untereinander.
(C) Faktor X wird bei Verletzung aus dem Gewebe freigesetzt.
(D) Faktor X wird sowohl durch das intra- als auch durch das extravasale System der Blutgerinnung aktiviert.
(E) Genetisch bedingter Mangel an Faktor X ist die Ursache der Hämophilie A.

H10

→ **19.38 Im letzten Schritt der Blutgerinnung wird das Fibrin-Aggregat mithilfe von Faktor XIIIa zusätzlich stabilisiert.**
Welche ist die entscheidende Reaktion, die dabei von Faktor XIIIa katalysiert wird?

(A) Abspaltung der Fibrinopeptide A und B von den N-terminalen Enden der α- und β-Ketten
(B) Bildung von Plasmin aus Plasminogen
(C) posttranslationale Modifikation des Fibrins durch Vitamin-K-abhängige Carboxylierung bestimmter Glutaminsäurereste
(D) Quervernetzung des Fibrins durch Einlagerung zusätzlicher Ca^{2+}-Ionen
(E) Quervernetzung des Fibrins durch Knüpfung kovalenter Bindungen zwischen jeweils einem Lysin- und einem Glutaminrest

H03

→ **19.39 Was liegt der Hämophilie A im Allgemeinen zugrunde?**

(A) Mangel an Gerinnungsfaktor VIII durch einen Defekt im zugehörigen Gen
(B) Mangel an Plasminogen durch einen Defekt im zugehörigen Gen
(C) Mangel an Thromboxan-Synthase durch einen Defekt im zugehörigen Gen
(D) Mangel an von Willebrand-Faktor durch einen Defekt im zugehörigen Gen
(E) permanente Aktivierung eines genetisch veränderten antihämophilen Globulins A durch Thrombin

F10

→ **19.40 Für welches Protein gibt es den relativ größten Konzentrationsunterschied zwischen Blutplasma und Blutserum?**

(A) Albumin
(B) α_1-Antitrypsin
(C) Fibrinogen
(D) Immunglobulin G
(E) Immunglobulin M

F04

→ **19.41 Welche Aussage zum Fibrinogen trifft zu?**

(A) Fibrinogen ist die inaktive Vorstufe eines proteolytischen Enzyms.
(B) Fibrinogen wird durch Heparin abgebaut.
(C) Die Aktivierung von Protein C erfolgt durch Fibrinogen im Komplex mit Thrombomodulin.
(D) Thrombin spaltet vom Fibrinogen Peptide ab.
(E) Fibrinogen wird unter Mitwirkung von Vitamin K in der Leber gebildet.

H03 H97

→ **19.42 Bei der posttranslationalen Modifikation einiger Gerinnungsfaktoren findet eine Carboxylierung von Aminosäureresten statt.**
Um welche Aminosäure handelt es sich?

(A) Aspartat
(B) Lysin
(C) Threonin
(D) Asparagin
(E) Glutamat

F10

→ **19.43 Die Vitamin-K-abhängige γ-Carboxylierung von Glutamat-Resten**

(A) aktiviert den Gerinnungsfaktor VIII (antihämophiles Globulin A)
(B) erhöht die Anzahl negativer Ladungen insbesondere des Fibrins
(C) erhöht die Bindungsfähigkeit von Prothrombin für Ca^{2+}-Ionen
(D) erzeugt den Angriffspunkt für Faktor XIIIa am Fibrin
(E) führt zur Inaktivierung bestimmter Gerinnungsfaktoren

H07

→ **19.44 Vitamin-K-Antagonisten werden zur Thromboembolie-Prophylaxe, z. B. nach Herzklappenersatz mit mechanischen Prothesen, eingesetzt.**
Vitamin-K-abhängig ist die Reifung des Proenzyms bei den Gerinnungsfaktoren

(A) I, I, V und VIII
(B) I, VIII, XII und XIII
(C) II, VII, IX und X
(D) II, VIII, XII und XIII
(E) V, VIII, XII und XIII

19.37 (D) 19.38 (E) 19.39 (A) 19.40 (C) 19.41 (D) 19.42 (E) 19.43 (C) 19.44 (C)

H04

→19.45 **Zur Thrombose-Prophylaxe werden unter anderem Vitamin-K-Antagonisten eingesetzt.**
Hierdurch ist Vitamin K vermindert wirksam in seiner Funktion als
(A) Chelator von Ca^{2+}-Ionen
(B) Cofaktor für die enzymatische Umwandlung von Glutamyl-Resten in γ-Carboxyglutamyl-Reste in bestimmten Gerinnungsfaktoren
(C) Cofaktor von Gewebs-Plasminogen-Aktivator
(D) Heparin-Aktivator
(E) Translationsfaktor bei der Synthese von Gerinnungsfaktoren

F08

→19.46 **Heparin**
(A) aktiviert Antithrombin III
(B) aktiviert Gewebethromboplastin („tissue factor", Gerinnungsfaktor III)
(C) ist ein Polykation
(D) ist ein Vitamin-K-Antagonist
(E) ist eine Serinprotease

F10

→19.47 **Zur postoperativen Thromboseprophylaxe kommt die (parenterale) Gabe welcher der folgenden Substanzen am ehesten in Betracht?**
(A) Ca^{2+} als Calciumchlorid
(B) EDTA
(C) Erythropoetin
(D) Heparin
(E) Vitamin K

F06 H05

→19.48 **Einem Patienten wird zur Prophylaxe einer thromboembolischen Erkrankung Heparin injiziert.**
Die gerinnungshemmende Wirkung von Heparinen beruht typischerweise auf der
(A) Hemmung der γ-Carboxylierung von Gerinnungsfaktoren
(B) Bindung an und Aktivierung von Antithrombin III
(C) Verminderung der Thrombozytenzahl
(D) Hemmung der Cyclooxygenase
(E) Komplexierung von Ca^{2+}-Ionen

H10

→19.49 **Heparin wird als Medikament zur Gerinnungshemmung eingesetzt. Es wirkt direkt durch**
(A) Aktivierung von Antithrombin III
(B) Aktivierung von Heparinasen
(C) Blockierung der γ-Carboxylierung von Gerinnungsfaktoren
(D) Hemmung von Protein C und S
(E) proteolytische Aktivierung von Plasminogen

F06

→19.50 **Die Einnahme des Cyclooxygenase-Hemmers Acetylsalicylsäure**
(A) hemmt die Bildung von Gerinnungsfaktoren in der Leber
(B) hemmt die Querstabilisierung von Fibrin
(C) fördert die Aktivierung von Plasminogen zu Plasmin
(D) erhöht die Blutplasmakonzentration von Antithrombin III
(E) hemmt die Thromboxan-Synthese der Blutplättchen

H10

→19.51 **Hemmung der Cyclooxygenase-1 vermindert die Aggregationsneigung der Blutplättchen (und damit z. B. das Risiko eines erneuten Herzinfarkts).**
Die Synthese welches an der Blutstillung beteiligten Moleküls wird durch die Abnahme der Enzymaktivität am wahrscheinlichsten verringert?
(A) Fibrinogen
(B) Fibronectin
(C) Prothrombin
(D) Thromboxan A_2
(E) von-Willebrand-Faktor

H03

→19.52 **Welche der folgenden Substanzen ist der stärkste körpereigene Auslöser der Fibrinolyse?**
(A) Streptokinase
(B) Gewebe-Plasminogen-Aktivator (t-PA)
(C) α_2-Makroglobulin
(D) Staphylokinase
(E) Plasminogen

H05

→19.53 **Welcher biochemische Prozess trägt dazu bei, dass Menstrualblut nicht gerinnt?**
(A) Faktor X bewirkt eine limitierte Proteolyse von Prothrombin.
(B) Plasminogenaktivatoren bewirken eine limitierte Proteolyse von Plasminogen.
(C) Thrombin bewirkt eine limitierte Proteolyse von Fibrinogen.
(D) Die Thromboxan-Synthese in Thrombozyten wird gesteigert.
(E) ADP bindet an Thrombozytenoberflächen.

19.45 (B) 19.46 (A) 19.47 (D) 19.48 (B) 19.49 (A) 19.50 (E) 19.51 (D) 19.52 (B) 19.53 (B)

H07

→ **19.54 Welche Aussage zu Plasminogen bzw. Plasmin trifft zu?**

(A) Plasminogen wird in der Leber unter Mitwirkung von Vitamin K gebildet.
(B) Plasminogen wird durch Thrombin in Gegenwart von Ca^{2+} proteolytisch gespalten.
(C) Plasmin hemmt die Inaktivierung von Gerinnungsfaktor Va.
(D) Plasmin hemmt die Inaktivierung von Gerinnungsfaktor VIIIa.
(E) Plasmin wirkt fibrinolytisch.

H03

→ **19.55 Welche Aussage zum Protein C trifft nicht zu?**

(A) Es wird in der Leber synthetisiert.
(B) Es wird Vitamin-K-abhängig carboxyliert.
(C) Die Umwandlung zu aktiviertem Protein C (APC) findet typischerweise an der Endothelzelloberfläche statt.
(D) APC aktiviert den Gerinnungsfaktor III.
(E) APC erreicht seine optimale Aktivität im Komplex mit Protein S.

F08

→ **19.56 Welche der folgenden Aussagen zu Blutgerinnung und Fibrinolyse trifft zu?**

(A) Die Fibrinbildung wird durch Protein C aktiviert.
(B) Fibrinpolymere werden durch Plasmin gespalten.
(C) Mg^{2+} ist ein essentieller Blutgerinnungsfaktor.
(D) Thrombin entsteht aus Gewebethromboplastin („tissue factor", Gerinnungsfaktor III).
(E) Thrombin ist eine Phospholipase.

F04

→ **19.57 Welche der folgenden Substanzen ist zur Hemmung der Blutgerinnung in vitro am ehesten geeignet?**

(A) Fibronectin
(B) Natriumcitrat
(C) Phenprocoumon (ein Vitamin-K-Antagonist)
(D) Protaminchlorid
(E) Protein S

H06

→ **19.58 Die Bildung der aktiven Formen der Gerinnungsfaktoren II, VII, IX und X kann bei frisch entnommenem Blut verhindert werden durch den Zusatz von**

(A) Calciumoxalat
(B) Citrat
(C) Protamin
(D) Streptokinase
(E) Vitamin-K-Antagonisten

F09

→ **19.59 Die Serumprotein-Elektrophorese ist ein Verfahren zur klinisch-chemischen Diagnostik von Störungen in der Zusammensetzung der Plasmaproteine.**
Welche Proteinfraktion stellt typischerweise die Hauptmasse der Plasmaproteine dar?

(A) Albumine
(B) α_1-Globuline
(C) α_2-Globuline
(D) β-Globuline
(E) γ-Globuline

F06

→ **19.60 Welchem der Bereiche A bis E des abgebildeten Serumproteinelektropherogramms eines Gesunden lassen sich am besten die Immunglobuline zuordnen?**

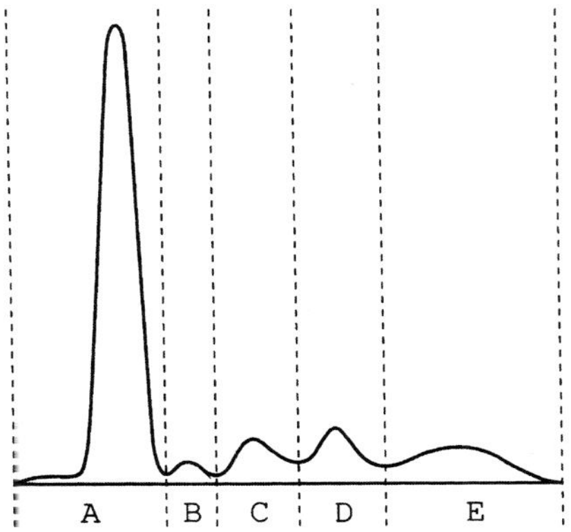

F10

→ **19.61 In einem Serumprotein-Elektropherogramm wandert die Hauptmenge der Immunglobuline in der Fraktion der**

(A) Albumine
(B) α_1-Globuline
(C) α_2-Globuline
(D) β-Globuline
(E) γ-Globuline

H09

→ **19.62 Glykoproteine des Blutplasmas tragen am peripheren Ende des Kohlenhydratanteils typischerweise folgendes negativ geladene Zuckermolekül:**

(A) Chondroitinsulfat
(B) Glucuronsäure
(C) Glutaminsäure
(D) Heparin
(E) N-Acetylneuraminsäure

19.54 (E) 19.55 (D) 19.56 (B) 19.57 (B) 19.58 (B) 19.59 (A) 19.60 (E) 19.61 (E) 19.62 (E)

F09

→19.63 **An welches der Plasmaproteine wird freies Hämoglobin typischerweise gebunden?**
(A) Apoferritin
(B) Apotransferrin
(C) Coeruloplasmin
(D) Hämopexin
(E) Haptoglobin

H09

→19.64 **Bei einer hereditär bedingten Form des Lungenemphysems kann ein durch den genetischen Defekt verändertes Protein nicht mehr an das Blut abgegeben werden. Der Funktionsausfall des Proteins führt u. a. zu einer Zerstörung der Lungenalveolen. Die Schädigung des Lungengewebes wird durch Rauchen noch gefördert, da die Oxidantien des Zigarettenrauchs das gesuchte Protein inaktivieren.**
Um welches Protein handelt es sich?
(A) α_1-Antiprotease (α_1-Antitrypsin)
(B) Elastase
(C) Elastin
(D) Fibrillin
(E) Kathepsin C

H05

→19.65 **Zu welcher Stoffklasse gehören die Determinanten der Blutgruppen-Antigene A und B?**
(A) Cholesterin und Cholesterinester
(B) Oligosaccharide von Glykolipiden und Glykoproteinen
(C) Peptide
(D) Phospholipide
(E) Phosphoproteine

F06

→19.66 **Antikörper gegen Rhesus-Antigene sind Plazenta-gängig und können von der Mutter auf das Kind in utero übergehen.**
Zu welcher Immunglobulin-Klasse gehören diese Antikörper typischerweise?
(A) IgA
(B) IgD
(C) IgE
(D) IgG
(E) IgM

Fragen aus Examen Frühjahr 2011

F11

→19.67 **Für welches der Proteine im Blutplasma ist die Bindung von Vitamin B_{12} typisch?**
(A) Caeruloplasmin
(B) Haptoglobin
(C) Transcobalamin
(D) Transcortin
(E) Transferrin

F11

→19.68 **HbA_{1c}**
(A) besitzt nahezu keine Affinität zu O_2 mehr
(B) besteht aus drei α- und einer γ-Globinkette
(C) entsteht durch kovalente Bindung von Kohlendioxid an Hämoglobin
(D) entsteht durch nicht-enzymatische Verknüpfung mit einer Aldose
(E) entsteht infolge einer Mutation im Gen für die β-Ketten des Hämoglobins

F11

→19.69 **Typischerweise hemmend auf Thrombozyten (hinsichtlich deren Aktivierung bzw. Aggregation) wirkt**
(A) ADP
(B) Fibrinogen
(C) Prostacyclin
(D) Thrombin
(E) Thrombospondin

F11

→19.70 **Acetylsalicylsäure, ein nichtkompetitiver Inhibitor der Cyclooxygenasen des Arachidonsäurestoffwechsels, kann zu einer verminderten Hämostase führen (z.B. in relativ niedriger Dosierung in der Reinfarktprophylaxe nach Myokardinfarkt).**
Verantwortlich hierfür ist in erster Linie die Hemmung der Synthese von
(A) Leukotrien B_4
(B) Leukotrien C_4
(C) Leukotrien D_4
(D) Prostaglandin I_2
(E) Thromboxan A_2

19.63 (E) 19.64 (A) 19.65 (B) 19.66 (D) 19.67 (C) 19.68 (D) 19.69 (C) 19.70 (E)

F11

19.71 Welche Aussage über Thrombomodulin trifft zu?

(A) Cumarinderivate (z.B. Phenprocoumon) wirken durch direkte Hemmung von Thrombomodulin antikoagulatorisch.
(B) Der Thrombomodulin-Thrombin-Komplex wandelt Protein C in aktiviertes Protein C (aPC) um.
(C) Thrombomodulin ist ein intrathrombozytärer second messenger.
(D) Thrombomodulin ist ein von aktivierten Thrombozyten sezerniertes Enzym.
(E) Thrombomodulin wird als Cofaktor für die Fibrinbildung durch Thrombin benötigt.

F11

19.72 Wozu dient die Vitamin-K-abhängige Carboxylierung von Gerinnungsfaktoren (Prothrombin, VII, IX und X) in erster Linie?

(A) Ihre Affinität zu Heparin und damit ihre Hemmbarkeit steigt.
(B) Ihre Fähigkeit zur Bindung von Calcium-Ionen und damit ihre Aktivierbarkeit steigt.
(C) Sie erhalten Bindungsstellen für Antithrombin III und werden damit durch Antithrombin III hemmbar.
(D) Sie erhalten einen Schutz gegenüber Proteasen.
(E) Sie werden wasserlöslich und damit von den Zellmembranen ablösbar.

F11

19.73 Der Blutgerinnungsfaktor Xa (aktivierter Stuart-Prower-Faktor) bildet zusammen mit Faktor Va, Ca^{2+} und Phospholipiden einen Komplex. Dieser Komplex katalysiert typischerweise die

(A) Aktivierung von Faktor VII (Proconvertin)
(B) Aktivierung von Faktor VIII (Antihämophiles Globulin A)
(C) Aktivierung von Faktor IX (Christmas-Faktor, Antihämophiles Globulin B)
(D) Umwandlung von Fibrinogen in Fibrin
(E) Umwandlung von Prothrombin in Thrombin

20 Leber

H00

20.1 Welches Plasmaprotein ist kein Sekretprotein der Leber?

(A) α_2-Makroglobulin
(B) β_2-Mikroglobulin
(C) Caeruloplasmin
(D) Haptoglobin
(E) Hämopexin

H01

20.2 Welche der folgenden Funktionen wird nicht ausschließlich oder überwiegend von der Leber wahrgenommen?

(A) Synthese von Glucose aus Alanin
(B) Umwandlung von Bilirubin in Bilirubindiglucuronid
(C) Umwandlung von Cholesterin in Chenodesoxycholsäure
(D) Umwandlung von 7-Dehydrocholesterin in Cholecalciferol
(E) Umwandlung von Estradiol in Estronsulfat

H05

20.3 Welches Protein wird in Hepatozyten synthetisiert?

(A) Cholecystokinin/Pankreozymin
(B) GLUT4 (Glucosetransporter 4)
(C) IGF-1 (insulin-like growth factor 1)
(D) Apolipoprotein B_{48}
(E) Interferon-γ

H10

20.4 Ein Patient asiatischer Herkunft berichtet, dass er nach der Aufnahme bereits geringer Mengen Alkohol unter Kopfschmerzen, Übelkeit und „Herzrasen" leide. Bei diesem Patienten führt die verminderte Aktivität eines Enzyms zur Akkumulation toxischen Ethanals, wodurch die entsprechende Symptomatik verursacht wird.
Um welches Enzym handelt es sich am wahrscheinlichsten?

(A) Aldehyd-Dehydrogenase
(B) Aldolase
(C) Aldose-Reduktase
(D) Alkohol-Dehydrogenase
(E) Lactat-Dehydrogenase

F09

20.5 In der Pathogenese der Alkoholkrankheit kommt es häufig zur Fettleber.
Zwischenstufen der Fettsäure-Synthese aus Ethanol sind:
1. Malonyl-CoA
2. Acetyl-CoA
3. Ethanal (Acetaldehyd)
4. Acetat
In welcher Reihenfolge entstehen diese Substanzen?

(A) 1-2-3-4
(B) 2-4-3-1
(C) 3-4-1-2
(D) 3-4-2-1
(E) 4-3-2-1

F07

20.6 Ethanol wird überwiegend in der Leber abgebaut.
Welche Stoffwechselsituation resultiert am wahrscheinlichsten aus einer Ethanolüberflutung der Leber?

(A) erhöhter $NADH/NAD^+$-Quotient
(B) Hyperaktivität des Citratcyclus
(C) Inaktivierung der Alkohol-Dehydrogenase
(D) vermehrte Gluconeogenese
(E) vermehrte β-Oxidation von Fettsäuren

H00

20.7 Das endoplasmatische Retikulum von Hepatozyten enthält nicht:

(A) Cytochrom c_1
(B) Enzyme für die Konjugation von Bilirubin mit Glucuronat
(C) Enzyme für die Cholesterolsynthese
(D) Cytochrom-P_{450}-Monooxygenasen
(E) Glucose-6-phosphatase

F03

20.8 In der Leber wird/werden nicht synthetisiert:

(A) Caeruloplasmin
(B) Cholsäure
(C) Komplementfaktoren
(D) Chylomikronen
(E) VLDL (very low density lipoproteins)

20.1 (B) 20.2 (D) 20.3 (C) 20.4 (A) 20.5 (D) 20.6 (A) 20.7 (A) 20.8 (D)

H05

20.9 Ammoniak ist insbesondere für das Gehirn toxisch. Einer Erhöhung der Ammoniak-Konzentration im Blut wird durch Enzymsysteme der Leber entgegengewirkt.
Die Fixierung von molekularem Ammoniak durch kovalente Bindung an ein Substratmolekül kann katalysiert werden durch:

(A) Alanin-Transaminase (Glutamat-Pyruvat-Transaminase)
(B) δ-Aminolävulinat-Synthase
(C) Aspartat-Transaminase (Glutamat-Oxalacetat-Transaminase)
(D) Glutaminase
(E) Glutamin-Synthetase

F10

20.10 Cytochrom-P-450-Enzyme in der Phase I der Biotransformation

(A) benötigen als Reduktionsmittel NADH
(B) enthalten ein Häm (bzw. Hämin) als prosthetische Gruppe
(C) katalysieren die Konjugat-Bildung von Substraten
(D) liefern als Reaktionsprodukt Wasserstoff
(E) nutzen Wasserstoffperoxid als Oxidationsmittel

H07

20.11 Welche Aussage zum Biotransformationssystem der Leber trifft zu?

(A) Cytochrom P-450 ist Elektronenüberträger der Hydroxylasen des Biotransformationssystems.
(B) Die für die Glucuronidierung benötigte Glucuronsäure wird von Hyaluronsäure abgespalten.
(C) Die Hydroxylasen des Biotransformationssystems gehören zur Gruppe der Dioxygenasen.
(D) Die wichtigste Konjugationsreaktion ist die Phosphorylierung von OH-Gruppen.
(E) Konjugationen durch Sulfatierung benötigen Dimethylsulfat als Donor des Sulfatrestes.

H10

20.12 Welche Aussage zur Biotransformation in den Hepatozyten trifft zu?

(A) Cytochrom-P_{450}-abhängige Monooxygenasen bauen beide Atome des Sauerstoffs in ihre Substratmoleküle ein.
(B) Die chemische Veränderung von Fremdstoffen in der Phase I kann zu toxischen Zwischenprodukten führen.
(C) Ein typischer Indikator für eine unzureichende Biotransformation ist eine erhöhte Konzentration an direktem (konjugiertem) Bilirubin im Blutplasma.
(D) In den Molekülen vorkommende Nitrogruppen werden zu Aminogruppen oxidiert.
(E) In Phase I erzeugte OH-Gruppen werden in Phase II mit UDP-Glucuronsäure typischerweise verestert.

H00 F97 H89

20.13 Welche Aussage zum Biotransformationssystem trifft <u>nicht</u> zu?

(A) Aus primär nicht kanzerogenen Substanzen können sich durch das Cytochrom-P_{450}-System kanzerogene Metabolite bilden.
(B) Bei Leberzirrhose kann der Abbau endogener Wirkstoffe (z. B. von Hormonen) infolge Verminderung der Aktivität des Hydroxylase-Systems verzögert sein.
(C) Substrate mit hydrophilem Charakter werden bevorzugt umgesetzt.
(D) Chronische Zufuhr von Pharmaka (z. B. von Barbituraten) stimuliert die Aktivität des Cytochrom-P_{450}-Systems.
(E) Beim Neugeborenen ist die Entgiftungsfähigkeit infolge des nicht voll ausgereiften Konjugationssystems eingeschränkt.

H05 F01

20.14 Welche Aussage zur Glucuronidierung trifft zu?

(A) Glucuronidierungen können an OH- bzw. NH_2-Gruppen erfolgen.
(B) Carboxylgruppen können nicht glucuronidiert werden.
(C) Glucuronide können nur durch die Galle, nicht aber durch die Nieren ausgeschieden werden.
(D) Die für die Glucuronidierung benötigten Glucuronatreste entstehen durch Reduktion von Glucose-6-phosphat.
(E) Glucuronyltransferasen kommen u. a. in den Nieren, nicht jedoch in der Leber vor.

F04

20.15 Welche der folgenden Verbindungen wird in der Leber typischerweise mit Glucuronsäure konjugiert, um sie in eine ausscheidbare Form zu bringen?

(A) Bilirubin
(B) Cholsäure
(C) Histamin
(D) Kreatinin
(E) Porphobilinogen

F03

20.16 Zu den Reaktionen der Phase II der Biotransformation gehört <u>nicht</u>:

(A) Acetylierung
(B) Sulfatierung
(C) Hydroxylierung
(D) Glucuronidierung
(E) Amidierung

20.9 (E) 20.10 (B) 20.11 (A) 20.12 (B) 20.13 (C) 20.14 (A) 20.15 (A) 20.16 (C)

F09

→20.17 **Biotransformationsreaktionen in den Hepatozyten erhöhen im Allgemeinen die Ausscheidungsfähigkeit von Endo- und Xenobiotica.**
Eine typische Biotransformationsreaktion der Phase II ist die Bildung von

(A) Creatinin
(B) 5α-Dihydrotestosteron
(C) Harnstoff
(D) β-Hydroxybutyrat
(E) Taurocholsäure

H07

→20.18 **Die Menge an Cholesterin im Organismus wird durch die Zufuhr mit der Nahrung, die Biosynthese und die Eliminierung von Cholesterin bestimmt.**
Die Eliminierung von Cholesterin geschieht hauptsächlich über

(A) den oxidativen Abbau zu CO_2 und Wasser
(B) die Absonderung über die Haut als Talg
(C) die Ausscheidung als Cholesterinester in die Galle
(D) die Umwandlung in Gallensäuren
(E) die Umwandlung zu Steroidhormonen

H08

→20.19 **Die Biosynthese von Chenodesoxycholsäure und Cholsäure aus Cholesterin erfolgt typischerweise in**

(A) Adipozyten
(B) Enterozyten
(C) Hepatozyten
(D) Zellen des Knochenmarks
(E) Zellen der Nebennierenrinde

F04

→20.20 **Welche der Aussagen zur Galle trifft am ehesten zu?**

(A) Exogene Zufuhr von Gallensäuren führt zu einer Steigerung der Gallenproduktion in der Leber.
(B) Überproduktion von Lithocholsäure durch die Leber fördert die Gallensteinbildung.
(C) Gallensteine bestehen hauptsächlich aus Hydroxylapatit.
(D) Die Lebergalle enthält Bilirubin hauptsächlich in mit Glycin oder Taurin konjugierter Form.
(E) Die eingedickte Blasengalle hat einen höheren osmotischen Druck als das Blutplasma.

F07

→20.21 **Gallensäuren werden in der Leber gebildet und werden für eine effiziente Fettresorption im Dünndarm benötigt.**
Welche Aussage zu den Gallensäuren trifft zu?

(A) Eine zu hohe Konzentration an Gallensäuren in der Lebergalle führt zur Bildung von Gallensteinen.
(B) Gallensäuren entstehen durch Veresterung von Cholesterin mit Aminosäuren.
(C) Gallensäuren werden in den Epithelzellen der Gallengänge gebildet.
(D) Nach Sekretion in das Darmlumen werden mehr als 70 % der Gallensäuren ausgeschieden.
(E) Vorstufe bei der Biosynthese von Gallensäuren ist Cholesterin.

F09

→20.22 **Welche Aussage zu Cholesterin trifft zu?**

(A) Cholesterin ist das wichtigste Substrat der Lipoproteinlipase.
(B) Cholesterin ist ein essentieller Nahrungsbestandteil.
(C) Gallensäuren werden aus Cholesterin synthetisiert.
(D) In Chylomikronen ist der Gewichtsanteil von Cholesterin größer als der von Triglyceriden.
(E) In der Blasengalle ist der Gewichtsanteil von Cholesterin größer als der von Gallensäuren.

F08

→20.23 **Gallensäuren werden in der Leber gebildet und werden für eine effiziente Fettresorption im Dünndarm benötigt.**
Konjugierte Gallensäuren

(A) enthalten eine Esterbindung
(B) entstehen aus einem Zwischenprodukt der Cholesterinbiosynthese
(C) sind das Reaktionsprodukt von aktivierten Gallensäuren mit Aminoverbindungen
(D) stimulieren die De-novo-Cholesterinbiosynthese
(E) werden im Darmlumen von Dünndarmbakterien durch Hydroxylierung an C7 aktiviert

H04

→20.24 **Glykocholsäure**

(A) ist die Haupttransportform des in der Leber gebildeten Cholesterins im Blut
(B) entsteht durch Konjugation eines Cholesterinderivates mit einer Aminosäure
(C) ist ein Substrat von Glykosyltransferasen bei der Glykoprotein-Biosynthese
(D) entsteht durch enzymatische Glykosylierung von unverestertem Cholesterin
(E) ist ein allosterischer Aktivator der β-Hydroxy-β-methyl-glutaryl-CoA-Reduktase (HMG-CoA-Reduktase)

20.17 (E) 20.18 (D) 20.19 (C) 20.20 (A) 20.21 (E) 20.22 (C) 20.23 (C) 20.24 (B)

F10

→**20.25 Über welchen der folgenden Mechanismen erfolgt die Ausscheidung von Bilirubindiglucuronid aus dem Hepatozyten in ein Gallenkanälchen am wahrscheinlichsten?**

(A) aktiver Transport
(B) Carnitin-vermittelter Transport
(C) Exozytose
(D) freie Diffusion durch Gap junctions
(E) Translokation durch Scramblasen

H09

→**20.26 Die Bildung der physiologischen Ausscheidungsform des Bilirubins im Hepatozyten erfolgt typischerweise**

(A) durch Dimerisierung unter Ausbildung intermolekularer Wasserstoffbrücken
(B) durch Konjugation der Propionylreste des Bilirubins mit Glucuronsäure
(C) durch Reduktion zu Mesobilirubin
(D) durch Reduktion zu Urobilin
(E) unter Verbrauch von 3′-Phosphoadenosyl-5′-phosphosulfat

F08

→**20.27 Gelbsucht (Ikterus) wird durch eine erhöhte Bilirubinkonzentration im Serum hervorgerufen. Warum ist dieses Symptom häufig Folge einer Leberfunktionsstörung?**

(A) Bilirubin ist ein Zwischenprodukt der hepatischen Gallensäuresynthese.
(B) Bilirubin wird spezifisch in Hepatozyten zu Biliverdin abgebaut.
(C) Bilirubin wird überwiegend in den Hepatozyten gebildet.
(D) Die Ausscheidung von Bilirubin erfolgt typischerweise nach Glucuronidierung in den Hepatozyten.
(E) Ein leberspezifisches Cytochrom P-450 wird für die Umwandlung von Bilirubin in seine ausscheidungsfähige Form benötigt.

H93 F85

→**20.28 Beim Neugeborenen kommt es zu einem Anstieg des Serumbilirubins, weil**

(A) noch keine bakterielle Besiedlung des Darmtrakts erfolgt ist
(B) eine verstärkte Hämoglobinsynthese stattfindet
(C) in der Leber des Neugeborenen nur eine geringe Aktivität der UDP-Glucuronyl-Transferase vorliegt
(D) die Bilirubinausscheidung über die Niere noch nicht erfolgen kann
(E) die Gallenproduktion des Neugeborenen gering ist

Fragen aus Examen Frühjahr 2011

F11

→**20.29 Welche Aussage zum Taurin trifft zu?**

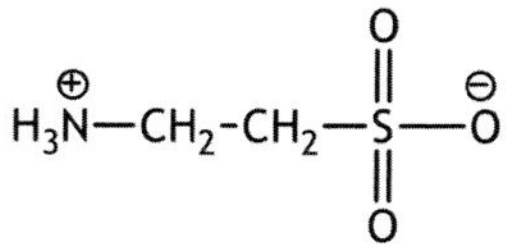

(A) Taurin ist eine Aminocarbonsäure.
(B) Taurin wird im menschlichen Organismus nicht gebildet.
(C) Taurin entsteht durch Reduktion von Cysteamin.
(D) Taurin ist das Decarboxylierungsprodukt des Methionins.
(E) Taurin ist in der Taurocholsäure über eine Amidbindung mit Cholsäure verknüpft.

F11

→**20.30 Welche Aussage zur Cholsäure trifft typischerweise zu?**

(A) Cholsäure entsteht durch Kürzung der Seitenkette von Cholin.
(B) Cholsäure wird bevorzugt in der Gallenblase synthetisiert.
(C) Cholsäure wird im Blut hauptsächlich in Lipoproteinen transportiert.
(D) Cholsäure wird in den Hepatozyten überwiegend mit Glucuronsäure konjugiert.
(E) Eine Umwandlung von Cholsäure in Desoxycholsäure erfolgt durch Darmbakterien.

F11

→**20.31 Welche der genannten Substanzen entsteht beim enzymatischen Abbau von Ethanol in Hepatozyten überwiegend?**

(A) Acetat
(B) Ethan
(C) Glykol
(D) Lactat
(E) Oxalat

21 Fettgewebe

H09

→21.1 **Welche Aussage zu den univakuolären Fettzellen (Adipozyten des weißen Fettgewebes) trifft typischerweise zu?**
- (A) Der Transport von Glucose durch die Zellmembran ist nicht Insulin-abhängig.
- (B) Ihre Glycerokinase-Aktivität ist höher als im Hepatozyten.
- (C) Sie bilden Glycerin-3-phosphat (α-Glycerophosphat) durch Reduktion von Dihydroxyacetonphosphat.
- (D) Sie enthalten als wichtigsten Energiespeicher Glykogen.
- (E) Sie sind die Hauptproduzenten der Lecithin-Cholesterin-Acyltransferase (LCAT).

H85

→21.2 **Welche Aussage zum Stoffwechsel des Fettgewebes trifft nicht zu?**
- (A) Das Fettgewebe ist das größte Speicherorgan des Organismus.
- (B) Das zur Triacylglycerinsynthese erforderliche Glycerinphosphat entstammt dem Abbau der Glucose im Fettgewebe.
- (C) Fettgewebe gibt permanent Triacylglycerine zur Energiegewinnung an den Kreislauf ab.
- (D) Ein Nahrungsüberschuß von 420 kJ (100 kcal) führt zur Ablagerung von etwa 10 g Depotfett.
- (E) Im Hungerzustand gibt das Fettgewebe vermehrt Glycerin an den Kreislauf ab, das zur Gluconeogenese verwertet werden kann.

F09

→21.3 **Nach einer fett- und kohlenhydratreichen Mahlzeit wird unter Insulineinfluss die Glucoseaufnahme in die Fettzellen stimuliert.**
In dieser Situation benötigt der Adipozyt die aufgenommene Glucose hauptsächlich für
- (A) den Chylomikronen-Abbau
- (B) die cAMP-Synthese
- (C) die Glykogen-Synthese
- (D) die β-Oxidation
- (E) die Triglycerid-Synthese

H99

→21.4 **Welche Aussage über den Stoffwechsel des Fettgewebes trifft nicht zu?**
- (A) Die Triacylglycerinlipase wird durch Phosphorylierung inaktiviert.
- (B) Katecholamine stimulieren über β-Rezeptoren die Fettsäure- und Glycerinfreisetzung.
- (C) Insulin stimuliert die Triacylglycerinsynthese.
- (D) Die Glucoseaufnahme ist Insulin-abhängig.
- (E) Insulin induziert die Lipoproteinlipase.

F04

→21.5 **Welche Aussage zur Lipolyse in weißen Fettzellen trifft nicht zu?**
- (A) Die hormonsensitive Lipase wird durch Proteinkinase-A-abhängige Phosphorylierung aktiviert.
- (B) Adrenalin stimuliert die Lipolyse durch Aktivierung von β-Rezeptoren.
- (C) Das bei der Lipolyse entstehende Glycerin wird zum größten Teil im Fettgewebe phosphoryliert und wieder verwendet.
- (D) Die bei der Lipolyse freigesetzten Fettsäuren werden im Blut vor allem an Albumin gebunden transportiert.
- (E) Aktivierung der cAMP-Phosphodiesterase durch Insulin hemmt die Lipolyse.

F99

→21.6 **Welche Aussage zum Fettgewebsstoffwechsel trifft nicht zu?**
Insulin
- (A) stimuliert die Translokation von Glut-4-Transportern in die Plasmamembran
- (B) reprimiert die Lipoproteinlipase
- (C) senkt die cAMP-Konzentration
- (D) aktiviert die Pyruvat-Dehydrogenase
- (E) stimuliert die Triacylglycerin-Synthese

H98

→21.7 **Welche Aussage zum Fettstoffwechsel trifft nicht zu?**
In der Fettzelle
- (A) setzt Lipoproteinlipase Triacylglycerine aus Chylomikronen frei
- (B) werden Fettsäuren durch Acyl-CoA-Synthetase (Thiokinase) in Acyl-CoA überführt
- (C) wird Glycerin-3-phosphat aus Glucose bereitgestellt
- (D) wird die Triacylglycerinlipase durch Katecholamine aktiviert
- (E) bewirkt Insulin eine verstärkte Glucoseverwertung

21.1 (C) 21.2 (C) 21.3 (E) 21.4 (A) 21.5 (C) 21.6 (B) 21.7 (A)

H05

→21.8 Die höchste Lipoproteinlipase-Aktivität findet sich unter den genannten Lokalisationen

(A) in Zellen der Nebennierenrinde
(B) auf der Endothelzellmembran von Muskel- und Fettgewebekapillaren
(C) im Zytosol der Hepatozyten
(D) in den Mukosazellen des Dünndarms
(E) transmembranär in der Erythrozytenmembran

F07

→21.9 Welche Aussage zum Hormon Leptin trifft zu?

(A) Leptin ist ein Abkömmling der Arachidonsäure und gehört in die Familie der Eikosanoide.
(B) Leptin wird von Fettzellen sezerniert.
(C) Leptin hemmt die hypothalamische Sekretion von α-MSH (α-Melanozyten-stimulierendes Hormon).
(D) Leptin stimuliert die hypothalamische Sekretion von Neuropeptid Y.
(E) Leptin ist appetitsteigernd.

21.8 (B) 21.9 (B)

22 Niere, Harn

H10

→**22.1 Welche Formel zeigt das quantitativ wichtigste Ausscheidungsprodukt des Stickstoff-Stoffwechsels im Urin (beim gesunden Menschen)?**

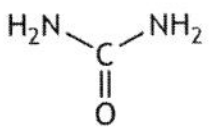
(A)

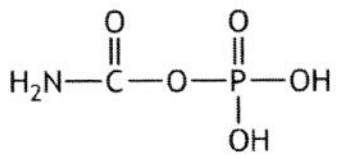
(B)

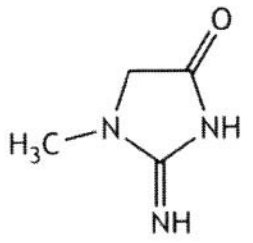
(C)

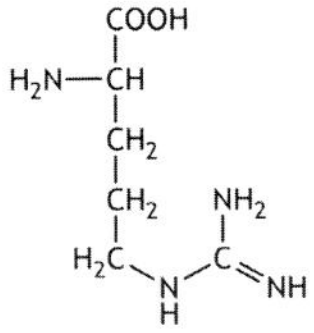
(D)

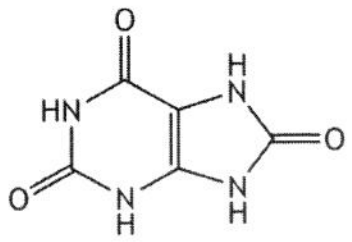
(E)

F96

→**22.2 Woran sind die Nieren <u>nicht</u> wesentlich beteiligt?**

(A) Prothrombinsynthese
(B) Reninbildung
(C) Stickstoffausscheidung
(D) Erythropoietinbildung
(E) Calcitriolsynthese

F08

→**22.3 Die Kenntnis der normalen Albumin-Konzentration im Blutplasma ist u. a. zur Beurteilung einer Proteinurie hilfreich.**
Bei einem Patienten mit normaler Albumin-Konzentration im Blutplasma werden in den Nierenglomeruli pro Tag 170 Liter als Primärfiltrat gebildet. Der Siebkoeffizient für Albumin ist etwa 0,01, d. h. die Albumin-Konzentration im Primärfiltrat beträgt etwa 1 % der Albumin-Konzentration im Blutplasma.
Welcher der folgenden Werte kommt der täglich in die Nierentubulusräume filtrierten Albumin-Menge am nächsten?

(A) 70 mg
(B) 700 mg
(C) 7 g
(D) 70 g
(E) 700 g

H05

→**22.4 Bei der Behandlung von Dialyse-pflichtigen Patienten mit chronischer Niereninsuffizienz ist zu beachten, dass bei ihnen auch die Hormonsynthese-Leistung der Nieren vermindert ist.**
An welchem der Hormone herrscht beim terminal Niereninsuffizienten ein Mangel, weil es normalerweise hauptsächlich in den Nieren gebildet wird?

(A) Erythropoetin
(B) Glucagon
(C) luteinisierendes Hormon (LH, ICSH)
(D) Parathormon (PTH)
(E) Somatotropin (STH, GH)

F05

→**22.5 Welches Hormon wird typischerweise in Nierenzellen gebildet?**

(A) Glukagon
(B) Sekretin
(C) 1,25-Dihydroxycholecalciferol (Calcitriol)
(D) Aldosteron
(E) Adiuretin

F07

→**22.6 Angiotensin II bewirkt typischerweise:**

(A) Hemmung der hypophysären Sekretion von Adiuretin (ADH)
(B) Hemmung der Na^+-Resorption im proximalen Nierentubulus
(C) Hemmung des Durstgefühls
(D) Steigerung der Aldosteron-Sekretion in der Nebennierenrinde
(E) Steigerung der Renin-Sekretion in der Niere

F92

→**22.7 Welche Aussage über die Ausscheidung mit dem Harn trifft <u>nicht</u> zu?**

(A) Die Kreatininausscheidung hängt von der Muskelmasse ab.
(B) Die Ausscheidung von Pentosen hängt vom Umsatz im Pentosephosphatzyklus ab.
(C) Die Harnstoffausscheidung steigt mit dem Proteingehalt der Nahrung.
(D) Die Ausscheidung von Sulfat hängt vom Abbau von Methionin und Cystein ab.
(E) Die Proteinausscheidung hängt von glomerulärer Filtration und tubulärer Reabsorption ab.

22.1 (A) 22.2 (A) 22.3 (D) 22.4 (A) 22.5 (C) 22.6 (D) 22.7 (B)

F04

→ **22.8 Welche Aussage zum Kreatinin trifft nicht zu?**

(A) Mit dem Urin wird mehr Kreatinin als Kreatin ausgeschieden.
(B) Kreatinin wird mit ATP zu Kreatinphosphat phosphoryliert.
(C) Kreatinin entsteht durch Umwandlung des Kreatinphosphats, wobei anorganisches Phosphat abgespalten wird.
(D) Die Kreatinin-Clearance wird zur Abschätzung der glomerulären Filtrationsrate (GFR) verwendet.
(E) Kreatinin hat eine zyklische Struktur.

F08

→ **22.9 Welche der folgenden Aussagen zum Creatinin trifft zu?**

(A) Die Konzentration im Blutplasma hängt von Nierenfunktion und Muskelmasse ab.
(B) Die Synthese aus Guanidinoacetat ist Biotin-abhängig.
(C) Es ist die Speicherform des Creatins in der Leber.
(D) Es wird im Muskel zu Creatinphosphat phosphoryliert.
(E) Es wird vor allem in Niere und Leber gebildet.

H06

→ **22.10 Welche Aminosäure ist quantitativ am wichtigsten für die Bildung und Ausscheidung von Ammoniumionen in der Niere?**

(A) Alanin
(B) Asparagin
(C) Glutamat
(D) Glutamin
(E) Serin

H05

→ **22.11 Im proximalen Nierentubulus wird Glutamin zur Gluconeogenese verwendet.**
Damit die proximal-tubuläre Umwandlung von Glutamin in Glucose effizient ablaufen kann, muss gleichzeitig typischerweise erfolgen:
Die Ausscheidung mit dem Urin von

(A) Ammonium-Ionen
(B) Harnsäure
(C) Harnstoff
(D) Kreatinin
(E) 2-Oxoglutarat (α-Ketoglutarat)

H08

→ **22.12 Die überwiegende Menge an NH_3/NH_4^+ im Urin der Harnblase (beim Gesunden)**

(A) kommt aus dem Blut durch aktiven Ammoniak-Transport über die basolateralen und apikalen Zellmembranen der Nierentubuluszellen
(B) wird in den Nierentubuluszellen durch Desaminierung von Glutamin und Glutamat gebildet
(C) wird in den Nierentubuluszellen mithilfe von Urease durch Spaltung von Harnstoff gebildet
(D) entsteht luminal im proximalen Nierentubulus durch Reduktion von Nitrit und Nitrat
(E) entsteht im Urin durch von den Nierentubuluszellen luminal sezernierte Glutamat-Dehydrogenase

F87

→ **22.13 Der niedrigste Urin-pH-Wert (Endharn), der beim Menschen erreicht werden kann, liegt bei ca.**

(A) 2,5
(B) 3,5
(C) 4,5
(D) 5,5
(E) 6,0

F09

→ **22.14 Welche der Antworten beschreibt am besten, was ein Abfall des Harn-pH-Wertes von 7,4 auf 6,4 bedeutet?**

(A) Abfall der H^+-Ionen-Konzentration um den Faktor $\frac{7,4}{6,4}$
(B) Anstieg der H^+-Ionen-Konzentration um den Faktor $\frac{7,4}{6,4}$
(C) 10-facher Anstieg der H^+-Ionen-Konzentration
(D) 10-facher Anstieg der OH^--Ionen-Konzentration
(E) Verschiebung der Konzentration von Puffer-Ionen ohne Änderung der H^+-Ionen-Konzentration

H04

→ **22.15 Substanzen, die im Harn schwer löslich sind, können zur Nierensteinbildung führen.**
Welche Substanz bildet keine Konkremente?

(A) Calciumoxalat
(B) Harnsäure
(C) Harnstoff
(D) Cystin
(E) Magnesiumammoniumphosphat

H05

→**22.16 Das Krankheitsbild der klassischen Cystinurie ist mit einem erhöhten Risiko zur Nierensteinbildung vergesellschaftet.**
Was ist die Ursache dieser angeborenen Störung?

(A) Störung der Synthese von Phosphoadenosyl-phospho-sulfat (PAPS)
(B) verminderter Abbau von Methionin
(C) Mangel an reduziertem Glutathion
(D) defektes epitheliales Transportprotein für u. a. Cystin
(E) verminderte H^+-Sekretion im proximalen Tubulus

F99

→**22.17 Welche Aussage trifft nicht zu?**
Die Rückresorption von neutralen Aminosäuren aus dem Primärharn

(A) ist sekundär aktiv
(B) erfolgt zusammen mit Natriumionen
(C) wird durch einen Protonengradienten getrieben
(D) benötigt für verschiedene Aminosäuren gruppenspezifische Transporter
(E) erfolgt vor allem im proximalen Tubulus

Fragen aus Examen Frühjahr 2011

F11

→**22.18 Bei ausgeglichener Stickstoffbilanz lässt sich die täglich mit der Nahrung aufgenommene Menge an Protein aus der Menge Harnstoff abschätzen, die in 24 Stunden ausgeschieden wird. Der Stickstoffgehalt von Proteinen beträgt etwa 0,16 g/g. (Relative Atommassen: H ≈ 1, C ≈ 12, N ≈ 14, O ≈ 16)**
1 g der ausgeschiedenen Harnstoffmenge entspricht dann einer aufgenommenen Proteinmenge von etwa

(A) 0,3 g
(B) 3 g
(C) 30 g
(D) 100 g
(E) 300 g

22.16 (D) 22.17 (C) 22.18 (B)

23 Muskelgewebe, Bewegung

H04

23.1 Ohne Sauerstoff synthetisieren Skelettmuskelzellen ATP im Wesentlichen in folgendem Stoffwechselweg:

(A) Biotransformation durch Monooxygenasen
(B) β-Oxidation
(C) Citratzyklus
(D) Glykolyse
(E) Ketonkörper-Abbau

F89

23.2 Welche Aussage trifft nicht zu?
Myoglobin

(A) hat die Fähigkeit zur reversiblen Sauerstoffbindung
(B) ist ein Muskelprotein mit ATPase-Aktivität
(C) enthält 1 Fe^{2+}/Molekül
(D) hat eine viermal geringere Molmasse als Hämoglobin
(E) besitzt die gleiche prosthetische Gruppe wie Hämoglobin

F09

23.3 Myoglobin (Mb) dient u. a. dem Transport von O_2 in Muskelzellen.
Die Geschwindigkeitskonstante $k_{\rightarrow}$ für die Bindung von O_2 an Mb sei $2 \cdot 10^7$ L · mol^{-1} · s^{-1}.
Die Gleichgewichtskonstante K für die Bindung von O_2 an Mb sei 10^6 L · mol^{-1}.
Welche Geschwindigkeitskonstante $k_{\leftarrow}$ ergibt sich daraus für die Dissoziation des O_2 vom Mb?

(A) 0,05 s^{-1}
(B) 0,5 s^{-1}
(C) 1 s^{-1}
(D) 2 s^{-1}
(E) 20 s^{-1}

F96

23.4 Welches Eiweißmolekül der Skelettmuskulatur hat ATPase-Eigenschaft?

(A) Aktin
(B) Myosin
(C) Troponin
(D) Tropomyosin
(E) Myoglobin

H97

23.5 Welche Aussage zum Muskelstoffwechsel trifft nicht zu?

(A) Die Anlagerung von Calcium an Troponin C führt zur Freisetzung der Myosinbindungsstelle am Aktin quergestreifter Muskelzellen.
(B) Die für die Kontraktion glatter Muskelzellen notwendige Myosinphosphorylierung wird durch eine calmodulinabhängige Kinase katalysiert.
(C) In der Erholungsphase wird Kreatin zu Kreatinphosphat rephosphoryliert.
(D) Im Hungerzustand können Muskelzellen Acetacetat metabolisieren.
(E) Katecholamine stimulieren in Muskelzellen die Triacylglycerinsynthese.

H09

23.6 Die Hauptmenge des bei ausgeprägter körperlicher Arbeit von den aktiven Skelettmuskelzellen vermehrt gebildeten Ammoniaks entsteht durch gesteigerte Umwandlung von

(A) AMP in IMP
(B) Arginin in Ornithin
(C) Glutamin in Glutamat
(D) Harnstoff in CO_2
(E) δ-Aminolävulinat in Porphobilinogen

H09

23.7 Calmodulin ist ein intrazelluläres Ca^{2+}-bindendes Protein.
Der Calcium-Calmodulin-Komplex

(A) aktiviert in der glatten Muskulatur die Myosinleichte-Ketten-Kinase (MLCK)
(B) besitzt GTPase-Aktivität
(C) enthält 1 Ca^{2+}-Ion pro Calmodulin-Molekül
(D) enthält 4 Protein-Monomere
(E) hemmt im Skelettmuskel die (Glykogen–)Phosphorylase-Kinase

F08

23.8 Zur Kontraktion der glatten Muskelzelle führt typischerweise, dass in der glatten Muskelzelle

(A) Calcium-Troponin-Komplexe gebildet werden
(B) die cAMP-Konzentration steigt
(C) die cGMP-Konzentration steigt
(D) die Konzentration von NO (Stickstoffmonoxid) steigt
(E) regulatorische leichte Ketten des Myosins phosphoryliert werden

23.1 (D) 23.2 (B) 23.3 (E) 23.4 (B) 23.5 (E) 23.6 (A) 23.7 (A) 23.8 (E)

F10

→23.9 Zur Behandlung des akuten Asthma bronchiale gehört die medikamentöse Relaxation der glatten Bronchialmuskulatur.
Eine Aktivitätssteigerung welches der Enzyme in glatten Muskelzellen führt am wahrscheinlichsten zur Relaxation?
(A) cAMP-abhängige Proteinkinase A
(B) Diacylglycerin-abhängige Proteinkinase C
(C) Myosin-ATPase
(D) Myosin-leichte-Ketten-Kinase (MLCK)
(E) Phospholipase C

H05

→23.10 Welches Protein bindet in der quergestreiften Muskelfaser Ca^{2+}, wodurch die Kraftentwicklung des kontraktilen Apparates ausgelöst wird?
(A) Calmodulin
(B) Dystrophin
(C) Phospholamban
(D) Tropomyosin
(E) Troponin C

F07

→23.11 Skelettmuskel-Myosin
(A) ist ein Actin-abhängiges Motorprotein mit ATPase-Aktivität
(B) ist ein Actin-abhängiges Motorprotein mit GTPase-Aktivität
(C) ist ein Mikrotubuli-abhängiges Motorprotein
(D) ist Bestandteil der dünnen Filamente
(E) kann nur in ATP-gebundenem Zustand Actin binden

F07

→23.12 Erhöhung der zytosolischen Ca^{2+}-Konzentration ist das entscheidende Signal für die Kontraktion von Muskelfasern.
Wie heißt das Ca^{2+}-Bindungsprotein der quergestreiften Muskulatur?
(A) Caldesmon
(B) Calmodulin
(C) Calnexin
(D) Tropomyosin
(E) Troponin C

H10

→23.13 Welche Aussage zum Querbrückenzyklus in der Skelettmuskelfaser trifft typischerweise zu?
(A) Das Troponin-Tropomyosin-System hemmt im ruhenden Muskel die Bindung von Myosin an Actin und damit das Starten des Querbrückenzyklus.
(B) Der Querbrückenzyklus wird durch Bindung von Ca^{2+} an den Myosinkopf gestartet.
(C) Die Hydrolyse des ATP zu noch im Myosinkopf befindlichem ADP und anorganischem Phosphat erfolgt während des Kraftschlags.
(D) Zuerst verlässt ADP und dann das anorganische Phosphat die Tasche im Myosinkopf.
(E) Die Freisetzung des ADP aus dem Myosinkopf bewirkt die Loslösung des Myosinkopfs vom Actin.

H07

→23.14 Die ATP-gesteuerten Interaktionen von Myosin mit Actin sind die molekulare Grundlage der Muskelkontraktion.
Welche Aussage zur Quartärstruktur von Myosin trifft zu?
(A) Die Schwanzregionen von zwei schweren Myosinketten werden durch Disulfidbrücken zusammengehalten.
(B) Myosin besteht aus einer schweren und einer leichten Kette und je einem Molekül Tropomyosin und Troponin.
(C) Myosin besteht aus zwei schweren und vier leichten Ketten.
(D) Myosin besteht aus zwei schweren und zwei leichten Ketten.
(E) Myosinköpfchen und Myosinschwanz sind nichtkovalent über elektrostatische Bindungen miteinander verbunden.

H96

→23.15 Welche Aussage trifft <u>nicht</u> zu?
Rote Muskelfasern haben im Vergleich zu weißen Muskelfasern
(A) eine geringe Kontraktions- und Erschlaffungsgeschwindigkeit
(B) einen hohen Myoglobingehalt
(C) eine geringe Glykogenphosphorylase-Aktivität
(D) eine geringe Citratsynthase-Aktivität
(E) mehr Mitochondrien

23.9 (A) 23.10 (E) 23.11 (A) 23.12 (E) 23.13 (A) 23.14 (C) 23.15 (D)

H83

→**23.16 Welche Aussage trifft nicht zu?**
Der arbeitende Skelettmuskel bildet Lactat; bei intensiver Belastung (z. B. 1000-m-Lauf) wird dieses Lactat
(A) teilweise an das Blut abgegeben
(B) in der Erholungsphase im Skelettmuskel in Glykogen zurückverwandelt
(C) teilweise von der Leber als Substrat der Gluconeogenese aufgenommen
(D) den pH-Wert im Blut senken
(E) teilweise vom Herzmuskel aufgenommen und zu CO_2 und H_2O oxidiert

F08

→**23.17 Ein Skelettmuskel hat zu Beginn eines Marathonlaufs ein Glykogendepot, das etwa 100 mmol Glucose pro Liter Muskelvolumen entspricht. Der Muskel verbraucht pro Minute etwa 50 mmol ATP pro Liter Muskelvolumen. Zur Vereinfachung wird angenommen, dass die Nachsynthese des ATP nur durch aeroben Abbau von Glucose erfolgt und dass hierzu die Glucose nur dem Glykogendepot des Muskels (und nicht dem Blut) entstammt.**
Etwa wie lange würde dann das Glykogendepot des Muskels reichen?
(A) 2 Minuten
(B) 4 Minuten
(C) 15 Minuten
(D) 30 Minuten
(E) 1 Stunde

F05

→**23.18 Für die Aufrechterhaltung einer hohen ATP-Konzentration steht der Arbeitsmyokardzelle ein Aminosäurederivat zur Verfügung, das die Rephosphorylierung von ATP ermöglicht.**
Um welche Substanz handelt es sich?
(A) Carnitin
(B) Cardiolipin (Diphosphatidyl-Glycerin)
(C) Carbamoylphosphat
(D) Kreatinphosphat
(E) Calmodulin

F09

→**23.19 Der Mensch kann Creatin selbst bilden.**
Welche der folgenden Aminosäuren liefert Kohlenstoffatome, die direkt im Creatin auftauchen?
(A) Alanin
(B) Aspartat
(C) Glutamin
(D) Glycin
(E) Serin

F06

→**23.20 Welche Substanz(gruppe) stellt das vom Organismus überwiegend genutzte energieliefernde Substrat in den ersten 3 Sekunden bei einer kurz andauernden intensiven körperlichen Belastung (Beispiel: Gewichtheben) dar?**
(A) Aminosäuren/Protein
(B) ATP/Kreatinphosphat
(C) Fettsäuren
(D) Glykogen
(E) Phosphoenolpyruvat

F09

→**23.21 Beim Herzinfarkt steigt in den betroffenen Kardiomyozyten in der ersten Minute des Sauerstoffmangels die ADP-Konzentration auf Kosten von ATP. Metabolisch erforderlich ist, dass dieses ADP zu ATP (für die Kontraktion) und zu AMP (als Aktivator der Glykogenolyse) umgesetzt wird.**
Welches Enzym kann ADP unmittelbar zu ATP und AMP umwandeln?
(A) Adenosin-Kinase
(B) Adenylat-Cyclase
(C) Adenylat-Kinase
(D) Creatin-Kinase
(E) Na^+/K^+-ATPase

F03

→**23.22 Welche Aussage zu Kreatin/Kreatinphosphat im Skelettmuskel trifft nicht zu?**
(A) Kreatinphosphat und ADP stehen mit Kreatin und ATP im Gleichgewicht.
(B) Die Gleichgewichtseinstellung wird durch Kreatinkinase katalysiert.
(C) Das Gleichgewicht liegt auf der Seite der ATP-Bildung.
(D) Bei Muskelarbeit wird die ATP-Konzentration auf Kosten des Kreatinphosphats hochgehalten.
(E) In der Erholungsphase nach Muskelkontraktion kann Kreatinphosphat aus Kreatinin und anorganischem Phosphat regeneriert werden.

F97

→**23.23 Welche Aussage zum Kreatin trifft nicht zu?**
(A) Kreatin wird vorwiegend in der Leber synthetisiert.
(B) An der Synthese sind Transaminasen und eine Carboxylase beteiligt.
(C) Muskelzellen nehmen Kreatin aus dem Blut auf.
(D) Kreatinphosphat entsteht durch Transphosphorylierung aus Kreatin, wobei ATP der Phosphatdonator ist.
(E) Das Ausscheidungsprodukt Kreatinin entsteht durch Lactambildung aus Kreatinphosphat.

23.16 (B) 23.17 (E) 23.18 (D) 23.19 (D) 23.20 (B) 23.21 (C) 23.22 (E) 23.23 (B)

H09

23.24 **Creatin**
(A) entsteht in der Niere aus Creatinin
(B) ist integraler Bestandteil der inneren Mitochondrienmembran
(C) wird als Creatinphosphat vor allem in der Leber gespeichert
(D) wird durch Methylierung aus Guanidinoacetat gebildet
(E) wird hauptsächlich in Keratinozyten gebildet

F89

23.25 **Welche Aussage trifft nicht zu?**
An der motorischen Endplatte der Skelettmuskulatur
(A) erfolgt die Erregungsübertragung durch Azetylcholin
(B) wird normalerweise die Zahl der Aktionspotentiale von der Nervenfaser im Verhältnis 1:1 auf die Muskelfaser übertragen
(C) wird die Erregung überlicherweise von einer Endplatte auf mehrere Muskelfasern übertragen (motorische Einheit)
(D) verdrängt Curare das Azetylcholin von den Bindungsstellen („Rezeptoren") an der subsynaptischen Membran des Muskels
(E) können Azetylcholinesterasehemmer die Erregungsübertragung blockieren

Fragen aus Examen Frühjahr 2011

F11

23.26 **Welche Aussage zu den biochemischen Prozessen der Skelettmuskelkontraktion trifft zu?**
(A) Actin nutzt die ATP-Spaltung bei niedrigen Ca^{2+}-Konzentrationen zur Relaxierung der Muskelfaser.
(B) Ca^{2+}-Ionen verdrängen das Myosin vom Actin.
(C) Die Bindung von ATP an Myosin löst dieses vom Actinfilament ab.
(D) Die Freisetzung von ADP und anorganischem Phosphat geht mit einer Konformationsänderung vor allem des Actins einher („Ruderschlag").
(E) Myosin kann neben ATP auch Creatinphosphat binden.

F11

23.27 **Welcher der Energieträger wird bei schwerer körperlicher Aktivität zuerst verwendet?**
(A) Fett aus dem Fettgewebe
(B) Glykogen aus dem Skelettmuskel
(C) Glykogen aus der Leber
(D) Lactat aus den Erythrozyten
(E) Protein aus dem Muskel

23.24 (D) 23.25 (C) 23.26 (C) 23.27 (B)

24 Binde- und Stützgewebe

H08

→24.1 Im Binde- und Stützgewebe sind die Zellen in eine von ihnen produzierte Extrazellulärmatrix eingebettet, die an die speziellen mechanischen Anforderungen des Gewebes angepasst ist.
Welche Aussage zur Extrazellulärmatrix trifft zu?

(A) Hyaluronsäure ist ein Proteoglykan, das zu 90 % aus Protein besteht.
(B) Im Bereich der Tripelhelix der Kollagene ist jede dritte Aminosäure Serin.
(C) Je höher ihr Kollagengehalt ist, desto leichter lässt sich die Extrazellulärmatrix dehnen (desto nachgiebiger ist sie).
(D) Proteoglykane tragen durch ihre Wasserbindung entscheidend zu den elastischen Eigenschaften des Knorpels bei.
(E) Proteoglykane verleihen dem Gewebe Zugfestigkeit.

H09

→24.2 Aufgrund der Vielfalt und unterschiedlichen Verbreitung der Kollagene führen Störungen ihrer Biosynthese zu verschiedenen Krankheitsbildern, die aber in der Regel auf einer geringeren Festigkeit der Extrazellulärmatrix der betroffenen Gewebe beruhen.
Welche der folgenden Aussagen zu Bildung und Struktur der Kollagene trifft zu?

(A) Für die Ausbildung der Tripelhelix ist wesentlich, dass jede vierte Aminosäure der beteiligten Peptidketten ein Glycin ist.
(B) Für eine extrazelluläre Quervernetzung werden Lysinreste im Kollagen oxidiert.
(C) Kollagene tragen im Tripelhelix-Bereich mehr N- als O-Glykosylierungen.
(D) Nach der Ausschleusung aus der Zelle bildet sich die Tripelhelix aus.
(E) Prolinreste im Kollagen werden mit Vitamin C als Oxidationsmittel in Hydroxyprolin umgewandelt.

F08

→24.3 Patienten, die an Osteogenesis imperfecta („Glasknochenkrankheit") leiden, weisen häufig Punktmutationen in den Genen für die Ketten des Typ-I-Kollagens auf, die ein Codon der Aminosäure betreffen, die normalerweise am häufigsten in reifem fibrillärem Typ-I-Kollagen vertreten ist.
Um welche der Aminosäuren handelt es sich?

(A) Alanin
(B) Asparagin
(C) Cystein
(D) Glycin
(E) Histidin

F05

→24.4 Hyaluronidase kann Hyaluronsäure, die ein wichtiger Bestandteil der Haut und anderer Gewebe ist, rasch spalten.
Hyaluronidase spaltet

(A) Carbonsäureesterbindungen
(B) glykosidische Bindungen
(C) Peptidbindungen
(D) Phosphoesterbindungen
(E) Thioesterbindungen

F05

→24.5 Die Proteoglykane des Bindegewebes haben die Fähigkeit, Wasser und Kationen zu binden.
Dies beruht auf ihrem Aufbau aus

(A) langen Fasern verschiedener Kollagene
(B) Amylopectin-gebundenem Protein
(C) Uronsäuren und Aminozuckern
(D) glykosylierten Aquaporin-Molekülen
(E) Cerebrosiden und Sulfatiden

F08

→24.6 Aggrecan, das Hauptproteoglykan des Knorpels, besteht zu großen Teilen aus Chondroitinsulfat.
Welche der folgenden Verbindungen ist ein Baustein von Chondroitinsulfat?

(A) Cadherin
(B) Desmin
(C) Glucuronsäure
(D) Keratin
(E) Phosphatidsäure

F06

→24.7 Die Druckelastizität von Knorpelgewebe beruht entscheidend auf seinem Gehalt an Proteoglykanen.
Aufgrund welcher molekularer Eigenschaften verleihen Proteoglykane dem Knorpelgewebe diese Fähigkeit?

(A) Ihr hoher Gehalt an negativ geladenen Sulfat- und Carboxylat-Resten führt zu Bindung von Gegenionen und osmotisch bedingtem Wassereinstrom.
(B) Der Proteinanteil von Proteoglykanen besteht überwiegend aus Elastin.
(C) Die nicht kovalent gebundenen Zuckermoleküle verleihen dem Knorpelgewebe Fluidität.
(D) Proteoglykane verankern die Lipoproteinlipase spezifisch an der Außenseite von Chondrozyten und führen damit zu einem kontinuierlichen Einstrom von Fettsäuren.
(E) Die intrazelluläre Anhäufung von Proteoglykanen erhöht die Stabilität der Chondrozyten.

24.1 (D) 24.2 (B) 24.3 (D) 24.4 (B) 24.5 (C) 24.6 (C) 24.7 (A)

H04

→ **24.8 Welche Aussage zur Kollagen-Biosynthese und -Struktur trifft zu?**

(A) Die Grundeinheit des Kollagen-Moleküls hat die Sekundärstruktur einer rechtsgängigen α-Helix.
(B) Die Glykosylierung erfolgt extrazellulär an Hydroxyprolin-Resten.
(C) Die Abspaltung terminaler Peptide (N- und C-Propeptide) des Prokollagens erhöht die Löslichkeit der Tripelhelix.
(D) Voraussetzung für die Quervernetzung von Kollagenfibrillen ist eine Oxidation von Lysin- bzw. Hydroxylysin-Resten.
(E) Nichtfibrilläre Kollagene sind durch das Fehlen tripel-helikaler Abschnitte definiert.

F08

→ **24.9 Bei der Biosynthese fibrillärer Kollagene (z. B. Typ-I-Kollagen) sind co- und posttranslationale Modifikationen der (Pro)Kollagene intra- und extrazellulär erforderlich. Diese Kollagenreifung ist bei Skorbut und anderen Erkrankungen gestört.**
Ordnen Sie die angegebenen Modifikationen eines (Pro)Kollagenmoleküls in die typische zeitliche Reihenfolge:
1. Abspaltung der Propeptide
2. Glykosylierung von Hydroxylysinresten
3. Hydroxylierung von Prolin- und Lysinresten
4. Oxidation von Lysinresten als Basis der Quervernetzung

(A) 1 – 3 – 2 – 4
(B) 1 – 3 – 4 – 2
(C) 2 – 3 – 4 – 1
(D) 3 – 2 – 1 – 4
(E) 3 – 4 – 1 – 2

H09

→ **24.10 Welcher Bestandteil des Zahns ähnelt in seiner biochemischen Zusammensetzung am ehesten dem Knochengewebe?**

(A) Cementum
(B) Dentinum
(C) Desmodontium
(D) Enamelum (Substantia adamantina)
(E) Pulpa dentis

F08

→ **24.11 Welche Aussage zur Wirkung von Hormonen bzw. Mediatoren auf den Knochenstoffwechsel trifft zu?**

(A) Calcitonin hemmt die knochenresorbierende Aktivität der Osteoklasten.
(B) Calcitriol wirkt hemmend auf den Stoffwechsel der Osteoblasten und Osteoklasten.
(C) Estrogene und Androgene hemmen die Proliferation/Differenzierung der Osteoblasten und aktivieren die Osteoklasten.
(D) Glucocorticoide aktivieren die Osteoblasten und hemmen die Osteoklasten.
(E) Interleukin-1 hemmt die Osteoklasten-Aktivität.

F06

→ **24.12 Welche Aussage zur Zusammensetzung und zum Stoffwechsel der Knochensubstanz trifft zu?**

(A) Das Knochenmineral besteht im Wesentlichen aus Magnesiumammoniumphosphat.
(B) Die extrazelluläre organische Knochensubstanz besteht überwiegend aus Proteoglykanen.
(C) Vitamin D hemmt die Akkumulation von Calcium im Knochen.
(D) Die Knochenresorption durch Osteoklasten erfolgt bei saurem pH-Wert unter Beteiligung lysosomaler Proteinasen.
(E) Nach Abschluss des Knochenwachstums wird der Knochen zu einem Stoffwechsel-inaktiven Organ.

H08

→ **24.13 Das gestörte biochemische Gleichgewicht zwischen der Aktivität von Osteoblasten und Osteoklasten spielt bei der verzögerten Heilung von Knochenbrüchen und bei chronischen Erkrankungen des Knochens eine Rolle.**
Bringen Sie die den Osteoklasten (bzw. dessen Progenitorzelle) betreffenden Ereignisse in die chronologisch richtige Reihenfolge:
1. Freisetzung von Calcium- und Phosphat-Ionen aus dem Hydroxylapatit des Knochens
2. Ansäuerung der Knochenoberfläche durch eine Protonenpumpe
3. Abbau von Kollagen des Knochens durch eine Matrix-Metalloprotease
4. Aktivierung durch Bindung von RANKL an RANK
5. Aufbau eines extrazellulären Kompartiments über der Knochenoberfläche
Die richtige chronologische Reihenfolge ist:

(A) 1 – 2 – 3 – 4 – 5
(B) 2 – 1 – 3 – 4 – 5
(C) 3 – 2 – 1 – 4 – 5
(D) 4 – 3 – 2 – 5 – 1
(E) 4 – 5 – 2 – 1 – 3

24.8 (D) 24.9 (D) 24.10 (A) 24.11 (A) 24.12 (D) 24.13 (E)

H07

→ **24.14 Der Abbau organischer Knochenmatrix bei der Knochenresorption erfolgt durch von Osteoklasten sezernierte Enzyme. Zu diesen Enzymen gehört typischerweise:**

(A) alkalische Phosphatase
(B) Carbonat-Dehydratase (Carboanhydrase)
(C) γ-Carboxylase
(D) Cathepsin
(E) Osteocalcin

F09

→ **24.15 Die posttranslationale Modifikation von Proteinen führt durch dauerhafte oder temporäre Bildung von Aminosäurederivaten zur Entstehung biologisch wirksamer Proteinstrukturen.**
Durch welches Enzym erfolgt typischerweise eine kovalente Modifikation des mikrofibrillären Kollagens in der extrazellulären Matrix?

(A) Hydroxylysyl-Galactosyltransferase (UDP-abhängige Galactosyltransferase)
(B) Lysyl-Oxidase
(C) Peptidyltransferase
(D) Prolyl-Hydroxylase
(E) Signalpeptidase

H07

→ **24.16 Aufgrund der Vielfalt und unterschiedlichen Verbreitung der Kollagene führen Störungen ihrer Biosynthese zu ganz unterschiedlichen Krankheitsbildern, die aber in der Regel auf einer geringeren Festigkeit der Extrazellulärmatrix der betroffenen Gewebe beruhen.**
Welche der folgenden Aussagen zu Bildung und Struktur der Kollagene trifft zu?

(A) Für die Ausbildung der Tripelhelix ist wesentlich, dass jede dritte Aminosäure der beteiligten Peptidketten ein Glycin ist.
(B) Für eine extrazelluläre Quervernetzung werden Lysinreste im Kollagen reduziert.
(C) Kollagene tragen im Tripelhelix-Bereich mehr N- als O-Glykosylierungen.
(D) Nach der Ausschleusung aus der Zelle bildet sich die Tripelhelix aus.
(E) Prolinreste im Kollagen werden mit Vitamin C als Oxidationsmittel in Hydroxyprolin umgewandelt.

H10

→ **24.17 Aufgrund der Vielfalt und unterschiedlichen Verbreitung der Kollagene im Organismus führen Störungen ihrer Biosynthese zu verschiedenen Krankheitsbildern, die aber in der Regel auf einer geringeren Festigkeit der Extrazellulärmatrix der betroffenen Gewebe beruhen.**
Welche der folgenden Aussagen zu Bildung und Struktur der Kollagene trifft zu?

(A) Die Hydroxylierung von Prolinresten des Prokollagens ist Vitamin-C-abhängig.
(B) Für die Ausbildung der Tripelhelix ist wesentlich, dass jede vierte Aminosäure der beteiligten Peptidketten ein Glycin ist.
(C) Für eine extrazelluläre Quervernetzung werden Lysinreste im Kollagen reduziert.
(D) Kollagene tragen im Tripelhelixbereich mehr N- als O-Glykosylierungen.
(E) Nach der Ausschleusung aus der Zelle bildet sich die Tripelhelix aus.

F10

→ **24.18 Ein Patient entwickelt bei geringer mechanischer Beanspruchung der Epidermis Blasen. Hautbiopsie und DNA-Analyse ergeben eine Epidermolysis bullosa simplex, bei der aufgrund einer Punktmutation sich in der Aminosäurekette eines bestimmten Proteins ein Prolin anstelle eines Leucins befindet, was die Zusammenlagerung dieses Proteins mit einem anderen Protein derselben Gruppe zu einer Coiled-coil-α-Helix stört.**
Welcher der folgenden Proteingruppen gehört das betroffene Protein am wahrscheinlichsten an?

(A) Actine
(B) Elastase-Inhibitoren
(C) Immunglobuline
(D) Keratine
(E) Tubuline

F07

→ **24.19 Die Kollagenbiosynthese läuft sowohl intra- als auch extrazellulär ab.**
Welcher extrazellulär stattfindende Prozess führt zur Stabilisierung der Kollagenfibrillen?

(A) Disulfidbrückenbildung
(B) Glykosylierung von Hydroxylysin-Resten
(C) Hydroxylierung von Lysin-Resten
(D) Hydroxylierung von Prolyl-Resten
(E) kovalente Verknüpfung von benachbarten Lysyl-Resten

24.14 (D) 24.15 (B) 24.16 (A) 24.17 (A) 24.18 (D) 24.19 (E)

F09

24.20 Patienten mit dem genetisch bedingten Marfan-Syndrom haben lange, schmale Extremitäten und überstreckbare Gelenke. Häufig leiden sie an Augenlinsenverlagerung und Aortenaneurysma. Ursache ist ein molekularer Defekt eines Proteins der extrazellulären Matrix, das typischer Bestandteil elastischer Fasern ist.
Dabei handelt es sich am wahrscheinlichsten um

(A) Aggrecan
(B) Fibrillin
(C) Fibronectin
(D) Laminin
(E) Tubulin

Fragen aus Examen Frühjahr 2011

F11

24.21 Vitamin-C-Mangel führt zu Reifungsstörungen des Kollagens.
An welcher Reaktion der Kollagen-Synthese ist neben 2-Oxoglutarat auch Ascorbinsäure beteiligt?

(A) Abspaltung der Registerpeptide (Propeptide)
(B) Bildung von Disulfidbrücken im N- und C-terminalen Bereich
(C) Bildung von Quervernetzungen über Lysinaldehyde
(D) Desaminierung von Lysylresten zu Lysinaldehyden
(E) Hydroxylierung von Prolylresten

24.20 (B) 24.21 (E)

25 Nervensystem

H09

→**25.1 Welche Aussage zur synaptischen Signalweiterleitung trifft zu?**

(A) Bei Acetylcholin wird das Signal für das postsynaptische Neuron typischerweise durch die Wiederaufnahme von Acetylcholin in das präsynaptische Neuron beendet.
(B) Der Neurotransmitter Acetylcholin wird aus Acetat und CDP-Cholin gebildet.
(C) Der Neurotransmitter Dopamin ist ein Derivat der Aminosäure Tryptophan.
(D) Der Neurotransmitter γ-Aminobutyrat ist ein Decarboxylierungsprodukt der Aminosäure Glutamat.
(E) Die Aktivierung des nicotinergen Acetylcholin-Rezeptors bewirkt über ein G-Protein die Ionenkanalöffnung.

H05

→**25.2 Der Neurotransmitter γ-Amino-Butyrat (GABA) entsteht (unmittelbar) aus:**

(A) Buttersäure
(B) Glutamat
(C) Glutamin
(D) Methylmalonat
(E) 2-Oxobutyrat

F08

→**25.3 Multiple Sklerose ist durch eine Demyelinisierung von Axonen im ZNS und Rückenmark gekennzeichnet.**
Welche Komponente ist ein typischer Bestandteil der Myelinscheiden?

(A) Kollagen
(B) Lamin
(C) Myosin
(D) Sphingolipid
(E) Synaptobrevin

F07

→**25.4 Welches der Moleküle bzw. Ionen wird am leichtesten durch die Blut-Hirn-Schranke des Erwachsenen hindurch (netto) transportiert?**

(A) Acetoacetat (Acetacetat)
(B) Albumin
(C) Bilirubin
(D) HCO_3^- (Bicarbonat)
(E) K^+

H09

→**25.5 Durch die Blut-Hirn-Schranke gelangt/gelangen typischerweise ohne spezifische Transportsysteme allein durch seine/ihre Lipidlöslichkeit**

(A) Aminosäuren
(B) Ethanol
(C) Fettsäuren
(D) Glucose
(E) Lactat

H09

→**25.6 Bei längerer Nahrungskarenz stellt sich der Energiestoffwechsel des Gehirns um, sodass zunehmend Ketonkörper verwertet werden.**
Die Aktivität welches Ketonkörper-metabolisierenden Enzyms nimmt dabei typischerweise zu?

(A) Acetyl-CoA-Carboxylase
(B) 3-Oxosäure-CoA-Transferase (Succinyl-CoA-Acetacetat-CoA-Transferase)
(C) Pyruvat-Kinase
(D) Transketolase
(E) zytosolische β-Hydroxy-β-methylglutaryl-CoA-Reduktase (HMG-CoA-Reduktase)

H10

→**25.7 Welches Peptid entsteht aus der Vorstufe Pro-Opiomelanocortin (POMC)?**

(A) Adiuretin (ADH)
(B) B-Kette des Insulins
(C) β-Endorphin
(D) Prolactin
(E) TSH (Thyrotropin)

F08

→**25.8 Der Quotient aus Konzentration im Liquor cerebrospinalis und Konzentration im Blutplasma ist (beim gesunden Erwachsenen) am kleinsten für**

(A) Albumin
(B) Ca^{2+}
(C) Cl^-
(D) Glucose
(E) Na^+

F08

→**25.9 Welche der Substanzen wird typischerweise als Vorstufe eines Neurotransmitters benötigt?**

(A) γ-Carboxyglutamat
(B) Citrullin
(C) L-Dopa
(D) Hydroxylysin
(E) Ornithin

25.1 (D) 25.2 (B) 25.3 (D) 25.4 (A) 25.5 (B) 25.6 (B) 25.7 (C) 25.8 (A) 25.9 (C)

F95

→**25.10 Welche Aussage trifft nicht zu?**
Die folgenden Verbindungen sind Neurotransmitter:

(A) Glycin
(B) Serotonin
(C) DOPA
(D) Glutamat
(E) Noradrenalin

F91

→**25.11 Welcher der folgenden Mechanismen liefert keinen Beitrag zur Beendigung der Wirkung von Noradrenalin, das in den synaptischen Spalt freigesetzt wurde?**

(A) Abdiffusion aus dem synaptischen Spalt ins venöse Blut
(B) Abbau durch Catechol-Ortho-Methyl-Transferase (COMT)
(C) Abbau durch Monoaminoxidase (MAO)
(D) Wiederaufnahme in die präsynaptische Nervenendigung
(E) Bindung an präsynaptische β_2-Rezeptoren

H97

→**25.12 Welche Aussage zur dargestellten Verbindung trifft nicht zu?**

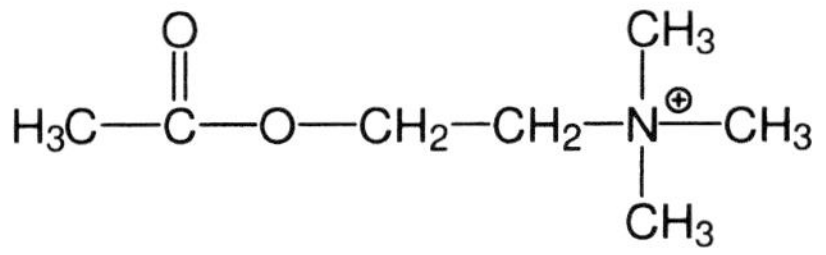

(A) Sie enthält eine Estergruppe.
(B) Die Hydrolyse liefert Essigsäure und Cholin.
(C) Die Hydrolyse wird durch Acetylcholinesterase katalysiert.
(D) Sie ist eine quartäre Ammoniumverbindung.
(E) Die Hydrolyse ist ein endergonischer Prozess.

F09

→**25.13 Eine 30-jährige Patientin mit Myasthenia gravis hat eine progrediente Muskelschwäche und jetzt zum ersten Mal Schluck- und Atembeschwerden.**
Myasthenia gravis wird verursacht durch:

(A) Antikörper gegen nicotinische Acetylcholin-Rezeptoren
(B) erhöhte Freisetzung von Acetylcholin aus synaptischen Vesikeln
(C) Mutationen im aktiven Zentrum der Acetylcholin-Esterase
(D) Mutationen in einem Chlorid-Kanal
(E) Permanent-Aktivierung der Adenylat-Cyclase

H08

→**25.14 Welcher Neurotransmitter wird durch enzymatische Reaktion im synaptischen Spalt inaktiviert?**

(A) Acetylcholin
(B) GABA (γ-Aminobutyrat)
(C) Glutamat
(D) Glycin
(E) Noradrenalin

H08

→**25.15 Bei Acetylcholin handelt es sich (unter physiologischen Bedingungen) um ein**

(A) Catecholamin
(B) Cholsäurederivat
(C) Kation
(D) Thioester
(E) Zwitterion

F00 H92 H89

→**25.16 Welche Aussage zum Acetylcholin und dessen Wirkungen trifft nicht zu?**

(A) Das für die Acetylcholinsynthese benötigte Acetyl-CoA kann von der ATP-Citrat-Lyase geliefert werden.
(B) Im synaptischen Spalt entstandenes Cholin kann nach Transport durch die präsynaptische Membran erneut mit Acetyl-CoA verestert werden.
(C) Acetylcholin wird mit Hilfe eines spezifischen Proteins durch die präsynaptische Membran aktiv transportiert.
(D) Durch Bindung von Acetylcholin an nicotinische Rezeptoren wird die postsynaptische Membran depolarisiert.
(E) Durch Bindung von Acetylcholin an nicotinische Rezeptoren werden Kationenkanäle geöffnet.

F07

→**25.17 Toxine bestimmter Bakterien (z. B. Botulinumtoxine) zerstören enzymatisch Proteine des so genannten SNARE-Komplexes.**
Welcher der folgenden Vorgänge an Nervenzellen wird dadurch primär blockiert?

(A) Exozytose des Inhalts synaptischer Vesikel
(B) postsynaptische Wirkung inhibitorischer Transmitter
(C) Integration synaptischer Potentiale durch zeitliche und räumliche Summation
(D) Entstehung von Aktionspotentialen am Axonursprung
(E) Weiterleitung von Aktionspotentialen in afferenten und efferenten Nervenfasern

25.10 (C) 25.11 (E) 25.12 (E) 25.13 (A) 25.14 (A) 25.15 (C) 25.16 (C) 25.17 (A)

F04 F99

→25.18 Das an der Photorezeption beteiligte Transducin ist ein(e)
(A) heterotrimeres G-Protein
(B) Ionenkanal
(C) Guanylatcyclase
(D) Proteinkinase
(E) Phosphodiesterase

H09

→25.19 Welche Komponente dient als molekularer Photorezeptor in den Stäbchenzellen der Retina?
(A) Opsin
(B) Retinoat
(C) Retinol
(D) Rhodopsin
(E) Transducin

F09

→25.20 Welches der Moleküle ist ein (heterotrimeres) G-Protein?
(A) Calcineurin
(B) Calmodulin
(C) Prestin
(D) Transducin
(E) Troponin

Fragen aus Examen Frühjahr 2011

F11

→25.21 Welches Enzym katalysiert die Synthese des Neurotransmitters γ-Aminobutyrat (GABA)?
(A) Aspartat-Aminotransferase
(B) Catechol-O-Methyltransferase
(C) Glutamat-Decarboxylase
(D) Phenylethanolamin-N-Methyltransferase
(E) Tryptophan-Hydroxylase

F11

→25.22 Welche Aussage über Proopiomelanocortin (POMC) trifft typischerweise zu?
(A) Bei körperlichem oder psychischem Stress wird POMC vermindert synthetisiert.
(B) Corticotropin-Releasing-Hormon (CRH) stimuliert die Synthese von POMC.
(C) POMC ist ein von Melanozyten der Epidermis freigesetztes Steroidhormon.
(D) POMC wird durch posttranslationale Prozesse hauptsächlich in Melatonin und Melanin gespalten.
(E) POMC wird hauptsächlich vom Hypophysenhinterlappen sezerniert.

25.18 (A) 25.19 (D) 25.20 (D) 25.21 (C) 25.22 (B)

Kommentare

1 Chemie der Kohlenhydrate

I.1 Monosaccharide (einfache Zucker)

Monosaccharide sind mehrwertige Alkohole mit einer Carbonylgruppe (kurz Polyhydroxycarbonyle). Befindet sich die Carbonylgruppe an C-1 (Aldehydgruppe), handelt es sich um eine Aldose, befindet sich die Carbonylgruppe an C-2 (Ketogruppe), spricht man von einer Ketose. Weiterhin teilt man die einfachen Zucker nach ihrer Kettenlänge in Triosen (C_3), Tetrosen (C_4), Pentosen (C_5), Hexosen (C_6) und Heptosen (C_7) ein.

	Aldosen	Ketosen
Triosen	Glycerinaldehyd	Dihydroxyaceton
Tetrosen	Erythrose	Erythrulose
Pentosen	Ribose Desoxyribose Xylose	Ribulose Xylulose
Hexosen	Glucose Galaktose Mannose	Fructose
Heptose		Sedoheptulose

Klinischer Bezug

Glucose im Blut

Wichtigstes Monosaccharid im Blut des Menschen ist Glucose in einer Konzentration von 90 mg/dl, entsprechend 5 mmol/l. Diese Konzentration ± 10 % wird als **Normoglykämie** bezeichnet. Niedrigere Konzentrationen, **Hypoglykämie**, führen zu Dysfunktionen, insbesondere des Nervensystems. Ein akuter Abfall der Blutzuckerkonzentration auf weniger als 2,5 mmol/l führt zum **hypoglykämischen Schock** mit Krämpfen und Bewusstseinsverlust. Glucosemangel ist für Nervenzellen genauso gefährlich wie Sauerstoffmangel. Ein Anstieg der Blutglucose-Konzentration, **Hyperglykämie**, wird beim Diabetes mellitus ("süße Harnruhr") gefunden. Die verschiedenen Bestimmungsmethoden der Glucose-Konzentration im Blut und im Urin sind die ältesten und am häufigsten durchgeführten klinisch-chemischen Diagnoseverfahren.

I.2 Alkohole und Carbonyle

Die häufigste funktionelle Gruppe ist die Alkoholgruppe (Hydroxylgruppe). Primäre Alkoholgruppen sitzen an einem C-Atom, das mit höchstens einem anderen C-Atom verbunden ist; sie können zu Aldehydgruppen oxidiert werden. Sekundäre Alkoholgruppen befinden sich an C-Atomen, die mit zwei weiteren C-Atomen verbunden sind; ihre Oxidation führt zu Ketogruppen. Tertiäre Alkoholgruppen sitzen an C-Atomen, die mit drei weiteren C-Atomen verbunden sind. Sie sind biologisch nicht oxidierbar und kommen in der Natur relativ selten vor.

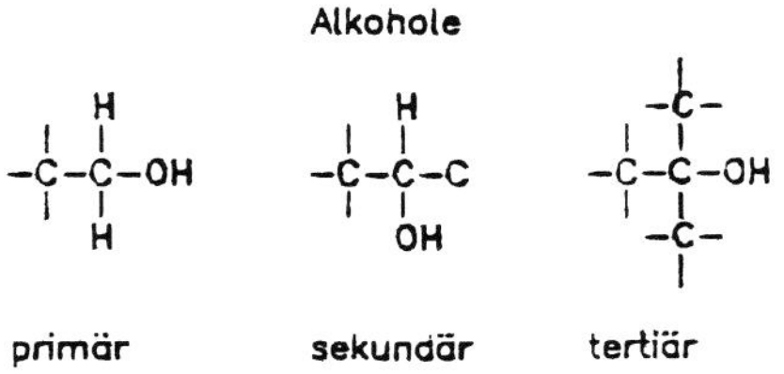

Unter der Wertigkeit von Alkoholen versteht man die Anzahl der alkoholischen Hydroxyle. So sind Ethanol und Methanol einwertige Alkohole, Dihydroxyaceton ist ein 2-wertiger Alkohol, Glucose ist mit fünf alkoholischen Hydroxylen ein 5-wertiger Alkohol, und in den Polysacchariden, wie Stärke und Cellulose, kommen viele Tausend Alkoholgruppen vor.

Die Carbonylgruppen teilt man ein in Aldehyde und Ketone. Diese entstehen durch Oxidation (Dehydrierung, Entfernung von zwei Wasserstoffatomen) aus primären bzw. sekundären Alkoholgruppen. Die Monosaccharide (einfache Zucker) enthalten neben zwei bis fünf Alkoholgruppen jeweils eine Carbonylgruppe. Nach der Art der Carbonylgruppe werden sie in Aldosen und Ketosen unterteilt.

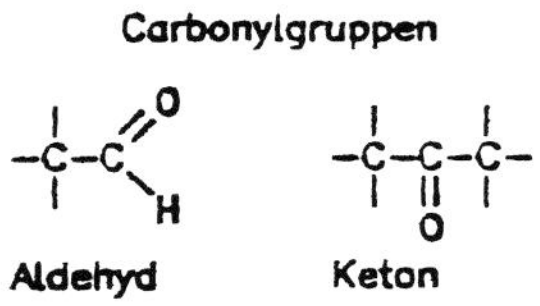

I.3 Alkohol, Aldehyd, Carbonsäure

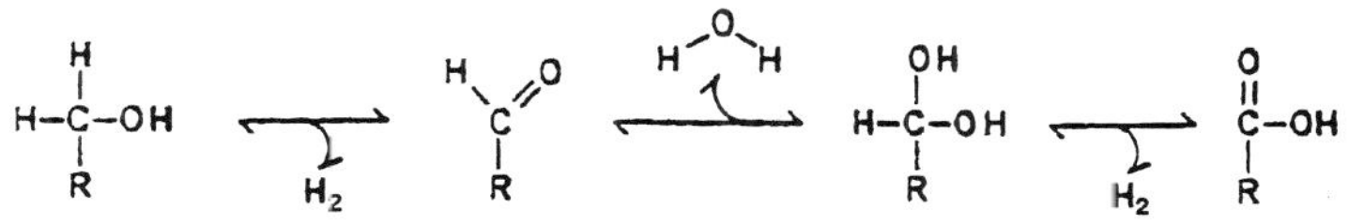

Biologische Oxidation erfolgt in der Mehrzahl der Fälle durch Dehydrierung, die zwei entzogenen Wasserstoffatome werden jeweils auf ein Coenzym übertragen. Aus Alkoholen entstehen durch Dehydrierung Aldehyde. Diese lagern Wasser an unter Bildung von Aldehydhydrat. Das Aldehydhydrat kann dehydriert werden zur Carbonsäure. In der Bilanz ergibt die Hydratisierung (Anlagerung von H_2O) mit der folgenden Dehydrierung (Abgabe von 2 H-Atomen) die Einführung eines Sauerstoffatoms in den Aldehyd.

Alkohole können also durch die Reaktionssequenz Dehydrierung – Hydratisierung – Dehydrierung zu Carbonsäuren oxidiert werden.
Die Reaktionssequenz ist prinzipiell reversibel: Durch Anlagerung von 2 H-Atomen (Hydrierung) und Wasserabspaltung (Dehydratisierung) können Carbonsäuren zu Alkoholen reduziert werden.
Reaktionsschema von links nach rechts = Oxidation, von rechts nach links = Reduktion.

I.4 Asymmetrisch substituierte C-Atome

Mit Ausnahme der Ketotriose Dihydroxyaceton (Glyceron) besitzen alle Zucker ein oder mehrere chirale Zentren, d. h. C-Atome, die vier verschiedene Substituenten tragen.
Die Aldotriose Glycerinaldehyd (Glyceral) besitzt ein asymmetrisches C-Atom und kommt daher in zwei Formen vor.

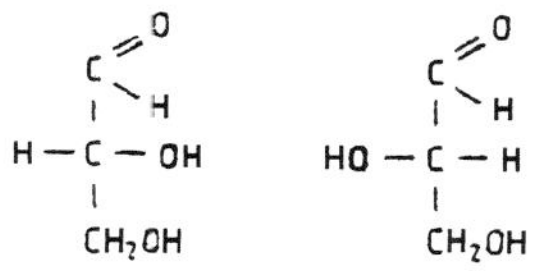

D-Glycerinaldehyd L-Glycerinaldehyd

Um die Verbindungen der D- oder L-Reihe zuzuordnen, schreibt man das am höchsten oxidierte C-Atom nach oben und die charakteristische funktionelle Gruppe (in diesem Fall die OH-Gruppe am asymmetrischen C-Atom) bei der D-Reihe nach rechts, bei der L-Reihe nach links. Diese Darstellungsweise wird nach dem deutschen Chemiker Emil Fischer Fischer-Projektion genannt.
Im medizinischen Bereich kommen fast nur D-Zucker vor. Dreht eine Zuckerlösung die Ebene des linear polarisierten Lichts nach rechts, erhält der Zucker die Bezeichnung (+), bei Linksdrehung (–). Diese optischen Eigenschaften haben nichts mit der Einteilung in D- bzw. L- zu tun: Die D-Fructose dreht polarisiertes Licht stark nach links – deshalb auch die Bezeichnung „Laevulose".

H08

→ **Frage 1.1: Lösung B**

Zu **(B)**: In der Glykolyse wird Fructose-1,6-bisphosphat durch die Aldolase in die Triosephosphate Glycerinaldehydphosphat (Glyceralphosphat) und Dihydroxyacetonphosphat (Glyceronphosphat) gespalten, die beide dieselbe Summenformel aufweisen, also Konstitutionsisomere sind.
Zu **(A)**: Diese Aussage ist falsch, denn eine Phosphatase würde aus Glyceralphosphat nicht Glycerin (Glycerol) freisetzen, sondern Gyceral (Glycerinaldehyd).
Zu **(C)**: Glyceral ist keine Tetrose, sondern eine Triose.
Zu **(D)**: Diese Aussage trifft nicht zu, denn Glyceralphosphat hat 1 asymmetrisches C-Atom, Glyceronphosphat allerdings ist achiral.
Zu **(E)**: Diese Aussage ist falsch, denn Glyceralphosphat besitzt keine Säureanhydridbindung, sondern eine P-Esterbindung.

I.5 Definitionen zur Zuckerstruktur

Konstitutionsisomere = Strukturisomere
gleiche Summenformel, unterschiedliche Struktur
Stereoisomere = gleiche Konfiguration
unterschiedliche Anordnung der Substituenten an asymmetrischen C-Atomen
Enantiomere = Spiegelbildisomere
Stereo- und Strukturisomere, die sich wie Bild und Spiegelbild verhalten: optische Antipoden
Diastereomere = Epimere
bei Verbindungen mit mehreren asymmetrischen C-Atomen unterschiedliche Konfiguration an einem einzigen C-Atom, Sonderfall der Stereoisomerie oder Konfiguration

Anomere = unterschiedliche Konfiguration des glykosidischen Hydroxyls (α- und β-Form)
Konformere = Rotationsisomere
unterschiedliche Raumform derselben Verbindung

I.6 Pentosen

Die Aldopentose Ribose besitzt mit den C-Atomen 2, 3 und 4 drei asymmetrische C-Atome. Bei der Ribose befinden sich alle drei OH-Gruppen an den asymmetrischen C-Atomen auf der rechten Seite. Ribose ist Bestandteil der Ribonucleinsäuren. Wie auch von anderen Zuckern kommt von der Ribose ein sog. Desoxyzucker vor; die 2-Desoxy-D-Ribose entsteht aus der D-Ribose durch Entfernung eines Sauerstoffs am C-Atom 2. 2-Desoxy-D-Ribose ist Bestandteil der Desoxyribonucleinsäure (DNA). Die der Ribose entsprechende Ketose wird Ribulose genannt.

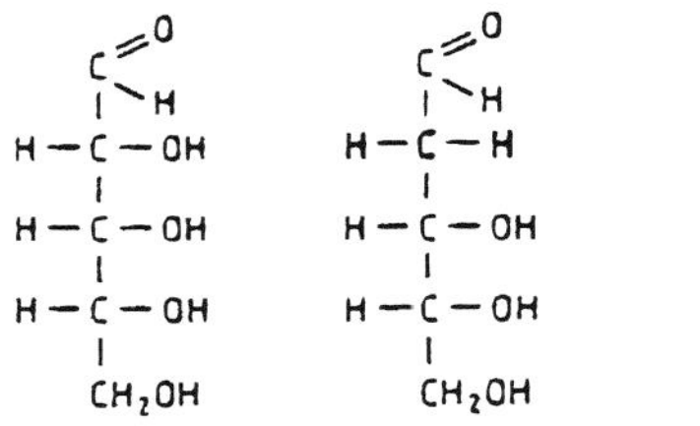

D-Ribose **2-Desoxy**-D-Ribose

Auch die Aldopentose Xylose ist ein D-Zucker, sie ist diastereomer (C-3) zu Ribose. Die Aldose Xylose kann umgelagert werden zur Ketose D-Xylulose, die als Phosphat-Ester im Pentosephosphatweg vorkommt.

F96

Frage 1.2: Lösung D

Dargestellt sind die linksdrehende D-Milchsäure und ihr Spiegelbild (Enantiomer), die rechtsdrehende L-Milchsäure. Damit ist (D) die gesuchte Falschaussage (vergl. Lerntext I.5). Im menschlichen Organismus kommt als Endprojekt der anaeroben Glykolyse ausschließlich die L-(+)-Milchsäure vor, beim physiologischen pH liegt sie als Lactat-Anion vor.

H86

Frage 1.3: Lösung E

Pentosen können als Furanosen (Ringbildung zwischen C-1 und C-4) vorliegen, so auch Ribose (1) und Desoxyribose (2). Die gesuchte Falschaussage ist (E), denn Desoxyribose entsteht durch Reduktion (Entfernung von Sauerstoff an C-2) aus Ribose.

I.7 Hexosen

Das wichtigste Monosaccharid ist die D-Glucose (Traubenzucker oder Dextrose). Die vier asymmetrischen C-Atome an C-2, C-3, C-4 und C-5 sind mit OH-Gruppen r-l-r-r substituiert. Studenten haben für die Konfiguration an diesen vier C-Atomen die Eselsbrücke „tatütata" entwickelt.

Die wichtigsten Hexosen können aus Glucose abgeleitet werden

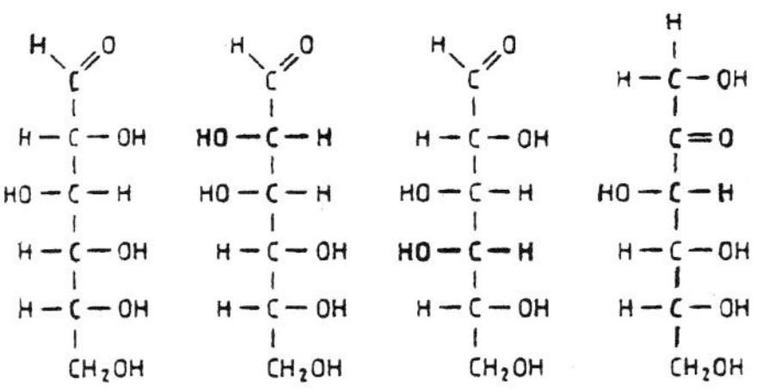

D-Glucose D-Mannose D-Galaktose D-Fructose

Zucker, die nur an einem C-Atom verschieden zur Glucose konfiguriert sind, nennt man epimer, es sind dies die Mannose an C-2 und die Galaktose an C-4. Fruktose (Fruchtzucker oder Lävulose) ist die der Glucose entsprechende Ketose, also an C-1 und C-2 strukturisomer.
Alle Hexosen können, meist als Phosphatester, im Stoffwechsel ineinander umgewandelt werden.

I.8 Ringformen der Zucker

Durch die Valenzwinkel und die Drehbarkeit nähern sich die Atome C-1 und C-5. Es kommt zu einer inneren Halbacetalbildung zwischen der Alkoholgruppe an C-5 und der Aldehydgruppe an C-1. Hierdurch entsteht aus C-1 ein asymmetrisches C-Atom, sodass je nach der Stellung der OH-Gruppe eine α-Form (glykosidisches Hydroxyl nach rechts) und eine β-Form (glykosidisches Hydroxyl nach links) unterschieden werden können. Das durch die Halbacetalbildung entstehende glykosidische Hydroxyl ist besonders reaktionsfreudig; es ist immer beteiligt, wenn sich Monosaccharide zu Polysacchariden zusammenlagern. Das freie glykosidische Hydroxyl ist leicht oxidierbar. Daher ist es verantwortlich für die früher häufig gebrauchten qualitativen **Reduktionsproben** zum Zuckernachweis (Probe nach Fehling, Probe nach Nylander und Probe nach Trommer).

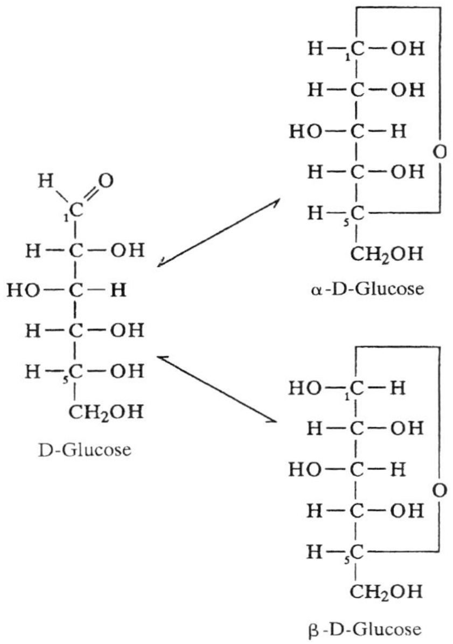

In wässrigen Lösungen stellt sich jeweils ein Gleichgewicht zwischen der α- und der β-Form der D-Glucose ein (Mutarotation). Diese Einstellung erfolgt spontan relativ langsam, im Stoffwechsel kann die Umlagerung der beiden Formen auch enzymatisch erfolgen.
Die Bildung der Halbacetalformen der Zucker kann besser am heterozyklischen sog. Pyranring dargestellt werden (Sauerstoff als Ringglied). Meist wird das C-Atom 1 nach rechts gezeichnet und der Ringsauerstoff nach oben. Die Stellung der Hydroxylgruppen nach unten entspricht dann in der gestreckten (offenen) Form der Stellung nach rechts, die Stellung der Hydroxylgruppen nach oben entspricht der Stellung nach links. Damit ist in der gezeigten Abbildung die α-D-Glucose dargestellt.
Die Halbacetalform der Zucker kann nach Haworth als 6-er-Ring (Pyranose) dargestellt werden. Einen 5-er-Ring nennt man Furanose-Form.

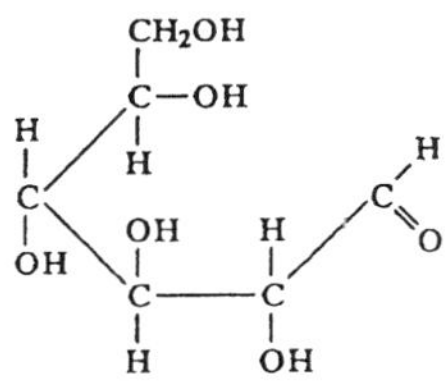
α-D-Glucose (Aldehydform)

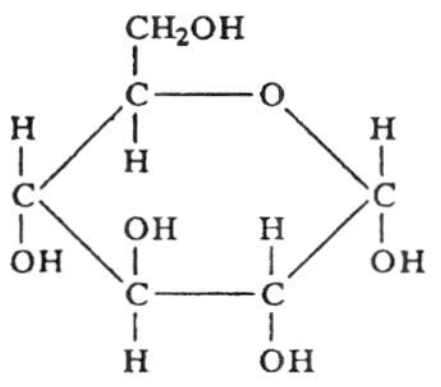
α-D-Glucose (Pyranose)

Zur Vereinfachung werden die Zuckerformen auch als Sechseck mit Sauerstoff dargestellt, die in der Abbildung gezeichneten Substitutionsstriche sollen jeweils ein Hydroxyl darstellen.

Der Übergang der α- in die β-Form (Mutarotation) kann spontan oder enzymkatalysiert erfolgen.

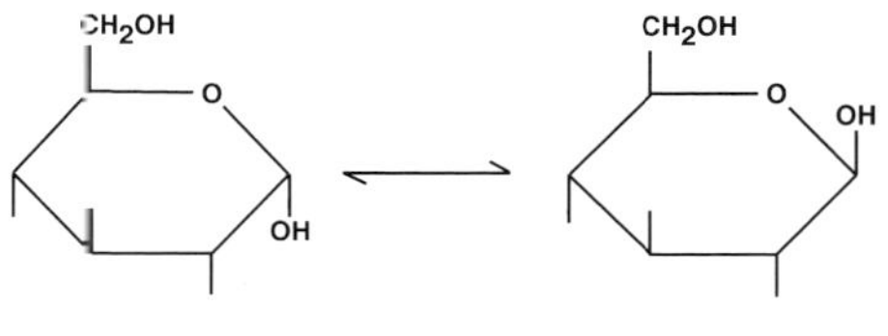
α - D - Glucose β - D - Glucose

I.9 Darstellungsformen der Glucose

Am Beispiel der Glucose können die verschiedenen Darstellungsformen gut demonstriert werden. Die **Summenformel** ist relativ wenig aussagekräftig, allerdings reicht sie häufig für die Aufstellung von Stoffwechselbilanzen. Die sog. **Strukturformeln** legen die Konfiguration am C-Atom fest. Sie sollen darstellen, an welcher Seite der Substituent steht. Die hier vereinfacht wiedergegebene Aldehydform der Glucose kommt praktisch kaum vor. Meist liegt die Struktur des Halbacetals mit dem glykosidischen Hydroxyl vor; hier ist die β-D-Glucose dargestellt. Verschiedene Konfigurationen können nur ineinander umgewandelt werden, indem chemische Bindungen gelöst und entweder an derselben Stelle in anderer Reihenfolge oder an anderer Stelle neu angehängt werden. Der Begriff der **Konformation** besagt, dass durch eine gewisse Flexibilität der Bindung ein Molekül verschiedene Raumformen annehmen kann.
D-Glucose kann in verschiedener Weise dargestellt werden:

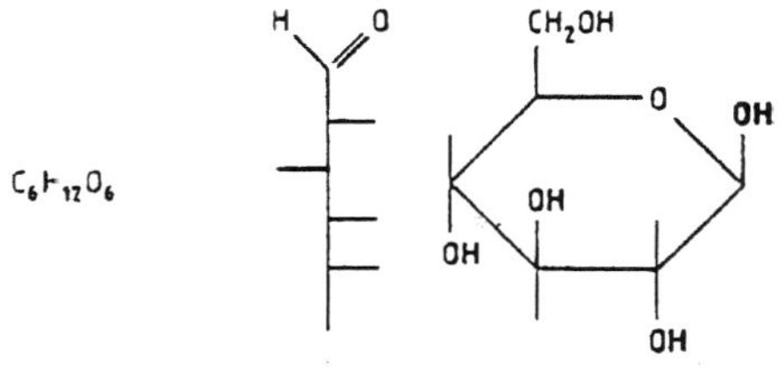

Summenformel

Strukturformel (Konfiguration)

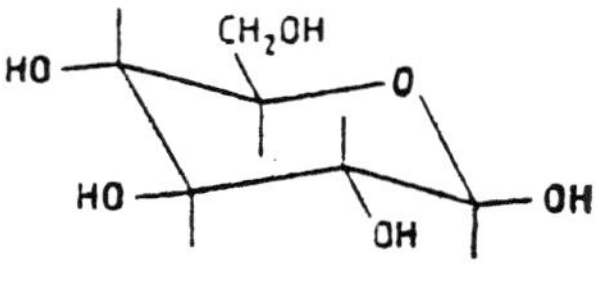

Konformation

Bei den Konformationsformeln kommen hauptsächlich die **Boot- oder Wannenform** und die hier dargestellte **Sesselform** vor. Die Substituenten können axial (senkrecht zur Ringebene) oder äquatorial (von der Ringebene weg nach unten oder oben) angeordnet sein. Bei der hier dargestellten β-D-Glucose befinden sich alle OH-Gruppen am Ring in äquatorialer Stellung.

I.10 Aminozucker

Ausgehend von Fructose-6-phosphat können mit Glutamin Aminozucker gebildet werden.

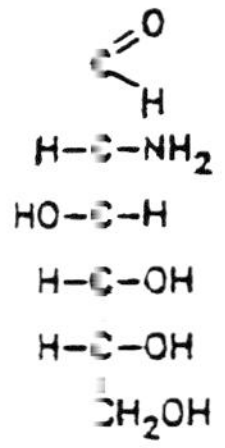

Aminoglucose

Glucosamin trägt wie Galaktosamin und Mannosamin die NH_2-Gruppe an C-2.
Aminohexosen und auch Neuraminsäure, eine Aminozuckersäure mit 9 C-Atomen, können an der Aminogruppe acetyliert werden. Aminozucker und N-Acetylaminozucker kommen in Glykoproteinen, Glykolipiden und in Heteroglykanen vor.

I.11 Zuckersäuren

Die Oxidation an C-1 ergibt die Gluconsäure; auch aus anderen Monosacchariden können durch eine derartige Reaktion sog. Zuckersäuren entstehen. Die zweifache Oxidation der primären Alkoholgruppe an C-6 ergibt die Glucuronsäure, die in der Leber zur Entgiftung vieler körpereigener und körperfremder Stoffe gebraucht wird und außerdem Bestandteil von Heteropolysacchariden einiger Bindegewebs- und Schleimgrundsubstanzen ist.

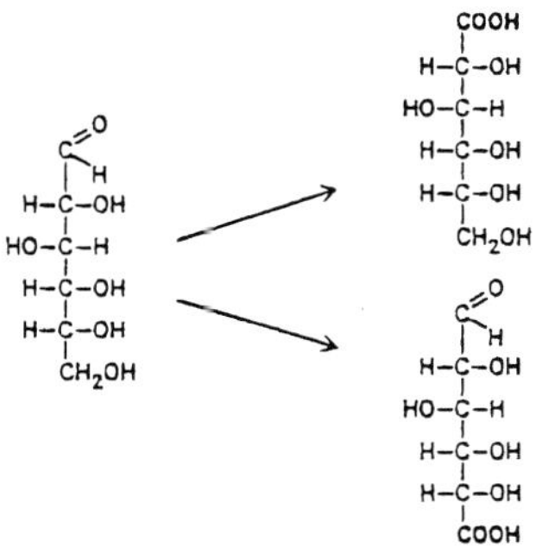

Gluconsäure

Glucuronsäure

I.12 Zuckeralkohole

Reduktion der Carbonylgruppe der Zucker führt zu Zuckeralkoholen.
Aus Glucose und Fructose entsteht so durch die H_2-Anlagerung an die Carbonylgruppe Sorbitol (Sorbit).

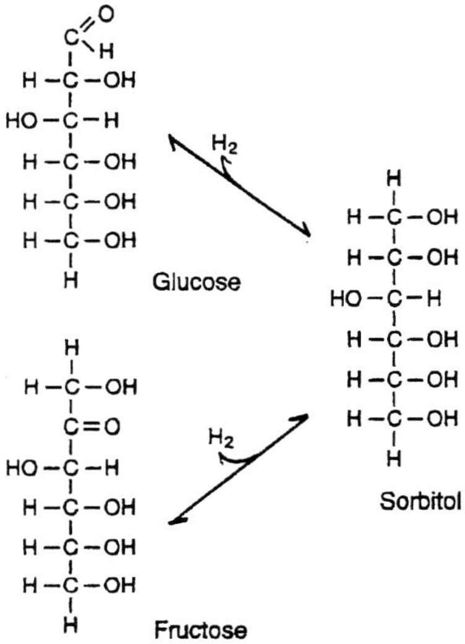

Aus den entsprechenden anderen Hexosen leiten sich Mannitol (Mannit) und Galaktit (= Dulcit) ab. Aus Pentosen entstehen Ribitol (Ribit) und Xylit. Zuckeralkohole schmecken süß und werden in der Diät von Diabetikern, bei der parenteralen Ernährung und als Süßstoff verwendet.

Klinischer Bezug

Fructose im Sperma

In der Fertilitätsdiagnostik werden neben der Zahl, Beweglichkeit und Morphologie der Spermien auch klinisch-chemische Parameter bestimmt. Das wichtigste Monosaccharid im Sperma ist die Fructose, die im gesunden Sperma in einer Konzentration von 3 millimolar bis 30 millimolar vorkommt, also in höherer Konzentration als die Glucose im Blut.
Fructose wird in den Samenblasen unter der Wirkung von Testosteron aus Glucose über den Polyolweg (Sorbitol) gebildet.

H06

→ **Frage 1.4: Lösung E**

Glucose liegt in wässriger Lösung praktisch vollständig in Ringform vor, (A) ist also falsch. α-D-Glucose (spezifische Drehung +112°) wird z. T. spontan, aber auch enzymatisch durch eine Mutarotase in β-D-Glucose (spezifische Drehung +19°) umgewandelt. Stellt sich ein Gleichgewicht zwischen diesen

beiden Glucoseformen in Lösung ein, so kann man eine Drehung der Schwingungsebene des polarisierten Lichts von 52,7° im Polarimeter beobachten ((E) ist richtig).
Siehe Lerntext I.8.

H96 H90

→ **Frage 1.5: Lösung C**

Die gesuchte Falschaussage ist (C), denn Maltose ist aus 2 Molekülen Glucose aufgebaut. Galaktose ist Bestandteil der Lactose (B), der Glykolipide (D) und der Antigen-Determinanten des AB0-Systems (E).

I.13 Glykosidische Bindung

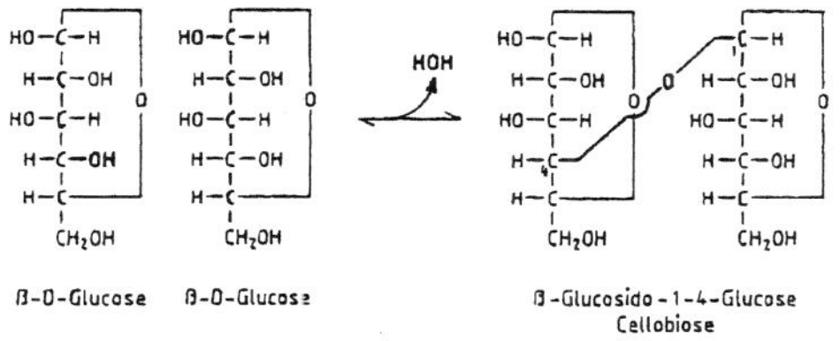

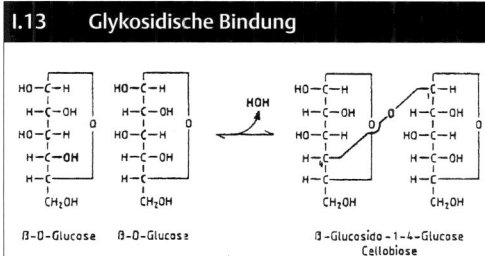

Eine wichtige Reaktion ist die Bindung von Zuckermonomeren miteinander zu Disacchariden, Trisacchariden, Tetrasacchariden und weiter bis zu Polysacchariden. An der Verbindung der Zucker ist immer ein glykosidisches Hydroxyl beteiligt; dieses Hydroxyl kann prinzipiell mit jedem anderen Hydroxyl eines zweiten Zuckers reagieren, es entsteht damit ein Vollacetal. Am häufigsten ist die **glykosidische 1–4-Bindung**. Dasjenige Zuckermolekül, dessen glykosidisches Hydroxyl an der Bindung beteiligt ist, bekommt in der Nomenklatur die Endung -ido, der Zuckerrest mit noch freiem Hydroxyl behält seinen Namen mit der Endsilbe -ose. Das dargestellte Disaccharid aus zwei Molekülen β-glykosidisch verbundenen Glucoseresten ist die Cellobiose, die (als Disaccharideinheit sich wiederholend) in der Cellulose vorkommt. Achtung: Alle Säugetiere, also auch der Mensch, besitzen keine Enzyme für die Spaltung der β-1–4-glykosidischen Bindung zwischen zwei Glucosemonomeren, deshalb können pflanzenfressende Säugetiere nur in Symbiose mit Darmmikroorganismen Cellulose verwerten.

I.14 Disaccharide

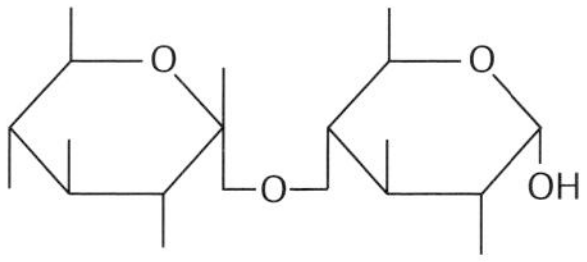

Maltose:
α-Glucosido-1-4-Glucose

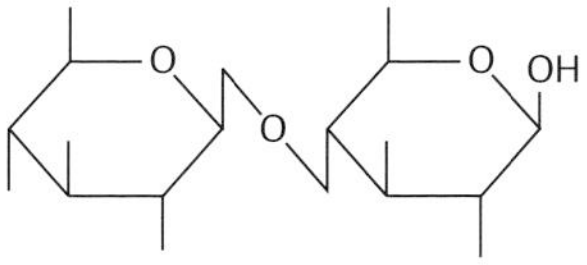

Cellobiose:
β-Glucosido-1-4-Glucose

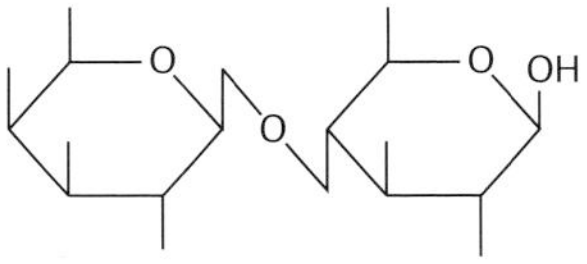

Lactose:
β-Galaktosido-1-4-Glucose

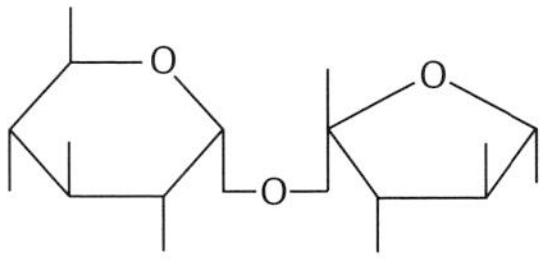

Saccharose:
α-Glucosido-1-2-β-Fructo(furano-)sid

Maltose ist die Disaccharideinheit aus Glucose, α-1–4-glykosidisch verbunden, die in der Stärke und im Glykogen anzutreffen ist. Für die Spaltung der α-glykosidischen 1–4-Bindung besitzen Säugetiere und auch der Mensch entsprechende hydrolytische Enzyme. **Lactose** (Milchzucker) ist bei allen Säugetieren der Hauptenergielieferant in der Säugeperiode. Durch eine β-Galactosidase der Darmschleimhaut (Lactase) wird Lactose in Galaktose und Glucose gespalten, dann resorbiert und im Stoffwechsel zu CO_2 und H_2O abgebaut. Die meisten Säugetiere und auch die meisten Menschen auf der Erde stellen die Produktion der Lactase nach der Säuglingsperiode ein und zeigen dann später eine gewisse Milchunverträglichkeit, da die Lactose nicht verdaut werden kann, in den Dickdarm gelangt und dort zu Gärungsdurchfällen führt. Nur weiße Mitteleuropäer bilden die Lactase lebenslang, so dass für diese Bevölke-

rungsgruppe Frischmilch einen wesentlichen Nahrungsbestandteil darstellt. Alle anderen Kulturkreise verwerten Milch nur als partiell abgebaute Gärungsprodukte.
Ein weiteres für die Ernährung wichtiges Disaccharid ist die **Saccharose** (Rohrzucker, Rübenzucker). Saccharose stellt das einzige kristalline Nahrungsmittel dar. In diesem Disaccharid sind die glykosidischen Hydroxyle der Glucose und Fructose miteinander verbunden, das Disaccharid gibt keine positive Reduktionsprobe mehr (sog. Trehalose-Bindungstyp). Die Bindung der Saccharose ist relativ energiereicher als die der anderen Saccharide, dies nutzen die Karieskeime bei der Synthese der Zahnbelaggrundsubstanz, dem Polysaccharid Dextran. Der erhöhte Rohrzuckerverbrauch in den Industrienationen ist damit hauptverantwortlich für die Zunahme der Karieshäufigkeit.

Klinischer Bezug

Saccharose und Zahnerkrankungen

Zu den sog. Volkskrankheiten zählen die Zahnerkrankungen Karies, Parodontitis und Parodontose. Die Häufigkeit und die Schwere dieser Erkrankungen korrelieren stark mit dem Saccharosekonsum. In der Pathogenese der drei Erkrankungen spielt der bakterielle Zahnbelag, die Plaque, eine entscheidende Rolle. Ca. 300 verschiedene Bakterienarten besiedeln den Mundraum, darunter bestimmte Streptokokken, die das Enzym Glucosyltransferase (GT) sezernieren. Die GT baut aus Saccharose ein unlösliches, stark verzweigtes Polysaccharid, das Dextran, auf. Dextran besteht ausschließlich aus Glucoseeinheiten, die α-glykosidisch 1-4-, 1-3- und 1-6-verzweigt sind. Die Saccharose liefert aus der 1,2-Glucosidofructosidbindung den anzuhängenden Glucoserest, freie Fructose bleibt übrig und kann den Bakterien als Nährstoff dienen. Diese Dextransynthese benötigt kein ATP, sondern wird über die Energie der Disaccharidbindung der Saccharose (22 kJ/mol) erreicht. Andere Disaccharide wie Maltose und Lactose enthalten weniger als 10 kJ Hydrolyse-Energie in ihrer Glykosidbindung und können nicht als Substrat verwendet werden. Dextran bindet als extrazelluläres Netz der Plaque lebende Bakterien. Deren Toxine und Stoffwechselprodukte führen dann zu Zahnerkrankungen, Entzündungen des Zahnfleisches und zur Zerstörung des Zahnhalteapparates. Prophylaktische und therapeutische Maßnahmen sind Mundhygiene (sorgfältiges, regelmäßiges, richtiges Zähneputzen), Vermeidung von Saccharose durch sog. Zuckeraustauschstoffe, Fluor-Substitution und, wenn notwendig, antibakterielle Therapie.

I.15 Polysaccharide

Werden viele Zuckermonomere α- oder β-glykosidisch miteinander verbunden, gelangt man zu den Polysacchariden. Ist nur ein Zuckertyp am Aufbau beteiligt, entstehen die sog. **Homoglykane**. Hierzu gehören die Stärke als wichtigster Energielieferant in der menschlichen Ernährung, das Glykogen, das in Leber und Muskel als Speicherform zur Konstanterhaltung und Regulation des Blutzuckers vorkommt und die pflanzliche Gerüstsubstanz Cellulose.
Sind verschiedene Zuckerreste am Aufbau eines Polysaccharids beteiligt, spricht man von **Heteroglykanen**. Heteroglykane sind meist mit Proteinen zu Komplexen verbunden.

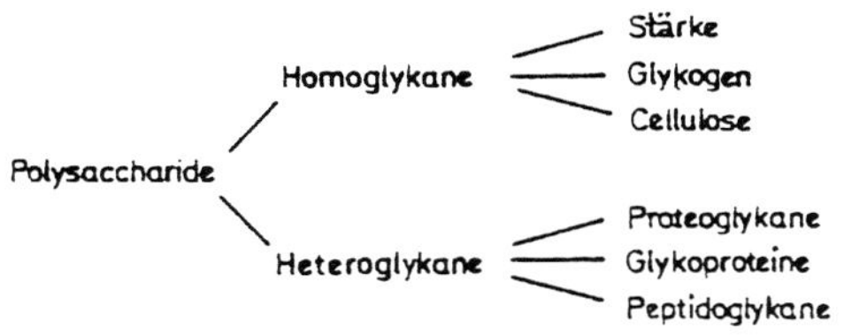

H10

Frage 1.6: Lösung B

Zu **(B)**: Stärke (Amylum) besteht aus der unverzweigten Amylose und dem 1,6-verzweigten Amylopektin. Beim Abbau durch Amylase (Speichel und Pankreas) entsteht vorwiegend Maltose, die unter (A) richtig bezeichnet ist, während aus den Verzweigungsstellen **Isomaltose** entsteht, die aus **zwei α-1,6-glukosidisch verbundenen Glukosemolekülen** besteht.
Zu **(C) – (E)**: Die genannten Disaccharide kommen vor, insbesondere die **Cellobiose** (D) aus dem Abbau der Cellulose. Sie können aber nur durch bakterielle oder pflanzliche Hydrolasen entstehen, weil Säugetiere keine β-glukosidischen Bindungen spalten können.

H02

Frage 1.7: Lösung B

Siehe Lerntexte I.13 und I.14.
Saccharose (Rohrzucker, Rübenzucker) besteht aus Glucose und Fructose, die α-glycosidisch ((B) ist richtig) und β-fructosidisch miteinander verbunden sind ((A) ist falsch). Daher besteht kein halbacetalisches OH (= glykosidisches Hydroxyl), sodass keine Glykoside mit Alkoholen gebildet werden können.
Bei der Stärkespaltung entsteht nicht Saccharose, sondern Maltose.

H06

→ **Frage 1.8: Lösung D**

Disaccharide, wie die Lactose (Milchzucker), entstehen durch Ausbildung einer Glykosidbindung zwischen zwei Monosacchariden (z. B. Lactose = Galactose + Glucose; damit ist auch (A) falsch). Die Glykosidbindung wird zwischen der Hydroxylgruppe des Halbacetals (bei Lactose ist dies die Glucose) und einer zweiten Hydroxylgruppe des anderen Zuckers (bei Lactose ist dies die Galactose) unter Wasserabspaltung gebildet. Die Lactose enthält somit eine Halbacetalfunktion ((D) ist richtig).

Aussage (B) ist falsch, denn beide Monosaccharide liegen als 6er-Ring (Pyranoseform) vor.
Aussage (C) ist falsch, denn die beiden Monosaccharide sind β-glykosidisch miteinander verknüpft.
Aussage (E) ist falsch, denn Biopolymere wie Stärke oder Glykogen sind Homoglykane, die nur aus Glucoseeinheiten aufgebaut sind. Zwei miteinander verknüpfte Glucoseeinheiten bilden das Disaccharid Maltose und nicht Lactose (siehe oben).
Siehe Lerntext I.14.

I.16 Homoglykane

Cellulose mit der 1–4-β-glykosidischen Bindung ist das unverzweigte Grundgerüst vieler Pflanzen und als Bestandteil des Holzes die häufigste organische Verbindung auf der Erde. Die für die menschliche Ernährung wichtige **Stärke** (Amylum) kommt in Kartoffeln, Reis und Getreide als Stärkekorn mit zwei Fraktionen vor, das Innere bildet die α-1–4-glykosidisch verbundene unverzweigte Amylose. Amylose besitzt eine spiralige Struktur (Konformation), die zusammen mit Jod eine intensiv blaue Farbe ergibt. Diese Jod-Stärke-Reaktion kann sowohl zum Nachweis von Stärke als auch zum Nachweis von Jod ausgenutzt werden. Das Äußere des Amylum-Kornes ist das verzweigte **Amylopektin**, dessen Hauptketten 1–4-α-glykosidisch aufgebaut sind. An jedem 25. Rest ist eine Seitenkette α-1–6 verknüpft, in den Seitenketten selbst treten wieder 1–4-Bindungen auf.
Analog zum pflanzlichen Amylopektin ist das **Glykogen** aufgebaut, das deshalb auch häufig als tierische Stärke bezeichnet wird. Der Unterschied zwischen Amylopektin und Glykogen besteht darin, dass das Glykogen an jedem 8. bis 12. Rest verzweigt ist. Glykogen kommt mit etwa 100 bis 150 g in der Leber und mit etwa 150 bis 250 g in der Muskulatur des gut ernährten Erwachsenen vor. Bei kurzfristigen Hungerperioden (12–24 Stunden) wird der Glykogenvorrat in diesen Organen praktisch vollständig abgebaut. Glykogen stellt damit keinen langfristig wirkenden Energiespeicher dar, sondern dient kurzfristig der Glucoseversorgung bzw. Glucosehomöostase. In der Polysaccharidstruktur findet man ein freies glykosidisches Hydroxyl (reduzierendes Ende) und bei den verzweigten Homoglykanen viele nicht-reduzierende Enden. Im Stoffwechsel des Glykogens werden bei Bedarf die vielen nicht-reduzierenden Enden, also die äußeren Verzweigungen, abgespalten; bei einem Glucoseüberangebot mit der Nahrung wird überschüssige Glucose an die äußeren Verzweigungen unter Energieverbrauch angelagert.

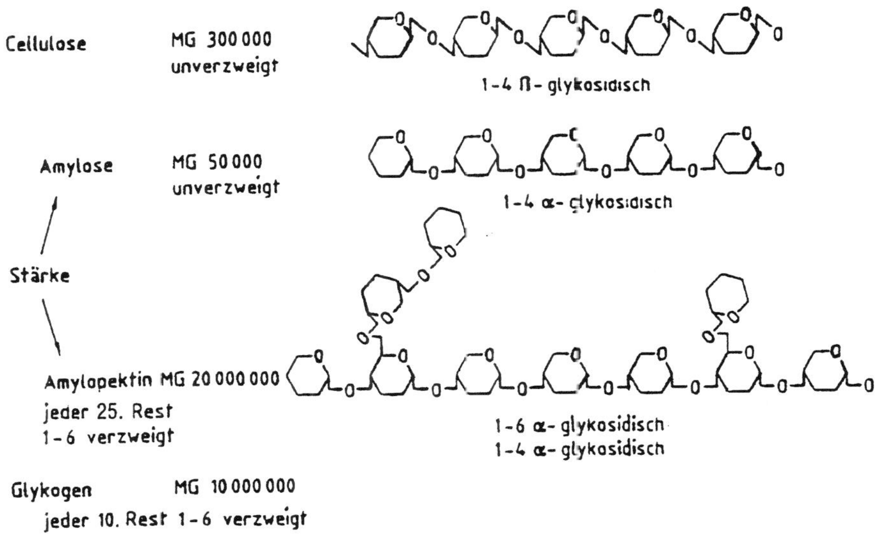

Unter den Homoglykanen ist das **Dextran** mit vorwiegend α-1–6-glykosidischen und α-1–3-glykosidischen Bindungen zwischen Glucoseresten von medizinischer Bedeutung. Dextran bildet die feste Grundstruktur des kariogenen Zahnbelags (Plaque). Bestimmte aufgearbeitete lösliche Dextran-Fraktionen spielen eine Rolle als Blutersatzmittel, ein unlösliches Dextran-Gel findet Verwendung bei der Trennung von Proteinfraktionen im Labor. Das Homoglykan **Inulin** ist aus Fructose aufgebaut (Polyfructosan), es kommt in Dahlienknollen vor; gereinigte Inulinfraktionen werden zur Clearance-Untersuchung der Niere verwendet.

Klinischer Bezug

Dextrane als Plasmaexpander

In ca. 4%-iger Lösung werden Dextrane als Ersatz für Blutplasma in der Notfallmedizin verwendet. Sie beheben den intravasalen Volumenmangel bei Verletzungen, Verbrennungen und Schock. Dextran kann das mehr als 20fache seines Gewichts an Wasser im Gefäßsystem binden und verbessert damit die Fließeigenschaften des Blutes. Es wird nur verzögert über die Nieren ausgeschieden und zum Teil auch langsam hydrolytisch abgebaut.

I.17 Heteroglykane

In den meisten Heteroglykanen mit Periodizität ist in der immer wiederkehrenden Disaccharideinheit die Glucuronsäure einer der Bestandteile. Als zweiter Bestandteil kommt meist ein Aminozucker vor; die Aminogruppe der Zucker kann säureamidartig mit Essigsäure oder mit Schwefelsäure verbunden sein.

Sind Heteroglykane aus Disaccharideinheiten mit zwei verschiedenen Zuckerresten aufgebaut, so weisen sie mit dieser immer wiederkehrenden Einheit eine Periodizität auf. In dieser Weise sind, verbunden mit Protein, die Bindegewebsgrundsubstanz Hyaluronsäure und das Chondroitinsulfat aufgebaut. Auch das von der Leber gebildete Heparin weist eine derartige Struktur auf. Heparin im Blut hemmt die Blutgerinnung und aktiviert die endotheliale Lipoproteinlipase.

Im Unterschied zu Heteroglykanen mit Periodizität kommen in Heteroglykanen mit Sequenz mehrere verschiedene Monosaccharidtypen in bestimmter Reihenfolge vor. Häufig sind derartige Zuckersequenzen aus drei bis sechs Resten Erkennungsregionen für das Immunsystem (Antigendeterminante Gruppen).

Heteropolysaccharide = Heteroglykane = verschiedene Zuckermoleküle + Protein

Proteoglykane	hoher Kohlenhydratanteil (Polysaccharide) mit Periodizität wenig Protein	Hyaluronsäure Chondroitinsulfat Heparin Keratan Dermatan
Glykoproteine	geringer Kohlenhydratanteil (Oligosaccharide) mit Sequenz viel Protein	Mucin viele Enzyme manche Hormone manche Strukturproteine Antikörper

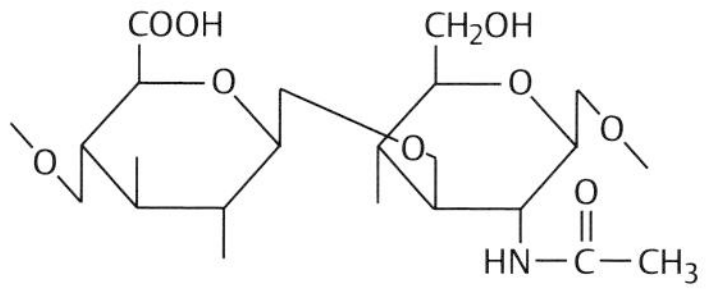

Hyaluronsäure:
β-Glucuronido-1-3-N-Acetylglucosamin

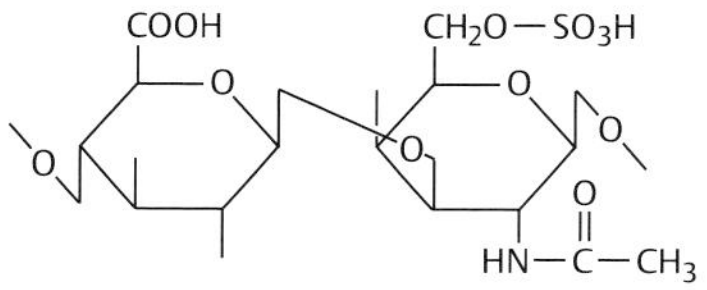

Chondroitinsulfat:
β-Glucuronido-1-3-N-Acetylgalaktosaminsulfat

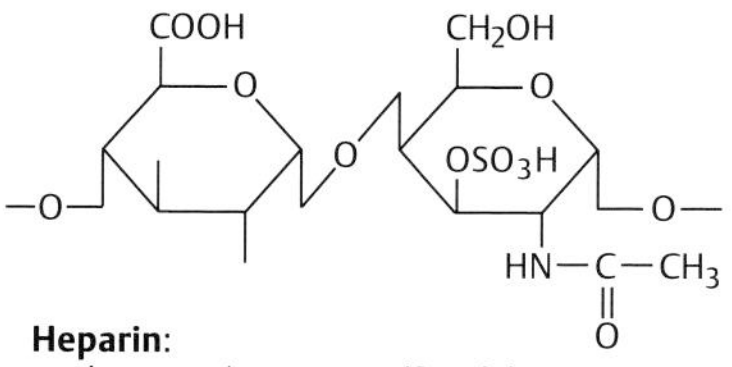

Heparin:
β-Glucuronido-1-3-N-Sulfogalaktosamin

H10

→ **Frage 1.9: Lösung E**

Zu **(E)**: Homoglykane sind nur aus einer Zuckerart aufgebaut (meistens aus Glukose), während Heteroglykane verschiedene Zuckerarten enthalten. **Hyaluronsäure** ist ein **Heteroglykan,** bestehend aus 2000-3000 **Disaccharideinheiten** (→ β-1,3-glykosidisch verbundenes **N-Acetylglukosamin** und **Glukuronsäure**). Hyaluronsäure kommt in Bindegewebe, Synovialflüssigkeit und im Glaskörper des Auges vor.

Zu **(A)** – **(D)**: Die hier genannten **Homoglykane** sind aus D-Glukose aufgebaut:
- α-glykosidisch („Stärketyp"): **Amylopektin**, **Amylose** und **Glykogen**,
- α-glykosidisch: **Cellulose**.

H05

→ **Frage 1.10: Lösung C**

Heparin ist ein saures Glykosaminoglykan (saures Mucopolysaccharid) mit einem Molekulargewicht von ca. 20 000. Es aktiviert das Antithrombin und hemmt so die Blutgerinnung, außerdem aktiviert es die Lipoproteinlipase (Klärfaktor gegenüber lipämischem Serum).
Siehe Lerntext I.17.

F02

→ **Frage 1.11: Lösung E**

Proteoglykane sind großmolekulare (Molekulargewicht bis 10^8 Dalton) Bausteine der Extrazellulärmatrix (A); sie bestehen zu etwa 10 % aus Protein und 90 % aus Polysacchariden. Sie enthalten lange Ketten aus Disaccharideinheiten (B), Aminozuckern (C) und Uronsäuren. Mit Ausnahme der Hyaluronsäure sind alle Zuckerketten mit Schwefelsäure verestert (D).
(E) ist die gesuchte Falschaussage, denn die Bindung der Zuckerketten an das Protein beginnt bereits bei der intrazellulären Proteinsynthese im Golgiapparat des endoplasmatischen Retikulums.

Kommentare aus Examen Frühjahr 2011

F11

→ **Frage 1.12: Lösung A**

Zu **(A)**: Maltose ist ein aus zwei Glukosemolekülen aufgebautes Disaccharid, das beim Abbau der Stärke durch Amylase entsteht. Wie bei praktisch allen Glukosebindungen im tierischen Organismus ist die Glukose α-glykosidisch gebunden. Bei den meisten Disacchariden, Oligosacchariden und Polysacchariden überwiegen glykosidische 1,4-Bindungen. Maltose wird aus den Enterozyten hydrolysiert. Da Glukose überwiegend mit einer 6er-Pyranringstruktur vorliegt und nicht als 5er-Furanring **ist die Maltose als α-D-Glucopyranosyl-(1,4)-D-Glucopyranose richtig bezeichnet**.

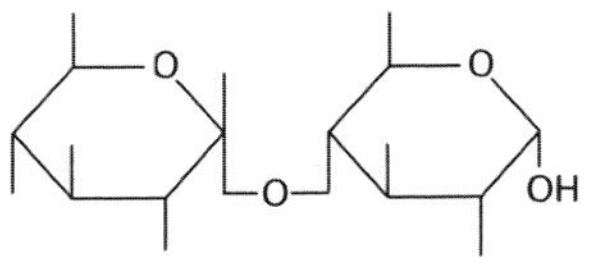

Maltose.

Zu **(B)**: Diese Bezeichnung trifft für **Isomaltose** zu, die beim Abbau der Stärke aus den 1,6-Verzweigungen des Amylopektin entsteht.

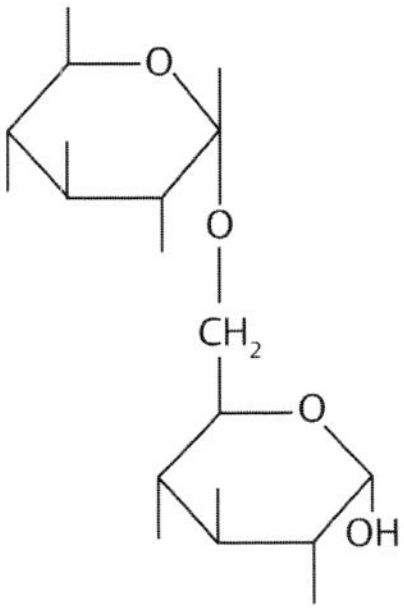

Isomaltose.

Zu **(D)**: Dabei handelt es sich um **Cellobiose**, die die Grundstruktur **der Zellulose darstellt**. Zellulose und Cellobiose können von tierischen Zellen weder synthetisiert noch abgebaut werden, sondern nur von Pflanzen, Pilzen und Bakterien.

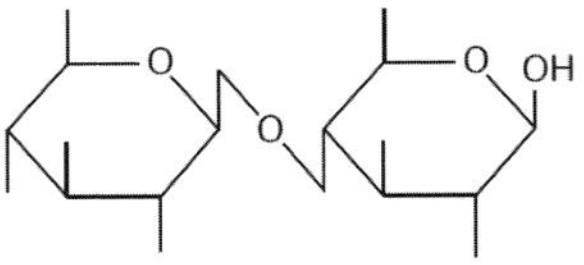

Cellobiose.

Zu **(C)** und **(E)**: Diese β-1-2- und β-1-6 verbundenen **Glukose-Disaccharide** können sehr selten in Pflanzen, Bakterien und Pilzen vorkommen.

2 Chemie der Aminosäuren, Peptide und Proteine

II.1 Proteinogene Aminosäuren

Nur 20 verschiedene Aminosäuren sind nötig, um als Bausteine den gesamten Proteinbestand im Tier- und Pflanzenreich sowie den der Mikroorganismen erstellen zu können. Mit Ausnahme des Glycins, das kein chirales Zentrum besitzt, gehören alle diese „proteinogenen Aminosäuren" zur L-Reihe, d.h. in der Projektionsformel nach Fischer mit oben stehender Carboxylgruppe zeigt die Aminogruppe nach links.
Außer den in der nachfolgenden Tabelle gezeigten proteinogenen Aminosäuren gibt es weitere wichtige Aminosäuren, die nicht in Proteinen vorkommen, aber Spezialaufgaben übernehmen, wie GABA, Ornithin, Citrullin u.v.a. Schließlich sollen Aminosäuren genannt werden, die in speziellen Proteinen konstant vorkommen, aber doch nicht in der Tabelle zu finden sind. Diese Verbindungen entstehen durch „posttranslationale Modifikation" eines Vorstufenproteins, das aus den 20 „normalen" Aminosäuren aufgebaut war.

5 aliphatische und 3 aromatische Aminosäuren

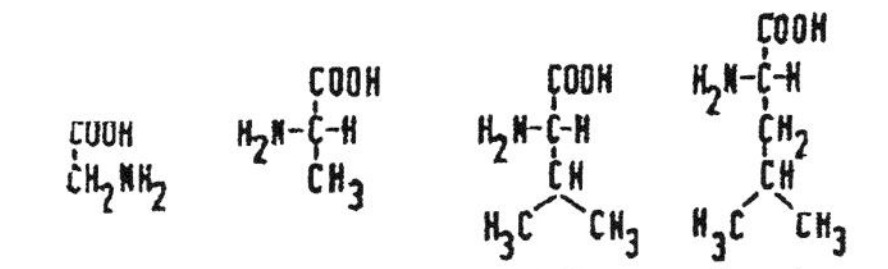

Glycin Gly	Alanin Ala	Valin Val	Leucin Leu

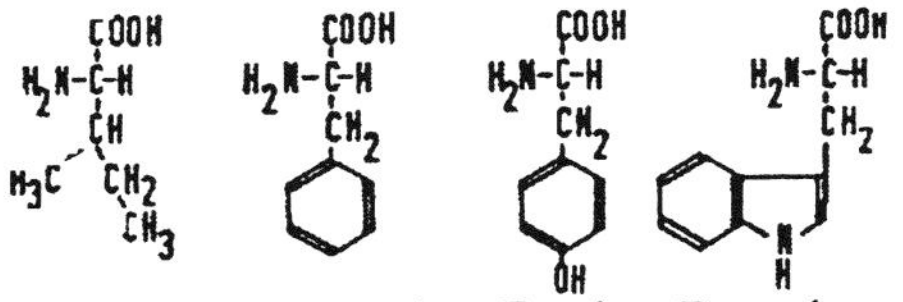

Isoleucin Ile	Phenylalanin Phe	Tyrosin Tyr	Tryptophan Trp

2 Hydroxysäuren und 2 schwefelhaltige Aminosäuren

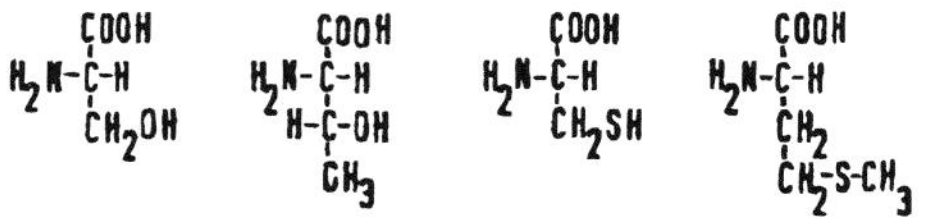

Serin Ser	Threonin Thr	Cystein Cys	Methionin Met

4 saure Aminosäuren bzw. ihre Amide

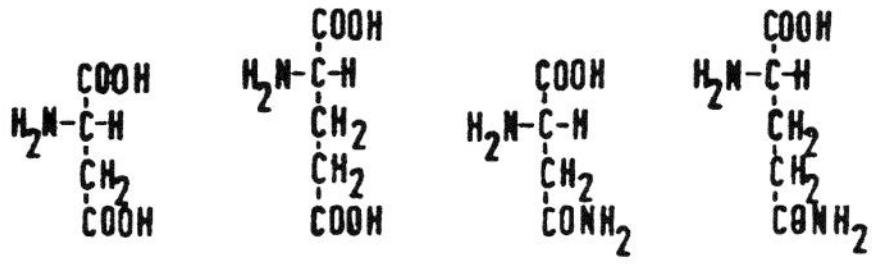

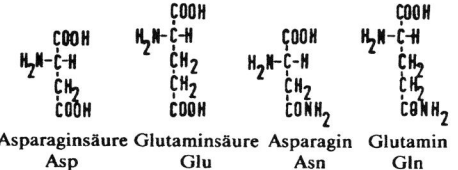

Asparaginsäure Asp	Glutaminsäure Glu	Asparagin Asn	Glutamin Gln

3 basische Aminosäuren und Prolin

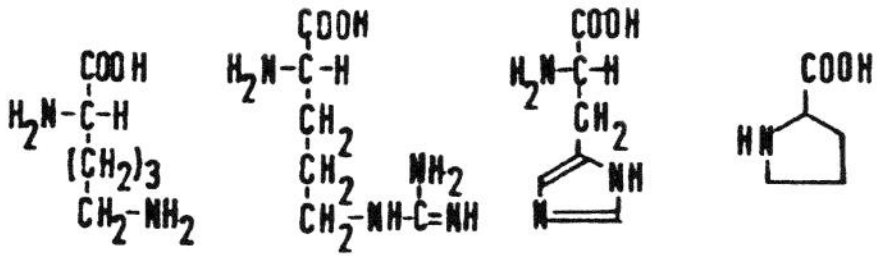

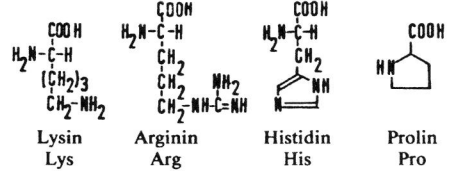

Lysin Lys	Arginin Arg	Histidin His	Prolin Pro

In der Tabelle sind die 20 zum Proteinaufbau verwendeten Aminosäuren nach funktionellen Gruppen in der Seitenkette (z.B. Schwefel, Hydroxylgruppen oder Heterocyclen) gruppiert. Ein anderes Einteilungsprinzip gruppiert die Aminosäuren nach der Polarität ihrer Seitenketten, z.B. $-CH_3$ oder $-C_6H_5$ = „apolar", $-CH_2OH$ oder $-COO^-$ „polar". Hieraus lassen sich Schlüsse ziehen auf die Lage dieser Aminosäuren innerhalb von Proteinen; z.B. liegen apolare, hydrophobe Aminosäuren im Inneren globulärer Enzymmoleküle oder bei Membranen im Bereich des Durchtritts durch die Lipidschicht.

Klinischer Bezug

Aminosäuren in der parenteralen Ernährung

Bei schwersten Erkrankungen, insbesondere des Gastrointestinaltraktes, kann es notwendig sein, die Nahrung unter Umgehung des Verdauungstraktes („parenteral") durch intravenöse Infusion zuzuführen. Glucose, Lipide, Mineralien und Vitamine stellen kein besonderes Problem dar.
Wichtig ist eine ausreichende Versorgung mit allen proteinogenen Aminosäuren in optimalem Mischungsverhältnis, um die körpereigene Proteinsynthese aufrechtzuerhalten, damit kein Verlust von Funktionsprotein eintritt. Proteine dürfen selbst nicht (!) infundiert werden, weil sie antigen wirken und es bei darauf folgenden Infusionen zu Antikörper-Reaktionen mit einem anaphylaktischen Schock kommen würde.

F01

→ Frage 2.1: Lösung D

Glycin (Aminoessigsäure) ist eine nichtessenzielle, proteinogene Aminosäure, die durch eine reversible, Tetrahydrofolat-abhängige C_1-Übertragung aus Serin gebildet werden kann. Prolin und Glycin machen je etwa 30 % der Aminosäuren des Kollagens aus und sind beide verantwortlich für den Aufbau der Kollagen-typischen Tripelhelix-Struktur. Bei der Purinbiosynthese findet das Glycin Verwendung zum Aufbau des Fünfrings; im Zentralnervensystem dient Glycin als inhibitorischer Transmitter.
Falsch ist Aussage (D): nicht Glycin, sondern Glutamin ist der für die renale Gluconeogenese wichtigste Kohlenstoffdonator.

H00

→ Frage 2.2: Lösung E

Die gesuchte Falschaussage ist (E), denn nicht Serin, sondern Alanin wird transaminiert zu Pyruvat, das verantwortliche Enzym ist die Glutamat-Pyruvat-Transaminase (GPT). Serin kann durch eine Dehydratase in Pyruvat umgewandelt werden.

H08

→ Frage 2.3: Lösung C

Zu **(C)**: Es gibt lediglich zwei proteinogene Aminosäuren, die Schwefel enthalten: Cystein und Methionin.
Zu **(A)**, **(B)**, **(D)** und **(E)**: Die aufgeführten Aminosäuren Histidin (A), Isoleucin (B), Serin (D) und Tyrosin (E) enthalten kein Schwefel-Atom.

H08

→ Frage 2.4: Lösung E

Zu **(E)**: Cystein enthält eine Thioalkoholgruppe (–SH); nach Decarboxylierung wird sie mit dem Vitamin Pantothensäure und ATP zur Coenzym A-Synthese (CoA–SH) verwendet.
Zu **(A)**: Diese Aussage ist falsch, denn nicht eine Transaminierung, sondern eine Decarboxylierung von Cystein liefert Cysteamin.
Zu **(B)**: Auch diese Aussage ist falsch, denn die SH-Gruppe hat einen pK von etwa 9, d. h. die Seitenkette des Cysteins ist bei pH 7 zu 99 % ungeladen.
Zu **(C)**: Cystein kann leicht oxidiert (nicht reduziert!) werden. Unter Abgabe von H_2 entsteht aus zwei Cysteinen ein Disulfid (Cystin). Diese Reaktion im Peptidverband liefert Disulfidbrücken und stellt z. B. beim Glutathion ein reversibles Redox-System dar.
Zu **(D)**: Die Aminosäure Cystein trägt in der Seitenkette keine Methylgruppe in Thioether-Bindung. Eine Methylthioetherbindung besitzt hingegen die Aminosäure Methionin.

H10

→ Frage 2.5: Lösung A

Zu **(A)**: Methionin ist in Form von Adenosylmethionin im Stoffwechsel ein wichtiger Methylgruppendonator, aus dem nach Abgabe der CH_3-Gruppe Homocystein entsteht. Erhöhte Serumkonzentrationen von Homocystein sind ein Risikofaktor für die Entwicklung einer Arteriosklerose. **Homocystein** kann mit Folsäure und Vitamin B_{12} zu **Methionin remethyliert** werden.
Zu **(B)**: Die **Oxidation** (Dehydrierung) **von zwei Cysteinresten** führt nicht zu Homocystein, sondern zum Disulfid Cystin.
Zu **(C)**: **Taurin** kann nicht zu Homocystein umgewandelt werden. Es wird **aus Cystein gebildet** und dient zur Bildung der gepaarten Gallensäuren.
Zu **(D)**: Nicht Homocystein wird **zur Hämsynthese** verwendet, sondern **Glycin und Succinyl-CoA**.
Zu **(E)**: **Homocystein** wird **nicht zur Proteinsynthese verwendet**, sondern muss zu Methionin rückverwandelt werden oder mit der Aminosäure Serin, Pyridoxal-P, Coenzym A und NAD metabolisiert werden zu Cystein und Propionyl-CoA. Bei erhöhten Homocystein-Serumkonzentrationen treten Homocystein und sein Disulfid Homocystin im Harn auf.

F05

→ Frage 2.6: Lösung B

Das Spurenelement Selen kommt im aktiven Zentrum der Glutathionperoxidase und der T_4- und T_3-Dejodase vor. Das Codon auf der mRNA für Selenocystein ist UGA (B).
Aussage (A) ist falsch, denn die Carboanhydrase enthält kein Selen, sondern Zink.
Aussage (C) ist falsch, denn Selenocystein wird im aktiven Zentrum nicht jodiert.
Aussage (D) ist falsch, denn Selenocystein entsteht aus dem nicht-essenziellen Serin an der Serin-tRNA.

II.2 Tryptophan

Tryptophan ist eine essentielle Aminosäure, die durch den aromatischen Indolring charakterisiert ist.
Beim Abbau wird das Ringsystem oxidativ gespalten und über verschiedene Zwischenstufen zu Alanin, Acetyl-CoA und Ammoniak abgebaut. Außerdem kann dabei Nicotinsäure bzw. Nicotinamid (Vit. B_3) entstehen. Nicotinsäuremangel (Krankheitsbild Pellagra) tritt daher nur bei gleichzeitig tryptophanarmer Ernährung (Mais-Proteine) auf.
Decarboxylierung von Tryptophan führt zum biogenen Amin Tryptamin, einem Neurotransmitter.
Hydroxylierung zum 5-Hydroxytryptophan und dessen Decarboxylierung führt zum Serotonin (5-

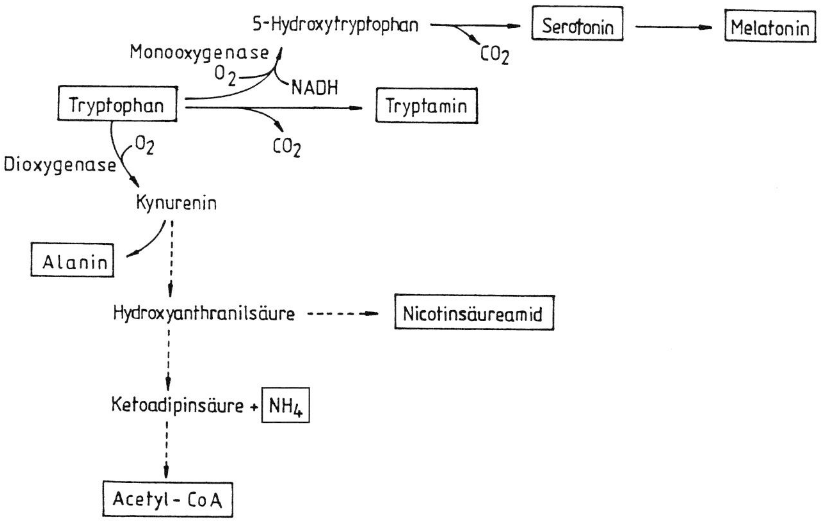

Hydroxytryptamin). Serotonin wirkt als Neurotransmitter. Aus Thrombozyten freigesetzt wirkt Serotonin vasokonstriktorisch. In der Darmschleimhaut regt Serotonin die Peristaltik an.
Aus Serotonin entsteht durch Acetylierung der Aminogruppe und Methylierung der Alkoholgruppe das Epiphysenhormon Melatonin.

Klinischer Bezug
Tryptophanmangel und Pellagra
In bestimmten ländlichen Gebieten, u. a. in Italien und Mexiko, trat endemisch eine schwere Erkrankung mit entzündeter, dunkelverfärbter und abnorm verhornender Haut auf, die Pellagra („kranke Haut") genannt wurde und zusätzlich schwere neurologische und gastrointestinale Symptome aufwies. Als Ursache stellte sich eine einseitige Ernährung mit Mais heraus, welcher insbesonders in den armen Bevölkerungsgruppen den Hauptbestandteil der Nahrung darstellt. Mais-Proteine enthalten extrem wenig Tryptophan und auch kaum Nicotinsäureamid (Vit. B_3). Die Krankheit kann durch B-Vitamine und verbesserte Versorgung geheilt werden.

F08

→ **Frage 2.7: Lösung B**

Cystein enthält eine SH-Gruppe (Thioalkohol) und kann in Peptiden und Proteinen durch Oxidation (Abgabe von H_2) Disulfidbrücken bilden. Werden Peptide und Proteine hydrolysiert, können die beiden Cysteine verbunden als Disulfid in Form von Cystin gewonnen werden.
Die zweite schwefelhaltige Aminosäure ist Methionin; hier liegt der Schwefel in einer Thioetherbindung vor und kann keine Disulfidbindungen bilden.

H03

→ **Frage 2.8: Lösung C**

Siehe Lerntext II.2.
Tryptophan ist eine essenzielle Aminosäure, die in der Seitenkette einen Indolring, aufgebaut aus 2 Strukturen (Benzol und Pyrrol), besitzt. Beim Abbau wird die Pyrrolstruktur oxidativ geöffnet (E). Aus Tryptophan können das biogene Amin Tryptamin (B) und das Gewebehormon Serotonin (A) gebildet werden. Aus Tryptophan kann Vitamin B_3 gebildet werden (D), sodass ein Mangel von B_3 (Krankheitsbild Pellagra) nur bei Tryptophan-armer Ernährung auftreten kann. Die gesuchte Falschaussage ist (C), denn das Hautpigment Melanin wird nicht aus Tryptophan, sondern aus Tyrosin gebildet.

H10

→ **Frage 2.9: Lösung A**

Zu **(A)**: Die wichtige Aminosäure **Histidin enthält** einen fünfgliedrigen Heterozyklus mit zwei Stickstoffatomen, also einen **Imidazolring**, der im physiologischen pH-Bereich H^+ aufnehmen und abgeben kann. Histidin ist für die Pufferwirkung der Proteine verantwortlich und ist im aktiven Zentrum vieler Enzyme für Reaktionen nach Art einer Säure-Basen-Katalyse verantwortlich.
Zu **(B)**: Nicht Histidin, sondern die essentielle Aminosäure Tryptophan enthält einen **Indolring**. Im Kot

verursacht (aus Tryptophan bakteriell freigesetztes) Indol einen unangenehmen Geruch.
Zu **(C)**: **Pyridinringe** kommen nicht in proteinogenen Aminosäuren vor.
Zu **(D)**: **Pyrimidinringe** kommen nicht in proteinogenen Aminosäuren vor, sondern in Nucleinsäuren und zwar als substituierte Pyrimidinbasen (Cytosin, Uracil und Thymin).
Zu **(E)**: **Pyrrolringe** kommen auch nicht in proteinogenen Aminosäuren vor, sondern in substituierter Form bilden vier Pyrrolringe verbunden durch 4 Methinbrücken die Porphyrine (zyklische Tetrapyrrole) und nach Spaltung Gallenfarbstoffe, z. B. Bilirubin, als lineare Tetrapyrrole.

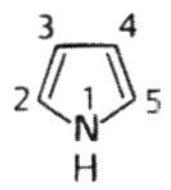

Pyrrol

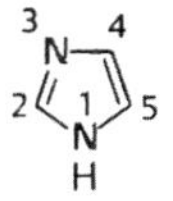

Imidazol

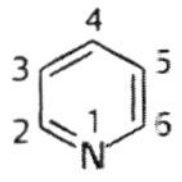

Pyridin

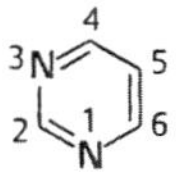

Pyrimidin

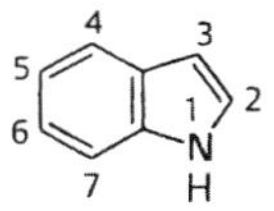

Indol

F10

→ **Frage 2.10: Lösung B**

Zu **(B)**: Die im Hypothalamus gebildeten Releasing Hormone (Liberine) gelangen auf dem Blutweg in den Hypophysenvorderlappen, wo sie die Freisetzung der glandotropen Hormone (Tropine) stimulieren. Das dargestellte **Thyroliberin** (TRH) steht am Anfang des Regelkreises Thyroliberin-Thyrotropin – Thyroxin/Trijodthyronin (T_4/T_3).
Thyroliberin ist ein **Tripeptid** aus **Pyroglutamat**, **Histidin** (B) und **Prolinamid**.

H01

→ **Frage 2.11: Lösung B**

Lysin ist eine essentielle, basische Aminosäure. Eingebaut in Proteine trägt sie positve Ladungen (D) und kann posttranslational hydroxyliert werden (A). Im Kollagen kann die OH-Gruppe glykosyliert werden. Lysinreste im Kollagen können mit desaminierten Lysinresten zur Quervernetzung der Ketten führen, bei der Fibrinbildung erfolgt die Quervernetzung zwischen Lysinresten und Glutaminresten.
Beim Abbau entsteht aus Lysin Acetoacetyl-CoA, also ist Lysin ketoplastisch (C).
Die gesuchte Falschaussage ist (B), denn das aus Lysin durch Decarboxylierung bakteriell entstehende Amin Cadaverin ist kein Neurotransmitter.

II.3 Essentielle Aminosäuren

Von den 20 Aminosäuren, die für die Proteinsynthese notwendig sind, kann der Mensch 12 selbst synthetisieren, die übrigen acht müssen in einer Menge von etwa je 0,5–1,0 g pro Tag mit der Nahrung zugeführt werden, weil ihr Kohlenstoffgerüst nicht hergestellt werden kann. Der Mensch kann essentielle Aminosäuren und Proteine nicht speichern, deswegen müssen alle essentiellen Aminosäuren in der richtigen Mischung zu jeder Mahlzeit zugeführt werden.
Der Gehalt an essentiellen Aminosäuren in der richtigen Menge bestimmt den Nahrungswert (Wertigkeit) eines Proteins. Fehlt nur eine essentielle Aminosäure in der Diät, so ist eine Proteinbiosynthese nicht mehr möglich, es resultiert ein Verlust an Körperprotein, eine negative Stickstoffbilanz.
8 Aminosäuren sind für den Menschen essentiell:

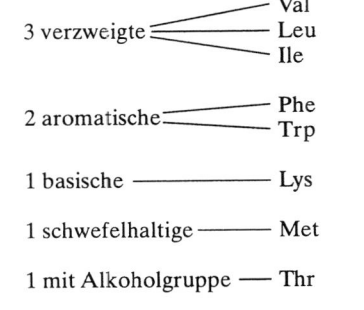

3 verzweigte	Val, Leu, Ile
2 aromatische	Phe, Trp
1 basische	Lys
1 schwefelhaltige	Met
1 mit Alkoholgruppe	Thr

H10

→ **Frage 2.12: Lösung D**

Zu **(D)**: Von den **20 proteinogenen Aminosäuren** sind **8 essentiell** (→ jede einzelne muss in einer Menge von etwa 1 Gramm pro Tag mit der Nahrung zugeführt werden). Eine Unterversorgung mit einer oder mehreren essentiellen Aminosäuren führt zu einer negativen Stickstoffbilanz. **Essentiell sind**:
- die verzweigten Aminosäuren Valin, Leucin und Isoleucin,
- die aromatischen Aminosäuren Phenylalanin und Tryptophan,
- die basische Aminosäure Lysin,
- die schwefelhaltige Aminosäure Methionin und

– die hier unter (D) dargestellte **Threonin**.
Zu **(A)-(C)** und **(E)**: Die nicht-essentiellen 12 Aminosäuren können aus anderen Aminosäuren oder aus NH_3 und Intermediärmetaboliten hergestellt werden. Hier dargestellt sind die nicht-essentiellen Aminosäuren **Serin** (A), **Alanin** (B), **Aspartat** (C) und **Glutamat** (E).

H07

→ **Frage 2.13: Lösung E**

Die essentielle Aminosäure Phenylalanin kann mit O_2 zu Tyrosin (E) hydroxyliert werden, Cofaktor für die Phenylalaninhydroxylase ist Tetrahydrobiopterin. Tyrosin ist somit „halbessentiell". Tyrosin wird benötigt zur Synthese der Schilddrüsenhormone T_4 und T_3, der Katecholamine Adrenalin, Noradrenalin und Dopamin über DOPA und zur Synthese des Melanins. Der Abbau verläuft über Acetoacetat und Fumarat. Phenylalanin und Tyrosin gehören damit sowohl zu den ketoplastischen als auch zu den glucoplastischen Aminosäuren.

II.4 Methionin

Die essentielle Aminosäure Methionin ist ein Thioether.
Bei Eukaryonten, also auch beim Menschen, beginnt die Proteinsynthese stets mit Methionin, bei Bakterien (Prokaryonten) beginnt sie mit N-Formylmethionin. Nach Ende der ribosomalen Proteinsynthese wird Methionin (bzw. sein N-Formylderivat) meist hydrolytisch vom Aminoende entfernt („posttranslationales processing").

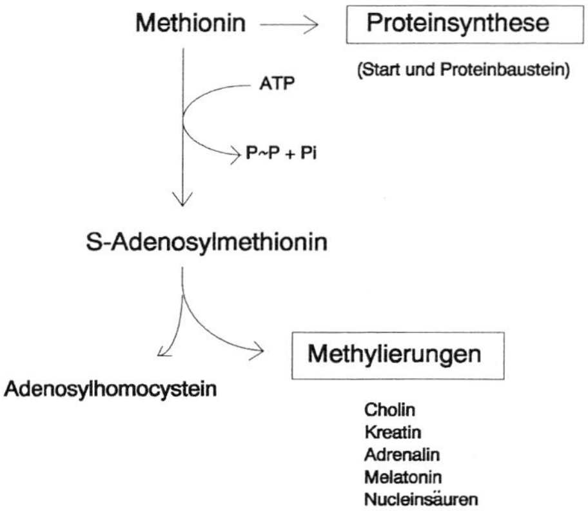

Mit ATP zu Adenosylmethionin aktiviert, dient Methionin im Stoffwechsel als Donator für Methylgruppen, z. B. bei der Synthese von Cholin. Dabei entsteht aus Methionin Homocystein, eine nicht-proteinogene Aminosäure. Homocystein kann mit Serin zum Thioether Cystathionin verbunden werden, der zu Cystein, α-Ketobutyrat und NH_3 umgesetzt wird. Homocystein kann aber auch durch Remethylierung mit Methyltetrahydrofolsäure und Vit. B_{12} zu Methionin rückverwandelt werden.

II.5 Glutaminsäure

Glutaminsäure ist eine saure Aminosäure. Außer als Proteinbaustein hat Glutaminsäure eine Bedeutung im Intermediärstoffwechsel. Mit NH_3 und ATP kann aus Glutamat durch die Glutaminsynthetase die proteinogene neutrale Aminosäure Glutamin entstehen.
Glutamin ist mit ca. 0,7 mmol/l die Aminosäure mit der höchsten Plasmakonzentration und dient u. a. dem Transport von Stickstoff im Blut. In der Niere und Leber kann aus Glutamin durch Glutaminase Ammoniak freigesetzt werden; auch dient Glutamin als NH_2-Donor bei der Synthese der Aminozucker. Bei beiden Reaktionen entsteht wieder Glutaminsäure.

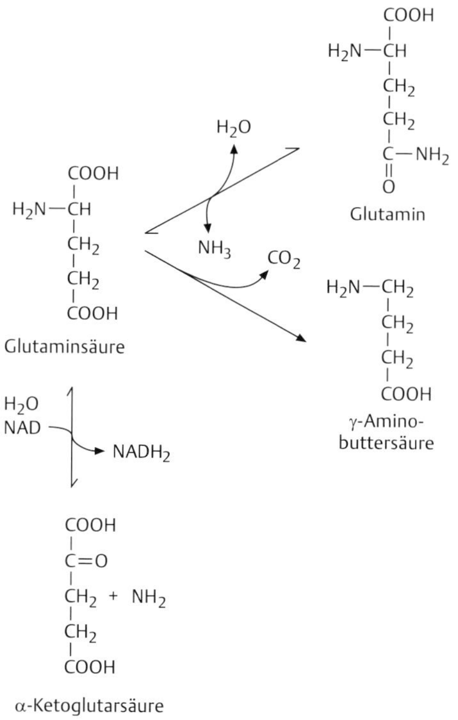

Im Nervensystem kann aus Glutaminsäure durch Decarboxylierung die γ-Aminobuttersäure (GABA) als Neurotransmitter entstehen.
Von Glutaminsäure ausgehend katalysieren drei Enzyme die Reaktion zur entsprechenden Ketosäure α-Ketoglutarsäure: die Glutamatdehydrogenase durch oxidative Desaminierung, die Glutamat-Pyruvat-Transaminase (GPT) durch NH_2-

Übertragung auf Pyruvat unter Bildung von Alanin und die Glutamat-Oxalacetat-Transaminase (GOT), durch die Asparaginsäure entsteht. Das entstehende α-Ketoglutarat kann in Glucose umgewandelt werden, weshalb Glutaminsäure und Glutamin als glucoplastisch bezeichnet werden. Bei sauren Aminosäuren liegt der isoelektrische Punkt (I. P.) zwischen den pK-Werten der beiden Säuregruppen (2 und 4), also für Glutaminsäure bei pH 3, bei neutralen Aminosäuren zwischen den pK-Werten der Carboxylgruppe und der Aminogruppe (2 und 10), also bei Glutamin bei pH 6. Auch der I. P. von GABA liegt in diesem Bereich.

H02

→ **Frage 2.14: Lösung C**

Während in allen 20 Aminosäuren die Säure/Basen-Konstanten der charakteristischen α-Carboxyl- und α-Aminogruppen in einem jeweils engen Bereich schwanken (pKa α-Aminogruppe: 9,1–10,8; pKa α-Carboxylgruppe: 1,8–2,4), sind die dissoziablen Gruppen in den Seitenketten sehr unterschiedlich. Richtig für pK 6 ist unter (C) die Imidazolgruppe des Histidins angegeben. Im Peptidverband können dann allerdings die pK-Werte des Imidazolrings von pK 6 bis pK 8 variieren, was für die Pufferwirkung der Proteine entscheidend ist. Der pK-Wert der Seitenkette im Glutamat (A) beträgt 4,3, im Aspartat (B) 3,9, im Cystein (D) 8,3 und im Arginin (E) 12,5. Zur Pufferung im physiologischen Bereich tragen diese Reste nicht bei, weil ihre pK-Werte zu weit vom biologischen Bereich abweichen.

II.6 Isoelektrischer Punkt

Aminosäuren und Proteine sind Ampholyte, also Moleküle, die mit Säuren und Basen Salze bilden und die damit sowohl positive als auch negative Ladungen aufweisen können. Aminosäuren tragen am sog. α-C-Atom eine Carboxylgruppe und eine Aminogruppe. Alle in natürlichen Proteinen vorkommenden Aminosäuren sind α-L-Aminosäuren, d. h. die Aminogruppe zeigt nach links, wenn das am höchsten oxidierte C-Atom, die Carboxylgruppe, nach oben geschrieben wird. In der ungeladenen Form in wässriger Lösung kommen die Aminosäuren nicht vor. Die Carboxylgruppe kann dissoziieren, d. h. Protonen (H^+) abgeben, die basische Aminogruppe kann Protonen aufnehmen. Sind gleich viele negative wie positive Ladungen an der Aminosäure vorhanden, so liegt die Aminosäure als Dipol vor, ist nach außen hin elektrisch neutral und wandert im elektrischen Feld nicht. Dies tritt am sog. isoelektrischen Punkt (I. P.) ein. Dieser Punkt ist ein pH-Wert, der auf der Mitte zwischen den pK-Werten der sauren und der basischen Gruppe liegt. Ist das Lösungsmittel der Aminosäure sauer, d. h. überwiegt H^+, so nimmt die Carboxylgruppe Protonen auf und wird in ihrer Dissoziation zurückgedrängt. Die positive Ladung der Aminogruppe überwiegt dann und die Aminosäure wandert zum negativen Pol (Kathode), ist also ein Kation. Bei alkalischem pH kann auch die Aminogruppe das angelagerte Proton abgeben, es überwiegt dann die negative Ladung der dissoziierten Carboxylgruppe, die Aminosäure wandert zum positiven Pol (Anode) und wird als Anion bezeichnet. Der isoelektrische Punkt kann für neutrale Aminosäuren berechnet werden, indem der pK-Wert der Säuregruppe und der der Aminogruppe addiert und durch 2 geteilt werden, er liegt also auf der Mitte zwischen den beiden pK-Werten. Bei sauren Aminosäuren (Aminosäuren, die zwei Carboxylgruppen besitzen) liegt der isoelektrische Punkt auf der Mitte zwischen den beiden pK-Werten der Säuregruppen. Bei basischen Aminosäuren liegt der I. P. auf der Mitte zwischen den beiden Dissoziationskonstanten der basischen Gruppen.

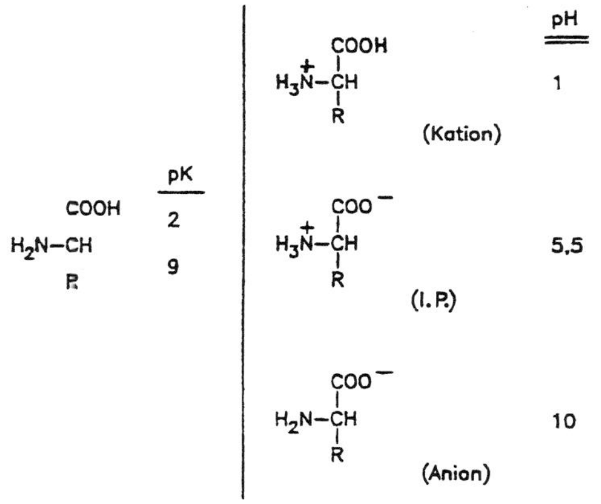

H10

→ **Frage 2.15: Lösung C**

Zu **(C)**: **Glutathion** bildet in allen Zellen ein wichtiges Redoxsystem als Schutz vor „oxidativem Stress". Die **Tripeptidsequenz** beginnt mit dem sauren **Glutamat**, dessen Gamma-Carboxylgruppe eine Peptidbindung mit dem NH_2 des **Cystein** eingeht. Am α-C des Glutamat sitzt also noch eine bei pH 7 positiv geladene Carboxylgruppe. Das mittlere Cystein hat keine freie Carboxyl- und Aminogruppe mehr, das endständige **Glycin** ist mit seinem NH_2 an der Peptidbindung zum Cystein beteiligt und besitzt nur noch endständig eine negativ geladene (dissoziierte) Carboxylgruppe. **Glutathion** besitzt demnach **zwei negative Ladungen, eine am Glutamat** und **eine am Glycin** sowie **eine positive Ladung am Glutamat.**

F10

Frage 2.16: Lösung B

Zu **(B)**: **Glutathion** (GSH) ist ein Tripeptid aus Glutamat, Cystein und Glycin. Es ist ein wichtiges Redox-System zum Schutz von SH-Gruppen in Proteinen. Glutathion wird von 2 Enzymen (Ligasen) RNA- und Ribosomenunabhängig synthetisiert, wobei **2 ATP** zur Knüpfung der beiden Peptidbindungen verbraucht werden.

II.7 Peptidbindung

Peptide entstehen, wenn Aminosäuren sich miteinander unter Wasseraustritt verbinden; aus 2 Aminosäuren entsteht ein Dipeptid, aus 3 Aminosäuren entsteht, unter Abspaltung von 2 H_2O, ein Tripeptid. Ab etwa 10 Aminosäuren spricht man von einem Oligopeptid; sehr große Polypeptide, ab etwa 50 Aminosäurebausteinen, sind Proteine. Anhand der einfachen Aminosäuren Glycin und Alanin soll die Peptidbildung gezeigt werden:

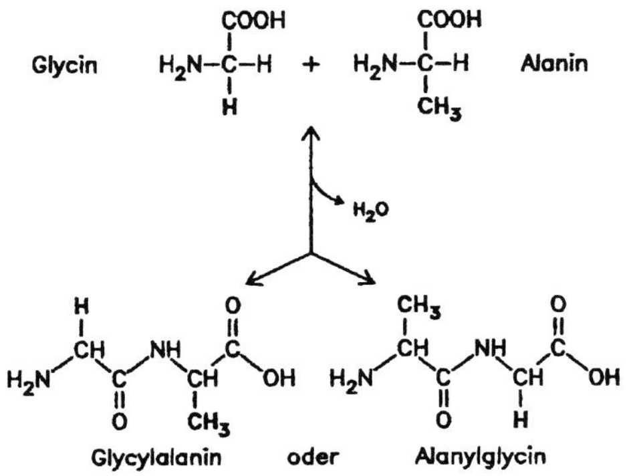

Aminosäuren, deren Carboxylgruppe in die Peptidbindung eingetreten ist, ändern ihren Namen in -yl. Die Peptidbindung —CO—NH— ist eine Säureamidbindung, die durch Hydrolyse unter Wasseraufnahme wieder in 2 Aminosäuren gespalten werden kann. In wässriger Lösung ist die Peptidbindung allerdings sehr stabil; erst längeres Erhitzen (24 h bei 110°C in 6 M HCl oder 2 h bei 90°C in 2 M NaOH) spaltet alle Peptidbindungen.
In allen Molekülen, so auch in der Peptidbindung, bewirkt Sauerstoff eine asymmetrische Elektronenverteilung, da es elektronenanziehend wirkt. Die Peptidbindung liegt auf der Mitte der beiden Grenzstrukturen vor. Man bezeichnet dies als **Mesomerie** der Peptidbindung.
Die Peptidbindung zeigt Mesomerie:

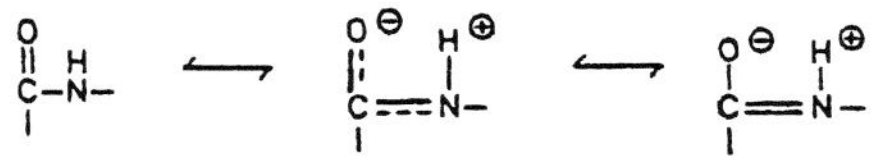

F10

Frage 2.17: Lösung E

Zu **(E)**: Die eigentliche **Kettenstruktur aller Proteine** besteht aus den Peptidbindungen und den **α-C-Atomen der Aminosäuren**, damit ist (E) die richtige Antwort.
Zu **(A)**: Diese Kette wäre jedoch theoretisch möglich für **Proteine aus β-Aminosäuren**.
Zu **(B)**: Auch diese Zeichnung ist falsch, denn **Sauerstoff** ist in der Peptidkette **nicht Teil der Atomkette**, sondern wie Wasserstoff nur Teil der Peptidbindung.
Zu **(C)** und **(D)**: Diese Ketten sind unsinnig, denn **einwertige Wasserstoffatome** können keine Glieder von Atomketten sein!

F09

Frage 2.18: Lösung A

Siehe Lerntext II.6.
Zu **(A)**: In einem Protein führt der Austausch der **neutralen** Aminosäure Glycin durch die **stark basische** Aminosäure Arginin (pH der Guanidinogruppe ca. 12) zu einer **Erhöhung des isoelektrischen Punktes**.
Zu **(B)**: Die **molare Masse** wird nicht verringert, sondern leicht erhöht.
Zu **(C)**: Das Protein kann weiterhin mit **Ubiquitin** verbunden und im Proteasom abgebaut werden.
Zu **(D)** und **(E)**: Glycin und Arginin besitzen weder eine **Amidgruppe** noch eine **Hydroxygruppe**.

H07

Frage 2.19: Lösung C

Am IP trägt ein Protein gleich viel negative und positive Ladungen, es liegt als Dipol vor, also außen hin elektroneutral und wandert in der Elektrophorese nicht. In einer Lösung, die saurer ist als der IP (Überwiegen von H^+), wird die Dissoziation der Säuregruppen zurückgedrängt; die Caboxylgruppe nimmt Protonen aus der Lösung auf, so dass die positiv geladenen protonierten NH_2-Gruppen überwiegen (Kation), und das Protein wandert zur Kathode. Ist die Lösung alkalischer als der IP, dissoziieren auch die NH_3^+-Gruppen, es überwiegen die negativen Ladungen der dissoziierten Carboxylgruppe (Anion), und das Protein wandert zur Anode. Das ist im gegebenen Fall nur bei den Proteinen mit dem IP 5,1, 5,9 und 7,2 der Fall.
Siehe Lerntext II.6.

F09

Frage 2.20: Lösung D

Mit Ausnahme von **Prolin** (D) können **alle Aminosäuren** in einem Protein an der Ausbildung einer α-Helix beteiligt sein.

H07

→ **Frage 2.21: Lösung B**

Disulfidbrücken stabilisieren die Tertiär- und Quartärstruktur von Proteinen, sie werden oxidativ zwischen zwei Cysteinresten gebildet (B). Auch freies Cystein kann oxidativ dimerisiert werden, das Produkt heißt dann Cystin.

II.8 Glutathion

Glutathion (GSH) ist ein Tripeptid: γ-Glutamylcysteinylglycin. Glutathion wird in allen Zellen ohne Mitwirkung von Ribosomen oder Nucleinsäuren synthetisiert, nur durch 2 spezifische Ligasen jeweils unter ATP-Verbrauch. Zunächst wird atypisch die Carboxylgruppe der Seitenkette der Glutaminsäure (γ-Carboxylgruppe) mit der Aminogruppe des Cysteins verknüpft, das Dipeptid wird dann mit Glycin verbunden.

Funktionen:

1. Redox-System

Glutathion wirkt als Redoxsystem, indem 2 Moleküle unter Abgabe von 2 Elektronen und 2 Protonen reversibel in ein Molekül Glutathiondisulfid (GSSG) übergehen:

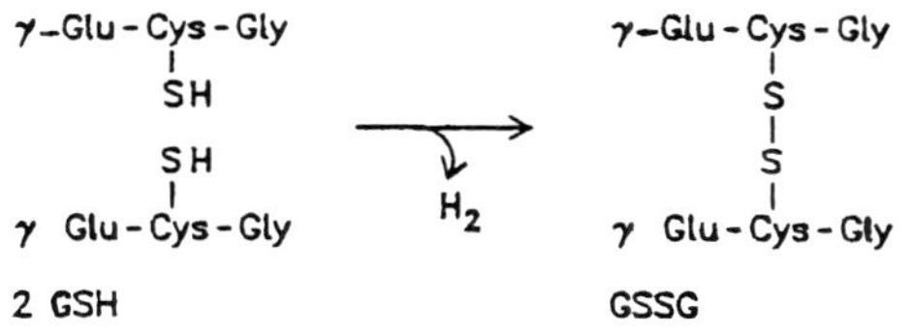

Durch diese Redoxreaktion mit GSH werden durch spontane Oxidation in Proteinen entstandene Disulfidbrücken gespalten bzw. werden SH-Gruppen von Enzym- und Membranproteinen vor Oxidation geschützt.

Es kann auch nicht-enzymatisch durch Glutathion MetHb zu Hb rückverwandelt werden. Die eigentliche MetHb-Reduktase verwendet allerdings nicht GSH, sondern $NADH_2$ als Elektronendonator. Die Selen-haltige Glutathionperoxidase (GSH-POD) ist wichtig für die Beseitigung von Lipidperoxiden. So ist GSH der wichtigste Schutzmechanismus vor „oxidativem Stress".

Mit GSH wird in der Leber durch die Glutathion-Insulin-Transhydrogenase Insulin inaktiviert, indem die Disulfidbrücken gespalten werden.

Das bei all diesen Reaktionen entstehende Glutathion-Disulfid wird durch eine Glutathionreduktase mit $NADPH_2$ aus dem Pentosephosphatweg in GSH rückverwandelt; dabei wird Glutathion intermediär an einem Cysteinrest der Reduktase als gemischtes Disulfid angelagert.

2. Nicht-Redox-Funktionen des GSH

Glutathion kann an Leukotriene, das sind Mediatoren aus der Gruppe der Eicosanoide (Arachidonsäureabkömmlinge), angelagert werden; so entsteht z. B. Leukotrien C_4.

In vielen Membranen (Leber, Gallengänge, Dünndarm, Niere) existieren Transportmechanismen, die auf einem Gruppentransfer mit Glutathion beruhen. GSH reagiert mit Aminogruppen unter Freisetzung des Dipeptids (Cys-Gly), Schlüsselenzym ist die membranständige γ-Glutamyltranspeptidase (γ-GT). Das GSH wird für jedes transportierte Molekühl vollständig zerlegt in die 3 Aminosäuren (Glu, Cys und Gly) und muss dann wieder unter ATP-Verbrauch synthetisiert werden.

Klinischer Bezug

γ-GT im Serum als diagnostischer Parameter für Lebererkrankungen

Die γ-Glutamyltransferase kommt in sehr hohen Aktivitäten in den Membranen der Leberzellen, Gallengangsepithelien, Nierentubulusepithelien und Darmzellen vor. Sie dient dem Transport (Absorption und Sekretion) von Aminosäuren und NH_2-haltigen Metaboliten und Pharmaka durch Gruppentransfer mit Glutathion.

Aktivitätserhöhungen der γ-GT im Serum stammen praktisch immer aus der Leber.

Für Alkohol-Hepatitis, Fettleber und Gallenstauungen ist der Aktivitätsanstieg der γ-GT im Serum der früheste und empfindlichste diagnostische Parameter.

II.9 Protein

Die Reihenfolge (Sequenz) der Aminosäuren in einem Protein wird als **Primärstruktur** bezeichnet. Die Aminosäuresequenz ist genetisch festgelegt, sie bestimmt die anderen Strukturcharakteristika der Proteine.

Die einzelnen Aminosäuren sind durch Peptidbindungen verbunden (siehe Lerntext II.7). Der partielle Doppelbindungscharakter der Peptidbindung ermöglicht die Ausbildung von Wasserstoffbrückenbindungen (H-Brücken) zwischen zwei Peptidbindungen. H-Brücken gehören zu den nicht-kovalenten Bindungen, ihre Bindungsenergie beträgt ca. 10 % einer kovalenten Bindung. H-Brücken bewirken die Ausbildung von **Sekundärstrukturen** (α-Helix-Struktur und Faltblattstruktur).

In der α-Helix bildet die Peptidkette eine rechtsdrehende Spirale mit 3,6 Aminosäuren pro Umlauf, die H-Brücken bilden sich aus zwischen C=O- und NH-Gruppen übereinanderliegender Peptidbindungen derselben Kette. Zwischen nebeneinander liegenden Peptidketten (gleichsinnig = parallel oder gegenläufig = antiparallel) bilden H-Brücken die sog. Faltblattstrukturen. Die Unterbrechung der α-Helix z. B. durch Prolinreste in der

Peptidkette kann zu Rückfaltungen führen, z. B. durch H-Brücken stabilisierte Haarnadelbiegungen. Daraus ergibt sich die sog. **Tertiärstruktur**, d. h. die räumliche Gesamtstruktur des Proteins.
Die Tertiärstruktur kann stabilisiert werden durch Disulfidbrücken, durch Ionenbindungen (heteropolare B.) und durch hydrophobe Wechselwirkungen. „**Hydrophobe Bindungen**" besitzen nur etwa 1 % der Bindungsenergie einer kovalenten (= homöopolaren) Bindung. Sie entstehen dadurch, dass sich die hydrophoben Seitenketten z. B. von Leucin, Isoleucin, Valin und Phenylalanin im wässrigen Medium im Inneren des Proteinmoleküls zusammenlagern. Hydrophobe Bindungen verbinden Membranproteine mit der Membran-Lipid-Doppelschicht. Lagern sich mehrere Proteinmoleküle zu einem höheren funktionellen Komplex zusammen, so spricht man von **Quartärstruktur.**
Ausgehend von einer vorgegebenen Primärstruktur kann ein Protein unendlich viele **Konformationen** (aus Sekundär-, Tertiär- und u. U. Quartärstruktur) annehmen; nur eine ist die sog. **native Konformation**, in der das Protein funktionell aktiv ist. Eine Änderung der nativen Konformation (spontan oder durch Salze, Säure, Lauge, Hitze u. a.) geht einher mit einem Funktionsverlust und wird als **Denaturierung** bezeichnet. Kann das denaturierte Protein wieder in die native Konformation gebracht werden (z. B. nach Ausfällung mit Ammoniumsulfat), spricht man von reversibler Denaturierung. Meist sind Denaturierungen aber irreversibel (z. B. die Hitzedenaturierung). Bei der Denaturierung werden die Peptidbindung und damit die Primärstruktur nicht verändert, je nach Denaturierungsmethode nimmt der Anteil an α-Helix-Abschnitten ab und besonders stark wird die Tertiärstruktur verändert.
Die Proteinkonformation kann durch Anhängen von Zuckerresten (Glykosylierung) beeinflusst werden, auch Phosphorylierung durch Proteinkinasen kann die Konformation und damit regulatorisch den Funktionszustand verändern.
Bei regulatorischen Enzymen kann eine reversible Überführung in verschiedene aktive Konformationen allosterisch und kooperativ eintreten.
Domänen eines Proteins sind Teile der Peptidkette, die unabhängig von den anderen Proteinanteilen eine eigene Tertiärstruktur ausbilden und eine eigene Funktion wahrnehmen.
Eine besondere Struktur weist das extrazelluläre Bindegewebsprotein Kollagen – mit ca. 4 von insgesamt 15 kg das häufigste Protein eines Menschen – auf. In den Peptidketten des Kollagens kommt wiederholt die Sequenz Glycin-Prolin-Hydroxyprolin vor, wodurch die Ausbildung einer Tripelhelix begünstigt wird.

Proteinfunktionen

> **Merke!**
> Es gibt keine biologischen Funktionen, an denen Proteine nicht direkt oder indirekt beteiligt sind!

Einige Beispiele: **Enzyme** bestimmen als Biokatalysatoren Richtung und Geschwindigkeit im Stoffwechsel.
Kontraktile Proteine wandeln chemische Energie (ATP) in kinetische Energie (Bewegung) um (in Muskulatur, Zilien, Flagellen, bei Spindelbewegungen und bei amöboiden Zellbewegungen).
Antikörper unterscheiden „fremd" und „eigen", Abwehr von Krankheitserregern, Giften, Tumorzellen.
Transportproteine, z. B. Hämoglobin, Transferrin, Lipoproteine u. a., sowie aktive und passive Transporter durch Zellmembranen
Strukturproteine extrazellulär, z. B. Kollagene, und Elastin, intrazellulär, z. B. Cytoskelett mit Filamentproteinen
Schutzprotein-Kaskaden, z. B. Gerinnung, Fibrinolyse, Komplement
Regulationsproteine, z. B. Rezeptoren, Transmitter, Proteohormone, Wachstumsfaktoren.

H06

→ **Frage 2.22: Lösung C**

Die Sekundärstrukturen eines Proteins entstehen durch H-Brücken zwischen CO- und NH-Gruppen verschiedener Peptid-Bindungen, entweder derselben Kette (α-Helix) oder auch verschiedener paralleler oder antiparalleler Ketten (β-Faltblatt) ((C) ist richtig).
Aussage (A) ist falsch, denn Disulfidbrücken stabilisieren die Tertiärstruktur oder verbinden verschiedene Peptidketten kovalent.
Aussagen (B) und (D) sind falsch, denn elektrostatische Wechselwirkungen zwischen geladenen Gruppen der Seitenketten und hydrophobe Effekte stabilisieren die Tertiär- und auch die Quartärstruktur.
Aussage (E) ist falsch, denn Aldol-Crosslinks zwischen Lysinseitenketten und Desaminolysinseitenketten bewirken die Quervernetzung von Kollagen und Elastin.
Siehe Lerntext II.9.

H08

→ **Frage 2.23: Lösung E**

Zu **(E)**: Eine Molekulargewichtsbestimmung von Proteinen und Peptiden kann mit der **SDS-Polyacrylamid-Gelelektrophorese** erfolgen. In dem „Gelsieb" wandern die Moleküle so weit, bis sie in dem enger

werdenden Netz stecken bleiben. Entsprechende Eichproteine werden mitgeführt.
Zu **(A)**: Mit dem **enzymatisch-optischen Test** kann die Aktivität von Enzymen bestimmt werden. Vorraussetzung ist, dass bei einer enzymkatalysierten Reaktion die spektralen Eigenschaften von Substrat und Produkt unterschiedlich sind. Häufig eingesetzt wird die Indikatorreaktion $NAD/NADH_2$ bzw. $NADP/NADPH_2$. Während NADH sein Absorptionsmaximum bei einer Wellenlänge von 340 nm hat, besitzt NAD^+ kein Absorptionsmaximum. Dies bedeutet, dass die Extinktionsabnahme bei 340 nm proportional der umgesetzten NADH-Menge ist.
Zu **(B)**: Bei der **Ionenaustauschchromatographie** beruht die Trennung der Substanzen auf der Ausbildung von Bindungen. Ionenaustauscher tragen locker gebunden Ionen, die gegen Ionen gleicher Ladung reversibel ausgetauscht werden können.
Zu **(C)**: Unter **isoelektrischer Fokussierung** versteht man die elektrophoretische Auftrennung von Proteinen in einem Gel. Für die Trennung ist der Gehalt an sauren und basischen Aminosäureresten entscheidend.
Zu **(D)**: Bei einer **proteolytischen Spaltung** findet eine Hydrolyse von Peptidbindungen statt.

H97

→ **Frage 2.24: Lösung B**

Domänen eines Proteins sind Regionen der Polypeptidkette, die eine eigene Tertiärstruktur ausbilden und z. T. eigene Funktionen ausüben (B).
Da Domänen innerhalb der Peptidkette liegen, haben sie keine freien Carboxyl- und Amino-Enden ((A) ist falsch). Proteindomänen sind spezifische Teile der Peptidkette, damit haben sie nichts mit Proteinuntereinheiten (C) oder monomeren Bausteinen (E) zu tun. Wie alle Proteine sind auch die Domänen auf **Exons** kodiert, Introns (D) tragen keine Information zur Proteinsynthese.

H07

→ **Frage 2.25: Lösung A**

Posttranslational müssen Proteine in die richtige native Konformation gebracht werden, nur diese ermöglicht ihre biologische Funktion. **Chaperone** (Hitzeschockproteine) sind daran beteiligt, Fehlfaltungen der Peptidkette zu verhindern (A). Aussage (E) ist falsch, denn Spleißosomen sind nicht an der Proteinfaltung, sondern an der posttranskriptionalen Prozessierung der hn m-RNA zur m-RNA beteiligt, indem sie die Introns entfernen und verbleibenden Exons miteinander verknüpfen. Aussage (C) trifft nicht zu, denn die Protein-Disulfid-Isomerase verlagert falsch geknüpfte Disulfidbrücken hauptsächlich im endoplasmatischen Reticulum. Fehlgefaltete Proteine werden nicht in Lysosomen, sondern vorwiegend in Proteasomen mit ATP und Ubiquitin abgebaut, Aussage (D) ist falsch. Aussage (E) ist unzutreffend, da Proteine, die meistens mit einer Signalsequenz versehen sind, in ungefaltetem Zustand durch Membranen geschleust (importiert bzw. exportiert) werden.

H06

→ **Frage 2.26: Lösung D**

Jede Hämoglobinuntereinheit (Hb) hat ein Molekulargewicht von etwa 16 000 kDa, sodass das tetramere Hb ($\alpha_2\beta_2$) ein Molekulargewicht (MG) von 64 000 hat ((D) ist richtig).
Freies Hb aus hämolysierten Erythrozyten steht im Gleichgewicht mit seinem Dimer, beide können die Glomerulum-Gefäße passieren und zu Proteinurie und Nierenversagen führen. Das Hb-Tetramer und das Hb-Dimer werden an das Plasmaprotein Haptoglobin (MG 100 000) gebunden und sind so nicht mehr nierengängig. Der Hb-Haptoglobin-Komplex wird im retikuloendothelialen System (RES) von Leber und Milz abgebaut.

II.10 Proteinmodifikation

Während und nach der ribosomalen Proteinsynthese können Proteine enzymatisch verändert werden (cotranslationales und posttranslationales processing). So werden im **Prokollagen** Prolinreste und Lysinreste mit O_2 hydroxyliert. Dabei wirkt die oxidative Decarboxylierung von α-Ketoglutarat als Wasserstoffdonator und Vit. C als Aktivator. Bei der Elastinsynthese werden Lysinreste oxidativ desaminiert, mit den verbleibenden Aldehydfunktionen bilden sich dann die charakteristischen Desmosinringe, durch die 4 Peptidketten im Elastin verbunden werden.
An Lysinreste anderer zellulärer Proteine kann kovalent unter ATP-Verbrauch das Protein Ubiquitin über seine endständige COOH-Gruppe angehängt werden. Das Protein wird durch die Ubiquitinylierung für den proteolytischen Abbau markiert.
Eine häufige posttranslationale Proteinmodifikation stellt die Glykosylierung dar.
Viele Serumproteine, Proteohormone, Mucine und Proteine an der Außenseite der Zellmembranen sind **Glykoproteine**. Posttranslational werden bei deren Biosynthese Zuckerreste β-N-glykosidisch an Asparaginreste oder β-O-glykosidisch an die Alkoholgruppen der Aminosäuren Serin, Threonin und im Prokollagen an Hydroxylysin angehängt. Bei vielen Serum-Glykoproteinen ist die aus Acetylmannosamin und Phosphoenolpyruvat entstehende **N-Acetylneuraminsäure** (**NANA** oder Sialinsäure) der endständige Zuckerrest in den gebundenen Oligosaccharidketten. Glykoproteine mit NANA als endständigem Zuckerrest werden nicht vom Asialoglykoprotein-Rezeptor der Leberzellen gebunden. Wird durch Neuraminidasen

NANA abgespalten, dann können Serum-Glykoproteine von der Leberzelle gebunden, endozytiert und abgebaut werden. So beeinflusst NANA die Lebensdauer (Halbwertszeit) der Serumproteine.
Abhängig von der Konzentration und der Einwirkungszeit können durch die Blutglucose viele Proteine spontan, d. h. nicht-enzymatisch, glykosyliert werden. Der Nachweis des so entstandenen glykosylierten Hämoglobins hat Bedeutung in der Diabetes-Kontrolle.
Die native Konformation vieler Proteine wird durch posttranslational eingeführte Disulfidbrücken, entstanden durch Oxidation zweier Cysteinreste, stabilisiert. Beispiele sind das Proinsulin, das Insulin und die Antikörper. Durch Proteinkinasen und P-Proteinphosphatasen können regulatorische Proteine reversibel phosphoryliert und dephosphoryliert werden. Die P-Gruppe wird von ATP auf Serinreste oder auf Tyrosinreste übertragen.
Bei den Blutgerinnungsfaktoren II, VII, IX und X werden posttranslational bestimmte Glutaminsäurereste der Kette Vitamin-K-abhängig carboxyliert. Die so entstandene Gammacarboxyglutaminsäure dient der Bindung von Calciumionen.

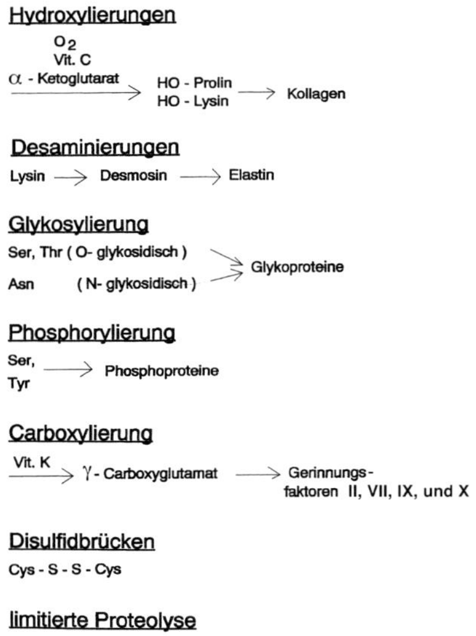

Klinischer Bezug

Hydroxyprolinausscheidung bei Knochenerkrankungen

Hydroxyprolin ist die charakteristische und häufigste Aminosäure im Kollagen. Hydroxyprolin ist nicht proteinogen, d. h. es wird nicht bei der Kollagenbiosynthese benötigt, sondern entsteht durch posttranslationale Modifikation im Protein. Bei angeborenen und auch bei erworbenen Knochenerkrankungen mit verstärktem Abbau von Knochen und Kollagen wird Hydroxyprolin im Oligopeptidverband vermehrt im Urin ausgeschieden und ist ein diagnostischer Parameter.
Bei gestörter Synthese von Knochen und Kollagen ist die Hydroxyprolinausscheidung vermindert.

H05 F09

→ **Frage 2.27: Lösung E**

Proteine können posttranslational am endoplasmatischen Retikulum (ER) **glykosyliert** werden. Die Zuckerreste werden O-glykosydisch gebunden an **OH-Gruppen** von **Serin** und **Threonin** (E) oder N-glykosydisch an die **Amidgruppe** des **Asparagin**.

H07

→ **Frage 2.28: Lösung A**

Bei Entzündungsreaktionen werden Interleukinvermittelt von der Leber bestimmte Proteine vermindert synthetisiert und sezerniert, hierzu gehören Albumin (A), Präalbumin und Transferrin. Andere Proteine wie Antitrypsin, CRP, Serumamyloid-A-Protein, Komplementfaktoren, Fibrinogen u. a. werden vermehrt synthetisiert und sezerniert. Proteine, die bei Entzündungen vermehrt im Blutplasma auftreten, werden als Akute-Phase-Proteine bezeichnet.

F01 F99 F96 H92

→ **Frage 2.29: Lösung D**

N-Acetylneuraminsäure (NANA) ist eine Zuckersäure mit einer unverzweigten C_9-Kette, entstanden aus Phosphoenolpyruvat und N-Acetyl-mannosamin (-6-phosphat). Sie findet sich häufig als Endgruppe von protein- oder lipidgebundenen Oligosacchariden. NANA-haltige Glykoproteine im Blutplasma sind vor Endozytose und Abbau geschützt, bis eine Neuraminidase durch NANA-Abspaltung ihren Abbau einleitet.
Falsch ist die Aussage (D): nicht NANA, sondern Ankyrin und Spectrin vermitteln die Anbindung des Zytoskeletts an die Plasmamembran der Erythrozyten.

H10

→ **Frage 2.30: Lösung D**

Zu **(D)**: Die Phosphorylierung mit ATP durch Proteinkinasen und die Dephosphorylierung der P-Proteine durch P-Proteinphosphatasen ist ein wichtiges Regulationsprinzip der Proteinfunktion, z. B. bei der gegensinnigen Regulation der Glykogensynthase und der Glykogenphosphorylase. Die **Phosphatgruppe wird in eine Esterbindung auf OH-Gruppen** von Serin-, Tyrosin- oder Threoninresten der Proteine **übertragen**.

Zu **(A)** – **(C)** und **(E)**: Die genannten Gruppen kommen in Proteinen vor, sind aber kein typischer Angriffspunkt der Proteinkinasen.

H10

→ **Frage 2.31: Lösung E**

Zu **(E)**: Als posttranslationale Prozessierung (Modifikation des Proteins nach der Translation) werden in bestimmte Proteine als Membrananker Isoprenoide („Prenylierung") eingebaut. Aus **Geranylpyrophosphat oder Farnesylpyrophosphat** werden die Prenylreste auf Cysteinreste (C-terminales Ende) der Proteine in **Thioetherbindungen** übertragen. Die Prenylierung erfolgt im endoplasmatischen Reticulum.

Kommentare aus Examen Frühjahr 2011

F11

→ **Frage 2.32: Lösung E**

Zu **(E)**: **Hydrophob sind** Aminosäuren, deren Seitenketten vorwiegend nur C-Atome und H-Atome enthalten, hierzu gehören **Valin**, **Leucin**, **Isoleucin** und **Phenylalanin**. In Proteinen tragen die hydrophoben Aminosäuren im Inneren der Moleküle durch hydrophobe Wechselwirkungen zur Tertiärstruktur bei.

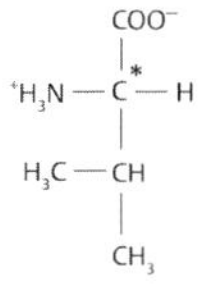
Valin

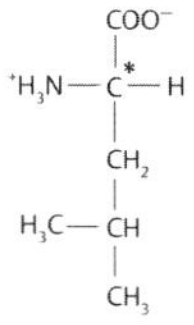
Leucin

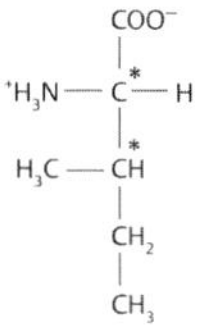
Isoleucin

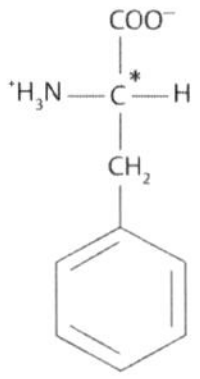
Phenylalanin

Zu **(A)** – **(D)**: Seitenketten von Aminosäuren mit sog. **Heteroatomen (O, N, S) sind wasserlöslich** (hydrophil). Hierzu gehören Arginin mit einer Guanidinogruppe, Glutamin mit einer Säureamidgruppe, Serin und Threonin mit jeweils einer Alkoholgruppe.

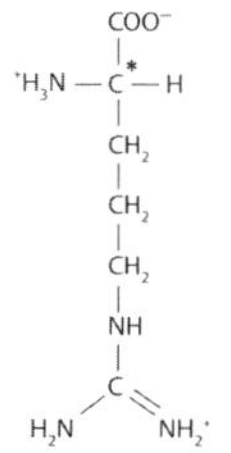
Arginin

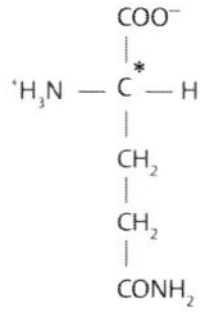
Glutamin

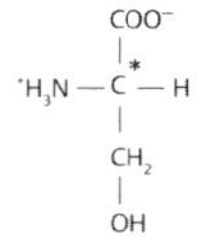
Serin

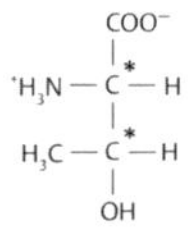
Threonin

F11

→ **Frage 2.33: Lösung E**

Zu **(E)**: Aromatisch werden Ringsysteme mit **konjugierten Doppelbindungen** genannt. Die essentielle Aminosäure **Tryptophan** enthält mit dem **Indolrest** ein aromatisches, N-haltiges **heterozyklisches Ringsystem**.

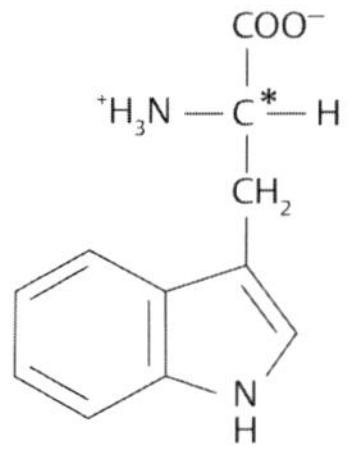
Tryptophan

Zu **(A)**: Leucin enthält in der Seitenkette eine verzweigte Kohlenwasserstoffkette, es ist essentiell und hydrophob.

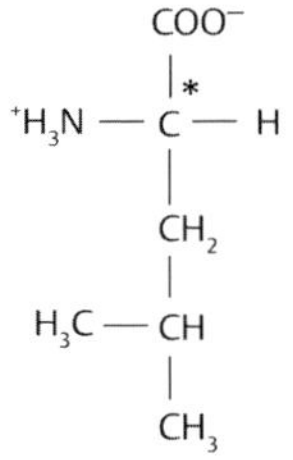
Leucin

Zu **(B)**: Methionin enthält eine thioetherartig gebundene Methylgruppe. Es ist essentiell und wirkt im Stoffwechsel nicht nur proteinogen, sondern in Form von Adenosylmethionin auch als Methylgruppendonator bei Biosynthesen.

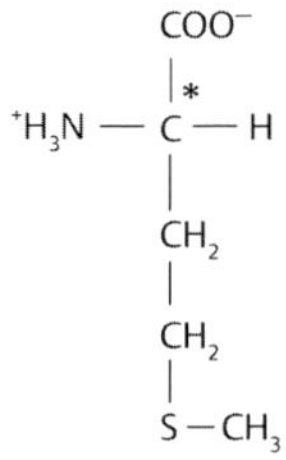
Methionin

Zu **(C)**: Die Seitenkette des Phenylalanins besteht aus einem aromatischen, isocyclischen 6er-Ring (Benzol). Phenylalanin ist essentiell und hydrophob.

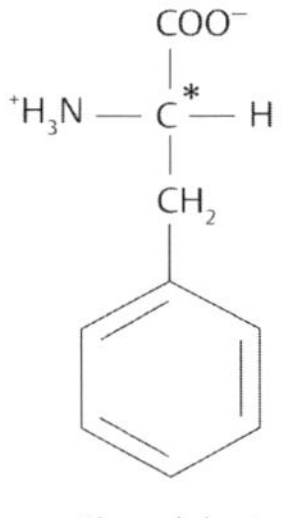

Phenylalanin

Zu **(D)**: **Prolin** (Pyrrolidincarbonsäure) bildet mit der α-NH-Gruppe und seiner Seitenkette eine **heterocyclische aber nicht-aromatische 5er-Ringstruktur**. Prolin ist (mit Glycin) eine wichtige Aminosäure im Kollagen.

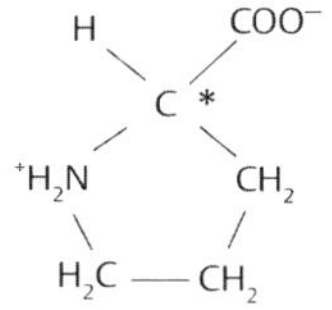

Prolin

F11

Frage 2.34: Lösung A

Zu **(A)**: **Glutathion** (γ-Glutamyl-Cysteinyl-Glycin, GSH) stellt in vielen Zellen, besonders in Erythrozyten, ein wichtiges Redox-System zum Schutz vor Sauerstoffradikalen und zur Stabilisierung von SH-Gruppen in Proteinen dar. In Erythrozyten schützt Glutathion Membranproteine, Enzyme und Hämoglobin vor Oxidation. Entscheidend im Glutathion ist die **Thioalkoholgruppe des Cysteins**. 2 GSH können 2 Wasserstoffatome unter Bildung eines Glutathiondisulfids (GSSG) abgeben. Regeneriert wird das GSH durch Reduktion des Disulfids mit NADPH aus dem Pentose-Phosphat-Weg.

Zu **(B)** und **(D)**: GSH wird Ribosomen-unabhängig aus 3 Aminosäuren synthetisiert, wobei neben dem entscheidend wichtigen Cystein auch Glutamat und Glycin nötig sind. Die Verknüpfung der 3 Aminosäuren erfolgt durch spezifische Ligasen unter ATP-Verbrauch.
Zu **(C)** und **(E)**: Glutamin und Serin kommen nicht im GSH nicht vor.

F11

Frage 2.35: Lösung D

Zu **(D)**: Die wichtigsten Sekundärstrukturen der Peptidkette sind die Faltblattstruktur und die α-Helix. Die **α-Helix** bildet eine **Spirale** bei der **3,6 Aminosäurereste pro Windung** vorliegen. Die α-Helix wird durch Wasserstoffbrücken stabilisiert, die Seitenketten der Aminosäurereste zeigen nach außen.

F11

Frage 2.36: Lösung B

Zu **(B)**: Die wichtigsten Sekundärstrukturen der Proteine, die Faltblattstruktur und die α-Helix kommen in unterschiedlichen Anteilen vor**. In den Immunglobulinen überwiegt** in den variablen Köpfen**, die α-Helix**, während **in den konstanten Domänen** des Schwanzteils **die Faltblattstruktur** vorherrscht.
Zu **(A)** und **(E)**: In den O_2-bindenden Proteinen **Hämoglobin und Myoglobin** liegt die Peptidkette **überwiegend als α-Helix** vor.
Zu **(C)**: Das **Kollagen** ist nicht aus α-Helices aufgebaut, sondern aus einer **speziellen Tripelhelix** aus 3 umeinander gewundenen Peptidketten.
Zu **(D)**: Die schwere **Myosinkette** ist ein Faserprotein mit **α-Helixstruktur**.

F11

Frage 2.37: Lösung E

Zu **(E)**: Ein Teil der mitochondrialen Proteine wird im Mitochondrium selbst mit mitochondrialer, ringförmiger DNA wie bei Prokaryonten (**Endosymbionten-Theorie**) synthetisiert. Der größere Teil (90 %) der mitochondrialen Proteine ist im Zellkern codiert und wird im Cytoplasma synthetisiert. Sie werden **in ungefalteter Struktur in die Mitochondrien importiert und erhalten erst dort ihre native**

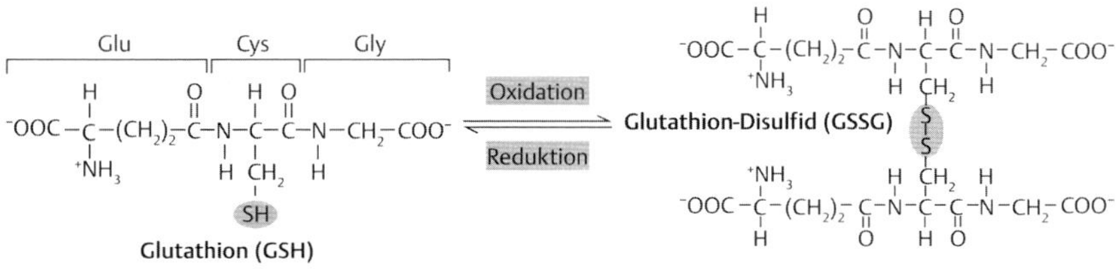

Sekundär- und Tertiärstruktur, wobei Chaperone beteiligt sind.
Zu **(A)**: An der korrekten Proteinfaltung sind **Chaperon-Proteine, ATP und Disulfid-Isomerasen beteiligt**.
Zu **(B)**: Die meisten Proteine erhalten ihre **funktionelle, native Struktur schon schrittweise an der wachsenden Peptidkette am Ribosom**.
Zu **(C)**: Die **Protein-Disulfid-Isomerase ist** vorwiegend **an das endoplasmatische Reticulum gebunden**.
Zu **(D)**: **Fehlgefaltete Proteine** werden nicht lysosomal, sondern **nach Ubiquitinylierung in Proteasomen abgebaut**.

F11

→ **Frage 2.38:** Lösung E

Zu **(E)**: An viele Proteine, insbesondere an Serum-Proteine, werden Zuckerreste bzw. Oligosaccharidreste angehängt. Häufig handelt es sich dabei um Aminozucker. Die Zuckerreste werden mit UTP zu UDP-Zuckern aktiviert und dann auf Dolicholphosphat **im endoplasmatischen Reticulum** übertragen. Vom Dolicholphosphat **werden die Zucker N-glykosidisch auf Asparaginreste** oder O-glykosidisch auf Serin- und Threoninreste im Protein **übertragen**.
Zu **(A)**: Die **Kopplung an Serin- und Threoninreste** führt zu einer **O-glykosidischen Bindung**. In der **Zellmembran** befinden sich die **Zuckerreste** nicht an der cytosolischen Seite, sondern **an der Außenseite der Membran**.
Zu **(B)**: Die **Zuckerreste reagieren** bei der Glykosylierung **mit Dolicholphosphat.** Stickoxid (NO) aus dem Endothel wirkt als Gefäßmuskel relaxierendes Gewebshormon.
Zu **(C)** und **(D)**: Die **Zuckerreste werden auf Asparagin** (N-glykosidisch) oder **Serin und Threonin** (O-glykosidisch) **übertragen.** Dies erfolgt **im endoplasmatischen Reticulum**. Im Golgi-Apparat erfolgt die Verpackung der (ggf. glykosylierten) Proteine in Vesikel zum Export in andere Strukturen bzw. nach außen. **Extrazellulär erfolgt keine Glykosylierung**.

F11

→ **Frage 2.39:** Lösung B

Zu **(B)**: **Proteine können in der Lipiddoppelschicht von Membranen mit Prenylresten verankert werden**. Die Verknüpfung zwischen Proteinen und Prenylresten erfolgt im endoplasmatischen Reticulum. Dazu wird aus Farnesyl- oder Geranyldiphosphat, unter Abspaltung von Pyrophosphat (P-P), der Prenylrest mit einem Cystein des Proteins thioetherartig verbunden.
Zu **(A)**: Zur **Transkription von in Heterochromatin verpackten Genen** erfolgt eine **Acetylierung an Lysinresten der Histone**. Dadurch wird das Heterochromatin zum Euchromatin aufgelockert.
Zu **(C)**: **Die N-Glykosylierung von Proteinen führt zu Glykoproteinen**, nicht aber zur Bildung eines Membranankers, hierzu sind die Zuckerreste **zu gut wasserlöslich (hydrophil)**.
Zu **(D)**: Die **Phosphorylierung** v. a. mit ATP dient, zusammen mit der hydrolytischen **Dephosphorylierung**, der **Aktivierung und Hemmung von Proteinen**, besonders bei regulatorischen Enzymen.
Zu **(E)**: Die **Ubiquitinylierung** unter ATP-Verbrauch erfolgt, um einen **geregelten Abbau von Proteinen im Proteasom zu gewährleisten.**

3 Chemie der Fettsäuren und Lipide

III.1 Lipide

Die Lipide stellen eine chemisch relativ uneinheitliche Stoffgruppe dar, die Zuordnung und Charakterisierung erfolgt nach dem Lösungsverhalten: Lipide sind aufgrund der überwiegend vorhandenen Kohlenwasserstoffketten nicht in Wasser löslich (hydrophob), aber löslich in organischen Lösungsmitteln wie Aceton, Äther, Alkohol, Tetrachlorkohlenstoff und Benzin (lipophil).
Die Biosynthese praktisch aller Lipide geht von der C_2-Einheit „aktivierte Essigsäure" (Acetyl-CoA) aus.
Eine häufige Bindungsform in den Lipiden ist die Esterbindung, entweder als Carbonsäureester oder als Phosphorsäure-Diester-Bindung.

Glycerin–Fs, –Fs, –Fs	Neutralfett
Glycerin–Fs, –Fs, –(P)–Cholin	Phosphatid
Sphingosin(–Fs)–(P)–Cholin	Sphingomyelin
Sphingosin(–Fs)–Galaktose	Cerebrosid
Sphingosin(–Fs)–Gal–Glu (Gal–Neuraminsäure)	Gangliosid
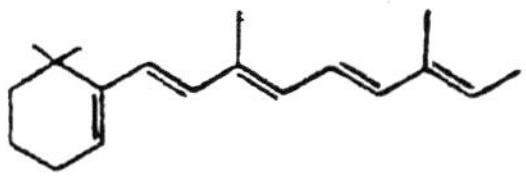	Carotinoid
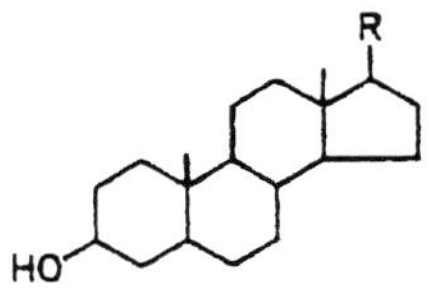	Steroid

F04 H90 F88

Frage 3.1: Lösung B

Neutralfette (Triacylglycerine) sind im Gegensatz zu Phospholipiden sehr hydrophob (D). Als energielieferndes Nahrungsmittel („Fett") und Energiespeicher in Form des Fettgewebes sind Fette aufgrund ihres hohen Energiegehaltes von 40 kJ/g (A) und ihres niedrigen Wassergehalts sehr effektiv. Im Blut werden sie wie alle Lipide als Lipoprotein transportiert (E). Der Schmelzpunkt und der Siedepunkt der Fette ist umso niedriger, je mehr ungesättigte Fettsäuren vorhanden sind und je kürzer die Fettsäuren sind (C). Bei Raumtemperatur flüssige Fette werden als Öle bezeichnet. Die gesuchte Falschaussage ist (B), denn in den Zellmembranen kommen keine Neutralfette vor, sondern die Lipiddoppelschicht besteht aus Phospholipiden, Glykolipiden und Cholesterin, darin eingelagert sind Membranproteine.

F07

Frage 3.2: Lösung D

Phosphatide werden in Glycerophosphatide und Sphingophospholipide (Sphingomyelin) unterschieden. Phosphorsäure verbindet darin als P-Diester die Alkoholgruppe des Glycerins bzw. Sphingosins mit einem Aminoalkohol (Serin, Ethanolamin oder Cholin). Gesättigte Fettsäuren (B) sind als Carbonsäureester mit dem C1 des Glycerins, ungesättigte Fettsäuren (C) in der Regel mit C2 des Glycerins verbunden.
Siehe Lerntext III.1.

H08

Frage 3.3: Lösung E

Zu **(E)**: Cerebroside, Sulfatide und Ganglioside enthalten sämtlich den langkettigen Aminoalkohol Sphingosin, der aus Palmitoyl-CoA und Serin gebildet wird (wobei Pyridoxalphosphat Coenzym ist). Siehe Lerntext III.1.
Zu **(A)** – **(D)**: Cholin (A), Glycerin (B), Phosphat (C) und Sphingomyelin (D) sind nicht Strukturbestandteil jedes Cerebrosid-, Sulfatid- oder Gangliosid-Moleküls.

H10

Frage 3.4: Lösung D

Zu **(D)**: Im Sphingomyelin ist Sphingosin säureamidartig mit einer Fettsäure verbunden und über eine P-Diesterbindung mit Cholin. Das **Ceramid entsteht, wenn** durch eine Sphingomyelinase (P-Diesterase) **Cholinphosphat abgespalten wird.** Ceramid kann als second messenger wirken. Aus Cholin kann mit Acetyl-CoA der Neurotransmitter Acetylcholin gebildet werden.
Zu **(A)**: **Galaktose** entsteht, wenn aus Cerebrosiden Ceramid durch eine Glykosidase freigesetzt wird.
Zu **(B)**: Der second messenger **IP_3** entsteht, wenn Phosphatidylinositolbisphosphat durch Phospholipase C in IP_3 und Diacylglycerin (DAG) gespalten wird. Beide Produkte wirken als second messenger.

Zu **(C)**: **NANA** (N-Acetyl-Neuraminsäure) entsteht beim lysosomalen Abbau von Gangliosiden.
Zu **(E)**: Aus Phosphatiden kann durch Phospholipase A_2 die 4-fach **ungesättigte C_{20}-Fettsäure** Arachidonsäure freigesetzt werden, aus der Eikosanoide (Prostaglandine, Prostazykline, Thromboxane und Leukotriene) gebildet werden.

H06

→ **Frage 3.5: Lösung C**

Sphingosin ist ein 2-wertiger hydrophober Aminoalkohol ((A) ist falsch), der aus Palmitinsäure und Serin gebildet wird. Wird an die Aminogruppe des Sphingosins eine Fettsäure als Säureamid gebunden, entsteht ein Ceramid ((C) ist richtig). Ceramide können verbunden sein mit:
- Phosphorylcholin, es entstehen Sphingolipide (Sphingophosholipide, Sphingomyelin)
- Monosacchariden, es entstehen die Cerebroside (z. B. Galactose + Ceramid → Galactocerebrosid)
- Polysacchariden, es entstehen die Ganglioside.

Cerebroside und Ganglioside bezeichnet man auch als Glykolipide und nicht als Glycerolipide ((D) ist falsch). Glycerolipide würden als Grundbaustein nicht Sphingosin, sondern Glycerin enthalten.
Aussage (E) ist falsch, denn Sphingosin enthält keinen Schwefel und damit auch keine Thioether-Bindung weshalb es auch nicht zu den Thioethern gehört.

H08

→ **Frage 3.6: Lösung D**

Zu **(D)**: Bei **Phosphatidylserin** handelt es sich um ein Glycerophosphatid, wobei Glycerin mit 2 Fettsäuren verestert ist und mit der dritten Alkoholgruppe als Phosphorsäurediester mit Serin verbunden ist. Eine Säuregruppe der Phosphorsäure und die freie Carboxylgruppe des Serins ergeben 2 negative Ladungen, die Aminogruppe des Serins eine positive Ladung.

F10

→ **Frage 3.7: Lösung D**

Alle in den Antwortmöglichkeiten genannten Lipide sind Bestandteile der Lipiddoppelschicht von Biomembranen.
Zu **(D)**: In Membranen sind bestimmte Membranlipide und -proteine zwischen innerer und äußerer Schicht asymmetrisch verteilt. **Phosphatidylserin** besitzt in seiner Kopfgruppe mit der Carboxylgruppe eine **negative Ladung**, die in intakten Zellen am Innenblatt der Doppelmembran ins Zellinnere weist. Nach Zerstörung der Zellen liegt diese negative Kopfgruppe an den Bruchstücken frei und kann von Makrophagen erkannt werden.

Zu **(A)**: **Cholesterin** ist **ungeladen** und weist nicht nach außen zu den Doppelschichten, sondern liegt **im Inneren** der Lipidschicht.
Zu **(C)**: **Phosphatidylethanolamin** weist **keine zusätzliche Ladung** in der Kopfgruppe auf.
Zu **(B)**: **Phosphatidylcholin** enthält mit dem quaternären Stickstoff des Cholin keine negative, sondern eine **positive Ladung** in der Kopfgruppe.
Zu **(E)**: **Sphingomyelin** enthält ebenfalls eine **positive Ladung** in seiner Kopfgruppe.

H05

→ **Frage 3.8: Lösung B**

Komplexe Lipide enthalten als Alkohol Glycerin, hierzu gehören Cardiolipin (ein Diphosphatidylglycerin) Lecithin, Phosphatidylinositol und die Etherglycerophosphatide (Plasmalogene).
Den langkettigen Aminoalkohol Sphingosin enthalten die Sphingomyeline, Cerebroside und Ganglioside ((B) ist richtig).
Siehe Lerntext III.1.

F10

→ **Frage 3.9: Lösung B**

Zu **(B)**: **Isoprenoide** werden aus Acetyl-CoA über Hydroxymethylglutaryl-CoA (HMG-CoA) synthetisiert. Aus HMG-CoA entsteht mit 3 ATP und durch die Decarboxylierung Isopentenyldiphosphat („aktives Isopren").
Dolichole, die als Kofaktoren für die Biosynthese von Glykoproteinen wirken, enthalten etwa **10–20 Isopreneinheiten.**

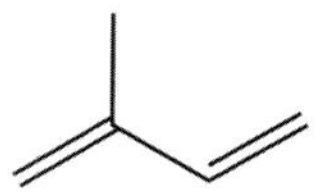

Isopren

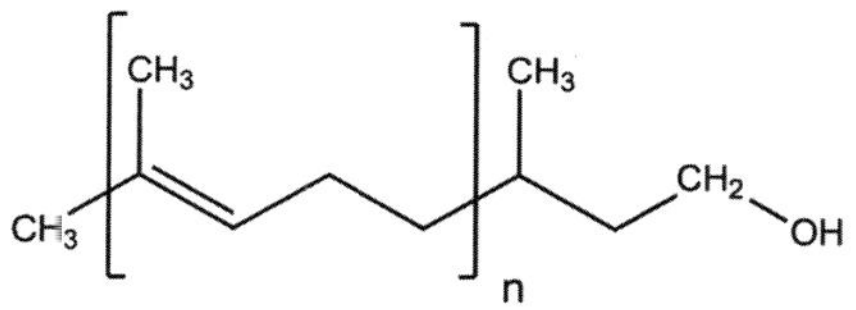

Grundstruktur von Dolichol

Zu **(A)**: **Cholesterin** enthält **6** Isopreneinheiten.
Zu **(C)**: **Farnesol** beinhaltet **3** Isopreneinheiten.
Zu **(D)**: **Geraniol** hat **2** Isopreneinheiten.
Zu **(E)**: Im **Retinol** sind **5** Isopreneinheiten vorhanden.

H04

→ **Frage 3.10: Lösung B**

Siehe Lerntext III.4.
Das Ringsystem der Steroide wird Steran genannt und besteht aus 17 C-Atomen (B). Bei der Biosynthese aus Acetyl-CoA entsteht Cholesterol, das an C-3 eine Alkoholgruppe, an C-10 und C-13 je eine Methylgruppe und an C-17 eine Seitenkette aus 8 C-Atomen trägt, also insgesamt aus 27 C-Atomen besteht. C-19 Steroide (C) sind die Androgene, C-21 Steroide (D) sind die Gestagene.
15 (A) oder 23 (E) C-Atome kommen in Steroiden nicht vor.

F07

→ **Frage 3.11: Lösung C**

Liposomen werden künstlich hergestellt, indem man Phospholipide, z. B. Lecithin, in einer wässrigen Arzneilösung mit Ultraschall zu kleinen Kugeln mit einer Lipiddoppelschicht formt (C).
Aussage (E) ist falsch, denn im Inneren der Liposomen ist die wässrige Arzneilösung eingeschlossen und nicht eine Lipidphase. Aussage (A) ist falsch, denn Mizellen sind die Resorptionsform der Lipidspaltprodukte mit Gallensäuren in kleintropfiger Form bei der Fettverdauung. Aussage (D) ist falsch, denn Lipasen werden in Liposomen nicht eingebaut, sie würden die Liposomen zerstören. Liposomen können aus der Blutbahn unspezifisch durch die Zellmembranen in die Zellen aufgenommen werden, dort durch Lipasen gespalten werden und so die innen eingeschlossenen Wirkstoffe freigeben.

F10

→ **Frage 3.12: Lösung C**

Zu **(C)**: Die **mehrfach ungesättigten Fettsäuren** Linolsäure und **Linolensäure** sind für den Menschen essenziell. Der Mensch muss ca. 8 g mehrfach ungesättigte Fettsäuren pro Tag (8 g/d) mit der Nahrung zuführen. Sie werden in Omega 6- und **Omega 3-Fettsäuren** unterschieden nach der **Lage der letzten Doppelbindung vom Methylende der Fettsäuren**. Linolensäure ist eine Omega 3-Fettsäure. Antwort (C) ist also richtig, weil bei 18 C-Atomen die letzte Doppelbindung am C-Atom 15 liegt und somit 3 C-Atome vom Methylende entfernt ist.
Zu **(A)**: Die **Arachidonsäure** (20 C-Atome) enthält ihre letzte Doppelbindung am C-Atom 14 (somit 6 C-Atome vom Methylende entfernt). Sie gehört daher zur **Omega 6-Familie**. Sie ist eine halbessenzielle Fettsäure, da der Körper sie aus Linolsäure durch Kettenverlängerung und Dehydrierung herstellen kann.
Zu **(B)**: Auch die **Linolsäure** (18 C-Atome) zählt zu den Omega 6–Fettsäuren (letzte Doppelbindung am C-Atom 12).

Zu **(D)** und **(E)**: **Nervonsäure** (24 C-Atome) und **Ölsäure** (18 C-Atome) sind einfach ungesättigte Fettsäuren.

III.2 Fettsäuren

Fettsäuren werden aus C_2-Einheiten (Acetyl-CoA) aufgebaut, besitzen also eine gerade Anzahl von C-Atomen.
Die kürzeste in Lipiden vorkommende Fettsäure ist **Buttersäure** (C_4), die häufigsten Fettsäuren besitzen 16 C-Atome (Palmitinsäure) und 18 C-Atome (Stearinsäure). Buttersäure, Palmitinsäure und Stearinsäure sind **gesättigte Fettsäuren**, d. h. es kommen ausschließlich Kohlenstoffketten mit Einfachbindungen vor ($-CH_2-$). Eine Desaturase des endoplasmatischen Reticulums (ER) des Menschen kann in die Stearinsäure oxidativ eine Doppelbindung einführen, es entsteht die einfach ungesättigte Ölsäure (C_{18} : 1). Von besonderer Bedeutung für den Menschen sind die mehrfach ungesättigten, sog. **essentiellen Fettsäuren**, deren wichtigste die 2-fach ungesättigte Linolsäure (C_{18} : 2) ist. Der Mensch benötigt ca. 7 g Linolsäure pro Tag, die tägliche mitteleuropäische Durchschnittsnahrung enthält 12–14 g.
Linolsäure kann im ER in die dreifach ungesättigte γ-Linolensäure (C_{18} : 3) und diese mit Acetyl-CoA in die 4-fach ungesättigte (C_{20} : 4) Arachidonsäure (= Eicosatetraensäure) umgewandelt werden. Da sie aus der essentiellen Linolsäure gebildet werden können, sind γ-Linolen- und Arachidonsäure „halbessentiell".
In den mehrfach ungesättigten Fettsäuren sind die Doppelbindungen nie konjugiert, sondern stets isoliert, d. h. durch mindestens 2 Einfachbindungen getrennt.
Die ungesättigten Fettsäuren weisen an den Doppelbindungen stets cis-Konfiguration auf. Bei unsachgemäßer Margarineherstellung oder in Frittierfetten können durch Umlagerung ungesättigte trans-Fettsäuren entstehen, die gesundheitsschädlich sind.
Linolsäure und Arachidonsäure kommen in großer Menge in Lipiden der Zellmembran vor, sie erhöhen deren Fluidität. Auch in Triglyceriden des Fettgewebes werden der Siedepunkt und der Schmelzpunkt durch Doppelbindungen herabgesetzt. Doppelbindungen und kurze Fettsäuren machen ein Lipid flüssig („Öl"), gesättigte Fettsäuren und lange Ketten machen ein Lipid fest („Talg").
Aus Membranlipiden durch Phospholipase A_2 freigesetzte Arachidonsäure (= Eicosatetraensäure) wird durch die **Cyclooxygenase** zu Prostaglandinen, Prostacyclinen und Thromboxanen umgesetzt. Diese **Eicosanoide** (Gewebehormone oder Mediatoren) spielen bei Schmerz-, Entzündungs-, Fieber- und Gerinnungsreaktionen eine Rolle.

ω-6-Familie der ungesättigten Fettsäuren (letzte Doppelbindung 6 C-Atome vom Methylende entfernt)

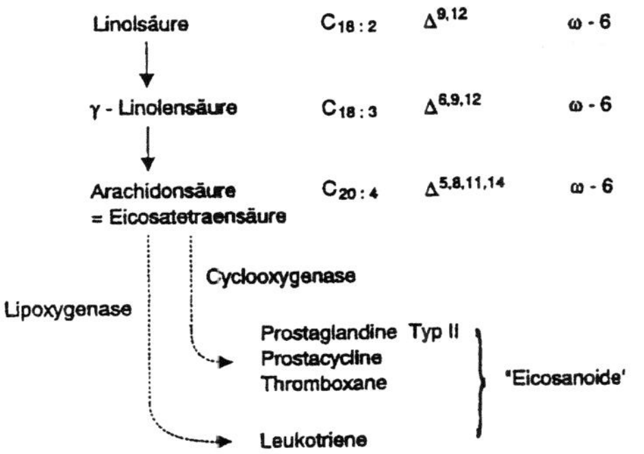

ω-3-Familie der ungesättigten Fettsäuren (letzte Doppelbindung 3 C-Atome vom Methylende entfernt)

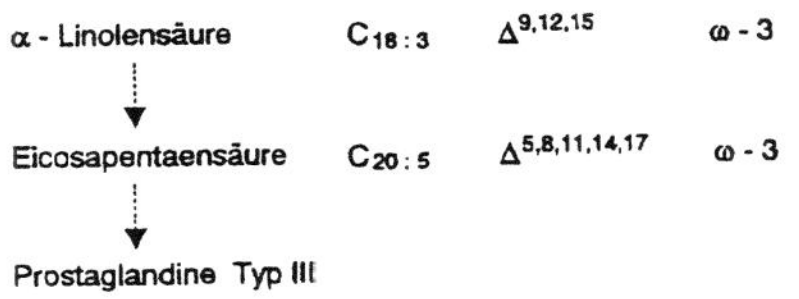

Durch Salizylate (z. B. Aspirin) kann die Cyclooxygenase gehemmt und damit die Entstehung von Prostaglandinen, Prostacyclinen und Thromboxanen unterdrückt werden. Eine vierte Gruppe von Eicosanoiden stellen die Leukotriene dar, diese sind nicht zyklisch (nicht durch Cyclooxygenase (COX) entstanden und also nicht durch Salizylate hemmbar) und entstehen aus Arachidonsäure durch die Lipoxygenase.

Klinischer Bezug

Entzündung

Jede Gewebsschädigung, ob mechanisch, toxisch, durch Strahlen oder durch Krankheitserreger ausgelöst, führt im Rahmen der Heilungsprozesse zu einer Entzündung mit vier klassischen **Lokalsymptomen:**

Dolor = Schmerz, Calor = Erwärmung, Rubor = Rötung und Tumor = Schwellung und u. U. zu **Allgemeinsymptomen:**

Fieber, Abgeschlagenheit, Krankheitsgefühl, Appetitlosigkeit, Müdigkeit.

Auslöser der Entzündungssymptome sind sog. **Entzündungsmediatoren**, zu denen Prostaglandine und andere Eicosanoide neben Histamin, Bradykinin, Interleukinen und Interferonen gehören.

Klinischer Bezug

Entzündungshemmung

Überwiegend ist die Entzündung positiver und kausaler Teil des Heilungsprozesses.

Überschießende Reaktionen machen aber ärztliches Eingreifen notwendig, insbesondere bei zu hohem Fieber (antiphlogistische Therapie) und zur Schmerzbekämpfung (analgetische Therapie). Die Therapie muss nach strenger Abwägung so erfolgen, dass der Heilungsprozess nicht gestört wird. Alle wirksamen Entzündungshemmer haben auch unerwünschte Nebenwirkungen! Es werden steroidale und nicht-steroidale Entzündungshemmer unterschieden.

Steroidale Analgetika/Antiphlogistika (Cortisol, Prednisolon, Dexamethason u. a.) hemmen die Phospholipase A_2, die aus Membranlipiden Arachidonsäure für die Eicosanoidbildung freisetzt.

Nicht-Steroidale Analgetika/Antiphlogistika (Aspirin, Indometacin, Phenylbutazon u. a.) hemmen die Cyclooxigenase I schon in geringen Dosen und führen so ab ca. 0,3 g zu einer Hemmung der Blutgerinnung. Erst in Dosen > 0,5 g kommt es zusätzlich zur Hemmung der COX II und somit zur bekannten schmerzstillenden Wirkung des Aspirins. Daraus folgt, dass jede Einnahme einer einfachen „Kopfschmerztablette" auch gleichzeitig zu einer Antikoagulation führt!

Eine weitere Nebenwirkung des Aspirins ist die Hemmung der Prostaglandinsynthese im Magen, wodurch es zur verstärkten Magensäureproduktion und zur Gefahr der Magenschleimhautentzündung kommt.

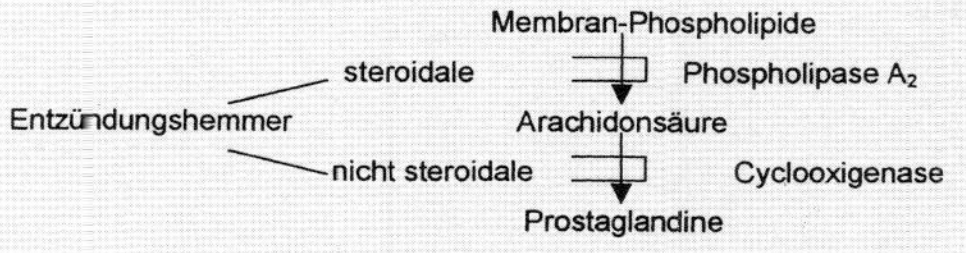

H09

→ **Frage 3.13: Lösung C**

Zu **(C)**: Die zweifach ungesättigte Omega-6-Fettsäure mit **18 C-Atomen** (**Linolsäure**) ist ein essentieller Nahrungsstoff (ca. 8 g müssen pro Tag aufgenommen werden). **Linolsäure wird oxidiert zur** 3-fach ungesättigten **Linolensäure**, die **um 2 C-Atome verlängert** und oxidiert wird zur 4-fach-ungesättigten **C20-Fettsäure Arachidonsäure**, die auch Eicosatetraensäure genannt wird. **Aus dieser Fettsäure entstehen** die sog. Eicosanoide, durch die Cyclooxygenase (COX) die **Prostaglandine**,**Prostazykline** und **Thromboxane** und durch die Lipoxygenase die **Leukotriene**.

F07

→ **Frage 3.14: Lösung A**

Eikosanoide sind Derivate der 4-fach ungesättigten Fettsäure Arachidonsäure (= Eikosatetraensäure); es werden Prostaglandine, Prostacycline, Thromboxane und Leukotriene unterschieden.

Die Aussagen (B) und (C) sind falsch, denn nicht die Eikosanoide sind Bestandteil der Membranlipide, sondern die Arachidonsäure. Aussage (D) ist falsch, denn Eikosanoide werden nicht durch Exocytose freigesetzt und es gibt auch kein Liberinsignal für Eikosanoide. Sie werden z. T. kontinuierlich durch die Cyclooxygenase (COX-I) im Gastrointestinaltrakt und in der Niere gebildet, oder sie werden durch Entzündungsmediatoren (z.B. Endotoxine) vermehrt gebildet, indem die Cyclooxygenase II (COX-II) induziert wird. Aussage (E) ist falsch, denn Acetylsalicylsäure (Aspirin) hemmt nicht die Wirkung der Eikosanoide, sondern hemmt ihre Synthese durch irreversible Hemmung (Acetylierung) der Cyclooxygenasen.
Siehe Lerntext III.2.

H04

→ Frage 3.15: Lösung A

Siehe Lerntext III.2.
Aus Arachidonsäure werden durch die Cyclooxygenase (COX) die Eicosanoide Prostaglandine, Prostacycline und Thromboxane gebildet. Die Cyclooxygenase kann durch nicht-steroidale Antiphlogistica, z.B. Aspirin, irreversibel (kovalent) gehemmt werden (A).
(B) ist falsch, denn die GSH-S-Transferasen übertragen Glutathion auf hydrophobe Verbindungen und dienen u. a. der Entgiftung und Ausscheidung.
(C) ist falsch, denn die Lipoxygenase setzt zwar auch Arachidonsäure um, sie bildet aber nicht Prostaglandine, sondern Leukotriene.
(D) ist falsch, denn P-Lipase C hat mit Eicosanoiden nichts zu tun, sondern setzt aus P-Inositol-4,5-bisP der Zellmembranen die Second messenger IP_3 und DAG frei. Die Arachidonsäure wird aus Membranlipiden durch die Phospholipase A_2 freigesetzt.
(E) Sphingomyelinase, die zum Abbau von Sphyngomyelin benötigt wird (siehe Lerntext III.3), ist nicht Ziel einer medikamentösen Therapie zur Hemmung der Prostaglandin-Biosynthese.

F08

→ Frage 3.16: Lösung C

Die Eicosanoide entstehen aus mehrfach ungesättigten C_{20}-Fettsäuren, z.B. Arachidonsäure (C_{20}, $\Delta 4$, $\omega 6$) mit molekularem Sauerstoff (C) durch Cyclooxigenasen (COX) oder die Lipoxygenasen.
Aussagen (A) und (B) sind falsch, denn bei der Synthese der Leukotriene ist die Lipoxygenase und bei der Prostaglandinsynthese die COX entscheidend.
Aussage (D) ist falsch, denn die Arachidonsäure wird aus den Membran-Phospholipiden durch die Phospholipase A_2 freigesetzt, die Phospholipase C spaltet Phosphatidylinositolbisphosphat (PIP_2) in die „second messenger" Inositoltrisphosphat (IP_3) und Diacylglycerin (DAG).
Aussage (E) ist falsch, denn die im Fischöl vorkommende ω-3-Fettsäure Eicosapentaensäure wird nicht zu dem häufigsten Prostaglandin E_2, sondern zum antiinflammatorischen Leukotrien B_5 umgewandelt.

F07

→ Frage 3.17: Lösung D

Glycerophospholipide können sehr spezifisch durch 4 verschiedene Phospholipasen gespalten werden. Die Phospholipase C spaltet die Phosphorsäurediester-Bindung zum C3 des Glycerins (D), es entsteht Diacylglycerin und ein phosphorylierter Aminoalkohol und im Fall des Bisphosphoinositolphosphatids das Inositoltrisphosphat (IP_3) und Diacylglycerin (DAG). IP_3 und DAG wirken als Second messenger. Phospholipase A_1 spaltet die Fettsäure an C1 ab, P-Lipase A_2 die Fettsäure an C2 des Glycerins. Phospholipase D ist wie Phospholipase C eine Diesterase, sie spaltet den Aminoalkohol (z.B. Cholin) ab, es bleibt Diacylphosphoglycerin (Phosphatidsäure) übrig.
Siehe Lerntext III.5.

H03

→ Frage 3.18: Lösung C

Siehe Lerntext III.2.
Acetylsalicylsäure (Aspirin) hemmt die Cyclooxygenasen, die die Schrittmacherenzyme der Synthese von Prostaglandinen, Prostacyclinen und Thromboxanen sind. Die Phospholipase A_2 wird nicht durch Acetylsalicylsäure, sondern durch das Lipocortin/Cortisol-System gehemmt, (A) ist nicht zutreffend.
(D) ist falsch, denn die Cyclooxygenase wird durch Aspirin nicht aktiviert, sondern gehemmt. (E) ist nicht zutreffend, denn bei der Synthese der Leukotriene ist die Cyclooxygenase und damit auch eine Hemmung durch Aspirin nicht beteiligt.

F07 F05

→ Frage 3.19: Lösung E

Aus Arachidonsäure entsteht katalysiert von der Cyclooxygenase (COX) mit O_2 ein zyklisches Endoperoxyd, aus dem dann enzymatisch Prostaglandine, Prostacycline und Thromboxane entstehen.
Siehe Lerntext III.2.

H06

→ Frage 3.20: Lösung E

Prostaglandine sind als Gewebehormone wichtige Mediatoren bei Entzündungsvorgängen, u. a. stimulieren sie die Schadenswahrnehmung („Nozizeption"), indem sie Schmerzrezeptoren sensibilisieren ((E) ist richtig).

Aussage (A) ist falsch, denn die Arachidonsäure wird nicht durch Phospholipase D, sondern durch Phospholipase A_2 freigesetzt. Phospholipase D setzt Cholin frei.
Aussage (B) ist falsch, denn durch Lipoxygenase werden aus Arachidonsäure nicht die Prostaglandine, sondern die Leukotriene gebildet. Die Prostaglandine entstehen durch die Cyclooxygenase (COX).
Aussage (C) ist falsch, denn die Prostaglandine wirken über G-proteingekoppelte Membranrezeptoren.
Aussage (D) ist falsch, denn durch Prostaglandine wird die HCl-Sekretion im Magen nicht gefördert, sondern gehemmt. Durch COX-Hemmer wie Aspirin werden im Magen weniger Prostaglandine produziert. Es kann durch Übersäuerung zu Gastritis und Magengeschwüren (Ulcera) kommen.
Siehe Lerntext III.2.

F05

→ **Frage 3.21: Lösung A**

Gewebeverletzungen und Infektionen führen innerhalb von 2–10 Tagen zusätzlich zu der lokalen (in der Regel heilenden) Entzündungsreaktion zu einer Gesamtreaktion („systemisch") des Organismus, die durch Cytokine ausgelöst wird. Hierbei werden sog. Akute-Phase-Proteine vermehrt gebildet und in der Diagnostik quantitativ bestimmt. Am schnellsten reagiert das CRP (E), danach Haptoglobin (B), das durch Hämolyse freigesetztes Hämoglobin bindet und damit dessen schädliche Wirkung an den Nieren-Glomerula verhindert. Auch Serumamyloid (C) und Fibrinogen (D) werden zu den Akute-Phase-Proteinen gezählt.
Die gesuchte Falschaussage ist (A), denn Albumin ist kein Akute-Phase-Protein.

III.3 Phospholipide und Glykolipide

Phospholipide und Glykolipide besitzen einen hydrophoben und einen hydrophilen Molekülanteil und werden daher als amphipathe oder amphiphile Lipide bezeichnet. In wässrigem Milieu bilden sie Mizellen (eine kleinsttropfige Verteilung) oder eine bimolekulare Lipiddoppelschicht (wie bei den biologischen Membranen). Bei beiden Strukturen sind die hydrophoben Fettsäurereste nach innen und die hydrophilen Reste nach außen gerichtet.
Zu den **Phospholipiden** gehören Glycerophosphatide (Lecithine, Kephaline, Inositphosphatide) und Sphingosinphosphatide wie Sphingomyelin, dessen schematischer Aufbau im Lerntext III.1 dargestellt ist. Die **Glycerophosphatide** enthalten 2 Fettsäuren in Esterbindung am Glycerol, an der dritten Alkoholgruppe ist in einer Phosphorsäurediesterbindung ein Aminoalkohol gebunden. Die vorkommenden Aminoalkohole sind Cholin (im Lecithin), Ethanolamin und Serin bei den sog. Kephalinen.
Bei den Inositphosphatiden ist als P-Diester der sechswertige ringförmige Alkohol Inositol gebunden.
Neben ihrer Funktion als Membranbaustein dienen Glycerophosphatide als Substrate für die Eicosanoid-Synthese. Durch die Phospholipase A_2 wird die β-ständige Arachidonsäure freigesetzt, aus der dann Prostaglandine, Prostacycline, Thromboxane und Leukotriene gebildet werden können (vergl. Lerntext III.2). Weiterhin dienen Inositolphosphatide als Substrate für die Bildung von „second messengern". Durch Phospholipase C wird Phosphatidylinositolbisphosphat in Inositoltrisphosphat und Diacylglycerol gespalten. Beide Spaltprodukte wirken als intrazelluläre Botenstoffe. Für die **Sphingolipide** ist der langkettige 2-wertige, ungesättigte Aminoalkohol Sphingosin charakteristisch. An die Aminogruppe des Sphingosins ist eine Fettsäure säureamidartig zum Ceramid gebunden. In den Sphingophosphatiden ist das Ceramid als P-Diester mit Aminoalkoholen wie Cholin verbunden. Die so aufgebauten **Sphingomyeline** kommen besonders reichlich in den Myelinscheiden der Nerven vor.
In den **Glykolipiden** ist das Ceramid (Sphingosin-Fs) O-glykosidisch mit Hexosen verbunden: bei den **Cerebrosiden** mit einem Zuckerrest (meist Galaktose), bei den **Gangliosiden** mit einem Oligosaccharid (3 bis 6 Reste). Charakteristisch ist dabei das Vorkommen von N-Acetylneuraminsäure (NANA). Der Abbau von Glykolipiden und Phospholipiden erfolgt meist in den Lysosomen, es werden dazu verschiedene Phospholipasen und Glykosidasen (β-Galaktosidase, Neuraminidase u. a.) benötigt. Angeborenes Fehlen einzelner dieser Enzyme führt zu jeweils typischen sog. lysosomalen Speicherkrankheiten (Lipidosen).

Klinischer Bezug

Lipidosen

Die angeborenen autosomal-rezessiv vererbten lysosomalen Lipid-Speicherkrankheiten betreffen hauptsächlich Sphingosin-haltige Lipide, also Cerebroside und Ganglioside.
Betroffen sind vorwiegend Leber, Milz, Knochenmark und Nervensystem. Die Mehrzahl der Erkrankungen führt zu neurologischen und psychischen Defekten und zu Beeinträchtigung der spezifischen Funktionen der befallenen Organe. Der Tod tritt häufig im Kindesalter ein, eine kausale Behandlung gibt es nicht. Je nach defektem Enzym werden 9 Sphingolipidosen unterschieden und zumeist nach dem Erstbeschreibenden benannt, z. B. Tay-Sachs (Hexosaminidase), Gaucher (Glucocerebrosidase), Fabry (α-Galactosidase A), Niemann-Pick (Sphingomyelinase).

III.4 Cholesterol und Cholesterolderivate

Der Körper des Erwachsenen enthält insgesamt ca. 150 g **Cholesterol** (= **Cholesterin**), hauptsächlich als Bestandteil aller biologischen Membranen. Zum Teil entstammt das Cholesterin der Nahrung (0,3–1 g/Tag), der größte Teil (2 g/Tag) wird aber endogen aus Acetyl-CoA synthetisiert. Wichtige Zwischenprodukte sind Acetoacetyl-CoA, β-Hydroxy-β-methyl-glutaryl-CoA (HMG-CoA) und aktives Isopren. Regulatorisches Schrittmacher-Enzym der Cholesterinbiosynthese ist die HMG-CoA-Reduktase.

Das Ringsystem (Steran) des Cholesterins kann vom menschlichen Organismus nicht abgebaut werden, ca. 200 mg Cholesterin werden unverändert und ca. 2 g nach oxidativer Umwandlung zu Gallensäuren über die Galle ausgeschieden. In der Galle wird das hydrophobe Cholesterin in einer Konzentration von ca. 0,5 g/dl durch einen Überschuss von Phospholipiden (ca. 1,5 g/dl) und vor allem durch die **Gallensäuren** (ca. 9 g/dl) vor dem Ausfallen (Gallensteinbildung!) bewahrt.

Das Cholesterin besitzt 8 Chiralitätszentren. Die Stellung der Substituenten wird auf die Methylgruppe an C-10 bezogen. So zeigt die Alkoholgruppe an C-3 in dieselbe Richtung wie die Methylgruppe an C-10, was als β-ständig bezeichnet wird.

In den meisten Steranderivaten sind die Ringe B und C sowie die Ringe C und D trans-verknüpft.

Das in einer Konzentration von ca. 180 mg/dl im Blutplasma gesunder Menschen enthaltene Cholesterin wird zu ca. 80 % in Form der β-Lipoproteine (LDL) transportiert. Etwa $^1/_5$ des Plasma-Cholesterins findet sich in den α-Lipoproteinen (HDL), die zu ca. 20 % aus Cholesterin bestehen.

Hohes LDL-Cholesterin begünstigt die Entstehung von Atherosklerose und koronarer Herzkrankheit, hohes HDL-Cholesterin stellt dagegen einen Schutzfaktor gegenüber der Atherosklerose dar. Das HDL besitzt das Enzym Lecithin-Cholesterin-Acyl-Transferase (LCAT), das vom Lecithin eine Fettsäure auf die Alkoholgruppe an C-3 des Cholesterins überträgt. Das Serum- bzw. Plasmacholesterin liegt beim Menschen zur Hälfte als völlig wasserunlöslicher Cholesterinester vor.

In den biologischen Membranen und in der Galle dagegen kommt Cholesterin ausschließlich als freier Alkohol vor.

Aus Cholesterin gebildetes 7-Dehydrocholesterin kann in der Haut durch UV-Licht in Vit. D_3 umgewandelt werden. Durch das Proteohormon ACTH aus dem Hypophysenvorderlappen wird in der Nebennierenrinde die Bildung der Glucocorticoide (z. B. Cortisol) aus Cholesterin angeregt, durch Renin und Angiotensin die Bildung von Mineralocorticoiden (z. B. Aldosteron). Durch Gonadotropin des Hypophysenvorderlappens wird in den Keimdrüsen aus Cholesterin die Synthese von Sexualhormonen (Progesteron, Oestrogen und Testosteron) stimuliert.

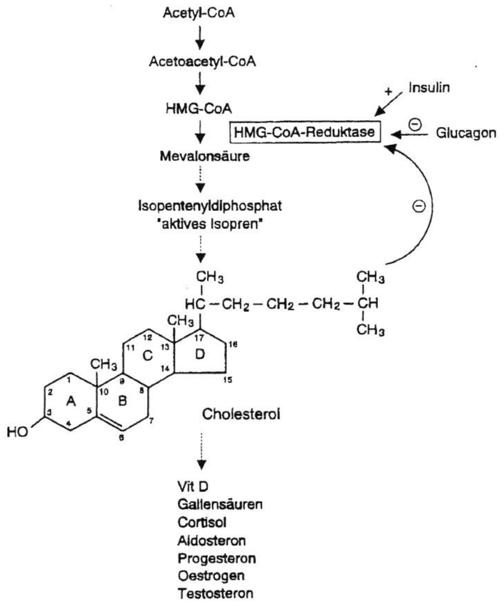

Klinischer Bezug

„Cholesterinwerte“: Probleme eines Normalwertes

Es existiert eine Korrelation zwischen der Konzentration des Cholesterin im Serum und der Häufigkeit und Schwere atherosklerotischer, kardiovaskulärer (Angina pectoris und Herzinfarkt) und zerebrovaskulärer Erkrankungen (Apoplex).

Einer Hypercholesterinämie kommt damit eine erhebliche diagnostische und prognostische Bedeutung zu.

Die Cholesterolkonzentration steigt mit dem Lebensalter kontinuierlich an, bei Kindern und Jugendlichen gelten ca. 170 mg/dl (4,4 mmol/dl) als „normal“, während bei über 50-Jährigen Werte bis 220 mg/dl (6,2 mmol) noch als normal angesehen werden. Diesen „Normalwert“ erreicht aber nicht einmal die Hälfte der über 50-Jährigen.

Neuerdings wird für Risikopatienten sogar ein Zielwert von unter 200 mg/dl angegeben.

III.5 Phospholipasen

Phospholipide werden durch 4 verschiedene Typen von Phospholipasen hydrolytisch gespalten.

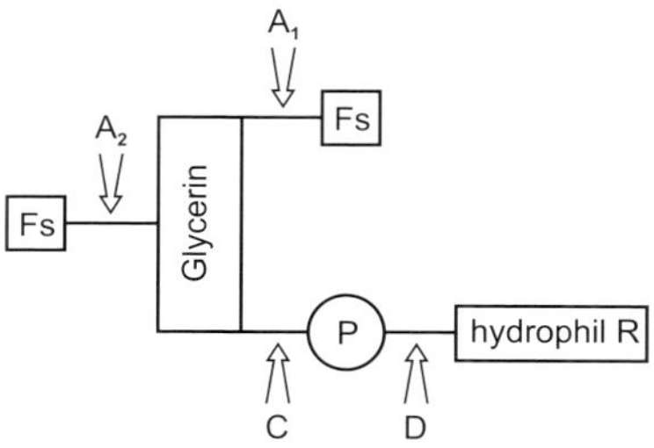

Medizinisch interessante, über den Abbau hinausgehende Spezialfunktionen haben Phospholipase A_2 und Phospholipase C.

Phospholipase A_2 setzt aus Membranphosphatiden Arachidonsäure frei, dies ist der geschwindigkeitsbestimmende Schritt der Bildung der Eicosanoide (Prostaglandine, Prostacycline, Thromboxane und Leukotriene).

Glucocorticoide wie Cortisol und synthetische Steroide wie Dexamethason induzieren die Bildung des Proteins Lipocortin, das dann die Phospholipase A_2 hemmt, außerdem reprimieren sie die Synthese der Phospholipase A_2, hierauf beruht die entzündungshemmende Wirkung der Glucocorticoide.

Aktiviert wird die Phospholipase A_2 durch Calciumionen und extrazelluläre Mediatoren über G-Proteine und cAMP, das zu einer Phosphorylierung der Phospholipase A_2 durch Proteinkinase und ATP führt.

Phospholipase C_β ist eine P-Diesterase, sie spaltet Phosphatidyl-Inositol-bisphosphat (PIP_2) in die second messenger Inositoltrisphosphat (IP_3) und Diacylglycerin (DAG).

IP_3 bewirkt eine Ca^{++}-Freisetzung aus dem endoplasmatischen Reticulum, das DAG aktiviert in der Membran eine Proteinkinase C.

Die Phospholipase C wird durch extrazelluläre Signale über G-Proteine aktiviert.

Kommentare aus Examen Frühjahr 2011

F11

→ **Frage 3.22: Lösung A**

Zu **(A)**: Arachidonsäure (Eicosatetraensäure) ist eine 4-fach ungesättigte C_{20}-Fettsäure, aus der die Eicosanoide (Prostaglandine, Prostacycline, Thromboxane und Leukotriene) gebildet werden. **Arachidonsäure wird aus** der essentiellen, 2-fach ungesättigten C_{18}-Fettsäure **Linolsäure synthetisiert**, indem Linolsäure mit Acetyl-CoA um 2 C-Atome verlängert und 2 zusätzliche Doppelbindungen eingefügt werden. Die essentielle, mehrfach ungesättigte Fettsäure Linolsäure muss in einer Menge von mindestens 8 Gramm pro Tag mit der Nahrung aufgenommen werden.

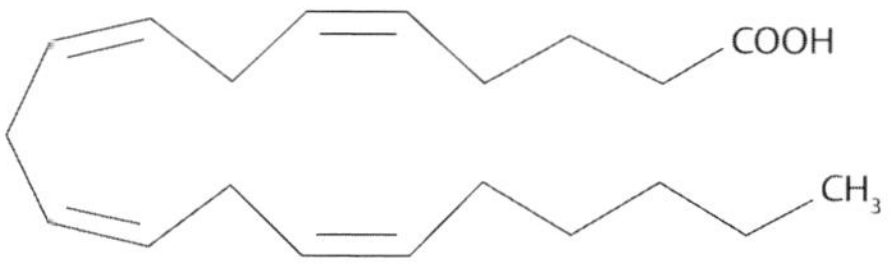

Arachidonsäure ($C_{20}H_{32}O_2$).

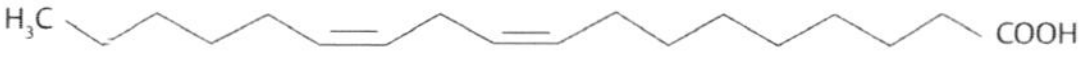

Linolsäure ($C_{18}H_{32}O_2$).

Zu **(B)**: Myristinsäure ist eine gesättigte C_{14}-Fettsäure, die als Anker für Membranproteine wirkt.

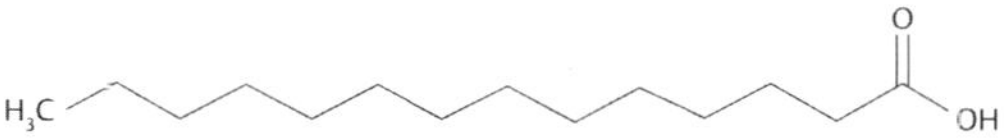

Myristinsäure ($C_{14}H_{28}O_2$).

Zu **(C)**, **(D)** und **(E)**: Diese ungesättigten Fettsäuren enthalten nur jeweils eine Doppelbindung und werden vom Menschen aus den gesättigten Fettsäuren synthetisiert. Die Nervonsäure ($C_{24}H_{46}O_2$) kommt in den Cerebrosiden vor. Ölsäure ($C_{18}H_{34}O_2$) wird aus Stearinsäure gebildet und kommt in allen Fetten und Ölen vor. Palmitoleinsäure ($C_{16}H_{30}O_2$) kommt im Depotfett, im Milchfett und in Pflanzenölen vor.

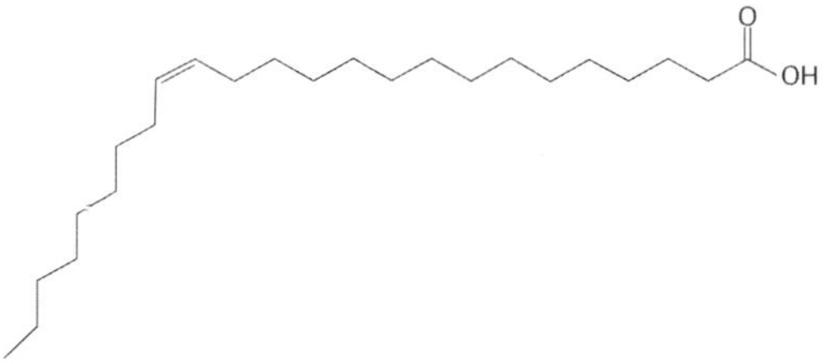

Nervonsäure ($C_{24}H_{46}O_{29}$).

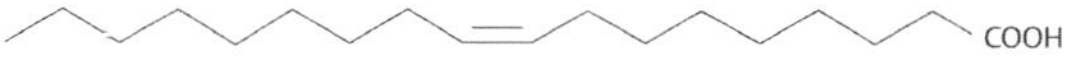

Ölsäure ($C_{18}H_{34}O_2$).

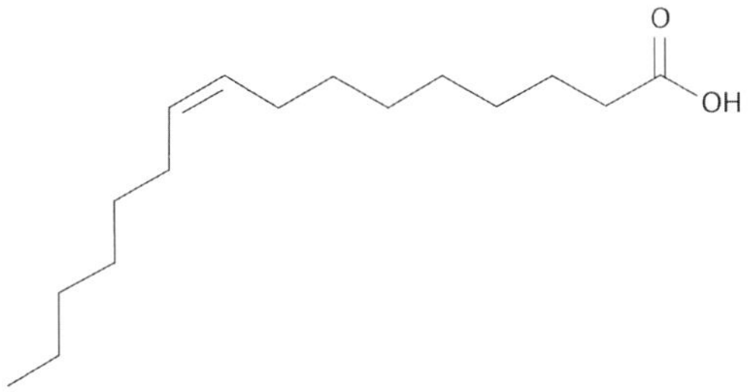

Palmitoleinsäure ($C_{16}H_{30}O_2$).

F11

→ **Frage 3.23: Lösung D**

Zu **(D)**: Linolensäure ($C_{18}H_{30}O_2$) ist eine 3-fach ungesättigte C_{18}-Fettsäure, deren letzte Doppelbindung drei C-Atome vom Methylende entfernt ist und die deswegen als Omega-3-Fettsäure bezeichnet wird. Die Formel der Linolensäure zeigt sehr schön, dass die Doppelbindungen cis-konfiguriert sind, also einen Knick in der Kette bilden und nicht konjugiert sind, sondern isoliert vorliegen - also durch eine CH_2-Gruppe voneinander getrennt sind.
Zu **(A)**: Die Formel zeigt die Ölsäure ($C_{18}H_{34}O_2$).
Zu **(B)**: Hier abgebildet ist die essentielle Omega-6-Fettsäure Linolsäure ($C_{18}H_{32}O_2$).
Zu **(C)**: Die Formel zeigt eine Linolsäure, die an einer Doppelbindung von der cis- in die trans-Konfiguration denaturiert ist, z. B. durch langes, übermäßiges Erhitzen. Transfettsäuren sind schädlich, sie sind nicht mehr essentiell und erhöhen u. a. die Cholesterin-Konzentration im Blutplasma.
Zu **(E)**: Hier ist die denaturierte Linolensäure mit 2 trans-konfigurierten Doppelbindungen dargestellt.

4 Chemie der Nucleotide und Nucleinsäuren

IV.1 Nucleoside und Nucleotide

Als Bestandteile von Nucleosiden, Nucleotiden und Nucleinsäuren kommen zwei Purinbasen und drei Pyrimidinbasen vor.

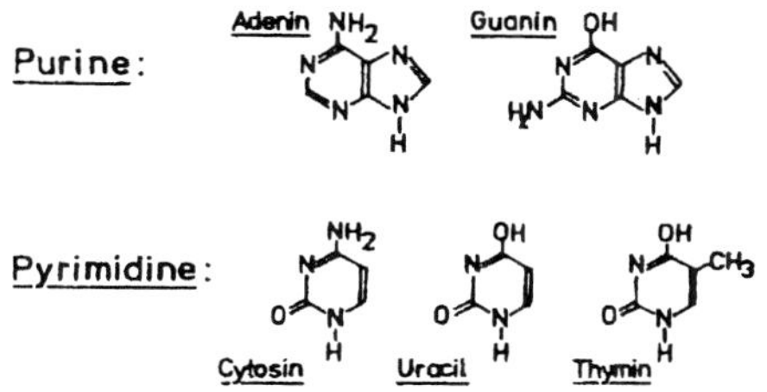

Die Basen können N-glykosidisch mit Pentosen zu **Nucleosiden** verbunden sein, mit Ribose zu Ribonucleosiden und mit 2-Desoxyribose zu Desoxyribonucleosiden.

Nucleoside können mit Phosphorsäure zu **Nucleotiden** (Ribonucleotiden und Desoxyribonucleotiden) verestert sein. Die Nucleosidphosphate (Nucleotide) können als Monophosphate (mit einer energiearmen Esterbindung), als Diphosphate (mit einer energiereichen Phosphorsäureanhydridbindung) und als Triphosphate (mit zwei energiereichen Bindungen) vorkommen.

Nomenklatur der Nucleoside

Base	Ribonucleosid	Desoxyribonucleosid
Adenin	Adenosin	Desoxyadenosin
Guanin	Guanosin	Desoxyguanosin
Cytosin	Cytidin	Desoxycytidin
Uracil	Uridin	–
Thymin	–	Desoxythymidin

Bei der Hydrolyse einer Phosphorsäureanhydridbindung wird eine Energie von 30 kJ (= 7 kcal) pro Mol frei. Wenn Nucleinsäuren (Polynucleotide mit P-Diesterbindungen) gebildet werden, wird pro eingebautem Nucleotid eine Energiemenge von 60 kJ benötigt. Alle einzubauenden Nucleotide müssen als Triphosphate vorliegen und Pyrophosphat (bzw. daraus entstehend 2 anorg. Phosphate) wird abgespalten.

Für endergone (= Energie verbrauchende) Prozesse (Bewegung, aktiver Transport, Biosynthesen; vgl. auch Lerntext VI.1) wird im Stoffwechsel die Energie durch die Hydrolyse von ATP zu ADP und anorganischem Phosphat geliefert. ADP wird durch Atmungskettenphosphorylierung (95 %) und durch Substratkettenphosphorylierung (5 %) wieder zu ATP rückverwandelt.

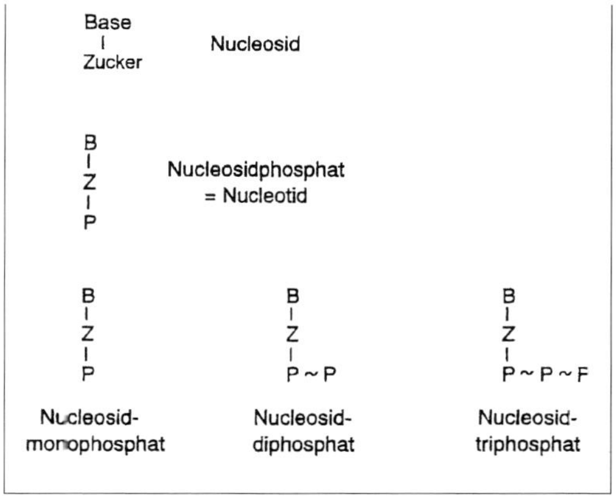

H09

→ **Frage 4.1: Lösung A**

Zu **(A)**: **Uridinmonophosphat** ist ein Nucleotid, in dem das Pyrimidin **Uracil N-glykosidisch** ((B) ist falsch) **mit Ribose verbunden** ist.

Zu **(C)** und **(E)**: Beide Aussagen sind falsch, denn **in Nucleosidmonophosphaten liegt** die **Phosphorsäure nicht als Diester** (C) wie in den Nucleinsäuren **und auch nicht als** energiereiches **Phosphorsäureanhydrid** (E) wie in den Nucleosiddiphosphaten und Nucleosidtriphosphaten **vor**, sondern energiearm als Phosphorsäureesterbindung.

Zu **(D)**: **Uridinmonophosphat besitzt** keinen Purinring, sondern einen **Pyrimidinring**.

H09

→ **Frage 4.2: Lösung D**

Zu **(D)**: Uracil (U) und Thymin (T) sind verschieden substituierte Pyrimidinbasen, wobei Uracil charakteristisch ist für RNA und Thymin für DNA.

Zu **(A)**: Uracil und Thymin können zwar jeweils in der Ketoform oder Enolform vorliegen (→ Keto-Enol-Tautomerie), werden aber hierdurch nicht ineinander umgewandelt, sondern durch Methylierung entsteht aus dUMP das dTMP.

Zu **(B)**: Die zusätzliche Methylgruppe (-CH_3) erhöht die molare Masse des Thymin nicht um 16 g/mol, sondern [ein H wird ersetzt (-1), CH_3 → 12 + 3 (also +15)] um 14 g/mol.

Zu **(C)**: Uracil und Thymin enthalten nicht 3, sondern 2 Stickstoffatome. Die dritte Pyrimidinbase Cytosin enthält dagegen 3 Stickstoffatome.

Zu **(E)**: Die Purinbasen und nicht die Pyrimidinbasen werden zu Harnsäure abgebaut. Pyrimidinbasen gehören zu den wenigen Ringsystemen, die von Säugetieren vollständig zu CO_2, H_2O und Ammoniak abgebaut werden können.

F09

→ **Frage 4.3: Lösung E**

Zu **(E)**: Das Coffein enthält ein Puringerüst.
Zu **(A)**: Die beiden Ketogruppen können keine Keto-Enol-Tautomerie zeigen, weil durch die Methylierung der Stickstoffe im Ringsystem kein Wasserstoff zur Verfügung steht.
Zu **(B)**: Als stereogenes Zentrum (asymmetrisches Kohlenstoffatom oder auch Chiralitätszentrum) bezeichnet man in der Stereochemie vierbindige tetraedrisch koordinierte Atome, die vier unterschiedliche Substituenten tragen.
Zu **(C)**: Coffein kommt als Nucleinsäurebaustein nicht vor.
Zu **(D)**: Sekundäre Amine sind durch den Austausch von zwei Wasserstoffatomen des Ammoniaks durch organische Molekülgruppen charakterisiert.

IV.2 Nucleinsäuren

Nucleinsäuren sind Polynucleotide, in denen die einzelnen Nucleotide durch 3′,5′-P-Diesterbindungen miteinander verknüpft sind. Das Grundgerüst sowohl der Ribonucleinsäuren (RNA) als auch der Desoxyribonucleinsäuren (DNA) stellen Pentosen, verbunden durch P-Diesterbindungen von C-3 nach C-5, dar. An C-1 der Zucker, aus der Kette herausragend, sind N-glykosidisch Pyrimidin- und Purinbasen gebunden. Die Basen Adenin (A), Guanin (G) und Cytosin (C) kommen in DNA und RNA vor. Uracil (U) kommt ausschließlich in RNA und Thymin (T) ausschließlich in DNA vor.
Nucleinsäuren werden durch eine Sequenz aus jeweils 4 Basen charakterisiert:

Ribonucleinsäuren (RNA)

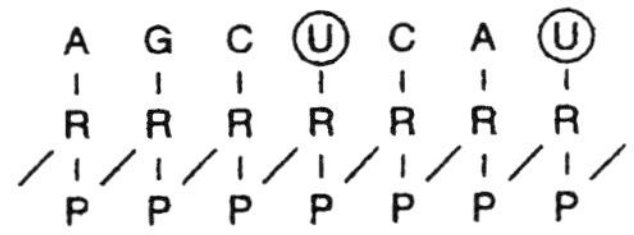

Desoxyribonucleinsäuren (DNA)

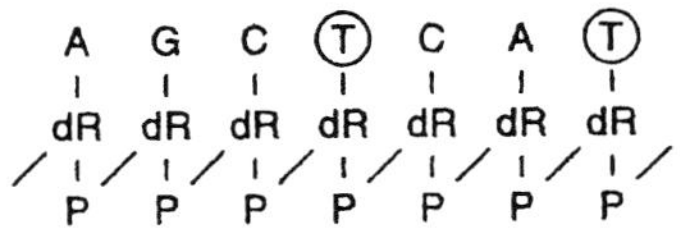

Die DNA liegt als Doppelhelix vor, die beiden Einzelstränge sind gegenläufig (antiparallel) umeinander gewunden. Die Basen stehen senkrecht zur Zuckerphosphatkette ins Innere der Doppelwendel und halten über H-Brücken die beiden Stränge zusammen. Da jeweils ein A mit einem T über 2 H-Brücken (A = T) und jeweils ein G mit einem C über 3 H-Brücken (G≡C) verbunden ist, sind die beiden Stränge einander komplementär, d. h. bei Kenntnis der Sequenz des einen Stranges lässt sich die Sequenz des anderen Stranges ableiten.
Bei der Basenpaarung liegen Cytosin, Guanin und Thymin in der Ketoform vor. Es reagiert jeweils eine Pyrimidinbase mit einer Purinbase, sodass in der DNA das Verhältnis Pyrimidine zu Purinen immer 1 ist. Auch A und T sowie C und G kommen immer in äquimolarem Verhältnis vor.
Die DNA liegt als Doppelstrang vor:

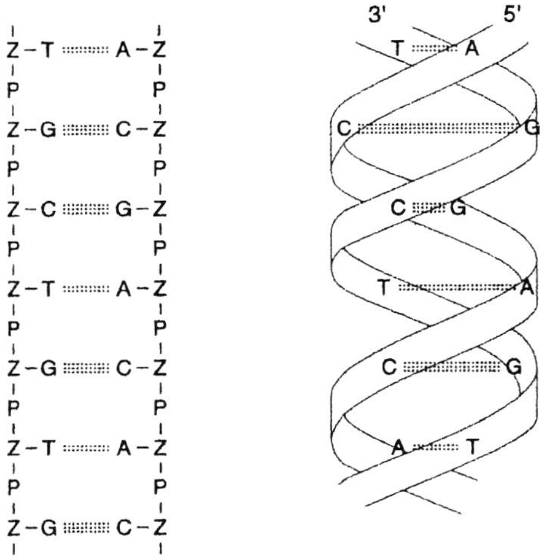

Strickleiter **Doppelhelix**

	Art und Vorkommen	Funktion
DNA	Kern, Mitochondrien	genetisches Material
RNA	ribosomale (r-)RNA	Ribosomenstruktur
	transfer-(t-)RNA	Adapter zur Aminosäureaktivierung
	messenger-(m-)RNA	Übertragung der genetischen Information aus dem Kern ins Cytoplasma zur Proteinsynthese

RNA liegt praktisch immer als Einzelstrang vor, sodass sich feste Basenverhältnisse nicht ergeben. Allerdings können sich durch Rückfaltung des Einzelstranges H-Brücken zwischen bestimmten, einander komplementären Strangabschnitten mit Paarung C≡G und A=U ergeben, die dann zur äußeren Form (Konformation) der RNA beitragen.
Die DNA der Bakterien (Prokaryonten) liegt ohne Protein („nackt") zu einem Ring geschlossen vor. Bei kernhaltigen Zellen (Eukaryonten) liegt saure DNA im Kern als Komplex mit basischen Proteinen (durch Ionenbindung stabilisiert) vor. Diese Kernproteine (Histone) sind reich an Lysin und Arginin.

Der DNA-Protein-Komplex wird **Chromatin** genannt. Die Grundeinheit des Chromatins ist das **Nucleosom**, aufgebaut aus 4 verschiedenen Histonen (H2A, H2B, H3 und H4), die im Nucleosom jeweils doppelt vorkommen und so ein Octamer bilden, um das die DNA in einer Länge von 146 Basenpaaren in knapp 2 Windungen gewickelt vorliegt. Über sog. linker-DNA sind viele Nucleosomen perlschnurartig zu einer langen höheren Struktur (Chromosom) aufgereiht.
Das Chromatin der Eurkaryonten (DNA + Protein) wird vor der Zellteilung in der S-Phase (Synthesephase) des Zellzyklus verdoppelt.

Klinischer Bezug

Human-Genom und Polymorphismen

Das menschliche Genom besteht aus einer Sequenz von 3 Milliarden Basenpaaren (3×10^9 BP). Die Sequenzaufklärung ergab, dass das menschliche Genom zu höchstens 20 % aus Gen kodierender DNA besteht, die etwa 40 000 Gene enthält und dass sich nicht verwandte Individuen in nur 0,1 % der Genomsequenz, also in 3 Millionen Positionen unterscheiden. Diese Unterschiede werden genetischer Polymorphismus genannt. Die Mehrzahl der Polymorphismen bleibt funktionell stumm. Wirken die Polymorphismen sich funktionell negativ aus, so entstehen die sog. Erbkrankheiten, bekannt sind ca. 5000.
Die Erbkrankheiten wurden zunächst klinisch und labormedizinisch über die veränderten Enzyme, Proteine und (oder) Metabolitkonzentrationen diagnostiziert und jeweils als einheitliche Krankheit aufgefasst, wie z. B. die Phenylketonurie (PKU).
Durch die Gensequenz konnten dann aber bei der PKU im verantwortlichen Phenylalanin-Hydroxylase-Gen beim Menschen 240 verschiedene Mutationen (Polymorphismen) nachgewiesen werden, so dass die meisten PKU-Patienten vom Vater und von der Mutter verschiedene Gendefekte geerbt haben, was die unterschiedliche Ausprägung und Schwere der PKU bei den Betroffenen erklärt und was für die genetische Diagnostik der PKU-Überträger von Bedeutung ist.
Gleiches gilt für die klassische Bluterkrankheit, die Hämophilie A. Hier wurden im Gen für das antihämophile Globulin (Faktor 8) über 80 Polymorphismen nachgewiesen.
Auch stumme Polymorphismen können klinisch von Bedeutung sein: so weisen Individuen mit defekter Serum-Cholinesterase keinerlei Auffälligkeiten auf, erst eine anaesthesiologische Muskelrelaxation mit Succinyldicholin führt zu bedrohlichen Zwischenfällen (periphere Atemlähmung), weil das Relaxans verzögert abgebaut wird.
Man geht heute davon aus, dass generell das unterschiedliche Ansprechen verschiedener Individuen auf Arzneimittel, Genussmittel und Gifte durch Polymorphismen bedingt ist. Erst deren Aufklärung und Diagnose wird eine gezielt dosierte Arzneitherapie erlauben.

F09

→ **Frage 4.4: Lösung A**

Zu **(A)**: Die DNA-Basen Guanin (= G), Cytosin (= C) und Thymin (= T) besitzen OH-Gruppen, die Keto-Enol-Tautomerie aufweisen. Für die Basenpaarung A = T und C = G muss die Ketoform vorliegen. Liegt von Thymin die Enolform vor, resultieren Fehlpaarungen bei der Replikation, es kommt zu Mutationen.
Zu **(B)**: Thymin-Dimere entstehen aus der Ketoform in der DNA durch UV-Licht.
Zu **(C)**: Uracil kommt in DNA nicht vor und enthält auch keine NH_2-Gruppe. Die Desaminierung von Cytosin ergibt Uracil, was zu einer Mutation führt.
Zu **(D)**: Leserastermuationen (frameshift mutations) werden hervorgerufen durch interkalierende Verbindungen. Dabei können sich Verbindungen mit flacher Molekülstruktur zwischen die Basenpaare der DNA schieben. Das führt dazu, dass meist Basen zusätzlich eingebaut (Basen-Insertion) oder Basen entfernt werden (Basen-Deletion). In beiden Fällen kommt es zur Verschiebung des Leserasters. Von der betroffenen Stelle an werden Codes falsch abgelesen. Das zugehörige Protein ist daher meist unbrauchbar.
Zu **(E)**: Thymin und Uracil sind verschieden substituierte Pyrimidinbasen.

F10

→ **Frage 4.5: Lösung C**

Zu **(C)**: Nukleinsäuren (DNA und RNA) sind Polynukleotide, wobei die Nukleotide über Phosphorsäurediesterbindungen zwischen den 5er-Zuckern (Ribose bzw. Desoxyribose) verbunden sind. Dabei werden die 5 C -Atome der Pentosen als C -1' bis C -5'durchnummeriert, um sie von der Durchnummerierung der Basenringglieder zu unterscheiden. Die P-Diesterbindungen verbinden das C -3' des einen Nukleotids mit dem C -5' des benachbarten Nukleotids.
Siehe Lerntext IV.2.

F10

→ **Frage 4.6: Lösung B**

Zu **(B)**: In Nukleosiden, Nukleotiden und Nukleinsäuren sind die Purinbasen (Adenin und Guanin) und die Pyrimidinbasen (Cytosin, Uracil und Thymin) jeweils mit dem glykosidischen Hydroxyl der Ribose bzw. der Desoxyribose N-glykosidisch verbunden. Formal gesehen geschieht dies durch H_2O-

Abspaltung aus einem NH der Basenringstruktur und dem glykosidischen OH der Pentosen.

H08

→ **Frage 4.7: Lösung E**

Zu **(E)**: Nucleinsäurebasen weisen Keto-Enol-Tautomerie auf. Das Gleichgewicht liegt weit auf der Seite der Enolform, was notwendig für die Basenpaarung A = T und C = G bzw. A = U ist. Die selten auftretende Ketoform führt bei der Replikation zu spontanen Mutationen.
Zu **(A)**: Basenpaarung ist nicht nur zwischen Desoxyribonucleotid-Strängen möglich, sondern tritt auch bei RNA und bei RNA-DNA-Hybriden auf.
Zu **(B)**: Es paaren sich nie zwei gegenüberliegende Purinbasen, sondern immer eine Pyrimidinbase mit einer Purinbase.
Zu **(C)**: Basenpaarung tritt auch innerhalb einer Kette durch Rückfaltung auf, z. B. bei der Kleeblattform der tRNA.

F06

→ **Frage 4.8: Lösung B**

Bedingt durch die Basenpaarung A=T und C=G kommen A und T sowie C und G jeweils in gleichen molaren Mengen vor.
20% G entsprechen also 20% C, die verbleibenden 60% Basen entfallen auf A + T, also ist 30% dAMP die richtige Angabe (B).

F03 F01 H98

→ **Frage 4.9: Lösung C**

In Eukaryonten und Prokaryonten liegt die DNA in einer Doppelhelixstruktur vor: Die Basen Adenin und Thymin bzw. Guanin und Cytosin sind in den parallel liegenden Strängen jeweils durch Wasserstoffbrücken miteinander verbunden. Diese Anordnung ist eine Voraussetzung für die Replikation, die Transkription und eventuelle DNA-Reparatur. RNA-Strukturen liegen normalerweise als Einzelstrang vor; in tRNA-Molekülen und während der Translation gibt es aber auch Basenpaarungen zwischen RNA-Strängen: (A) ist falsch. Wie die nachfolgende Skizze zeigt, müssen die sauerstoffhaltigen Basen Guanin, Thymin, Cytosin (und auch Uracil) in der Laktam-(Keto-)-Form vorliegen, damit der Ringstickstoff als H-Donor und der benachbarte Sauerstoff als H-Akzeptor dienen können.

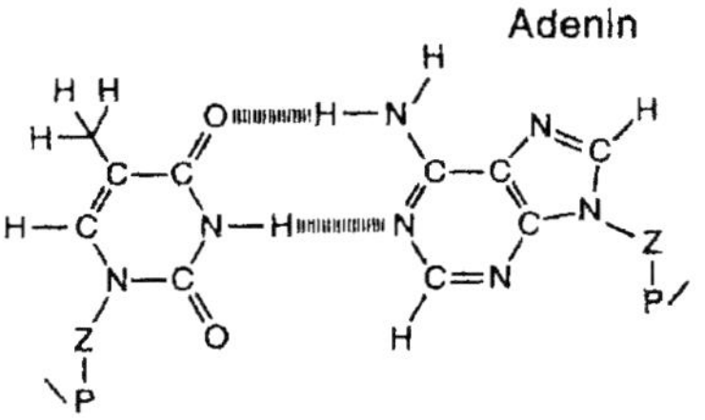

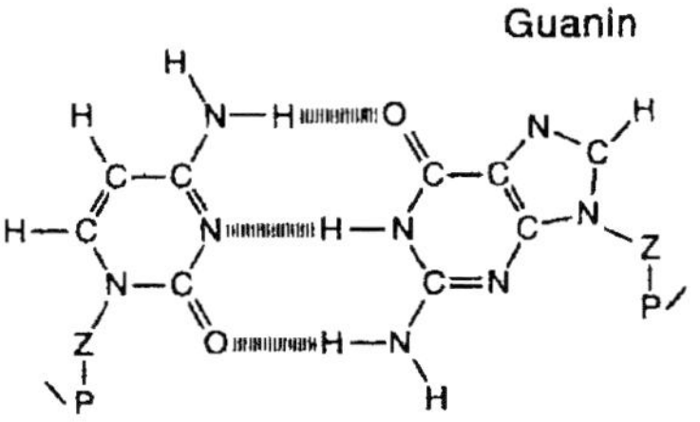

F08

→ **Frage 4.10: Lösung D**

In RNA kommen die Basen A, G, C und U vor, in DNA A, G, C und T.
Aussagen (A) und (B) sind falsch, denn Nukleinsäuren enthalten nie Hexosen, sondern stets die Pentosen Ribose (RNA) und Desoxyribose (DNA).
Aussage (C) ist falsch, denn die Base Adenin kommt sowohl in DNA als auch in RNA vor.
Aussage (E) ist falsch, denn in der Regel ist DNA viel länger als RNA.
Siehe Lerntext IV.2.

F06

→ **Frage 4.11: Lösung C**

Histone sind kleine basische Proteine im Zellkern, die mit DNA das Chromatin aufbauen. Der Anteil der basischen Aminosäuren Arginin und Lysin ist in den Histonen mit 20–30% ungewöhnlich hoch (C).
Aussage (A) ist falsch, denn Histone werden nicht im Zellkern, sondern an Ribosomen im Cytosol gebildet.
Aussage (B) ist falsch, denn das Histon H1 kommt nicht im Octamer vor, sondern dient als Verbindung („linker") zwischen den Nucleosomen. Zudem bestehen die aufbauenden Dimere der Nucleosomen jeweils aus 2 verschiedenen Histonmolekülen (Heterodimere).
Aussage (D) ist falsch, denn die Acetylierung von Lysin im H4-Histon destabilisiert die Struktur, wodurch die Transkription nicht gehemmt, sondern stimuliert wird.

Aussage (E) ist falsch, denn die DNA-Methylierung hat mit der eukaryoten Genexpressionsregulation nichts zu tun. Sie spielt eine Rolle bei der prokaryoten Restriktion und Modifikation zum Schutz vor Bakteriophagen.

F07 H02 F00

→ **Frage 4.12: Lösung B**

In Eukaryonten liegt die saure Nucleinsäure als Komplex mit basischen Proteinen (C) vor. Die Basizität der Histone kann regulatorisch durch Acetylierung von Lysinresten herabgesetzt werden (D). Histone sind in der Evolution sehr konservativ (E).
Die gesuchte Falschaussage ist (B), denn der Nucleolus ist nicht besonders Histon-reich, sondern der Bereich des Kerns, in dem durch die RNA-Polymerase I die ribosomale RNA synthetisiert wird und mit aus dem Cytoplasma importierten ribosomalen Proteinen zu Ribosomen aufgebaut wird.

F07

→ **Frage 4.13: Lösung A**

Mitochondrien enthalten eine ringförmige DNA (A), die für etwa 10 % der mitochondrialen Proteine codiert. Die mtDNA entspricht bakterieller DNA.
Die Aussagen (B), (C), (D) und (E) sind nicht zutreffend, denn die mtDNA ist „nackt", d. h. sie ist nicht mit Histonen komplexiert, sie enthält keine Introns und codiert nur für mitochondriale RNA und Proteine. Da Mitochondrien bei der Fertilisation nur aus der Eizelle stammen, wird die mtDNA nicht paternal vererbt, sondern maternal.
Siehe Lerntext XV.6.

Kommentare aus Examen Frühjahr 2011

F11

→ **Frage 4.14: Lösung C**

Zu **(C)**: Wenn Nucleinsäurebasen (Adenin, Guanin, Cytosin, Uracil und Thymin) N-glykosidisch mit Pentosen (Ribose oder Desoxyribose) verbunden werden entstehen die **Nucleoside**. Werden diese **am C-5 der Pentose mit Phosphat verestert, entstehen Nucleotide**. Die Nucleotide können als Nucleosidmonophosphat, Nucleosiddiphosphat oder Nucleosidtriphosphat vorliegen.

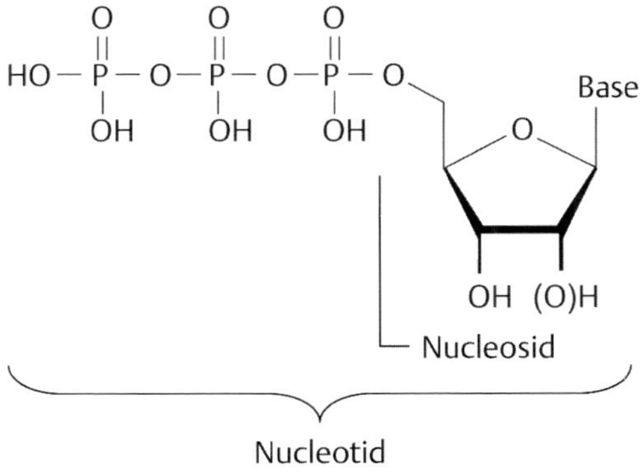

5 Vitamine und Coenzyme

V.1 Definition und Einteilung der Vitamine

Vitamine sind organische Substanzen, die als solche oder als Vorstufen („Provitamine") mit der täglichen Nahrung in µg bis mg-Mengen aufgenommen werden müssen und die dann, meist nach geringfügiger Modifizierung ihrer Struktur, im Intermediärstoffwechsel als **Coenzyme** fungieren.

Es gibt 9 wasserlösliche und 4 fettlösliche Vitamine, die mit großen Buchstaben (z.B. A, B, C) und manchmal zusätzlich mit Indexzahlen (z.B. B_1, B_{12}, D_3) bezeichnet werden. Außerdem sind Trivialnamen in Gebrauch, die Beziehung zur Struktur (z.B. Thiamin), Funktion (Retinol) oder zu Mangelkrankheiten (Ascorbinsäure) erkennen lassen.

Wasserlösliche Vitamine	Fettlösliche Vitamine
B_1 Thiamin	A Retinol
B_2 Riboflavin	D Calciferol
B_3 Niacinamid	E Tocopherol
B_6 Pyridoxin	K Phyllochinon
B_{12} Cobalamin	
Folsäure	
Pantothensäure	
C Ascorbinsäure	
H Biotin	

Einige Buchstaben oder Ziffern fehlen in der Auflistung, weil früher postulierte Vitamine später aus verschiedenen Gründen gestrichen werden mussten.

Die meisten Vitamine sind im Tier- und Pflanzenreich so weit verbreitet, dass bei gemischter Nahrung eine ausreichende Versorgung des Menschen gewährleistet ist. Mangelzustände treten unter abnormen Lebensumständen auf: z.B. der Vitamin B_1-Mangel (Beriberi) bei ausschließlicher Ernährung mit poliertem Reis, der Vitamin C-Mangel (Skorbut) bei langfristigem Obst- und Gemüsemangel. Störungen in der intestinalen Resorption führen zum „sekundären Vitaminmangel".

Klinischer Bezug

Vitamin-Therapie

Indiziert sind Vitamine nur zum Ausgleich eines Mangels, bei den extrem seltenen Avitaminosen (totales Fehlen) und bei den gelegentlichen Hypovitaminosen (relative Minderversorgung). Der primäre Mangel ist durch einseitige Ernährung, der sekundäre durch gestörte Resorption bedingt. Dass eine Überversorgung (Mega-Therapie) mit bestimmten Vitaminen leistungs- und gesundheitsfördernd ist, muss stark bezweifelt werden. Ihrer Begründung liegt zumindest ein Denkfehler zugrunde, weil bei allen Hypovitaminosen neben spezifischen Symptomen auch Allgemeinsymptome wie Müdigkeit, Leistungsschwäche und Infektanfälligkeit auftreten, wird im falschen Umkehrschluss angenommen, dass eine massive Multivitamingabe leistungsfördernd, infektionsprophylaktisch und allgemein krankheitsverhütend wirkt. Trotz vieler epidemiolgischer Studien konnte eine derartige Wirkung nicht bewiesen werden. Eine Überdosierung von fettlöslichen Vitaminen ist u.U. sogar schädlich.

V.2 Thiamin (Vit. B_1)

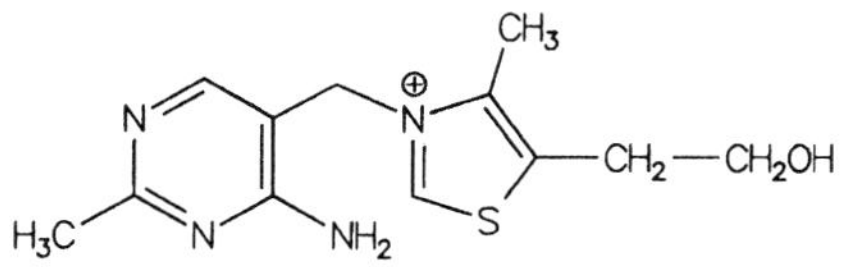

Vit B_1 = Thiamin = Aneurin

Bedarf: 1–2 mg/Tag

Funktion: Coenzym: Thiaminpyrophosphat (TPP) = Thiamindiphosphat (TDP)

1. oxidative Decarboxylierung von α-Ketosäuren:
   - Pyruvat → Acetyl-CoA
   - α-Ketoglutarat → Succinyl-CoA
2. Transketolase im Pentosephosphatweg

Mangel: Polyneuritis, Beriberi

Thiamin, das wasserlösliche Vitamin B_1, besitzt einen Pyrimidin- und einen Thiazolring sowie eine Ethanolseitenkette. Durch Pyrophosphorylierung wird Thiamin zum Coenzym Thiamindiphosphat (TDP), das α-Ketosäuren zur Decarboxylierung anlagern kann. Danach finden sich, am C-2 des TDP gebunden, „**aktivierte Aldehyde**". TDP ist die prosthetische Gruppe der Pyruvatdehydrogenase, der Ketoglutaratdehydrogenase (Citratcyclus) und der Transketolase (Pentosephosphatcyclus). Thiamin ist in den in Europa üblichen Nahrungsmitteln (Ausnahme: polierter Reis) ausreichend vorhanden; der Tagesbedarf des Menschen ist etwa 1 mg. Bei ausschließlicher Ernährung mit poliertem Reis kommt es zu einer Beriberi genannten Muskel- und Nervenerkrankung, die durch Thiamin verhindert oder geheilt werden kann.

Klinischer Bezug

Beriberi-Krankheit

Bei einem Vit. B_1-Mangel (einseitige Ernährung z.B. mit poliertem Reis, Weißbrot oder bei Resorptionsstörungen) kommt es zu einer Polyneuritis mit Schmerzen, Muskelschwäche und einer lebensbedrohlichen Herzinsuffizienz.

Da meistens auch andere Vitamine nicht ausreichend vorhanden sind, wird bei Beriberi nicht nur Vit. B_1 (Thiamin) hochdosiert verabreicht, sondern es wird zusätzlich ein Multivitaminpräparat verschrieben.

H05

→ **Frage 5.1: Lösung C**

Thiaminmangel führt zum Mangel an Thiaminpyrophosphat (TPP), einem Coenzym der oxidativen Decarboxylierung von Pyruvat zu Acetyl-CoA und α-Ketoglutarat zu Succinyl-CoA. Beriberi tritt bei einseitiger Ernährung mit poliertem Reis auf.
(A) ist falsch, denn Linolsäure-Mangel führt nicht zu Beriberi, sondern zu uncharakteristischen Allgemeinsymptomen, ausgelöst durch den sich ergebenden Arachidonsäuremangel mit Störungen der Eicosanoidbildung.
(B), (D) und (E) sind unzutreffend, denn die genannten Stoffe sind keine essenziellen Nahrungsfaktoren.
Siehe Lerntext V.2.

F07

→ **Frage 5.2: Lösung E**

Thiamindiphosphat (TDP) ist eines der 5 Coenzyme der oxidativen (dehydrierenden) Decarboxylierung von α-Ketosäuren (Pyruvat, α-Ketoglutarat, verzweigte α-Ketosäuren aus dem Abbau von Leucin, Isoleucin und Valin). Daneben ist TPP Coenzym der Transketolase im Pentose-P-Weg.
Siehe Lerntext V.2.

F09

→ **Frage 5.3: Lösung D**

Zu **(D)**: Thiamin (= Aneurin = Vitamin B_1) ist notwendig als Thiaminpyrophosphat (TPP) für die oxidative Decarboxylierung von α-Ketosäuren (Pyruvat zu Acetyl-CoA, α-Ketoglutarat zu Succinyl-CoA). Im Pentose-P-Weg ist TPP Cofaktor der Transketolase.
Zu **(A)**, **(C)** und **(E)**: Diese Enzyme benötigen keine Coenzyme, sind also vitaminunabhängig.
Zu **(B)**: Die G-6-PDH benötigt nicht TPP, sondern NADP als Coenzym.

V.3 Riboflavin (Vit. B_2)2

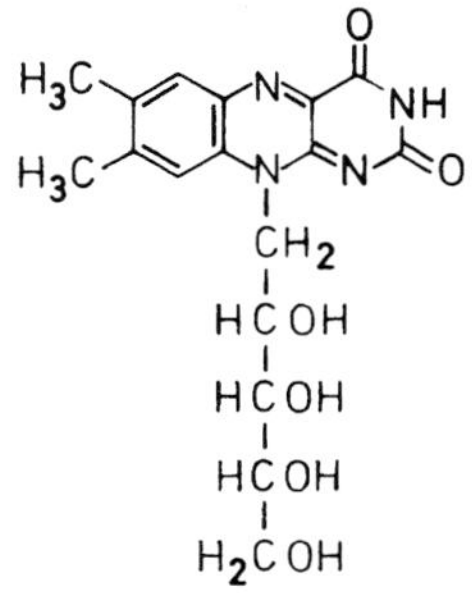

Riboflavin

Bedarf: 1–2 mg/Tag
Funktion: Coenzyme: FMN und FAD
Mangel: Dermatitis, Glossitis
Riboflavin ist zusammengesetzt aus einem trizyklischen Heterocyclus und dem C_5-Alkohol Ribit- und NICHT der Pentose D-Ribose! Aus dem in unserer Nahrung weit verbreiteten Vitamin (spezifische Mangelerscheinungen sind nicht bekannt!) entstehen zwei wichtige Coenzyme: Veresterung mit Phosphorsäure ergibt das FMN (Flavinmononucleotid), eine Veresterung mit ADP führt zum FAD (Flavinadenindinucleotid). Beide Coenzyme sind Bestandteil von Flavoproteinen, die als Dehydrogenasen wirken.
Riboflavin, auch Vitamin B_2 genannt, ist hitzestabil; mit anderen hitzestabilen und wasserlöslichen Vitaminen wird es zur Vitamin B_2-Gruppe zusammengefasst.

F07

→ **Frage 5.4: Lösung B**

Die Ahornsirupkrankheit (= Leucinose = Verzweigtketten-α-Ketosäure-Dehydrogenase-Mangel) ist eine seltene, schwere Erbkrankheit (Häufigkeit ca. 1 : 220 000, Vererbung autosomalrezessiv). Der Urin der betroffenen Kinder riecht nach Ahornsirup. Gestört ist der Abbau der aus Valin, Leucin und Isoleucin entstehenden verzweigten α-Ketosäuren durch einen Defekt der oxidativen Decarboxylierung. Dadurch kommt es zum konsekutiven Anstau der betroffenen Aminosäuren im Blut und Urin mit den Folgen einer metabolischen Azidose, Störung der Myelinisierung sowie Hyperuricämie. Die klassische Verlaufsform (Enzymaktivität < 2 %) führt innerhalb weniger Tage unbehandelt zum Tode. Therapeutisch wird die Zufuhr der essenziellen verzweigten Aminosäuren auf das nötige Minimum reduziert. Zusätzlich können die Vitamine für die Herstellung der Coenzyme der oxidativen (= dehydrierenden) Decarboxylierung substituiert werden. Es sind dies Thiamin, Pantothensäure, Riboflavin und Niacin.

F09

Frage 5.5: Lösung D

Zu **(D)**: Nicotinsäure und Nicotinamid (Vitamin B_3) enthalten einen Pyridinring.
Vitamin B_3 kann auch in einem Nebenweg aus Tryptophan gebildet werden. Es ist notwendig für die Synthese der Coenzyme NAD und NADP.
Zu **(A)** und **(C)**: Pyran- und Furan-Ringe entstehen bei der Ringbildung der Hexosen.
Zu **(B)** und **(E)**: Purin- und Pyrimidinringe kommen in den Nucleinsäure-Basen vor.

F09

Frage 5.6: Lösung D

Zu **(D)**: Das im katabolen Stoffwechsel aus NAD entstehende NADH liefert über die Atmungskette den Großteil des ATP. Die Malatdehydrogenase im Citratcyclus benötigt als Coenyzm NAD.
Zu **(B)**: Die Glutathion-Peroxidase benötigt kein NAD, sie entgiftet H_2O_2 mit 2 Glutathion. Es entstehen 2 H_2O und 1 Glutathiondisulfid.
Zu **(A)**, **(C)** und **(E)**: Die genannten Enzyme benötigen nicht NAD/NADH, sondern NADP/NADPH.

H10

Frage 5.7: Lösung B

Zu **(B)**: Die Wasserstoff-übertragenden Coenzyme Nicotinamid-Adenin-Dinucleotid (NAD) und Nicotinamid-Adenin-Dinucleotid-Phosphat (NADP) werden aus Niacin (Vitamin B_3) synthetisiert. Bei ungenügender Vitamin B_3-Zufuhr mit der Nahrung kann **Niacin** auch aus der essentiellen Aminosäure **Tryptophan** gebildet werden.
Zu **(A)**: Wird Wasserstoff für Biosynthesen benötigt, wird nicht NADH verwendet, sondern NADPH.
Zu **(C)**: Im Citrat-Zyklus wird nicht NADPH, sondern 3 NADH und 1 $FADH_2$ gewonnen. Der so gewonnene Wasserstoff wird in der Atmungskette zu H_2O.
Zu **(D)**: Im Photometer können NADH und NADPH bei 340 nm nicht unterschieden werden, da beide etwa dieselbe Lichtabsorption bei 340 nm aufweisen. Unterschieden werden bei 340 nm die reduzierten Formen (NADH und NADPH) von den oxidierten Formen (NAD und NADP), die bei 340 nm keine Lichtabsorption zeigen. Diese Eigenschaften sind Grundlage des optischen Enzymtests mit Dehydrogenasen.
Zu **(E)**: Für die Glukose-6-Phosphat-Dehydrogenase (Pentose-P-Weg) ist nicht NAD, sondern NADP das Coenzym.

V.4 Niacinamid (Vit. B_3)3

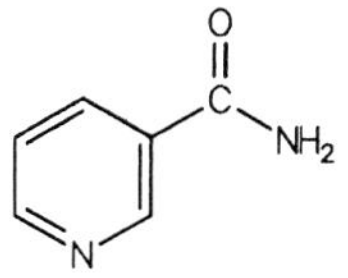

Niacin = Niacinamid = Nicotinsäureamid = Nicotinamid = Vit B_3

Bedarf: 1 mg/Tag (evtl. aus 60 mg Tryptophan)
Coenzym: NAD^+ und $NADP^+$ (für Oxidoreduktasen)
Mangel: Pellagra
Das Pyridinderivat Niacinamid wurde früher Nicotinsäureamid genannt. Vitamin B_3 wird in das Coenyzm NAD^+ eingebaut; diese NAD^+-Synthese erfolgt im Nucleolus des Zellkerns.
Niacinamid kann aus der essentiellen Aminosäure Tryptophan in einer mehrstufigen Reaktion gebildet werden; Tryptophan ist also ein „Provitamin B_3".
NAD^+ hat die Struktur Adenin-Ribose-Phosphorsäure-Phosphorsäure-Ribose-Niacinamid. Das sehr ähnlich aufgebaute Coenzym $NADP^+$ unterscheidet sich vom NAD^+ durch eine zusätzliche Phosphatgruppe an der Adenin-nahen Ribose; diese Phosphorylierung erfolgt durch eine ATP-abhängige NAD-Kinase. In ihren physikalischen Eigenschaften sind NAD(H) und NADP(H) identisch (Redoxpotential; UV-Spektrum); die Wasserstoff übertragenden Oxidoreduktasen zeigen aber bezüglich ihres Coenzyms (NAD oder NADP) eine ausgeprägte Spezifität.
Fehlen des Vitamins B_3 führt zur Pellagra (Symptome: Dermatitis, Diarrhö, Demenz), die bis in die 30er Jahre bei der Mais essenden, armen Bevölkerung auf dem Balkan, in Italien und den südlichen USA weit verbreitet war. Der Grund: Mais enthält kaum Tryptophan, aus dessen Indolring das Niacin gebildet werden kann.

H06

Frage 5.8: Lösung E

Vitamin B_6 kann in drei Formen vorliegen: Pyridoxol, Pyridoxal und Pyridoxamin. Vitamin B_6 wird phosphoryliert (Pyridoxalphosphat, PALP) und ist in dieser Form das wichtigste Coenzym für den Aminosäurestoffwechsel. Mithilfe der Transaminasen überträgt es NH_2-Gruppen zwischen Aminosäuren und α-Ketosäuren ((E) ist richtig).
Aussage (A) ist falsch, denn Acylgruppen werden mit CoASH, aus der Pantothensäure gebildet, übertragen.

Aussage (B) ist falsch, denn CO_2 wird mit Biotin (Vitamin H) übertragen.
Aussage (C) ist falsch, denn Hydridionen (H^-) werden von NAD, aus dem Niacin (= Vitamin B_3) gebildet, übertragen.
Aussage (D) ist falsch, denn Methylgruppen werden von Adenosylmethionin, Tetrahydrofolsäure und Vitamin B_{12} übertragen.
Siehe Lerntext V.6.

V.5 Vitamin-unabhängige Coenzyme

Einige Coenzyme kann der tierische Organismus vollständig aus eigenen Bausteinen synthetisieren.

Coenzym		Funktion
Cytochrom	b	Atmungskette
	c	Atmungskette
	a	Atmungskette
Ubichinon		Atmungskette
Liponsäure		Oxidative Decarboxylierung
Adenosintriphosphat (ATP)		Energietransfer
Adenosylmethionin		Methylierung
Phosphoadenosylsulfat (PAPS)		Sulfateinbau
Cytidintriphosphat (CTP)		Phospholipidsynthese
Uridintriphosphat (UTP)		Glykosidsynthese

V.6 Pyridoxin (Vit. B_6)

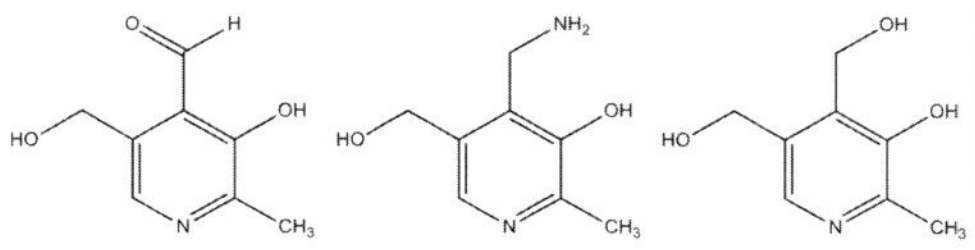

Pyridoxal Pyridoxamin Pyridoxol

Bedarf: 1–2 mg/Tag
Funktion: als Pyridoxalphosphat Coenzym für Synthese, Interkonversion und Abbau von Aminosäuren.
Mangel: unspezifische schwere Stoffwechselbeeinträchtigungen (kein typisches Krankheitsbild).
Unter der Bezeichnung Pyridoxin werden mehrere Pyridin-Derivate (Pyridoxol, Pyridoxal und Pyridoxamin) zusammengefasst, die für Mensch und Tier als Vitamin B_6 wichtig sind. Als Pyridoxal-5-phosphat werden sie zur prosthetischen Gruppe von über 40 Enzymen des Aminosäurestoffwechsels: bei Transaminasen, Aminosäuredecarboxylasen, Umwandlungen der Aminosäureseitenketten und bei Aminosäure einbauenden Synthesen. Das Vitamin ist in den hier üblichen Nahrungsmitteln weit verbreitet; der Tagesbedarf liegt bei 1 mg; spezifische Avitaminosen sind nicht bekannt.

H10

Frage 5.9: Lösung B

Zu **(B)**: Das biogene Amin Histamin entsteht aus der Aminosäure Histidin durch die Histidindecarboxylase mit der prosthetischen Gruppe Pyridoxalphosphat (PAL).
PAL - gebildet aus Pyridoxin (Vit. B_6) - ist das zentrale Coenzym für den Aminosäurestoffwechsel. Es wird kovalent gebunden (→ prosthetische Gruppe) an Aminosäure-Transaminasen, -Desaminasen und -Decarboxylasen.
Zu **(A)**: Coenzym A (CoASH) dient der Aktivierung von Fettsäuren.
Zu **(C)**: Adenosylmethionin ist ein Methylgruppendonator.
Zu **(D)**: Tetrahydrofolsäure ist Coenzym für den C_1-Stoffwechsel, z. B. bei der Purinsynthese.
Zu **(E)**: Thiamindiphosphat (= Thiaminpyrophosphat = TPP) wird aus Vit. B_1 gebildet und ist Coenzym bei der oxidativen Decarboxylierung von Pyruvat und α-Ketoglutarat. Außerdem ist es Coenzym der Transketolasereaktion im Pentosephosphatcyclus.

V.7 Cobalamin (Vit. B_{12})

Vit. B_{12} = extrinsic factor = Cobalamin
Formel: substituiertes Tetrapyrrol (Corrin), mit Co als Zentralatom.
Bedarf: ca. 1 µg/Tag
Resorption: nur mit Hilfe von „intrinsic factor", einem Glykoprotein aus Belegzellen des Magens.
Funktion:
1. Methylcobalamin für Homocystein → Methionin
2. als Adenosylcobalamin für Methylmalonyl-CoA → Succinyl-CoA
Mangel: Perniziöse Anämie (Megaloblastenanämie) Neuritis mit Demyelinisierung.
Cobalamin oder Vitamin B_{12} ist ein ringförmiger Tetrapyrrolfarbstoff mit Kobalt als Zentralatom; da zwischen dem dritten und vierten Pyrrolring die Methinbrücke fehlt, heißt der Ring Corrin, nicht Porphyrin. Vom Vitamin B_{12} abgeleitete Coenzyme sind wichtig für die Kohlenstoffketten-Isomerisierung Methylmalonyl-CoA ↔ Succinyl-CoA und für die Methylierung Homocystein → Methionin.
Cobalamin wird nur von Mikroorganismen gebildet. Vitamin B_{12} findet sich gespeichert in der Leber (Gesamtmenge 1 mg) und in kleinen Mengen

in der Muskulatur; im Pflanzenreich kommt es nicht vor. Der Tagesbedarf für den Menschen beträgt ca. 1 µg; Voraussetzung für seine Resorption ist aber, dass es im Magen auf ein von den Belegzellen gebildetes Glykoprotein, den „intrinsic factor", trifft. Mit diesem verbindet es sich und wird dann im unteren Ileum resorbiert. Fehlen des Cobalamins führt zur lebensgefährlichen **perniziösen Anämie**.

Klinischer Bezug

Perniziöse Anämie

Die klassische Perniziosa kommt nach chirurgischer Magenentfernung und bei chronischer atrophischer Gastritis mit absoluter Anacidität (bedingt durch einen Mangel an Intrinsic factor) vor. Vit. B_{12}-Mangel in der Nahrung (bei Vegetariern!), ein genetisch defekter Intrinsic factor, Erkrankungen des resorbierenden Ileums und Darmparasiten sind als Ursachen vergleichsweise selten. Es handelt sich um eine schwere, unbehandelt tödlich verlaufende (perniziös = verderbbringend) Erkrankung mit neurologischen, psychischen und hämatologischen Symptomen.

Typisch sind Zungenbrennen (Glossitis) und die erniedrigte Erythrozytenzahl, wobei die Erythrozyten vergrößert und Hb-reich sind (makrozytäre hyperchrome Anämie).

Therapie: 100 Mikrogramm Cobalamin intramuskulär alle 1–2 Monate, es bildet sich ein Depot in der Leber.

Bevor Cobalamin zur Therapie zur Verfügung stand, konnten die Perniziosakranken nur durch tägliches Essen roher Leber (bis zu 1 kg!) gerettet werden, dadurch wurde ein Überangebot an Vit. B_{12} im Darm erreicht, sodass ohne Intrinsic factor die nötigen Mikromengen Vit. B_{12} resorbiert wurden.

F10

Frage 5.10: Lösung D

Zu **(D)**: Methylmalonat entsteht beim Abbau ungeradzahliger Fettsäuren sowie der Aminosäuren Valin, Isoleucin und Threonin. Methylmalonyl-CoA wird durch eine Mutase isomerisiert zu Succinyl-CoA. Die Mutase benötigt als Kofaktor Vitamin B_{12} in Adenosylcobalamin. Vitamin B_{12}-Mangel führt daher u. a. zur Methylmalonämie. Weitere wichtige Folgen des Cobolaminmangels sind die perniziöse Anämie und eine sensorische Neuropathie.

Zu **(A)**: Ein Vitamin A-Mangel (Retinol) führt zu Sehstörungen und Haut-, Schleimhaut- und Drüsenschädigungen.

Zu **(B)**: Vitamin B_1-Mangel (Thiamin) führt zur Beriberi-Krankheit mit v. a. neurologischen Symptomen.

Zu **(C)**: Der Mangel an Vitamin B_2 (Riboflavin) führt zu Entzündungen der Haut und der Zunge.

Zu **(E)**: Beim Tocopherol (Vitamin E) ist strittig, ob es überhaupt für den Menschen ein Vitamin ist. Es gilt als Antisterilitätsvitamin, speziell für Ratten.

H09

Frage 5.11: Lösung E

Zu **(E)**: Vitamin B_{12} (= Cobalamin = extrinsic factor) ist als Coenzym Adenosylcobalamin für die Isomerisierung von Methylmalonyl-CoA (aus dem Abbau von ungeraden Fettsäuren und Isoleucin stammend) zu Succinyl-CoAnotwendig. Als Methylcobalamin wirkt Vitamin B_{12} zusammen mit Pyridoxalphosphat als Kofaktor für die Umwandlung von Homocystein zu Methionin. Vitamin B_{12} ist weiterhin notwendig für die Erythropoese. Fehlt der für die Resorption des Vitamin B_{12} notwendige „intrinsic factor" aus dem Magen (bei chronischer anazider Gastritis), kommt es zur perniziösen Anämie.

Zu **(A)** - **(D)**: Die hier aufgeführten Reaktionen benötigen kein Vitamin B_{12}, sondern:

- Aktivierung von Fettsäuren (A) → Pantothensäure-CoASH,
- Carboxylierung von Acetyl-CoA (B) zu Malonyl-CoA bei der Fettsäuresynthese → Biotin (Vitamin H),
- Carboxylierung von Glutamylseitenketten bei den Gerinnungsfaktoren (II, VII, IX, X) und anderen Proteinen (C) → Vitamin K (Phyllochinon),
- Decarboxylierung von Aminosäuren (D) → Pyridoxin (Vitamin B_6) als Coenzym Pyridoxalphosphat.

V.8 Pantothensäure

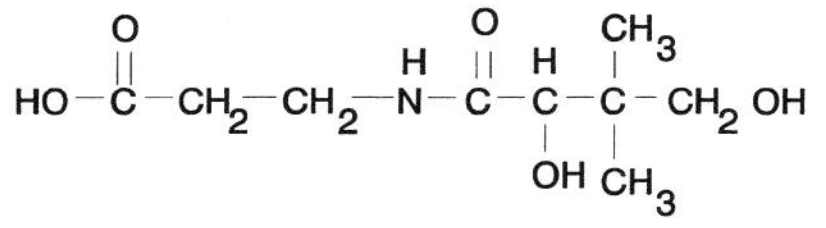

Bedarf: ca. 10 mg/Tag

Funktion: CoASH und ACP zur Aktivierung von Carbonsäuren

Mangel: beim Menschen nicht bekannt

Dieses Vitamin mit der Struktur einer α,γ-Dihydroxy-β,β-dimethyl-buttersäure, als Säureamid verbunden mit β-Alanin, dient zum Aufbau des Coenzyms A, das sich ohne Formelbild etwa so beschreiben lässt:

Adenin – Ribose – Phosphorsäure – Phosphorsäure – Pantothensäure – Cysteamin-SH.

Durch Esterbildung an der endständigen Thiolgruppe können viele Säuren des Stoffwechsels aktiviert werden (z. B. Essigsäure, Propionsäure, Fettsäuren, Acetessigsäure, Malonsäure, Bernsteinsäure, Gallensäuren). Vor der Thioesterbildung wird die entsprechende Säure mit ATP unter

Bildung eines Acyladenylats aktiviert. ATP-unabhängig entstehen Acyl-SCoA-Verbindungen bei der oxidativen Decarboxylierung der α-Ketosäuren (Beispiel: Pyruvatdehydrogenase) und bei der thiolytischen Spaltung (Beispiel: Thiolasereaktion in der β-Oxidation).
Pantothensäure ist in den üblichen Nahrungsmitteln weit verbreitet; spezifische Mangelerscheinungen sind nicht bekannt.

F10

→ **Frage 5.12: Lösung A**

Zu **(A)**: Pantothensäure wird mit ADP und Cysteamin zum Coenzym A (CoASH) verbunden.
Zu **(B)**: Ubichinon (Coenzym Q) wird ohne Vitamin im Menschen synthetisiert, es wirkt als Cosubstrat in der Atmungskette.
Zu **(C)** und **(D)**: FAD und FMN werden aus Riboflavin (Vitamin B_2) synthetisiert.
Zu **(E)**: NAD wird aus Niacinamid (Vitamin B_3) synthetisiert.

H09

→ **Frage 5.13: Lösung C**

Zu **(C)**: Coenzym A (CoASH) ist notwendig für die Aktivierung von Fettsäuren und Essigsäure. Seine Synthese benötigt das Vitamin Pantothensäure, das verbunden mit ADP und Cysteamin das CoASH ergibt.
Zu **(A)**, **(B)**, **(D)** und **(E)**: Die hier aufgeführten Vitamine haben mit der CoASH-Synthese nichts zu tun, sondern:

- Ascorbinsäure (A) → Cofaktor für Hydroxylierungen, z. B. bei der Kollagensynthese,
- Nicotinsäureamid (B) → NAD-Synthese,
- Retinol (D) → Bildung des Sehpurpurs und der Retinsäure (→ Gen-Regulator),
- Riboflavin (E) → FAD-Synthese.

V.9 Folsäure

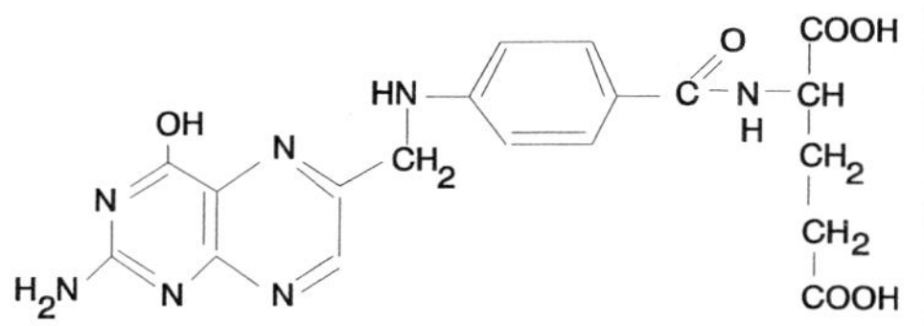

Bedarf: 0,2–0,4 mg/Tag
Funktion: als Tetrahydrofolsäure (THF) im C_1-Stoffwechsel
Mangel: megaloblastische Anämie und allg. unspezifische Stoffwechselstörungen

Organische Gruppe	Derivat der Tetrahydrofolsäure	Anwendungsbeispiel im Stoffwechsel
H—COOH	N^{10}-Formyl-FH_4	Aktivierung von C-2 und C-8 bei der Purinsynthese
N—CHO	N^5,N^{10}-Methenyl-FH_4	→ Formimino-FH_4, Histidinstoffwechsel
CH_3CH	N^5,N^{10}-Methylen-FH_4	Glycin ⇔ Serin; Thyminsynthese
—CH_3	N^5-Methyl-FH_4	Synthese von Cholin u. Methionin

Folsäure ist aus 3 Komponenten aufgebaut: einem Heterocyclus Pteridin, der p-Aminobenzoesäure und L-Glutaminsäure. Das in Pflanzen weit verbreitete Vitamin („Blättersäure") kann von Bakterien synthetisiert werden, wenn ihnen p-Aminobenzoesäure zur Verfügung steht. Die Darmflora trägt zur Folsäureversorgung des Menschen bei.
Durch zwei NADPH-abhängige Reduktionen am Pteridin wird das Vitamin zum Coenzym Tetrahydrofolsäure, das C_1-Einheiten aktiviert, wobei der Kohlenstoff alle Oxidationsstufen von Methylgruppen über Methanol und Formaldehyd bis zur Ameisensäure einnehmen und diese durch Enzymeinwirkung auch ändern kann.
Solche aktivierten C_1-Einheiten sind wichtig für diverse Stoffwechselreaktionen.
Folsäure-Antivitamine werden in der Krebstherapie eingesetzt, wo sie die Dihydrofolatreduktase hemmen und damit den Nachschub an Nucleinsäurebasen blockieren. Die antibakteriellen Sulfonamide stören kompetitiv die von der para-Aminobenzoesäure ausgehende Folsäuresynthese der Bakterien.

Klinischer Bezug

Therapie mit Antivitaminen
Antivitamine sind den Vitaminen strukturell verwandte Verbindungen, die das Vitamin konzentrationsabhängig (kompetitiv) von den Zielstrukturen verdrängen und so eine im Einzelfall erwünschte Hypovitaminose hervorrufen.
Durch **Folsäureantagonisten** (z. B. Methotrexat) wird der C_1-Stoffwechsel gehemmt und damit besonders die Synthese der Nucleinsäurebasen.
Folsäureantagonisten wirken zytostatisch (Chemotherapie von Tumoren) und immunsuppressiv bei Transplantation und Autoimmunerkrankungen.
Einen speziellen Fall eines Antivitamins für Bakterien stellen die **Sulfonamide** dar: Bakterien stellen meistens ihre Folsäure aus der p-Aminobenzoesäure her, was der Mensch nicht kann. Durch Sulfonamide wird die p-Aminobenzoesäure als Wuchsstoff der Bakterien („Bakterienvitamin") verdrängt. Mit den Sulfonamiden war erstmals eine gezielte antibakterielle Therapie möglich.

Coumarolderivate (z. B. Marcumar) wirken als Vit. K-Antagonisten. Sie werden zur partiellen Hemmung der Blutgerinnung in der Behandlung und Prophylaxe von Thrombosen, Embolien und Infarkten eingesetzt.

H06

Frage 5.14: Lösung D

Die Methylierung des Pyrimidin-Ringes im Desoxyuridinmonophosphat (dUMP) zum Desoxythymidinmonophosphat (dTMP) erfordert Methylentetrahydrofolsäure ((D) ist richtig).
Aussage (A) ist falsch, denn bei der Umwandlung von IMP in AMP wird die NH_2-Gruppe von Aspartat geliefert.
Aussage (B) ist falsch, denn Carbamylaspartat wird ohne Cofaktor aus Carbamylphosphat und Aspartat für die Pyrimidinbiosynthese gebildet.
Aussage (C) ist falsch, denn die Ribonukleotid-Reduktase benötigt nicht Folsäure, sondern Thioredoxin und NADPH.
Aussage (E) ist falsch, die Hypoxanthin-Guanin-Phosphoribosyl-Transferase (HGPRT) wandelt Guanin und PRPP in GMP ohne Methylentetrahydrofolsäure um.

V.10 Ascorbinsäure (Vit. C)

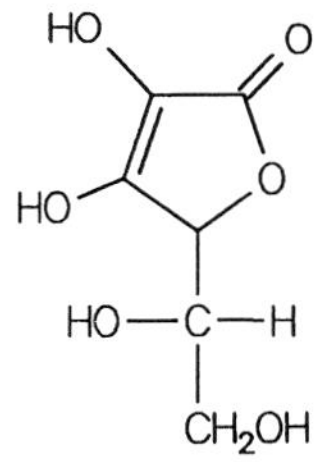

Vit C = Ascorbinsäure = L- Gulonolacton

Bedarf: 75 mg/Tag
Funktion:

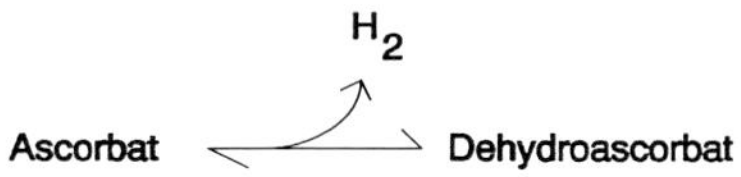

reversibles Redoxsystem für Hydroxylierungen:	Bildung von Hydroxyprolin u. Hydroxylysin im Kollagen Steroidhydroxylierungen

Mangel: Skorbut
Vitamin C, die L-Ascorbinsäure, ist ein zuckerähnliches C_6-Molekül, das von Pflanzen und den meisten Tieren aus D-Glucose gebildet werden kann. Wegen seiner Endiol-Struktur kann das Vitamin durch Oxidation oder durch Erhitzen zerstört werden. Ascorbinsäure ist gut wasserlöslich und wird zum größten Teil unverändert im Harn ausgeschieden. Das Vitamin wirkt stark reduzierend und kann z. B. Methämoglobin zu Hämoglobin reduzieren. Ascorbinsäure wirkt als Coenzym vieler Hydroxylasen. Von besonderer Bedeutung ist es für den Steroidstoffwechsel und die Kollagensynthese (posttranslationale Bildung von Hydroxyprolin und Hydroxylysin).
Die typische Vitamin C-Mangelkrankheit ist der Skorbut, früher von Seefahrern sehr gefürchtet. Dabei kommt es zu Blutungen (besonders an den Unterschenkeln), Schleimhautentzündungen im Mund, Zahnausfall und evtl. Tod. Vor Skorbut schützen frisches Gemüse und Obst. Nur Menschen, Primaten und Meerschweinchen müssen die Substanz regelmäßig mit der Nahrung aufnehmen, da ihnen in der Synthesekette D-Glucose → D-Glucuronsäure → L-Gulonsäure → L-Ascorbinsäure das letzte Enzym, die L-Gulonolacton-Oxidase, fehlt.
Skorbut kann beim Menschen durch Zufuhr von 75 mg Vit. C/Tag verhindert werden, höhere Ascorbinsäure-Dosen, bis in den Grammbereich, werden zuweilen empfohlen.

H10

Frage 5.15: Lösung D

Zu **(D)**: Das geschilderte Krankheitsbild entspricht dem Skorbut und wird durch einen Mangel an Vitamin C (Ascorbinsäure) hervorgerufen. Ursächlich für die Symptomatik ist die bei Vitamin C-Mangel gestörte Kollagensynthese.
Zu **(A)** – **(C)** und **(E)**: Ein Mangel der übrigen aufgeführten Vitamine führt zu folgenden Störungen:
- Vitamin A → Nachtblindheit, Störungen der Tränensekretion mit Hornhautschäden (Xerophthalmie),
- Vitamin B_6 (Pyridoxin) → spezifische Avitaminosen sind nicht bekannt,
- Vitamin B_{12} (extrinsic factor) → perniziöse Anämie (durch Fehlen des für die Resorption notwendigen intrinsic factor bei Magenerkrankungen),
- Vitamin E (Tocopherol) → wirkt antioxidativ; Mangelzustände sind sehr selten (nur bei manchen Tieren beschrieben, z. B. in Form von Sterilität).

F10

Frage 5.16: Lösung B

Zu **(B)**: Vitamin C (Ascorbinsäure/Dehydroascorbinsäure) ist ein reversibles Redoxsystem, das für manche Hydroxylierungen als Kofaktor notwendig ist (v. a. die Hydroxylierung von Prolinresten im Prokollagen zu Hydroxyprolin).

Zu **(A)**: Disulfid-Brücken kommen nur im Prokollagen in den Enden der sog. Propeptide vor. Da diese nach der Ausschleusung abgespalten werden, kommen im Kollagen keine Disulfidbrücken vor.
Zu **(C)**: Die oxidative Desaminierung benötigt keine Ascorbinsäure, sondern NAD.
Zu **(D)**: Die Ausschleusung von Prokollagen erfolgt durch Exozytose und erfordert keine Kofaktoren.
Zu **(E)**: Die Kollagen-Fibrillenbildung vor der Quervernetzung erfolgt spontan und erfordert keine Ascorbinsäure.

V.11 Biotin (Vit. H)

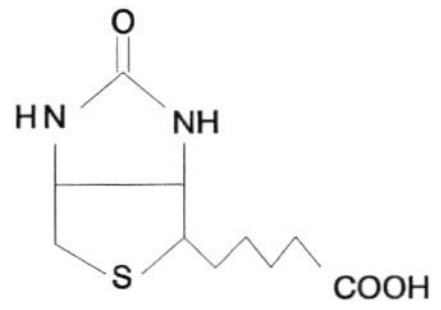

Bedarf: 0,1–0,3 mg/Tag, Darmbakterien synthetisieren eine mehrfache Menge
Funktion:

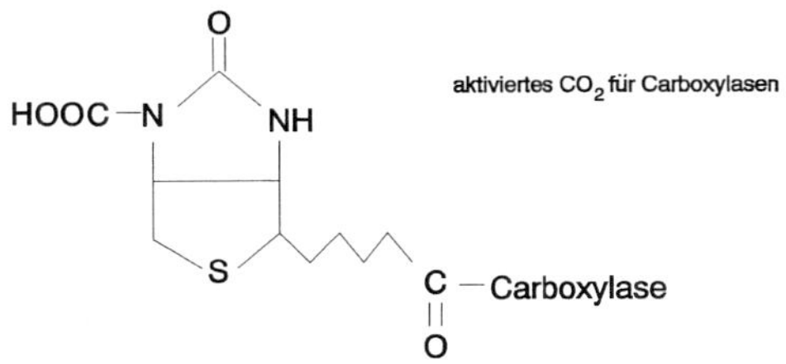

Mangel: nur bei oraler Antibiotikatherapie möglich (Ausfall der bakteriellen Synthese) oder nach Bindung von Biotin an Avidin im rohen Hühnereiweiß (20 rohe Hühnereier); dann unspezifisch: Anaemien, Muskelentzündung, Hautentzündung, nervöse Störungen.
Biotin, auch Vitamin H genannt, besteht aus 2 heterocyclischen Fünfringen und hat eine Seitenkette mit einer Carboxylgruppe. Über diese wird das Vitamin als prosthetische Gruppe an einen Lysinrest verschiedener **Carboxylasen** gebunden. Als prosthetische Gruppe bindet es jetzt unter ATP-Verbrauch CO_2, das „aktivierte Kohlendioxid" kann auf organische Moleküle übertragen werden (z. B. Pyruvat → Oxalacetat; Acetyl-CoA → Malonyl-CoA).
Bei einem Mangel an Vitamin H kommt es zu Störungen an Haut und Haar. Biotin kommt in vielen tierischen und pflanzlichen Nahrungsmitteln vor; es wird außerdem von Mikroorganismen (die Darmflora trägt wesentlich zur Biotinversorgung bei) gebildet. Im Eiklar des rohen Hühnereis findet sich das Protein Avidin, das Biotin stark bindet und so unresorbierbar macht (→ „raw egg disease"); gekochte oder gebratene Hühnereier sind in dieser Hinsicht ungefährlich.

F08

→ **Frage 5.17: Lösung A**

CO_2 kann mit Hilfe von Biotin (A) in verschiedene Substrate eingebaut werden, z. B. in Acetyl-CoA zum Malonyl-CoA (bei der Fettsäurebiosynthese), in Pyruvat zum Oxalacetat (für den Citratcyclus und die Gluconeogenese) und in Propionyl-CoA zum Methylmalonyl-CoA (beim Abbau ungerader Fettsäuren und beim Abbau von Isoleucin und Valin).
Aussagen (B), (C), (D) und (E) sind falsch, denn die genannten Coenzyme wirken nicht bei Carboxylierungen. Liponsäure ist Coenzym bei der oxidativen Decarboxylierung von Pyruvat und α-Ketoglutarat. PAPS stellt aktives Sulfat dar und überträgt dieses z. B. bei der Synthese der sauren Proteoglykane und bei Entgiftungen. Tetrahydrofolsäure ist wichtig für die Übertragung von Methyl-, Formyl- und Methenyl-Gruppen. Ubichinon ist Hilfssubstrat in der Atmungskette.

V.12 Retinol (Vit. A)

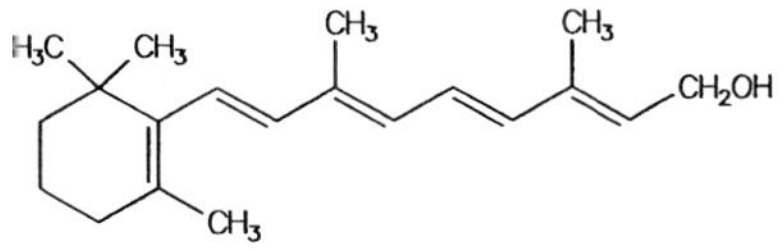

Vit. A = Retinol = Axerophthol
= Epithelschutzvitamin

Bedarf: 1,5–2,0 mg/Tag, meist als Provitamin β-Carotin (auch in Megadosis nicht toxisch)
Funktion: Sehvorgang, Epithelschutz, Mucopolysaccharidsynthesen, antioxidative Wirkungen.
Mangel: Haut- und Schleimhautschäden, Xerophthalmie, Keratomalazie, Nachtblindheit.
Bei dem Vitamin A handelt es sich um ein C_{20}-Isoprenoid, das in verschiedenen Oxidationsstufen wirksam ist: als Retinol für Epithelschutz, als Retinal für den Sehvorgang und als Retinsäure für die Genaktivierung. Das Vitamin findet sich nur in tierischen Geweben; in der Leber findet sich ein für zwei Jahre ausreichender Vorrat. Als Provitamin A wirksame **Carotine** sind in pflanzlichen Nahrungsmitteln weit verbreitet; durch sie wird der Tagesbedarf des Menschen gut gedeckt. Eine gestörte Fettresorption bewirkt eine sekundäre Avitaminose.
Epithelschutz: Vitamin A-Mangel bewirkt Schleimhautschäden. Ein Versiegen der Tränendrüsen bewirkt die Keratomalazie (Hornhauttrübung nach Austrocknung und Infektion); ein Versagen der Vaginaldrüsen kann zur Sterilität führen.

Sehvorgang: Enzymatische Oxidation der HO-Gruppe des Retinols ergibt das all-trans-Retinal, das durch eine Isomerase in 11-cis-Retinal umgewandelt wird. Dieses verbindet sich mit dem Protein Opsin zum Sehpurpur Rhodopsin. Bei Belichtung wird die cis-Doppelbindung unter Freisetzung eines Nervenimpulses in die trans-Stellung rückverwandelt; das Retinal löst sich vom Protein, wird nach erneuter Isomerisierung zum cis-Retinal aber wieder von Opsin gebunden.
Retinsäure: Sie wirkt regulierend auf die Genexpression. Als Medikament wird Retinsäure gegen die Akne vulgaris eingesetzt, ist aber fetotoxisch und soll möglicherweise kanzerogen sein.
Bei einem Überangebot an Vitamin A (nicht von Carotin, dem Provitamin A!) kommt es zu toxischen Erscheinungen: Bewusstlosigkeit, Haarausfall, Hautabstoßung, Knochenbrüche.

H08

→ **Frage 5.18: Lösung E**

Zu **(E)**: **Vitamin A** kann als Retinol-Fettsäure-Ester in Fett-speichernden Zellen (Ito-Zellen) der Leber gespeichert werden. Auch das A-Provitamin β-Carotin kann generell im Fettgewebe gespeichert werden.
Zu **(A)**: Diese Aussage ist falsch, denn Retinsäure kommt nur in der all-trans-Form vor und kann nicht zu Retinal und Retinol rückverwandelt werden.
Zu **(B)**: Auch diese Aussage ist unzutreffend, weil Retinsäure nur intrazellulär bei der Zelldifferenzierung und Morphogenese wirkt.
Zu **(C)**: Die Hauptquelle für Vitamin A in der Nahrung ist nicht das Chlorophyll grüner Blätter, sondern es sind die gelben Pflanzenfarbstoffe (Carotinoide). Chlorophyll kann jedoch Magnesium liefern.
Zu **(D)**: Beim Belichtungsvorgang im Auge wird die cGMP-Konzentration in den Lichtsinneszellen nicht gesteigert, sondern gesenkt.

F10

→ **Frage 5.19: Lösung E**

Zu **(E)**: Das Lichtquant beim Sehvorgang bewirkt im Rhodopsin (Sehpurpur) eine Umwandlung von 11-cis-Retinal zu 11-trans-Retinal, das vom Rhodopsin abdissoziiert.
Zu **(A)**: All-trans Retinal kann erst nach Umwandlung zu 11-cis-Retinal durch eine Isoemerase erneut am Sehvorgang teilnehmen.
Zu **(B)**: All-trans-Retinoat (Retinsäure) wirkt nicht beim Sehvorgang, sondern bei der Regulation der Genexpression mit.
Zu **(C)**: Retinol (Vitamin A) muss erst zum Retinal oxidiert werden, um im Sehvorgang mitzuwirken. Retinol kann insbesondere als Fettsäureester in der Leber gespeichert werden. Es wirkt auch als Epithelschutz.

Zu **(D)**: 11-cis-Retinoat kommt nicht vor, sondern nur 11-trans-Retinoat.

F09

→ **Frage 5.20: Lösung A**

Zu **(A)**: Vitaminüberdosierungen sind bei den fettlöslichen Vitaminen Retinol (= Vit A) und Calciol (Vitamin D) gefährlich.
Zu **(B)**, **(C)**, **(D)** und **(E)**: Bei den genannten wasserlöslichen Vitaminen sind Überdosierungen zwar ungefährlich, jedoch entgegen der landläufigen Meinung nicht gesundheitsfördernd oder leistungssteigernd.

H10

→ **Frage 5.21: Lösung D**

Zu **(D)**: Das fettlösliche Vitamin A kann aus β-Karotin gebildet werden. Vit. A ist als Aldehyd Retinal wichtig für den Sehvorgang, als Alkohol Retinol kann es mit Fettsäure verestert in der Leber gespeichert werden, und als Carbonsäure Retinsäure (Retinoat) ist es ein Liganden-abhängiger Transkriptionsfaktor.
Zu **(A)**: Retinsäure reagiert nicht mit Ionenkanälen, wie es z. B. Acetylcholin mit den nicotinergen Rezeptoren tut.
Zu **(B)** und **(C)**: Die fettlösliche Retinsäure wird ähnlich wie fettlösliche Hormone (Thyroxin, Steroidhormone) nicht an äußere Rezeptoren – mit G-Proteinen, die häufig heptahelikale Rezeptoren sind –, sondern an intrazelluläre Rezeptoren gebunden.
Zu **(E)**: Der Retinsäure-Rezeptor hat keine Tyrosinkinaseaktivität. Tyrosinkinaseaktivität besitzt z. B. der Insulinrezeptor.

V.13 Calciferol/Vitamin D-Hormone

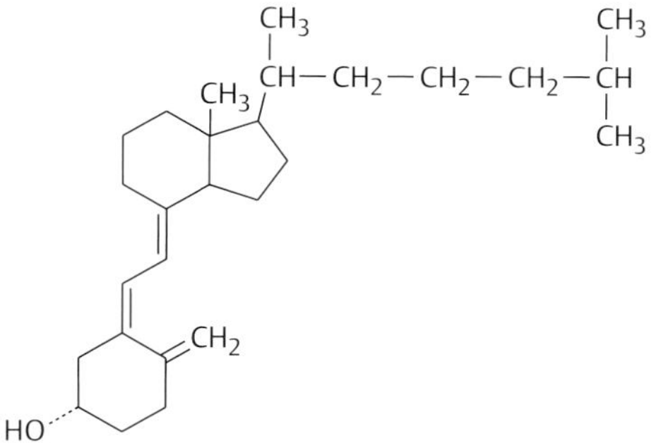

Cholecalciferol = Vit. D_3 = Calciol = Calciferol

Bedarf: 10 µg/Tag,
Eigensynthese:

Cholesterol
↓
7-Dehydrocholesterol
↓ ← UV-Licht
Vit. D_3

Tägliche Zufuhr ab 100 µg toxisch: D-Hypervitaminose
Funktion: als Calcitriol = 1,25-Dihydroxycalciferol = Vit. D-Hormon. Regulation des Calcium- und Phosphat-Haushalts.
Mangel: Osteomalazie, Rachitis
Das fettlösliche Vitamin D oder Calciferol findet sich u. a. in Fisch (v. a. im Lebertran), Milch, Eiern und Pilzen. Es gibt zwei wichtige Provitamine, die durch UV-Bestrahlung Calciferol bilden. Pflanzliches Ergosterin, vor allem in Pilzen, wird industriell UV-bestrahlt und geht dabei in Vitamin D_2 über, das als Vigantol therapeutisch eingesetzt wird. Menschliche Haut enthält mit dem 7-Dehydrocholesterin ein Provitamin D_3; bei Sonnenbestrahlung der Haut entsteht unter Öffnung des B-Ringes im Sterin Cholecalciferol. Daher muss man Vitamin D nicht mit der Nahrung aufnehmen; der Körper kann es bei UV-Bestrahlung der Haut selbst bilden (deshalb auch die Bezeichnung Vitamin-D-Hormon). Der Tagesbedarf an Calciferol liegt bei 10 µg. Mangel im Kindesalter führt zur Rachitis.
Cholecalciferol erhält erst durch zwei Hydroxylierungsschritte seine Wirksamkeit als Hormon: In der Leber entsteht 25-Hydroxy-cholecalciferol (25-HCC), aus dem die Niere dann 1,25-Dihydroxy-cholecalciferol (1,25-DHCC) bildet. Für dieses Hormon ist der Name Calcitriol in Gebrauch. Dieses Hormon induziert im Darm die Bildung eines Calcium resorbierenden Proteins.

Klinischer Bezug

Die „klassische" Form der Calciummangelrachitis wird durch fehlende Sonnenlichtexposition in Kombination mit Vit-D-armer Nahrung verursacht; sie galt früher als typische „Waisenhauskrankheit". Prinzipiell können aber alle Zustände, die zu Vit-D-Mangel führen eine Rachitis verursachen, so zum Beispiel auch bei unzureichender Aufnahme aus dem Darm bei chronischen Erkrankungen (Mukoviszidose, Zöliakie).
Die Klinik wird bestimmt durch Störungen des Knochenstoffwechsels mit Knochenverformungen („Säbelscheidentibia") und Auftreibungen der Knorpel-Knochen-Grenzen („Rachitischer Rosenkranz" am Rippen-Brustbein-Übergang).

H07

→ **Frage 5.22: Lösung C**

Zur Rachitisprophylaxe verabreichtes Cholecalciferol wird in 2 Hydroxylierungsschritten zunächst in der Leber zu Hydroxycholecalciferol und dann in der Niere zu Dihydroxycholecalciferol (C) umgewandelt, welches als sog. Calcitriol ein Hormon zur Regulation des Calciumstoffwechsels ist. Aussage (A) ist falsch, denn in den Zielzellen (Enterozyten und Osteoblasten) bindet Calcitriol an einen intrazellulären Rezeptor und induziert die Bildung Calcium-bindender Proteine. Calmodulin ist als intrazellulärer second messenger ein Protein des Ca^{++}-Signalweges. Aussage (D) ist falsch, da Calcitonin ein Peptidhormon aus den C-Zellen der Schilddrüse ist, das genauso wie Calcitriol die Serum-Calciumkonzentration erhöht. Aussage (E) ist falsch, denn UV-Licht setzt in der Haut 7-Dehydrocholesterin in Cholecalciferol (Vitamin D) um.

H04

→ **Frage 5.23: Lösung B**

Siehe Lerntext V.13.
Die aktivierte Form des Vitamin D (Calciferol) stellt das Calcitriol (Dihydroxycholecalciferol) dar, das durch zwei Hydroxylierungsschritte zunächst in der Leber (durch eine 25-Hydroxylase) und anschließend in der Niere (durch eine 1-Hydroxylase) entsteht (B).
(A) ist falsch, denn nicht Vit. D_3 unterliegt einer UV-Fotoreaktion, sondern das 7-Dehydrocholesterin wird so zu Vit. D_3.
(C) ist falsch, denn die Seitenkette des Cholesterols bleibt im Calcitriol erhalten.
(D) ist falsch, denn nicht Vit. D_3, sondern Calcitriol wirkt im Dünndarm bei der Calciumresorption über einen intrazellulären Rezeptor, der wie alle intrazellulären Rezeptorproteine nicht mit G-Proteinen gekoppelt ist.
(E) ist falsch, denn Vit. D_3 bildet keinen Komplex mit Parathormon, sondern wirkt permissiv Parathormon unterstützend am Knochen.

V.14 Phyllochinon (Vit. K)

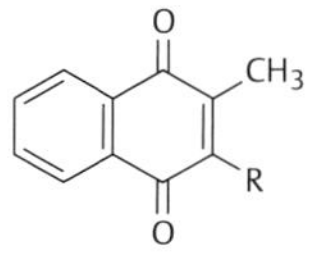

Vit. K = Phyllochinon = Antihaemorrhagisches Vitamin

R = Phytyl : K_1
R = Difarnesyl : K_2
R = H : Menadion = K_3
Bedarf: 70 µg/Tag, Synthese auch durch Darmbakterien

Funktion: Carboxylierung Ca^{++}-bindender Proteine an Glutaminsäureresten, z. B. Gerinnungsfaktoren
Mangel: bei Fettresorptionsstörungen und bei Behandlung mit Vit. K-Antagonisten: Gerinnungsstörungen, Haemorrhagie.
Phyllochinon ist ein fettlösliches Vitamin, dessen Fehlen zu Störungen der Blutgerinnung führt. Das von Pflanzen und Bakterien (auch Darmflora!) synthetisierte Vitamin K ist ein 2-Methyl-1,4-naphthochinon mit einer Polyisoprenseitenkette in der 3er-Position. Die reduzierte Hydrochinonform des Phyllochinons wirkt als Coenzym bei der posttranslationalen Modifikation mehrerer Gerinnungsfaktoren: In den von der Leber synthetisierten Gerinnungsproteinen werden mehrere spezifische Glutaminsäureseitenketten zu **γ-Carboxyglutaminsäure** carboxyliert, was für die spätere Wechselwirkung mit Kalziumionen wichtig ist. Die von der Modifikation betroffenen Faktoren sind II (Prothrombin), VII (Proconvertin), IX (Christmas-Faktor) und X (Stuart-Prower-Faktor). Danach wurde schon wiederholt gefragt, wobei jeweils ein nicht von dieser Umwandlung betroffener Faktor gesucht werden musste.
Zahlreiche synthetische Gerinnungshemmstoffe (z. B. Marcumar®, Warfarin®) leiten sich vom Antivitamin Dicumarol ab.

Vit. K-abhängig carboxylierte Gerinnungsproteine
Prothrombin F.II
Proconvertin F.VII
Christmas F.IX
Stuart-Prower F.X
Protein C
Protein S

Klinischer Bezug

Therapie und Vergiftung mit Cumarinderivaten
Cumarinderivate verdrängen kompetitiv das Vitamin K. Die Gerinnungsfaktoren werden nicht mehr posttranslational carboxyliert, die Blutgerinnung wird herabgesetzt. Da die vorhandenen Gerinnungsfaktoren erst verbraucht werden müssen, setzt die volle gerinnungshemmende Wirkung nach erstmaliger Cumaringabe erst nach 1-2 Tagen ein. Cumarinderivate werden zur Therapie und Prophylaxe thrombembolischer Erkrankungen, z. B. Herzinfarkt und Apoplex, eingesetzt.
Der verzögerte Wirkungseintritt macht Cumarinderivate zu äußerst wirksamen Ratten- und Mäusegiften, da der erst späte und schmerzlose Tod durch inneres Verbluten keine Köderscheu in der Nagetierpopulation entstehen lässt.
Bei therapeutischer Überdosierung und bei Aufnahme von Nagetier-Cumarinködern durch Mensch und Haustier kann durch möglichst frühzeitige Gabe von hochdosiertem Vit. K die Cumarinwirkung verhindert werden (kompetitive Antidot-Therapie).

F09

→ **Frage 5.24: Lösung C**

Zu **(C)**: Phyllochinon (Vitamin K) ist als Hydrochinon notwendig, um z. B. die Gerinnungsfaktoren II, VII, IX und X an Glutamat-Seitenketten zu carboxylieren.
Weitere Proteine, die Vitamin K-abhängig carboxyliert werden, sind Protein C, Protein S und Osteocalcin.
Zu **(A)**: Calciol (Vitamin D) wirkt über Calcitriol in der Regulation des Calcium-Phosphat-Stoffwechsels, u. a. bei der Knochenmineralisierung.
Zu **(B)**: Folsäure wirkt als Tetrahydrofolat im C_1-Stoffwechsel.
Zu **(D)**: Retinol (Vitamin A) wirkt als Retinal beim Sehvorgang und als Retinsäure bei der Zelldifferenzierung und Morphogenese.
Zu **(E)**: Tocopherol (Vitamin E) ist antioxidativ wirksam und soll evtl. Sterilität verhindern.

H09

→ **Frage 5.25: Lösung E**

Zu **(E)**: Gallensäuren werden in der Leber aus Cholesterin synthetisiert. Sie halten in der Galle Cholesterin in Lösung und verhindern so die Bildung von Cholesterin-Gallensteinen. Im Dünndarm emulgieren Gallensäuren die Nahrungslipide, aktivieren die Lipase und fördern die Lipidresorption. Gallensäuren sind notwendig für die Resorption der fettlöslichen Vitamine A, D, E und K. Gallensäuremangel (Lebererkrankungen, Gallengangsverschluss) kann zu Hypovitaminosen der Vitamine A, D, E und K führen.
Zu **(A)–(D)**: Die hier aufgeführten wasserlöslichen Vitamine B_1, B_6, B_{12} und Cbenötigen keine Gallensäuren für ihre Resorption.

V.15 Stoffwechselfunktionen der Vitamine

Wirkungen der Vitamine als Coenzym-Bausteine

Vitamine und ihre Umwandlung zum Coenzym

Vitamin	Modifikation	Coenzym	Wirkung
A (Retinol)	Dehydrierung und Isomerisierung	11-cis Retinal	Bestandteil des Sehpurpurs
B_1 (Thiamin)	Phosphorylierung	Thiamindiphosphat	Aktivierung von Aldehyden
B_2 (Riboflavin)	Phosphorylierung oder ADP-Bindung	FMN, FAD	Wasserstoffübertragung
B_3 (Niacinamid)	ADP-Ribosylierung	NAD, NADP	Codehydrase
B_6 (Pyridoxin)	Phosphorylierung	Pyridoxal-5-P	Aminosäureumwandlungen
B_{12} (Cobalamin)	Bindung von Desoxy-adenosin oder $-CH_3$	B_{12}-Coenzyme	Kohlenstoffketten-isomerisierung
Folsäure	Reduktion	Tetrahydrofolat	C_1-Transfer
Pantothensäure	Einbau	Coenzym A	Aktivierung von Säuren
C (Ascorbinsäure)	–	Ascorbat	Hydroxylierungen
D (Calciferol)	Hydroxylierung	1,25-DHCC	Calciumstoffwechsel
E (Tocopherol)	Hydrolyt. Ringöffnung	Tocopherol-Hydrochinon	Redox-System
H (Biotin)	Proteinbindung	Biocytin	CO_2-Aktivierung
K (Phyllochinon)	Reduktion	Dihydro-Vit. K	Carboxylierung

Die meisten Carboxylierungen sind Biotin-abhängig; Avidin ist hier ein effektiver Hemmstoff. Bei den Blutgerinnungsfaktoren kennt man die Phyllochinon-abhängige Carboxylierung von Glutaminsäureseitenketten. Ohne Beteiligung eines Vitamin-abhängigen Coenzyms erfolgt die Bildung von Carbamoylphosphat, bei der Ammoniak und Bicarbonat unter ATP-Verbrauch vereint werden. Thiamindiphosphat ist Coenzym bei der oxidativen Decarboxylierung von α-Ketosäuren. Die Decarboxylierungen der Aminosäuren verlaufen Pyridoxalphosphat-abhängig, wobei biogene Amine gebildet werden.

H05

→ **Frage 5.26: Lösung E**

Vitamin K (Phyllochinon) ist Coenzym bei der Carboxylierung von Glutaminsäureresten in Gerinnungsproteinen (II, VII, IX und X), sein Mangel oder seine Verdrängung durch Antivitamin K (Dicumarine) führt zu Blutungen (E).

Aussage (A) ist falsch, weil Nachtblindheit nicht durch Vitamin C-Mangel, sondern durch Vitamin A-Mangel hervorgerufen wird. Vitamin C-Mangel führt zu Skorbut.

Aussage (B) ist falsch, denn Biotin dient nicht dem Acyltransfer, sondern der CO_2-Fixierung (Carboxylierung). Ein Biotinmangel führt darüber hinaus nicht zu Lipidosen, sondern zu Anämien und Entzündungen von Muskeln und Nerven.

Aussage (C) ist falsch, denn D-Vitamine (Calciferol) wirken nicht als Vorstufe für Coenzyme, sondern für Hormone (Calcitriol). Ein Mangel führt zur Rachitis bei Kindern und Osteomalazie bei Erwachsenen.

Aussage (D) ist falsch, denn Folsäure dient nicht der Carboxylierung, sondern in Form von Tetrahydrofolsäure der Übertragung von C_1-Resten (Methyl-, Formyl-, Formiat- und Hydroxymethylresten). Folsäuremangel führt u. a. zur megaloblastären Anämie.

V.16 Coenzym-Spezifität der Enzyme

Bei den Enzymen, die eine prosthetische Gruppe kovalent gebunden enthalten, ist die Coenzym-Zuordnung eindeutig. Frei dissoziierende Coenzyme, wie NAD^+ oder ATP, können wechselweise mit verschiedenen Enzymen reagieren; so überträgt die Laktatdehydrogenase den von der Glycerinaldehyd-P-Dehydrogenase stammenden NADH-Wasserstoff auf das Pyruvat. Umgekehrt aber haben die einzelnen Enzyme eine eindeutige Coenzym-Spezifität: Die LDH arbeitet immer mit NAD, die Glucose-6-P-Dehydrogenase immer mit $NADP^-$.

Kommentare aus Examen Frühjahr 2011

F11

→ **Frage 5.27: Lösung A**

Zu **(A)**: Dargestellt ist das Vitamin **Biotin** (Vit. H), das als Coenzym für Carboxylierungen wirkt. Biotin wird als prothetische Gruppe kovalent an Carboxylasen gebunden, z. B. bei der Reaktion:
Pyruvat + CO_2 → Oxalacetat
Dabei wird ATP verbraucht.
Zu **(B)**: Citrullin ist ein Metabolit des Harnstoffzyklus. Es entsteht im Mitochondrium aus Ornithin und Carbamylphosphat.

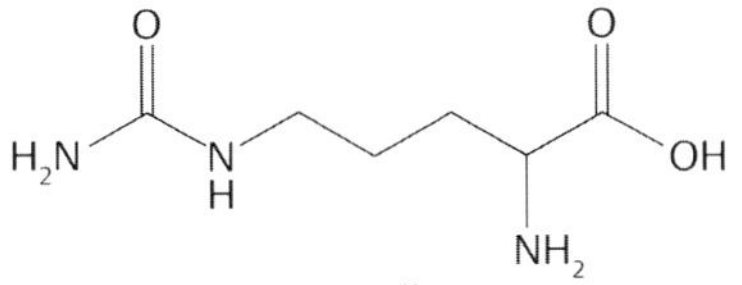

Citrullin

Zu **(C)**: Liponsäure ist ein Coenzym der oxidativen Decarboxylierung von:
- Pyruvat zu Acetyl-CoA und CO_2 vor dem Citratzyklus
- α-Ketoglutarat zu Succinyl-CoA und CO_2 im Citratzyklus

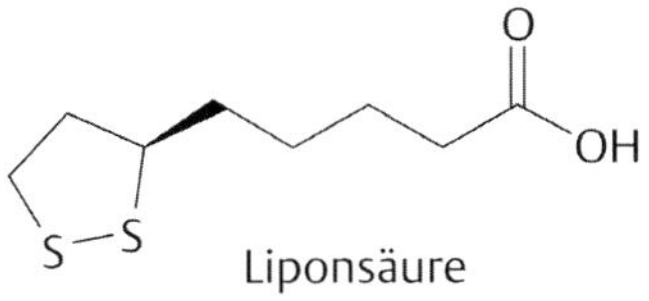

Liponsäure

Zu **(D)**: Thiamin (Aneurin, Vit. B_1) wird phosphoryliert zum Coenzym Thiaminpyrophosphat (THPP), das wie Liponsäure Teil der Multienzymkomplexe der oxidativen Decarboxylierung von Pyruvat und α-Ketoglutarat ist.

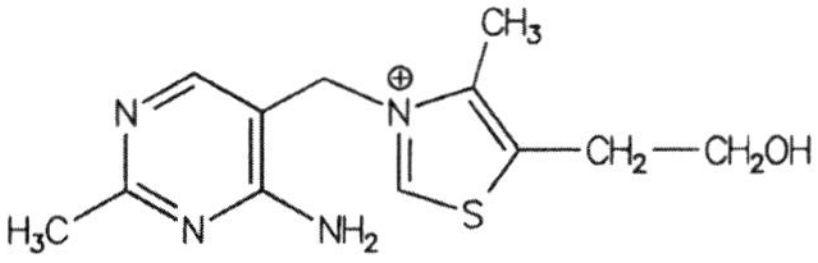

Vit B_1 = Thiamin = Aneurin

Zu **(E)**: Thioredoxin ist ein kleines Protein mit 2 Cysteinresten (Dithiol), das an der reduktiven Umwandlung der Ribonucleotide zu den Desoxyribonucleotiden beteiligt ist.

F11

→ **Frage 5.28: Lösung C**

Zu **(C)**: Dargestellt ist die **reduzierte Form des Flavinmononucleotids** (FMN), das aus dem Vit. B_2 (Riboflavin) durch Phosphorylierung gebildet wird. FMN ist an der **Wasserstoffübertragung in der Atmungskette im Komplex I** (NADH-Ubichinon-Oxidoreduktase) beteiligt.
Zu **(A)**: **FMN enthält** nicht den C_6-Alkohol Sorbit, sondern den **C_5-Alkohol Ribit**.
Zu **(B)**: **FMN wirkt bei der Wasserstoffübertragung** und nicht bei Methylierungen. Als Methylgruppendonoren dienen Adenosylmethionin und Methylcobalamin (aus Vit. B_{12}).
Zu **(D)**: **Riboflavin** kann vom Menschen nicht aus Ribosephosphat synthetisiert, sondern **muss als Vitamin mit der Nahrung zugeführt werden**. Außerdem enthält es nicht die Pentose Ribose, sondern den C_5-Zuckeralkohol Ribitol (Ribit).
Zu **(E)**: Das **Dinucleotid FAD besteht aus FMN und AMP**, die über eine Phosphorsäureanhydridbindung verbunden sind. FAD wirkt als Coenzym für Dehydrogenasen, die gesättigte in ungesättigte Kohlenwasserstoffketten umwandeln, z. B.:
- Succinat zu Fumarat im Citratzyklus
- Acyl-CoA zu α,β-ungesättigtem Acyl-CoA bei der β-Oxidation

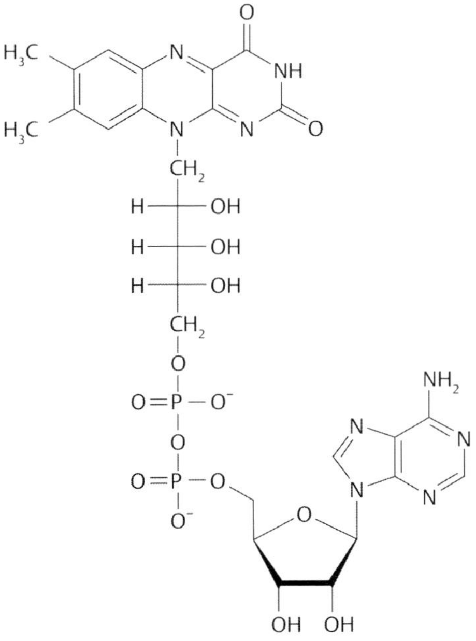

FAD

F11

→ **Frage 5.29: Lösung E**

Zu **(E)**: **NAD⁺** dient, außer als wasserstoffübertragendes Coenzym, auch **als Substrat für ADP-Ribosyltransferasen**, durch die z. B. im Zellkern Proteine modifiziert werden können. Das Diphtherie-Toxin ist eine ADP-Ribosyltransferase, die in Zellen des Respirationstrakts einen Elongationsfaktor durch Anhängen eines ADP-Ribosylrests aus NAD^+ inaktivieren und so die Proteinsynthese hemmen kann. Das Choleratoxin ist ebenfalls eine NAD^+-abhängige ADP-Ribosyltransferase. Durch die ADP-Ribosylierung wird ein G-Protein im Darm dauerstimuliert, was zur übermäßigen Sekretion von Wasser und Elektrolyten führt.

Zu **(A)** - **(C)**: ADP, ATP und CoASH sind **Mononucleotide** und enthalten als solche **keine ADP-Ribosestruktur**.

Zu **(D)**: **FAD könnte** von der Struktur her **als ADP-Ribose-Donor wirken**, ein **entsprechendes Enzym ist aber nicht bekannt**.

6 Enzyme

VI.1 Thermodynamik und Kinetik

Alle chemischen Reaktionen sind prinzipiell reversibel und verlaufen auf einen natürlich vorgegebenen **Gleichgewichtszustand** zu, der durch die jeweilige **Gleichgewichtskonstante** K beschrieben wird.

$$A \leftrightarrow B \quad K = \frac{[B]}{[A]}$$

$$A + B \leftrightarrow C + D \quad K = \frac{[C] \times [D]}{[A] \times [B]}$$

Bei der Reaktion auf das Gleichgewicht hin wird Energie frei (exergone Reaktion, ΔG negativ), bei Reaktionen vom Gleichgewicht weg muss Energie zugeführt werden (endergone Reaktion, ΔG positiv). Die **Standardenergie** $\Delta G°$ (freie Reaktionsenthalpie) (Reaktionsablauf von links nach rechts) ist mit der Gleichgewichtskonstanten K verknüpft: $\Delta G° = - R \times T \times \ln K$, d. h. umso größer als 1 die Konstante K ist, desto mehr Energie wird frei, wenn 1 mol Substrat zu 1 mol Produkt unter Standardbedingungen (1-molare Konzentration aller Reaktionsteilnehmer, also auch der Produkte) umgesetzt wird. Bei K = 1 ist das System unter Standardbedingungen bereits im Gleichgewicht und $\Delta G°$ ist gleich 0, d. h. die Reaktion kann keine Arbeit leisten. Bei K < 1 ist $\Delta G°$ positiv, d. h. die Reaktion ist endergon. Für beliebige Konzentrationen von Substraten und Produkten lässt sich der tatsächliche Energiezustand ΔG aus der Standardenergie $\Delta G°$ berechnen:

$$\Delta G = \Delta G° + RT \ln \frac{[C] \times [D]}{[A] \times [B]}$$

Daraus folgt, dass auch eine Reaktion mit positivem $\Delta G°$ (also eine eigentlich endergone Reaktion) ablaufen kann (= Energie liefern kann), wenn die Substratkonzentrationen (A und B) hoch oder die Konzentration der Produkte (C und D) sehr niedrig gehalten werden, in dem man z. B. die Produkte entfernt oder in einer zusätzlichen Reaktion umwandelt.
Eine weitere Möglichkeit, endergone Reaktionen ablaufen zu lassen, besteht in der **energetischen Kopplung** einer endergonen mit einer stärker exergonen Reaktion:

1. $A \rightarrow B + C \quad \Delta G° = + 20$ kJ/mol
2. $B \rightarrow D \quad \Delta G° = - 30$ kJ/mol

Kopplung 1 und 2:

$A \rightarrow C + D \quad \Delta G° = - 10$ kJ/mol

Im Stoffwechsel liefert meist die Hydrolyse der endständigen Phosphorsäureanhydridbindung des ATP die Energie für die endergonen Reaktionen:

$ATP + H_2O \rightarrow ADP + P \quad \Delta G° = - 30$ kJ/mol

Im lebenden Organismus bzw. in lebenden Zellen stellen sich nie echte chemische Gleichgewichtszustände ein – das System könnte dann keine Arbeit leisten und wäre tot –, sondern die Zelle stellt ein offenes System im **Fließgleichgewicht** dar. Die Zellen stehen im Stoff- und Energieaustausch mit der Umgebung, sie nehmen energiereiche Substrate auf und führen die energiearmen Produkte mit gleicher Geschwindigkeit ab. Dazwischen liegen die verschiedenen Metabolite der Stoffwechselketten in stationären Konzentrationen des dynamischen Fließgleichgewichts vor.
Die Geschwindigkeit der Gleichgewichtseinstellung und auch der Umsatz im Fließgleichgewicht werden durch die Kinetik beschrieben.
Viele exergone Reaktionen laufen bei normalem Druck und normaler Temperatur praktisch überhaupt nicht ab. Damit diese Reaktionen messbar ablaufen, muss zunächst eine sogenannte **Aktivierungsenergie** zugeführt werden. Die Aktivierungsenergie wird im ersten Schritt der Reaktion zugeführt und wird dann sofort wieder frei, tritt also thermodynamisch nicht in Erscheinung, d. h. sie beeinflusst die Energieausbeute (ΔG) der Reaktion nicht. Je kleiner die Aktivierungsenergie, desto schneller kann eine Reaktion ablaufen. Katalysatoren (z. B. Enzyme) setzen die Aktivierungsenergie herab, ohne die Gleichgewichtskonstante K oder ΔG zu beeinflussen.
Die Geschwindigkeit einer Gleichgewichtseinstellung wird durch die Geschwindigkeitskonstanten der Hinreaktion (k_{+1}) und der Rückreaktion (k_{-1}) bestimmt.

$$A + B \underset{k_{-1}}{\overset{k_{+1}}{\rightleftharpoons}} C + D$$

Es gilt für die Anfangsgeschwindigkeit der Hinreaktion

$$\frac{d\,C_A}{dt} = k_{+1}[A] \times [B]$$

und für die Rückreaktion

$$\frac{d\,C_D}{dt} = k_{+1}[C] \times [D]$$

Im Gleichgewichtszustand sind Hin- und Rückreaktion gleich schnell, d. h. der Nettostoffumsatz ist gleich 0. Die Geschwindigkeitskonstanten sind daher auch mit der Gleichgewichtskonstanten verknüpft:

$$\frac{K_{+1}}{K_{-1}} = K$$

F02

→ **Frage 6.1: Lösung B**

„Energiereiche Verbindungen" besitzen ein hohes Gruppenübertragungspotential von über 26 kJ/mol und dienen der Energiekonservierung im Stoffwechsel. Manche der Verbindungen können bei ihrer Spaltung im Rahmen der Substratkettenphosphorylierung ATP erzeugen. Die zu suchende Falschaussage ist (B), denn die einzige Phosphorsäure im AMP ist nur durch eine energiearme Esterbindung gebunden.

F10

→ **Frage 6.2: Lösung B**

Zu **(B)**: Die freie Energie der Hydrolyse von ATP zu ADP + Pi beträgt –30 kJ/mol und ist damit exergon.

H10

→ **Frage 6.3: Lösung A**

Zu **(A)**: ATP trägt durch Abgabe von 4 H^+ 4 negative Ladungen, die Produkte ADP 3 und Pi 2, so dass in der Bruttogleichung 1 H^+ als Produkt erscheint.
Zu **(B)**: Wasserstoffsuperoxyd (H_2O_2) entsteht, wenn z. B. O_2 in den Peroxysomen als Wasserstoffakzeptor wirkt, oder durch die Superoxydismutase aus O_2 gebildet wird.
Zu **(C)**: Hydridionen werden von NAD-abhängigen Dehydrogenasen in den Nikotinamidring übertragen beim Übergang $NAD^+ \rightarrow NADH + H^+$.
Zu **(D)**: HO^- -Ionen entstehen bei der Dissoziation von Natronlauge oder wenn schwache organische Basen, wie z. B. Purine, aus dem Wasser H^+ aufnehmen.
Zu **(E)**: Hydroxyradikale gehören wie H_2O_2 und Superoxid-Radikale zu den reaktiven O_2-Metaboliten, die den oxidativen Stress verursachen. Sie schädigen Zellbestandteile wie Nukleinsäuren, Proteine und Lipide. Zu ihrer Beseitigung wird Glutathion benötigt. Auch Vitamin E und Vitamin C können als schützende Antioxidantien wirken.

H09

→ **Frage 6.4: Lösung B**

Zu **(A)–(E)**: Wenn man weiß, dass bei Redoxreaktionen die Spannungsdifferenz (hier 1,13 V) über die Gleichung
$\Delta G = n \cdot F \cdot \Delta V$
verknüpft ist, ergibt sich eine einfache Rechenaufgabe:
$\Delta G = -2 \cdot 96{,}5\ kJ \cdot V^{-1} \cdot mol^{-1} \cdot 1{,}13\ V$
$= -218\ kJ \cdot mol^{-1}$

F07

→ **Frage 6.5: Lösung C**

Eine lebende Zelle (und im Prinzip auch der Gesamtorganismus) stellt ein offenes System im Fließgleichgewicht dar. Im Fließgleichgewicht werden laufend Substrate zugeführt und Produkte aus dem System entfernt, sodass sich stationäre konstante Konzentrationen der Zwischenprodukte ergeben (C).
Aussage (A) ist falsch, denn Fließgleichgewichte können sich nur in offenen Systemen einstellen.
Aussage (B) ist falsch, denn ein Fließgleichgewicht kann sich nur durch Zufuhr von Substraten mit höherem Energiegehalt und Ausscheidung von Produkten mit niedrigerem Energiegehalt einstellen wodurch sie auch Arbeit leisten (Aussage (E) ist falsch) können.
Aussage (D) ist falsch, denn die Geschwindigkeitskonstanten der Teilreaktionen sind durchaus verschieden. Dadurch ergeben sich unterschiedliche stationäre Konzentrationen der Intermediate, die dann multipliziert mit den Geschwindigkeitskonstanten gleiche Umsatzgeschwindigkeiten der Teilreaktionen ergeben.
Siehe Lerntext VI.1.

F10

→ **Frage 6.6: Lösung E**

Die Lösung ergibt sich aus einer einfachen Rechenaufgabe, bei der die Konzentrationen der Reaktionsteilnehmer der Adenylatkinase in die Gleichgewichtsgleichung eingesetzt werden:
Für die Reaktion A + B ↔ C + D gilt die Gleichgewichtsgleichung mit der Gleichgewichtskonstanten K:

$$K = \frac{[C \times [D]}{[A] \times [B]}$$

Daraus folgt hier:

$$I = \frac{30 \times 30}{[x] \times 0{,}1} \rightarrow [x] = \frac{900}{0{,}1} = 9000\,\mu mol/l = 9 mmol/l$$

Die ATP-Konzentration beträgt also 9 mmol/l, Antwort (E) ist korrekt.

VI.2 Energiereiche Bindungen

Energie wird im Organismus für mechanische Arbeit (Muskelkontraktion), für Transportprozesse und Biosynthesen benötigt. Die Energie der Nahrungsstoffe kann nicht unmittelbar für diese Prozesse verwendet werden, sondern Adenosintriphosphat (ATP) ist als Energieüberträger zwischengeschaltet. Die hydrolytische Spaltung der Säureanhydridbindung des ATP zu ADP und anorganischem Phosphat (ΔG^0 = – 7 kcal) liefert unmittelbar die Energie für alle Prozesse. Maximal 40 %

der Energie der Nahrungsstoffe können zur ATP-Synthese verwendet werden. Durchschnittlich benötigt ein Erwachsener pro 24 Stunden 70 kg ATP. Als energiereiche Phosphorbindungen werden Phosphoanhydride, Enolphosphate und Phosphoramide bezeichnet, wenn bei ihrer Hydrolyse mehr als 30 kJ/mol frei werden, dies entspricht 7 kcal/mol. Derartige Bindungen können zur Synthese von ATP verwendet werden.
Gruppenübertragungspotenzial (angegeben als ΔG der Hydrolyse)

		kJ/mol
„energiereich“	Phosphoenolpyruvat (PEP)	−62
„energiereich“	1,3-Diphosphoglycerat	−50
„energiereich“	Creatinphosphat	−42
„energiereich“	Acetyl-CoA	−32
„energiereich“	ATP	−30
	Saccharose	−27
	Glucose-1-phosphat	−22
	Glucose-6-phosphat	−14
	Glycerinphosphat	− 9

Das alleinige Ziel des katabolen, Energie liefernden Stoffwechsels aller lebenden Zellen ist es, möglichst viel ATP zu gewinnen. Über 60 % der Energie der Brennstoffe gehen aber meist als Wärme verloren. Interessant ist der hohe Energiegehalt der Glucosidbindung der Saccharose (Rohrzucker). Die in dieser Glucosidbindung enthaltene Energie wird von Bakterien im Mund verwendet, um die kariesbegünstigenden Polysaccharide (Dextrane) zu bilden.

F07

→ **Frage 6.7: Lösung B**

Generell gilt, dass alle Enzyme katalytisch wirkende Proteine sind. Höchst seltene Ausnahme sind einige RNA-Spezies, die beim Spleißen der hnRNA zur mRNA (Herausschneiden der Introns und Verknüpfen der Exons) eine katalytische Wirkung entfalten und deswegen Ribozyme genannt werden.

VI.3 Reaktionsordnung

Chemische und damit auch alle biochemischen Reaktionen können linear, also unabhängig von der Konzentration der Substrate verlaufen, man nennt dies eine Reaktion 0. Ordnung. Nach einer Reaktion 0. Ordnung verlaufen alle Enzymreaktionen unter Standardbedingungen.
Andere Reaktionen zeigen eine mehr oder minder ausgeprägte Reaktionsverzögerung, d. h., die Konzentration der noch vorhandenen Substratmoleküle bestimmt die Geschwindigkeit. Aus dem Verlauf dieser Reaktion lässt sich durch die Differentialgleichung der Kurven eine bestimmte Reaktionsordnung bestimmen. Die Konstante k ist die spezifische Geschwindigkeit, eine Naturkonstante mit einem Wert größer als 0. Der Exponent, mit dem die Konzentration der verbleibenden Substratmoleküle zu der jeweiligen Reaktionszeit die Geschwindigkeit der Reaktionen bestimmt, markiert die Reaktionsordnung.
Eine zweite Betrachtung der Reaktionsordnung geht vom tatsächlichen Reaktionsmechanismus aus. Bei einer Reaktion 1. Ordnung bestimmt die Konzentration eines Substratmoleküls die Geschwindigkeit, bzw. es ist nur ein Substratmolekül an der Reaktion beteiligt. Bei einer Reaktion zweiter Ordnung reagieren zwei Substratmoleküle miteinander und bestimmen mit ihrer jeweiligen Konzentration die Geschwindigkeit, bei einer Reaktion 3. Ordnung sind es drei Substratmoleküle.
Kinetik = Reaktionsgeschwindigkeiten (Menge/Zeit)

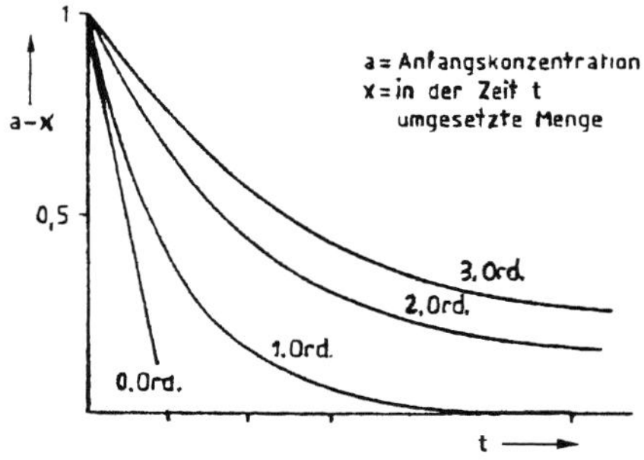

v	0. Ordnung	1. Ordnung	2. Ordnung	3. Ordnung
$\frac{dx}{dt}$	$k\,(a\text{-}x)^0$	$k\,(a\text{-}x)^1$	$k\,(a\text{-}x)^2$	$k\,(a\text{-}x)^3$

Reaktionsmechanismen

Enzym-katalysiert	0. Ordnung (pseudonullter Ordnung)
A → P	1. Ordnung
A + B → P	2. Ordnung
A + B + C → P	3. Ordnung

Verlaufen Reaktionen im tatsächlichen Versuch, z. B. bei der Enzymkatalyse, im Umsatz-Zeit-Diagramm nach einer niedrigeren Reaktionsordnung als dem tatsächlichen Reaktionsmechanismus entspricht, so spricht man häufig von einer „Pseudoordnung“. Alle Enzymreaktionen verlaufen also streng genommen unter Standardbedingungen nach einer Reaktion Pseudo-0.-Ordnung, denn es sind im tatsächlichen Ablauf mindestens ein, zwei oder auch drei Substratmoleküle beteiligt.

VI.4 Michaelis-Kinetik

Die Enzymaktivität (v) ist in charakteristischer Weise von der Substratkonzentration [S] abhängig: Bei doppelt linearer Auftragung v gegen [S] ergibt sich eine rechtwinklige Hyperbel, d. h. bei Erhöhung der Substratkonzentration [S] nähert sich die Kurve asymptotisch der Maximalaktivität (V_{max}):

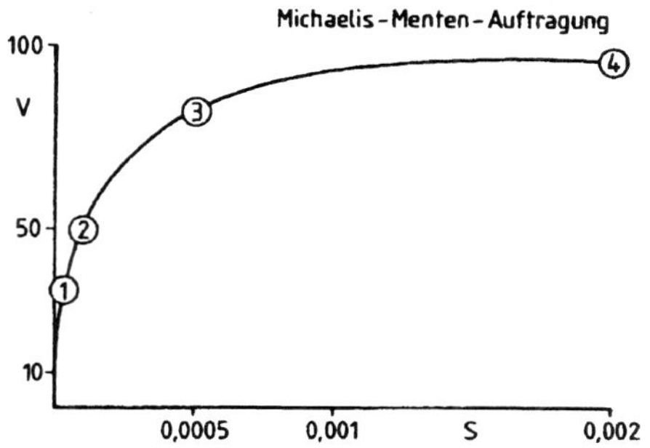

V_{max} ist in dem dargestellten Beispiel 100, die halbmaximale Geschwindigkeit $\frac{V_{max}}{2}$ beträgt 50 und wird bei der Substratkonzentration von 1 × 10^{-4} mol/l erreicht. Die Substratkonzentration für halbmaximale Geschwindigkeit wird als Michaelis-Konstante (K_M) des Enzyms für das jeweilige Substrat bezeichnet. Je kleiner der K_M-Wert, desto größer ist die Affinität zwischen Enzym und Substrat. Die Zusammenhänge gibt die Michaelisgleichung wieder:

$$v = \frac{V_{max} \cdot S}{K_M + S}$$

V_{max} ist direkt proportional der Enzymkonzentration. K_M ist dagegen von der Enzymkonzentration unabhängig. Mit der Michaelisgleichung kann bei Kenntnis von V_{max} und K_M für jede beliebige Substratkonzentration v ausgerechnet werden, z. B. bei einem V_{max} von 100 und einem K_M von 10^{-4} mol/l ergibt sich

[S] in mol/l	v
5 × 10^{-5}	33
1 × 10^{-4}	50
5 × 10^{-4}	83
2 × 10^{-3}	95
1 × 10^{-2}	99

In der Enzymologie spricht man von Substratsättigung, wenn alle Enzymmoleküle durch Anlagerung von Substrat in einen Enzymsubstratkomplex ES überführt sind:

$$E + S \underset{k_{-1}}{\overset{k_{+1}}{\rightleftharpoons}} ES \xrightarrow{k_{+2}} E + P$$

$$K_M = \frac{k_{-1} + k_{+2}}{k_{+1}}$$

$$v = k_{+2} \times ES$$

$$v_{max} = (E + ES) \times k_{+2}$$

Ist die Substratkonzentration sehr viel größer als K_M ($S \gg K_M$), wird v zu V_{max} und direkt proportional zur Enzymkonzentration. Ist die Substratkonzentration sehr viel kleiner als K_M ($S \ll K_M$), ist v direkt proportional zur Substratkonzentration.
Bei doppelt reziproker Auftragung nach Lineweaver-Burk $\frac{1}{[S]}$ gegen $\frac{1}{v}$ ergibt sich eine Gerade, deren Steigung $\frac{K_M}{V_{max}}$ entspricht.

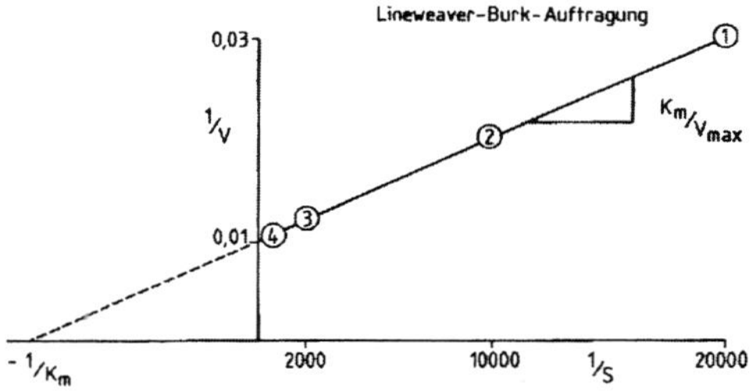

Der Schnittpunkt mit der Ordinate ergibt $\frac{1}{V_{max}}$, sozusagen extrapoliert auf die Substratkonzentration ∞, weil $\frac{1}{\infty} = 0$. Der Schnittpunkt mit der Abszisse ergibt $-\frac{1}{K_M}$
Ein **kompetitiver Inhibitor** konkurriert mit dem Substrat um das aktive Zentrum des Enzyms, in Gegenwart des Inhibitors erhöht sich K_M, während V_{max} (bei [S] = ∞) unverändert bleibt. An Verzweigungspunkten in Stoffwechselketten konkurrieren zwei oder mehr Enzyme um ein Substrat. Die Hauptmenge des Substrats wird dann von dem Enzym mit dem niedrigsten K_M (also der höchsten Affinität zum Substrat) und der höheren Aktivität (V_{max}) umgesetzt.

Klinischer Bezug

Enzymtherapie

In lebenden Organismen läuft nichts ohne die Aktivität von Enzymen ab! Die Enzyme bestimmen Intensität und Richtung des Stoffwechsels. Damit sollte eine Enzymtherapie eigentlich bei sehr vielen Erkrankungen erfolgsversprechend sein.
Tatsächlich aber wirken die meisten Enzyme intrazellulär, und es ist kaum möglich, Enzymproteine gezielt in Zellen einzuschleusen, abgesehen von immunologischen Problemen und dem raschen Abbau der Enzyme. Dennoch wird z. T. erfolgreich versucht, mit Glykosidasen die lysosomalen Lipidspeicherkrankheiten zu therapieren.

Die erfolgreiche Enzymtherapie erstreckt sich auf extrazelluläre Enzymsysteme z. B:
1. die Substitution der Verdauungsenzyme
2. die Blutgerinnungsenzyme
3. die Fibrinolyseenzyme
4. die Hyaluronidase für den gezielten Abbau von Bindegewebssubstanz
5. Proteasen zur Wundreinigung
6. Asparaginase zur Tumor-Behandlung

H09

Frage 6.8: Lösung C

Zu **(A)** – **(E)**: Der Substratumsatz ist direkt proportional zur Enzymmenge (bzw. zur Enzymkonzentration). Doppelte Enzymmenge bedeutet also Verdoppelung der Geschwindigkeit, d. h. die Reaktionsgeschwindigkeit ist 100 % größer (C).

F05

Frage 6.9: Lösung D

Bei der doppelt reziproken Auftragung liegen höhere Aktivitäten auf niedrigen Ordinatenabschnitten. Da die „Naturkonstante" K_m bei unterschiedlichen Enzymkonzentrationen gleich bleibt, muss die gesuchte Gerade auf der Abszisse denselben Ursprung wie die Gerade G haben. Gerade 4 ist richtig, Gerade 1 ist falsch, weil sie sich durch eine Erniedrigung der Enzymkonzentration ergeben würde.
Siehe Lerntext VI.4.

H10

Frage 6.10: Lösung C

Zu **(C)**: Eine verwirrende Frage, die rechnerisch mit der Michaelis-Gleichung gelöst werden kann oder durch Überlegung: der Patient hat für seine Glukokinase ein niedriges K_M (2 mmol/l), also benötigt er für die halbmaximale Geschwindigkeit seiner Glucokinase (0,1 U/mg Enzym) eine Glukosekonzentration von 2 mmol/l, während der Gesunde 6 mmol/l für ½ V_{max} (45 U/mg Enzym) benötigt.
Zu **(A)**: Die V_{max}-Werte pro mg Enzym betragen 90 U und 0,2 U. Daher müsste der Patient nicht 90-mal, sondern (90 : 0,2 =) 450-mal mehr Enzym einsetzen, um dasselbe V_{max} zu erreichen wie bei normalem Enzym.
Zu (B): Oberhalb von 2 mmol/L Glukose erreicht das Enzym des Patienten zwischen 0,1 U und 0,2 U pro mg Enzymprotein, der Gesunde zwischen 10 U und 90 U.
Zu **(D)**: Auch unterhalb von 2 mmol/l arbeitet das Patienten-Enzym langsamer als das des Gesunden.
Zu **(E)**: Zwischen 8 und 12 mmol/l Glukosekonzentration verläuft die Michaelis-Kurve des Patienten 3-fach K_M und 6-fach K_M flacher ansteigend als die des Gesunden zwischen 1 K_M und 2 K_M.

H07

Frage 6.11: Lösung D

Im dargestellten L-B-Plot ergibt der Schnittpunkt der Geraden mit der Ordinate die reziproke Geschwindigkeit, also: $\frac{1}{6} = 0{,}17\,\frac{\mu mol}{min}$ oder 0,17 U für die Patientin und $\frac{1}{2} = 0{,}5\,\frac{\mu mol}{min}$ oder 0,5 U für die Kontrolle.
0,17 von 0,5 sind 33 % (D). Der Schnittpunkt der Gerade mit der Abszisse ergibt $-\frac{1}{K_M}$ und ist also hier für beide Lösungen identisch. Damit sind die Aussagen (A), (B) und (E) unzutreffend. Aussage (C) ist falsch, denn wenn die Patientenprobe lediglich einen kompetitiven Inhibitor enthielte, würde sich der Schnittpunkt mit der X-Achse nach rechts verschieben (zu einem scheinbar höheren K_M) und der Schnittpunkt mit der Y-Achse wäre derselbe wie für die Kontrolle.

F06

Frage 6.12: Lösung B

Einsetzen der vorgegebenen Zahlen in die Lambert-Beer-Gleichung:

$E = \frac{\varepsilon}{c \cdot d}$ ergibt: $\Delta E = \varepsilon \cdot c \cdot d$

$$\frac{0{,}3}{min} = \frac{6000\,l \cdot \Delta c \cdot 1\,cm}{mol \cdot cm}.$$

Aufgelöst nach Δc:

$$\Delta c = \frac{0{,}3 \cdot mol \cdot cm}{min \cdot 6000\,l \cdot cm}$$

$$\Delta c = \frac{5 \cdot 10^{-5}\,mol}{min \cdot l}.$$

Da der Ansatz nicht 1 l, sondern 1 ml beträgt, wird durch 1.000 geteilt:

$$\Delta c = \frac{5 \cdot 10^{-5}\,mmol}{min \cdot ml},$$

($5 \cdot 10^{-5}$ mmol = $5 \cdot 10^{-2}$ µmol = 0,05 µmol).
Also enthält die Küvette 0,05 U LDH, die in 0,1 ml Serum enthalten waren, in einem Liter Serum sind dann 10.000 Mal soviel = 500 U/l.
Siehe Lerntext VI.6.

H05

Frage 6.13: Lösung A

Die Kreatinkinase (CK) katalysiert die Gleichgewichtseinstellung zwischen:
Kreatin-P + ADP ↔ Kreatin + ATP.
Soll ihre Aktivität bestimmt werden, werden Kreatinphosphat und ADP im Überschuss dem Reaktionsansatz mit der Serumprobe zugesetzt. Das entstehende ATP wird mit Glucose und Hexokinase stöchiometrisch in Glucose-6-P umgewandelt.

Das Glucose-6-P wird mit Glucose-6-P-dehydrogenase und $NADP^+$ zu 6-P-Gluconsäure und NADPH – H^+ oxidiert. Die Zunahme der NADPH-Menge wird fotometrisch bei 340 nm gegen die Zeit gemessen und ist bei Vorliegen eines Aktivitätsüberschusses der Hilfsenzyme HK und G-6-PDH ein Maß für die CK-Aktivität.
Siehe Lerntext VI.6.

H06

→ **Frage 6.14: Lösung B**

Die Glutamat-Pyruvat-Transaminase (GPT, Syn. Alaninaminotransferase, ALT) katalysiert – mit Pyridoxalphosphat als Coenzym – die reversible Reaktion Glutamat + Pyruvat zu α-Ketoglutarat + Alanin. Die GPT kommt im Zytosol der Leberzellen vor, sie erscheint erhöht im Serum bei Leberentzündung (Hepatitis) jedweder Genese.
Die Aktivitätsbestimmung der GPT erfolgt im zusammengesetzten optischen Test. Gestartet wird mit Alanin und Ketoglutarat, das entstehende Pyruvat wird mit dem im Überschuss zugesetzten Hilfsenzym Lactatdehydrogenase und NADH sofort zu Lactat und NAD^+ umgesetzt. Die NADH-Abnahme wird im Photometer kontinuierlich bei der Wellenlänge 340 nm oder bei 365 nm verfolgt, ihre Geschwindigkeit ist direkt proportional zur GPT-Aktivität.

F03

→ **Frage 6.15: Lösung C**

Siehe Lerntext VI.4.
Konkurrieren 2 verschiedene Enzyme an einem Verzweigungspunkt einer Stoffwechselkette um dasselbe Substrat, dann lagert das Enzym mit dem niedrigsten K_M-Wert, also der höchsten Affinität, das Substrat bevorzugt an. Wenn es die höhere Aktivität entwickelt, wird es also die Hauptmenge des Substrats umsetzen.

H09

→ **Frage 6.16: Lösung D**

Zu **(D)**: Die Lactat-Dehydrogenase heißt nach der systematischen Nomenklatur der Enzym-Kommission (EC-Nomenklatur) Lactat-NAD-Oxidoreduktase. Sie katalysiert die reversible Reaktion: Lactat + NAD → Pyruvat + $NADH_2$.
Zu **(A)** – **(C)** und **(E)**: Alle Enzyme werden in eine von 6 Klassen eingeteilt:

- Oxidoreduktasen (D)
- Hydrolasen (z. B. Peptidasen oder Glykosidasen) → spalten Moleküle unter Anlagerung von Wasser (A),
- Isomerasen → katalysieren die Umwandlung isomerer Moleküle ineinander (z. B. die Umwandlung der cis- in eine trans-Konfiguration bei ungesättigten Fettsäuren (B)),
- Lyasen (z. B. Aldolase) → katalysieren nichthydrolytische Spaltungen, bei denen Doppelbindungen entstehen (C),
- Ligasen (= Synthetasen) wie die Pyruvatcarboxylase → katalysieren die energieabhängige Knüpfung von Bindungen,
- Transferasen (z. B. Aminotransferasen) → sind gruppenübertragende Enzyme (E).

H08

→ **Frage 6.17: Lösung E**

Zu **(E)**: Proteinkinasen phosphorylieren Proteine mit ATP. Sie gehören in die Klasse der Transferasen, Untergruppe Phosphotransferasen, weil ein Phosphatrest vom ATP auf das Substrat (hier Protein) übertragen wird.
Zu **(A)** – **(D)**: Alle Enzyme werden in der Systematik der Enzym-Commission (E.C.-Systematik) in eine von 6 Enzymklassen eingeordnet, die hier aufgeführt sind. Allerdings werden die Ligasen auch als Synthetasen und die Lyasen auch als Synthasen bezeichnet.

VI.5 Oxidoreduktasen

Oxidations- und Reduktionsreaktionen (Redox-Reaktionen) werden durch Oxidoreduktasen katalysiert. Im katabolen Stoffwechsel wirkende **Dehydrogenasen** haben meist NAD oder FAD als Coenzyme, das übernommene H_2 wird dann über die Atmungskette (Flavoproteine-Ubichinon-Cytochrom b, c und a) auf Sauerstoff übertragen. Den letzten Schritt, die Bildung des Oxidationswassers, katalysiert die Cytochromoxidase (= Warburg-Atmungsferment = Cytochrom a/a_3). Die Cytochromoxidase wird durch Blausäure (Cyanidionen, CN^-) gehemmt.
Wird im anabolen Stoffwechsel Wasserstoff für Biosynthesen benötigt, stammt dieser meist vom NADPH + H^+, das wiederum vorwiegend im Pentosephosphatweg (direkte Glucoseoxidation) gebildet wird.
Mehr als 99 % des täglich aufgenommenen O_2 (ca. 500 l) werden von der Cytochromoxidase der Atmungskette verbraucht. Sauerstoff kann aber auch durch andere Oxidoreduktasen umgesetzt werden. **Oxidasen** übertragen H_2 aus Substraten auf O_2, wobei H_2O_2 (Wasserstoffsuperoxid) entsteht. Prosthetische Gruppen sind FMN oder FAD, z. T. wirken Schwefeleisen und Molybdän als Cofaktoren. Ein Beispiel ist die Xanthinoxidase:

$$\text{Xanthin} + H_2O + O_2 \xrightarrow{\downarrow\ \text{Xanthinoxidase}} \text{Harnsäure} + H_2O_2$$

Die Hemmung der Xanthinoxidase durch Allopurinol hat klinische Bedeutung bei der Behandlung der Hyperurikämie bzw. der Gicht. Weitere Oxidasen sind die Aldehydoxidase und die Aminosäureoxidasen. Das entstehende H_2O_2 wird durch die Katalase ($2\ H_2O_2 \rightarrow O_2 + 2\ H_2O$) und durch die Peroxidase ($SH_2 + H_2O_2 \rightarrow S + 2\ H_2O$) umgesetzt. Beide Enzyme enthalten Haemin (Fe-Porphyrin) als prosthetische Gruppe.
Dioxygenasen führen O_2 in Substrate ein, Beispiele sind die Carotinase (β-Carotin + O_2 → 2 Retinal) und die Tryptophanpyrrolase (Tryptophan + O_2 → Formylkynurenin). Dioxygenasen enthalten Häm als prosthetische Gruppe.
Monooxygenasen führen aus dem O_2-Molekül ein O-Atom unter Bildung einer Alkoholgruppe in das Substrat ein. Das zweite O-Atom wird zu H_2O, wobei meist NADPH als Wasserstoffdonator fungiert. Monooxygenasen werden deshalb auch als **Hydroxylasen** oder **misch-funktionelle Hydroxylasen** bezeichnet, sie enthalten FMN (oder FAD) und Häm. Beispiele für Monooxygenasen sind die verschiedenen Steroidhydroxylasen und die Phenylalaninhydroxylase (Phenylalanin + O_2 + Tetrahydrobiopterin → Tyrosin + Dihydrobiopterin + H_2O). Ebenfalls zu den Monooxygenasen gehören die verschiedenen **Cytochrom P_{450}-Enzyme**, die das mikrosomale System der Hydroxylierung von körpereigenen Wirkstoffen (z.B. Steroidhormonen) und Fremdstoffen (Arzneimitteln und Giften) bilden. Durch die Hydroxylierung und die dann mögliche Kopplung mit Glucuronsäure werden die Substanzen inaktiviert und wasserlöslich, sodass sie über den Harn oder die Galle ausgeschieden werden können.
Besonders reaktive Sauerstoffmetabolite entstehen in den Phagosomen und Peroxisomen von neutrophilen Granulozyten. Durch eine **NADPH-Oxidase** können sehr reaktive Superoxidanionen (O_2^-) gebildet werden.
Durch Superoxiddismutase können 2 Superoxidanionen zu $O_2 + H_2O_2$ umgewandelt werden, H_2O_2 kann durch die Myeloperoxidase mit Cl^- zu Hypochlorit (OCl^-) umgewandelt werden. Superoxidanionen (O_2-Radikale), Hypochlorit und H_2O_2 können phagozytierte Bakterien durch Peroxidation abtöten.

F05

Frage 6.18: Lösung D

Monoaminoxidasen (MAO) sind mitochondriale, FMN und Cu enthaltende Enzyme, die biogene Amine wie Serotonin (D), Dopamin, Noradrenalin und Adrenalin mit O_2 oxidativ zu den entsprechenden Aldehyden (NH_3 und H_2O_2) inaktivieren.

H04

Frage 6.19: Lösung D

Siehe Lerntext VI.5.
Wasserstoffperoxid (H_2O_2) zählt zu den zytotoxischen reaktiven Sauerstoffspezies (ROS), es kann durch Oxidasen (D) nach der Reaktion $SH_2 + O_2 \rightarrow S + H_2O_2$ entstehen.
(A) ist falsch, denn Monooxygenasen bauen nach der Reaktion
S + O_2 + NADPH → SOH + H_2O + NADPH
Alkoholgruppen in Substrate ein, z.B. die Steroidhydroxylasen. Man spricht von mischfunktionellen Hydroxylasen.
(B) ist falsch, denn Dioxygenasen bauen beide Sauerstoffatome des O_2 in Substrate ein.
(C) ist falsch, denn Dehydrogenasen reagieren nicht mit O_2, sondern übertragen Wasserstoff aus Substraten auf Coenzyme (NAD oder FAD).
(E) ist falsch, denn durch Hydroperoxidasen (z.B. Katalase und Peroxidase) wird H_2O_2 nicht gebildet, sondern abgebaut („entgiftet").

H08

Frage 6.20: Lösung A

Zu **(A)**: Cytochrom-P_{450}-Monooxygenasen bauen mit einem Wasserstoffdonator (NADPH + H^+) und O_2 Alkoholgruppen in Substrate ein. Ein Beispiel ist die 11-Hydroxylase, die auf diese Weise die Bildung von Cortisol aus 11-Desoxycortisol katalysiert (OH-Gruppe an C-11 des Sterangerüsts des Cortisols).
Zu **(B)**: Die Umwandlung von Adenosinmonophosphat zu Inosinmonophosphat beim Abbau der Purine erfolgt durch eine Hydrolase und nicht durch eine Monooxygenase.
Zu **(C)** und **(E)**: Die genannten Eicosanoide entstehen nicht durch Monooxygenasen, sondern durch die Dioxygenasen: Lipoxygenase (Leukotriene) und Cyclooxygenase (Prostaglandine und Thromboxane).
Zu **(D)**: Glutamat wird entweder durch Transaminasen (GOT = Glutamat-Oxalacetat-Transaminase oder GPT = Glutamat-Pyruvat-Transaminase) oder durch die Glutamatdehydrogenase (GLDH) zu Ketoglutarat umgewandelt.

F07

Frage 6.21: Lösung E

In den Phagosomen und Peroxisomen neutrophiler Granulozyten entstehen durch die NADPH-Oxidase aus O_2 und NADPH hochtoxische Superoxidanionen zur Abtötung von Krankheitserregern (E).
Die Aussagen (A) und (B) treffen nicht zu, denn die Hydroxylradikale und Hypochlorid-Ionen entstehen nicht durch die NADPH-Oxidase, sondern durch die Myeloperoxidase und Superoxiddismutase aus den Superoxidanionen.
Aussage (C) ist falsch, denn Lipidperoxide entstehen spontan, d.h. ohne Enzymmitwirkung, aus mehr-

fach ungesättigten Fettsäuren und O_2, sie sind in Form der sog. oxidierten LDL besonders atherogen (Arteriosklerose auslösend).
Siehe Lerntext VI.5.

H04

→ **Frage 6.22: Lösung E**

Lysozym ist Glykosidase, die hydrolytisch das Murein der Bakterienwand spaltet und so antibakteriell wirkt (E). Lysozym kommt im Speichel, in der Tränenflüssigkeit, im Urin und anderen Sekreten vor.
(A) ist falsch, denn Lysozym wird nicht von der Leber gebildet und zählt nicht zu den Akute-Phase-Proteinen. Ca. 30 verschiedene Akute-Phase-Proteine werden bei vielen Erkrankungen (ausgelöst durch aktivierte Makrophagen über Interleukine) von der Leber gebildet. Dazu gehören u. a. Fibrinogen, Komplementfaktoren und C-reaktives Protein.
(B) und (C) sind falsch, denn Murein kommt in Viren und Zellmembranen von Eukaryoten nicht vor, sodass hier Lysozym nicht wirken kann.
(D) ist falsch, denn die Komplementfaktoren haben mit Lysozym nichts zu tun. Sie binden nicht an Bakterienwand-Murein, sondern an Bakterienmembranen und führen hier zur Lyse.

H07

→ **Frage 6.23: Lösung C**

Die akute Pankreasentzündung ist eine schwere Erkrankung, die zur Pankreasnekrose mit Selbstverdauung führen kann. Aktives Trypsin spaltet Proteine hinter basischen Aminosäureresten (C). Aussage (A) ist falsch, denn Trypsin ist eine Protease mit Serin im aktiven Zentrum. Cystein-Proteasen wie die Kathepsine kommen vorwiegend intrazellulär vor. Trypsin, wie auch Chymotrypsin, ist eine Endopeptidase (Aussage (B) ist falsch). Exopeptidasen sind die Aminopeptidasen und Carboxypeptidasen, die einzelne Aminosäuren von den Enden der Peptidketten abspalten. Aussage (D) ist falsch, da Trypsin nicht durch Phosphorylierung und Dephosphorylierung reguliert wird. Die Dünndarm-Enteropeptidase, auch Enterokinase genannt, aktiviert limitiert-proteolytisch Trypsinogen zu Trypsin. Diese Reaktion ist irreversibel, Aussage (E) ist also falsch.

F09

→ **Frage 6.24: Lösung B**

Zu **(B)**: Serinproteasen haben in ihrem aktiven Zentrum neben Histidin- einen **Serinrest** und werden so von Cysteinproteasen unterschieden.
Zu **(A)**: Proteasen sind keine Oxidoreduktasen, sondern **Hydrolasen**.
Zu **(C)**: Serinproteasen unterliegen keiner Regulation durch Phosphorylierung und Dephosphorylierung. Werden Serinproteasen durch Alkylphosphate im aktiven Zentrum ähnlich wie die Acetylcholinesterase alkylphosphoryliert, resultiert eine **irreversible (kovalente) Hemmung**.
Zu **(D)**: Am Carboxylterminus von Proteinen hydrolysieren nicht Serinproteasen, sondern verschiedene **Exopeptidasen** (Carboxypeptidasen).

H97

→ **Frage 6.25: Lösung B**

Isoenzyme katalysieren dieselbe Reaktion (identische Substrat- und Wirkungsspezifität), weisen aber geringe Unterschiede in ihrer Primärstruktur auf, d. h. werden von verschiedenen Genen codiert. Von Isoenzymen spricht man nur, wenn unterschiedliche Formen eines Enzyms gleichzeitig nebeneinander in einem Organismus vorkommen. Die in der Evolution aufgetretenen unterschiedlichen Enzyme bei den verschiedenen Arten der Lebewesen sind keine Isoenzyme!

VI.6 Optischer Test mit NAD

Für viele Oxidoreduktasen ist Nicotinamid-Adenin-Dinucleotid (NAD) ein Coenzym. Es übernimmt zwei Elektronen und ein Proton vom Substrat (Stöchiometrie). Durch die Anlagerung ändern sich die Bindungsverhältnisse im Nicotinsäureamidring des Coenzyms und damit die optischen Eigenschaften.

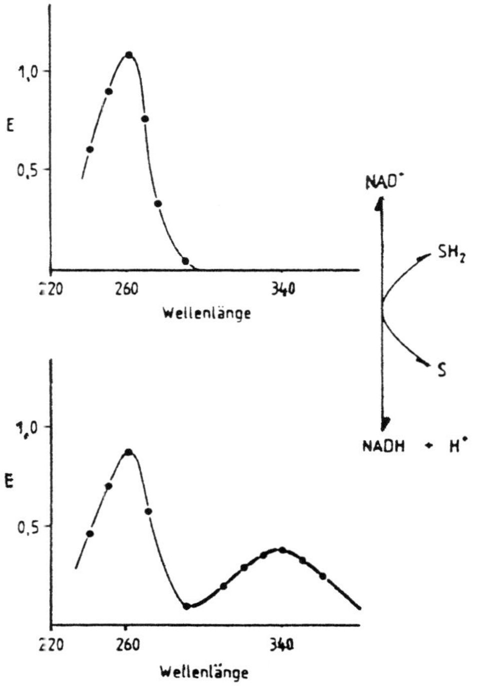

$NADH_2$ hat wie NAD im ultravioletten Spektralbereich (260 nm Wellenlänge) eine charakteristische

Absorption, zusätzlich hat es ein weiteres Absorptionsmaximum bei 340 nm. So kann bei 340 nm die Wasserstoffaufnahme durch NAD im Photometer direkt verfolgt werden. Hierauf beruht der sog. „optische Test" nach Warburg.
Wenn durch die Lactatdehydrogenase (LDH) ausgehend vom Lactat NAD zu $NADH_2$ reduziert wird, kann dies in Abhängigkeit von der Enzymaktivität durch die lineare Extinktionszunahme im Photometer nachgewiesen werden.

Laktat + NAD $\overset{LDH}{\rightleftharpoons}$ Pyruvat + $\underline{NADH_2}$

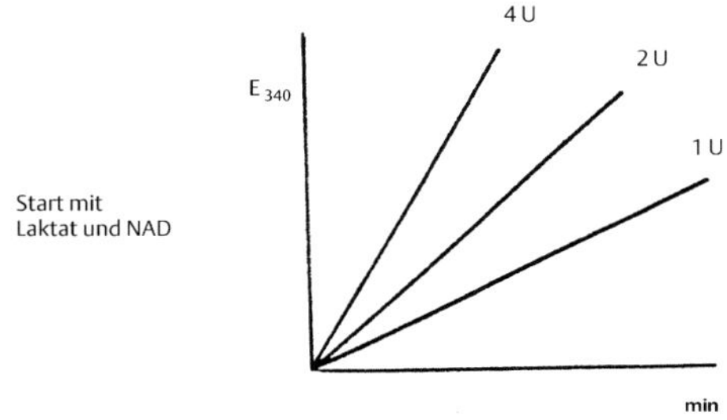

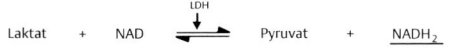

Ausgehend von Pyruvat und $NADH_2$ zeigt sich die LDH-Aktivität durch einen linearen Extinktionsabfall bei 340 nm.

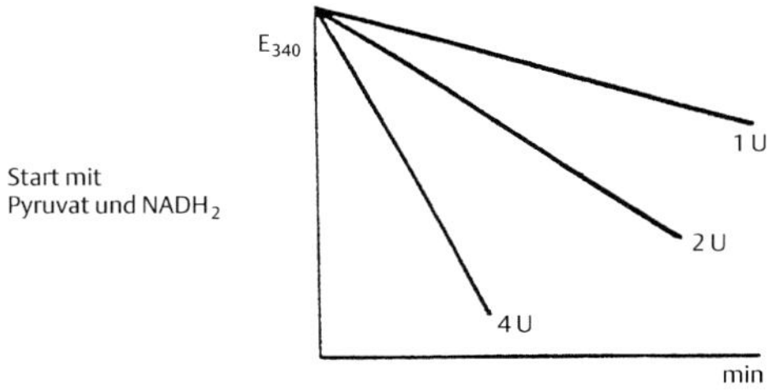

Mit demselben System kann über die optischen Eigenschaften des NADH bei 340 nm eine enzymatische Substratbestimmung vorgenommen werden. Durch einen großen Überschuss an zugegebener LDH-Aktivität ergibt jedes Lactatmolekül stöchiometrisch (1:1) $NADH_2$. In einer Eichkurve dargestellt: Je mehr Laktat im Test vorliegt, desto größer ist die $NADH_2$-bedingte Extinktionszunahme bei 340 nm (E_{340}).

Laktatbestimmung:

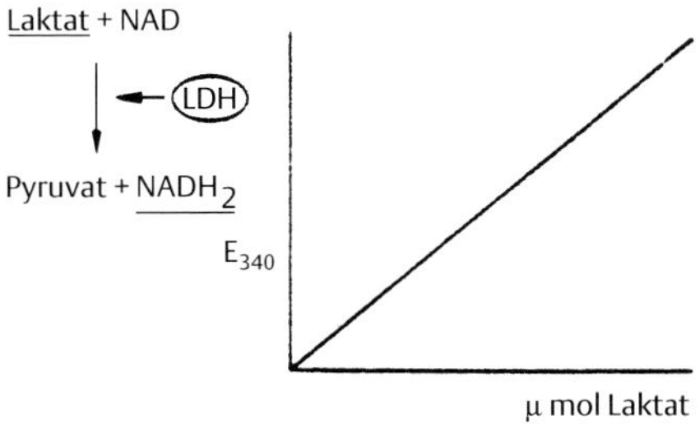

Auch Pyruvat wird mit Lactatdehydrogenase enzymatisch in einem analogen Ansatz nachgewiesen. Die Eichung mit steigenden Konzentrationen Pyruvat gibt hier einen linearen Extinktionsabfall.

Pyruvatbestimmung:

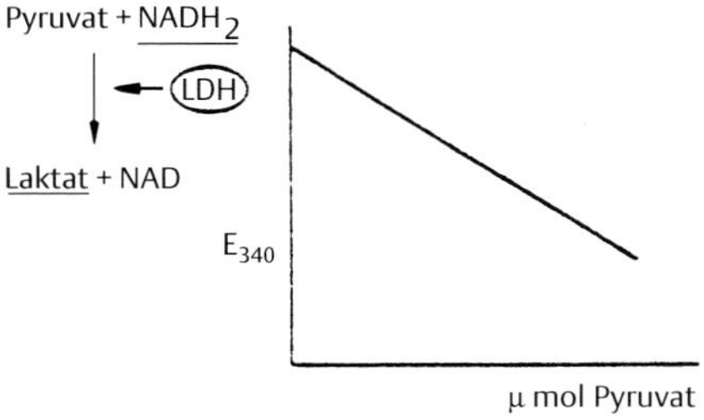

Bei der zusammengesetzten enzymatischen Blutzuckerbestimmung wird die Glucose zunächst durch die Hexokinase mit ATP phosphoryliert. Das entstehende Glucose-6-phosphat wird durch ein Enzym aus dem Pentosephosphat-Weg, die Glucose-6-phosphat-dehydrogenase (G-6-PDH), mit NADP zu 6-Phosphogluconsäure und $NADPH_2$ dehydriert. Je mol Glucose in der zu messenden Blutprobe entsteht so 1 mol $NADPH_2$, das genau wie $NADH_2$ bei 340 oder 365 nm gemessen werden kann.

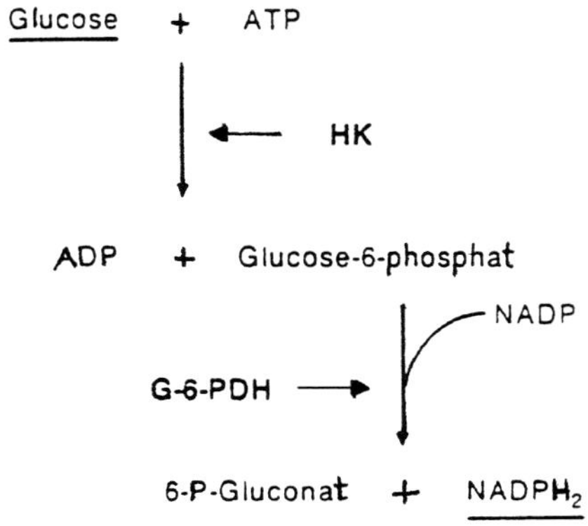

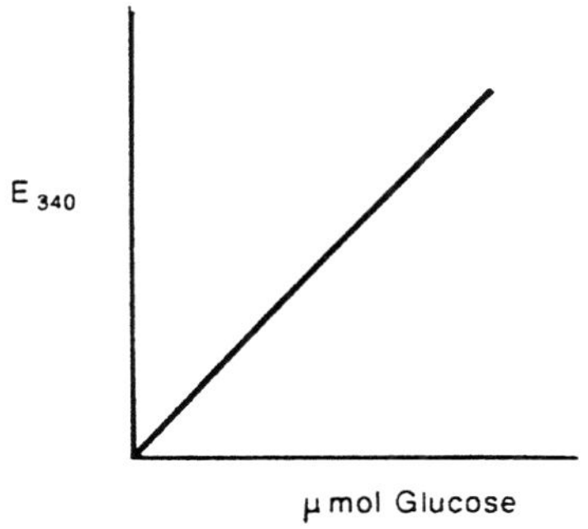

Klinischer Bezug

Enzymatische Metabolitenbestimmung im Serum

Mit dem enzymatischen optischen Test können mit großer Präzision im Serum Metabolitenkonzentrationen (in mol/l oder g/dl Serum) zur Diagnostik oder zur Verlaufs- und Therapiekontrolle von Erkrankungen bestimmt werden.

Beispiele sind:

Harnsäure	bei Gicht
Harnstoff Creatinin	bei Nierenerkrankungen
Glucose Ketonkörper	bei Diabetes
Cholesterin Triglyceride	bei Atherosklerose, Diabetes und metabolischem Syndrom

Klinischer Bezug

Diagnostik mit Serumenzymaktivitäten

Der eigentliche Stoffwechsel (Metabolismus), katalysiert durch Enzyme, erfolgt intrazellulär. Die vergleichsweise geringen Aktivitäten der metabolischen Enzyme im Serum sind bedingt durch den physiologischen Abbau alter Zellen („Zellmauserung") und durch kleine Lecks in den Zellmembranen.

Im Serum haben ausgetretene Enzyme keine Funktion und werden je nach Enzym mit charakteristischer Halbwertszeit (Stunden bis Tage) durch Makrophagen, zuweilen auch über die Niere und die Galle entfernt.

Membranschäden bei Entzündungen, durch Gifte, aber auch der Zelltod (Infarkte und Gifte) führen zu vermehrter Enzymfreisetzung in das Serum, was zur labormedizinischen Diagnostik genutzt wird.

Beispiele für häufig diagnostisch bestimmte Enzymaktivitäten (U/l Serum) sind:

Lactatdehydrogenase (LDH)
Alkalische Phosphatase (AP)
Saure Phosphatase (SP)
Creatinkinase (CK)
Glutamat-Oxalacetat-Transaminase (GOT=ASAT)
Glutamat-Pyruvat-Transaminase (GPT=ALAT)
γ-Glutamyltransferase (γ-GT)
α-Amylase

Klinischer Bezug

Isoenzymdiagnostik

Manche Enzyme kommen im selben Individuum gleichzeitig mit leicht verschiedenen Aminosequenzen (entstanden nach Genverdoppelung mit folgenden unterschiedlichen Mutationen) nebeneinander vor. Man spricht dann von Isoenzymen. Isoenzyme werden in den verschiedenen Organen in jeweils spezifischer Verteilung synthetisiert. Das Isoenzymmuster erlaubt, eine Aktivitätserhöhung im Serum einem bestimmten Organschaden zuzuordnen.

Labordiagnostisch wichtige Isoenzyme sind z. B. die drei Creatinkinase-Enzyme:

CK MM (Skelettmuskel)
CK BB (Nervengewebe)
CK MB (Herzmuskel)

Von der Laktatdehydrogenase gibt es 5 Isoenzyme (LDH_1 bis LDH_5). Ihre Aktivitätsanteile lassen Rückschlüsse auf Schädigung von Erythrozyten, Leber, Herzmuskel oder Skelettmuskel zu.

Isoenzyme der Alkalischen Phosphatase (AP) sind jeweils spezifisch in Leber, Knochen und Darm.

Bei der Amylase lassen sich 2 Isoenzyme (Parotis, Pankreas) unterscheiden, wodurch eine Amylaseerhöhung im Serum einer Pankreatitis oder einer Parotitis zugeordnet werden kann.

Häufig und von besonderer Bedeutung ist die Isoenzymdiagnostik beim Herzinfarkt: hier erhöhen sich spezifisch die Isoenzyme CK MB und HBDH (= Summe der LDH_1 und LDH_2). Das Ausmaß der Aktivitätserhöhung lässt dabei Rückschlüsse auf die Menge untergegangenen Gewebes (Infarktgröße) zu.

Klinischer Bezug

Proteasen und Tumormetastasierung

Bösartige Tumoren (Karzinome und Sarkome) haben im Unterschied zu gutartigen Tumoren die Fähigkeit, in umliegendes Gewebe einzuwachsen (infiltratives Wachstum) und über den Blut- und den Lymphweg Tochtergeschwülste (Metastasen) zu bilden.

An beiden Prozessen sind Proteasen beteiligt, indem Proteine, u. a. Kollagen der Basalmembran, von Blut- und Lymphgefäßen und der extrazellulären Matrix abgebaut werden, wodurch Tumorzellen in die Gefäße gelangen und verschleppt werden können.

F00

→ **Frage 6.26: Lösung D**

Proteine in extrazellulären Aktivierungskaskaden, wie z. B. bei der Blutgerinnung oder im Komplementsystem, erhalten ihre Wirksamkeit häufig erst durch eine Aktivierungsreaktion. Diese besteht häufig in einer limitierten Proteolyse. – Eine Ubiquitinylierung (A) markiert ein überaltertes Protein zum Abbau; die Phosphorylierung durch Tyrosin-spezifische Proteinkinasen (B) betrifft immer intrazelluläre Proteine.

F08 F04

→ **Frage 6.27: Lösung E**

Bei der reversiblen Enzymhemmung konkurriert ein kompetitiver Inhibitor mit dem Substrat um das aktive Zentrum. In der Lineweaver-Burke-Auftragung

$$\frac{1}{v} \text{ gegen } \frac{1}{[S]}$$

ergibt sich ein identischer Schnittpunkt auf der Ordinate

$$\frac{1}{V_{max}} \text{ bei } [S] = \infty.$$

Aussage (D) ist falsch, denn der K_M-Wert (Schnittpunkt mit der Abszisse bei $-\frac{1}{K_M}$) wird scheinbar erhöht.
Aussage (B) ist falsch, denn die chemische Bindung eines Inhibitors an ein Enzym ist nicht kompetitiv, sondern irreversibel (= kovalent).
Aussage (C) ist falsch, denn eine Bindung eines Inhibitors außerhalb des aktiven Zentrums führt zur allosterischen Hemmung, die eines Aktivators zur allosterischen Aktivierung.
Siehe Lerntext VI.4.

F09

→ **Frage 6.28: Lösung B**

Zu **(B)**: Die Protease Elastase hydrolysiert das Elastin. Das Gleichgewicht zwischen proteolytischem Abbau und Proteinsynthese wird generell auch durch Antiproteasen, z. B. α_1-Antitrypsin, das auch z. B. in der Lunge die Elastase hemmt, beeinflusst. Reaktive O_2-Radikale im Tabakrausch schädigen das **α_1-Antitrypsin** durch Veränderungen von Methionin, die Lunge verliert elastische Fasern, es kommt zum Emphysem.

F07

→ **Frage 6.29: Lösung C**

Reversible Enzymhemmer werden in kompetitiv, nichtkompetitiv, unkompetitiv und gemischt kompetitiv/nichtkompetitiv unterschieden. Sie können sich an das Enzym anlagern und bei Entfernen des Inhibitors vom Enzym wieder abdissoziieren. Bei einer kompetitiven Enzymhemmung konkurrieren Substrat und Inhibitor um das aktive Zentrum und können sich gegenseitig verdrängen. Im doppelt reziproken LB-Plot ergibt der Schnittpunkt mit der Ordinate $1/V_{max}$. Bei unendlich hoher Substratkonzentration wird der Inhibitor vollständig verdrängt. V_{max} ist also auch in Gegenwart des reversiblen Inhibitors unverändert. Der K_M-Wert wird in Gegenwart des Inhibitors zu höheren Konzentrationen des Substrats verschoben. Die Aussagen (B) und (D) sind falsch, hier wäre mit Inhibitor V_{max} erniedrigt und der K_M erhöht. Problematisch ist Aussage (A), denn bei einer allosterischen Regulation vom K-Typ bliebe V_{max} gleich, und bei negativer Allosterie (Hemmung) ergäbe sich ein LB-Diagramm, wie es hier dargestellt ist!

VI.7 Regulationstypen der Enzymaktivität

Jede einzelne Zelle und letztlich auch der Gesamtorganismus stellen ein offenes System dar, das mit der Umgebung Stoffe und Energie austauscht. Der Organismus stellt dabei nie echte Gleichgewichte zwischen den einzelnen Reaktionspartnern (Substrate und Produkte) her, sondern bildet Fließgleichgewichte. Die Geschwindigkeit des Substratflusses und damit die stationäre Konzentration der einzelnen Substrate wird durch die Aktivität der beteiligten Enzyme bestimmt. Die Enzymaktivität ist daher der Angriffspunkt für die Stoffwechselregulation.
An Verzweigungspunkten des Stoffwechsels konkurrieren verschiedene Enzyme um das gleiche Substrat und bestimmen damit die Richtung des Substratflusses. Ein Beispiel hierfür ist Glucose-6-P, von dem ausgehend die Phosphatase den Reaktionsweg zur Bildung von freier Glucose katalysiert, die Isomerase die Glykolyse, die Dehydrogenase den Pentose-P-Weg und die Mutase die Glykogensynthese. Ein weiterer wichtiger Verzweigungspunkt ist das Acetyl-CoA, das Ausgangspunkt für Citratcyclus, Fettsäuresynthese, Ketonkörperbildung und Cholesterinsynthese ist.
Unter Grobkontrolle versteht man die Veränderung der Menge von Enzymprotein. Durch Regulation der Genaktivität kann die Synthesegeschwindigkeit adaptiver Enzyme verändert werden. Durch Induktoren wird sie stimuliert, durch Repressoren gehemmt. Auch der Abbau der Enzyme durch Proteolyse beeinflusst natürlich die stationäre Menge an Enzymprotein.
Einige Enzyme können durch chemische Modifikation in ihrer Aktivität verändert werden; wichtige Beispiele derartiger enzymkatalysierter Enzymumwandlungen sind die Glykogenphosphorylase und die Glykogensynthetase sowie die Triglyceridlipase des Fettgewebes. Diese Enzyme können über cAMP-Proteinkinasen phosphoryliert werden.
Sehr häufig ist es im Stoffwechsel so, dass das Produkt einer Synthesekette ein geschwindigkeitsbestimmendes Enzym am Anfang der Kette im Sinne negativer Rückkopplung (negative feedback) hemmt. Ein Beispiel ist die Phosphofructokinase, die durch ATP als Endprodukt des katab-

olen, Energie liefernden Stoffwechsels allosterisch gehemmt wird.
Zahlreiche Zellen enthalten gleichzeitig Enzyme anaboler und kataboler Stoffwechselwege, somit sind Regulationsmechanismen nötig, um unsinnige Reaktionsabläufe zu verhindern. Manche dieser Kontrollen werden sofort wirksam, andere laufen langsam an und werden erst mit Verzögerung wirksam.
Zum letztgenannten Typ gehört die Induktion, bei der ein Derepressor einen Angriff am Genom vermittelt: Hier wird dann eine Proteinneusynthese in Gang gebracht.
Bei der allosterischen Regulation genügt das Auftreten kleinmolekularer Effektoren, die am regulatorischen Zentrum des betreffenden Enzyms angreifen und die Enzymaktivität sofort stimulieren oder inhibieren.
Auch eine Regulation über die Substratkonzentration wirkt sofort: Enzyme mit hohem K_m-Wert, z. B. die Glucokinase der Leber, nehmen ihre Tätigkeit erst (dann aber sofort!) richtig auf, wenn die Substratkonzentration einen kritischen Wert übersteigt.
Enzymgesteuerte chemische Modifikationen arbeiten sofort mit Verstärkerwirkung, häufig sogar in mehrstufiger „Kaskade“ (Beispiele: Blutgerinnung, Glykogensynthese und -abbau).

Grobkontrolle		Feinkontrolle
(variable Enzymmenge)		(konstante Enzymmenge)
Enzym-synthese	1) Induktion 2) Repression	Substratangebot (K_m) Allosterie
Enzymabbau		Enzym katalysierte Enzymumwandlung

Eine Grobkontrolle des Stoffwechsels erfolgt über eine Veränderung der Menge an Enzymprotein. Eine Feinkontrolle verändert die katalytische Aktivität des vorhandenen Enzymproteins.

VI.8 Kooperativität und Allosterie

Es gibt Enzyme, die, aus Untereinheiten aufgebaut, das Substrat nicht hyperbol (Michaelis-Kinetik), sondern in einer S-förmigen Bindungskurve anlagern und umsetzen (sigmoide Kinetik). Diese Substratbindung wird kooperativ genannt und findet sich in ausgeprägter Weise bei der Anlagerung des Sauerstoffs an die Quartärstruktur des Hämoglobins.
Viele dieser **kooperativen Enzyme** oder Proteine besitzen zusätzlich zum **aktiven Zentrum** noch ein sog. **allosterisches Zentrum** (allos = anders, sterisch = räumlich), an dem eine niedermolekulare Substanz regulatorisch als sog. allosterischer Effektor angelagert werden kann. Die Anlagerung eines derartigen Effektors verändert die Form (Konformation) des gesamten Moleküls und beeinflusst so die Form des aktiven Zentrums und damit sowohl die Anlagerung des Substrats als auch dessen Umsatz zum Produkt.

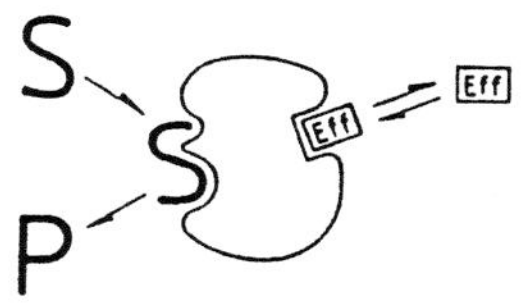

Bei Allosterie vom K-Typ (K steht für Bindungs-Konstante) erniedrigt ein negativer Effektor am regulatorischen Zentrum die Affinität von Enzym und Substrat, die Bindungskurve des Substrats wird nach rechts verschoben. Ein positiver Effektor vom K-Typ erhöht die Affinität zwischen Substrat und aktivem Zentrum, die Bindungskurve verschiebt sich nach links zu niedrigeren Substratkonzentrationen.

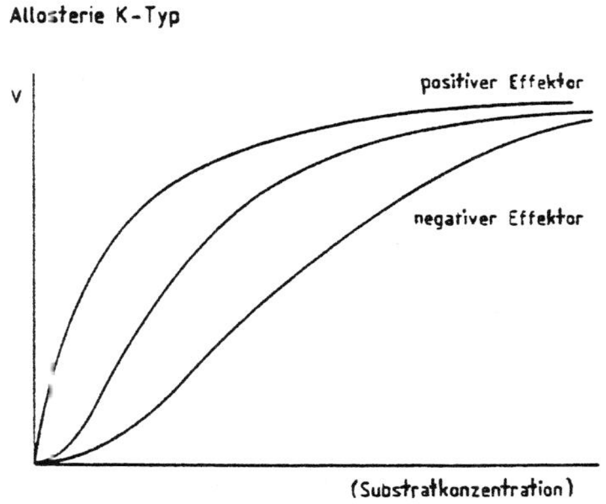

Beispiel	positiver Effektor	negativer Effektor
P-Fruktokinase	AMP, ADP F-2,6-BP	ATP Citrat
Pyruvatkinase	F-1,6-BP	

Bei konstanten Substratkonzentrationen im Bereich der Halbsättigung des Enzyms in vivo wird bei negativem Effektor weniger Enzym mit Substrat gesättigt. Die Geschwindigkeit der Enzymreaktion wird also herabgesetzt. Bei Anlagerung eines positiven allosterischen Effektors steigt die Aktivität an. Die Phosphofructokinase, das langsamste und damit geschwindigkeitsbestimmende Enzym der Glykolyse, wird so durch ATP und Citrat gehemmt, durch ADP, AMP und F-2,6-BP allosterisch stimuliert.
Bei Allosterie vom V-Typ (V steht für Geschwindigkeit) verändert die durch die Effektoranlagerung bewirkte Konformationsänderung des Enzym-

proteins die Maximalaktivität des Enzyms. Auch hier sind Schrittmacherenzyme bestimmter Stoffwechselwege als Beispiel angeführt. Pyruvatcarboxylase und Fructosephosphatase sind Schrittmacher der Zuckerneubildung (Gluconeogenese). Die Acetyl-CoA-Carboxylase ist das geschwindigkeitsbestimmende Enzym der Fettsäurebildung.

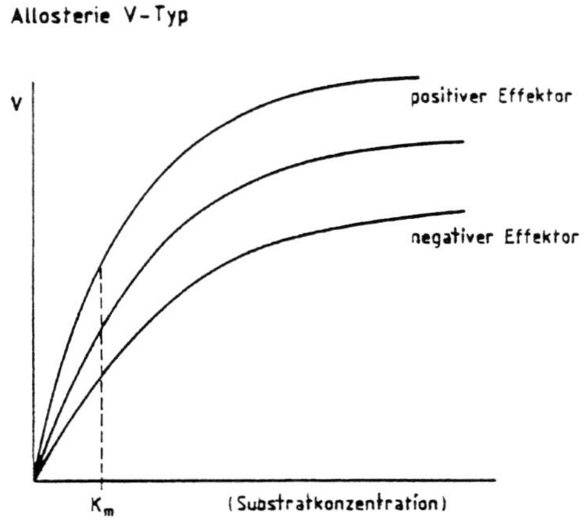

Beispiel	positiver Effektor	negativer Effektor
Pyruvatcarboxylase	Acetyl-CoA	
Fruktose-1,6-bisphosphatase	ATP	AMP
Acetyl-CoA-Carboxylase	Citrat	Acyl CoA

F06

→ **Frage 6.30: Lösung E**

Kompetitive Inhibitoren konkurrieren mit dem Substrat um die Bindung an das aktive Zentrum des Enzyms, sie können sich gegenseitig verdrängen, damit ist (E) die richtige Aussage.
Aussage (A) ist falsch, denn sie beschreibt das Regulationsprinzip der negativen Allosterie.
Aussage (B) ist falsch, sie beschreibt eine nichtkompetitive reversible Enzymhemmung.
Aussage (C) ist falsch, denn bei der kompetitiven Hemmung wird K_M nicht erniedrigt, sondern scheinbar erhöht.

H08 F02

→ **Frage 6.31: Lösung C**

Siehe Lerntext VI.8.
Die meisten Enzyme zeigen eine hyperbole Substratabhängigkeit (Michaelis-Kinetik). Einige regulatorische Enzyme (Schrittmacher) zeigen eine sigmoide Substratabhängigkeit. Sie sind aus mehr als einer Untereinheit aufgebaut und die Bindung eines Substratmoleküls an eine Untereinheit beeinflusst die Konformation der anderen Untereinheit von der wenig aktiven t-Form in die aktivere r-Form. Meistens kommt die Kooperativität zusammen mit Allosterie vor. Enzyminduktion (A) ist die vermehrte Synthese eines Enzyms (Grobkontrolle) z. B. unter der Wirkung eines Hormons. Das induzierte Enzym kann eine hyperbole oder auch eine sigmoide Substratabhängigkeit aufweisen. Auch Hemmphänomene, kompetitive (B) wie auch nicht-kompetitive, können bei partieller Hemmung ihrer Restaktivität hyperbole wie auch sigmoide Substratanlagerung aufweisen. Als Interkonversion (D) bezeichnet man die enzymkatalysierte Enzymumwandlung, z. B. die Phosphorylierung und Dephosphorylierung von Glykogensynthese und Glykogenphosphorylase. Auch dieses Regulationsphänomen sagt nichts über die Art der Substratabhängigkeit aus.

VI.9 Enzym-katalysierte Enzymmodifikation

Eine Möglichkeit zu einer schnell wirkenden Anpassung an eine veränderte Stoffwechselsituation besteht in der reversiblen chemischen Modifikation von Enzymen. Ein hierbei sehr häufig beobachteter Mechanismus besteht in der enzymatischen Phosphorylierung der Enzyme durch Proteinkinasen und in einer Dephosphorylierung durch spezifische Phosphoproteinphosphatasen. Manche der so regulierten Enzyme sind in der phosphorylierten, andere in der dephosphorylierten Form aktiv.
Zahlreiche Hormone, die im Stoffwechselgeschehen in niederer Konzentration als wirksame Signalstoffe aktiv sind, haben Rezeptoren, die auf der Zelloberfläche im Erfolgsorgan sitzen. Beladung der Zelloberfläche mit dem spezifischen Hormon führt im Zellinneren zur Aktivierung einer Adenylatcylase, das durch sie gebildete cAMP setzt über **Proteinkinasen** Enzymumwandlungen in Gang.

Enzym	phosphoryliert	dephosphoryliert
Glykogenphosphorylase	aktiv	inaktiv
Phosphorylasekinase	aktiv	inaktiv
Hormon-abhängige Lipase	aktiv	inaktiv
Glykogensynthase	inaktiv	aktiv
HMG-CoA-Reduktase	inaktiv	aktiv
Acetyl-CoA-Carboxylase	inaktiv	aktiv
Pyruvatdehydrogenase	inaktiv	aktiv
Fructosebisphosphatase	aktiv	inaktiv
Pyruvatkinase	inaktiv	aktiv
Cholesterinesterhydrolase	aktiv	inaktiv

H08

→ **Frage 6.32: Lösung C**

Zu **(C)**: Interkonvertierbare Enzyme können durch Proteinkinasen phosphoryliert und durch Phosphoproteinphosphatasen dephosphoryliert und so in ihrer Aktivität reguliert werden.
Die Lipase der Fettzellen (wie auch die Glykogenphosphorylase in Leber und Muskel) wird durch Phosphorylierung aktiviert und durch Dephosphorylierung inaktiviert (siehe Lerntext „Enzym-katalysierte Enzymmodifikation“ VI.9).
Zu **(A)**, **(B)**, **(D)** und **(E)**: Die Acetyl-CoA-Carboxylase bei der Fettsäuresynthese und die Glykogen-Synthase bei der Glykogensynthese werden dagegen durch Dephosphorylierung aktiviert und durch Phosphorylierung gehemmt. Dies gilt auch für den Pyruvat-Dehydrogenasekomplex (Pyruvat zu Acetyl-CoA + CO_2) und die Pyruvatkinase (Phosphoenolpyruvat + ADP zu Pyruvat + ATP).

F10

→ **Frage 6.33: Lösung E**

Zu **(E)**: Proteinkinasen phosphorylieren auf ein Signal hin mit ATP spezifisch bestimmte Proteine und verändern so die Konformation und damit die Funktion, je nach Protein im verstärkenden oder im hemmenden Sinne. Durch P-Protein-Phosphohydrolasen kann der P-Rest wieder abgespaltet und die biologische Veränderung rückgängig gemacht werden. Es werden Alkoholgruppen an Aminosäureseitenketten phosphoryliert, entsprechend werden Proteinkinasen in Tyrosin-, Serin- und Threoninkinasen unterschieden.
Zu **(A)** – **(D)**: Glutamin (A), Methionin (B), Prolin (C) und Tryptophan (D) besitzen keine OH-Gruppen, die phosphoryliert werden könnten.

H07

→ **Frage 6.34: Lösung C**

Beispiele für eine kovalente Enzymregulation sind die Glykogenphosphorylase, die Glykogensynthase und die Triglyceridlipase. Diese Enzyme können durch Proteinkinasen mit ATP phosphoryliert werden und durch Phosphoproteinphospatasen dephosphoryliert werden. Man spricht auch von reversiblen enzymkatalysierten Enzymumwandlungen oder von Interkonversion (C). Aussage (A) trifft nicht zu, denn bei der allosterischen Regulation wird ein Effektor nicht-kovalent (reversibel) an ein allosterisches Zentrum des Enzyms angelagert. „Alternatives Spleißen“ bezieht sich nicht auf die Enzymregulation, sondern bezeichnet das Phänomen, dass aus einem Gen u.U. verschiedene Proteine entstehen können (Aussage (B) ist falsch). Aussage (D) trifft nicht zu, da bei einer kompetitiven Enzymhemmung ein Inhibitor und das Substrat konzentrationsabhängig nicht-kovalent um das aktive Zentrum konkurrieren. Kooperativität bezeichnet bei Enzymen mit Quartärstruktur die sigmoide Substratabhängigkeit, Aussage (E) ist daher unzutreffend.

H02

→ **Frage 6.35: Lösung C**

Bei der kompetitiven Enzymhemmung ähneln sich Inhibitor und Substrat und können sich konzentrationsabhängig vom aktiven Zentrum verdrängen, (C) ist die gesuchte richtige Aussage. Die scheinbare Michaelis-Konstante für das Substrat wird dadurch erhöht, d.h. die Halbsättigung in Gegenwart von Inhibitor tritt erst bei höheren Substratkonzentrationen ein, (D) ist falsch.
Siehe Lerntext VI.10.

VI.10 Enzymhemmung

Manche Arzneimittel und Gifte wirken als Enzyminhibitoren. Es werden verschiedene Hemmtypen unterschieden.
Irreversible Hemmung (kovalente Inhibitoren):
Das Enzym reagiert durch Ausbildung einer chemischen Bindung spezifisch mit dem Inhibitor (I), welcher das aktive Zentrum blockiert:
$E + I \rightarrow E -$
Die Hemmung bleibt meistens so lange bestehen, bis neues Enzym synthetisiert worden ist.
Reversible Hemmung (nicht-kovalente Inhibitoren):
Der Inhibitor lagert sich nicht-kovalent an das aktive Zentrum an:
$E + I \leftrightarrow E\,I$
Es stellt sich ein Gleichgewicht nach dem Massenwirkungsgesetz zwischen dem freien Inhibitor und dem Enzym-Inhibitorkomplex ein. Ausscheidung und (oder) Abbau des Inhibitors beendet die Hemmung. Bei der häufigen kompetetiven Hemmung kann eine Erhöhung der Substratkonzentration den Inhibitor verdrängen. Sehr deutlich wird dies bei der doppelt reziproken Auftragung nach Lineweaver-Burk (vgl. Lerntext VI.4), bei der der Schnittpunkt mit der Ordinate ($\frac{1}{V_{max}}$) bei unendlich hoher Substratkonzentration ($\frac{1}{0} = \infty$) in Gegenwart des Inhibitors nicht verändert wird. Verschoben wird der Schnittpunkt mit der Abszisse ($-\frac{1}{K_M}$) zu „scheinbar höherem“ (apparentem) K_m in Gegenwart des Inhibitors.

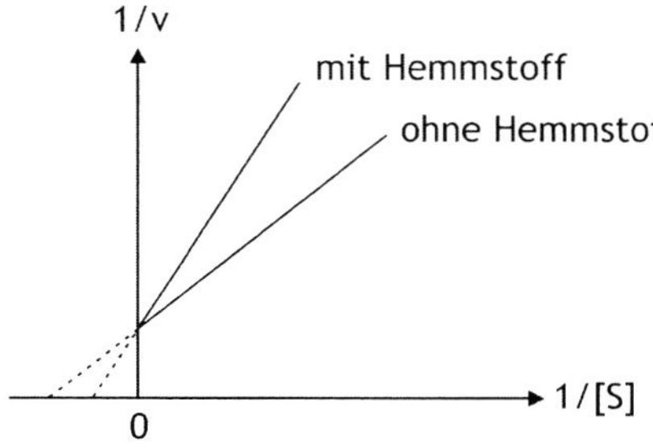

Bei der reversiblen Enzymhemmung können durch die doppelt reziproke Auftragung auch nicht-kompetitive, gemischte und unkompetitive Hemmtypen unterschieden werden.

Klinischer Bezug

Enzymhemmung als Therapie

Irreversible (kovalente) Inhibitoren wirken nach einmaliger Gabe in der Regel so lange, bis das gehemmte Enzym durch neu synthetisiertes Enzym ersetzt wird.

Irreversible Hemmung

Hemmstoff	Enzym	Anwendung
Acetylsalicylsäure (ASS, Aspirin)	Cyclooxigenase	Entzündungshemmung Thromboseprophylaxe
Penicillin	Mureintranspeptidase	Antibiotikum
Organophosphate	Acetylcholinesterase	Nervengift, Insektizid

Reversible (nicht-kovalente) Hemmstoffe wirken nur so lange, wie eine ausreichende Inhibitorkonzentration im Gewebe vorliegt. Ausscheidung und (oder) Abbau des Inhibitors sowie eventuell eine massive Konzentrationserhöhung des Substrats beenden die Hemmung. Daher ist eine mehrfache Dosierung wichtig.

Reversible Enzymhemmung

Hemmstoff	Enzym	Anwendung
Cumarine	γ-Glutamatcarboxylase (Antivitamin K)	Thromboseprophylaxe
Prostigmin	Acetylcholinesterase	Myasthenia gravis
Methotrexat	Folatreduktase (Folsäureantagonist)	Zytostatikum
Sulfonamide	bakt. Folsäuresynthase	Antibiotikum
Allopurinol	Xanthinoxidase	Hyperurikaemie

Kommentare aus Examen Frühjahr 2011

F11

→ **Frage 6.36: Lösung A**

Zu **(A)**: Aus 3 Acetyl-CoA kann Hydroxymethylglutaryl-CoA (HMG-CoA) gebildet werden, das von der HMG-CoA-Reduktase zur **Mevalonsäure** reduziert wird. **Über zahlreiche Zwischenschritte entsteht daraus das Cholesterin.** Durch Statine kann die **HMG-CoA-Reduktase** medikamentös **gehemmt** werden, wodurch **weniger Cholesterin gebildet** wird. Kombiniert mit einer cholesterinarmen Diät dienen Statine der Therapie der Hypercholesterinämie.

Zu **(B)** und **(C)**: Bei der Chemotherapie von Tumoren kann durch die Zytostatika Fluoruracil und Methotrexat die Synthese von Cytidinnucleotiden und Guanosinnucleotiden gehemmt werden.

Zu **(D)**: Bei Hyperurikämie kann durch eine Hemmung der Xanthinoxidase mit Allopurinol das Auftreten von Gichtanfällen und das Entstehen einer Arthritis urica verhindert werden. Purine werden dann nicht zu Harnsäure abgebaut, sondern nur bis zu Hypoxanthin und Xanthin, die gut wasserlöslich und ausscheidungsfähig sind.

Zu **(E)**: Unter der Wirkung steroidaler Entzündungshemmer gebildetes Lipocortin hemmt die Phospholipase A2. Diese katalysiert die Abspaltung von Fettsäureresten aus Lecithinen (Phosphatidylcholine), wobei als Nebenprodukt Lysolecithin entsteht. Es wird weniger Lysolecithin gebildet. Da auf diesem Weg auch die Arachidonsäure aus Phospholipiden freigesetzt wird, ist die Synthese der Eicosanoide gehemmt.

F11

→ **Frage 6.37: Lösung B**

Zu **(B)**: Die **Creatinkinase** (CK) katalysiert die reversible Reaktion zwischen ATP + Creatin und ADP + Creatin-Phosphat. Die CK kommt vorwiegend in Skelettmuskeln, Herzmuskeln und in Nervenzellen vor. Bei Schädigung von Muskelzellen, weniger von Nervenzellen, wird sie aus den Zellen freigesetzt und erscheint im Serum in erhöhter Aktivität. Von der CK gibt es 4 Isoenzyme, das **Isoenzym CK-MB** ist **herzspezifisch**, seine **Aktivitätsbestimmung** im Serum gibt **Auskunft über das Vorliegen und das Ausmaß eines Herzinfarkts.**

Zu **(A)**: Die **alkalische Phosphatase** ist ein Enzym, dessen Aktivität im Serum bei **Gallestauung** (Cholestase durch Steine oder Tumore) und bei **erhöhter Osteoblastentätigkeit** (Knochenbruchheilung, Wachstum) erhöht ist.

Zu **(C)**: Die **Glucokinase** ist ein Leberenzym, die bei hohen Glukosekonzentrationen im Pfortaderblut Glukose zu Glukose-6-Phosphat phosphoryliert. **Diagnostisch spielt die Glucokinase keine Rolle**.
Zu **(D)**: Die **Glutamatdehydrogenase** (GlDH) ist ein Enzym in den Lebermitochondrien. Ihre **Aktivitätserhöhung** bei Vergiftungen (z. B. Knollenblätterpilz) und bei Hepatitis weist auf eine sehr **schwere Leberzellschädigung** hin.
Zu **(E)**: Die **γ-Glutamyltransferase** (γ-GT) ist das sensitivste Leberenzym und ist bei einer **Fettleber** und bei **chronischem Alkoholabusus** im Serum erhöht.

7 Ernährung, Verdauung, Resorption

VII.1 Energieversorgung

Die Energie liefernden Grundstoffe der menschlichen Nahrung sind Kohlenhydrate, Eiweiß und Fette, die im Stoffwechsel zu Acetyl-CoA abgebaut und dann im Citratcyclus und in der Atmungskette zu CO_2 und H_2O oxidiert werden. Den Energiegehalt der verschiedenen Nahrungsmittel kann man mit dem Calorimeter bestimmen; man misst den Temperaturanstieg eines Wassermantels nach der Substratverbrennung in Sauerstoffatmosphäre. So erhält man die folgenden, jeweils auf 1 Gramm bezogenen Brennwerte.

Brennstoff	Physikalischer Brennwert	Biologischer Brennwert
Kohlenhydrat	17 kJ/g oder 4,1 kcal/g	17 kJ/g oder 4,1 kcal/g
Eiweiß	23 kJ/g oder 5,3 kcal/g	17 kJ/g oder 4,1 kcal/g
Fett	37 kJ/g oder 9,3 kcal/g	37 kJ/g oder 9,3 kcal/g

Bei Proteinen ergibt sich eine Differenz zwischen dem physikalischen und dem **biologischen Brennwert**, da der vom Körper ausgeschiedene Harnstoff noch Verbrennungsenergie enthält.
Hinsichtlich ihres Brennwerts können sich die einzelnen Nährstoffklassen gegenseitig vertreten; als gesunde Mischkost wird aber eine Nahrung empfohlen, die (auf Energiebasis) etwa 60 % Kohlenhydrate, 15 % Proteine und 25 % Lipide enthält. Bei dem Proteinanteil ist darauf zu achten, dass er die 8 essentiellen Aminosäuren in ausreichender Menge beiträgt; der kalorische Wert von Nahrungseiweiß wird dadurch aber nicht beeinflusst.

Energieversorgung

Während sich die drei Brennstoffe kurzfristig gegenseitig vertreten können, ist dies langfristig nur bedingt möglich: Fett kann weder Kohlenhydrate noch Proteine ersetzen, Kohlenhydrate können Fette, aber keine Proteine ersetzen, und Proteine können sowohl Kohlenhydrate als auch Fette ersetzen.

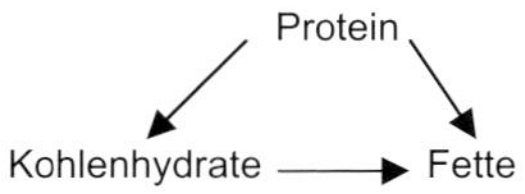

In den Industrienationen trägt Alkohol erheblich zur täglichen Energieversorgung bei, durchschnittlich ca. 10 %. Da Alkohol zu Acetyl-CoA abgebaut wird, ist er als Fettäquivalent anzusehen.
1 g Alkohol liefert 7 kcal (30 kJ).
Energiebedarf und Energieversorgung (Bilanz) werden durch höchst komplexe psychische, vegetative und hormonelle Prozesse aufeinander abgestimmt. Umschlagzentrum der Regulationsprozesse ist der Hypothalamus mit einem Appetitzentrum (lateraler Hypothalamus) und einem Sättigungszentrum (ventromedialer Hypothalamus), die sich gegenseitig hemmen.
Das Peptidhormon Ghrelin wird vom ungefüllten Magen sezerniert und löst ein Hungergefühl aus. Das von Fettzellen nach Triglycerid-Speicherung sezernierte Peptid Leptin bewirkt ein Sättigungsgefühl.
Vereinfachend sind tabellarisch stimulierende und hemmende Einflüsse auf das Appetitzentrum dargestellt.

Einflüsse auf das Appetitzentrum

stimulierend	hemmend
angenehmer Geruch-Geschmack-Anblick von Speisen	abstoßender Geruch-Geschmack-Anblick von Speisen
Hypoglykämie	Hyperglykämie/Insulin Adrenalin Cholecystokinin
leerer Magen → Ghrelin	„gefüllte" Fettzellen → Leptin

H09

→ **Frage 7.1: Lösung C**

Zu **(C)**: Um diese Aufgabe lösen zu können, muss man wissen:
- 1 g Protein ergibt 4,1 kcal (17 kJ),
- 1 g Kohlenhydrat ergibt 4,1 kcal (17 kJ).

Demnach ergeben 150 g Protein 615 kcal (= 2570 kJ). Um 1700 kcal zuzuführen, muss der beschriebene Patient noch 1085 kcal durch Kohlenhydrate zu sich nehmen. Das bedeutet: 1085 : 4,1 ≈ 270 g.

F09

→ **Frage 7.2: Lösung B**

Siehe Lerntext VII.1.
Um den Brennwert der Chips zu ermitteln, multipliziert man den Energiegehalt der einzelnen Nährstoffbestandteile mit den entsprechenden Gewichtsanteilen und addiert dann zum Gesamtbrennwert:

Fett:	30 g × 37 kJ = 1170 kJ
Eiweiß:	5 g × 17 kJ = 85 kJ
Kohlenhydrate:	50 g × 17 kJ = 850 kJ
Gesamtbrennwert:	2105 kJ

H10

→ **Frage 7.3: Lösung D**

Zu **(D)**: 500 ml der 10 % Fettemulsion enthalten 50 g Triglyzeride. Da 1 g Fett einen Brennwert von 37 kJ (9,3 kcal) hat, folgt daraus:
50 x 37 kJ = 1850 kJ.

VII.2 Eiweißbedarf

Etwa 15 % der zugeführten Energie sollte aus Protein bestehen. Eine andere wichtige Faustregel: Der Proteinanteil der Nahrung soll 0,8 g pro kg Körpergewicht pro 24 Stunden betragen, damit die 8 essentiellen Aminosäuren in ausreichender Menge (je etwa 1 g pro Tag) zur Verfügung stehen. Alle essentiellen Aminosäuren müssen gleichzeitig vorhanden sein; wenn auch nur eine, z. B. Tryptophan, fehlt, ist eine Proteinsynthese nicht möglich. Es gibt im tierischen Körper kein als Nahrungsreserve dienendes Speicherprotein. Alle überschüssigen Aminosäuren werden desaminiert und der Energiegewinnung zugeführt.
Bei der geforderten Eiweißzufuhr von 0,8 g/kg KG/Tag ist die Tatsache berücksichtigt, dass manche pflanzlichen Proteine biologisch nicht so hochwertig sind wie tierisches Eiweiß. Es gibt aber auch tierische Proteine von minderer Qualität; z. B. fehlen dem Kollagen die schwefelhaltigen Aminosäuren und das Tryptophan.
Bei einem Eiweißüberangebot in der Nahrung werden die Aminosäuren zu Harnstoff und Acetyl-CoA abgebaut. Letzteres kann zur Energiegewinnung verbrannt oder auch zur Neubildung von Fett verwendet werden.
Die Wertigkeit von Nahrungsproteinen kann durch 2 Parameter ermittelt werden: 1. durch die Wachstumswertigkeit und 2. durch die Stickstoffbilanzwertigkeit. Bei beiden Verfahren wird das zu untersuchende Nahrungsprotein ins Verhältnis gesetzt zur entsprechenden Menge Hühnereiweiß als Standard.
Bei 1 werden die Gewichtszunahmen gemessen, bei 2 die Mengen ermittelt, die gerade noch eine ausgeglichene Stickstoffbilanz erhalten.
Beispiele biolog. Wertigkeit von Nahrungsproteinen

Hühnerei	100
Fleisch	90
Kartoffel	90
Soja	85
Milch	85
Reis	80
Bohnen	75
Brot	70
Gelatine (= Kollagen)	0

Mit Gelatine als alleiniger Proteinquelle gelingt es nicht, eine ausgeglichene Stickstoffbilanz oder bei Kindern Wachstum zu erreichen.
Meistens haben Proteinmischungen eine höhere Wertigkeit als die Einzelkomponenten:
$^1/_3$ Volleiprotein + $^2/_3$ Kartoffelprotein (entspricht 1 Ei + 600g Kartoffeln, zusammen 20 g Protein) haben als Proteinmischung eine Wertigkeit von 140.

Klinischer Bezug

Eiweißmangel

Wenn Schätzungen davon ausgehen, dass fast $^2/_3$ der Erdbevölkerung unter Mangelernährung leiden, dann bezieht sich das neben dem Mangel an essentiellen Nahrungsfaktoren im Wesentlichen auf einen Mangel an Nahrungseiweiß, insbesondere Eiweiß mit hoher biologischer Wertigkeit. Der Mangel trifft vor allem Kinder, da diese aufgrund ihres Wachstums einen doppelt so hohen Eiweißbedarf haben (1,6 g/kg KG) wie Erwachsene (0,8 g/kg KG). Im Extremfall führt der Proteinmangel zum Krankheitsbild **„Kwashiorkor"** mit Wachstumsstillstand, Infektanfälligkeit, Herzinsuffizienz, Durchfällen und pathognomonisch zu Eiweißmangeloedemen, insbesondere den sog. „Hunger-Wasserbäuchen" (Hunger-Ascites).
Der Verlauf ohne Ödeme wird **Marasmus** genannt.

VII.3 Respiratorischer Quotient

Unter dem respiratorischen Quotienten (RQ) versteht man das Verhältnis von ausgeatmetem Kohlendioxid zu aufgenommenem Sauerstoff. Wird ein Organismus nur mit Kohlenhydraten ernährt, so kommt es zu deren vollständiger Oxidation:
$C_6H_{12}O_6 + 6\ O_2 \rightarrow 6\ CO_2 + 6\ H_2O$
Das Verhältnis von CO_2 zu O_2 beträgt 6:6, der RQ = 1,00.
Ausschließliche Fettverbrennung, wobei hier als Beispiel Tripalmitylglycerin angeführt sei, führt zu einem RQ von 0,70.
$C_{51}H_{98}O_6 + 72{,}5\ O_2 \rightarrow 51\ CO_2 + 49\ H_2O$.
Die für Aminosäureverbrennung errechneten Werte liegen bei 0,85.

H06

→ **Frage 7.4: Lösung C**

Essentielle Fettsäuren sind die 2-fach ungesättigte Linolsäure ($\Delta^{9,12}$-18:2), die 3-fach ungesättigte α-Linolensäure ($\Delta^{9,12,15}$-18:3) und die 4-fach ungesättigte Arachidonsäure ($\Delta^{5,8,11,14}$-20:4). Letztere ist eigentlich halbessentiell, denn sie kann aus Linolsäure gebildet werden. Alle Doppelbindungen sind cis-konfiguriert ((C) ist richtig). Die mehrfach ungesättigten Fettsäuren in einem Triglycerid senken den Schmelz- und den Siedepunkt eines Fettes, so dass es flüssiger wird (bis zum Öl).

Aussage (A) ist falsch, denn alle Carbonsäuren liegen bei pH 7,4 dissoziiert vor.
Aussage (B) ist falsch, denn fast alle Fettsäuren werden aus C_2-Einheiten (Acetyl-CoA) aufgebaut und haben deshalb eine gerade Zahl von C-Atomen.
Aussage (D) ist falsch, denn in allen mehrfach ungesättigten Fettsäuren sind die Doppelbindungen nicht konjugiert, sondern isoliert, das heißt durch mehr als eine Einfachbindung voneinander getrennt.
Aussage (E) ist falsch, denn Fettsäuren sind nicht aus Isopren-Einheiten wie die Carotinoide aufgebaut.

VII.4 Essentielle Nahrungsbestandteile

Essentielle Nahrungsbestandteile	Tagesbedarf
8 essentielle Aminosäuren	je ca. 0,5–1,0 g
mehrfach ungesättigte Fettsäuren, hauptsächlich Linolsäure	8 g
Vitamine	je im µg- bis mg-Bereich
Mineralien Na^+, K^+, Ca^{++}, Mg^{++}, Cl^-, PO_4^{3-}	je im g-Bereich
Spurenelemente Fe, Cu, Co, J, Zn, Cr, Se, Mn, Mo	je im ng- bis mg-Bereich

Die zur Energiegewinnung bestimmten Nahrungsbestandteile können sich äquikalorisch vertreten (s. Lerntext VII.1). Gewisse Nahrungsbestandteile sind aber essentiell, d.h. sie müssen Tag für Tag mit der Nahrung zugeführt werden. Hierzu gehören die 8 essentiellen Aminosäuren (s. Lerntext II.3) und die mehrfach ungesättigten Fettsäuren (s. Lerntext III.2), von denen 5 bis 8 g/Tag benötigt werden. Essentielle Kohlenhydrate gibt es nicht, da alle Zucker aus D-Glucose gebildet werden können; notfalls kann selbst die Glucose durch Gluconeogenese gebildet werden. Vitamine und Mineralstoffe müssen mit der Nahrung zugeführt werden.

VII.5 Verdauungsorgane und Sekrete

Als Energieträger zugeführte Nahrungsstoffe müssen vor der Resorption im Verdauungstrakt in die monomeren Grundbausteine zerlegt werden. Dazu werden von den Verdauungsorganen enzymhaltige Sekrete abgegeben – zusammen etwa 8 Liter pro Tag.

Organ	Sekret	Tagesmenge	Inhaltsstoffe
Mundspeicheldrüsen	Speichel	1,5 Liter	Amylase, Mucine
Magen	Magensaft	1,5 Liter	Pepsinogen Salzsäure (HCl) intrinsic factor
Leber	Galle	1 Liter	Gallensäuren Gallenfarbstoffe Cholesterin
Pankreas	Bauchspeichel	1 Liter	Natriumbicarbonat Amylase Lipase Trypsinogen Chymotrypsinogen Procarboxypeptidase RNase, DNase
Dünndarm	Darmsaft	2 Liter	Natriumbicarbonat Disaccharidasen Dipeptidasen Aminopeptidase

Im unteren Dünndarm beginnt die Wasserresorption, nur etwa 1 Liter Wasser tritt noch ins Colon über.
Die inaktiven Vorstufen der Pankreasproteasen werden erst im Duodenallumen durch limitierte Proteolyse aktiviert.

H08

Frage 7.5: Lösung E

Zu **(E)**: Die Resorption von Glucose und Aminosäuren im Dünndarm erfolgt sekundär aktiv als Symport mit Natriumionen. Die Natriumionen werden im Wesentlichen durch eine Na^+/K^+-ATPase der basolateralen Membran geliefert.
Zu **(A)**: Der Intrinsic-Faktor ist nicht für die Resorption von Vitamin K notwendig, sondern spezifisch für die Aufnahme von Vitamin B_{12}.
Zu **(B)**: Die HCl-Sekretion erfolgt primär aktiv durch eine H^+/K^+-ATPase.
Zu **(C)**: Die Digestion der Nahrungsproteine beginnt nicht erst im Dünndarm, sondern bereits mit der Speichelamylase im Mund sowie mit dem Pepsin im Magen.
Zu **(D)**: Diese Aussage ist falsch, denn Triglyceride werden von der Pankreas-Lipase gespalten. Die genannte Lipoproteinlipase ist endothelständig im Fettgewebe, in der Leber und im Muskel für die Spaltung der Triglyceride in den VLDL (very low density lipoproteins) und den Chylomikronen verantwortlich.

H08

Frage 7.6: Lösung D

Zu **(D)**: Pankreassekret enthält Hydrolasen für nahezu alle polymeren verdaulichen Nahrungsbestandteile. Auch Ribonuclease (die die Hydrolyse von Ribonucleinsäuren in kleinere Fragmente katalysiert) ist im Pankreassekret enthalten.
Zu **(A)**: Isomaltose wird nicht von der α-Amylase (aus Speicheldrüsen und Pankreas) gespalten, sondern von einer Isomaltase der Dünndarmmukosa. Amylasen spalten als Endoglykosidasen nur Stärke und Glykogen.
Zu **(B)**: Pepsinogen wird im Magen durch HCl und autokatalytisch aktiviert, nicht jedoch durch die Enteropeptidase (diese wird in der Duodenalschleimhaut gebildet und aktiviert Trypsinogen).
Zu **(C)**: Die Galle enthält keine Verdauungsenzyme! Gallensäuren emulgieren die Nahrungsfette und aktivieren die aus dem Pankreas stammende Lipase.
Zu **(E)**: Trypsin ist keine Carboxypeptidase, sondern eine Endopeptidase.

VII.6 Mundspeichel

Gesamtvolumen: 0,5–1,5 l pro Tag
hypoton, pH 5,5 bis 7,5
Glandula submandibularis: seromukös, überwiegend serös
Glandula sublingualis: Mucin-reich, viskös, „mukös"
Glandula parotis: Amylase-reich, „serös"
Der Mundspeichel wird in einer Tagesmenge von gut einem Liter von 3 paarigen Drüsen sezerniert. Der in den Azinusdrüsen gebildete Primärspeichel ist blutisoton, während der Ruhesekretion werden Na^+ und Cl^- resorbiert, die Osmolarität sinkt; K^+ und Bicarbonat steigen durch Sekretion an. Bei hohen Sekretionsraten bleiben Na^+ und Cl^- im Speichel nahe den hohen Blutwerten. Der pH-Wert des Ruhespeichels ist leicht sauer; starke Sekretion fördert leicht alkalischen Speichel. An Enzymen ist nur die Amylase erwähnenswert; Maltase, Lipase und Proteasen kommen nicht vor. Eine Sekretionssteigerung wird über den Parasympathikus bewirkt (ausgelöst durch Acetylcholin; Atropin wirkt als kompetitiver Hemmstoff). Der Sympathikus fördert die Mucinabgabe, ist aber von geringem Einfluss auf die Sekretmenge.

Klinischer Bezug

Xerostomie

Eine massiv eingeschränkte Speichelsekretion kommt bei einer autoimmun-rheumatischen Erkrankung (Sjögren-Syndrom) und als Nebenwirkung bestimmter Medikamente sowie nach Röntgenbestrahlung bei Tumoren im Hals/Kopf-Bereich vor. Die Xerostomie („trockener Mund") wird von Patienten als in höchstem Maße unangenehm empfunden. Als Folge der fehlenden antimikrobiellen Speichelwirkung (Lysozym, Ig A) und der fehlenden, sich normalerweise aus den Speichelproteinen bildenden Oberflächenschutzschicht (Schleimhaut-Pellikel und Zahn-Pellikel) kommt es zu Infektionen der Mundschleimhaut, z. B. massiven Pilzinfektionen, zu schwerer Parodontitis und zu Karies.
Die Therapie besteht in häufigen Mundspülungen und Behandlung der Grundkrankheit.

VII.7 Magensaft

Volumen 1–3 l/d, nüchtern: schwach sauer,
nach Nahrungsaufnahme:
pH 0,8–1,5
Hauptzellen: Pepsinogen, etwas Lipase
Belegzellen: HCl, intrinsic factor
Nebenzellen: Mucin
Oberflächenzellen: Mucin und Bicarbonat
Der Magensaft wird in einer Tagesmenge von 1 bis 3 Litern von den Drüsenschläuchen der Magenwand gebildet. Hier unterscheidet man Hauptzellen (→ Pepsinogen), Belegzellen (→ Salzsäure und ein Glykoprotein namens intrinsic factor) und Nebenzellen (→ Mucin). Die Sekretion wird gesteigert durch den cholinergen N. vagus, durch Dehnung der Magenwand, durch Saftlocker (Koffein, Peptone), durch Histamin und das Peptidhormon Gastrin. Sekretionshemmend wirkt das Peptidhormon Sekretin.
Für die HCl-Bildung ist das Enzym Carboanhydrase von großer Bedeutung: Es bewirkt die Umsetzung von CO_2 und H_2O zu H_2CO_3 mit sofortiger Dissoziation in H^+ und HCO_3^-. Das so gebildete Bicarbonat wird im Austausch gegen Chlorid ans Blut abgegeben. Die von den Belegzellen sezernierte HCl ist 0,17 molar; dazu müssen die Protonen mehr als 10^5-fach durch eine H^+/K^+-ATPase konzentriert werden. Die Magensalzsäure hat zwei wichtige Aufgaben: Sie stellt das für die Pepsinwirkung wichtige pH-Optimum her und hält den Mageninhalt keimfrei. Nahrungsbestandteile werden durch HCl nicht hydrolysiert.
Die Proteasevorstufe Pepsinogen wird durch den sauren pH-Wert im Magenlumen zum aktiven Pepsin umgewandelt (durch limitierte Proteolyse).

Klinischer Bezug

Gastritis

Eine Magenschleimhautentzündung ist Folge eines Ungleichgewichts zwischen schützenden Faktoren (wie der Mucinsekretion) und den aggressiven Faktoren (Salzsäure und Pepsin). Die Gastritis kann akut und chronisch verlaufen.
Häufige Ursachen können sein: eine Infektion mit Helicobacter pylori, eine orale Therapie mit nichtsteroidalen Entzündungshemmern wie Aspirin,

eine orale oder parenterale Therapie mit Glucocorticoiden oder chronischer Alkohol- und Nikotinmissbrauch. Häufig kommen mehrere Ursachen zusammen. Die Therapie erfolgt durch eine Beseitigung von Helicobacter, durch Gabe von Antazida und Protonen-Pumpen-Hemmern.

Klinischer Bezug
Ulcus-Krankheit
Die Entzündung der Magen- und der Duodenalschleimhaut kann zu Zerstörung der Schleimhaut, einem Geschwür, führen. Die Symptome der Magen- und Duodenalulcera sind heftiger als bei der Gastritis, die verschiedenen Ursachen und die Therapie sind analog der Gastritis: Antazida, Protonen-Pumpen-Hemmung und Antibiotika, Ausschaltung zusätzlicher Noxen wie Alkohol, Nikotin und Medikamente. Brechen Geschwüre durch die Wand hindurch (perforierende Ulcera), kommt es zur akut lebensbedrohlichen Peritonitis und eventuell zur Pankreatitis. Hier ist eine chirurgische Intervention notwendig.

F06

→ **Frage 7.7: Lösung A**

Das HCl des Magensaftes wird von den Belegzellen sezerniert, die durch das Peptidhormon Gastrin aus den G-Zellen des Antrums und Duodenums endokrin stimuliert werden.
Aussage (D) ist falsch, denn der Intrinsic factor, der zur Resorption des Vitamin B_{12} im Ileum notwendig ist, wird nicht von den Hauptzellen, sondern von den Belegzellen produziert. Die Hauptzellen produzieren Pepsinogen. Bei chronisch atrophischer anazider Gastritis kommt es bedingt durch das Fehlen des Intrinsic factor zum B_{12}-Mangel, der unbehandelt zu einer tödlich verlaufenden perniziösen Anämie führt.
Die Magenschleimhaut wird vor HCl und Pepsin durch eine etwa 0,6 mm dicke Schleimschicht (Mucin) geschützt. Die Mucinproduktion in sog. Magen-Nebenzellen wird durch den Vagus über Acetylcholin stimuliert, Aussage (C) ist also falsch.
Auch Aussage (B) ist falsch, denn Glucocorticoide stimulieren nicht die Mucinproduktion, sondern hemmen sie. Durch erhöhte Glucocorticoid-Spiegel, z. B. beim Morbus Cushing oder bei der Therapie mit Glucocorticoiden (bei Rheuma, Leukämien, Transplantationen u. a.), kann es durch die Hemmung der Mucinproduktion zu sog. Steroidulcera kommen.
Aussage (E) ist falsch, denn durch PGE_2 wird die Mucinproduktion nicht gehemmt, sondern stimuliert. Wird unter einer Therapie mit nicht-steroidalen Entzündungshemmern, z. B. Acetylsalicylsäure (durch Cyclooxigenase-Hemmung) die Prostaglandinproduktion herabgesetzt, kann es zum Auftreten von Magengeschwüren kommen, weil ein Stimulus für die Mucinproduktion ausfällt.
Siehe Lerntext VII.7.

H08

→ **Frage 7.8: Lösung D**

Zu **(D)**: Die Belegzellen (Parietalzellen) des Magens produzieren Salzsäure.
Zu **(A)**: Cholecystokinin wird von der Duodenalschleimhaut gebildet.
Zu **(B)**: Gastrin ist das Sekretionsprodukt der Antrumzellen (G-Zellen) des Magens. Es stimuliert die HCl-Sekretion.
Zu **(C)**: Pepsinogen wird von den Hauptzellen des Magens gebildet.
Zu **(E)**: Mucin der Schleimschicht wird von Schleimhaut- und Nebenzellen gebildet.

H10

→ **Frage 7.9: Lösung C**

Zu **(C)**: Die Belegzellen des Magens produzieren HCl. Sie werden durch Gastrin stimuliert.
Zu **(A)**, **(D)** und **(E)**: Die genannten drei Hormone bzw. Transmitter wirken auf die HCl-Produktion der Belegzellen, haben aber jeweils den der Aussage entgegengesetzten Effekt:
- Acetylcholin und Histamin → stimulieren,
- Somatostatin → hemmt die sekretorische Aktivität der Belegzellen.

Zu **(B)**: Galanin hat keine direkte Wirkung auf den Magen. Es ist ein hypothalamisches Peptidhormon, welches das Appetitzentrum stimuliert.

H06

→ **Frage 7.10: Lösung A**

Exopeptidasen spalten aus Proteinen jeweils die endständige Aminosäure ab, entsprechend können Carboxypeptidasen ((A) ist richtig) und Aminopeptidasen unterschieden werden.
Die Antworten (B), (C), (D) und (E) sind falsch, denn es handelt sich um Endopeptidasen. Diese hydrolysieren Proteine an verschiedenen Stellen in der Kette in größere Peptid-Bruchstücke.

H07

→ **Frage 7.11: Lösung E**

Die Nahrungsfette werden im Duodenum nach Emulgierung durch Gallensäuren von der Pankreaslipase (E) zu zwei Fettsäuren und einem β-Monoglycerid verdaut. Aussage (A) ist falsch, da Chymotrypsin eine aus Pankreas-Chymotrypsinogen im Dünndarm durch aktives Trypsin freigesetzte Protease ist. Die hepatische Lipase ist eine in der Leber vorkommende saure Lipase ((B) ist falsch). Aussage (C) trifft nicht zu, da die hormonsensitive Lipase Triglyceride in den Fettzellen nach Aktivierung durch Adrenalin oder Glucagon über cAMP und Proteinkinase spaltet. Die Lipoproteinlipase ist eine endothelständige Lipase im Fettgewebe, der Muskulatur usw., die die Triglyceride in den Chylomikronen und den VLDL (prae-β-LP) zu Fettsäuren und Glycerin hydrolysiert (Aussage (D) ist falsch).

F06

→ Frage 7.12: Lösung E

Das exokrine Pankreas wird durch Darmschleimhaut-Peptidhormone reguliert. Das Cholecystokinin-Pankreozymin besteht aus 33 Aminosäuren und führt zu einer Kontraktion der Gallenblase und zur Sekretion von Pankreasenzymen (A), auch das VIP hat diese Wirkung (C). Sekretin fördert die Sekretion von H_2O und $NaHCO_3^-$ (B).
Die genannten regulatorischen Peptide werden hauptsächlich nach dem Kontakt von Nahrungsbestandteilen mit der Dünndarmschleimhaut freigesetzt und gelangen über das Blut zum Pankreas.
Die gesuchte Falschaussage ist (E), denn Sekretin ist ein 27er-Peptid und kein Tryptophanderivat. Aus Tryptophan wird Serotonin und Melatonin gebildet.
Siehe Lerntext VII.8.

F09

→ Frage 7.13: Lösung D

Zu **(D)**: Trypsinogen aus dem Pankreas wird im Duodenum durch die Enterokinase aus Enterozyten durch limitierte Proteolyse aktiviert. Das aktive Trypsin aktiviert dann die anderen Propeptidasen aus dem Pankreas: Chymotrypsinogen, Proelastase, Procarboxypeptidase u. a.
Zu **(A)**: Cholezystokinin aus dem Dünndarm löst die Kontraktion der Gallenblase aus.
Zu **(B)**: Acetylcholin stimuliert die Mucinsekretion im Magen.
Zu **(C)**: Gastrin ist ein starker Stimulus der HCl-Produktion.
Zu **(E)**: Glucocorticoide hemmen die Mucinsekretion, es können unter Cortisol und seinen Derivaten Magengeschwüre (Steroidulcera) entstehen. Gleiches gilt für nicht-steroidale Entzündungshemmer wie z. B. Aspirin.

VII.8 Pankreassaft

Volumen: 1–2 l/Tag, blutisoton
pH 8,5, $NaHCO_3^-$ 50–150 mmol/l
30 g Enzymprotein/Tag
Endopeptidasen: Trypsinogen, Chymotrypsinogen, Proelastase
Exopeptidasen: Procarboxypeptidase A und B
Lipase
Phospholipase
Cholesterolesterase
Amylase
Ribonuclease
Desoxyribonuclease
Aktivierung der Peptidasen:

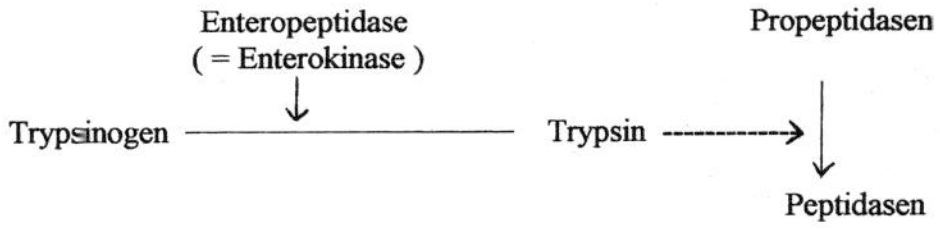

Der exokrine Teil des Pankreas bildet das wichtigste Verdauungssekret: Hier finden sich Enzyme zum Abbau aller Nahrungsbestandteile. Da der vom Magen durch den Pylorus in das Duodenum übertretende Speisebrei (Chymus) durch die Magensalzsäure stark sauer ist, muss der pH-Wert auf pH 8,5 angehoben werden, damit die Pankreasenzyme optimal arbeiten können; das geschieht mittels Bicarbonat-Sekretion durch die Darmwand und das Pankreas. Die exokrine Bauchspeicheldrüse wird durch zwei Hormone stimuliert: Sekretin fördert die Abgabe eines volumen- und bicarbonatreichen Pankreassaftes; dagegen wird durch das Peptid PCK (Pankreozymin-Cholecystokinin) ein stark enzymhaltiger Bauchspeichel freigesetzt. Die wichtigsten pankreatischen Verdauungsenzyme sind mehrere Proteinasen (Trypsin, Chymotrypsin, Carboxypolypeptidase, Elastase), Amylase, Lipase, Cholesterinesterase, Phospholipasen, RNase und DNase. Zum Schutz der Bauchspeicheldrüse vor Selbstverdauung werden alle Proteinasen in Form inaktiver Vorstufen gebildet und gespeichert. Erst nach der Freisetzung werden die Enzyme durch limitierte Proteolyse im Duodenum aktiviert. Zunächst entsteht aktives Trypsin durch Enterokinase-Einwirkung (Enteropeptidase-Einwirkung) auf das Trypsinogen; Trypsin aktiviert dann alle anderen Protease-Vorstufen.

Klinischer Bezug
Pankreatitis
Die akut verlaufende Entzündung der Bauchspeicheldrüse (**akute Pankreatitis**) geht mit schweren Abdominalschmerzen, intensivem Krankheitsgefühl und u. U. mit einer Schocksymptomatik einher. Gehäuft kommt die akute Pankreatitis bei Patienten mit Gallenwegserkrankungen, bei Alkoholikern und Übergewichtigen mit Fettstoffwechselstörungen vor. Häufigste Ursache ist ein Verschluss des Pankreasganges durch einen Stein mit konsekutivem Rückstau des aggressiven Pankreassekretes im Organ. Die Diagnose wird gesichert durch den Nachweis erhöhter Amylaseaktivität im Serum und Urin, ergänzt durch Lipaseaktivitätserhöhung im Serum. Eine gefürchtete Komplikation ist die Selbstverdauung des Pankreas (Pankreasnekrose).

Die Therapie besteht in absoluter Nahrungskarenz und symptomatischer Intensivtherapie.
Die **chronische Pankreatitis** kann in Einzelfällen als Folge rezidivierender akuter Pankreatitisschübe entstehen, tritt aber meistens primär chronisch auf (gehäuft bei Alkoholikern, Patienten mit Übergewicht und Hyperlipidaemie, z.T. wird aber auch keine Ursache gefunden). Die Amylase- und Lipase-Werte sind meistens normal. Im Vordergrund steht eine Verdauungsinsuffizienz, insbesondere der Fette, mit charakteristischen Fettstühlen.
Die Therapie bezieht sich auf die eventuellen Grundleiden, eine Substitution von Verdauungsenzymen ist meistens notwendig.

H10

Frage 7.14: Lösung D

Zu **(D)**: Im Duodenum wird (das vom Pankreas sezernierte) Trypsinogen durch die von den Enterozyten gebildete Enteropeptidase begrenzt proteolytisch aktiviert. Trypsin seinerseits aktiviert dann die anderen (vom Pankreas sezernierten) Propeptidasen.
Zu **(A)**: Die Azinuszellen des Pankreas bilden keine Enterokinase, sondern Amylase, Lipase, Nukleinasen, Trypsinogen, Chymotrypsinogen, Procarboxypeptidase und Aminopeptidase.
Zu **(B)**: Die Parotis sezerniert Amylase.
Zu **(C)**: Die enterochromaffinen Zellen des Dünndarms (Apudzellen) sezernieren die verschiedenen Darmschleimhauthorme, z.B. Cholecystokinin, Enterogastron (= gastric inhibitory polypeptide = GIP) u.a.
Zu **(E)**: Die Hauptzellen des Magen sezernieren Pepsinogen, das durch H^+ und autokatalytisch zum Pepsin aktiviert wird.

F05

Frage 7.15: Lösung E

Pankreas-Proteasen werden als inaktive Vorstufen zum Schutz vor Selbstverdauung sezerniert und erst im Duodenum durch begrenzte Proteolyse aktiviert (E).
Aussage (D) ist falsch, denn Trypsin inaktiviert nicht die Carboxypeptidasen, sondern aktiviert begrenzt proteolytisch die Procarboxypeptidase.
Aussage (A) ist falsch, denn alle Hydrolasen benötigen keine Coenzyme. Pyridoxal-P ist das Coenzym für den Aminosäurestoffwechsel.
Aussage (B) ist falsch, denn Carboxypeptidasen sind Exopeptidasen, sie spalten von Proteinen und Peptiden am Carboxylende einzelne Aminosäuren ab. Endopeptidasen sind Pepsin, Trypsin, Chymotrypsin und intrazellulär in Lysosomen Kathepsin.
Aussage (C) ist falsch, denn alle Pankreasenzyme haben ein pH-Optimum von etwa 8.

F10

Frage 7.16: Lösung A

Siehe Lerntext VII.8.
Zu **(A)**: Die Proteasen des Pankreas werden als Schutz vor Selbstverdauung des Pankreas als inaktive Vorstufen gebildet und erst im Duodenum durch begrenzte Proteolyse aktiviert. Die duodenalen Enterozyten sezernieren die Enteropeptidase (früher: Enterokinase), die Trypsinogen zum aktiven Trypsin aktiviert.
Zu **(B)**: Enteropeptidase wird nur von Enterozyten gebildet.
Zu **(C)**: Aktives Trypsin aktiviert begrenzt proteolytisch Chymotrypsinogen zu Chymotrypsin, indem es aus der Kette 2 Dipeptide endoproteolytisch herauslöst.
Zu **(D)**: An der basolateralen Enterozytenmembran findet keine Proteolyse statt.
Zu **(E)**: Die Enteropeptidase ist im Bürstensaum und im Dünndarmlumen aktiv.

VII.9 Kohlenhydratverdauung

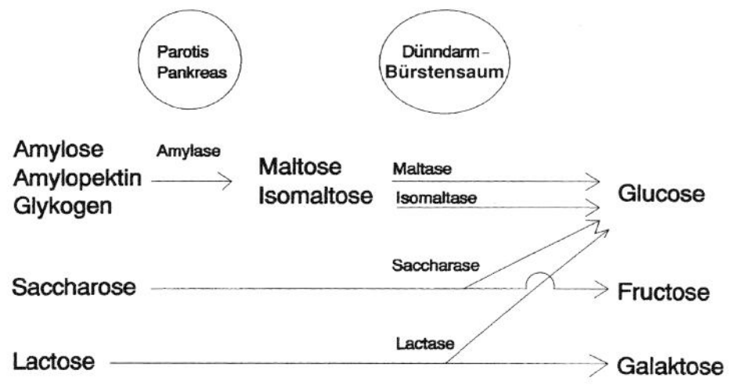

Stärke ist das häufigste Polysaccharid unserer Nahrung; ihr hydrolytischer Abbau beginnt in der Mundhöhle und wird dann im Duodenum durch die Pankreasamylase, eine α-1,4-Glucosidase, vollendet. Nicht Glucose, sondern das Disaccharid Maltose (neben Isomaltose) entsteht als Hauptprodukt der Amylaseeinwirkung auf das verzweigte Homoglykan. Die beiden genannten Disaccharide werden, ebenso wie Laktose und Saccharose, durch spezifische Disaccharidasen im Bürstensaum der Duodenalmucosa gespalten; die resultierenden Monosaccharide erscheinen dann im Blut. Bei der Glucoseresorption spricht man von einem Na^+-abhängigen sekundär aktiven Transport, weil zunächst Na^+ und Glucose im Symport ohne ATP-Verbrauch in die Zelle aufgenommen werden. ATP wird erst sekundär verbraucht, wenn das Natrium durch die Na^+/K^+-ATPase aus der Zelle entfernt werden muss.
Im Zusammenhang mit dem Lactosestoffwechsel ist ein nicht so seltenes Krankheitsbild zu erwäh-

nen: die Lactoseintoleranz oder Milchunverträglichkeit. Ursache ist ein genetisch bedingtes Fehlen der duodenalen Lactase, einer β-Galaktosidase. Dieses Enzym ist nötig zur Hydrolyse der Lactose, bei der 1 Teil Galaktose und 1 Teil Glucose gebildet werden. Man kann bei Verdacht auf Milchunverträglichkeit eine orale Lactosebelastung durchführen. Bei einem Fehlen der Lactase unterbleibt der normalerweise folgende Anstieg der Blutglucose, weil das Disaccharid ungespalten nicht resorbiert werden kann und in das Colon weitergeleitet wird, wo es durch die Darmflora zersetzt wird. Es bilden sich organische Säuren und Gase, die zu Durchfällen und Blähungen führen. Die Therapie besteht in einer lactosefreien Diät.

Klinischer Bezug

Lactoseintoleranz

Alle Säugetiere, so auch der Mensch, bilden die Bürstensaum-Lactase nur während der Säuglingsphase. Nach der Entwöhnung wird die Lactasesynthese weitgehend eingestellt. Bis zu 80 % der erwachsenen Afrikaner und Asiaten reagieren nach einer Belastung mit mehr als 8 g Lactose (1/4 Liter frische Milch) mit Durchfällen, dagegen nur bis zu 5 % der Europäer. Entsprechend werden nur in Europa Nahrungsprodukte mit frischer Milch in größerem Rahmen verwendet, im asiatischen und afrikanischen Kulturkreis überwiegen mikrobiell vorbehandelte (vergorene) Milchprodukte.

F08

→ Frage 7.17: Lösung E

Amylase kommt im Speichel und im Pankreassekret vor. Sie spaltet Stärke (E) (Amylase und Amylopektin) und, sofern in der Nahrung vorhanden, auch Glykogen. Letzte Abbauprodukte sind Maltose und Isomaltose.
Aussage (A) ist falsch, denn Cellulose kann durch Säugetierenzyme nicht abgebaut werden. Pflanzenfresser sind für den Cellulose-Abbau auf ihre Darmbakterien angewiesen.
Aussage (B) ist falsch, denn Harnsäure kann nur durch Uricase zum besser löslichen Allantoin abgebaut werden. Der Mensch besitzt dieses Enzym im Unterschied zu anderen Säugetieren nicht.
Aussage (C) ist falsch, denn Harnstoff kann nur bakteriell durch Urease zu Ammoniak und CO_2 abgebaut werden.
Aussage (D) ist falsch, denn RNA kann nur durch Ribonuklease aus dem Pankreas abgebaut werden.

F10

→ Frage 7.18: Lösung B

Zu **(B)**: Die α-Amylase wird von der Glandula parotis und vom Pankreas sezerniert. Sie spaltet Stärke (Amylum) der Nahrung in Maltose, Isomaltose und Maltotriose.
Zu **(A)**, **(C)** und **(D)**: Aminosäuren (A) und Oligopeptide (C) sind keine Produkte der Amylasewirkung, sondern der Proteasewirkung auf Proteine (D) als Substrat.
Zu **(E)**: Stärke und Glykogen sind nicht Produkte, sondern Substrate der Amylase.

F10

→ Frage 7.19: Lösung E

Zu **(E)**: Enterozyten bilden Hydrolyasen für die Spaltung von Disacchariden: Maltase, Isomaltase, Laktase und Saccharase.
Zu **(A)**: Amylase wird von den Speicheldrüsen und vom Pankreas gebildet.
Zu **(B)** und **(D)**: Chymotrypsinogen und Proelastase werden vom exokrinen Pankreas gebildet.
Zu **(C)**: Pepsinogen wird von den Hauptzellen des Magens gebildet.

VII.10 Proteinverdauung

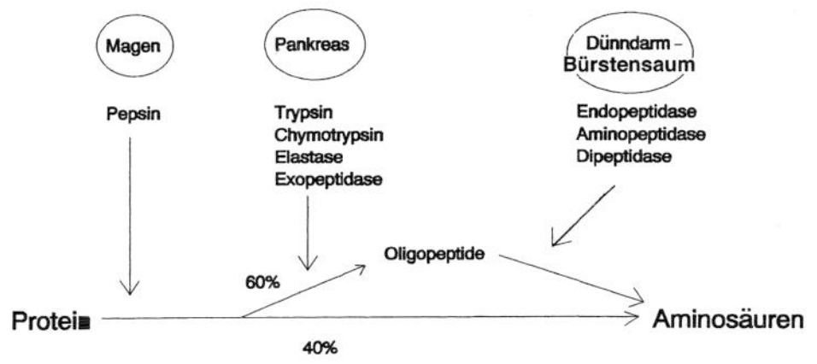

Nahrungsproteine werden im Magen durch den sauren pH-Wert denaturiert und durch das Pepsin, eine Endoprotease, in Polypeptide (Peptone) gespalten. Die Proteasen des exokrinen Pankreas werden in Form inaktiver Proenzyme gebildet und erst im Duodenum aktiviert (siehe Lerntext VII.8). – Trypsin und Chymotrypsin sind in der Kettenmitte angreifende Endopeptidasen. Die Carboxypeptidase und die Aminopeptidase sind (am C- bzw. N-Terminus mit der Spaltung beginnende) Exopeptidasen.

H05

→ Frage 7.20: Lösung B

Wesentliche Bestandteile der Mizellen im Dünndarm sind Gallensäuren, freie Fettsäuren und β-Monoglyceride (Monoacylglycerin).
Aussage (A) ist falsch, denn ApoLP B_{48} kommt nicht in Mizellen vor, sondern ist ein Strukturelement

der von den Enterozyten abgegebenen Chylomikronen.
Aussage (C) ist falsch, denn Squalen ist ein Metabolit der Cholesterinbiosynthese.
Aussage (D) ist falsch, denn intakte Fette kommen bei der Verdauung zusammen mit Gallensäuren in den Emulsionspartikeln vor, nach Einwirkung der Pankreaslipase werden aus ihnen die kleineren Mizellen.
Aussage (E) ist falsch, denn das wasserlösliche Vitamin B_{12} kommt im Darm nicht in Mizellen vor, sondern als Komplex mit dem sog. Intrinsic factor, einem Protein, das vom Magen gebildet wird.
Siehe Lerntext VII.11.

F10

Frage 7.21: Lösung D

Zu **(D)**: Die Fettverdauung und Fettabsorption kann bei Lebererkrankungen (Mangel an Gallensäuren), Pankreaserkrankungen (Mangel an Lipase) und Darmentzündungen gestört sein, es resultieren Fettstühle (Steatorrhö). In der Folge kommt es zu einem Mangel an fettlöslichen Vitaminen A, D, E und K. Ein Vitamin K-Mangel (Phyllochinon = antihämorrhagisches Vitamin) führt zu verminderter Blutgerinnung mit vermehrter Blutungsneigung (Hämorrhagie).
Zu **(A)**: Ascorbinsäure (Vitamin C) ist wasserlöslich, dadurch ist ihre Resorption auch bei Verlust von Nahrungsfetten ungestört.
Zu **(B)**, **(C)** und **(E)**: Auch Cobalamin (Vitamin B_{12}), Folsäure (Vitamin B_{11}) und Thiamin (Vitamin B_1) sind wasserlösliche Vitamine.

VII.11 Fettverdauung

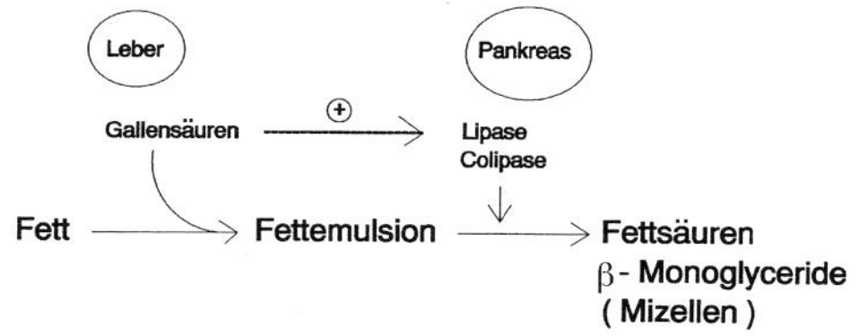

Die hydrolytische Spaltung der Nahrungsfette erfolgt im Duodenum unter Einwirkung der Pankreaslipase. Die den Hauptanteil unserer Nahrungsfette ausmachenden Triacylglycerine werden nur hier gespalten; die von manchen Autoren erwähnten Lipaseaktivitäten im Speichel oder Magensaft sind ohne Bedeutung.
Die durch Gallensäuren im wässrigen Nahrungsbrei emulgierten Fette werden durch die Pankreaslipase angegriffen und in β-Monoglycerid und 2 freie Fettsäuren gespalten. Diese Spaltstücke lagern sich zu Mizellen zusammen: Die lipophilen Alkylreste sind im Kugelinneren vereint, auf der Oberfläche finden sich hydrophile —OH und HOOC-Gruppen. Gallensäuren sind am Mizellenaufbau beteiligt. β-Monoglyceride und Fettsäuren kommen im Bürstensaum der Duodenalschleimhaut per Diffusion zur Aufnahme in die Enterozyten, wo sie wieder zu Triacylglycerinen verbunden werden und dann, als Chylomikronen verpackt, in das Lymphsystem abgegeben werden. Auf dem Blutweg gelangen sie zum speichernden Fettgewebe oder zu den Fettsäure abbauenden Organen (Skelettmuskel und Herzmuskel), hier erfolgt ihre Spaltung durch die endothelständige Lipoproteinlipase in Glycerol und 3 Fettsäuren.

Klinischer Bezug
Fettstühle
Die komplexen Vorgänge bei der Verdauung der Nahrungsfette können vielfältigen Störungen unterliegen. Fettstühle zeichnen sich aus durch einen fetthaltigen, weißgrauen pastenartigen Stuhl: Steatorrhoe. Maldigestion und (oder) Malabsorption können Ursache der Steatorrhoe sein. Maldigestion der Fette tritt bei vielen Lebererkrankungen (Mangel an Gallensäuren) und bei chronischer Pankreatitis (Mangel an Lipase) auf. Malabsorption kann bedingt sein durch eine chronische, atrophische Dünndarmschleimhautentzündung (Enteritis), angeborene Defekte der Chylomikronensynthese oder durch eine Störung des Lymphabflusses. Die gestörte Fettverdauung (sowohl Maldigestion als auch Malabsorption) führt beim betroffenen Patienten zu ausgeprägtem Widerwillen gegen fettreiche Nahrungsmittel und zu einem Mangel an fettlöslichen Vitaminen (A, D, E und K).

F09

Frage 7.22: Lösung E

Zu **(E)**: Enterozyten resorbieren Glucose sekundär aktiv im **Na^+-Glucose-Cotransport**. Die Energie stammt aus der Na/K-ATPase der Enterozyten-Seitenwand, die Na^+ unter ATP-Verbrauch wieder aus der Zelle abgibt.
Zu **(A)**, **(B)**, **(C)** und **(D)**: Die genannten Glucosetransporter (GLUT) wirken nicht aktiv transportierend, sondern durch erleichterte Diffusion. **GLUT2** (A) wirkt in der Leber, der basalen Enterozytenmembran und den Inselzellen des Pankreas. **GLUT3** (B) findet sich an Nervenzellen. **GLUT4** (C) wird insulinabhängig in Muskel- und Fettzellen eingebaut. **GLUT5** (D) ist eigentlich kein Glucosetransporter, sondern in der Leber für den Fructosetransport verantwortlich.

F07

→ **Frage 7.23: Lösung D**

Stärke (Amylose und Amylopektin) wird im Mund und im Dünndarm durch Amylase hydrolytisch gespalten zu Maltose und Isomaltose, die wiederum durch Maltase und Isomaltase aus dem Bürstensaum der Enterozyten zu freier Glukose gespalten werden. Im sekundär aktiven Transport mit Na^+ wird die Glucose durch die luminale Enterozytenmembran vollständig resorbiert. Sie verlässt den Enterozyten durch die basolaterale Membran mittels erleichterter Diffusion durch den Glucosetransporter GLUT2.
Siehe Lerntext VII.9.

H10

→ **Frage 7.24: Lösung D**

Zu **(D)**: Vitamin B_{12} kann aus der Nahrung nur aufgenommen werden, wenn es mit einem spezifischen Glykoprotein aus den Belegzellen des Magens, dem intrinsic factor, einen Komplex bildet. Dieser wird dann im Ileum durch Endozytose aufgenommen. Bei schwerer, anazider, chronischer Gastritis fehlt der intrinsic factor. Es kommt zum Vitamin B_{12}-Mangel mit perniziöser Anämie.
Zu **(A)**: Freies Cobalamin kommt nur intrazellulär vor.
Zu **(B)**: An Albumin wird Cobalamin nicht gebunden. Albumin transportiert im Blutplasma freie Fettsäuren und indirektes Bilirubin.
Zu **(C)**: Caeruloplasmin kann Vitamin B_{12} nicht binden. Es transportiert Cu-Ionen im Blut.
Zu **(E)**: Transcobalamin ist nicht für die Vitamin B_{12}-Resorption notwendig, sondern für den Vitamin B_{12}-Transport im Blutplasma.

H05

→ **Frage 7.25: Lösung C**

Intakte Zellen in der Nahrung müssen zur Verdauung zerstört werden. Eine wesentliche Rolle spielen hierbei die Gallensäuren, durch die Zellen lysiert werden. Insbesondere die intramembranösen Domänen der Membranproteine werden durch Gallensäuren freigelegt und können dann proteolytisch verdaut werden.
Aussage (A) ist falsch, denn die α-Amylase des Speichels spaltet partiell Stärke und Glykogen, Membranproteine kann sie nicht angreifen. Gleiches gilt auch für die Pankreas-Amylase.
Aussage (B) ist falsch, denn der Pankreas-Saft ist nur schwach alkalisch (pH 8,5), durch starke Laugen (in vitro!) können Zellen allerdings aufgelöst werden.
Aussage (D) ist falsch, denn ohne Gallensäuren kommen Proteasen nicht an die Proteine in der Lipiddoppelschicht heran.
Aussage (E) ist falsch, denn erstens produzieren Bakterien keinen Harnstoff, sondern bauen ihn zu CO_2 und NH_3 ab, und zweitens kann Harnstoff nur Proteinkomplexe, nicht aber Lipid-Proteinkomplexe auflösen und dies auch nur in extrem hohen Konzentrationen (8 mol/l), wie sie in Organismen niemals vorkommen.

VII.12 Nahrungsresorption im Dünndarm

Zucker und Aminosäuren werden gegen einen Konzentrationsgradienten durch die Enterozyten aus dem Darmlumen (und auch durch die Nierentubuluszellen aus dem Primärharn) über sekundär aktiven Transport im Symport mit Na^+ resorbiert. Sekundär heißt dieses Verfahren, weil ATP-Energie nicht zum Zuckertransport, sondern erst später zum Auspumpen der Na^+-Ionen (Na^+/K^+-ATPase) an der basolateralen Seite benötigt wird. Die Resorption ist Insulin-unabhängig.
Die Zellen des Fettgewebes und der Skelettmuskulatur besitzen insulinabhängige Glucose-Carrier-Proteine; hier erfolgt der Glucosetransport passiv mit dem Konzentrationsgefälle als treibender Kraft. Die Erythrozytenmembran und die Wand der Leberzellen sind, auch über ein Translokatorprotein, für Glucose frei durchgängig, sodass innen und außen die gleichen Konzentrationen vorliegen („erleichterte Diffusion").
Darmschleimhautzelle

	Membran luminal		Membran basal (= contraluminal)
Aminosäuren	sek. aktiv Na^+-Symport		erleichterte Diffusion
Glucose Galaktose	sek. aktiv Na^+-Symport		erleichterte Diffusion (GLUT2)
Fructose	erleichterte Diffusion		erleichterte Diffusion
Fettsäuren β-Monoglyceride	Diffusion	Resynthese Bildung von Chylomikronen	Exozytose

Klinischer Bezug
Zöliakie
Eine ausgeprägte Malabsorption, insbesondere der Fette, ist kennzeichnend für die Zöliakie (= einheimische Sprue = Gluten-induzierte Enteropathie). Es besteht eine Überempfindlichkeit der Dünndarmschleimhaut gegen das Getreide-Klebereiweiß Gluten mit der Folge einer atrophischen Enteritis (Autoimmunerkrankung). Die sehr schwere Erkrankung erfordert eine strikt glutenfreie Diät. Gehäuft kommt bei den Erkrankten das HLA-Antigen DR3 vor, es besteht also eine erbliche Disposition.

Kommentare aus Examen Frühjahr 2011

F11

→ **Frage 7.26: Lösung D**

Zu **(D)**: Die Verdauungsproteasen werden zum Schutz vor Selbstverdauung als inaktive Vorstufen (Pepsinogen, Trypsinogen und Chymotrypsinogen) aus dem Pankreas sezerniert. Pepsinogen (Magen) wird durch HCl und autokatalytisch aktiviert. Die Enteropeptidase (Enterokinase) wird von Enterozyten im Duodenum gebildet und abgegeben. Sie aktiviert „begrenzt proteolytisch" das Trypsinogen zum Trypsin. Das aktivierte Trypsin aktiviert als letztes das Chymotrypsinogen zum Chymotrypsin. Die **Proteasen wirken** also **in der Reihenfolge Pepsin (3), Enteropeptidase (2), Trypsin (4) und Chymotrypsin (1)**.

F11

→ **Frage 7.27: Lösung C**

Zu **(C)**: **Gelangt Glukose in das Duodenum werden** von enterochromaffinen Zellen das **GLP (glucagon-like peptide)** und das gastroinhibitorische Peptid (GIP) **gebildet** und ans Blut abgegeben. Beide Enterohormone stimulieren die Insulinsekretion aus den β-Zellen der Lagerhansinseln des Pankreas. Dies ist die Ursache dafür, dass beim Glukosetoleranztest (GTT) 100 g Glukose oral verabreicht die Insulinsekretion stärker stimuliert, als intravenös infundiert. Der GTT ist wichtig für die Diabetes-Diagnostik.

Zu **(A)**: Die **Aufnahme der Glukose** aus dem Darm **in die Enterozyten erfolgt sekundär aktiv als Cotransport mit Natrium-Ionen**. ATP-abhängig ist dabei die Sekretion der Na^+-Ionen in das Darmlumen durch die Na^+/K^+-ATPase. Die Abgabe der Glukose aus den Enterozyten an der basalen Enterozytenmembran in das Blut erfolgt passiv durch „erleichterte Diffusion" mit dem Glukosetransporter GLUT 2.

Zu **(B)**: Die **intestinale Glukoseabsorption** ist **insulinunabhängig**.

Zu **(D)**: **Cellulose enthält nur β-glukosidische Bindungen**, diese können durch Amylase nicht abgebaut werden. Pflanzenfressende Säugetiere bauen die aufgenommene Cellulose durch ihre Magen-Darm-Bakterien ab und resorbieren die Glukose.

Zu **(E)**: **Disaccharidasen** (Maltase, Isomaltase, Saccharose und Lactase) werden **von den Enterozyten des Dünndarms sezerniert**.

F11

→ **Frage 7.28: Lösung B**

Zu **(B)**: Der Mensch ist, bedingt durch seinen Verdauungstrakt, sein Appetitverhalten und seinen Stoffwechsel, ein „Allesfresser" und sollte sich möglichst abwechslungsreich ernähren.

Es ist auch möglich, sich vegetarisch zu ernähren, wobei neben den Pflanzen auch Milchprodukte und Eier aufgenommen werden, aber kein Fleisch, Fisch und tierische Innereien. Veganer ernähren sich rein pflanzlich und vermeiden alle tierischen Produkte. Da das von Bakterien gebildete **Vitamin B_{12} (Cobalamin) nur in Nahrungsmitteln tierischen Ursprunges in ausreichender Menge vorkommt**, leben Veganer hart am Vitamin-B_{12}-Defizit. Anämie, Neuritis und andere Störungen können eintreten, sodass eine Vitamin B_{12}-Substitution notwendig werden kann.

Zu **(A)**, **(C)** – **(E)**: **Ascorbinsäure** (Vitamin C), **Phyllochinon**, **Retinol** – in Form des Provitamins β-Carotin – und **Thiamin** sind **in den pflanzlichen Nahrungsmitteln reichlich vorhanden**.

8 Abbau der Kohlenhydrate

H08

→ **Frage 8.1: Lösung E**

Zu **(E)**: Die Gleichung des **oxidativen Glucoseabbaus** lautet:

$C_6H_{12}O_6 + 6\,O_2 \rightarrow 6\,CO_2 + 6\,H_2O$

Zum Abbau von 180 g Glucose werden demzufolge genau 6 · 32 g = 192 g Sauerstoff benötigt; entsprechend für 120 g Glucose nur 128 g Sauerstoff. Dies entspricht etwa einem Fünftel (ca. 100 l) der gesamten täglichen O_2-Aufnahme (500 l) eines Erwachsenen.

VIII.1 Glykolyse-Bilanz

Die von den Zellen aufgenommene Glucose wird hauptsächlich glykolytisch abgebaut: in Gegenwart von O_2 zu 2 Pyruvat und 2 $NADH_2$, letzteres gibt den Wasserstoff dann in die Mitochondrien für die Atmungskette ab. Im Zytoplasma (Zytosol) werden hierbei schon durch die sog. Substratkettenphosphorylierung 2 mol ATP pro Mol Glucose (180 g) gewonnen. Zusätzlich liefern die 2 mol $NADH_2$ in der Atmungskette nochmals 5 mol ATP.

Glykolyse aerob

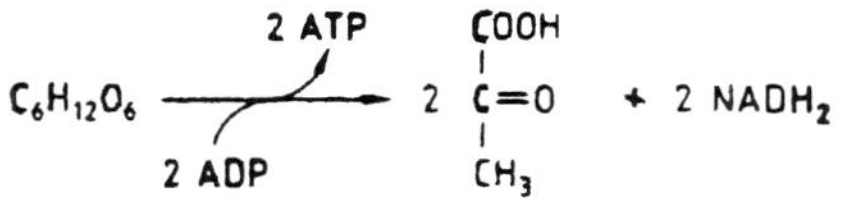

Glykolyse anaerob

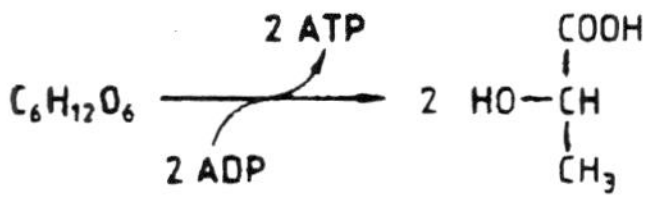

Wird die Glucose anaerob, d. h. ohne Verwendung von Sauerstoff abgebaut, dann fungiert Pyruvat als Wasserstoffakzeptor, es entstehen aus 1 mol Glucose ($C_6\,H_{12}\,O_6$) 2 mol Laktat ($C_3\,H_6\,O_3$). Wegen der geringen ATP-Ausbeute ist der anaerobe Glucoseabbau nur für Zellen mit geringem Energiebedarf ausreichend, z. B. für Erythrozyten, weiße Muskelzellen und bestimmte Tumorzellen. Würde der Mensch seinen gesamten ATP-Bedarf über die anaerobe Glykolyse decken, so müssten pro 24 Stunden 10 kg Glucose zu 10 l (10 kg) Milchsäure abgebaut werden. Die anaerobe Glykolyse liefert pro Mol Glucose eine Energiemenge von 35 kcal, von denen 14 kcal in Form von 2 ATP für den Energiebedarf gewonnen werden.

Der oxidative Glucoseabbau zu CO_2 und H_2O liefert insgesamt ca. 16-mal mehr Energie, sodass bei oxidativem Abbau mit 500 g Glucose schon ein Mindest-Energiebedarf des Menschen gedeckt werden könnte.

H97 H92 H89 F86

→ **Frage 8.2: Lösung A**

Glucokinase (GK) ist ein vor allem für die Leber bedeutendes Enzym, das nach kohlenhydratreichen Mahlzeiten in die Leber übergetretene Glucose zu G-6-P phosphoryliert. Die GK hat eine niedrige Affinität zur Glucose: $K_m = 10^{-2}$ M; dadurch erfolgt in der Leber die Glykogenspeicherung nur bei sehr hoher Glucosekonzentration im Blut. Die Skelettmuskulatur besitzt keine GK, sondern Hexokinase, deren K_m-Wert für Glucose bei 10^{-5} M liegt. Eine bei der Hexokinase zu beobachtende Produkthemmung durch G-6-P ist bei der GK nicht zu finden.

GK ist eines der 3 Schlüsselenzyme der Glykolyse (neben Phosphofructokinase und Pyruvatkinase); Insulin wirkt als Induktor bei der GK-Bildung. Hunger, bei dem Energiedepots geleert und nicht aufgefüllt werden müssen, bewirkt keine Aktivierung der GK.

VIII.2 Glykolyse – Einzelreaktionen

In 3 Schritten wird Glucose in Fructose-1,6-bisphosphat umgewandelt

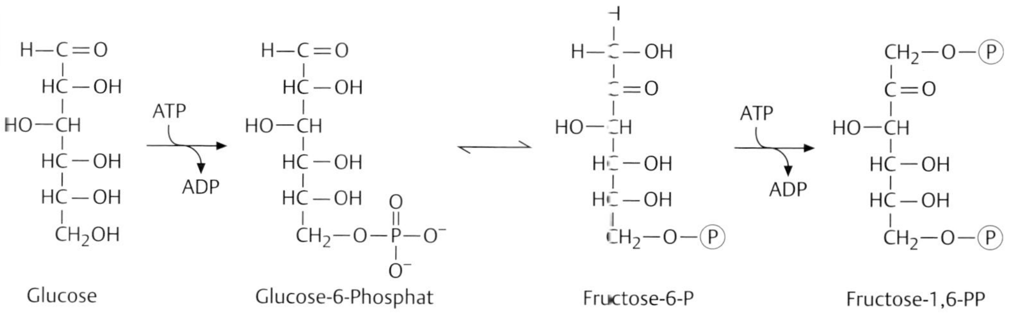

Fructose-bis-(P) wird durch eine Lyase in Dihydroxyacetonphosphat und Glycerinaldehydphosphat gespalten

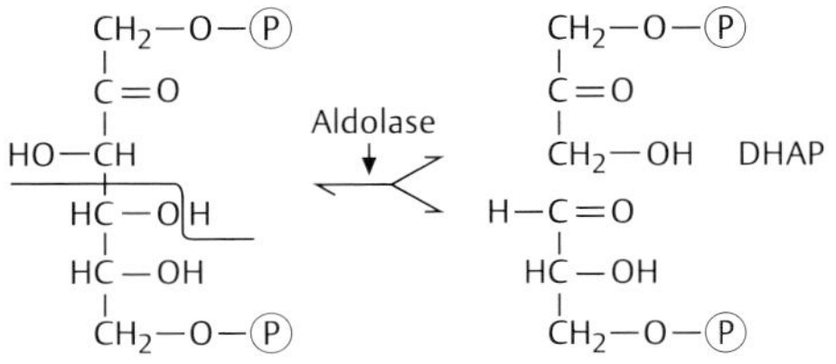

Fructose-1,6-PP GAP

Triosephosphatisomerase-Reaktion

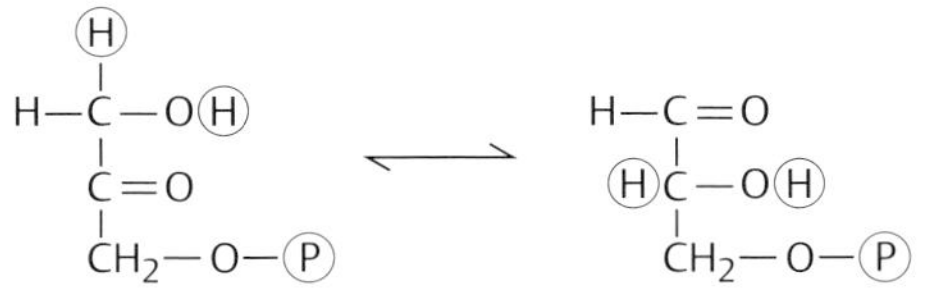

DHAP GAP

Die in die Zellen aufgenommene Glucose wird zunächst durch eine Phosphotransferase (Hexokinase) zu G-6-P phosphoryliert. Phosphatester diffundieren schlecht durch Membranen, sodass durch die Phosphorylierung die Glucose und die folgenden Zwischenprodukte (Metabolite) sowohl an die abbauende Zelle als auch an das Zellkompartiment Zytoplasma gebunden bleiben. Die **Hexokinase** ist ein relativ unspezifisches Enzym, das auch andere C_6-Zucker (Hexosen) phosphoryliert: Es hat eine hohe Affinität zum Zucker, kenntlich an einer niedrigen Michaelis-Konstante. In der Leber kommt eine spezifische Glucose-Kinase vor, die aufgrund ihres hohen K_m-Wertes erst bei hohen Glucosekonzentrationen diese an das aktive Zentrum anlagert und damit aktiv wird. Erst nach Kohlenhydrat-reichen Mahlzeiten gelangt so viel Glucose über die Pfortader in die Leber, dass hier die Glucose aufgenommen, phosphoryliert und abgebaut oder zu Glykogen und Fett umgewandelt wird.

Eine Isomerase wandelt das Glucose-6-phosphat um zu Fructose-6-phosphat. F-6-P wird durch eine P-Fructokinase zu F-1,6-bis-P phosphoryliert. Es werden also vor dem eigentlichen Abbau zur ATP-Gewinnung zunächst 2 mol ATP verbraucht, um die Hexose an beiden Enden zu phosphorylieren. Bei der dann folgenden Spaltung liegen daher beide Spaltprodukte als Phosphatester in der Zelle vor und können weder das Zytoplasma noch die Zellen verlassen.

Eine Lyase (Aldolase) spaltet die Hexose zwischen den C-Atomen 3 und 4. Die C-Atome 1 bis 3 werden zu Dihydroxyaceton-P (= DHAP = Glyceron-P) und die C-Atome 4 bis 6 zu Glycerinaldehyd-P (= GAP = Glyceral-P).

Die beiden entstehenden Triosen können durch die Triosephosphatisomerase ineinander umgewandelt werden. Das Gleichgewicht dieser Reaktion liegt weit aufseiten des DHAP, der glykolytische Abbau erfolgt aber weitgehend über die Oxidation des Glycerinaldehydphosphats. Dadurch wird dem Gleichgewicht laufend der Aldehyd entzogen, sodass letztlich in der Bilanz ein Molekül Hexose zwei Moleküle der Triose Glycerinaldehydphosphat ergibt.

Am GAP erfolgt durch eine Oxidoreduktase unter Einlagerung von anorganischem Phosphat eine Oxidation zu 1,3-bis-Phosphoglycerat. Der Wasserstoff wird auf NAD zu $NADH_2$ übertragen. Im entstehenden 1,3-BPG ist der Phosphatrest am C_1 als Carbonsäure-Phosphorsäure-Anhydrid energiereich gebunden, an C_3 liegt ein energiearmes Esterphosphat vor.

Durch eine Phosphoglycerat-Kinase erfolgt eine Übertragung des energiereichen Phosphats auf ADP, bezogen auf Glucose (C_6) werden also auf der C_3-Stufe 2 ATP durch Substratkettenphosphorylierung gewonnen, sodass die Energiebilanz des Glucoseabbaus hier bereits ausgeglichen ist.

Glycerinaldehydphosphat-Dehydrogenase (GAPDH)

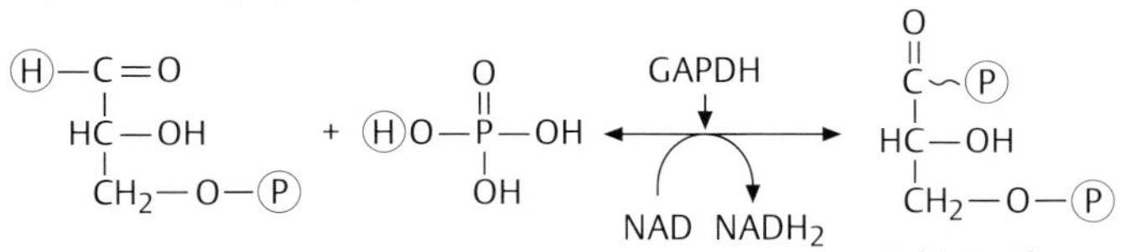

GAP 1,3-bis-P-Glycerat

1. Substratkettenphosphorylierung

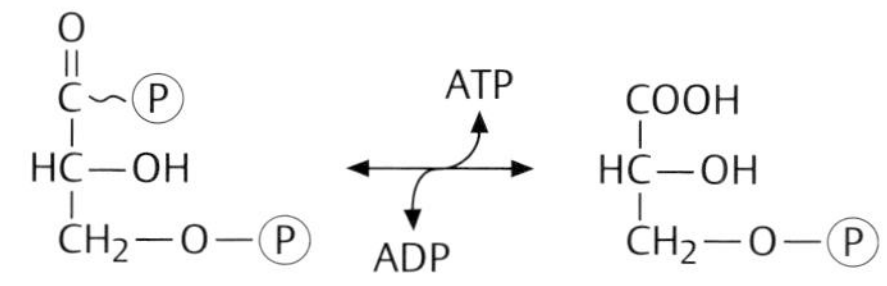

1,3-bis-P-Glycerat — 3-P-Glycerat

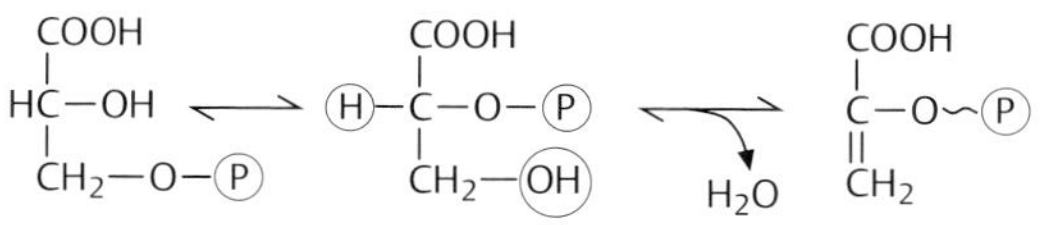

3-P-Glycerat — 2-P-Glycerat — Phosphoenolpyruvat PEP

3-P-Glycerat wird durch eine Phosphomutase zu 2-Phosphoglycerat umgewandelt. Durch die Lyase 2-P-Glyceratenolase entsteht durch H_2O-Abspaltung aus dem energiearmen Esterphosphat das sehr energiereiche Enolphosphat Phosphoenolpyruvat (14,3 kcal/mol).

2. Substratkettenphosphorylierung

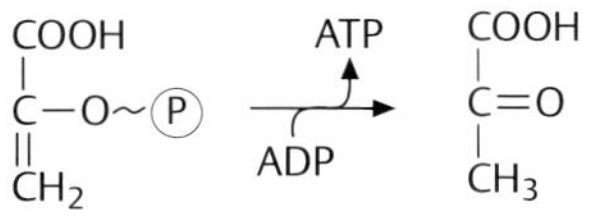

PEP — Pyruvat

Durch die Pyruvatkinase erfolgt aus Phosphoenolpyruvat (PEP) die 2. der beiden Substratkettenphosphorylierungen der Glykolyse, die die zwei Netto-ATP-Gewinne bewirken. Hier wird zusätzlich viel Energie als Wärme frei, sodass dieser Schritt in vivo irreversibel ist, kenntlich an dem nur in eine Richtung zeigenden Reaktionspfeil.

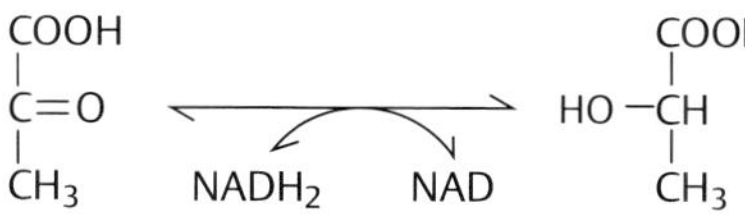

Bei anaerober Stoffwechsellage, bei fehlenden Mitochondrien (z. B. in Erythrozyten) oder bei gestörtem Wassertransport durch die Mitochondrienmembran (z. B. in manchen Tumoren), ist die Verwendung von $NADH_2$ (aus der GAPDH-Reaktion) in der Atmungskette nicht möglich. In diesen Fällen entsteht zur Regeneration des NAD für die GAPDH-Reaktion mit Hilfe der LDH aus Pyruvat das Lactat. Das hier entstehende „natürliche" Lactat ist L-Lactat und dreht die Ebene des polarisierten Lichts nach rechts (+).

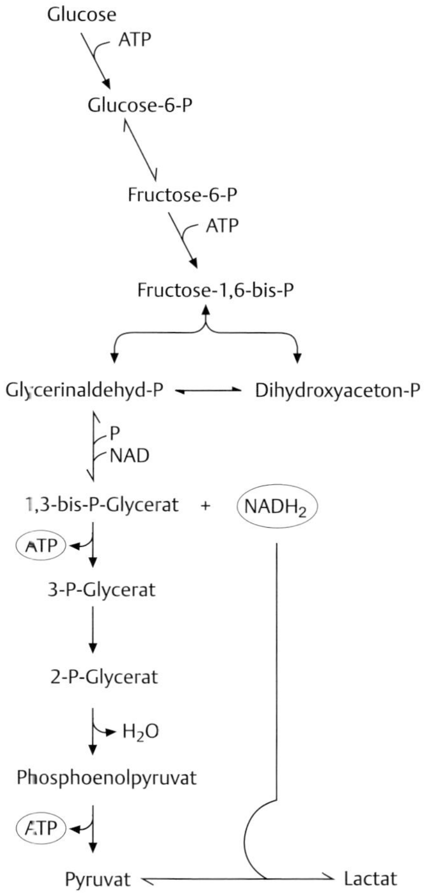

Klinischer Bezug

Lactat im Blut

Lactat kann mit dem optischen Test einfach, schnell und präzise im Kapillarblut (aus dem Ohrläppchen oder der Fingerkuppe) bestimmt werden. Die normale Konzentration beträgt 1–2 mmol/l. Bei Kreislaufversagen und polytraumatischem Schock treten erhöhte Lactatwerte (20 mmol/l) mit lebensbedrohlicher, dekompensierter Lactazidose (pH < 7,3) auf.

Bei gesunden Menschen tritt bei extremer Muskeltätigkeit eine Hyperlactataemie bis 20 mmol/l mit kompensierter Azidose auf, deren Normalisierung bei Ruhe innerhalb von $^1/_2$-1 Stunde eintritt. Bei gut trainierten Sportlern ist der Anstieg geringer und die Normalisierung erfolgt schneller, was zur Überprüfung des Trainingszustandes häufig getestet wird.

F10

→ **Frage 8.3: Lösung B**

Siehe Lerntext VIII.2.
Zu **(B)**: Dargestellt ist Dihydroxyacetonphosphat (Glyceronphosphat), das in der Glykolyse durch die Aldolase aus Fruktose-1,6-bisphosphat entsteht.
Zu **(A)**: Die Glykolyse findet in allen Organen und Zellen statt.
Zu **(C)**: Die Glycerinkinase setzt bei der Biosynthese von Triacylglycerinen in Hepatozyten, Kardiomyozyten und Enterozyten Glycerin mit ATP zu Glycerophosphat um.
Zu **(D)**: Glyceron-P ist nicht Vorstufe des Acetoacetat, dieser Ketonkörper entsteht aus Hydroxymethylglutaryl-CoA (HMG-CoA) durch die HMG-CoA-Lyase.
Zu **(E)**: Die Antwortmöglichkeit ist falsch, denn isomer zu Glyceron-P ist Glyceral-P (Glycerinaldehyd-P). Glycerin-P ist das Produkt der Reduktion von Glyceron-P mit NADPH und wird benötigt für die Synthese der Triglyceride.

F05

→ **Frage 8.4: Lösung D**

Nach Aufnahme in die Zellen wird die Glucose an C-6 durch die Hexokinase (periphere Gewebe) bzw. die Glucokinase (Leber) phosphoryliert. Im weiteren Verlauf wird F-1,6-bisphosphat durch die Aldolase gespalten zu Triosephosphaten. Es schließt sich ein oxidativer Schritt an, katalysiert durch die Glycerinaldehyd-P-dehydrogenase. Die Enolase wandelt dann das 2-P-Glycerat durch Wasserabspaltung in Phosphoenolpyruvat (PEP) um, das in der 2. Substratkettenphosphorylierung durch die Pyruvatkinase ATP und Pyruvat ergibt.
Siehe Lerntext VIII.2.

H09

→ **Frage 8.5: Lösung D**

Siehe Lerntext VIII.2.
Zu **(D)**: In der Glykolyse wird mit NAD^+Glycerinaldehyd-P durch die Glycerinaldehyd-P-Dehydrogenase (GAP-DH) oxidiert zur thioesterartig an die GAPDH gebundenen Carbonsäure, die dann mit anorganischem Phosphat (Pi) phosphorolytisch als 1,3-Bisphosphoglycerat vom Enzym abgespalten wird.
Zu **(A)**: Glukose-6-P entsteht nicht mit Pi, sondern durch Hexokinase mit ATP.
Zu **(B)**: Fruktose-6-P entsteht durch Isomerisierung aus Glukose-6-P.
Zu **(C)**: Glycerinaldehyd-Pentsteht durch die Aldolase aus Fruktose-1,6-bis-P.
Zu **(E)**: 3-Phosphoglyceratentsteht aus 1,3-Bisphosphoglycerat nach Übertragung des energiereich an C1 gebundenen Phosphats auf ADP zum ATP (→ Substratkettenphosphorylierung).

H04

→ **Frage 8.6: Lösung E**

Siehe Lerntext VIII.2.
Eine herabgesetzte Glykolyse führt durch den ATP-Mangel zu haemolytischer Anämie.
Wenn ATP, Pyruvat und Lactat in Erythrocyten vermindert sind, kann ein Pyruvat-Kinase-Defekt (E) verantwortlich sein. Die folgende Reaktion fällt aus:
PEP + ADP → Pyruvat + ATP
(A) und (B) sind falsch, denn die F-1,6-bisphosphatase und die G-6-phosphatase sind Enzyme der Gluconeogenese und kommen in Erythrocyten nicht vor.
(C) ist falsch, denn die Pyruvatdehydrogenase ist ein mitochondriales Enzym des oxidativen Abbaus und kommt in Erythrocyten nicht vor.

H10

→ **Frage 8.7: Lösung A**

Zu **(A)**: ADP, AMP und Fruktose-2,6-bisphosphat (F-2,6-BP) stimulieren die Glykolyse durch allosterische Aktivierung der Phosphofruktokinase-1 (Aussage (B) ist falsch). Der Glykolyseaktivator F-2,6-BP wird bei steigender Glukosekonzentration durch Insulin vermehrt gebildet.
Zu **(C)**: F-2,6-BP wird nicht aus Fruktose-1,6-bisphosphat gebildet, sondern aus Fruktose-6-Phosphat (durch eine P-Fruktokinase-2 mit ATP).
Zu **(D)**: Der Abbau des F-2,6-BP erfolgt nicht durch Aldolase B, sondern durch eine Fruktose-2,6-bisphosphatase. Aldolase B spaltet im Fruktose-Katabolismus Fruktose-1-P zu Glyceronphosphat und Glyceral.
Zu **(E)**: cAMP bewirkt einen vermehrten Abbau von F-2,6-BP, indem es über eine Proteinkinase das bifunktionelle Protein PFK-2/-F-2,6-BPase phosphoryliert, wodurch die Kinaseaktivität gehemmt und die F-2,6-BPase stimuliert wird. Insulin hat durch Senkung des cAMP den gegensätzlichen Effekt.

H09

→ **Frage 8.8: Lösung D**

Zu **(D)**: Neben ADP und AMP ist in der Leber Fruktose-2,6-bisphosphat (F-2,6-BP) ein allosterischer Aktivator der Phosphofruktokinase und damit der Glykolyse. Fruktose-2,6-BP entsteht aus Fruktose-6-P durch die Phosphofruktokinase 2 (PFK 2) und wird abgebaut durch die Fruktose-2,6-bisphosphatase (F-2,6-BPase). Beide Enzymaktivitäten liegen auf einem Protein (bifunktionelles Enzym), das einer Regulation durch Phosphorylierung und Dephosphorylierung unterliegt. Durch Glukagon und Adrenalin wird über cAMP-Proteinkinase A das Enzym phos-

phoryliert und wirkt in seiner Leber-Isoform ausschließlich hydrolytisch als F-2,6-BPase, senkt das Fruktose-2,6-bisphosphat, wodurch in der Leber die Glykolyse gehemmt und die Glukoneogenese stimuliert wird ((A) ist falsch). Damit ist (D) die richtige Antwort für diese verwirrende Frage.
Zu **(B)**, **(C)** und **(E)**: Die Herz-Isoform des bifunktionellen Enzyms unterscheidet sich von dem Leberisoenzym dadurch, dass es in phosphorylierter Form keine Phosphatasewirkung entfaltet, sondern als Kinase stimuliert wird und Fruktose-2,6-BP erhöht. Damit wird im Herzen unter Adrenalin die Glykolyse stimuliert.

F05

→ **Frage 8.9: Lösung B**

Verläuft die Glykolyse anaerob, dann kann das bei der Reaktion der GAP-DH zu $NADH_2$ umgesetzte NAD nicht durch die Atmungskette regeneriert werden. Damit die Glykolyse weiterläuft, dient Pyruvat als Wasserstoffakzeptor, es entsteht Lactat („Milchsäure-Gärung").
In Hefe-Zellen wird das Pyruvat vorher decarboxyliert und erst das entstandene Acetaldehyd dient als Wasserstoffakzeptor und wird zu Ethanol („Alkohol-Gärung").

F07

→ **Frage 8.10: Lösung C**

Beim oxidativen Abbau der Glucose zu CO_2 + H_2O werden 2 ATP direkt in der Glykolyse durch Substratkettenphosphorylierung gewonnen, 5 ATP durch das $NADH_2$ aus der Glykolyse in der Atmungskette und 25 ATP beim Abbau von Pyruvat zu CO_2 und H_2O durch Citratcyclus und Atmungskette, also insgesamt 32 ATP (früher ging man von 38 ATP aus).
Der anaerobe Abbau von Glucose zu 2 Lactat liefert mit 2 ATP nur 1/16 der Energie.

H06 F04 H97 H88 H83

→ **Frage 8.11: Lösung B**

Bei der anaeroben Glykolyse im Skelettmuskel entstehen aus 1 Glucosemolekül 2 Moleküle Milchsäure, wobei durch sog. Substratkettenphosphorylierung 2 ADP und 2 anorganische Phosphatmoleküle zu 2 ATP umgewandelt werden ((B) ist richtig).
Aussage (A) ist falsch, denn das durch die GAPDH entstehende NADH wird anaerob auf Pyruvat übertragen. In der Atmungskette wird NAD nur bei der aeroben Glykolyse regeneriert.
Aussage (C) ist falsch, denn 2 ATP werden in der Glykolyse zunächst bis zum Fructose-1,6-Bisphosphat verbraucht, später werden durch Substratkettenphosphorylierung 4 ATP gewonnen, netto werden also 2 ATP pro Mol Glucose gewonnen.
Aussage (D) ist falsch, denn die Regulation erfolgt über Phospho-Fructosekinase allosterisch: ATP hemmt, ADP und AMP stimulieren die Glykolyse.
Aussage (E) ist falsch, denn NAD und NADH treten intermediär in der anaeroben Glykolyse auf, sie sind bilanzmäßig aber weder Substrat noch Produkt der anaeroben Glykolyse.
Siehe Lerntext VIII.1.

H03

→ **Frage 8.12: Lösung A**

Wenn im Stoffwechsel ein Metabolit entsteht, der einen Phosphatrest in energiereicher Bindung enthält, kann dieser direkt auf ADP zur ATP-Synthese übertragen werden. Man nennt dieses, im Unterschied zur ATP-Bildung der Atmungskette (Atmungskettenphosphorylierung), eine Substratkettenphosphorylierung. In der Glykolyse erfolgt dieses an zwei Stellen, einmal aus 1,3-Bisphosphoglycerat (damit ist (A) die gesuchte richtige Aussage) und zweitens aus dem Phosphoenolpyruvat (PEP).
Die Reaktionen (B), (D) und (E) führen zu NADH, das in der Atmungskette zur Bildung von ATP durch Atmungskettenphosphorylierung verwendet wird.
Die direkte Glukoseoxidation führt zur Bildung von NADPH, das nicht zur ATP-Synthese, sondern zu Biosynthesen, z. B. von Fettsäuren, verwendet wird (C).

VIII.3 Regulation der Glykolyse

Das langsamste Enzym des gesamten Glykolyseweges ist die Phosphofructokinase, an der der Gesamtabbau der Glucose reguliert wird. Ist die ATP-Konzentration im Zytoplasma hoch, so geht es der Zelle vom energetischen Standpunkt aus gesehen gut, der Zuckerabbau kann eingeschränkt werden. Bei hohem Energieverbrauch sinkt ATP ab und ADP steigt an, aus 2 ADP kann über die Adenylatkinase-Reaktion zu ATP und AMP noch das zweite energiereiche Phosphat genutzt werden. ADP und das entstehende AMP stimulieren die Phosphofructokinase, um die ATP-Versorgung wieder zu verbessern. Neben dem zytoplasmatischen ATP kann auch Citrat die Phosphofructokinase hemmen.

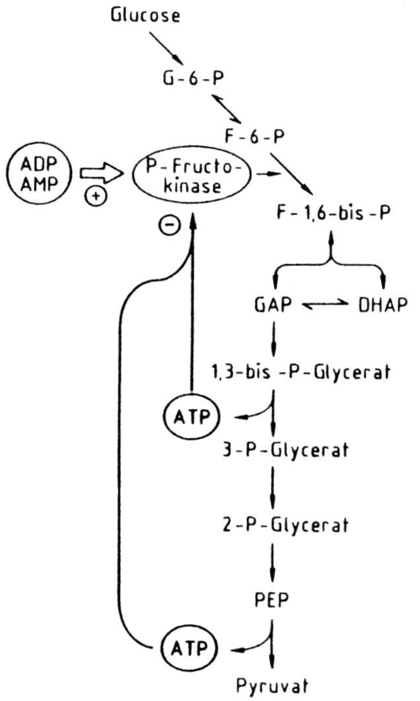

Neben ADP und AMP ist Fructose-2,6-bisphosphat (F-2,6-BP) ein starker allosterischer Aktivator der Phosphofructokinase. F-2,6-BP wird aus Fructose-6-P durch die Phosphofructokinase-2 (PFK-2) gebildet. Durch Glukagon-cAMP-Proteinkinase wird die PFK-2 phosphoryliert und inaktiviert. Das phosphorylierte Protein wirkt dann aber als Phosphatase, sodass die Konzentration des F-2,6-BP sinkt.
Im Sinne einer „feed-forward"-Regulation aktiviert Fructose-1,6-bisphosphat allosterisch die Pyruvatkinase.
Insulin induziert in der Leber eine vermehrte Synthese der Glucokinase, der Phosphofructokinase und der Pyruvatkinase.

F06

→ **Frage 8.13: Lösung B**

Der einzige Stoffwechselweg, der ohne O_2 ATP liefern kann, ist die anaerobe Glykolyse (B), bei der Glucose ($C_6H_{12}O_6$) in 2 Milchsäuren ($C_3H_6O_3$) umgewandelt wird, wobei in der Bilanz 2 ATP gewonnen werden.
Citratzyklus, Ketonkörperabbau und β-Oxidation können nur ablaufen, wenn die Atmungskette mit O_2 koordiniert zur Regeneration der reduzierten Coenzyme ($NADH + H^+$ und $FADH_2$) abläuft.
Nervenzellen und Muskelzellen können kurzfristig aus Creatinphosphat (Creatinkinase) und aus ADP (Adenylatkinase) ATP gewinnen.

F09

→ **Frage 8.14: Lösung D**

Bei 55 mmol Glucoseeinheiten pro Liter (d. h. pro ca. 1 kg) werden 15 mmol Lactat/L gebildet. Da eine Glucoseeinheit anaerob 2 Lactateinheiten liefert, entspricht das einem Glucoseverbrauch von 7,5 mmol/L. Bei einer Ausgangskonzentration von Glykogen (in Glucoseeinheiten) von 55 mmol/L errechnet sich das verbleibende Glykogen durch Subtraktion des Glucoseverbrauchs:
55 mmol/L – 7,5 mmol/L = <u>47,5 mmol/L</u>.

F06

→ **Frage 8.15: Lösung B**

Bei Ausdauerleistung wird durch die Muskulatur vermehrt Lactat in das Blut abgegeben und in der Leber durch Stimulierung der Gluconeogenese (durch Glucagon) zu Glucose rückverwandelt (B).
Aussage (A) ist falsch, denn die hepatische Glucokinase wird durch Glucagon nicht induziert, sondern reprimiert. Die Induktion erfolgt durch Insulin.
Aussage (C) ist falsch, denn die G-6-Pase ist notwendig zur Abgabe freier Glucose an das Blut. Sie wird durch Glucagon nicht reprimiert, sondern induziert.
Aussage (D) ist falsch, denn die Induktion von Glucosetransportern und Hexokinase im Fettgewebe erfolgt durch Insulin zur Fettbildung und Fettspeicherung. Durch Glucagon und Adrenalin wird im Fettgewebe die Lipolyse stimuliert und Fettsäuren über das Blut an die Muskelzellen abgegeben, also ist auch (E) falsch.

F04

→ **Frage 8.16: Lösung B**

Die direkte Glucoseoxidation über den Pentosephosphatzyklus ist in Erythrocyten notwendig, um NADPH für die Reaktion GSSG zu GSH bereitzustellen (B). GSH dient der Beseitigung von O_2-Radikalen (Glutathionperoxidase) und dem Schutz von SH-Gruppen von Proteinen. Angeborene Störungen der direkten Glucoseoxidation, z. B. durch Verlust der G-6-PDH-Aktivität, führen zur Hämolyse.
Die Aussagen (C), (D) und (E) beschreiben zwar Reaktionen, für die der Pentose-P-Weg notwendig ist, sie laufen aber nicht im Erythrozyten ab, sondern nur in kernhaltigen Zellen.

F10

→ **Frage 8.17: Lösung C**

Zu **(C)**: Im Hexosemonophosphatweg (= Pentosephosphatweg) wird Glukose-6-Phosphat durch die Glukose-6-P-Dehydrogenase mit $NADP^+$ oxidiert. Es entstehen NADPH und 6-P-Glukonsäure, die durch

eine weitere NADP-abhängige Dehydrogenase zu Ribulose-5-phosphat, CO_2 und NADPH umgesetzt wird.
Das NADPH wird für Reduktionsschritte bei Biosynthesen, z. B. der Fettsäuresynthese, benötigt.
Zu **(A)**: In den vielen möglichen Bilanzierungen zum Zyklus werden 6 Moleküle Glukose-6-P zu 12 $NADPH_2$, 6 CO_2 und 6 Pentosen. Die 6 Pentosen ($6 \times 5 = 30$ C-Atome) werden durch Isomerasen, Transketolasen und Transaldolase zu 5 Hexosen ($5 \times 6 = 30$ C-Atome) rückverwandelt.
Zu **(B)**: Die Laktonase öffnet hydrolytisch den Laktonring, die Dekarboxylierung erfolgt spontan aus der 3-Keto-6-P-Glukonsäure.
Zu **(D)**: Die Transaldolase ermöglicht die Umwandlung von Fruktose-6-Phosphat in Sedoheptulose-7-Phosphat und umgekehrt.
Zu **(E)**: Die Transketolase überträgt nicht C_3-Einheiten, sondern C_2-Einheiten (aktiven Glykolaldehyd gebunden an Thiaminpyrophosphat). Im Pentosephosphatweg katalysiert sie die Umwandlung von Sedoheptulose-7-Phosphat in Ribose-5-Phosphat und umgekehrt.
Siehe Lerntext VIII.4.

H09

→ **Frage 8.18: Lösung E**

Zu **(E)**: Bei der direkten Glukoseoxidation wird Glukose-6-P mit 2 NADP oxidiert zu der Pentose Ribulose-5-P, CO_2 und 2 NADPH. Dieser Pentosephosphatweg wird u. a. beschritten, wenn für die Nukleinsäuresynthese Pentosen benötigt werden, z. B. beim Wachstum und bei Zellteilungen. Zu einem Zyklus wird der Weg, wenn z. B. für die Fettsäuresynthese viel NADPH benötigt wird. Die Pentosen werden dann unter Beteiligung der Transketolase und der Transaldolase zu Glukose-6-P rückverwandelt: aus 6 Pentosen (30 C-Atome) werden 5 Hexosen (30 C-Atome). Wird der Weg sechsmal beschritten, ist die Glukose vollständig zu 6 CO_2 und 12 NADPH abgebaut worden.
Zu **(A)**, **(B)** und **(D)**: Die hier aufgeführten Aussagen haben mit dem Pentosephosphatweg nichts zu tun. Fettzellen können Glycerin nicht abbauen ((A) ist falsch). Creatinphosphat entsteht in ATP-abhängiger Reaktion aus Creatin und dient bei der Muskelarbeit zur Regeneration von ATP aus ADP. Creatinphosphat stellt somit einen Energiespeicher dar.
Zu **(C)**: In Erythrozyten kann Laktat nicht abgebaut werden, hier dient der Pentosephosphatweg der NADPH-Bildung für das antioxidative Glutathion-System.
Siehe Lerntext VIII.4.

F10

→ **Frage 8.19: Lösung B**

Zu **(B)**: Von der Glukose-6-P-Dehydrogenase (G-6-PDH) sind beim Menschen mehr als 500 Mutationen (Polymorphismen) bekannt. Bei herabgesetzter G-6-PDH-Aktivität kommt es bei Belastung mit oxidierenden Substanzen im Erythrozyten durch NADPH- und in der Folge Glutathion-Mangel zur Membraninstabilität und Hämolyse.
Zu **(A)**: Der angeborene α_1-Antitrypsinmangel hat mit dem oxidativen Stress nichts zu tun, er führt zu Leberzirrhose und Lungenemphysem.
Zu **(C)** Die Mukoviszidose (= zystische Fibrose) ist die häufigste angeborene genetische Erkrankung in der kaukasischen Bevölkerung (Prävalenz 1 : 200) und betrifft einen Chloridkanal. Der Wasserausstrom ist vermindert und die Sekrete der betroffenen Drüsen sind extrem mukös und führen zur Verstopfung der Ausführungsgänge und konsekutivem Funktionsverlust. Bestimmte Medikamentenunverträglichkeiten sind nicht mit der zystischen Fibrose assoziiert.
Zu **(D)**: Bei der Phenylketonurie ist die Umwandlung von Phenylalanin in Tyrosin herabgesetzt, es kommt dadurch zu einem Anstau des Phenylalanins mit nachfolgenden toxischen Schädigungen. Auch hierbei sind keine besonderen Medikamentenunverträglichkeiten bekannt, das Wichtigste für die kleinen Patienten ist eine phenylalaninarme Ernährung.
Zu **(E)**: Bei der β-Thalassämie (Mittelmeer-Anämie) ist die Synthese der β-Globinketten gestört, es überwiegt HbF aus je 2 α- und 2 γ-Globinketten.

VIII.4 Pentosephosphatweg

Der Zyklus umfasst Reaktionen, die über oxidative Schritte, wahlweise aber auch nicht-oxidativ, vom Glucose-6-phosphat zu verschiedenen Pentosephosphaten führen. Wichtig von diesen ist das für die Nucleinsäuresynthesen erforderliche Ribose-5-phosphat. Bei der oxidativen Einleitung des Pentosephosphatzyklus werden pro Umlauf 2 NADPH gebildet – wichtig für die Biosynthesen von Fettsäuren und Cholesterin. Der Pentosephosphatzyklus, in dem auch C_3-, C_4- und C_7-Zuckerphosphate gebildet werden, findet sich in der höchsten Aktivität in Fett bildenden Organen, besonders in der laktierenden Brustdrüse.

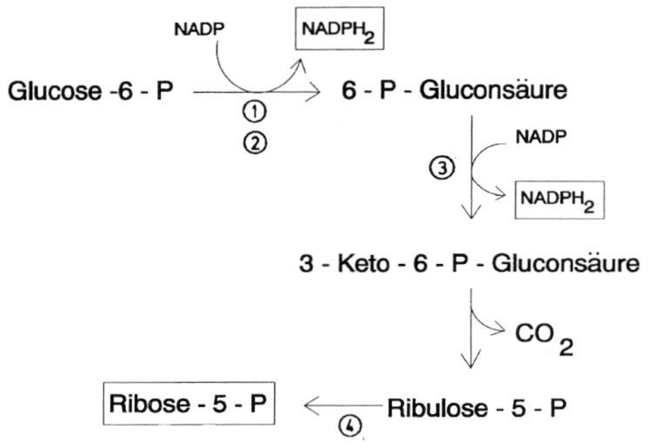

Geschwindigkeitsbestimmend für den Pentose-P-Weg ist die Glucose-6-P-Dehydrogenase.
Aktivator des Pentosephosphatweges:
Insulin
Hemmstoff des Pentosephosphatzyklus:
NADPH

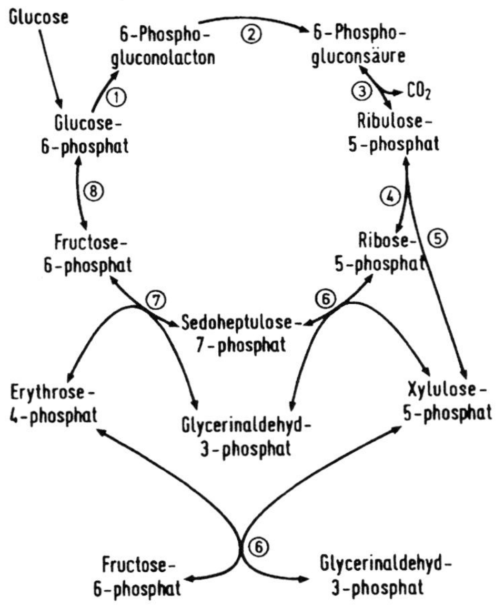

Enzyme des Pentosephosphatwegs
① Glucose-6-phosphat-Dehydrogenase
② 6-Phospho-gluconolacton-Lactonase
③ 6-Phosphogluconat-Dehydrogenase
④ Ribose-5-phosphat-Isomerase
⑤ Ketopentose-5-phosphat-Epimerase
⑥ Transketolase
⑦ Transaldolase
⑧ Hexosephosphatisomerase

Klinischer Bezug

Genetische Defekte der Glucose-6-phosphat-Dehydrogenase
Beim Menschen sind 400 verschiedene Varianten (Polymorphismen) der Glucose-6-P-Dehydrogenase nachgewiesen worden, von denen ein Teil zu einer herabgesetzten Aktivität und (oder) zu einer verminderten Stabilität des Enzyms führt. Dies manifestiert sich klinisch an den Erythrozyten: nach Einnahme bestimmter Arzneimittel (Analgetika, Sulfonamide, Malariamittel) oder nach Genuss bestimmter Nahrungsmittel wie z. B. Saubohnen (Vicia fava → "Favismus") kommt es zu einer Vermehrung von O_2-Radikalen, die mangels $NADPH_2$-GSH nicht mehr genügend abgewehrt werden können. Es kommt zu akuter Haemolyse. Weltweit betroffen sind ca. 200 Millionen Menschen, meistens afrikanischen (G-6-P-DH Typ A) oder mediterranen Ursprungs (Mittelmeer-Typ). Die akute schwere Haemolyse ist meistens selbstlimitierend, weil vorwiegend ältere Erythrozyten betroffen sind, in denen auch normalerweise die G-6-PDH schon zu 50 % spontan denaturiert ist. In tropischen Ländern haben Patienten mit G-6-P-DH-mangel einen Selektionsvorteil, da die Erythrozyten weniger anfällig für Malaria sind.

VIII.5 Fructosestoffwechsel

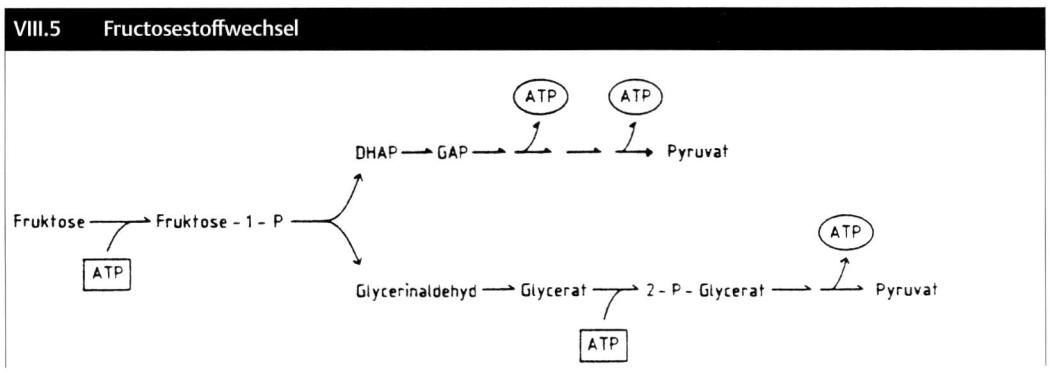

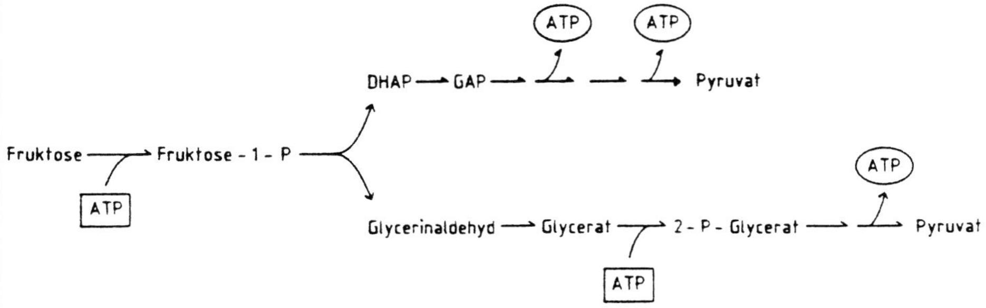

Fructose (Fruchtzucker, Lävulose) kann durch die Fructokinase zu Fructose-1-phosphat umgewandelt werden. Durch Spaltung mit Fructose-1-P-aldolase entsteht Dihydroxyacetonphosphat (Glyceron-P), das direkt in die Glykolyse eingeht. Die C-Atome 4–6 werden als Glycerinaldehyd (Glyceral) zu Glycerinsäure oxidiert und dann mit ATP zu 2-P-Glycerat phosphoryliert. Erbliches Fehlen der Aldolase B (F-1-P-aldolase) führt zur hereditären Fructoseintoleranz.
Der Netto-Gewinn an ATP durch Substratkettenphosphorylierung beim Abbau von Fructose zu Pyruvat bzw. Lactat beläuft sich auf nur ein ATP, da die Substratkettenphosphorylierung auf der Stufe des 1,3-bis-Phosphoglycerats nur mit der einen Hälfte des Moleküls durchgeführt werden kann.
Fructose kommt in hoher Konzentration in der Samenflüssigkeit vor. Sie entsteht in den Samenbläschen aus Glucose. Glucose wird dabei mit $NADPH_2$ an C-1 zu Sorbit (Sorbitol) reduziert, der dann mit NAD am C-2 zu Fructose oxidiert wird.

Klinischer Bezug
Hereditäre Fructoseintoleranz
Autosomal-rezessiv vererbt kommt die hereditäre Fructoseintoleranz mit einer Häufigkeit von 1:20 000 vor. Ursache ist ein Mangel an Fructose-1-P-Aldolase (Aldolase B). Es resultieren nach Aufnahme von Fructose (Honig, Saccharose etc.) hohe Fructose-1-P-Konzentrationen in Leber- und Nierenzellen, wodurch die Gluconeogenese und die Glykogenolyse gehemmt werden.
Es resultieren schwere Hypoglykaemien bis zum hypoglykaemischen Schock und langfristig Leberschäden und tubuläre Nierenschäden. Die erfolgreiche Prophylaxe (und Therapie) besteht in der Vermeidung von fructosehaltiger Nahrung.
Merke: Die Fructoseintoleranz wird erst ab dem 6. Lebensmonat klinisch auffällig, da erst hier mit der Zufütterung (fructosehaltige Obstbreie) begonnen wird. Im Gegensatz dazu ist die Galaktoseintoleranz bereits ab der 1. Muttermilchaufnahme manifest.

H04

Frage 8.20: Lösung C

Siehe Lerntext VIII.5.
Bei der erblichen Fructoseintoleranz kommt es nach Fructoseaufnahme (Rohrzucker, Honig) zu Hypoglykaemie, langfristig treten Leber- und Nierenschäden ein.
Defekt ist die Fructose-1-P-Aldolase (Aldolase B), die F-1-P in Glycerinaldehyd und Dihydroxyaceton-P spaltet (C).
(A) ist falsch, denn die Fructose-Kinase ist aktiv und das entstehende F-1-P staut sich in den Zellen wegen des Aldolase-B-Defekts an.
(B) ist falsch, denn die Sorbitol-Dehydrogenase ist bei der Fructoseintoleranz nicht betroffen. Außerdem kommt sie nicht in der Leber, sondern in den Samenblasen vor.
(D) ist falsch, eine solche Kinase gibt es nicht.
(E) ist falsch, denn die dargestellte F-6-P-2-Kinase-Reaktion dient nicht dem Fructoseabbau, sondern der Synthese des allosterischen Effektors Fructose-2,6-bisphosphat.

F06

Frage 8.21: Lösung D

Sperma ist reich an Fructose, die in den Samenblasen aus Glucose über den Sorbitol-Weg entsteht (D).
Durch Reduktion von Ribose entsteht nicht der C_6-Alkohol, sondern der C_5-Alkohol Ribit ((A) ist falsch).
Zuckeralkohole schmecken süß und werden als Zuckeraustauschstoffe u. a. zur Kariesprophylaxe eingesetzt. Ihr Brennwert entspricht dem der Zucker, über die sie in den Stoffwechsel eingeschleust werden, Aussage (B) ist falsch.
Die Resorption aus dem Darm ist relativ schlecht ((E) ist falsch), größere Zufuhr bewirkt osmotische Durchfälle.
Aussage (C) ist falsch, denn die Aldosereduktase wandelt Glucose mit NADPH reversibel in Sorbitol um. Die Reaktion des Sorbitols zu Fructose erfolgt mit NAD^+ und der Ketosereduktase.

F09

Frage 8.22: Lösung E

Siehe Lerntext VIII.4.
Zu **(E)**: Glucose kann mit NADPH zum 6-wertigen Alkohol Sorbitol (Sorbit) reduziert werden. Das NADPH stammt vorwiegend aus der direkten Glucoseoxidation im Pentosephosphat-Weg.
Zu **(A)** und **(B)**: Der Pentosephosphat-Weg beginnt mit Glucose-6-phosphat und der Polyol-Weg mit freier Glucose.
Zu **(C)**: 6-Phosphogluconat wird nicht in den Polyol-Weg eingeschleust, sondern weiter mit NADP oxidiert.
Zu **(D)**: Der C_5-Zuckeralkohol Ribitol ist kein Zwischenprodukt des Polyol-Weges.

F10

→ **Frage 8.23: Lösung C**

Zu **(C)**: Die Aldose-Reduktase setzt in reversibler Reaktion mit NADPH Glukose zum 6-wertigen Zuckeralkohol Sorbit um.
Zu **(A)**: Zwar kann Sorbit auch durch Reduktion von Fruktose entstehen, nicht aber durch die Aldosereduktase mit NADPH, sondern durch eine Ketosereduktase mit NADH.
Zu **(B)**: Fruktose-6-P wird durch eine Isomerase zu Mannose-6-P umgesetzt.
Zu **(D)**: In der Glykolyse wird Glukose-6-P zu Fruktose-6-P nicht durch die Aldose-Reduktase, sondern durch die Phosphohexose-Isomerase umgesetzt.
Zu **(E)**: Die Triosephoshate in der Glykolyse werden durch eine Triosephosphat-Isomerase ineinander überführt.

VIII.6 Lactose- und Galaktosestoffwechsel

Für die Bildung des Milchzuckers (Lactose) wird UDP-Glucose zunächst in UDP-Galaktose epimerisiert und dann β-glykosidisch auf einen Glucoserest übertragen. Die Synthese dieses Disaccharids erfolgt ausschließlich in der laktierenden Brustdrüse.
Das Disaccharid Milchzucker (Lactose) ist für den Menschen ein wichtiger Nahrungsstoff, zugeführt mit frischen Milchprodukten. Nach Spaltung in Glucose und Galaktose wird die Galaktose über Galaktose-1-phosphat und eine Uridyltransferase in UDP-Galaktose überführt. UDP-Galaktose kann in UDP-Glucose umgewandelt werden. Der Laktosestoffwechsel ist medizinisch interessant, weil hier drei Enzymdefekte beim Menschen vorkommen können, die nach erfolgter Diagnose durch eine Laktose-freie Diät sehr gut behandelbar sind. Bei der Lactoseintoleranz fehlt das Dünndarmenzym Laktase, der Milchzucker kann dadurch nicht verdaut und resorbiert werden, und so kommt es zu starken Gärungsdurchfällen, weil die Laktose von den Dickdarmbakterien massiv vergoren wird. Der Galaktosestoffwechsel selbst ist bei der Laktoseintoleranz normal.

Galactose - Anabolismus

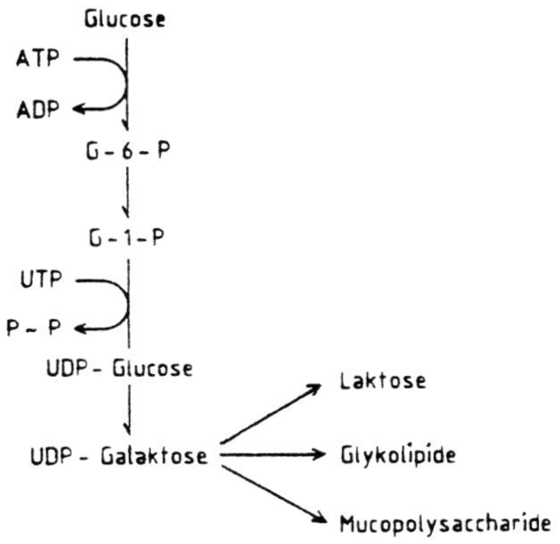

Laktose - Katabolismus

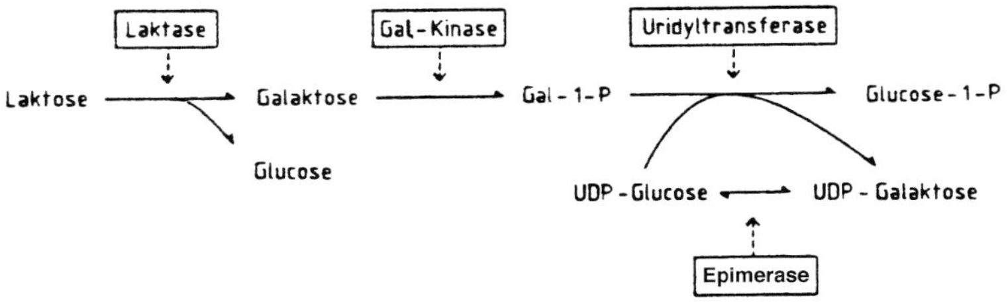

Bei der Galaktosämie (Galaktose-Intoleranz) fehlt die Galaktose-1-P-Uridyltransferase. Nach Aufnahme von Milchzucker kommt es zu einer Erhöhung der Galaktosekonzentration im Blut, es kommt zu Störungen der Glucoseregulation im Blut sowie zu einer Leberzirrhose und einer generalisierten Dystrophie. Auch das Fehlen der Galaktokinase kann zu einer Galaktosämie führen.

Klinischer Bezug
Galactosaemie
Die klassische Galactosaemie beruht auf einem autosomal-rezessiv vererbten Defekt (Häufigkeit ca. 1: 40 000) der Galactose-1-P-Uridyltransferase. Die betroffenen Kinder zeigen schwere Gedeihstörungen nach der Aufnahme der Muttermilch. Zerebrale Entwicklungsstörungen, Lebervergrößerung – Leberzirrhose, Gelbsucht und Linsentrübungen (Katarakt) durch entstehendes Galactitol in der Linse sind typische Krankheitssymptome. Die Therapie besteht in strikter Vermeidung von Galactose.

H10

→ **Frage 8.24: Lösung E**

Zu **(E)**: Galaktose ist am 4. C-Atom epimer zur Glukose (→ Epimere sind Konfigurations-Isomere, bei denen es an nur einem chiralen C-Atom zur Spiegelbild-Anordnung kommt). Nach Bindung an UDP kann Galaktose durch eine UDP-Galaktose-4-Epimerase in UDP-Glukose umgewandelt werden.
Zu **(A)** – **(D)**: Das Disaccharid Laktose (D) aus der Milch wird im Dünndarm durch Laktase (eine β-Galaktosidase) zu Glukose und Galaktose (A) hydrolisiert. In der Leber entsteht durch Galaktokinase Galaktose-1-phosphat (B), das durch eine Transferase mit UDP-Glukose zu UDP-Galaktose und UDP-Glukose umgewandelt wird. Galaktose-6-phosphat (C) tritt als Metabolit nicht auf. Angeborene Störungen betreffen die Laktase, die Transferase und selten die Galaktokinase. Krankheitsbilder sind die Laktoseintoleranz (Laktasemangel) und die Galaktosämie (Transferasemangel).
Siehe Lerntext VIII.6.

H09

→ **Frage 8.25: Lösung C**

Zu **(C)**: Galaktose wird mit ATP phosphoryliert zum Galactose-1-P und dann durch eine Uridyltransferase zur UDP-Galaktose, die dann epimerisiert wird zur UDP-Glukose. (Epimerie bezeichnet eine Sonderform der Diastereomerie, bei der es zur Spiegelbild-Anordnung an nur einem C-Atom kommt.)
Zu **(A)**: Eine direkte Epimerisierung von freier Galaktose zu Glukose kommt nicht vor.
Zu **(B)**: Galaktose-1-P kann nicht zu Glukose-1-P epimerisiert werden, sondern erst nach Übertragung auf Uridindiphosphat.
Zu **(D)**: Der Sorbitolweg wirkt nicht bei der Epimerisierung der Galaktose, sondern bei der direkten reversiblen Isomerisierung von Glucose in Fructose in den Samenblasen (→ Durch Reduktion von Glucose entsteht zunächst Sorbitol, das zu Fructose oxidiert wird).
Zu **(E)**: Galactose-1-P kann nicht gespalten werden, sondern nur Fructose-1-P kann durch eine Aldolase in Triosen (Glyceron-P und Glyceral) gespalten werden.

F10

→ **Frage 8.26: Lösung D**

Zu **(D)**: Das Monosaccharid Galaktose unterscheidet sich von Glukose nur durch die Stellung der OH-Gruppe am C-4 (Epimerie). Die Galaktose ist Bestandteil des Disaccharids Laktose (Milchzucker = β-Galactosido-1,4-Glucose). Zur Synthese von Laktose und zur reversiblen Epimerisierung von Galaktose zu Glukose muss Galaktose als UDP-Galaktose vorliegen.
Zu **(A)**: Galaktose ist kein essentieller Nahrungsbestandteil, sie kann aus Glukose gebildet werden.
Zu **(B)**: Über die Muttermilch kann der Säugling die Galaktose in Form von Laktose und Glukose erhalten.
Zu **(C)**: Die Epimerisierung Glukose/Galaktose erfolgt nicht mit den 6-P-Estern, sondern in Uridindiphosphat-gebundener Form.
Zu **(E)**: Ein Mangel an Laktase (β-Galactosidase) im Darm führt zur Laktoseintoleranz. Die klassische Glaktosämie beruht hingegen auf einem angeborenen Defekt der Uridyltransferase, mit der Galaktose-1-P in UDP-Galaktose überführt wird.

F05

→ **Frage 8.27: Lösung D**

Die erbliche Galactosämie beruht auf einem Mangel an Galactose-1-P-Uridyltransferase (D), seltener auf einem Mangel an Galactokinase.
Aussage (E) ist falsch, denn ein Lactasemangel führt nicht zum Anstieg von Galactose im Blut, sondern die Lactose kann nicht verdaut werden (Lactoseintoleranz).
Aussage (C) ist falsch, denn ein Mangel an Aldolase B führt nicht zur Galactosämie, sondern zur Fructoseintoleranz.
Bei der Galactosämie sind die Synthesewege mit UDP-Galactose, die Lactosebildung (B) und die Synthesen der Glykoproteine und Glykolipide durch Galactosyltransferase (A) nicht gestört, weil UDP-Galactose durch eine Epimerase aus UDP-Glucose direkt entstehen kann.
Siehe Lerntext VIII.6.

Kommentare aus Examen Frühjahr 2011

F11

→ **Frage 8.28: Lösung D**

Zu **(D)**: Beim Abbau der Glukose zu Pyruvat wird durch die Glycerinaldehydphosphatdehydrogenase **mit NAD** und anorganischem Phosphat (P_i) **Glycerinaldehydphosphat oxidiert zu 1,3-Biphosphoglycerat und NADH**. Beim aeroben Stoffwechsel wird der Wasserstoff über shuttle-Systeme in die Mitochondrien zur Atmungskette transportiert, bei anaerober Situation im Zytosol auf Pyruvat zum Lactat übertragen.
Zu **(A)**: Die Umwandlung von G-6-P zu F-6-P durch **eine Isomerase benötigt kein Coenzym**.
Zu **(B)**: Die Spaltung des Fructose-1,6-bisphosphats zu den Triosephosphaten erfolgt durch die Aldolase.
Zu **(C)**: Die Triosephosphatisomerase katalysiert das Fließgewicht zwischen den Triosephosphaten. Die Weiterreaktion erfolgt von Glycerinaldehydphosphat durch eine Oxidation.
Zu **(E)**: Im 2-Phosphoglycerat liegt eine energiearme Phosphatesterbindung vor, durch eine Enolase wird H_2O abgespalten, wodurch das sehr energiereiche Phosphoenolpyruvat (PEP) entsteht. Von PEP wird durch die Pyruvatkinase der Phosphatrest auf ADP zum ATP übertragen (Substratkettenphosphorylierung), wobei Pyruvat entsteht.

F11

→ **Frage 8.29: Lösung A**

Zu **(A)**: **Pyruvat** (Brenztraubensäure) stellt einen klassischen Verzweigungspunkt im Stoffwechsel dar. **Durch eine oxidative Decarboxylierung** (Pyruvatdehydrogenasekomplex) **entsteht** in irreversibler Reaktion **Acetyl-CoA und CO_2**.

$$\text{Pyruvat} + \text{HS-CoA} + \text{NAD}^+ \rightarrow \text{Acetyl-CoA} + CO_2 + \text{NADH} + H^+$$

Gesamtbilanz der oxidativen Decarboxylierung vom Pyruvat zum Acetyl-CoA.

Zu **(B)**: **Alanin** entsteht **aus Pyruvat** durch die Glutamat-Pyruvat-Transaminase (GPT).
Zu **(C)**: **Lactat** entsteht **aus Pyruvat** und NADH durch die Lactatdehydrogenase bei der anaeroben Glykolyse.
Zu **(D)**: **Oxalacetat** entsteht im Laufe der Gluconeogenese **aus Pyruvat** und CO_2 mit Biotin unter ATP-Verbrauch durch die Pyruvatcarboxylase.
Zu **(E)**: **Phosphoenolpyruvat** entsteht **aus Pyruvat** über Oxalacetat durch die PEP-Carboxykinase unter Verbrauch von GTP. Dies ist eine Schlüsselreaktion der Gluconeogenese.

9 Abbau der Fettsäuren, Ketonkörper

IX.1 Lipolyse und β-Oxidation

Im Fettgewebe unterliegt die Freisetzung der gespeicherten Triacylglycerine einer hormonellen Kontrolle. Eine hormonabhängige Triacylglycerin-Lipase wird durch Adrenalin, Glucagon, ACTH oder Wachstumshormon aktiviert, indem das Enzym cAMP-abhängig phosphoryliert wird. Über eine Dephosphorylierung hemmen Insulin und Prostaglandin E_1 diese Lipase. Als Produkte der Lipolyse werden Glycerin und freie Fettsäuren ans Blut abgegeben und, letztere an Serumalbumin angelagert, den zur Verbrennung geeigneten Organen (Leber, Herz, Muskulatur) zugeführt.

Lipolyse im Fettgewebe

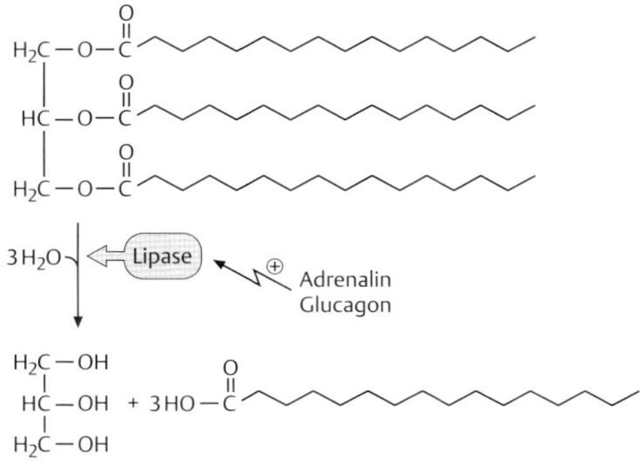

Fettsäuren unterliegen hier der mitochondrialen β-Oxidation. Zunächst erfolgt im Cytosol ATP-abhängig eine Aktivierung der Fettsäure, indem sich ein Thioester am CoASH bildet. Die Fettsäureübertragung in die Mitochondrienmatrix erfordert eine vorübergehende Übertragung auf den Transportmetaboliten Carnitin. In der Matrix unterliegt die CoAS-aktivierte Fettsäure den 4 sich mehrfach wiederholenden Reaktionen der β-Oxidation: (1) FAD-abhängig wird eine α,β-Doppelbindung gebildet, an die sich (2) Wasser anlagert zum β-OH-Acyl-CoA. Eine nächste, NAD-abhängige Dehydrierung (3) liefert β-Keto-Acyl-CoA, das (4) durch die Thiolase „thiolytisch" gespalten wird. Ein freies CoASH lagert sich zwischen das α- und β-C-Atom an, Acetyl-CoA wird freigesetzt und die um 2 C-Atome verkürzte Fettsäurekette tritt in den nächsten Zyklus ein. Jeder Durchgang liefert 1 $FADH_2$, 1 NADH + H^+ und 1 Acetyl-CoA. Die Palmitinsäure (C_{16}) liefert in 7 Umläufen 7 $FADH_2$, 7 NADH + H^+ und 8 Acetyl-CoA.

Die gesamte Fettsäurekette wird in Acetyl-CoA-Einheiten gespalten, die dem Citratzyklus zur weiteren Oxidation übergeben werden. Im seltenen Fall der Oxidation einer ungeradzahligen Fettsäurekette verbleibt nach der Abspaltung zahlreicher Acetyl-CoA-Einheiten zum Schluss ein Propionyl-CoA.

Palmityl-CoA + 7 FAD + 7 NAD^+ → 8 Acetyl-CoA + 7 $FADH_2$ + 7 NADH + 7 H^+

Fettsäureaktivierung im Cytosol
Fs-Transport in die Mitochondiren

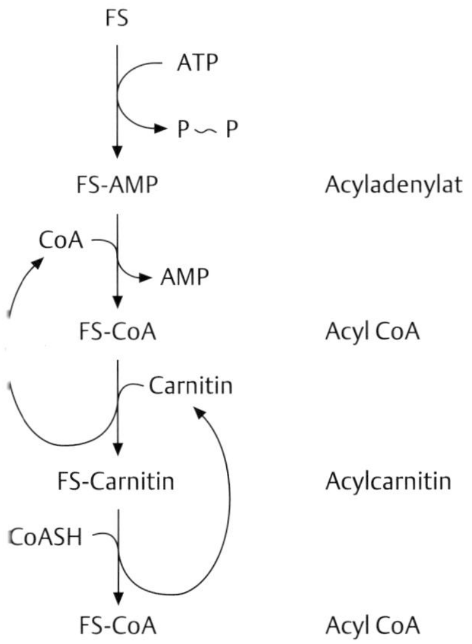

β-Oxidation

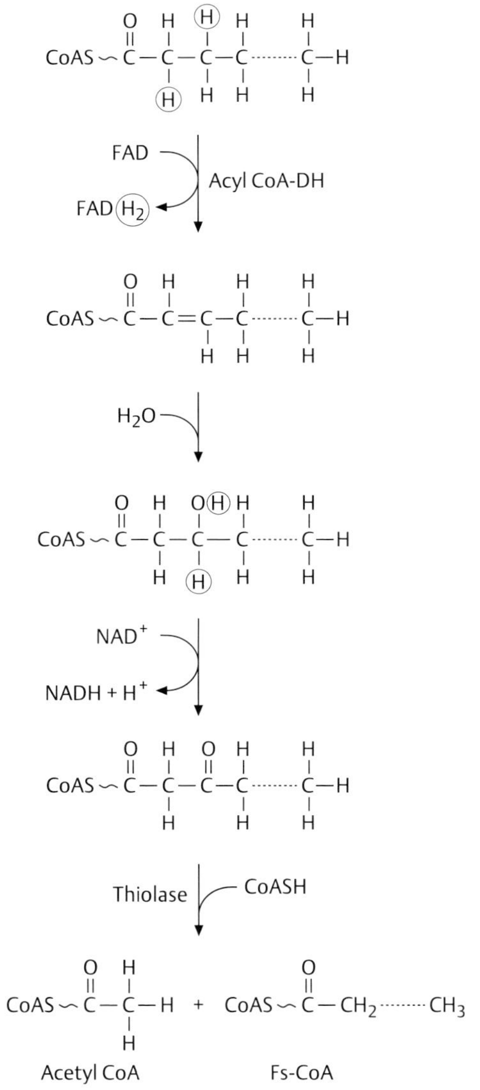

F03

→ **Frage 9.1: Lösung C**

Bei der Lipolyse werden Triglyceride durch Lipasen zu Glycerin und 3 Fettsäuren hydrolysiert. Das Glycerin kann nur in der Leber weiterverarbeitet werden, weil nur die Leber Glycerolkinase enthält. Glycerin kann über Glycerophosphat zu CO_2 und H_2O abgebaut werden (Glykolyse – Citratcyclus – Atmungskette) oder anabol verwendet werden zur Gluconeogenese oder zur Fettsynthese. Die freien Fettsäuren werden im Blut nicht als Natriumsalze transportiert, sondern an Albumin angelagert ((D) ist falsch). Adrenalin stimuliert über β_2-Rezeptoren über cAMP und Lipase-Phosphorylierung die Lipolyse, während Insulin hemmt ((A), (B) und (E) sind falsch).

H06

→ **Frage 9.2: Lösung E**

Der Abbau der Stearinsäure (18 C-Atome) findet in der Mitochondrienmatrix statt ((E) ist richtig). Sehr langkettige Fettsäuren (> 20 C-Atome) werden in den Peroxisomen („microbodies") mit O_2 unter Bildung von H_2O_2 durch β-Oxidation zu Acetyl-CoA und Fettsäuren mit ca. 8 C-Atomen verkürzt und dann weiter in den Mitochondrien abgebaut.
Siehe Lerntext IX.1.

F04

→ **Frage 9.3: Lösung A**

Fettsäuren werden im Cytosol mit ATP und CoASH zu Acyl-CoA aktiviert (A). Zur β-Oxidation in der Mitochondrienmatrix werden sie als 2. Reaktion auf Carnitin zum Acylcarnitin umgehängt (B), um durch die Mitochondrienmembran transportiert zu werden. Im Mitochondrium werden sie auf mitochondriales CoASH übertragen. UDP-Fettsäuren (C) und phosphorylierte Fettsäuren (D) gibt es nicht. Malonyl-CoA (E) ist nicht beim Abbau, sondern bei der Biosynthese der Fettsäuren beteiligt, die unter (E) genannte Reaktion aber gibt es nicht.

H09

→ **Frage 9.4: Lösung A**

Zu **(A)**: Vor dem Abbau der Fettsäuren über die β-Oxidation in der Mitochondrien-Matrix werden die Fettsäuren im Zytosol mit ATP und CoASH zum Fettsäure-CoA (= Acyl-CoA) aktiviert. Acyl-CoA kann nicht die innere Mitochondrienmembran durchqueren ((B) ist falsch), und der Acylrest wird auf Carnitin zum Acylcarnitin übertragen. Nach dem Transport des Acylcarnitin wird im Mitochondrium der Acylrest auf mitochondriales CoASH übertragen zur dort stattfindenden β-Oxidation.
Zu **(C)–(E)**: Die genannten Glycerinester – Monoacylglycerin (C), Diacylglycerin (D), Triacylglycerin (E) – werden nicht im Mitochondrium metabolisiert, sondern im Zytosol.
Siehe Lerntext IX.1.

F09

→ **Frage 9.5: Lösung B**

Zu **(B)**: Das Carnitinsystem dient dem Transport aktivierter Fettsäuren vom Cytosol in die Mitochondrienmatrix.
Die abzubauende Fettsäure wird im Cytosol mit ATP und CoASH aktiviert zu Acyl-CoA. Der Acylrest wird durch die Carnitin-Acyltransferase I an der Außen-

seite der Mitochondrien auf Carnitin übertragen, eine Translocase transportiert Acylcarnitin durch die innere Mitochondrienmembran, an deren Innenseite die Carnitin-Acyltransferase II den Fettsäurerest auf das mitonchondriale Coenzym A überträgt. Das Acyl-CoA dient dann der Energiegewinnung durch β-Oxidation (B) in Citratcyclus und Atmungskette.
Zu **(A)**, **(C)**, **(D)** und **(E)**: Diese Antwortmöglichkeiten treffen nicht zu, denn die genannten Synthesen verlaufen im Cytoplasma.

H07

→ **Frage 9.6: Lösung C**

Nach Aktivierung der Fettsäuren mit Coenzym A zu Acyl-CoA ist der erste Schritt der β-Oxidation die Dehydrierung durch Acyldehydrogenasen (C). Die Acyl-CoA-Dehydrogenasen haben FAD und nicht NAD als Coenzym ((A) ist falsch). Aussage (B) ist falsch, da die einfach ungesättigte Ölsäure aus Stearyl-CoA nicht durch eine Dehydrogenase, sondern mikrosomal durch eine Desaturase unter Mitwirkung von O_2, NADPH und Cytochrom b entsteht. Die β-Oxidation erfolgt in der Mitochondrienmatrix, nicht im Zytosol, Aussage (D) ist daher unzutreffend. Die Fettsäuresynthese erfolgt im Zytosol mit NADPH durch Enoyl-Reduktasen am Fettsäuresynthase-Komplex ohne CoA-Bindung (Aussage (E) ist falsch).

H08

→ **Frage 9.7: Lösung C**

Zu **(C)**: **Propionyl-CoA** fällt im Katabolismus der ungeradzahligen Fettsäuren und der Aminosäuren Isoleucin, Methionin und Threonin an. Propionyl-CoA wird mit Biotin-CO_2 carboxyliert zu Methylmalonyl-CoA, das dann durch eine Vitamin B_{12}-abhängige Isomerase zu Succinyl-CoA umgewandelt wird. Succinyl-CoA ist ein Intermediärprodukt des Zitratstoffwechsels.
Zu **(A)**, **(B)**, **(D)** und **(E)**: Fällt Propionyl-CoA im Intermediärstoffwechsel an, wird typischerweise nicht CoA abgespalten und Propionsäure mit der Galle ausgeschieden (A). Propionyl-CoA wird ebenfalls nicht aminiert (B) oder hydriert (D). Propionyl-CoA wird auch nicht unter Abspaltung von CoA mit Citrullin verknüpft (E).

F07

→ **Frage 9.8: Lösung C**

In der Mitochondrienmatrix beginnt die β-Oxidation mit der Dehydrierung von Acyl-CoA (C).
Aussage (A) ist falsch, denn Acyladenylat (Fettsäure-AMP aus ATP) dient der Aktivierung der Fettsäuren im Cytoplasma. Aussage (B) ist falsch, denn Acylcarnitin dient dem Transport der Fettsäuren durch die innere Mitochondrienmembran.

Die Aussagen (D) und (E) sind falsch, denn DAG und Monoacylglycerin entstehen bei der Triglyceridsynthese bzw. beim Triglyceridabbau (Lipogenese und Lipolyse).
Siehe Lerntext IX.1.

H06

→ **Frage 9.9: Lösung E**

Bei der β-Oxidation wird Acyl-CoA durch eine Acyl-CoA-Dehydrogenase mit FAD dehydriert (3). An das α-β-ungesättigte Acyl-CoA wird durch eine Hydratase Wasser zum β-Hydroxyacyl-CoA angelagert (1), das durch eine β-Hydroxyacyl-CoA-Dehydrogenase mit NAD zum β-Ketoacyl-CoA dehydriert wird (3). Es erfolgt dann eine Abspaltung eines Acetyl-CoA (2) unter Verbrauch von CoASH durch die β-Ketothiolase.

F07

→ **Frage 9.10: Lösung E**

Beim Diabetiker unter Insulinmangel und beim Hungerzustand bilden die Lebermitochondrien aus Acetyl-CoA 3 Ketonkörper (Acetessigsäure, β-Hydroxybuttersäure und Aceton). Im Blut führen diese zur lebensbedrohlichen diabetischen Ketoazidose bzw. zu einer physiologischen Hunger-Ketoazidose.
Aussage (A) ist falsch, denn Acetessigsäure entsteht im HMG-CoA-Zyklus netto aus 2 Acetyl-CoA über Hydroxymethylglutaryl-CoA.
Aussage (B) ist falsch, denn Acetessigsäure wird durch Reduktion mit NADH in β-Hydroxybuttersäure umgewandelt.
Aussage (C) ist falsch, denn Acetessigsäure kann spontan, d. h. ohne Enzym, zu Aceton decarboxylieren. Der genannte Acetaldehyd entsteht beim Alkoholabbau.

F08

→ **Frage 9.11: Lösung A**

Normalerweise deckt das Gehirn seinen Energiebedarf ausschließlich durch oxidativen Abbau von ca. 100 g Glukose. Bei „Nulldiät" kann nach ca. 5–14 Tagen der Glukoseanteil auf 30 g gesenkt werden und das Gehirn deckt seinen Energiebedarf zu 60–70 % durch den Abbau von Ketonkörpern, vorwiegend β-Hydroxy-Buttersäure.
Siehe Lerntext IX.3.

H10

→ **Frage 9.12: Lösung E**

Zu **(A)** – **(D)**: Im Schema dargestellt sind die in der Leber ablaufenden Reaktionen der Bildung des Mevalonat (Substrat für die Bildung von Cholesterin) sowie der Ketonkörper Acetoacetat und β-Hydroxybutyrat.

Zu **(E)**: Der Abbau der Ketonkörper erfolgt extrahepatisch im Muskel und beim chronischen, absoluten Hunger im Gehirn. Schlüsselreaktion ist die Aktivierung des Acetoacetats mit Succinyl-CoA zu Acetoacetyl-CoA.
Siehe Lerntext IX.3.

F10

→ **Frage 9.13: Lösung E**

Zu **(E)**: Ketonkörper (Acetessigsäure, β-Hydroxybuttersäure und Aceton) werden in den Mitochondrien der Hepatozyten aus Acetyl-CoA im sog. HMG-CoA-Zyklus gebildet.
Zu **(A)**: Ketonkörper können im chronischen Hunger („Nulldiät") ca. 60 % des Energiebedarfs des Gehirns, quasi als Glukoseersatz, decken. Die Blut-Hirn-Schranke muss daher für Ketonkörper durchlässig sein.
Zu **(B)**: Ketonkörper können keine Alkalose, sondern eine metabolische Azidose (Ketoazidose) auslösen.
Zu **(C)**: Beim Abbau der ketoplastischen Aminosäuren Leucin, Phenylalanin und Tyrosin entsteht stets auch beim üblichen Stoffwechsel Acetoacetat, hieran ist aber Aspartat nicht beteiligt.
Zu **(D)**: Muskelzellen können Ketonkörper nicht bilden, sondern nur abbauen.
Siehe Lerntext IX.2.

IX.2 Ketonkörper: Definition und Ketogenese

Unter der Bezeichnung „Ketonkörper" fassen die Mediziner 3 Substanzen zusammen: Acetessigsäure, β-Hydroxybuttersäure und Aceton. Alle drei erscheinen meist gemeinsam; Acetessigsäure ist die Stammsubstanz, aus der durch enzymatische Reduktion β-Hydroxybuttersäure und durch spontane Decarboxylierung (labile β-Ketosäure!) Aceton entstehen.
Die Bildung der Ketonkörper geschieht in den Mitochondrien der Leber im sogenannten HMG-CoA-Cyclus. Aus 3 Acetyl-CoA entsteht über Acetacetyl-CoA ein β-Hydroxy-β-methyl-glutaryl-CoA, das durch eine HMG-CoA-Lyase in Acetessigsäure und Acetyl-CoA gespalten wird.
Mit denselben Reaktionen entsteht cytosolisches HMG-CoA, das dann aber durch die HMG-CoA-Reductase mittels NADPH Mevalonsäure ergibt und die Cholesterin-Biosynthese einleitet.

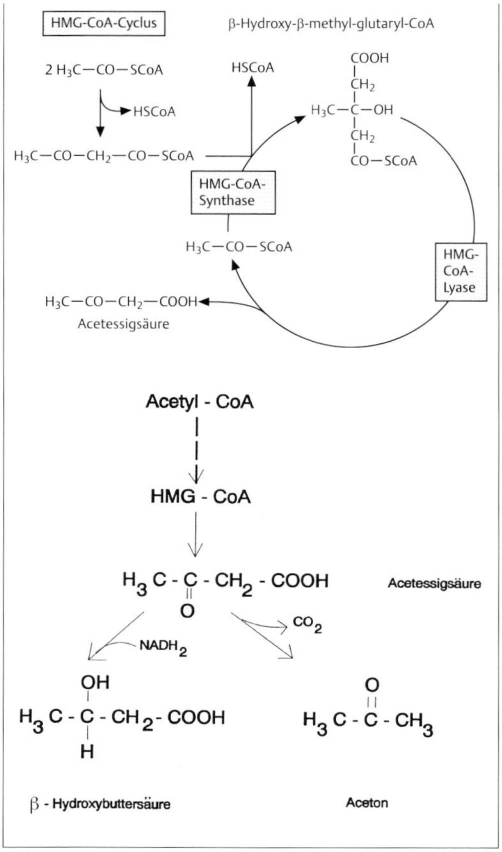

IX.3 Ketonkörperverwertung

Die nur in der Leber aus Fettsäuren gebildeten Ketonkörper können von diesem Organ selbst nicht verwertet werden; sie werden über das Blut (Normalwert 1–2 mg/dl) im Körper verteilt. Vom Herzen und der Skelettmuskulatur werden sie als normaler Brennstoff angenommen und oxidiert. Das zur Aktivierung der Acetessigsäure nötige Enzym katalysiert die Reaktion
Acetacetat + Succinyl-CoA → Acetacetyl-CoA + Succinat.
In den genannten Organen und im Gehirn ist das Enzym mit ausreichender Kapazität vorhanden. Für das Gehirn ist Glucose der normale Brennstoff; dieser Zucker wird hier zu CO_2 und H_2O oxidiert.
Bei reduzierter Nahrungszufuhr (Insulinmangel!) und auch beim Diabetes mellitus (ebenfalls Insulinmangel) werden Fettreserven des Körpers mobilisiert; es kommt zu starker Ketonkörperbildung: Ketonämie (vorwiegend β-Hydroxybutyrat) und Ketonurie sind die Folgen. Oft ist die **pathologische Ketoacidose** von Bewusstlosigkeit (Coma

diabeticum) begleitet. Anders ist es bei der **physiologischen Ketoacidose** in Folge einer „Nulldiät": Bei Wegfall der normalen Glucosezufuhr werden zunächst Proteinabbau und Gluconeogenese gesteigert, bald aber dominieren Fettabbau und Ketogenese, und nach einer Umstellungsphase von etwa 8 Tagen bestreitet auch das Gehirn seinen Energieumsatz bis zu 60 % aus der Ketonkörperverbrennung.

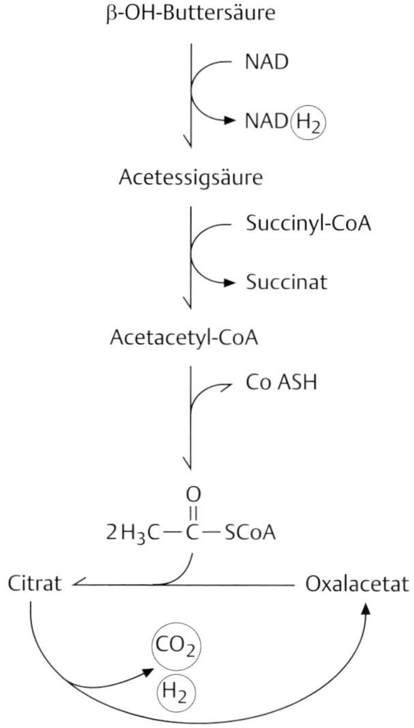

Klinischer Bezug
Ketoazidose und Ketonurie

Bei normalem Stoffwechsel ist die Konzentration der Ketonkörper im Blut kleiner als 3 mmol/l. Sie stammen aus dem Abbau der ketoplastischen Aminosäuren (Phenylalanin, Tyrosin und Leucin) und werden in der Skelettmuskulatur und im Herzmuskel abgebaut. Beim dekompensierten Diabetes mellitus und beim Hunger ist ein Anstieg der Ketonkörperkonzentration im Serum bis 20 mmol/l (Ketonaemie) möglich. Es kommt zur Ketoazidose und zur Ketonkörperausscheidung in den Urin.
Sowohl die Ketonaemie als auch die Ketonurie sind an dem typisch obstartig-säuerlichen Geruch der Atemluft und des Urins zu erkennen.

Klinischer Bezug
Absolute Nahrungskarenz: „Nulldiät"

Während eine Unterbrechung der Flüssigkeitszufuhr akut lebensbedrohlich ist, verträgt der gesunde Mensch die absolute Nahrungskarenz „Fasten" relativ lange. Bei der sog. Nulldiät sinkt das Körpergewicht pro Tag bei Frauen um ca. 0,3 – 0,35 kg, bei Männern um ca. 0,35 bis 0,45 kg. Gesunde normalgewichtige Erwachsene können absoluten Hunger etwa 30 bis 50 Tage überstehen. Diese Zeit erhöht sich pro kg Übergewicht um 2 bis 3 Tage. Internistisch und labormedizinisch überwachte Hungerperioden von über $1^1/_2$ Jahren bei massivem Übergewicht wurden ohne gesundheitliche Beeinträchtigungen durchgeführt. Eine ärztliche Voruntersuchung und laufende Kontrollen sind absolut notwendig, weil bei bestehenden oder zwischenzeitlich auftretenden akuten Organvorschädigungen und hormonellen Dysregulationen die notwendigen Stoffwechselumstellungen nicht erfolgen. Es tritt dann eine vermehrte Proteolyse (Abbau von Körpereiweiß) auf, die u. a. zu tödlicher Herzinsuffizienz führt.

H08

→ **Frage 9.14: Lösung D**

Zu **(D)**: Nach längerer **Nahrungskarenz** decken Muskelzellen ihren Energiebedarf vorwiegend durch den **Abbau von Fettsäuren**.
Zu **(A)** und **(B)**: Beide Zuordnungen sind falsch, denn Erythrozyten setzen auch bei niedrigem Blutzuckerangebot weiterhin Glucose zu Lactat um, welches dann in der Leber und in der Niere zur Gluconeogenese verwendet wird.
Zu **(C)**: Ketonkörper werden in der Leber nicht abgebaut, sondern aus Fettsäuren über Acetyl-CoA und den HMG-CoA-Zyklus (= β-Hydroxy-β-Methyl-Glutaryl-CoA-Zyklus) gebildet.
Zu **(E)**: Nervenzellen haben keine β-Oxidation. Sie nutzen im chronischen Hunger die Ketonkörper zur Deckung von etwa 60 % ihres Energiebedarfs. Den Rest decken sie weiterhin aus ca. 30 bis 40 g Glucose pro 24 h.

F09

→ **Frage 9.15: Lösung D**

Zu **(D)**: Bei einer kohlenhydratfreien Fett-Eiweiß-Diät reagiert der Organismus mit niedriger Insulin-Sekretion und einem verstärkten Abbau von Körperfett. Die erhöhten Fettsäuren in der Leber führen zu einer Bildung von Ketonkörpern (Acetoacetat, β-Hydroxybutyrat, Aceton), die vermehrt im Urin erscheinen.
Zu **(A)**, **(B)**, **(C)** und **(E)**: Bei der Atkins-Diät ist in den Fettzellen die cAMP-Konzentration erhöht. Im Blutplasma sind die freien Fettsäuren erhöht und die Hormone Insulin und Leptin erniedrigt.

Kommentare aus Examen Frühjahr 2011

F11

→ **Frage 9.16: Lösung D**

Zu **(D)**: Bei der β-Oxidation der Fettsäuren finden zwei Oxidationen statt. Die Oxidation des L-β-Hydroxyacyl-CoA zu β-Ketoacyl-CoA wird von der **L-β-Hydroxyacyl-CoA-Dehydrogenase** katalysiert. Diese **überträgt** den aus der Oxidation hervorgegangenen **Wasserstoff auf NAD^+**.
Zu **(A)**: **ATP wird zur Aktivierung der Fettsäuren** mit CoASH zum Acyl-CoA benötigt.
Zu **(B)**: **FAD** ist der **Wasserstoffakzeptor bei** der Reaktion des Acyl-CoA zum α-β-ungesättigten α,β-trans-Enoyl-CoA, **der ersten Oxidation im Fettsäureabbau**.
Zu **(C)**: Liponsäure ist bei der β-Oxidation nicht beteiligt. **Liponsäure** ist Teil des **Multienzymkomplexes der oxidativen Decarboxylierung** von Pyruvat zu Acetyl-CoA und von α-Ketoglutarat zu Succinyl-CoA.
Zu **(E)**: **Pyridoxalphosphat** ist das wichtigste **Coenzym im Aminosäurestoffwechsel**. Es bindet als Schiff-Base die Aminosäuren, u. a. für die Transaminierung und die Decarboxylierung zu den biogenen Aminen.

F11

→ **Frage 9.17: Lösung E**

Zu **(E)**: Die Ketonkörper (Aceton, Acetessigsäure, β-Hydroxybuttersäure) entstehen beim Abbau der ketoplastischen Aminosäuren (Phenylalanin, Tyrosin, Leucin) und aus Acetyl-CoA bei Hunger und Diabetes. Ketonkörper werden vorwiegend von der Leber gebildet. Während Aceton über die Niere und die Lunge ausgeschieden werden muss, können bei Hunger und beim Aminosäureabbau gebildetes β-Hydroxybutyrat und Acetacetat vorwiegend von Muskelzellen abgebaut werden. Dabei wird β-Hydroxybuttersäure mit NAD zu **Acetacetat** oxidiert. Dieses wird **mit Succinyl-CoA** aus dem Citronensäurezyklus **aktiviert**. Dabei **entsteht Succinat und Acetoacetyl-CoA**, welches dann thiokatalytisch mit CoASH zu 2 Acetyl-CoA gespalten wird.
Zu **(A)**: **Aceton kann nicht carboxyliert werden**, es entsteht in relativ geringen Mengen durch spontane Decarboxylierung von Acetacetat und wird ausgeschieden.
Zu **(B)**: Die **Decarboxylierung von Acetacetat ergibt** nicht Pyruvat, sondern **Aceton**. Von den Ketonkörpern gibt es keinen Reaktionsweg zu Pyruvat und damit auch keine Gluconeogenese!
Zu **(C)**: **Aceton kann nicht aktiviert werden**.
Zu **(D)**: **HMG-CoA entsteht aus Acetoacetyl-CoA und Acetyl-CoA**. Durch eine Lyase wird es bei der Ketogenese gespalten in Acetoacetat und Acetyl-CoA (sog. HMG-CoA-Zyklus). Zur Cholesterinsynthese wird HMG-CoA zur Mevalonsäure reduziert. HMG-CoA-Reduktase-Hemmer („Statine") sind wichtig zur Therapie der Hypercholesterinämie.

F11

→ **Frage 9.18: Lösung E**

Zu **(E)**: Fettsäuren werden hauptsächlich in der Mitochondrienmatrix durch die β-Oxidation abgebaut. Für sehr langkettige Fettsäuren besteht ein **alternativer Abbauweg in den Peroxisomen** (Microbodies), bei dem der **Wasserstoff auf O_2 zu H_2O_2 übertragen wird**. Hierbei werden die Fettsäuren allerdings nur verkürzt, um dann in den Mitochondrien weiter abgebaut zu werden.
Zu **(A)**: Im **endoplasmatischen Reticulum** (ER) erfolgt **kein Fettsäureabbau**, sondern z. B. Teilschritte der Gluconeogenese, der Biotransformation, eine Kalziumionenspeicherung und die Synthese exkretorischer Proteine.
Zu **(B)**: Im **Golgi-Apparat** werden **exkretorische Proteine** aus dem ER – zur Exocytose oder zum Einbau in andere subzelluläre Partikel – mit Membranen **in Vesikeln verpackt**.
Zu **(C)**: **Lysosomen** haben keine oxidierenden Enzyme, sondern **saure Hydrolasen** zum Abbau von Proteinen und komplexen Lipiden.
Zu **(D)**: In den **Mitochondrien** werden Fettsäuren **nicht mit O_2**, sondern mit FAD und NAD als Wasserstoff-Akzeptoren **oxidiert**.

10 Aminosäurestoffwechsel

X.1 Transaminierung

Glutamat-Pyruvat-Transaminase (GPT)
= Alanin-Aminotransferase (ALAT)

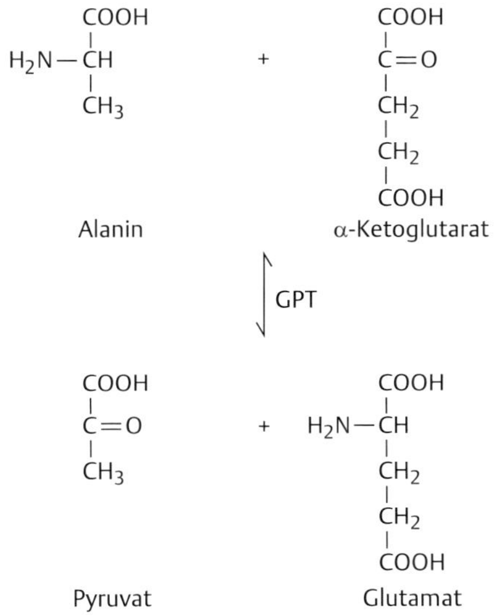

Aus dem Nahrungseiweiß freigesetzte Aminosäuren können, wenn sie nicht für Proteinsynthesen benötigt werden, in die entsprechende α-Ketosäure umgewandelt werden. Umgekehrt können α-Ketosäuren zu den entsprechenden α-Aminosäuren umgesetzt werden. In beiden Fällen ist die aus Aminosäure und Pyridoxalphosphat (PLP), bzw. Ketosäure und Pyridoxaminphosphat, gebildete Schiff-Base das obligatorische Zwischenprodukt.

Die gleiche Verbindung wird gebildet, wenn es darum geht, Aminosäuren zur Bildung biogener Amine zu decarboxylieren.

Pyridoxalphosphat ist die vom Vitamin B_6, Pyridoxin, abgeleitete Coenzymform, die Protein-gebunden als prosthetische Gruppe von Transaminasen und Aminosäuredecarboxylasen auftritt.

Für 15 der 20 proteinogenen Aminosäuren wird der Abbau durch eine Transaminierung eingeleitet; es gibt im menschlichen Körper zahlreiche PLP-haltige Transaminasen, die die Aminogruppe der Aminosäure auf die Ketogruppe von α-Ketoglutarat bzw. Oxalacetat übertragen. So werden Glutaminsäure und Asparaginsäure zum Sammelbecken des gesamten Eiweiß-Stickstoffs. Ausgehend von diesen beiden Aminosäuren erfolgt dann die Harnstoffbildung als Voraussetzung zur Stickstoffausscheidung.

Glutamat-Oxalacetat-Transaminase (GOT)
= Aspartat-Aminotransferase (ASAT)

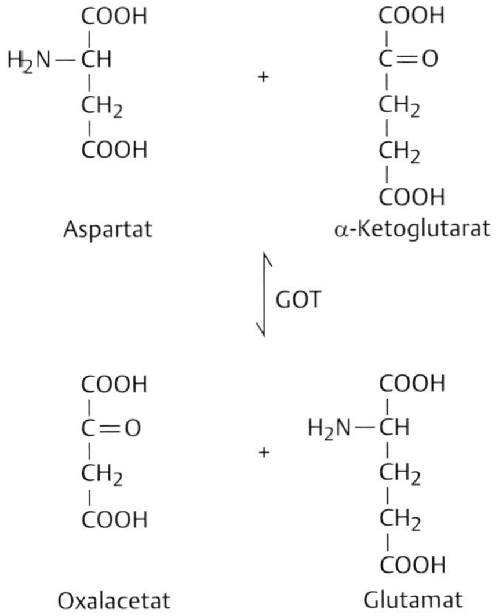

Klinischer Bezug

Transaminasen in der Enzymdiagnostik

Bei Leber- und Muskelerkrankungen gelangen Transaminasen ins Blutserum und können mit dem zusammengesetzten optischen Test gemessen werden.

Die GPT kommt im Zytosol der Leberzellen und Muskelzellen vor. Da sie in der Leber in 10fach höherer Konzentration vorkommt, ist sie vorwiegend bei Lebererkrankungen erhöht. Die GOT kommt sowohl in der Leber als auch in der Muskulatur vor, zu 30 % ist sie im Zytosol und zu 70 % in den Mitochondrien lokalisiert. Ihr Anstieg im Serum erfolgt besonders, wenn die Schädigung auch die Mitochondrien betrifft, also schwerwiegender ist. Das Aktivitätsverhältnis GOT zu GPT (de Ritis-Quotient) und die Höhe der Serumaktivitäten erlauben Rückschlüsse auf die Organherkunft und auf das Ausmaß der Schädigung.

H09

→ **Frage 10.1: Lösung E**

Zu **(E)**: Transaminasen übertragen in reversibler Reaktion NH_2-Gruppen von Aminosäuren auf α-Ketosäuren, wobei die Aminogruppe intermediär auf das Koenzym Pyridoxalphosphat zum Pyridoxaminphosphat übertragen wird.
Zu **(A)**: Diese Aussage ist falsch, denn die GPT (= ALAT) überträgt die NH_2-Gruppe vom Alanin nicht auf Glutamat, sondern auf α-Ketoglutarat (Alanin + α-Ketoglutarat > Pyruvat + Glutamat).
Zu **(B)**: Diese Aussage ist falsch, denn Transaminasen übertragen die NH_2-Gruppen nicht zwischen zwei Aminosäuren, sondern zwischen Ketosäuren und Aminosäuren.
Zu **(C)**: Diese Aussage ist falsch, denn die GOT (= ASAT) überträgt NH_2-Gruppen nicht auf Fumarat, sondern auf Oxalacetat (Aspartat + α-Ketoglutarat > Oxalacetat + Glutamat).
Zu **(D)**: Diese Aussage ist ebenfalls unzutreffend, denn Transaminasen benötigen als Koenzym Pyridoxalphosphat, während Carboxylasen Biotin benötigen.

H08

→ **Frage 10.2: Lösung D**

Zu **(D)**: Die **Aspartat-Aminotransferase** (ASAT) katalysiert die Gleichgewichtseinstellung zwischen Glutamat/Oxalacetat und Aspartat/α-Ketoglutarat. Sie wird auch als Glutamat-Oxalacetat-Transaminase (GOT) bezeichnet.
Zu **(A)**: Die Transaminasen benötigen nicht Biotin, sondern Pyridoxalphosphat als Coenzym. Biotin dient als Coenzym für Carboxylasen.
Zu **(B)**, **(C)** und **(E)**: Die hier aufgeführten Reaktionsgleichungen sind unsinnig.

F09

→ **Frage 10.3: Lösung A**

Zu **(A)**: Methylmalonat wird aus Propionyl-CoA gebildet. Das Propionyl-CoA stammt aus dem Abbau verschiedener Aminosäuren und ungeradzahligen Fettsäuren. Das Methylmalonat wird durch eine Vitamin-B_{12}-haltige Isomerase zu Succinyl-CoA umgewandelt.
Genetische Defekte der Isomerase oder ein Vitamin-B_{12}-Mangel führen zu einem Anstieg von Methylmalonat im Blutplasma.
Zu **(B)**, **(C)**, **(D)** und **(E)**: In diesen Stoffwechselwegen entsteht kein Methylmalonat.

F09

→ **Frage 10.4: Lösung B**

Zu **(B)**: In der Mitonchondrienmatrix der Hepatozyten katalysiert die Glutamatdehydrogenase die reversible oxidative Umwandlung von Glutamat in α-Ketoglutarat und Ammoniak. Als Coenzyme können NAD und auch NADP beteiligt sein.
Die Erhöhung der Glutamatdehydrogenase (GlDH) im Serum ist ein wichtiger Hinweis auf schwere Leberschäden.
Zu **(A)**: GABA entsteht nicht-oxidativ aus Glutamat durch Decarboxylierung.
Zu **(C)**: Homocystein entsteht aus Adenosylmethionin durch Methyltransferasen.
Zu **(D)**: Die Phosphoenolpyruvat-Bildung erfolgt bei der Gluconeogenese durch eine Kinase (PEP-Carboxykinase) unter Verbauch von GTP.
Zu **(E)**: Die Ammoniakfreisetzung aus Serin erfolgt nicht-oxidativ durch β-Eliminierung.

X.2 Harnstoffsynthese

Die dem Menschen mit der Eiweißnahrung zugeführten Aminosäuren müssen, wenn sie nicht beim Proteinaufbau Verwendung finden, abgebaut werden. Dabei werden zunächst die Aminogruppen durch Transaminierung entfernt (siehe Lerntext X.1). Der Stickstoff des gesamten Eiweißabbaus kommt in Form der Aminosäuren Glutamat und Aspartat in der Leber zusammen und wird dort, weil Ammoniak sehr toxisch ist, zur Synthese von Harnstoff verwendet.
Harnstoff ist ein neutral reagierendes, sehr gut wasserlösliches Molekül, das chemisch als das Diamid der Kohlensäure bezeichnet werden kann.

HO—CO—OH	HO—CO—NH_2
Kohlensäure	Carbaminsäure
H_2CO_3	Kohlensäure-monoamid

H_2N—CO—NH_2
Harnstoff
Kohlensäure-diamid

Die **Harnstoffbildung** ist ein in der Leber ablaufender Kreisprozess. In den Mitochondrien wird Ammoniak (entstanden durch die Glutamatdehydrogenase aus Glutaminsäure oder durch Glutaminase aus Glutamin) mit Bicarbonat unter Verbrauch von 2 ATP zum Carbamoylphosphat vereint. N-Acetylglutamat dient bei dieser Reaktion als Aktivator.

$$NH_4 + HCO_3^- \xrightarrow[\text{Carbamoylphosphatsynthetase}]{2\,ATP \searrow \quad \nearrow 2\,ADP} H_2N{-}CO{-}OPO_3H^- + H_2PO_4^-.$$

Der Carbamylrest wird auf Ornithin, eine nichtproteinogene Aminosäure, übertragen und liefert dabei Citrullin.
Die Aminosäure Citrullin tritt aus den Mitochondrien ins Cytosol über. Dort lagert sich, unter Wasserabspaltung und ATP-Verbrauch, Asparaginsäure an; das Produkt heißt Argininosuccinat. Durch

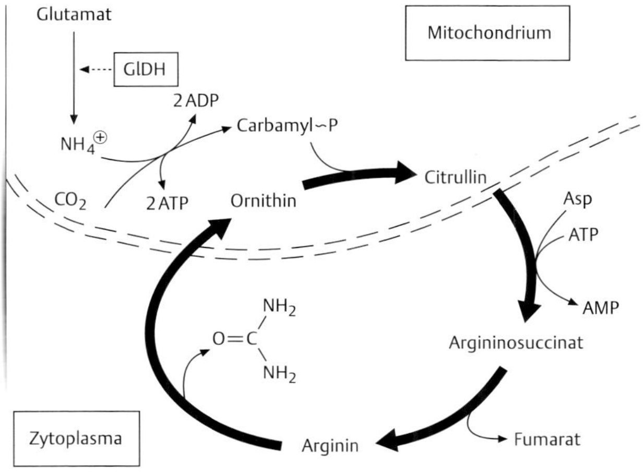

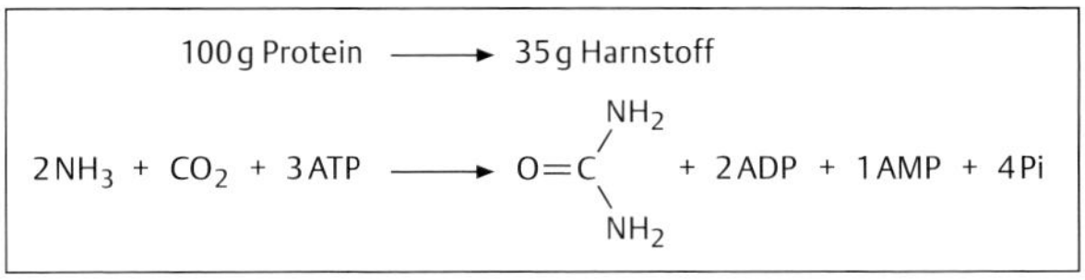

Fumarsäure-Abspaltung entsteht daraus Arginin, das in hydrolytischer Spaltung Isoharnstoff freisetzt, der sich aber sofort zum Harnstoff umlagert. Das bei der Argininasereaktion entstandene Ornithin kehrt zum nächsten Zyklusumlauf in die Mitochondrien zurück.

Die **Harnstoff-Tagesmenge** ist abhängig von der Menge der aufgenommenen Eiweißnahrung; werden 70 g Protein zugeführt, so führt das zur Ausscheidung von **25 g** Harnstoff.

Der **Energiebedarf** der Harnstoffsynthese beträgt 3 Mol ATP pro Mol Harnstoff, – aber vier energiereiche Phosphatbindungen werden gespalten! 2 ATP werden durch die Carbamoylphosphatsynthetase verbraucht. Ein drittes ATP wird durch die Argininosuccinat-Synthetase verbraucht, und dieses wird gespalten in AMP und 2 anorganische Phosphatreste.

Klinischer Bezug

Harnstoff im Serum

Harnstoff kann enzymatisch mit Urease/Glutamatdehydrogenase gemessen werden. Die Konzentration im Serum beträgt 10-40 mg/dl (ca. 2 bis 8 mmol/l) und ist wesentlich abhängig von der Menge an Nahrungsprotein und der Urinmenge pro Zeit.

Auch der endogene Proteinumsatz (proteinanabol vs. proteinkatabol, d. h. die N-Bilanz) und die Leberfunktion beeinflussen die Serumharnstoffkonzentration. Die häufigste Ursache für eine Erhöhung sind das akute und chronische Nierenversagen.

Klinischer Bezug

Angeborene Störungen des Harnstoffzyklus

Genetische Defekte der verschiedenen Enzyme des Harnstoffzyklus kommen selten vor, stellen aber sehr schwere Erkrankungen dar. Die Metabolite **vor** dem Defekt liegen im Serum und Urin in erhöhter Konzentration vor, die **nach** dem Defekt werden vermindert gefunden. Allen Krankheitsbildern gemeinsam ist die Erhöhung der Ammoniakkonzentration (Ammoniumintoxikation). Klinisch kommt es zu geistiger Entwicklungsverzögerung und neuropsychiatrischen Dysfunktionen.

F08

→ **Frage 10.5: Lösung E**

Die Bildung des Harnstoffs aus Aminostickstoff und CO_2 ist ein endergoner Prozess, bei dem vier energiereiche Phosphatbindungen (2 ATP zu ADP und 1 ATP zu AMP) verbraucht werden (E).

Aussage (A) ist falsch, denn das Intermediat Argininosuccinat wird nicht hydrolysiert, sondern durch eine Lyase (ohne H_2O!) gespalten, und es entsteht auch nicht Succinat, sondern Fumarat.

Aussage (B) ist falsch, denn Argininosuccinat wird nicht aus Arginin und Succinat synthetisiert, sondern aus Citrullin und Asparaginsäure.

Aussage (C) ist falsch, denn Carbamyl-P wird nicht mit Citrullin zu Ornithin umgesetzt, sondern mit Ornithin zu Citrullin.
Aussage (D) ist falsch, denn die Arginase spaltet Arginin hydrolytisch zu Harnstoff und Ornithin.
Siehe Lerntext X.2.

H10

→ **Frage 10.6: Lösung D**

Zu **(D)**: Der Harnstoffzyklus beginnt in den Mitochondrien (1. Schritt) mit der Carbamoylphosphat-Synthetase I, die unter Verbrauch von 2 ATP aus CO_2 und NH^+_4 Carbamoylphosphat bildet. Allosterischer Aktivator dieses Enzyms ist N-Acetylglutamat.
Zu **(A) – (C)** und **(E)**: Die weiteren genannten Enzyme des Harnstoffzyklus werden nicht durch N-Acetylglutamat beeinflusst:

- 2. Schritt: Carbamoylphosphat wird durch die Ornithin-Carbamoyltransferase (E) unter Abspaltung von Phosphat auf Ornithin übertragen. Es entsteht Citrullin, das mittels eines Carrierproteins das Mitochondrium verlässt.
- 3. Schritt: Im Zytosol kondensieren Citrullin und Aspartat mittels Arginosuccinat-Synthetase (C) zu Argininsuccinat.
- 4. Schritt: Bildung von Arginin durch Fumaratabspaltung mittels Argininosuccinat-Lyase (B).
- 5. Schritt: Arginase I (A) spaltet Harnstoff von Arginin ab, sodass erneut Ornithin entsteht, das wiederum nach dem Transport ins Mitochondrium dem Harnstoffzyklus zur Verfügung steht.

Siehe Lerntext X.2.

F10

→ **Frage 10.7: Lösung A**

Zu **(A)**: Die Umwandlung von Glutamat zu α-Ketoglutarat durch die Glutamatdehydrogenase mit NAD setzt Ammonium-Ionen frei. Allerdings kann Glutamat auch zu α-Ketoglutarat durch die Transaminasen umgesetzt werden, wobei die NH_2-Gruppe dann nicht als Ammoniak frei wird, sondern auf Pyruvat (→ Glutamat-Pyruvat-Transaminase = GPT) oder Oxalacetat (→ Glutamat-Oxalacetat-Transaminase = GOT) übertragen wird.
Zu **(B)**: Carbamylphosphat wird in der Leber für die Harnstoffsynthese in den Mitochondrien gebildet und für die Synthese der Pyrimidinbasen für die Nukleinsäuren im Zytosol praktisch aller Organe.
Zu **(C)**: Der Harnstoffzyklus startet in den Mitochondrien und endet im Zytosol.
Zu **(D)**: Der Stickstoff der Purinringe wird nicht als Harnstoff, sondern als Harnsäure (Trihydroxypurin) ausgeschieden.
Zu **(E)**: Im Harnstoffzyklus wird die notwendige Energie nicht durch GTP, sondern durch ATP geliefert.
Siehe Lerntext X.2.

H10

→ **Frage 10.8: Lösung E**

Zu **(E)**: In der Mitochondrienmatrix wird der Carbamylrest von Carbamyl-P auf Ornithinübertragen, es entsteht Citrullin + Phosphat.
Zu **(A)**: Bei der Argininbildung aus Argininosuccinat wird Fumarat (und nicht Succinat) abgespalten.
Zu **(B)**: Argininosuccinat entsteht nicht aus Aspartat und Carbamylphosphat, sondern aus der Reaktion: Citrullin + Aspartat + ATP zu Argininosuccinat + AMP + PP.
Zu **(C)**: Citrullin wird nicht mit H_2O zu Harnstoff + Ornithin umgesetzt. Der Harnstoff entsteht durch Hydrolyse von Arginin zu Harnstoff + Ornithin.
Zu **(D)**: Die Reaktionsgleichung ist fast richtig, aber die Reaktion der Carbamyl-P-Synthetase verbraucht 2 ATP, die zu 2 ADP und 2 Pi umgesetzt werden.
Siehe Lerntext X.2.

H07 H09

→ **Frage 10.9: Lösung C**

Zu **(C)**: Der Aminostickstoff der Aminosäuren wird in Form von Harnstoff ausgeschieden. 100 g Protein ergeben ca. 30 g Harnstoff. Die mitochondriale Carbamoylphosphatsynthese in der Leber ist, aktiviert durch N-Acetylglutamat, der geschwindigkeitsbestimmende Schritt bei der Harnstoffsynthese.
Zu **(A)**: Die Umwandlung von Glutamin zu Glutamat und Ammoniak ist keine oxidative Desaminierung, sondern eine Hydrolyse durch die Glutaminase.
Zu **(B)**: Der Harnstoffzyklus erfolgt in den Mitochondrien und im Zytoplasma der Hepatozyten.
Zu **(D)**: Die Purinringe können nicht abgebaut werden. Sie werden nicht in Form von Harnstoff, sondern als Harnsäure (Trihydroxypurin) ausgeschieden.
Zu **(E)**: Die Bildung von Argininosuccinat benötigt nicht GTP, sondern ATP, das dabei zu AMP und zwei anorganischem Phosphat (Pi) gespalten wird.

H08

→ **Frage 10.10: Lösung C**

Zu **(C)**: Generell sind bei einem Enzymdefekt in Stoffwechselketten und Stoffwechselzyklen die Metabolitkonzentrationen vor dem betroffenen Enzym erhöht und nach dem betroffenen Enzym erniedrigt. So sind beim Defekt der Ornithin-Carbamoyltransferase NH_4^+ und Carbamoylphosphat (A) erhöht, Citrullin, Argininosuccinat, Arginin und Harnstoff (C) erniedrigt.

H06

→ **Frage 10.11: Lösung A**

Der Aspartat-Zyklus ist mit der Harnstoff- und Purinbiosynthese verknüpft. Aspartat liefert für diese Stoffwechselprozesse eine Aminogruppe, und zwar im Harnstoffzyklus zur Umwandlung von Citrullin in Arginin und bei der Purinbiosynthese zur Bildung von AMP aus IMP ((A) ist richtig). Aspartat wird dabei in Fumarat umgewandelt. Fumarat kann über Malat in Oxalacetat umgewandelt werden. Oxalacetat kann mit Glutamat (mithilfe der Aspartataminotransferase [AST, alte Bezeichnung GOT]) wieder in Aspartat zurückverwandelt werden.

F06

→ **Frage 10.12: Lösung A**

Die Niere kann durch Glutaminase hydrolytisch Glutamin zu Glutamat und NH_4^+ spalten und das NH_4^+ bei Acidose zur Baseneinsparung in den Urin abgeben (A).

Aussage (B) ist falsch, denn bei vermehrter Gluconeogenese aus Aminosäuren in der Niere kann das Ammoniak auch ins Blut abgegeben werden.
Aussage (C) ist falsch, denn das NH_4^+ entsteht nicht durch Transaminierung, sondern durch Hydrolyse von Glutamin. Bei Transaminierungen wird NH_3 nicht frei, sondern wird gebunden übertragen als Pyridoxamin-P.
Aussage (D) ist falsch, denn Tiere besitzen keine Urease, die aus Harnstoff NH_4^+ abspalten kann.
Aussage (E) ist falsch, denn biogene Amine entstehen nicht aus Ammoniak, sondern durch Decarboxylierung von Aminosäuren.

X.3 Abbau einzelner Aminosäuren

Aminosäuren, deren Abbau Pyruvat oder Intermediärprodukte des Citratcyclus ergibt, können über Oxalacetat in die Gluconeogenese eingeschleust werden und gelten deshalb als **glucoplastisch**.
Glucoplastische Aminosäuren sind: Alanin, Arginin, Asparaginsäure, Asparagin, Cystein, Glutaminsäure, Glutamin, Glycin, Histidin, Methionin, Prolin, Serin, Threonin und Valin. Aminosäuren, deren Abbau Acetessigsäure oder Acetoacetyl-CoA liefert, heißen **ketoplastische Aminosäuren**; es sind Leucin und Lysin. Außer diesen beiden gibt es noch 4 Aminosäuren, die sowohl glucoplastisch als auch ketoplastisch sind; hierzu gehören Isoleucin, Phenylalanin, Tyrosin und Tryptophan.
Auftreten von Propionsäure (ein Abbauprodukt des Threonins) führt zu Aktivierung zum Propionyl-CoA, das dann zum Methylmalonyl-CoA carboxyliert wird, welches durch Isomerisierung Succinyl-CoA liefert.
Aminosäuren, bei deren Abbau Propionsäure oder Propionyl-CoA auftritt, sind also glucoplastisch.

Gluconeogenese aus Aminosäuren

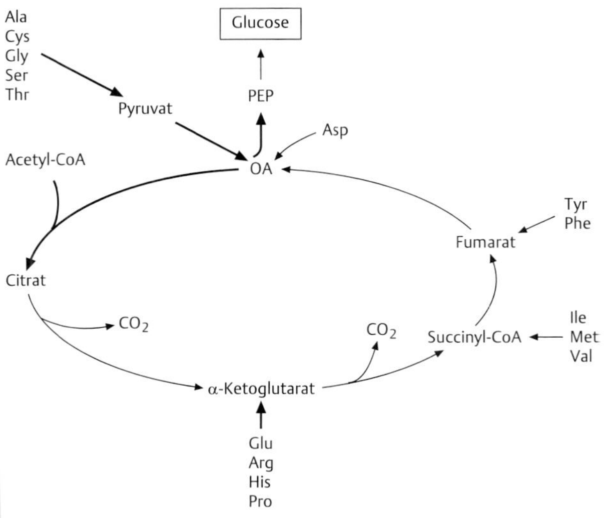

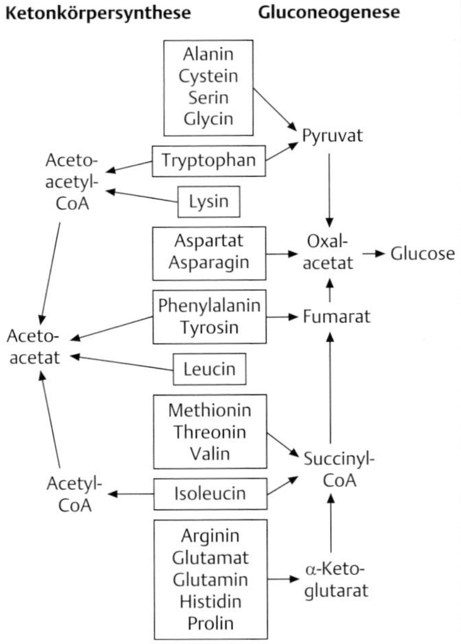

X.4 Aminosäuren als Gruppendonatoren

Nach einer Aktivierung wird **Methionin** als SAM (S-Adenosylmethionin) zum Methyldonor, z. B. bei der Synthese des Lecithins. **Glutamin** ist der häufigste Aminogruppen-Donor im Intermediärstoffwechsel, ein Beispiel ist die Bildung der Aminozucker aus Fructosephosphat. Auch **Aspartat** kann als Aminierungsreagenz verwendet werden, z. B. bei der Bildung von Argininosuccinat (Harnstoffzyklus) oder in der Reaktion IMP → AMP.

F09

→ **Frage 10.13: Lösung C**

Siehe Lerntext X.3.
Zu **(C)**: Obligat ketogen sind **Leucin** und Lysin. Die Ketonkörper aus dem Abbau von Leucin, Lysin und dem sowohl ketoplastischen wie glucoplastischen Phenylalanin und Tyrosin können im Herzmuskel und Skelettmuskel zu CO_2 und H_2O abgebaut werden.
Zu **(A)**, **(B)**, **(D)** und **(E)**: Glycin, Isoleucin, Prolin und Valin sind **glucoplastisch**, d. h. sie können in Glucose umgewandelt werden.

F03

→ **Frage 10.14: Lösung E**

Siehe Lerntext X.6.
Glutamin, das Amid des Glutamats, hat von allen Aminosäuren die höchste Konzentration im Serum. Neben seiner Rolle bei der Proteinbiosynthese liefert er den Stickstoff für die Synthese der unter (A)–(D) genannten Verbindungen.
Die gesuchte Falschaussage ist (E), denn der Aminoalkohol Sphingosin erhält seinen Stickstoff nicht vom Glutamat, sondern vom Glycin, das mit Palmitoyl-CoA umgesetzt wird.

F09

→ **Frage 10.15: Lösung B**

Bei Niereninsuffizienz bemüht man sich, mit möglichst wenig Protein gerade noch eine ausgeglichene Stickstoffbilanz zu erreichen. Ein Beispiel ist die Kartoffel-Ei-Diät mit einer Proteinwertigkeit von 1,4. Hier entstehen aus den aufgenommenen 20 Gramm Protein nur 7 Gramm auszuscheidender Harnstoff. Diese Diät enthält auch extrem wenig Cystein, aus dem über Cysteinsulfinsäure schweflige Säure (H_2SO_3) entsteht, die durch die Nieren ausgeschieden werden muss.

H06

→ **Frage 10.16: Lösung C**

Ammoniak (NH_3 bzw. NH_4^+) ist z. B. an der Entstehung des Komas beim Leberversagen ursächlich beteiligt. Aus dem Darm stammendes Ammoniak wird durch die Glutamat-Dehydrogenase mit NADH und α-Ketoglutarat zum Glutamat umgewandelt und damit unschädlich gemacht ((C) ist richtig).
Aussagen (A) und (B) treffen nicht zu, denn die Transaminasen übertragen zusammen mit Pyridoxalphosphat NH_2-Gruppen von Aminosäuren auf α-Ketosäuren, freies Ammoniak ist dabei nicht beteiligt.
Aussage (D) ist falsch, denn durch die Glutaminase wird Ammoniak nicht fixiert, sondern aus Glutamin freigesetzt. Dies geschieht hauptsächlich in der Niere bei Azidose zur Baseneinsparung.
Aussage (E) ist falsch, denn durch die Transglutaminase wird bei der Blutgerinnung (Faktor XIII = fibrinstabilisierender Faktor) Fibrin vernetzt, indem aus Lysinresten und Glutaminresten NH_4^+ abgespalten wird.

X.5 Phenylalanin-Stoffwechsel und seine Störungen

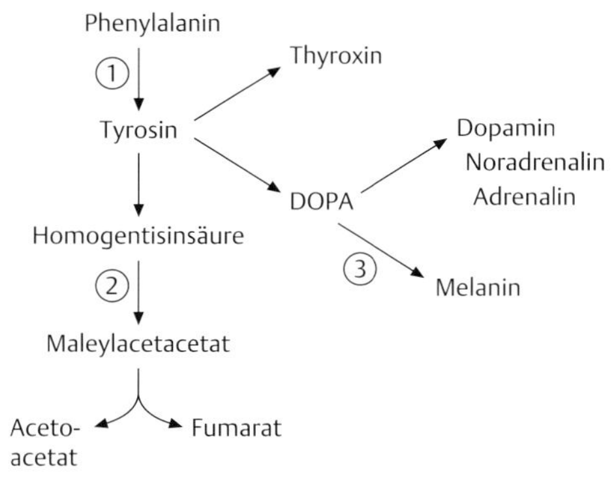

Angeborene Enzymdefekte:
① Phenylketonurie (PKU)
② Alkaptonurie
③ Albinismus

Die essentielle Aminosäure Phenylalanin erfüllt neben ihrer Aufgabe als Proteinbaustein zahlreiche Funktionen im Intermediärstoffwechsel. In einer Tetrahydrobiopterin-abhängigen Hydroxylierungsreaktion wird Phenylalanin in Tyrosin umgewandelt; auch der Phenylalanin-Katabolismus läuft über diese Reaktion! Die Skizze zeigt Tyrosin als Ausgangspunkt für die Biosynthese der iodierten Schilddrüsenhormone, der vom Melanin abgeleiteten Körperpigmente und der Catecholamine.

Aus der Skizze ist auch der normale Abbauweg für Phenylalanin und Tyrosin erkennbar: Das Tyrosin ergibt bei der Transaminierung p-Hydroxyphenylpyruvat, das von einer Dioxygenase zur Homogentisinsäure umgewandelt wird. Hier greift nochmals eine Dioxygenase an, das Ringsystem wird geöffnet und schließlich hydrolytisch in Fumarat und Acetacetat zerlegt.
Auf dem Gebiet der Phenylalanin-Umsetzungen wurde Anfang des Jahrhunderts das wichtige Phänomen genetisch bedingter, angeborener Stoffwechselkrankheiten erkannt und definiert.
Eine Einschränkung der Homogentisin-Oxidation führt zur **Alkaptonurie**, bei der ein dunkel gefärbtes Produkt im Harn, sowie in Knorpel und Knochen erscheint.
Fehlen einer das Dopa oxidierenden Phenol-Oxidase verhindert die nachfolgende Melaninbildung; Träger dieses angeborenen Defekts leiden an **Albinismus**, bilden lokal oder generalisiert keine Pigmente und müssen sich vor Lichtschäden schützen.
Bei dem seltenen Krankheitsbild der **Tyrosinosis** kann p-Hydroxyphenylpyruvat nicht oxidiert werden und wird mit dem Harn ausgeschieden. Am häufigsten und für den Träger am schwerwiegendsten ist die **Phenylketonurie (PKU)**, bei der Phenylalanin nicht hydroxyliert, also nicht in Tyrosin umgewandelt werden kann. Tyrosin wird dadurch für diese Kranken zur essentiellen Aminosäure. Unbehandelt zeigen die Betroffenen hohe Phenylalaninkonzentrationen im Blut, was im Kindesalter zur Degeneration des wachsenden Gehirns führt und einen nicht mehr zu behebenden Schwachsinn mit I.Q.-Werten um 50 bedingt. Eine bald nach der Geburt einsetzende phenylalaninarme Diät kann diese Hirnfehlbildung verhindern. Als Folge der hohen Phenylalaninwerte und des versperrten Abbauwegs über Tyrosin kommt es zur sonst nicht üblichen Transaminierung von Phenylalanin und daraus resultierender Harnausscheidung von Phenylpyruvat und Phenylacetat.

Klinischer Bezug

Phenylketonurie

Die Phenylketonurie (PKU) tritt, autosomal rezessiv vererbt, mit einer Inzidenz von 1:10 000 auf. Das für die Diagnose und Therapiekontrolle wichtige Symptom ist die erhöhte Phenylalaninkonzentration im Blut, die mit einem mikrobiologischen Verfahren (Guthrie-Test) gemessen wird.
Ursache der klassischen PKU ist eine Mutation der Phenylalaninhydroxylase, von der bis dato ca. 200 Polymorphismen bekannt sind. Seltenere Formen der PKU sind durch einen Mangel der Dihydropteridinreduktase bedingt, wodurch der Cofaktor Tetrahydrobiopterin für die Hydroxylase nicht zur Verfügung steht.
Wichtige klinische Symptome der PKU sind zerebrale Entwicklungsstörungen, neuropsychiatrische Dysfunktion, Ekzeme und hypopigmentierte Haut. Phenylpyruvat, Phenylacetat und Phenyllactat in Urin, Schweiß, Atemluft und Blut treten auf und verströmen einen charakteristischen „mäuseartigen“ Geruch.
Die Therapie besteht in einer Phenylalanin-armen Spezialdiät, mit der die Serum-Phenylalaninkonzentration auf ca. 4 mg/dl gesenkt wird.

H10

Frage 10.17: Lösung C

Siehe Lerntext X.5.
Zu **(C)**: Der Phenylketonurie (PKU) liegt ein Defekt der Phenylalaninhydroxylase zugrunde, sodass das unter (C) abgebildete Phenylalanin nicht zu Tyrosin umgewandelt und abgebaut werden kann. Phenylalanin wird bei der PKU stattdessen zu Phenylpyruvat, Phenyllactat und Phenylacetat umgewandelt, die in Blut, Urin, Schweiß und Atemluft erscheinen.
Zu **(A)**, **(B)** und **(E)**: Die dargestellten proteinogenen Aminosäuren Prolin (A), Histidin (B) und Tryptophan (E) haben mit der PKU nichts zu tun.
Zu **(D)**: Dargestellt ist das nicht proteinogene Dioxyphenylalanin (DOPA), das aus Tyrosin entsteht und aus dem Dopamin, Noradrenalin, Adrenalin und das Hautpigment Melanin gebildet werden. Bei PKU und ungenügender Tyrosinzufuhr mit der Nahrung – bei der PKU wird das halbessentielle Tyrosin zu einer essentiellen Aminosäure – kann DOPA vermindert sein.

H07

Frage 10.18: Lösung E

Aus dem Süßstoff Aspartam kann im Organismus Phenylalanin freigesetzt werden, was bei Phenylketonurie (PKU) zu Problemen führen könnte (E). Auch bei der Alkaptonurie ist der Phenylalanin-Tyrosinabbau gestört. Die Störung ist klinisch weniger problematisch und das aus Aspartam-Phenylalanin stammende Tyrosin ist gegenüber dem Nahrungs-Tyrosin quantitativ zu vernachlässigen, Aussage (C) ist also unzutreffend. Der Adenosindesaminase-Mangel betrifft den Adenosinabbau, also den Purinstoffwechsel. Bei der Ahornsirup-Krankheit ist der Abbau der essentiellen verzweigten Aminosäuren Valin, Leucin und Isoleucin betroffen. Die Hyperhomocysteinämie, ein Risikofaktor für Atherosklerose, betrifft den Methioninabbau (Aussagen (A), (B) und (D) sind falsch).

F10

Frage 10.19: Lösung C

Zu **(C)**: Die Braunfärbung der Haut ist durch das von den Melanozyten aus der Aminosäure Tyrosin gebildete Melanin bedingt.
Zu **(A)**: Der Gallenfarbstoff Bilirubin führt beim Gesunden nicht zur Gelbfärbung der Haut, erst eine ca. 4-fache Erhöhung des Serumbilirubins führt zum sog. Ikterus.
Zu **(B)**: Häm und Hämin sind nur bei einem Blutaustritt als sog. blaue Flecken in der Haut zu sehen.
Zu **(D)**: Zytochrome („Zellfarbstoffe") bestimmen nicht das Hautkolorit, sondern nur die Zellfarbe in den Organen.
Zu **(E)**: Porphobilinogen ist farblos. Es ist die Vorstufe bei der Biosynthese der Porphyrine.

H05

Frage 10.20: Lösung D

Das Melanin wird aus Tyrosin durch die Tyrosinase (DOPA-Phenoloxidase), ein kupferhaltiges Enzym, synthetisiert.
Die Aussagen (A), (B) und (C) sind falsch, denn diese Enzyme katalysieren die Reaktionsfolge DOPA – Dopamin – Noradrenalin – Adrenalin.
Aussage (E) ist falsch, denn die Transaminase ist ausschließlich am Abbau beteiligt.

F08

Frage 10.21: Lösung D

Eine schwere angeborene Stoffwechselstörung (Häufigkeit 1: 10.000) ist die Phenylketonurie (PKU), bei der die Tetrahydrobiopterin-abhängige Umwandlung von Phenylalanin zu Tyrosin durch die Phenylalaninhydroxylase gestört ist. Im hauptsächlich betroffenen zentralen Nervensystem ist u. U. die Synthese von Dopamin und Noradreanalin eingeschränkt, was durch Gabe von Dioxyphenylalanin (L-Dopa) zu kompensieren versucht wird.

H07

Frage 10.22: Lösung A

Histamin entsteht aus Histidin durch Decarboxylierung (A). Histamin wird u. a. besonders in Mastzellen von Haut, Lunge und Magendarmtrakt gespeichert. IgE-Antikörper können über ihren Fc-Teil an die Mastzellen binden. Nach Bindung eines Antigens setzen die Mastzellen Histamin frei, das über H1-Rezeptoren allergische Symptome (Asthma, Heuschnupfen, Hautsymptome) auslöst. Die Aussagen (B), (C), (D) und (E) treffen nicht zu, sie beschreiben aber sämtlich enzymatische Prozesse des Aminosäure-Stoffwechsels, also auch des Histidinstoffwechsels. Durch Methylierung und Desaminierung (Monoaminoxidase) wird z. B. Histamin inaktiviert.

H10

Frage 10.23: Lösung A

Zu **(A)**: Die nicht-proteinogene Aminosäure β-Alanin (β-Aminopropionsäure) entsteht durch Decarboxylierung von Asparaginsäure und beim Abbau von Pyrimidin-Basen. β-Alanin ist als Teil der Panthothensäure Baustein des Coenzyms A (CoASH).
Zu **(B)**: Die hydrolytische Desaminierung von Asparagin führt nicht zu β-Alanin, sondern zur Asparaginsäure. Erst aus dieser kann β-Alanin entstehen.
Zu **(C) – (E)**: Die genannten Reaktionen kommen nicht vor und würden auch nicht β-Alanin ergeben.

X.6 Glutaminsäure und Glutamin

Im Lerntext X.1 wurde gezeigt, dass Glutaminsäure durch den Transaminase-Einsatz zum Sammelbecken des Eiweiß-Stickstoffs wird. Glutamat kann in ATP-abhängiger Reaktion an seiner γ-Carboxylgruppe Ammoniak anlagern und wird dadurch zur neutralen Aminosäure Glutamin. Dieses Glutamin hat unter allen im Blut transportierten Aminosäuren die höchste Konzentration. Glutamin wirkt als Eiweißbaustein, aber auch als Aminogruppendonor. Dies ist wichtig für diverse Biosynthesen und für die manchmal nötige Neutralisierung eines zu sauren Harns in der Niere.
Glutaminsäure wird durch PLP-abhängige Decarboxylierung zum Neurotransmitter GABA. Da Glutamat durch Transaminierung Ketoglutarat ergibt, wird es im Citratcyclus zu Oxalacetat und damit zu einem Metaboliten der Gluconeogenese: Glutamat ist glucogen.

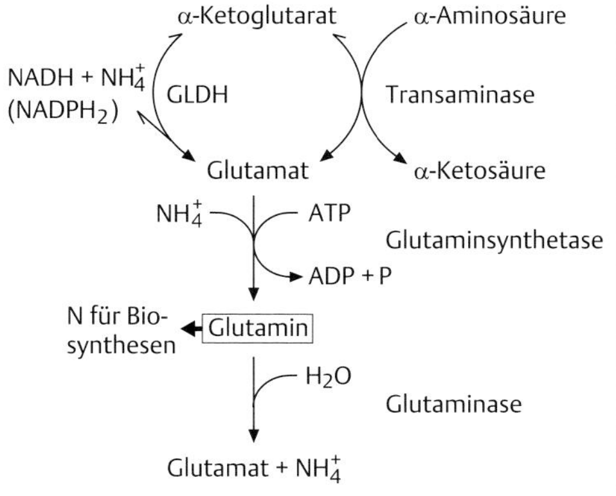

X.7 Biogene Amine

Bei der enzymatischen Decarboxylierung der Aminosäuren entstehen Produkte, die meist als Hormon oder Neurotransmitter selbst biologische Aktivitäten aufweisen oder die als Strukturbestandteil biochemisch wichtiger Moleküle eingesetzt werden. Zur Decarboxylierung werden die Aminosäuren als Schiff-Base am enzymgebundenen Pyridoxalphosphat (PLP) angelagert.
Die folgende Tabelle zeigt einige wichtige Beispiele aus der Reihe der biogenen Amine.

Aminosäure	Produkt	Funktion
Serin	Ethanolamin	Kephaline
Threonin	Propanolamin	Cobalamin-Aufbau
Cystein	Cysteamin	Coenzym A-Aufbau
Asparaginsäure	β-Alanin	Coenzym A-Aufbau
Glutaminsäure	γ-Aminobuttersäure	Neurotransmitter
Lysin	Cadaverin	früher: „Leichengift“
Ornithin	Putrescin, Spermin	Zellzyklus-Kontrolle
Histidin	Histamin	Gewebshormon
Tryptophan	Serotonin, Melatonin	Transmitter, Hormon
Tyrosin	Dopamin, Adrenalin	Transmitter, Hormon

Klinischer Bezug
Allergische Reaktionen
Bei entsprechend prädisponierten Menschen (Atopiker) können Überempfindlichkeitsreaktionen gegen viele Stoffe, z. B. bestimmte Nahrungsmittel, Arzneimittel, Pflanzenpollen, Insektengifte usw., auftreten. Beteiligt sind häufig die Atemwege (Rhinitis, Asthma), die Haut (Urticaria, Ekzem, Angioödem) und die Augen (Konjunctivitis). Histamin ist am Pathomechanismus entscheidend beteiligt. Es wird aus Mastzellen freigesetzt, wenn diese mit IgE verbunden sind und IgE mit dem entsprechenden Allergen einen Komplex bildet. Das freigesetzte Histamin führt an den o. g. Organen über Bindung an H_1-Rezeptoren zu den jeweiligen Krankheitssymtomen. H_1-Rezeptorenblocker können als Antihistaminika die Symptome verhindern.

F10 F07

→ **Frage 10.24: Lösung D**

Zu **(D)**: Durch Decarboxylierung entstehen aus Aminosäuren die biogenen Amine. Das für die Phospholipidsynthese notwendige Ethanolamin entsteht durch Decarboxylierung von Serin.
Zu **(A)**: Alanin ist unzutreffend, da eine Decarboxylierung hier praktisch nicht stattfindet.
Zu **(B)**: Die Decarboxylierung von Glutamat ergibt nicht Ethanolamin, sondern den Transmitter γ-Aminobuttersäure (GABA).
Zu **(C)**: Auch Glycin wird praktisch nicht decarboxyliert.
Zu **(E)**: Die Decarboxylierung von Threonin ergibt nicht Ethanolamin, sondern Aminopropanol.

H09

→ **Frage 10.25: Lösung E**

Zu **(E)**: Tyrosin ist eine sog. halbessentielle Aminosäure, weil sie nur aus der essentiellen Aminosäure Phenylalanin gebildet werden kann. Außer als Proteinbaustein wird Tyrosin für die Synthese der Katecholamine (Dopamin, Noradrenalin, Adrenalin), der Schilddrüsenhormone (Thyroxin und Trijodthyronin = T_4 und T_3) und des Melanins benötigt.
Zu **(A)**: Alanin kann durch eine Transaminase direkt zu Pyruvat umgewandelt werden.
Zu **(B)**: Die ketogene Aminosäure Leucin wird zu Acetyl-CoA bzw. Acetoacetat abgebaut. Leukotriene (→ Mediatoren bei Entzündungs- und Allergievorgängen) leiten sich von der Arachidonsäure ab und sind nicht Syntheseprodukt des Leucins.
Zu **(C)** und **(D)**: Tryptophan ist Ausgangssubstanz für Serotonin und Melatonin. Serin ist der Baustein von Phospholipiden.
Siehe Lerntext X.7.

F98

→ **Frage 10.26: Lösung B**

Zahlreiche normalerweise für den Proteinaufbau verwendete Aminosäuren können durch eine geringfügige Modifikation ihrer Struktur zu wichtigen Signalmolekülen werden (Hormon, Neurotransmitter). Beispiele sind die Tryptophanumwandlung (Hydroxylierung und Decarboxylierung) in Serotonin sowie die Umwandlung von Glutamat in GABA durch Decarboxylierung.
Die drei unter (C), (D) und (E) genannten Verbindungen Trijodthyronin, Tyramin und Noradrenalin sind Umwandlungsprodukte des Tyrosins, – hier also nicht gefragt.

F98

→ **Frage 10.27: Lösung A**

Siehe Kommentar zu 10.26.

H09

Frage 10.28: Lösung A

Zu **(A)**: Wenn durch Adenosylmethionin im Anabolismus Methylierungen erfolgen, entsteht aus Methionin Homocystein. Dieses ist ein Risikofaktor für die Arteriosklerose. Homocystein kann durch Methyltetrahydrofolsäure und Vitamin B_{12} wieder zu Methionin methyliert werden. Bei einem Defekt der MTHFR (N^5,N^{10}-Methylen-Tetrahydrofolat-Reduktase) steht nicht genug Methyltetrahydrofolsäure zur Verfügung (→ Homocystein-Konzentration ↑). Wenn die genaue Ursache einer Homocysteinaemie nicht bekannt ist, versucht man, mit den drei Vitaminen Folsäure, Cobalamin und Pyridoxin die Homocystein-Konzentration zu senken.
Zu **(B)**: Diese Aussage ist falsch, denn das Disulfid Homocystin entsteht erst bei Homocysteinämie durch Oxidation aus zwei Homocystein.
Zu **(C)**: Bei einem Defekt der MTHFR ist die Tetrahydrofolat-Bildung nicht vermindert.
Zu **(D)**: Bei Homocysteinämie wird Homocystein vermehrt mit dem Harn ausgeschieden.
Zu **(E)**: Diese Aussage ist ebenfalls nicht zutreffend, da der Abbau von Homocystein (über Cystathionin) zu Cystein und Homoserin zwar Serin und Pyridoxalphosphat erfordert, nicht aber Methyl-THF.

H07

Frage 10.29: Lösung B

Wenn Methionin als S-Adenosylmethionin bei Synthesen zur Methylierung verbraucht wird, entsteht Homocystein, dessen pathologische Erhöhung im Blut ein unabhängiger Risikofaktor für die Atherosklerose-Entstehung ist. Homocystein kann mit Pyridoxalphosphat aus Vitamin B_6 und Serin durch die Cystathionin-β-Synthase abgebaut werden (B). Die unter (A), (C) und (D) genannten Enzyme haben mit dem Homocystein-Stoffwechsel nichts zu tun. Die Methionin-Synthase (E) kann das Homocystein mit Vitamin B_{12} (nicht Vitamin B_6!) und Folsäure wieder zu Methionin rückverwandeln.
Man versucht häufig ohne Ursachenforschung durch einen Dreier-Vitaminmix aus Folsäure, Vitamin B_{12} und B_6 erhöhte Homocystein-Konzentrationen im Blut zur Atherosklerose-Prophylaxe zu senken. Siehe Lerntext X.8.

X.8 Methionin-Homocystein

Neben seiner Funktion als Proteinbaustein wird Methionin für Methylierungen benötigt, so u.a. für die Synthese von Cholin, Creatin, Adrenalin, DNA-Basen, RNA-Basen. Adenosylmethionin ergibt nach erfolgter Methylierung Adenosin und Homocystein. Im Methionin-Homocystein-Kreislauf wird Homocystein mit Folsäure, Vitamin B_{12} und ATP zu Adenosylmethionin rückverwandelt.

Methionin - Homocystein - Kreislauf

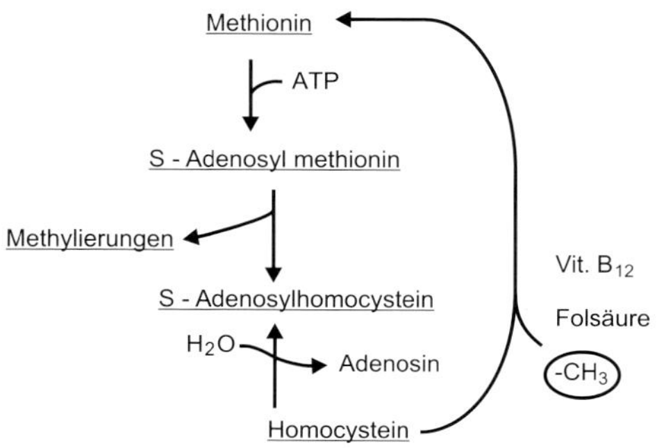

Wird Homocystein nicht zur Resynthese von Methionin verwendet, erfolgt der Abbau mit Serin zu Cystathionin, das dann gespalten wird zu Homoserin und Cystein. Homoserin ergibt im weiteren Abbau Propionyl-CoA, das entweder in den oxidativen Endabbau (Citratcyclus und Atmungskette) eingeschleust wird oder zur Gluconeogense verwendet wird.

Homocystein - Abbau

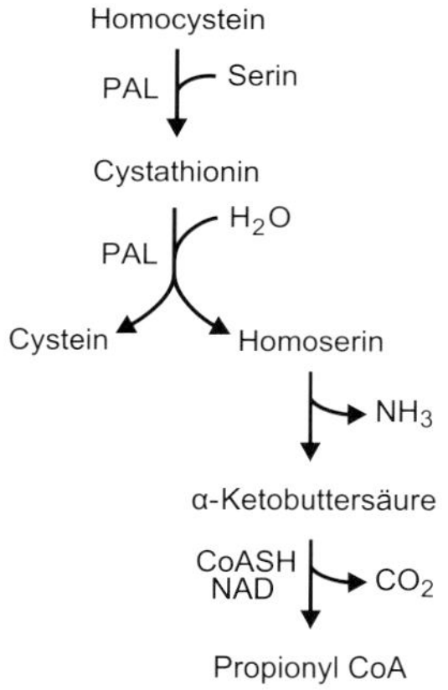

Klinischer Bezug

Homocystein im Serum als Risikofaktor für Atherosklerose

Eine erhöhte Serum-Konzentration von Homocystein führt zu einer Endothelschädigung und einer vermehrten Thrombozytenaggregation und stellt damit einen unabhängigen Risikofaktor für kardiovaskuläre Erkrankungen, z.B. Myokardinfarkt und Apoplex, dar.
7 verschiedene genetische Defekte im Methionin-Homocysteinstoffwechsel können verantwortlich sein. Daneben können Mangelzustände an den 3 beteiligten Vitaminen (Folsäure, Pyridoxin, B_{12}) Ursache sein.
Die klassische Homocysteinurie beruht auf einem Defekt der Cystathioninsynthase. Sie zeigt im Kin-

des- bzw. Adoleszentenalter einen letalen Verlauf. Die Therapie besteht in einer Methionin-armen und Cystein-angereicherten Diät sowie in einer hochdosierten Supplementierung der Vitamine B_{12}, B_6 und Folsäure.

F07

→ **Frage 10.30: Lösung E**

Stickstoffmonoxid wird (von Nervenzellen als Transmitter, von Endothelzellen zur Gefäßweitstellung und von aktivierten Makrophagen als Zellgift zur Bekämpfung von Erregern) aus Arginin, O_2 und $NADPH_2$ gebildet; Endprodukt sind NO und Citrullin.
In den o. g. drei Zelltypen kommt jeweils ein spezifisches Isoenzym der NO-Synthase (NOS) vor.

F06

→ **Frage 10.31: Lösung E**

Stickstoffmonoxid (NO) wird auch als EDRF (endothelium derived relaxing factor) bezeichnet. Es wird von Endothelzellen aus Arginin durch NO-Synthasen mit 2 O_2 und NADPH gebildet. Aus dem Arginin entsteht dabei Citrullin.
Aussage (A) ist falsch, denn im Harnstoffzyklus wird Arginin nicht zu NO, sondern zu Harnstoff und Ornithin umgesetzt.
Aussage (B) ist falsch, denn beim Abbau des Häms entsteht nicht NO, sondern Kohlenmonoxid (CO).
Aussage (C) ist falsch, denn NO führt nicht zu Spasmen der glatten Gefäßmuskulatur, sondern zur Erschlaffung (Relaxation) mit einer Vasodilatation.
Aus Nitroverbindungen (Spray oder Kapseln) wird NO zur Behandlung der Angina pectoris eingesetzt.
Aussage (D) ist falsch, denn die lösliche Guanylatcyclase der glatten Gefäßmuskulatur wird durch NO nicht gehemmt, sondern stimuliert.

X.9 Aspartatzyklus und Purinnucleotidzyklus

Aspartat (= Asp, Asparaginsäure) ist eine proteinogene Aminosäure, die für Biosynthesen (Pyrimidinbasen, Harnstoff, Asparagin) zusätzlich benötigt wird und im Nervensystem als erregender Neurotransmitter wirkt. Wenn Aspartat bei Biosynthesen NH_2-Gruppen liefert, verbindet es sich unter Verbrauch von entweder ATP oder GTP durch eine Synthetase (Ligase) mit dem zu aminierenden Substrat. Durch eine Lyase wird dann Fumarat abgespalten. Beispiele sind die Umwandlung von Citrullin in Arginin und die Umwandlung von IMP zu AMP bei der Purinbiosynthese.
Im sog. Aspartatzyklus wird Aspartat regeneriert durch die Sequenz Fumarathydratase, Malatdehydrogenase und Glutamat-Oxalacetat-Transaminase (= GOT, = ASAT).

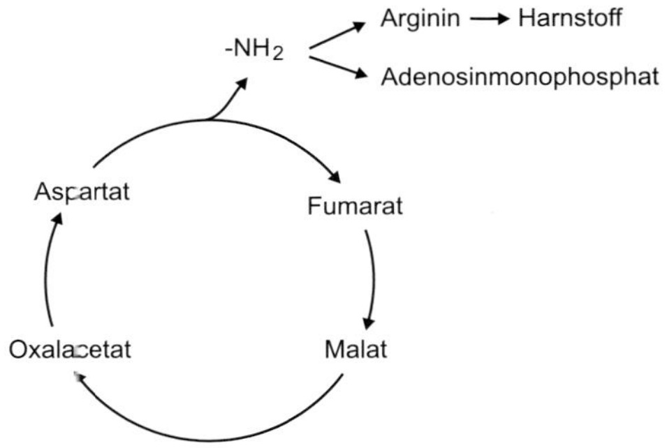

Aspartatzyklus

Zusammen mit der besonders in der Muskulatur vorhandenen AMP-Desaminase bildet der Aspartatzyklus den Purinnucleotidzyklus, durch den NH_3 freigesetzt wird, das letztlich aus Aspartat bzw. Glutamat stammt.

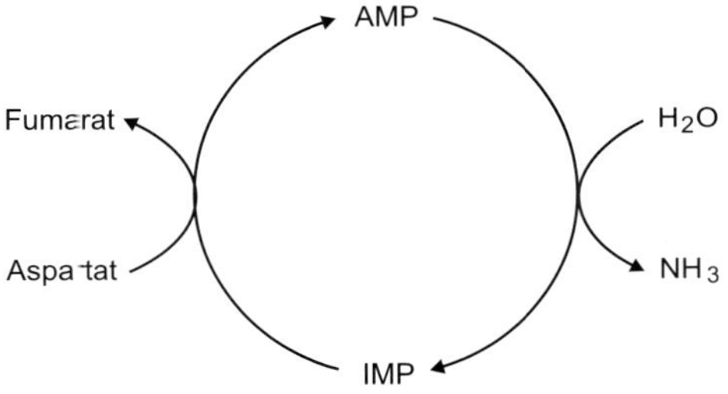

Purinnucleotidzyklus

X.10 Arginin und NO

Stickstoffmonoxid (NO) wird von Endothelzellen aus Arginin durch NO-Synthasen (Cytochrom P-450-Monooxigenasen mit O_2 und NADPH) gebildet. Nach seiner Freisetzung bleibt Citrullin zurück. NO wirkt über cGMP vasodilatierend. Als Radikal ist es sehr kurzlebig (sec.). In Makrophagen gebildet wirkt das NO-Radikal zytotoxisch.

Klinischer Bezug

Angina pectoris und „Nitro"

Bei Angina pectoris können die Spasmen der Koronargefäße durch Nitroglycerinsprays (über die Mundschleimhaut appliziert) beseitigt werden. Das resorbierte Nitroglycerin führt zu einer langsamen Freisetzung von NO und damit zu einer Erschlaffung der glatten Gefäßmuskulatur.

X.11 Ammoniak

Ammoniak entsteht vorwiegend im Aminosäurestoffwechsel und beim Abbau der Purine und Pyrimidine. Beim gesunden Menschen entstehen 25 % des täglich umgesetzten NH_3 im Darm durch Bakterien.

NH_3-Freisetzung

in Körperzellen

- durch Lyasen (α-β-Eliminierung) aus Serin, Threonin, Cystein
- hydrolytisch aus Glutamin durch Glutaminase
- durch oxidative Desaminierung von Glutamat durch Glutamatdehydrogenase
- aus AMP durch den Purinnucleotidzyklus
- beim Abbau von Nucleinsäurebasen

durch Darmbakterien

- aus dem bakteriellen Abbau von N-haltigem Darminhalt, z. B. Protein
- aus in den Darm diffundiertem Harnstoff durch die bakterielle Urease

Ammoniak liegt im Organismus zu 98 % protoniert als Ammonium-Ion (NH_4^+) vor:

$NH_3 + H^+ \leftrightarrow NH_4^+$,

der pK_S-Wert ist 9,1. Bei Alkalose steigt der Anteil des sehr gut membrangängigen NH_3.

Ammoniak ist in höheren Konzentrationen toxisch und wird durch Einbau in verschiedene Verbindungen entgiftet („fixiert").

NH_3-Fixierung (Entgiftung)

- durch Glutamatdehydrogenase mit NADPH und α-Ketoglutarat zu Glutamat
- durch Carbamylphosphatsynthetase 1 zu Harnstoff
- durch Carbamylphosphatsynthetase 2 zu Pyrimidinen
- durch Glutaminsynthetase mit Glutamat zu Glutamin

Klinischer Bezug

Hyperammonämie

Die Ammoniak-Normalwerte im Serum liegen zwischen 20 und 100 µg/dl. Bei Erhöhungen zwischen 150 und 300 µg/dl kommt es zum hyperammonischen Koma (Stadium I bis IV). Häufigste Ursache der Hyperammonämie ist ein Leberversagen („Leberkoma"), aber auch angeborene Defekte des Harnstoffzyklus, massive Magen-Darmblutungen und Einatmen von Ammoniak-Dämpfen können zur Hyperammonämie mit Koma führen. Therapeutisch versucht man diätetisch (verminderte Proteinzufuhr) und durch Hemmung der Darmflora (Antibiotikagabe) die NH_3-Freisetzung zu reduzieren. Ultima ratio ist eine Lebertransplantation.

Kommentare aus Examen Frühjahr 2011

F11

→ **Frage 10.32: Lösung A**

Zu **(A)**: **Selenocystein** ist die 21. proteinogene Aminosäure, die in ca. 30 verschiedenen Proteinen vorkommt. Am bekanntesten sind die Glutathionperoxidase und die T_3- und T_4-Dejodase. Selenocystein wird nicht als freie Aminosäure zur Proteinsynthese bereitgestellt, sondern **entsteht aus Serin-tRNA** und dem Spurenelement **Selen**.

Zu **(B)**: Nicht Selenocystein muss mit der Nahrung zugeführt werden, sondern Selen (ca. 100 µg/d). Eine überhöhte Selenzufuhr ist schädlich.

Zu **(C)**: **Coenzym A** (CoASH) dient der Aktivierung von Carbonsäuren (Essigsäure und Fettsäuren), es **enthält kein Selenocystein**.

Zu **(D)**: **Oxytocin** ist ein Hypophysenhinterlappen-Hormon aus 8 Aminosäuren, das **kein Selenocystein enthält**. Oxytocin löst am schwangeren Uterus Wehen aus.

Zu **(E)**: **Selenocystein** wird **aus Serin-tRNA** gebildet. Die Cystathionase ist wichtig für den Abbau von Homocystein zu Cystein und Propionsäure. Erhöhte Homocysteinwerte im Blutserum sind ein Risikofaktor für das Entstehen der Arteriosklerose.

F11

→ **Frage 10.33: Lösung D**

Zu **(D)**: Im Harstoffzyklus liefern Glutamat und Aspartat die NH_2-Gruppen für die Bildung des Harnstoffs. Im vorletzten Schritt des Zyklus wird im Cytosol der Hepatozyten **Argininosuccinat** durch eine Lyase **zu Arginin und Fumarat gespalten**.

Zu **(A)** - **(C)**: Unter physiologischen Bedingungen ist die **Argininosuccinat-Lyase-Reaktion irreversibel. Argininosuccinat entsteht** im Zyklus **aus Citrullin und Aspartat** durch eine Ligase unter Verbrauch von ATP zu AMP + PP.

Zu **(E)**: Die **Argininosuccinatlyase spaltet Argininosuccinat zu Arginin und Fumarat**.

11 Citratcyclus und Atmungskette

XI.1 Pyruvatdehydrogenase

Damit das beim Abbau der Nahrungskohlenhydrate in der Glykolyse anfallende Pyruvat im Citratcyclus verarbeitet werden kann, muss es zunächst durch oxidative Decarboxylierung zu Acetyl-CoA abgebaut werden. Diesen Vorgang katalysiert ein mitochondrialer Multienzymkomplex, die Pyruvatdehydrogenase (PDH), aufgebaut aus drei verschiedenen Enzymproteinen unter Beteiligung der 5 nachfolgend aufgeführten Coenzyme. Der bei der Pyruvatdecarboxylierung entstehende Acetaldehyd wird an Thiamindiphosphat (prosthetische Gruppe am Enzym E-1) gebunden. H— und —OC—CH_3 werden auf die oxidierte Liponsäure übertragen. Der sich hierbei bildende Thioester der Essigsäure reagiert mit CoASH zum Acetyl-CoA. Die jetzt reduziert vorliegende Liponsäure muss mittels FAD und NAD^+ reoxidiert werden. – Die Bilanz der PDH-Reaktion lautet:

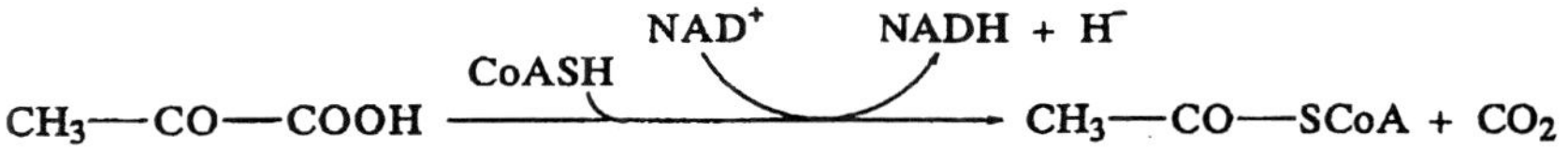

Die PDH ist ein interkonvertierbares Enzym, dessen Aktivität durch enzymatische Phosphorylierung ab- und durch Dephosphorylierung angeschaltet werden kann. Außerdem greift an der PDH eine allosterische Kontrolle an: Acetyl-CoA, ATP und NADH hemmen als negative Effektoren die PDH, durch ADP wird die PDH aktiviert.

H09

→ **Frage 11.1: Lösung A**

Zu **(A)**: Pyruvat wird in den Mitochondrien oxidativ decarboxyliert. Die Reaktion ist stark exergon und unter physiologischen Bedingungen nicht reversibel. Es werden fünf Coenzyme benötigt (→ Thiaminpyrophosphat, Liponsäure, Coenzym A, FAD und NAD). Zunächst wird Pyruvat decarboxyliert, dann wird der Acetylrest auf Liponamid und schließlich auf CoA übertragen. Abschließend wird Liponamid regeneriert und NADH + H^+ produziert. Die Gleichung für die Reaktion des Pyruvatdehydrogenase-Komplexes (die wie ein Kettenprozess verläuft) lautet wie folgt:
Pyruvat + CoA + NAD^+ → Acetyl-CoA + CO_2 + NADH + H^+.
Siehe Lerntext XI.1.

F10

→ **Frage 11.2: Lösung C**

Zu **(C)**: Täglich produziert jeder Erwachsene durchschnittlich 500 l CO_2, fast ausschließlich in den Mitochondrien:
1. bei der Umwandlung von Pyuvat zu Acetyl-CoA durch den Pyruvatdehydrogenase-Komplex
2. durch die Isocitratdehydrogenase und
3. durch den α-Ketoglutaratdehydrogenase-Komplex.

Zu **(A)**: Die Aconitase isomerisiert im Citratzyklus Citrat zu Isocitrat.
Zu **(B)**: Durch das Glykolyseenzym Glyceral-P-dehydrogenase entsteht kein CO_2, sondern 1,3-Bisphosphoglycerat.
Zu **(D)**: Das Glykolyseenzym Pyruvatkinase setzt kein CO_2 frei, es katalysiert die Bildung von ATP aus Phosphoenolpyruvat und ADP (Substratkettenphosphorylierung).
Zu **(E)**: Die Succinat-Dehydrogenase setzt im Citratzyklus Succinat mit FAD zu Fumarat und $FADH_2$ um.

XI.2 Reaktionen des Citratcyclus

Im Citronensäurecyclus wird das aus unserer Nahrung gebildete Acetyl-CoA nach der Gleichung
CH_3—CO—SCoA + 3 H_2O → 2 CO_2 + CoASH + 8 [H]
oxidiert.
Der an die Coenzyme NAD^+ bzw. FAD gebundene Wasserstoff [H] wird unter ATP-Gewinn in der Atmungskette verbrannt.

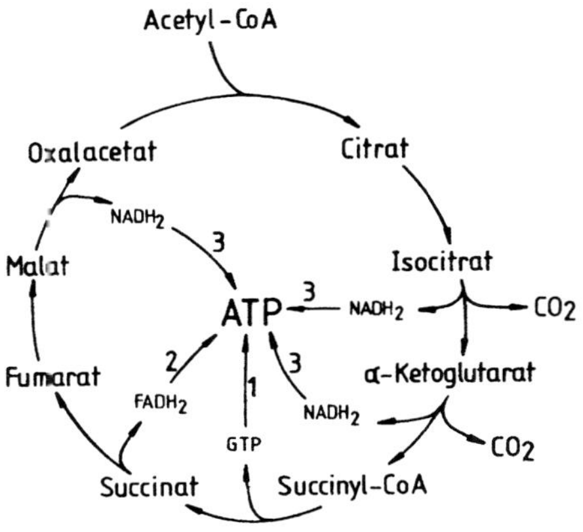

Oxalessigsäure muss zum Start als Akzeptormolekül für die aktivierte Essigsäure vorhanden sein.

Die Oxalessigsäure entsteht im Cyclus durch die (reversible) Dehydrierung aus Äpfelsäure (Malat), – kann aber auch durch Carboxylierung aus Pyruvat neu gebildet werden. Bei der Reaktion von Oxalacetat mit Acetyl-CoA entsteht die Citronensäure, eine C_6-Tricarbonsäure, die unter Wasserabspaltung die Aconitsäure bildet. Wasseranlagerung an die Doppelbindung ergibt die Isocitronensäure, die an der sekundären Alkoholgruppe oxidiert wird zu Oxalbernsteinsäure. Diese verliert als β-Ketosäure spontan CO_2 und wird zur α-Ketoglutarsäure.
Diese α-Ketosäure wird durch die Ketoglutaratdehydrogenase oxidativ decarboxyliert, wobei die gleichen 5 Coenzyme im Einsatz sind wie bei der im Lerntext XI.1 beschriebenen Pyruvatdehydrogenase; als Produkt erscheint Succinyl-CoA. Bei der Spaltung dieses energiereichen Thioesters wird im Rahmen der Substratkettenphosphorylierung ein Molekül GTP aus GDP und Phosphorsäure gebildet. Die entstandene Bernsteinsäure wird durch die FAD-abhängige Succinatdehydrogenase zu Fumarsäure oxidiert. Wasseranlagerungen an deren Doppelbindung ergibt Äpfelsäure, deren NAD^+-abhängige Dehydrierung das Ausgangsmolekül Oxalessigsäure ergibt.

H03

→ **Frage 11.3: Lösung C**

Der katabole Stoffwechsel, Abbau von Zucker, Protein und Fett, konvergiert auf den C_2-Pool Acetyl-CoA. Der weitere Abbau erfolgt unter Bildung von Citrat (A). Verläuft dieser Abbau nicht schnell genug, kann Acetyl-CoA in den HMG-CoA-Cyclus eingeschleust werden (D). Auch für Synthesen ist Acetyl-CoA wichtig, so z. B. für die Bildung des Acetylcholins (B). Die Aminozucker werden häufig durch Acetyl-CoA an der Aminogruppe acetyliert (E).
Die gesuchte Falschaussage ist (C), denn Acetyl-CoA kann zwar aus Pyruvat entstehen (unter Freisetzung von CO_2), aber dieser Schritt ist absolut irreversibel. Dies ist auch der Grund, warum aus Fettsäuren bzw. Acetyl-CoA keine Gluconeogenese erfolgen kann. Eine Carboxylierung von Acetyl-CoA mit CO_2-Biotin erfolgt zu Malonyl-CoA im Rahmen der Fettsäure-Biosynthese.

H06

→ **Frage 11.4: Lösung B**

Citrat entsteht in der Mitochondrienmatrix aus Acetyl-CoA und Oxalacetat durch die Citratsynthase.
Siehe Lerntext XI.2.

H04

→ **Frage 11.5: Lösung C**

Siehe Lerntext XI.2.
Citronensäure ist eine 3-wertige Säure oder Tricarbonsäure (C).
(A) ist falsch, denn Citronensäure enthält keine sekundäre, sondern eine tertiäre Alkoholgruppe, diese wird erst durch die Aconitase in eine sekundäre Alkoholgruppe (Isocitronensäure) umgewandelt.
(B) ist falsch, denn Citronensäure ist kein mehrwertiger, sondern ein einwertiger Alkohol.
(D) ist falsch, denn Citrullin hat mit Citronensäure nichts zu tun, sondern ist eine nicht-proteinogene Aminosäure des Harnstoffcyclus. Citrat entsteht aus Oxalacetat und Acetyl-CoA durch die Citratsynthase.
(E) ist falsch, denn im Citratcyclus wird nicht in Succinat gespalten, sondern die Metabolite unterliegen 2 Decarboxylierungen und 4 Dehydrierungen.

F06

→ **Frage 11.6: Lösung C**

Werden durch Dehydrierung (Oxidation) Doppelbindungen in Kohlenwasserstoffketten eingeführt, reicht das Redoxpotenzial nicht aus, um NAD zu reduzieren, sondern es wird FAD zu $FADH_2$, (C) ist die gesuchte richtige Aussage.
Aussage (A) ist falsch, denn nicht Ketoglutarat reagiert mit Acetyl-CoA, sondern Oxalacetat.
Aussage (B) ist falsch, denn die Umwandlung von Citrat in Isocitrat erfolgt nicht durch eine Redoxreaktion, sondern wird katalysiert mithilfe der Aconitase durch Wasserabspaltung und „umgekehrte“ Wiederanlagerung des Wassermoleküls.
Aussage (D) ist falsch, denn Malat entsteht nicht durch Decarboxylierung aus Oxalacetat, sondern beide Verbindungen können durch eine Oxidoreduktase mit NAD/NADH ineinander umgewandelt werden. Durch Decarboxylierung entsteht aus Oxalacetat Pyruvat.
Aussage (E) ist falsch, denn der letzte Schritt eines katabolen Umlaufs des Citratcyclus, die Reaktion Malat zu Oxalacetat, ist keine Reduktion mit NADH, sondern eine Oxidation mit NAD^+.
Siehe Lerntext XI.2.

H10

→ **Frage 11.7: Lösung B**

Zu **(B)**: Aus Riboflavin (Vit. B_2) werden die Wasserstoff-übertragenden Coenzyme Flavin-Mononucleotid (FMN) und Flavin-Adenin-Dinucleotid (FAD) gebildet. Fumarat wird aus Succinat im Citratcyclus durch die Succinatdehydrogenase gebildet, wobei FAD zu $FADH_2$ reduziert wird.
Zu **(A)** und **(D)**: In der Glykolyse ist nicht FAD, sondern NAD Wasserstoffüberträger bei den Reaktio-

nen der Glycerinaldehydphosphat-Dehydrogenase (A) und der Laktatdehydrogenase (D).
Zu **(C)**: Die Ketonkörper Acetessigsäure und β-Hydroxybuttersäure können reversibel durch die Hydroxybutyratdehydrogenase umgewandelt werden, wobei nicht FAD oder FMN, sondern NAD als Coenzym wirkt.
Zu **(E)**: Das geschwindigkeitsbestimmende Enzym des Pentosephosphatzyklus ist die Glukose-6-phosphatdehydrogenase. Diese benötigt nicht FAD oder FMN, sondern NADP. Sie liefert NADPH für Biosynthesen.

F05

→ **Frage 11.8: Lösung B**

Die oxidative Decarboxylierung von α-Ketosäuren erfolgt durch Multienzymkomplexe, die 5 Coenzyme benötigen: Thiaminpyrophosphat, NAD, FAD, Liponsäure und CoASH. Die oxidative Decarboxylierung erfolgt vor dem Citratcyclus durch den Pyruvatdehydrogenesekomplex (Pyruvat zu Acetyl-CoA) und im Citratcyclus durch den α-Ketoglutaratdehydrogenasekomplex (α-Ketoglutarat zu Succinyl-CoA).

F04

→ **Frage 11.9: Lösung A**

Im Citratzyklus entsteht außer 4 Wasserstoff-beladenen Coenzymen und 2 CO_2 durch Substratkettenphosphorylierung GTP. Die Energie stammt aus der energiereichen Thiesterbindung des Succinyl-CoA (A).
Die unter (B), (C) und (E) genannten Metabolite können nicht zur Substratkettenphosphorylierung verwendet werden, da sie keine energiereiche Bindung enthalten. Acetyl-CoA (D) könnte vom energetischen Standpunkt aus genutzt werden, aber entsprechende Wege bzw. Enzyme gibt es nicht.

F10

→ **Frage 11.10: Lösung E**

Zu **(E)**: Im **Citratzyklus** erfolgt eine Substratkettenphosphorylierung, indem die Energie der Thioesterbindung des Succinyl-CoA (Succinyl-CoA → Succinat) zur GTP-Synthese verwendet wird. GTP kann zur Umwandlung von ADP in ATP benutzt werden.
Zu **(A) - (C)**: Die Umwandlungen von Isocitrat in α-Ketoglutarat, von α-Ketoglutarat in Succinyl-CoA und von Malat in Oxalacetat liefern NADH für die Atmungskette zur ATP-Bildung.
Zu **(D)**: Succinat liefert für die Atmungskette $FADH_2$. Siehe Lerntext XI.2.

F10

→ **Frage 11.11: Lösung C**

Zu **(C)**: Die Succinat-Dehydrogenase ist als Succinat-Ubichinon-Oxidoreduktase (Komplex II) als einziges Enzym sowohl Bestandteil der Atmungskette als auch des Citratzyklus.
Zu **(A)**: NADH hemmt im Citratzyklus nicht die Succinat-Dehydrogenase, sondern den Pyruvatdehydrogenasekomplex, die Isocitratdehydrogenase und die Citratsynthase.
Zu **(B)**: Oxalacetat hemmt die Succinat-Dehydrogenase.
Zu **(D)** Neben der Succinatdehydrogenase enthält auch die Aconitase Schwefel-Eisen-Komplexe. Sie wandelt Citrat in Isocitrat um und reguliert als zweite Funktion den Eisenstoffwechsel.
Zu **(E)**: FAD ist Teil der Succinatdehydrogenase, aber auch des Pyruvatdehydrogenase- und des α-Ketoglutaratdehydrogenase-Komplexes.

XI.3 Regulation des Citratcyclus

Die NAD-abhängige **Isocitratdehydrogenase** ist das wichtigste Schrittmacherenzym des Citratcyclus: Durch intramitochondriales NADH und durch ATP wird dieses Enzym und damit der Citratcyclus gehemmt. ADP wirkt hier als allosterischer Aktivator.

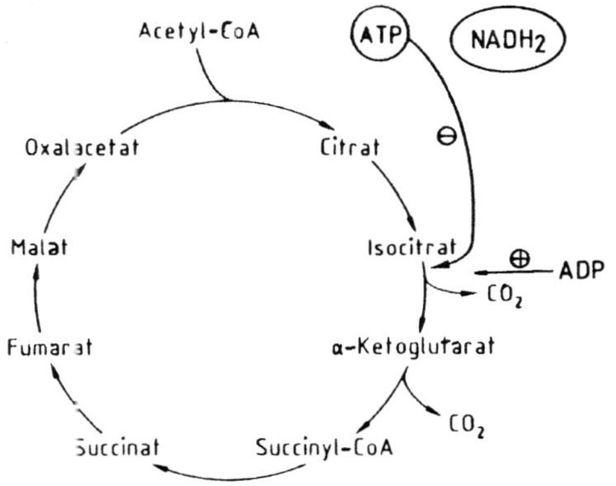

H10

→ **Frage 11.12: Lösung D**

Zu **(D)**: Im vorletzten Schritt des Citratcyclus wird die ungesättigte C_4-Dicarbonsäure Fumarat durch Wasseranlagerung (→ Hydratisierung) an die Doppelbindung zum Malat. Allgemein erfolgen im Stoffwechsel Hydratisierungen durch Wasseranlagerungen an Doppelbindungen, die dadurch zu Einfachbindungen mit einer Alkoholgruppe werden.
Zu **(A)**: Hydratisierungen sind reversibel. Die erfolgende Wasserabspaltung, z. B. aus Malat, lässt wie-

der Fumarat entstehen. Diese Reaktion wird als Dehydratisierung bezeichnet.
Zu **(B)** und **(E)**: Dehydrierung (B) bezeichnet im Stoffwechsel eine Oxidation eines Substrats durch Abgabe von H_2. Im Citratcyclus wird beispielsweise Malat zu Oxalacetat dehydriert, d.h. oxidiert. Der Wasserstoff wird hierbei auf NAD übertragen. Die Rückreaktion ist eine Hydrierung (E).
Zu **(C)**: Als Hydrolyse bezeichnet man die Spaltung von zusammengesetzten Molekülen unter Wassereinlagerung (→ vom H_2O erscheint ein H in dem einen und OH im anderen Spaltprodukt). Hydrolytisch gespalten werden Ester, Peptide, Glykoside, Thioester und Säureanhydride. Diese Hydrolysereaktionen sind irreversibel.

H10

→ **Frage 11.13: Lösung A**

Zu **(A)**: Im Citratzyklus wird an zwei Stellen decarboxyliert (CO_2 wird freigesetzt), beim Übergang Isocitrat zu α-Ketoglutarat durch die Isocitratdehydrogenase und bei der oxidativen Decarboxylierung des α-Ketoglutarats zu Succinyl-Co durch den α-Ketoglutaratdehydrogenase-Komplex.
Zu **(B)**: Succinyl-CoA zu Succinat ermöglicht eine Substratkettenphosphorylierung, indem GDP mit Pi zu **GTP** phosphoryliert wird.
Zu **(C)**: Die Succinatdehydrogenase liefert (bei der Umwandlung von Succinat in Fumarat) $FADH_2$.
Zu **(D)**: Fumarat wird durch Anlagerung von H_2O an die Doppelbindung hydratisiert zu Malat.
Zu **(E)**: Die Malatdehydrogenase liefert (bei der Umwandlung von Malat in Oxalacetat) wie auch die Isocitratdehydrogenase und die α-Ketoglutaratdehydrogenase NADH + H^+.

F09

→ **Frage 11.14: Lösung B**

Zu **(B)**: In arbeitenden Muskelzellen wird der energieliefernde Katabolismus stimuliert. So wird auch der Citrazyklus beschleunigt. Besonders der Abfall der NADH-Konzentration durch Beschleunigung der Atmungskette stimuliert das langsamste und damit geschwindigkeitsbestimmende Enzym im Zyklus, die Isocitrat-Dehydrogenase.
Der NADH/NAD Quotient beeinflusst auch die Citratsynthaseaktivität.
Zu **(A)**: Die C_4-Intermediate des Citratzyklus werden bei vermehrter Aktivität praktisch nicht verändert.
Zu **(C)**: ADP stimuliert neben der Atmungskette und der Glykolyse auch den Citratzyklus, aber nicht an der Fumarase, sondern an der Isocitrat-Dehydrognase.
Zu **(D)**: NADH hemmt die Isocitrat-Dehydrogenase.
Zu **(E)**: Citrat-Synthase weist keine Produkthemmung auf.

H03 H99

→ **Frage 11.15: Lösung B**

Der Citratcyclus hat neben der Oxidation von Acetyl-CoA auch zahlreiche anabole Aufgaben: Zwischenprodukte wie Succinyl-CoA oder Oxalacetat dienen als Substrate wichtiger Synthesewege. Damit der Citratcyclus durch solche Entnahmen nicht „austrocknet“, müssen Zwischenprodukte von außen ergänzt werden. Die wichtigste Rolle spielt dabei das Oxalacetat, das aus dem immer und überall vorhandenen Pyruvat durch die Pyruvat-Carboxylase (B) oder durch Transaminierung aus der Asparaginsäure gebildet wird. Die anderen vier genannten Enzyme sind nicht an anaplerotischen, d.h. den Zyklus mit Zwischenprodukten auffüllenden Reaktionen beteiligt.

XI.4 Anabole Reaktionen des Citratcyclus

Unter dem Begriff anabol versteht man hier die Verwendung von Metaboliten des Citratcyclus als Startmaterial für wichtige Synthesewege. Eine Neubildung von Häm ist nur möglich, wenn Succinyl-CoA für die Synthese von Aminolaevulinsäure zur Verfügung steht und auch Ketonkörper können zur Energiegewinnung nur oxidiert werden, wenn sie initial mit Succinyl-CoA aktiviert werden. Für die Fettsäure- oder Cholesterin-Biosynthese nötiges cytosolisches Acetyl-CoA steht nur zur Verfügung, wenn zuvor mitochondriales Citrat ins Cytosol gebracht wurde. Transaminasen können Oxalacetat zur Synthese von Aspartat verwenden und Ketoglutarat zur Bildung von Glutamat.

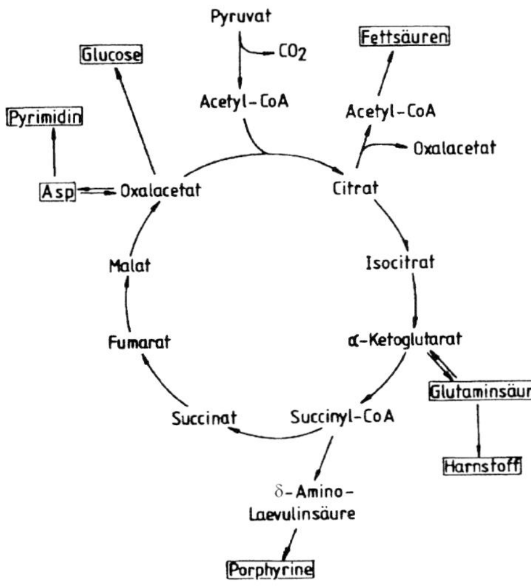

XI.5 Atmungskette

In der inneren Membran der Mitochondrien finden sich Multienzymkomplexe, mit deren Hilfe der coenzymgebundene Wasserstoff ($NADH_2$ und $FADH_2$), der vor allem aus dem Citratcyclus stammt, oxidiert wird. Die Energie aus dieser stark exergonen Reaktion wird schrittweise freigesetzt und kann zu 40 % in Form von ATP konserviert werden.
Damit auch der bei Dehydrierung im Cytosol anfallende Wasserstoff zum ATP-Gewinn beitragen kann, muss er in die Mitochondrien gebracht werden. Da NADH die Mitochondrienwand nicht passieren kann, wird er substratgebunden über den Malat-Aspartat- oder den Glycerinphosphat-Cyclus importiert. Beim Malat-Aspartat-Cyclus reduziert cytosolisches NADH Oxalacetat zu Malat, das über einen Carrier im Austausch gegen α-Ketoglutarat in die Mitochondrienmatrix gebracht wird. Dort wird NAD^+ reduziert, das hierbei entstehende Oxalacetat wird durch Transaminierung zum Aspartat, das über einen anderen Transporter, im Austausch gegen Glutamat, ins Cytosol gelangt und dort wieder Oxalacetat ergibt.

H07

→ **Frage 11.16: Lösung D**

NAD^+ und $NADH+H^+$ können Membranen nicht passieren. Um Wasserstoff als NADH zwischen Mitochondrien und Zytosol auszutauschen, sind daher sog. Shuttle-Systeme mit Substrat-gebundenem Wasserstoff notwendig, z. B. der Malat-Aspartat-Shuttle (D) und der Glycerophosphat-Dihydroxyazetonphosphat-Shuttle. Aussage (A) ist falsch, da beim Malat-Aspartat-Shuttle nicht ein Aspartat-Alanin-Antiporter, sondern ein Aspartat-Glutamat-Antiporter beteiligt ist. Der zweite zum Malat-Aspartat-Shuttle nötige Antiporter tauscht nicht Malat gegen Fumarat, sondern Malat gegen Ketoglutarat zwischen Mitochondrium und Zytosol aus (Aussage (B) ist unzutreffend). Aussage (C) ist falsch, denn das Malatenzym ist nur für die Fettsäuresynthese im Zytosol nötig. Da die H_2-Reduktionsäquivalente transportierenden Shuttle-Systeme nicht durch primär aktiven Transport, sondern nach dem Prinzip der erleichterten Diffusion arbeiten, ist auch Aussage (E) falsch.

H04

→ **Frage 11.17: Lösung D**

Täglich werden ca. 500 Liter CO_2 (1 kg) im Stoffwechsel produziert.
Alles CO_2 wird aus Carbonsäuren durch Decarboxylierung frei, aus α-Ketosäuren (z. B. Pyruvat und α-Ketoglutarat) durch oxidative Decarboxylierung, aus β-Ketosäuren, z. B. Oxalsuccinat, β-Keto-6-P-Gluconsäure und Acetoacetat durch spontane, d. h. nicht-enzymatische Decarboxylierung. Auch die Decarboxylierung von Aminosäuren zu biogenen Aminen mit Pyridoxal-P-Enzymen liefert CO_2.
Mehr als 95 % des CO_2 wird in den Mitochondrien durch den Pyruvat-Dehydrogenase-Komplex und den Citratzyclus gebildet.

F05

→ **Frage 11.18: Lösung C**

In der Atmungskette fließen die Elektronen über die Redoxpaare mit negativerem Redox-Potenzial zu Redoxpaaren mit weniger negativem Potenzial.
Der an NAD^+ gebundene Wasserstoff wird auf ein Flavoprotein und von dort auf ein Chinon übertragen. Auf das Ubichinon folgt eine Reihe von Cytochromen, die unter Wertigkeitswechsel ihres zentralen Eisens Elektronen weiterreichen.
Siehe Lerntext XI.6.

H10

→ **Frage 11.19: Lösung E**

Zu **(E)**: Isoprenoide sind Lipide, die sich formal aus Isopren (2-Methylbutadien) ableiten lassen. Zu ihnen gehören die Karotinoide, die Steroide und Ubichinon.
Ubichinon wirkt in der Atmungskette als Hilfssubstrat beim H_2-Transport von Komplex I zu Komplex III und von Komplex II zu Komplex III.
Zu **(A)** Arachidonsäure ist eine 4-fach ungesättigte C_{20}-Fettsäure, die aus Membranlipiden freigesetzt zur Synthese von Eikosanoiden (→ Prostaglandine, Prostazykline, Thromboxane und Leukotriene) verwendet wird.
Zu **(B)**: In den Ceramiden ist ein Sphingosin säureamidartig mit einer Fettsäure verbunden. Aus Ceramid werden mit P-Cholin die Sphingomyeline, mit Mannose die Cerebroside und mit Oligosacchariden die Ganglioside gebildet.
Zu **(C)**: Sphingosin ist ein langkettiger Aminoalkohol, der aus Palmitinsäure-CoA und der Aminosäure Serin gebildet wird.
Zu **(D)**: Sulfatide entstehen aus Cerebrosiden durch Veresterung mit aktivem Sulfat (PAPS).

H08

→ **Frage 11.20: Lösung B**

Zu **(B)** **Cytochrom c** ist ein Hilfssubstrat der Atmungskette, assoziiert an die Außenseite der inneren Mitochondrienmembran, also kein integrales Membranprotein.
Zu **(A)**: Cytochrom c ist kein Enzym. Auf Sauerstoff werden die Elektronen durch den Komplex IV (= Cytochromoxidase = Warburg'sches Atmungsferment) übertragen.

Zu **(C)**: Cytochrom c pumpt keine Protonen in den Intermembranraum des Mitochondriums. Als Protonenpumpen fungieren nur die Komplexe I, III und IV.
Zu **(D)**: Sauerstoff wird nicht in der Atmungskette transportiert, sondern ist Substrat (Elektronenakzeptor) für den Komplex IV.
Zu **(E)**: Durch Cytochrom c wird nicht Wasserstoff transportiert, sondern nur Elektronen vom Komplex III zum Komplex IV.

H10

→ **Frage 11.21: Lösung E**

Zu **(E)**: Cytochrom c ist ein Porphyrin, das als Hilfssubstrat in der Atmungskette Elektronen überträgt.

Zu **(A)**: Cytochrom c enthält keine Eisen-Schwefelkomplexe, diese kommen im Komplex I (5 Fe S), Komplex II (3 Fe S) und im Komplex III (1 Fe S) vor.
Zu **(B)**: Die Einführung von Doppelbindungen in Fettsäuren im endoplasmatischen Retikulum erfolgt nicht mit Cytochrom c, sondern mit Cytochrom b_5, NADPH und FAD.
Zu **(C)**: Cytochrom c ist nicht in der Mitochondrienmembran verankert, sondern kann sich am äußeren Blatt der Doppelmembran zwischen Komplex III und IV bewegen.
Zu **(D)**: Die Steroidhydroxylasen verwenden nicht Cytochrom c, sondern Cytochrom P_{450}.

XI.6 Elektronenfluss in der Atmungskette

Um den gewaltigen, bei der Wasserstoffoxidation freiwerdenden Energiebetrag (Knallgas-Reaktion!) unter Kontrolle zu bekommen und für die ATP-Gewinnung nutzbar zu machen, ist das oxidative Geschehen kaskadenartig auf mehrere Stufen verteilt. Die nachfolgende Zeichnung erläutert das stark vereinfachend.
Der an NAD^+ gebundene Wasserstoff wird auf ein Flavoprotein und von dort auf ein Chinon (Ubichinon oder Coenzym Q) übertragen. Auch FAD gebundener Wasserstoff kann zur Reduktion dieses Chinons führen; wie aus dem Schema erkennbar, kommt es dann bei der weiteren Oxidation nur noch zur Bildung von 2 ATP. Auf das Ubichinon folgt eine Reihe von Cytochromen, die unter Wertigkeitswechsel ihres zentralen Eisens Elektronen weiterreichen. Diese Cytochrome, in der Folge b, c, a/a_3, stellen Hämproteine dar, die das Häm kovalent gebunden enthalten. An mehreren Stellen (der initialen NADH-Ubichinon-Reduktase, der $FADH_2$-abhängigen Succinat-Ubichinon-Reduktase und der Ubichinon-Cytochrom c-Reduktase) sind Eisen-Schwefel-Proteine in noch nicht genau definierter Funktion mit im Einsatz; dieses Nicht-Häm-Eisen fehlt in der Cytochrom c-Oxidase (= Cytochrom a/a_3), die dafür aber proteingebundene Kupferatome verwendet.

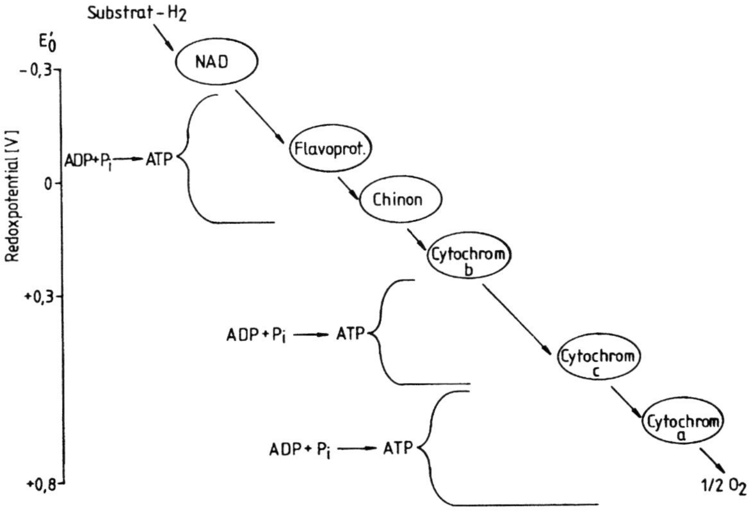

XI.7 Chemiosmotische Theorie der oxidativen Phosphorylierung

Seit etwa 30 Jahren erklärt man die Wirkung der Atmungskette damit, dass während des Wasserstoff- und Elektronentransports durch die verschiedenen Multienzymkomplexe Protonen vom Matrixraum in den Intermembranraum der Mitochondrienwand gepumpt werden. Der sich so aufbauende Protonengradient wird dann über einen Protonenkanal im Komplex V (siehe Lerntext XI.9) ausgeglichen, was mit einer ATP-Bildung einhergeht.

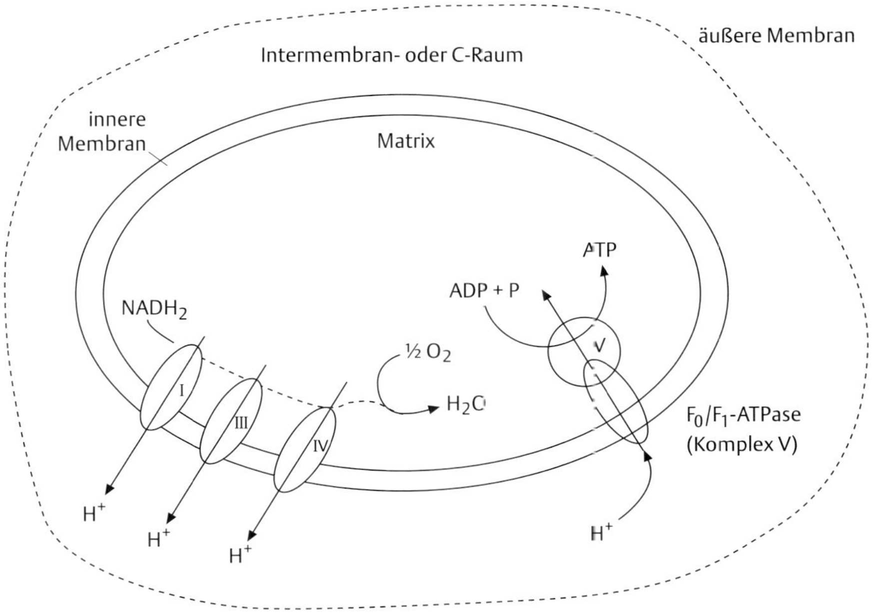

XI.8 Komplexe der Atmungskette

Wenn man Mitochondrien einer Ultraschallbehandlung unterwirft, so erhält man Bruchstücke, die funktionell zusammengehörige Bestandteile der Atmungskette gemeinsam enthalten. Fünf typische Fragmente werden unterschieden und mit römischen Zahlen bezeichnet.

Komplex I: NADH-Ubichinon-Oxidoreduktase
Komplex II: Succinat-Ubichinon-Oxidoreduktase
Komplex III: Ubichinon-Cytochrom-c-Oxidoreduktase
Komplex IV: Cytochrom-c-Oxidase
Komplex V: F_0/F_1-ATP-Synthase

Die letztgenannten Partikel sind elektronenmikroskopisch auffällig, weil sie einen in die Mitochondrienmatrix hineinragenden Knopf besitzen; die Komplex V-Partikel enthalten einen Protonenkanal, an dessen innerem Ende die ATP-Synthese aus ADP + P erfolgt.

H00

→ **Frage 11.22: Lösung D**

Die ATP/ADP-Translokase in den Mitochondrien sorgt dafür, dass für jedes exportierte ATP ein ADP eingeschleust wird. Bei einer Hemmung dieses Systems kann die NADH-Oxidation durch ADP-Mangel zum Erliegen kommen (D).

Alle anderen zur Atmungskette gemachten Aussagen sind falsch. Die ATP/ADP-Translokase kann durch Atractylosid, nicht aber durch das am Komplex IV angreifende Cyanid gehemmt werden. Durch die Succinatdehydrogenase werden pro oxidierter Bernsteinsäure 2 ATP gebildet – nicht 3! Durch Entkoppler wird die pro 2 H erhaltene ATP-Ausbeute von 3 reduziert, im Extremfall auf Null. Durch Entkoppler wird die Oxidation von NADH nicht gehemmt, sondern stimuliert. Die Energie kann dabei nicht zur ATP-Synthese verwendet werden, sondern geht als Wärme verloren. Die Succinatdehydrogenase ist ein Enzym der inneren (nicht der äußeren!) Mitochondrienmembran.

H07

→ **Frage 11.23: Lösung A**

Der Komplex II der Atmungskette wirkt gleichzeitig als Succinatdehydrogenase im Citratzyklus (A). Aussage (B) ist falsch, denn die Schwefel-Eisen-Proteine des Komplexes I der Atmungskette nehmen nur 2 Elektronen vom NADH auf und geben sie zusammen an Ubichinon ab. Aussage (C) ist falsch, da $FADH_2$ Hydridione nicht abgibt, sondern der Komplex II 2 Elektronen auf das Chinonsystem überträgt. Vom Komplex IV wird schrittweise von 4 Molekülen Cytochrom c jeweils 1 Elektron auf 1 O_2 übertragen, wobei 2 H_2O als Oxidationswasser entsteht (Aussage (D) ist unzutreffend). Ubichinon, wie auch Cytochrom c, sind nicht Bestandteil der Atmungskettenkomplexe, sondern wirken in der inneren Mitochondrienmembran als Hilfssubstrate, Aussage (E) ist also falsch.

H07

→ **Frage 11.24: Lösung C**

Mehr als 95 % der täglich vom Menschen benötigten ATP-Menge von ca. 70 kg wird durch Atmungskettenphosphorylierung (ADP + P → ATP) durch die F_0/F_1-ATPase (Komplex V) bereitgestellt. Der Fluss von $3H^+$ aus dem Intermembranraum in den Matrixraum entsprechend dem Protonengradienten (chemiosmotischer Mechanismus) liefert die Energie für die ATP-Synthese (C). Aussage (A) ist falsch, denn die F_0/F_1-ATPase hat mit dem ATP/ADP-Antiport der inneren Membran nichts zu tun. Die durchschnittlich 600 ml Oxidationswasser werden nicht durch die F_0/F_1-ATPase, sondern durch die Cytochromoxidase des Komplexes IV gebildet, Aussage (B) ist also falsch. Die Oxidation des NADH erfolgt durch den Komplex I (Aussage (D) trifft nicht zu). Aussage (E) ist falsch, da der Phosphattransfer aus dem Zytosol zur ATP-Synthese aus ADP nicht durch die F_0/F_1-ATPase, sondern durch einen Symporter mit H^+ erfolgt.

XI.9 P : O-Quotient

Während des vom NADH ausgehenden Wasserstoff-/Elektronentransports durch die Atmungskette werden 12 Protonen aus dem Matrixraum in den Intermembranraum gepumpt. Der sich so aufbauende Gradient ist die treibende Kraft für die ATP-Bildung.
Jeweils ein Proton wird gebraucht, wenn anorganisches Phosphat aus dem Cytosol in die Mitochondrienmatrix transportiert wird. Ein anorganisches Phosphat vereinigt sich dann mit ADP zu ATP, wenn 3 weitere H^+ durch den Kanal der ATP-Synthase (Komplex V) in den Matrixraum zurückströmen.
Wenn $FADH_2$-gebundener Wasserstoff über den Komplex II in die Atmungskette eingeschleust wird, ist die Anzahl der in den Intermembranraum verbrachten Protonen geringer als bei der im Komplex I beginnenden Oxidation von NADH. So erklärt sich, dass pro oxidiertem NADH + H^+ 3 ATP, pro oxidiertem $FADH_2$ aber nur 2 ATP gebildet werden. Diese hier auf 2 H bezogene Rechnung gilt auch für 1 O, da 2 H + $^1/_2$ O_2 → H_2O ergeben. Für 1 O werden im Falle des NADH 3 Phosphat in ATP eingebaut (P : O-Quotient = 3); für $FADH_2$ ist der P : O-Quotient = 2. Durch Entkoppler der Atmungskette (s. Lerntext XI.10) wird die ATP-Ausbeute verringert und erreicht bei völliger Entkopplung den Wert null.

XI.10 Hemmstoffe und Entkoppler der Atmungskette

Eine Ausschaltung der Atmungskette führt zum sofortigen Tod. Man kennt mehrere Hemmstoffe mit verschiedenen Angriffspunkten: **Cyanide** und **Schwefelwasserstoff** blockieren das Atmungsferment (= Cytochrom a/a_3 = Cytochrom c-Oxidase), das Antibiotikum **Antimycin** hemmt die Kette zwischen den Cytochromen b und c, und schließlich hemmt das Barbiturat **Amytal** zwischen FMN und Ubichinon.
Das Glykosid **Atractylosid** hemmt die ADP/ATP-Translokase, die ADP aus dem Cytosol im Tausch gegen ATP in die Mitochondrien pumpt. Das **Oligomycin** ist ein Hemmstoff der ATP-Synthase (Komplex V).
In Gegenwart eines **Entkopplers** (Beispiele: 2,4-Dinitrophenol, Valinomycin, Thyroxin) läuft die Wasserstoffoxidation ungehemmt oder sogar beschleunigt weiter, aber durch Zusammenbruch des Protonengradienten ist die ATP-Synthese eingeschränkt: Der P:O-Quotient sinkt von 3 evtl. bis auf null.

Inhibitor	Angriffsort	Hemmung von
Amytal Rotenon	Komplex I	Wasserstoff-transport
Antimycin	Komplex III	Elektronen-transport
Blausäure Schwefel-wasserstoff Kohlenmonoxid	Komplex IV	Elektronen-transport
Oligomycin	Komplex V	ATP-Synthese
Atractylosid	ATP/ADP-Translocase	ATP-Aus-schleusung
Entkoppler	**Wirkung**	
Dinitrophenol Valinomycin Arsenat Thyroxin	bewirken den Rückfluss von H^+ in den Matrixraum (Zusammenbruch des Protonengradienten) keine ATP-Bildung: P/O-Quotient = 0 O_2-Verbrauch und Elektronenfluss gesteigert: Energie wird als Wärme frei.	

Klinischer Bezug
Cyanidvergiftung
Blausäure (HCN) hemmt reversibel die Cytochromoxidase und führt so zu „innerer Erstickung", d. h. bei vollständiger Hemmung tritt der Tod durch ATP-Mangel innnerhalb weniger Minuten ein. Vergiftungen können akzidentell, suizidal oder kriminell auftreten. Die tödliche Dosis beim Einatmen von Blausäure, z. B. bei der Schädlingsbekämpfung oder bei bestimmten Bränden, beträgt ca. 50 mg und bei oraler Aufnahme von Kaliumcyanid ca. 200 mg. Die tödliche Menge kann auch bei Verzehr von ca. 50 Bittermandeln aufgenommen werden.
Therapeutisch bestehen 3 Möglichkeiten, die auch kombiniert angewandt werden können, um die reversible Hemmung der Cytochromoxidase aufzuheben.

1. Die Leber kann mit dem Enzym Rhodanese aus CN^- und S ungiftiges CNS^- (Rhodanid) herstellen. Die Entgiftungskapazität reicht, um die minimal tödliche Dosis in etwa einer Stunde zu entgiften. Durch Gabe von Natriumthiosulfat wird vermehrt der kapazitätsbegrenzende Schwefel zugeführt und die enzymatische Entgiftung beschleunigt.
2. Es wird durch Gabe von Natriumnitrit ca. 30 % des Haemoglobin zu MetHb oxidiert, das Cyanidion diffundiert von Atmungsenzymen an das Fe^{3+} des MetHb.
3. Durch Infusion von Vit. B_{12} (Cobalamin) bildet sich Cyan-Cobalamin, indem CN^- aus dem Cytochrom-Fe^{3+} an das zentrale Co^+ gebunden wird.

H04

→ **Frage 11.25: Lösung C**

Siehe Lerntext XI.7.
Bei durchschnittlicher Stoffwechselintensität produziert ein Erwachsener pro 24 Stunden etwa 70 kg ATP. Die von den Komplexen I, III und IV nach außen gepumpten Protonen fließen durch die F_0/F_1-ATPase zurück an die Innenseite und ermöglichen so die endergone ATP-Bildung (C).

H08

→ **Frage 11.26: Lösung C**

Zu **(C)**: Die **(F_1-F_0-)ATP-Synthase** (Komplex V der Atmungskette) synthetisiert mit der Energie der aus dem Intermembranraum in die Mitochondrienmatrix zurückfließenden Protonen (chemiosmotischer Mechanismus) aus ADP und Pi (= Phosphatrest) unter H_2O-Abspaltung ATP.
Zu **(A)**: Bisphosphoglycerat bildet in der Glykolyse ATP durch sog. Substratkettenphosphorylierung (mittels Phosphoglyceratkinase).
Zu **(B)**: Die dargestellte Speicherung energiereicher Phosphate als Creatin-P erfolgt nicht durch eine ATPase, sondern durch die Creatinkinase (CK).
Zu **(D)**: Die beschriebene Umwandlung von ADP und Phosphoenolpyruvat in ATP und Pyruvat ist die 2. Substratkettenphosphorylierung der Glykolyse. Diese wird katalysiert durch die Pyruvatkinase.
Zu **(E)**: Die dargestellte Reaktion (Umwandlung von zwei ADP in ATP und AMP) dient bei hohem Energieverbrauch der ATP-Bildung und wird katalysiert durch die Adenylatkinase (= Myokinase).

F10

→ **Frage 11.27: Lösung E**

Siehe Lerntext XI.7.
Zu **(E)**: Die oxidative Phosphorylierung findet an der inneren Mitochondrienmembran durch den Komplex V (F_0/F_1-ATPase) statt. Der F_1-Teil ragt als runder Kopf in den Matrixraum und enthält die ATP-Synthase, in der bei der Reaktion ADP + P_i zu ATP eine Rotationsbewegung stattfindet.
Zu **(A)**: Der F_0-Teil durchzieht als Protonenkanal die innere Membran und ist enzymatisch nicht aktiv.
Zu **(B)**: Die Komplexe I, III und IV wirken beim Fluss der Elektronen als Protonenpumpen vom Matrixraum in den Intermembranraum, so dass der Matrixraum weniger H^+ enthält als der Intermembranraum. Der pH-Wert ist also im Matrixraum nicht niedriger, sondern höher als im Intermembranraum.
Zu **(C)**: Die ATP-Syntase benötigt keine Elektronen.
Zu **(D)**: Die Freisetzung des synthetisierten ATP erfolgt durch die Bindung der Substrate ADP und Pi an den F_1-Teil.

F06

→ **Frage 11.28: Lösung B**

Blausäure (HCN) hemmt mit hoher Affinität sehr schnell die Cytochromoxidase und wirkt in Sekunden bis Minuten tödlich. CN^- bindet dabei an Fe^{3+} der Cytochromoxidase. Auch andere Fe^{3+}-Porphyrine reagieren mit CN^-, allerdings mit geringerer Affinität und langsamer als die Cytochromoxidase.
Siehe Lerntext XI.10.

H04

→ **Frage 11.29: Lösung A**

Braunes Fettgewebe, besonders in den ersten Tagen nach der Geburt, enthält in der inneren Mitochondrienmembran das Entkopplungsprotein Thermogenin, durch das Protonen aus dem Intermembranraum unter Umgehung der F_0/F_1-ATPase in den Matrixraum zurückfließen können (A). So wird kein ATP, sondern nur Wärme produziert ((E) und (C) sind falsch).

(D) ist falsch, denn bei einer Entkopplung der Atmungskette nimmt der Elektronenfluss durch die Atmungskette und damit der oxidative Stoffwechsel nicht ab, sondern er wird gesteigert.

F01

→ **Frage 11.30: Lösung B**

Die gesuchte Falschaussage ist (B), denn reaktive Sauerstoffradikale entstehen durch Reduktion des molekularen Sauerstoffs und nicht durch Oxidation. Die Sauerstoffradikale sind sehr gefährlich, da sie viele Bestandteile der lebenden Zellen oxidativ schädigen: Membranlipide werden zerstört, in der DNA kommt es zu Mutationen. Granulozyten stellen bakterizide Superoxidradikale mit ihrer membranständigen NADPH-Oxidase her und benutzen sie für ihre Abwehraufgaben. Enzymatische (z. B. Glutathion-S-Transferasen) und nicht enzymatische Antioxidantien bewahren den Organismus vor Schäden.

H05

→ **Frage 11.31: Lösung D**

Die Granulozyten produzieren mit der NADPH-Oxidase Superoxidanionen, die intrazellulär und extrazellulär Bakterien und andere Krankheitserreger abtöten.
Aussage (A) ist falsch, denn NADPH hat mit der Atmungskette nichts zu tun.
Die Aussagen (B) und (C) sind falsch, denn die NADPH-Oxidase produziert kein NADPH, sondern verbraucht es. NADPH wird hauptsächlich durch die direkte Glucoseoxidation (Pentose-P-Weg) produziert.
Aussage (E) ist falsch, denn die Umwandlung von O_2^- in H_2O_2 und Sauerstoff wird nicht durch die NADPH-Oxidase, sondern durch die Superoxiddismutase katalysiert. Das weniger toxische H_2O_2 kann dann endgültig durch die Katalase entgiftet werden.

F09

→ **Frage 11.32: Lösung E**

Wenn Pyruvat abgebaut wird, entstehen bei der oxidativen Decarboxylierung 1 CO_2, 1 NADH und 1 Acetyl-CoA. Das Acetyl-CoA ergibt dann beim Abbau im Citratcyclus 2 CO_2, 3 NADH, 1 $FADH_2$ und 1 GTP.
In der Bilanz entstehen also 3 CO_2,4 NADH, 1 $FADH_2$ und 1 GTP (E).

Kommentare aus Examen Frühjahr 2011

F11

→ **Frage 11.33: Lösung B**

Zu **(B)**: Über 95 % des täglich benötigten ATP wird in der Atmungskette der inneren Mitochondrienmembran gebildet. Am Ende der Atmungskette überträgt die Cytochrom-c-Oxidase („Atmungsferment“, Komplex IV) Elektronen vom **Cytochrom c** auf Sauerstoff. Cytochrom c ist nicht Bestandteil der Atmungskettenkompexe, sondern fungiert als Hilfssubstrat für den Elektronentransport zwischen den Komplexen III und IV. Es **transportiert genau 1 e^-** zur Cytochrom-c-Oxidase.
Zu **(A)**: Die **Succinat-Dehydrogenase** mit FAD ist Teil des Citratzyklus und der Atmungskette (Komplex II). Sie **überträgt H_2 auf Ubichinon** und nicht auf den Komplex I. Ubichinon ist, wie auch Cytochrom c, kein Teil eines der 4 Atmungskettenkomplexe, sondern ein Hilfssubstrat.
Zu **(C)**: **$FADH_2$** dient als prosthetische Gruppe in Komplex II der Atmungskette. Es **überträgt** nicht Hydridionen, sondern **H_2.** Nur die Komplexe I, III und IV wirken als Protonenpumpe vom Matrixraum in den Intermembranraum, der Komplex II ist daran nicht beteiligt.
Zu **(D)**: **Eisen-Schwefel-Zentren** kommen **nicht im Komplex IV** vor, sondern in den Komplexen I, II und III.
Zu **(E)**: **Ubichinon** (Coenzym Q) ist kein Teil eines Atmungskettenkomplexes, sondern ein **Hilfssubstrat**, mit dem von den Komplexen I und II Elektronen auf den Komplex III übertragen werden.

F11

→ **Frage 11.34: Lösung A**

Zu **(A)**: **Entkoppler** der Atmungskette sind z. B die Gifte Dinitrophenol und Phenylhydrazon und das physiologisch im braunen Fettgewebe der Säuglinge vorkommende Protein Thermogenin. Entkoppler **vermindern die ATP-Synthese**, indem sie den Protonentransport vom Intermembranraum in die Matrix an der ATP-Synthase (Komplex V) vorbeileiten. Die Energie geht als Wärme verloren.
Zu **(B)**, **(C)** und **(D)**: Diese Aussagen sind falsch, denn in der entkoppelten Atmungskette sind sowohl der **Elektronentransport und der Sauerstoffverbrauch**, als auch das **Auspumpen der Protonen** in den Intermembranraum durch die Komplexe I, III und IV **erhöht**.
Zu **(E)**: Die **Cytochrom-c-Oxidase** im Komplex IV wirkt **durch Entkoppler beschleunigt**. Eine Hemmung der Cytochrom-c-Oxidase erfolgt durch Blausäure (HCN) oder durch Schwefelwasserstoff (H_2S).

12 Glykogenstoffwechsel, Gluconeogenese

H05

→ **Frage 12.1: Lösung B**

Bei Nahrungskarenz kann nur die Leber Glucose abgeben. Nach 12–24 Stunden ist der Glykogenpool der Leber praktisch geleert. Danach kann die Leber nur noch durch Gluconeogenese aus Lactat, glucoplastischen Aminosäuren und Glycerin Glucose für den Organismus bereitstellen.
Siehe Lerntext XII.2.

F08

→ **Frage 12.2: Lösung A**

Glykogen wird durch phosphorolytische Spaltung der 1-4-glykosidischen Bindungen zu Glucose-1-phosphat abgebaut.
Aussage (C) ist falsch, denn die Phosphorylase wird im Muskel weniger durch Glucagon, sondern vorwiegend durch Adrenalin aktiviert. Glucagon wirkt in der Leber glykogenolytisch.
Aussage (B) ist falsch, denn die Glykogensynthase überträgt aus UDP-Glucose die Glucosereste nur in 1,4-Bindung. Die 1,6-Verzweigungen werden durch ein „branching enzyme" (1,4-1,6-Glucantransferase) eingebaut.
Aussage (D) ist falsch, denn die UDP-Glucose entsteht nicht aus Glucose-6-phosphat, sondern aus UTP und Glucose-1-phosphat.
Aussage (E) ist falsch, denn Insulin stimuliert die Glykogensynthese nicht über eine Erhöhung von cAMP, sondern über eine Erniedrigung der cAMP-Konzentration in der Zelle.
Siehe Lerntext XII.1 und XII.3.

H09

→ **Frage 12.3: Lösung C**

Zu **(C)**: Zur Glykogensynthese muss Glukose mit ATP und UTP zu Uridindiphosphat-Glukose aktiviert werden.
Zu **(A)**: Der Glykogenabbau erfolgt nicht hydrolytisch, sondern an den nicht reduzierenden Enden phosphorolytisch mit anorganischem Phosphat zum Glukose-1-P.
Zu **(B)**: Die Glykogensynthase kann nur (aus UDP-Glukose an den nicht-reduzierenden Enden) Glukose in 1→4-Bindung anhängen. Die 1→6-Bindungen der Verzweigungsstellen werden durch eine 1,4→1,6-Glukantransferase geknüpft.
Zu **(D)**: Im Hunger stimuliert Glukagon nicht so sehr die Glykogenolyse im Muskel, sondern in der Leber. Die Muskelglykogenolyse wird vorwiegend durch Adrenalin und Ca^{++}-Calmodulin stimuliert.
Zu **(E)**: Durch Insulin wird in der Leber die Adenylatcyclase nicht aktiviert, sondern die cAMP-Konzentrationgesenkt und die Glykogensynthase durch Dephosphorylierung der Glykogen-Synthase aktiviert.

H08

→ **Frage 12.4: Lösung A**

Zu **(A)**: Freie Glucose entsteht beim Glykogenabbau in geringer Menge durch Amylo-1,6-Glucosidase („debranching enzyme").
Zu **(B)**: Das „branching enzyme" wirkt bei der Glykogensynthese.
Zu **(C)**: Die Glucose-6-phosphat-Dehydrogenase wandelt bei der direkten Glucoseoxidation (Pentose-P-Weg) mit NADP Glucose-6-phosphat in Phosphogluconsäure um.
Zu **(D)**: Beim Glycogenabbau wird der größere Teil durch die Phosphorylase als Glucose-1-phosphat freigesetzt.
Zu **(E)**: Die Phosphoglucomutase katalysiert die Gleichgewichtseinstellung zwischen Glucose-6-phosphat und Glucose-1-phosphat, ist also wichtig für den Glykogenstoffwechsel.

F03

→ **Frage 12.5: Lösung D**

Das Glykogen in Leber und Muskel wird vorwiegend durch die Phosphorylase unter Einlagerung von anorganischem Phosphat („phosphorolytisch") zu Glucose-1-P abgebaut (D).
Allerdings wird durch das Debranching-Enzym die Glukose an den 1-6-Verzweigungen hydrolytisch als freie Glukose freigesetzt; dies ist aber nicht das hauptsächliche Endprodukt, sodass (E) als falsch bewertet werden kann.
Durch einen Abfall der Blutzuckerkonzentration wird der Glykogenabbau gesteigert ((A) ist falsch).
Glukagon als Antagonist des Insulins beim Hunger steigert die Glykogenolyse in der Leber, nicht aber im Muskel ((B) ist falsch). Eine Erhöhung der Ca^{2+}-Konzentration im Cytosol bei der Muskelerregung steigert die Glykogenolyse, die unter (C) genannte Ca^{2+}-Erhöhung im Blut ist ohne Einfluss.

H06

→ **Frage 12.6: Lösung D**

Die Hauptketten des Glykogens bestehen aus α-1,4-verknüpften Glucoseresten, der Abbau erfolgt mit anorganischem Phosphat („phosphorolytisch") durch die Phosphorylase ((D) ist richtig).
Aussage (C) ist falsch, denn bei der Muskelkontraktion bewirkt die Ca^{++}-Erhöhung nicht eine Stimulation der Glykogen-Synthese, sondern des Glykogen-Abbaus. Dadurch wird „Brennstoff" für die arbeitende Muskelzelle bereitgestellt.

Aussage (A) ist falsch, denn die Muskelzellen besitzen keine Glucosephosphatase zur Abgabe von freier Glucose an das Blut. Glucose-6-Phosphat kann nicht durch die Zellmembran transportiert werden.
Aussage (B) ist falsch, denn der 1,6-glycosidisch gebundene Glucoserest an den Verzweigungsstellen wird hydrolytisch durch das Debranching Enzyme abgespalten. Es entsteht hier freie Glucose. UTP spielt für die Glykogensynthese eine Rolle zur Aktivierung der Glucose.
Aussage (E) ist falsch, denn Insulin führt nicht zu einem Glykogen-Abbau, sondern zu einer vermehrten Glykogen-Synthese.
Siehe Lerntexte XII.1, XII.3 und XII.4.

F04

→ **Frage 12.7: Lösung A**

Im Muskel wird die Glykogenphosphorylase durch Phosphorylase-Kinase von der inaktiven β-Form in die aktive α-Form umgewandelt. Auslöser für die Aktivierung der Proteinkinasen können Adrenalin oder nach Muskelerregung Ca/Calmodulin sein. Im Unterschied zur Leber ist die β-Form nicht gänzlich inaktiv, sie kann allosterisch durch AMP (A) aktiviert werden. AMP entsteht im arbeitenden Muskel aus ATP über ADP und die Adenylatkinase. Die Aussagen (B), (C) und (D) sind nicht zutreffend, denn durch die Phosphorylase-Phosphatase-Aktivierung durch Insulin oder durch Glucose-6-P/ATP und durch den cAMP-Abbau wird die Glykogenolyse nicht stimuliert, sondern abgeschaltet. Das unter (E) genannte Glykogenin hat mit der Glykogenolyse nichts zu tun, es ist das Primer-Protein für den Glykogenaufbau.

XII.1 Glykogenabbau

Am Glykogenabbau sind drei Enzyme beteiligt. Eine Phosphorylase spaltet phosphorolytisch, d. h. unter Einlagerung von anorganischem Phosphat (P_i), endständige Glucosereste (von den nicht reduzierenden Enden) aus der 1,4-Bindung als Glucose-1-phosphat (G-1-P) ab. Die Phosphorylase arbeitet sich nur bis auf vier Glucosereste an eine 1,6-Verzweigungsgabel heran. Eine 1,4–1,4-Glucantransferase überträgt dann ein Trisaccharid aus dem einen Schenkel der Verzweigung auf den anderen, wodurch die Phosphorylase wieder weiterarbeiten kann. Der 1,6-gebundene Glucoserest wird durch das **„debranching enzyme"** hydrolytisch als freie Glucose abgespalten.
Die Reihenfolge der Enzyme beim Glykogenabbau ist also 1. Phosphorylase, 2. 1,4–1,4-Glucantransferase, 3. Phosphorylase, 4. debranching enzyme. Hauptsächliches Endprodukt dieses Abbaus ist Glucose-1-phosphat. Freie Glucose entsteht nur aus einem einzigen Rest jeder Verzweigung durch das „debranching enzyme".

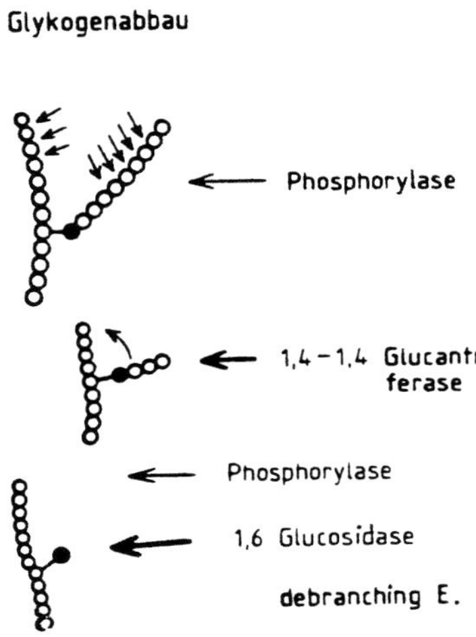

XII.2 Glykogen

Die für die Glykogenspeicherung wesentlichen Organe sind Leber (Glykogen bis zu 10 % ihres Feuchtgewichts) und die Muskulatur (Glykogen maximal 1 %). Bei diesen beeindruckend differierenden Zahlen enthält die Muskulatur (25 kg) eines wohlgenährten Menschen (70 kg) insgesamt mehr Glykogen (250 g) als die 1,5 kg schwere Leber (150 g).
Auch funktionell wirken Leberglykogen und Muskelglykogen unterschiedlich. Die Leber besitzt das Enzym Glucose-6-phosphatase und kann damit beim Abbau des Glykogens freie Glucose produzieren und diese zur Versorgung der peripheren Organe an das Blut abgeben.
Die Muskelzellen besitzen keine Glucose-6-phosphatase, können also aus Glykogen keine freie Glucose produzieren. Erst das aus Glucose-6-phosphat gebildete Pyruvat bzw. das Lactat kann die Muskelzellen verlassen und in der Leber über die Gluconeogenese Glucose liefern.

Kooperation von Leber und Muskulatur im Glucosestoffwechsel (Lactatzyklus oder Cori-Zyklus)

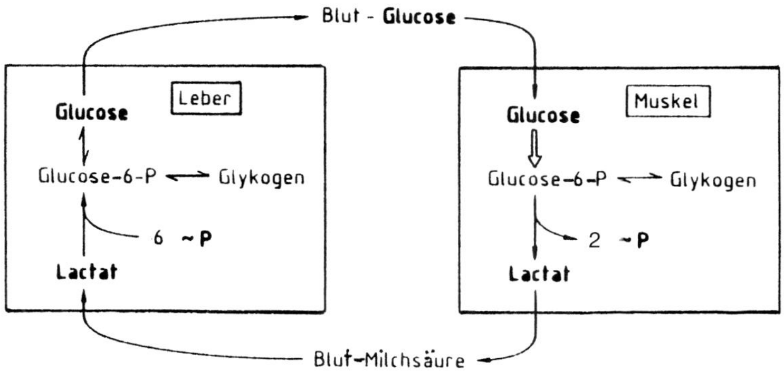

Glykogen in Leber und Muskulatur
Bei Bedarf (Hunger und Muskelarbeit) werden die Glykogenspeicher entleert, in Ruhe und bei Nahrungsaufnahme (Resorptionsphase) wieder aufgefüllt. Dies gilt für Leber und Muskel. Die Unterschiede des Glykogenstoffwechsel zwischen Muskel und Leber zeigt die Tabelle:

	Leber	Muskel
Max. Konzentration (g/100 g)	10	1
Gesamtmenge (g) pro Organ	150	250
Abgabe freier Glucose durch G-6-phosphatase	+	–
Auslöser der Aktivierungskaskade	Glucagon oder Adrenalin	Adrenalin
direkte Aktivierung der Phosphorylasekinase	P-Inositolkaskade	Kontraktion über Ca^{++}-Calmodulin
Allosterische Regulation der Phosphorylase b	–	↑ AMP ↓ ATP, Glucose-6-P

Klinischer Bezug

Glykogenosen

Als Glykogenosen werden erbliche Enzymdefekte des Glykogenstoffwechsels bezeichnet. Es sind schwere Stoffwechselstörungen („inborn errors of metabolism"), die meist bereits in der Kindheit zum Tode führen.
Eine abnorme Glykogenspeicherung (Glykogenose) tritt etwa bei 1 von 25 000 Neugeborenen auf. Die jeweiligen Krankheitsbilder werden nach ihrem Erstbeschreiber und (oder) mit den römischen Zahlen I bis IX benannt, zum Beispiel Glykogenose I = von Gierke-Krankheit.
Da bis heute insgesamt 16 verschiedene Enzymdefekte (den Stoffwechsel des Glykogen und dessen Regulation sowie die Glykolyse betreffend) aufgeklärt wurden, ist die Nomenklatur höchst missverständlich. Alle führen jedoch zur Glykogenspeicherung in der Leber und (oder) den Skelettmuskeln sowie in einigen Fällen sogar in den Herzmuskel.
Klinische Charakterisierungen unterscheiden Leberglykogenosen und Muskelglykogenosen, solche mit normal aufgebautem und solche mit abnormem Glykogen.
Am häufigsten und bekanntesten ist die Glykogenose I (v. Gierke), bei der die Leber und z. T. die Niere betroffen sind. Sie beruht entweder auf einem Defekt der Leber-Glukose-6-Phophatase Typ Ia (90 % der Typ I-Fälle) oder auf einem Defekt der Glucose-6-P-Translocase Typ Ib (10 % der Typ I-Fälle). Leberfunktionsstörungen und Lebergewichte von bis zu 10 kg statt normal 1,5 kg können auftreten, weil die Leber Glucose unverändert aufnimmt und mit Glucokinase phosphoryliert, aber wegen der fehlenden Phosphataseaktivität nicht wieder abgeben kann. Die phosphorylierte Glucose, auch aus der Gluconeogenese, wird in die Glykogensynthese eingeschleust.
Die Regulation des Blutzuckers bei den betroffenen Kindern ist gestört, die Kinder neigen zu hypoglykämischen Anfällen. Durch das plötzliche Abfallen des Blutzuckers wird die Energieversorgung des Gehirns unterbrochen, es kann zu Krämpfen und Bewusstlosigkeit kommen.

Die Therapie besteht in diätetischen Maßnahmen im Sinne von multiplen über den Tag verteilten kleinen Mahlzeiten um die lebensbedrohlichen Hypoglykämie zu verhindern, u. U. auch in Lebertransplantationen. Somatische Gentherapien werden zukünftig erwartet.

XII.3 Glykogensynthese

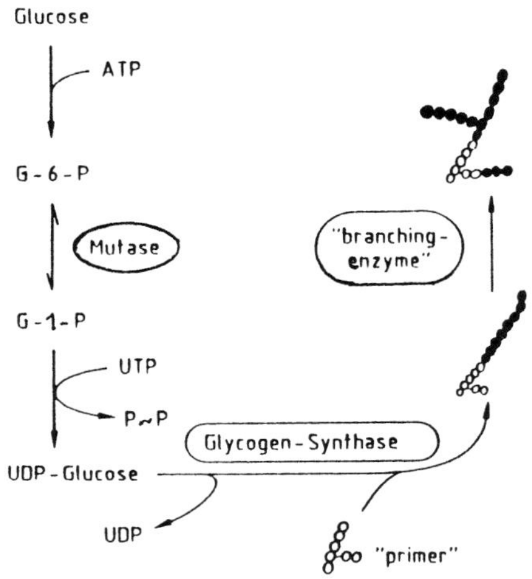

Die Glykogenbildung findet hauptsächlich in der Leber und in der Muskulatur statt. Dazu wird über Glucose-1-phosphat Uridindiphosphat-Glucose (UDP-G) gebildet. Aus dieser sog. aktivierten Glucose kann durch die Glykogensynthase der Glucoserest auf Glykogen übertragen werden.

Zum Glykogenaufbau aus UDP-Glucose sind zwei Enzyme erforderlich. Zunächst wird für die Synthese ein Startermolekül („primer") benötigt; hierbei handelt es sich um ein α-glykosidisch verbundenes Oligosaccharid oder um ein Starterprotein mit gleichzeitiger Synthaseaktivität, das Glycogenin. Durch die Transferase Glykogensynthase wird aus UDP-Glucose zunächst eine lange, unverzweigte 1–4-Glucosekette aufgebaut. Durch ein Verzweigungsenzym („**branching enzyme**"), eine intramolekulare Transferase, wird dann ein Hexasaccharid aus der 1,4-Bindung in eine 1,6-Bindung nach vorn im Molekül umgehängt. Der systematische Name des Verzweigungsenzyms ist 1,4-Glucan-1,6-transferase.

F07

Frage 12.8: Lösung D

Bei guter Ernährungslage und körperlicher Ruhe liegt die Glykogenphosphorylase inaktiv in dephosphorylierter Form (Phosphorylase b) vor. Sowohl in der Leber als auch im Muskel kann sie mittels einer Enzymkaskade durch Phosphorylierung aktiviert werden (im Hunger ausgelöst durch Glucagon, bei körperlicher Aktivität ausgelöst durch Adrenalin).

Die Muskel-Phosphorylase b wird zusätzlich ohne Phosphorylierung durch AMP, das bei hohem Energieverbrauch aus ATP entsteht, allosterisch aktiviert. Die Aussagen (A) und (B) sind falsch, denn die Phosphorylase dient dem Glykogenabbau und gehört in die Enzymklasse der Transferasen.

Aussage (C) ist falsch, denn durch die Phosphorylase entsteht nicht Glucose-6-P, sondern Glucose-1-P.

Aussage (E) ist falsch, denn der Glykogenabbau wird durch Insulin gehemmt und durch Adrenalin und Glucagon aktiviert.

Siehe Lerntexte XII.1 und XII.4.

H07

Frage 12.9: Lösung B

Bei den Glykogenspeicherkrankheiten (Glykogenosen) können klinisch und nach den betroffenen Enzymen 9 Formen unterschieden werden. Die häufigste Form betrifft die Glucose-6-Phosphatase der Leber (B). Beim genetisch bedingten Defekt dieses Enzyms kann die Leber keine Glucose zur Abgabe an das Blut aus Glucose-6-P freisetzen, nimmt aber unverändert Glucose aus dem Blut auf, phosphoryliert sie und bildet daraus Glykogen. Die normalerweise 1,5 kg schwere Leber kann durch das gebildete Glykogen dabei auf 10 kg wachsen, die betroffenen Kinder sterben letztlich an Leberversagen. Eine Gentherapie ist nur begrenzt und eher experimentell erfolgreich, als endgültige Therapie kommt nur eine Lebertransplantation infrage. Der Ausfall der unter (A), (C), (D) und (E) genannten Enzyme bzw. Transporter würde nicht zu einer Glykogenspeicherung führen. Siehe Lerntext XII.2.

XII.4 Regulation des Glykogenstoffwechsels

Adrenalin und Glucagon stimulieren den Glykogenabbau und hemmen die Glykogensynthese. Antagonistisch wirkt Insulin, es stimuliert die Synthese und hemmt den Abbau.

Synthese und Abbau von Glycogen werden gegenseitig reguliert

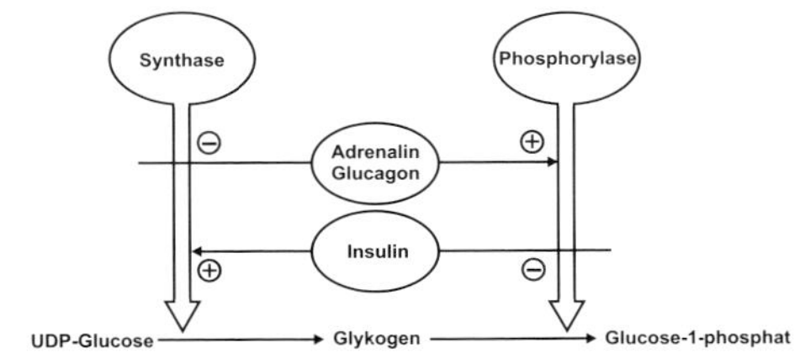

Die Hormone wirken nicht direkt auf die Glykogensynthese und Glykogenphosphorylase, sondern über eine enzymatische Verstärkerkaskade, die durch Bindung der Hormone an ihren jeweils spezifischen Membranrezeptor in Gang gesetzt wird. Am Ende der Kaskade führt die Phosphorylierung der Synthase zu einer Inaktivierung, die der Phosphorylase zu einer Aktivierung. Der Insulinrezeptor, eine Tyrosinkinase, senkt das intrazelluläre cAMP. Adrenalin und Glucagon erhöhen die intrazelluläre cAMP-Konzentration. Beendet werden die Hormonwirkungen durch Abbau der peripheren Hormone und danach durch den cAMP-Abbau mittels Phosphodiesterase und mithilfe verschiedener Phosphoproteinphosphatasen, die hydrolytisch den Phosphatrest abspalten, wodurch die Kinasen und die Glykogenphosphorylase inaktiviert, die Glykogensynthase dagegen aktiviert wird.

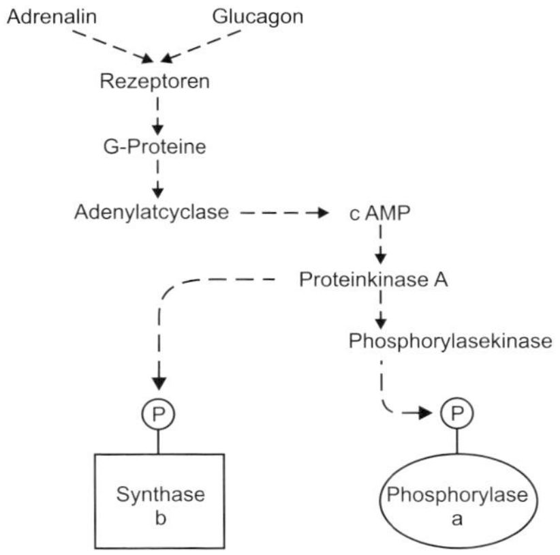

F06

→ **Frage 12.10: Lösung D**

Die gesuchte Falschaussage ist (D), denn die Oxalacetatumwandlung in Phosphoenolpyruvat (PEP) erfordert kein Biotin, sondern ATP und erfolgt unter CO_2-Abspaltung im Cytosol (katalysiert durch die PEP-Carboxykinase).
Biotin-CO_2 erfordert die Umwandlung von Pyruvat in Oxalacetat (C) in der Mitochondrienmatrix als wichtigste Startreaktion der Gluconeogenese aus Lactat und C_3-Aminosäuren.
Siehe Lerntext XII.5.

F09

→ **Frage 12.11: Lösung A**

Bei der Gluconeogenese werden die beiden C3-Verbindungen Glycerinaldehyd-Phosphat (Glyceral-Phosphat) und Dihydroxyaceton-Phosphat (Glyceron-Phosphat) durch die Aldolase zu Fructose-1,6-bisphosphat verbunden. Die Reaktion ist eine Aldol-Addition (Aldol-Kondensation). Es ist eine reversibele Reaktion, d. h. die Aldolase ist sowohl an der Glykolyse als auch bei der Gluconeogenese beteiligt.

H08

→ **Frage 12.12: Lösung C**

Zu **(C)**: Die Gluconeogenese findet hauptsächlich in der Leber statt. Aber auch die Niere kann (vorwiegend aus Glutamin) Glucose bilden. Aus Glutamin und Glutamat wird NH_4^+ abgespalten und zur Neutralisation bei Azidose im Austausch mit Na^+ in den Urin sezerniert. Aus zwei Mol des entstehenden α-Ketoglutarat kann dann unter Verbrauch von 4 ATP ein Mol Glucose entstehen.
Zu **(A)** und **(B)**: Beide Aussagen sind falsch, denn es werden jeweils 2 Mol der Gluconeogenese-Substrate für 1 Mol Glucose benötigt.
Zu **(D)**: Bei Azidose durch lang dauerndes Fasten ist die Gluconeogenese der Niere nicht vermindert, sondern gesteigert.
Zu **(E)**: Bei (respiratorischer) Alkalose ist die Gluconeogenese in den proximalen Nierentubuluszellen nicht gesteigert, sondern vermindert.

H10

→ **Frage 12.13: Lösung D**

Zu **(D)**: Die meisten Enzyme der Glykolyse wirken reversibel (d. h. bei der Glukoneogenese und Glykolyse), so auch die Phosphoglycerat-Kinase, die die Reaktion 1,3-bis-P-Glycerat + ADP zu 3 P-Glycerat + ATP katalysiert.
Zu **(A)** – **(C)** und **(E)**: In der Glykolyse wird Glukose zu Pyruvat oder Laktat abgebaut unter Bildung von ATP. Bei der Glukoneogenese wird aus Laktat bzw. Pyruvat unter Verbrauch von ATP Glukose gebildet. Drei Kinasen der Glykolyse (Hexokinase (B), P-Fruktokinase (C) und Pyruvat-Kinase (E)) katalysieren nur irreversible Reaktionen der Glykolyse, d. h. sie müssen bei der Glukoneogenese durch andere Enzyme die nur der Glukoneogenese dienen, umgangen werden, z. B. durch die Glukose-6-phosphatase (A).

F08

→ **Frage 12.14: Lösung D**

Beim Abbau ungerader Fettsäuren und beim Abbau von Isoleucin und Valin entsteht Propionyl-CoA, das durch Biotin-CO_2 zu Methylmalonyl-CoA carboxyliert wird. Eine Vitamin B_{12}-abhängige Isomerase wandelt Methylmalonyl-CoA in Succinyl-CoA um, das im Citratcyclus abgebaut oder zur Gluconeogenese verwendet werden kann.
Aussage (A) ist falsch, denn Acetyl-CoA führt nicht zur Bildung von Methylmalonyl-CoA, sondern wird zu CO_2 und H_2O abgebaut oder zur Synthese von Fettsäuren, Ketonkörpern oder Cholesterin verwendet.

F08

→ **Frage 12.15: Lösung D**

Die relativ seltenen ungeradzahligen Fettsäuren und auch die Aminosäuren Isoleucin und Valin ergeben beim Abbau Propionyl-CoA, das über Methylmalonyl-CoA, Succinyl-CoA und Succinat zu Oxalacetat umgewandelt werden kann. Oxalacetat kann durch die PEP-Carboxykinase (D) in die Gluconeogenese eingeschleust werden.
Aussage (E) ist falsch, denn die Pyruvat-Carboxylase ist für die Gluconeogenese aus Propionyl-CoA nicht nötig, weil Oxalacetat hier auf einem anderen o. g. Weg entsteht. Die Pyruvat-Carboxylase ist notwendig, für die Gluconeogenese aus Pyruvat, Lactat und Alanin.
Die Aussagen (A), (B) und (C) sind falsch, denn die genannten Enzyme sind nicht beteiligt an der Gluconeogenese, sondern an der Fettsäuresynthese (A), der Fettsäureaktivierung (B) und am Transport der aktivierten Fettsäuren durch die Mitochondrienmembran (C).
Von geradzahligen Fettsäuren und von Acetyl-CoA gibt es in Wirbeltieren keinen Weg zur Glucose.

H01

→ **Frage 12.16: Lösung C**

Die Glucose-6-phosphatase ist ein wichtiges Enzym für die Gluconeogenese in der Leber und in der Niere; ihr Produkt ist freie Glucose und das Enzym ist gebunden an das glatte endoplasmatische Retikulum (C).
Die Lokalisation der beiden anderen wichtigen Enzyme für die Gluconeogenese ist folgende: Die Pyruvatcarboxylase ist mitochondrial ((A) ist falsch) und die Fructose-1,6-bisphosphatase ist cytosolisch.
Bei der Gluconeogenese wird das mitochondrial entstandene Oxalacetat nicht durch einen spezifischen Carrier in das Cytosol transportiert, sondern in Form von Malat. Erst die cytosolische Malatdehydrogenase stellt dann wieder Oxalacetat für die weiteren Reaktionen her ((D) ist falsch).
Das Gluconeogeneseenzym PEP-Carboxykinase kommt nicht mitochondrial, sondern cytosolisch vor; auch erfolgt seine Regulierung nicht durch Phosphorylierung, sondern die PEP-Carboxykinase wird unter cAMP-Wirkung induziert und durch Insulin reprimiert; beide Begriffe beziehen sich auf die Synthese des Enzyms.

F08

→ **Frage 12.17: Lösung C**

Die Fructose-1,6-bisphosphatase katalysiert die Reaktion
F-1,6-bis-P + H_2O → F-6-P + P_i
und ist das vorletzte Enzym der Gluconeogenese, so dass Aussagen (A) und (D) falsch sind.
Aussage (B) ist falsch, denn der allosterische Effektor Fructose-2,6-bisphosphat wird nicht durch die Fructose-1,6-bisphosphatase, sondern durch eine Fructose-2,6-bisphosphatase hydrolysiert.
Aussage (E) ist falsch, denn die Spaltung von F-1,6-bis-P in Glyceron-P und Glyceral-P wird nicht durch das Gluconeogeneseenzym F-1,6-bis-Pase, sondern durch das Glykolyseenzym F-1,6-bis-P-aldolase katalysiert.
Siehe Lerntext XII.5.

XII.5 Gluconeogenese

Ende des vorigen Jahrhunderts wurde bereits von Physiologen, z. T. in Selbstversuchen, festgestellt, dass sich der Mensch langfristig völlig zuckerfrei ernähren kann. In der Ethnologie bildet die traditionelle Ernährungsweise der Eskimos ein eindrucksvolles Beispiel für Kohlenhydrat-freie Ernährung von Menschen (fast ausschließlich mit Protein und Fett). Da das menschliche Gehirn aber auf kontinuierliche Zufuhr von Glucose in einer Menge von ca. 100 g pro 24 Stunden angewiesen ist, muss Glucose aus Nicht-Kohlenhydrat-Vorstufen synthetisiert werden. Dieser Vorgang wird Gluconeogenese genannt.
Die Gluconeogenese findet hauptsächlich in der Leber statt, daneben auch in der Nierenrinde. Die Gluconeogenese ist ein Energie verbrauchender Biosyntheseweg (Anabolismus), die notwendige Energie wird durch ATP und GTP geliefert.
Ausgangssubstrate für die Gluconeogenese sind glucoplastische Aminosäuren, Glycerin, Lactat und Pyruvat.
Lactat ist ein Gluconeogenesesubstrat, da es aber fast ausschließlich anaerob aus Glucose entsteht, trägt es nicht zur Netto-Glucoseneubildung bei.
Die Gluconeogenese verläuft über weite Strecken, von identischen Enzymen katalysiert, als **Umkehrung der Glykolyse**. Wo die Umkehrreaktionen energetisch ungünstig oder unmöglich sind, werden spezielle Enzyme als **Gluconeogenese-Schrittmacher** eingesetzt. An vier Stellen der Gluconeogenese sind zusätzliche Enzyme notwendig: Die Pyruvatcarboxylase und die Phosphoenolpyruvatcarboxykinase ermöglichen den Schritt vom Pyruvat zum Phosphoenolpyruvat. Beim ersten Schritt zum Oxalacetat wird ATP benötigt, beim zweiten Schritt vom Oxalacetat zum Phosphoenolpyruvat wird GTP verbraucht.
Auf der Stufe der Hexosephosphate werden für die Gluconeogenese zusätzlich zwei Phosphohydrolasen benötigt. Es sind dies die Fructose-1,6-bisphosphathydrolase und die Glucose-6-phosphathydrolase, die jeweils die Esterphosphate hydrolytisch spalten.

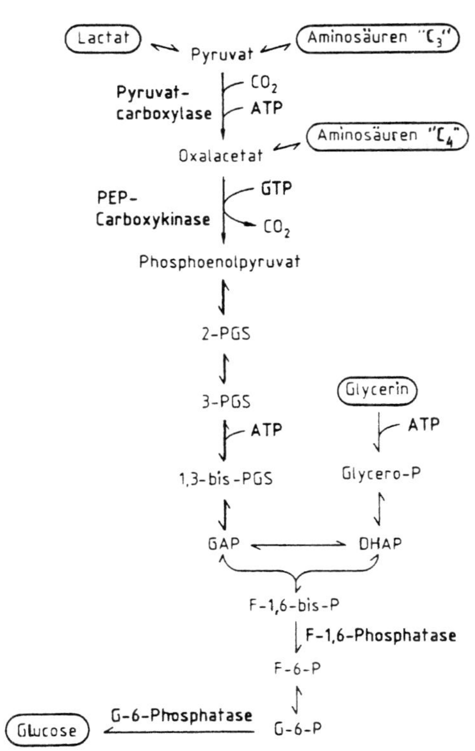

Die Gluconeogenese als endergoner (Energie verbrauchender) Anabolismus benötigt unterschiedliche Mengen energiereicher Phosphate. Ausgehend von Lactat und C_3-liefernden Aminosäuren werden durch den Weg über Pyruvat pro Mol Glucose (180 g) 6 mol energiereiches Phosphat verbraucht.
C_4-Aminosäuren werden direkt in Oxalacetat umgewandelt und sind als Ausgangssubstrate für die Gluconeogenese energetisch günstiger (sie verbrauchen vier energiereiche Phosphate zum Aufbau eines Mols Glucose). Ein sehr wichtiges Gluconeogenese-Substrat ist das beim Abbau der Fette freiwerdende Glycerin, das durch eine einzige Phosphorylierung bereits Anschluss an Glycerinaldehydphosphat und Dihydroxyacetonphosphat findet (somit sind nur zwei ATP pro Mol Glucose nötig). Die Gluconeogenese aus Glycerin ist insbesondere bei langfristigem Hunger von quantitativer Bedeutung.
Werden Lactat und C_3-Aminosäuren über Pyruvat zur Gluconeogenese verwendet, so läuft die Synthese vom Pyruvat zum Oxalacetat zunächst in den Mitochondrien ab. In Form von Malat wird das Oxalacetat in das Zytoplasma transportiert, wo die nächsten Schritte ablaufen. Malat ist als Transportmetabolit durch die Mitochondrien-Membran („malate-shuttle") besonders günstig, da so auch Wasserstoff ($NADH_2$) für die Reduktion zum Glycerinaldehydphosphat durch die zytoplasmatische Malat-Dehydrogenase zur Verfügung gestellt wird.

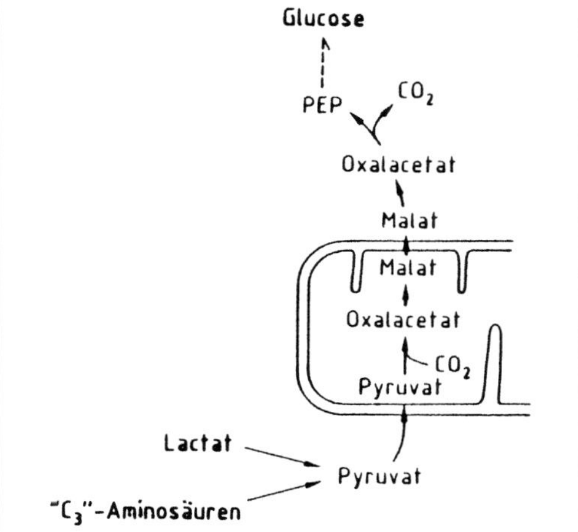

XII.6 Regulation der Gluconeogenese

Wie Anabolismus und Katabolimus generell, so werden auch Gluconeogenese und Glykolyse **gegensinnig** an ihren unidirektional wirkenden **Schrittmacherenzymen** reguliert.

Schrittmacherenzyme in der Leber

Glykolyse	Gluconeogenese
Glucokinase	Pyruvatcarboxylase
Phosphofructokinase	PEP-Carboxykinase
Pyruvatkinase	Fructose-1,6-bisphosphatase
	Glucose-6-phosphatase

Eine Feinkontrolle erfolgt allosterisch, die wichtigsten positiven (+) und negativen (–) allosterischen Effektoren sind für den Glykolyse-Schrittmacher PFK-1 und für den Gluconeogenese-Schrittmacher F-1,6-Pase tabellarisch dargestellt.
Feinkontrolle
Glykolyse und Gluconeogenese werden allosterisch gegensinnig reguliert:

allosterischer Effektor	P-Fructokinase	Fructose-1,6-bisphosphatase
Fructose-2,6-bisphosphat	+	–
ADP, AMP	+	–
ATP	–	+
Citrat	–	+

Die Gluconeogenese wird zusätzlich noch auf der Stufe der Pyruvatcarboxylase durch Acetyl-CoA

allosterisch aktiviert und an der Pyruvatcarboxylase und PEP-Carboxykinase durch ADP allosterisch gehemmt.
Die Glykolyse wird zusätzlich zur PFK-1 noch an der Pyruvatkinase im positiven Feed back durch Fructose-1,6-bisphosphat allosterisch aktiviert und durch Alanin und ATP gehemmt.
Der stärkste allosterische Effektor ist Fructose-2,6-bisphosphat (F-2,6-BP), dessen Konzentration durch Adrenalin und Glucagon erniedrigt und durch Insulin erhöht wird.

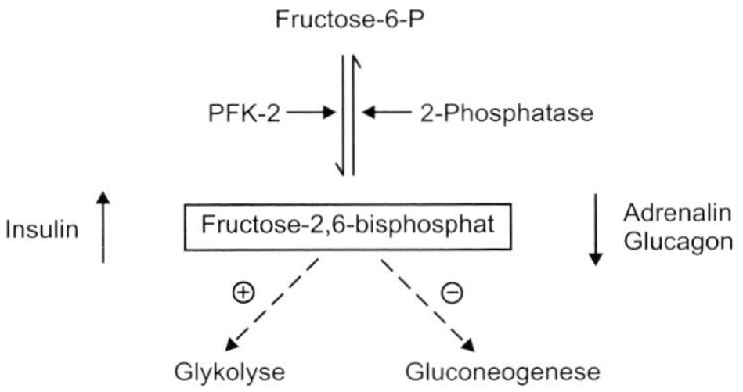

Die Konzentration des allosterischen Effektors F-2,6-BP wird durch ein bifunktionelles Enzymprotein eingestellt. In phosphorylierter Form baut es als F-2,6-Phosphatase den allosterischen Effektor F-2,6-BP ab. Nach Dephosphorylierung durch eine P-Proteinphosphatase als Phosphofructo-2-kinase (PEK-2) erhöht es die F-2,6-BP-Konzentration:

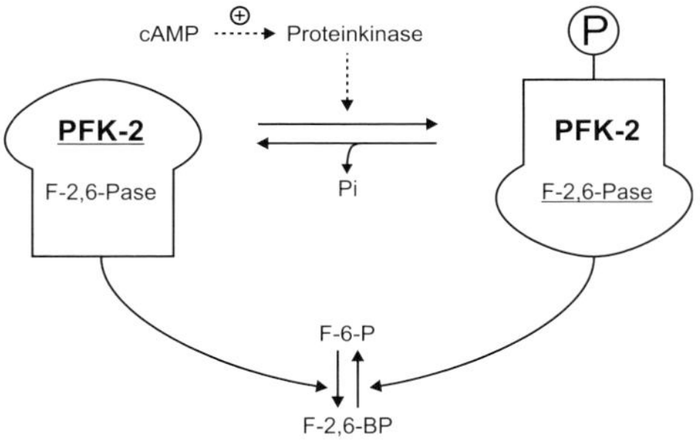

Glucagon und Adrenalin wirken über G-Proteine – cAMP – nicht nur indirekt allosterisch fein kontrollierend, sondern sie wirken auch transskriptional in der Grobkontrolle, indem sie über cAMP die Synthese der Gluconeogenese Schrittmacherenzyme induzieren. Insulin wirkt antagonistisch. Glucocorticoide induzieren die Synthese der Gluconeogenese-Schrittmacher-Enzyme.
Grobkontrolle: transskriptional durch Induktion und Repression der Enzymsynthese werden Glykolyse und Gluconeogenese gegensinnig reguliert:

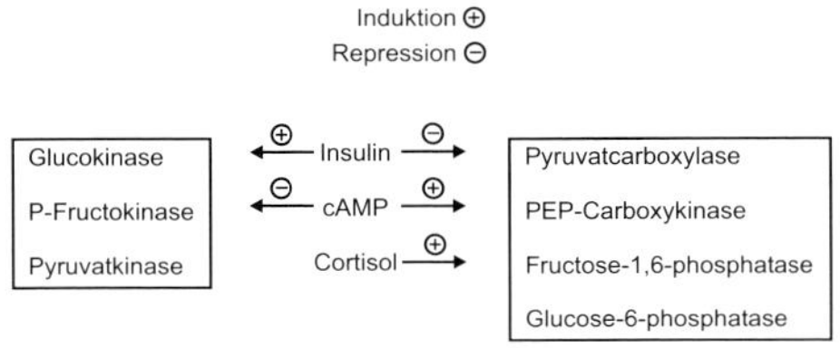

Klinischer Bezug

Hypoglykaemie

Eine Hypoglykaemie liegt vor, wenn die Glucosekonzentration im arterialisierten Kapillarblut (aus der Fingerkuppe oder dem Ohrläppchen entnommen) statt normal ca. 5 millimolar (90 mg/dl) unter 3 millimolar (50 mg/dl) beträgt.
Die Ursachen können vielfältig sein, unter anderem:

1. Hyperinsulinismus (funktional, durch Insulinüberdosierung oder durch einen Insulin-produzierenden Tumor).
2. Ausfall der Glucocorticoidproduktion (durch Nebenniereninsuffizienz (Morbus Addison) oder Hypophysenvorderlappeninsuffizienz).
3. Glykogenspeicherkranheiten
4. Störung der Gluconeogenese (Lebererkrankungen, Alkoholismus, Galaktosaemie, angeborene Enzymdefekte).

Die Symptome einer Hypoglykaemie können unterschiedlich sein und hängen wesentlich von der Geschwindigkeit des Glucoseabfalls ab:

1. Ein allmählicher Abfall (in mehreren Stunden bis Tagen) führt zu einer Gegenreaktion durch Adrenalin-Ausschüttung: Tachykardie und Hypertonie, dazu psychische und neurologische Ausfälle bis zur Bewusstlosigkeit (hypoglykaemisches Koma).
2. Ein akuter Abfall (in Minuten) bewirkt **keine** Adrenalin-bedingten Kreislaufsymptome, sondern es kommt zum hypoglykaemischen Schock mit Krämpfen und Bewusstseinsstörungen.

Schwere Hypoglykaemien sind lebensbedrohlich, eine sofortige intravenöse Gabe von Glucoselösungen ist angezeigt.
Gefährdete Patienten sollten stets Glucose (= Dextrose in Tablettenform) bei sich tragen und diese beim ersten Auftreten von Symptomen einnehmen.

H08

→ **Frage 12.18: Lösung C**

Zu **(C)**: Glucagon induziert in der Leber die Bildung der Phosphoenolpyruvat-Carboxykinase, eines Schrittmacherenzyms der Gluconeogenese. Gleichzeitig wird auch das Enzym selbst durch Phosphorylierung aktiviert.

Zu **(A)**, **(B)** und **(E)**: Calcitriol (A), Estrogen (B) und Thyroxin (E) wirken nicht auf die Gluconeogenese. Ihr Wirkungsmechanismus beruht zudem auf der Aktivierung eines intrazellulären Rezeptors ohne Proteinkinasebeteiligung.
Zu **(D)**: Insulin setzt die PEP-Carboxykinaseaktivität herab.

H06

→ **Frage 12.19: Lösung A**

Gluconeogenese und Glykolyse werden gegensinnig reguliert. Die vier Schrittmacherenzyme der Gluconeogenese (Pyruvatcarboxylase, PEP-Carboxykinase, Fructose-1,6-Bisphosphatase und Glucose-6-Phosphatase) werden als „Grobkontrolle“ durch cAMP und Cortisol induziert und durch Insulin reprimiert. Die „Feinkontrolle“ der Gluconeogenese erfolgt positiv allosterisch durch Acetyl-CoA ((A) ist richtig) an der Pyruvatcarboxylase der Mitochondrien und negativ allosterisch an der Fructose-1,6-Bisphosphatase durch AMP und Fructose-2,6-Bisphosphat ((B) und (C) sind also falsch).
Siehe Lerntext XII.6.

F09

→ **Frage 12.20: Lösung C**

Siehe Lerntext XII.6
Zu **(C)**: Glykolyse und Gluconeogenese werden gegensinnig reguliert, die Glykolyse vorwiegend an der P-Fructokinase (Fructose-6-P → Fructose-1,6-bisphosphat) und die Gluconeogenese an der Fructose-1,6-bisphosphatase (Fructose-1,6-bisphosphat → Fructose-6-P + P). Der stärkste allosterische Effektor für diese gegenläufigen Schrittmacherenzyme ist Fructose-2,6-bis-P, das die Kinase aktiviert und die Phosphatase hemmt. Fructose-2,6-bis-P wird durch eine bifunktionale PFK/FBP aus Fructose-6-P synthetisiert und auch abgebaut. In phosphorylierter Form wirkt sie als Hydrolase und senkt das F-2,6-bis-P, wodurch es zu vermehrter Gluconeogenese und Hemmung der Glykolyse kommt. Ausgelöst wird dies durch Glucagon, cAMP und Proteinkinase.
Zu **(A)**, **(B)** und **(E)**: Diese Hormone wirken nicht über cAMP und Proteinkinasen.
Zu **(D)**: Insulin wirkt in der Leber vorwiegend induzierend auf die Glucokinase und reprimierend auf die Pyruvatcarboxylase.

F10

→ **Frage 12.21: Lösung B**

Zu **(B)**: Mit Biotin (Vitamin H), CO_2 und ATP kann die Pyruvat-Carboxylase Pyruvat zu Oxalacetat carboxylieren. Die Reaktion ist wichtig für die Glukoneogenese und zur Bereitstellung von Oxalacetat für den Citratzyklus.
Zu **(A)**: Die Beladung von Biotin mit CO_2 benötigt als Energielieferanten ATP.
Zu **(C)**: Die Pyruvat-Carboxylase ist ein mitochondriales Enzym.
Zu **(D)**: Die Pyruvat-Carboxylase liefert nicht Malat, sondern Oxalacetat. Dieses kann mit NADH durch eine Malatdehydrogenase zu Malat reduziert werden und so ins Zytosol zur Glukoneogenese transportiert werden.
Zu **(E)**: Die Pyruvat-Carboxylase wird durch Acetyl-CoA aktiviert, nicht gehemmt.

Kommentare aus Examen Frühjahr 2011

F11

→ **Frage 12.22: Lösung B**

Zu **(B)**: Die Glykogensynthese findet vorwiegend in der Leber und in der Skelettmuskulatur statt. Die **Glykogensynthase überträgt Glukosereste** aus Uridindiphosphat-Glukose (UDP-G, aktivierte Glukose) auf die nicht-reduzierenden Enden des Glykogens **in 1,4-glykosidische Bindungen**. Die Verzweigungen des Glykogens erfolgen durch eine 1,4-1,6-Glycantransferase („branching enzyme“).
Zu **(A)**: Beim **Glykogenabbau** (Glykogenolyse) erfolgt der Abbau nicht hydrolytisch, sondern **phosphorolytisch** mit P_i zum Glukose-1-phosphat.
Zu **(C)**: Die **Glykogenolyse** wird v. a. **in der Leber durch Glucagon** bei Hypoglykämie **stimuliert**, während die Glykogenolyse in den Muskelzellen vorwiegend durch Adrenalin und Kalziumionen stimuliert wird.
Zu **(D)**: Bei der Glykogensynthese wird Glukose mit ATP phosphoryliert zu Glukose-6-P, dieses wird durch eine Mutase isomerisiert zu **Glukose-1-P, das mit UTP umgesetzt** wird **zu UDP-Glukose**. Um ein freies Glukosemolekül auf Glykogen zu übertragen werden 2 energiereiche Phosphatbindungen benötigt.
Zu **(E)**: **Insulin** bewirkt in der Leber durch eine **Erniedrigung des cAMP** eine Stimulierung der Glykogenbildung und gleichzeitig eine Hemmung des Glykogenabbaus.

13 Biosynthese der Fettsäuren, Lipogenese

XIII.1 Fettbildung

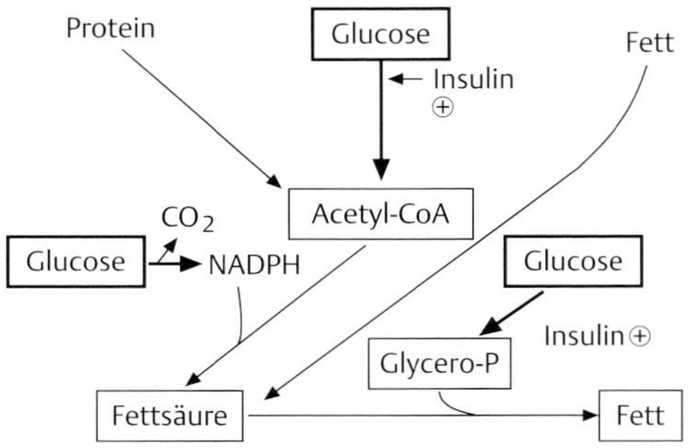

Dem Menschen zugeführte und über seinen Energiebedarf hinausgehende Nahrung wird in Form von Fett gespeichert. Glucose wird dazu über Pyruvat zu Acetyl-CoA abgebaut, das auch aus überschüssiger Eiweißnahrung gebildet wird.
Da sich die Fettsäuresynthase im Cytosol befindet, muss das in den Mitochondrien entstehende Acetyl-CoA dorthin transportiert werden. Dazu reagiert Acetyl-CoA mit Oxalacetat zum Citrat, das über einen Carrier ins Cytosol gelangt. Hier erfolgt durch eine ATP-abhängige Citratlyase eine Aufspaltung in Acetyl-CoA und Oxalacetat; letzteres wird zu Malat reduziert und in die Mitochondrien zurückgebracht.
Die Umwandlung von Kohlenhydrat in Fett ist beim Menschen irreversibel, weil die C_2-Verbindung Acetyl-CoA nicht in Pyruvat (C_3) oder einen anderen Ausgangsstoff für die Gluconeogenese rückverwandelt werden kann.
Zu den Reaktionen der Fettsäurebildung s. Lerntext XIII.2.

F01

→ **Frage 13.1: Lösung D**

Die Fettzellen speichern Fett, indem sie Fettsäuren aus dem Blut aufnehmen oder aber aus Kohlenhydraten selbst synthetisieren (A). Um die Fettsäuren mit Glycerin zu verestern, muss Glycerinphosphat bereitgestellt werden. Da die Fettzellen im Unterschied zur Leber keine Glycerokinase enthalten, muss unter Insulinwirkung Glukose aus dem Blut aufgenommen und bis zur Stufe der Triosephosphate über die Glycolyse abgebaut werden. Durch Reduktion entsteht aus den Triosephosphaten Glycerophosphat, mit dem dann die Synthese des Speicherfetts erfolgen kann (B). Durch Insulin wird sowohl die Bereitstellung des nötigen Glycerophosphats stimuliert als auch die Neusynthese von Fettsäuren in der Fettzelle selbst (C). Der Fettabbau (Lipolyse) wird durch Glukagon und Adrenalin stimuliert.
Die gesuchte Falschaussage ist (D), denn die Fettzellen können Neutralfette (Triacylglycerine) aus dem Blut nicht aufnehmen. Die Triglyceride der Chylomikronen und VLDL müssen vorher durch eine endothelständige Lipoproteinlipase zu Fettsäuren und Glycerin abgebaut werden. Nur die Fettsäuren werden durch Diffusion in die Fettzellen aufgenommen.

F10

→ **Frage 13.2: Lösung A**

Zu **(A)**: Die Fettsäuresynthese aus Acetyl-CoA erfolgt im Zytosol, die Acetyl-CoA-Produktion in der Mitochondrienmatrix. Acetyl-CoA kann die Mitochondrienmembran nicht permeieren und wird von der Citratsynthase mit Oxalacetat zu Citrat umgewandelt, das ins Zytosol transportiert werden kann, wo es durch die ATP-Citratlyase mit ATP zu Acetyl-CoA und Oxalacetat gespalten wird.
Zu **(B)**: Die Citratsynthase kommt nur mitochondrial vor.
Zu **(C)**: Das Malatenzym setzt Malat mit $NADP^+$ zu Pyruvat, CO_2 und NADPH um. Es liefert NADPH für Biosynthesen.
Zu **(D)**: Die Pyruvat-Dehydrogenase ist rein mitochondrial und setzt Pyruvat zu Acetyl-CoA um.
Zu **(E)**: Die Malat-Dehydrogenase dient als Teil des „Malat-Shuttle“ dem Transport von Wasserstoff durch die Mitochondrienmembran.

F07

→ **Frage 13.3: Lösung D**

Kohlenhydrate können gut in Fett umgewandelt werden („Kohlenhydratmast“). Zur Bildung der Fettsäuren muss zunächst die Glucose im Cytosol über die Glykolyse in Pyruvat umgewandelt werden (3), aus dem in der Mitochondrienmatrix Acetyl-CoA entsteht, das nur als Citrat (4) ins Cytosol gelangt, wo es wieder zu Acetyl-CoA und Oxalacetat gespalten wird (1). Nach Carboxylierung mit Biotin-CO_2 zu Malonyl-CoA (2) wird dann unter Abspaltung von CO_2 Acetoacetyl-ACP gebildet (5). Anschließend folgen 2 Reduktionen mit $NADPH_2$ und eine Wasserabspaltung.
Siehe Lerntexte XIII.1 und XIII.2.

F09

→ **Frage 13.4: Lösung A**

Zu **(A)**: Das geschwindigkeitsbestimmende Enzym der Fettsäuresynthese ist die Acetyl-CoA-Carboxylase, die Acetyl-CoA mit CO_2-Biotin zum Malonyl-

CoA carboxyliert. Die Acetyl-CoA-Carboxylase wird allosterisch durch Citrat aktiviert und durch Fettsäure-CoA gehemmt.
Durch Phosphorylierung wird sie kovalent inaktiviert, z.B. nach Adrenalin und Glucagon über G-Proteine, cAMP und Proteinkinase. Durch Dephosphorylierung unter Insulin wird sie aktiviert. Die Synthese der Acetyl-CoA-Carboxylase wird durch Insulin induziert und durch Glucagon reprimiert (Grobkontrolle).
Zu **(B)** und **(C)**: Die Malonyl-Transferase und die Acyl-ACP-Hydrolase sind Enzyme der Fettsäuresynthese, die nicht geschwindigkeitsbestimmend sind und nicht reguliert werden.
Zu **(D)** und **(E)**: Die Thiokinase aktiviert Fettsäuren im Zytosol für den Abbau, und die Carnitin-Acyltransferase transportiert die Fettsäuren in die Mitochondrien. Beide Enzyme dienen also dem Fettsäureabbau.

XIII.2 Biosynthese der Fettsäuren

Langkettige Fettsäuren können vom Menschen aus Acetyl-CoA synthetisiert werden. Die erforderliche Fettsäuresynthase ist ein im Cytosol gelegener Multienzymkomplex.
Das Ausgangsmaterial, Acetyl-CoA, muss aus der Mitochondrienmatrix herangeführt werden: Citronensäure passiert die Mitochondrienmembran und wird im Cytosol unter ATP-Verbrauch durch die Citratlyase in Acetyl-CoA und Oxalacetat gespalten; letzeres geht nach Reduktion zu Malat zurück in die Mitochondrien.

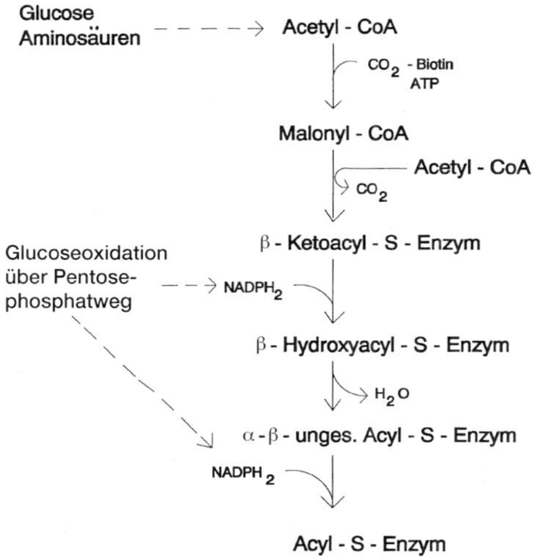

Das für die Synthese bestimmte Acetyl-CoA muss durch Carboxylierung zu Malonyl-CoA reaktionsfreudiger gemacht werden. Als **Schlüsselenzym** der Fettsäuresynthese ist die biotinhaltige **Acetyl-CoA-Carboxylase** interkonvertierbar, die Dephosphoform ist aktiv.
Der Multienzymkomplex Fettsäure-Synthase hat zwei funktionell wichtige HS-Gruppen: Eine periphere, die bei Reaktionsbeginn einen Acetylrest bindet und eine zentrale phosphopantetheinhaltige, die bei Synthesebeginn eine Malonsäure als Thioester bindet. Beide Acylreste werden vom Coenzym A auf die Thiolgruppe des Enzyms übertragen. CoASH spielt danach keine Rolle mehr bei der Fettsäuresynthese, da in der Folge das Substrat immer als Thioester am Enzym gebunden bleibt. Bei der Kondensation der beiden Acylreste wird CO_2 freigesetzt. Für jede C_2-Verlängerung werden 2 NADPH benötigt. So entstehen nacheinander Fettsäuren mit C_4, C_6 usw. bis zur Freisetzung von Palmitinsäure (C_{16}).

F02

→ **Frage 13.5: Lösung E**

Mit Blick auf die hier angesprochene Acetyl-CoA-Carboxylase ist nur Aussage (E) zutreffend. Bei dem unter (A) und (B) beschriebenen Enzym handelt es sich um die Pyruvat-Carboxylase ((A) und (B) sind falsch). Die Acetyl-CoA-Carboxylase wird unter Katecholaminen vermindert gebildet (Repression; (D) ist falsch); außerdem wird diese Carboxylase als interkonvertierbares Enzym durch Katecholamine phosphoryliert und in seiner Aktivität gehemmt ((C) ist falsch).

H10

→ **Frage 13.6: Lösung A**

Siehe Lerntext XIII.2.
Zu **(A)**: Der geschwindigkeitsbestimmende Schritt der Fettsäuresynthese im Zytoplasma ist die Carboxylierung von Acetyl-CoA zu Malonyl-CoA, die durch Citrat stimuliert wird.
Zu **(B)**: Die Fettsäuresynthese benötigt kein Biotin und kein $FADH_2$, sondern $NADPH_2$.
Zu **(C)**: Die Fettsäuresynthese wird durch Acyl-CoA nicht stimuliert, sondern gehemmt.
Zu **(D)**: In den Peroxisomen werden überlange Fettsäuren nicht synthetisiert, sondern abgebaut. Die Verlängerung von C_{16}, C_{18}-Fettsäuren bis C_{24} erfolgt am endoplasmatischen Retikulum.
Zu **(E)**: Für die Bildung von Malonyl-CoA wird nicht NADPH benötigt, sondern Biotin, CO_2 und ATP.

H06

→ **Frage 13.7: Lösung E**

Der Fettsäuresynthase-Komplex überträgt die wachsende Fettsäurekette, startend mit einem Acetylrest, jeweils auf einen Malonylrest, aus dem CO_2 abgespalten wird. In einer Palmitinsäure liefert also der erste Acetylrest die beiden letzten C-Atome der Kette.

Kommentare

XIII.3 Biosynthese von Triacylglycerinen

Jede Bildung von Triacylglycerin oder Triglycerid beginnt mit einem Glycerinphosphat, das je nach Organ auf einem der beiden folgenden Wege gebildet werden kann. Eine Glycerinkinase phosphoryliert freies Glycerin mit Hilfe von ATP und Mg^{++}; dieses Enzym gibt es in der Leber, im Herzmuskel und in den Enterozyten (Darmwand). Im Fettgewebe und im Skelettmuskel gibt es keine Glycerinkinase, hier wird das Glycerinphosphat aus dem Glucoseabbau gewonnen. Das Glykolyse-Produkt Dihydroxyacetonphosphat kann enzymatisch mit NADH und einer Glycerinphosphatdehydrogenase gewonnen werden.
Die für die Veresterung vorgesehenen Fettsäuren müssen ATP-abhängig über Acyladenylat zu Acyl-SCoA aktiviert werden. Aus Glycerinphosphat und 2 Acyl-CoA entsteht die Phosphatidsäure: Ein Glycerin ist mit 2 Fettsäuren und einer Phosphorsäure verestert. Durch Abspaltung der Phosphorsäure entsteht **Diacylglycerin**, das dann mit einem weiteren Acyl-CoA zum Triacylglycerin reagiert.

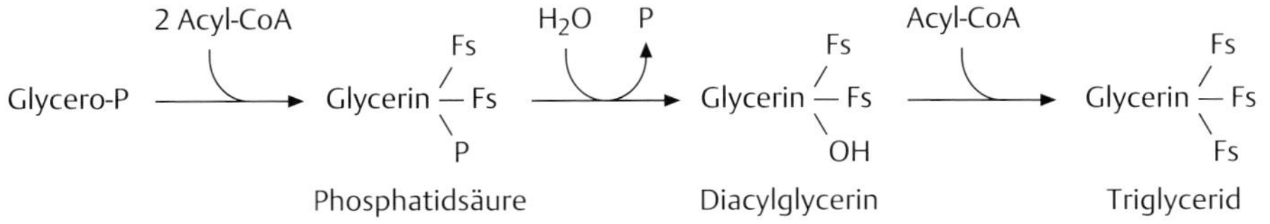

Klinischer Bezug

Was führt zu Übergewicht und Fettsucht?

Der Body Mass Index (BMI) errechnet sich aus dem Körpergewicht in kg geteilt durch das Quadrat der Körpergröße in m: $\frac{kg}{m^2}$

	BMI
Normalgewicht	20 – 25
Übergewicht	25 – 30
Fettsucht	> 30

Bei zu kalorienreicher Ernährung reagiert der Gesunde zunächst u. U. mit einer gewissen Stoffwechselsteigerung, z. B. durch vermehrten Muskeltonus und Muskelaktivität und einer vermehrten Wärmebildung und Wärmeabgabe. Längerfristig wird pro 50 kJ überschüssig zugeführter Energie ca. 1g Fett gebildet und gespeichert. Glucose ist für die Fettbildung notwendig:

1. da sie für die Fettsäuresynthese in Leber und Fettzelle NADPH aus dem Pentose-P-Weg bereitstellt.
2. da für die Speicherung in der Fettzelle Glycero-P nur aus Glucose gebildet werden kann.
3. zur Stimulierung, denn die Glucoseaufnahme in die Fettzelle ist insulinabhängig. Das Insulin hemmt gleichzeitig den Fettabbau und wirkt darüber hinaus appetitsteigernd.

Besonders rasch erfolgt die Gewichtszunahme, wenn Kohlenhydrate und viel Fett gegessen werden: mit Glucose-Insulin können die Nahrungsfettsäuren unverändert im Fettgewebe als Triglyceride gespeichert werden.

H10

→ **Frage 13.8: Lösung B**

Zu **(B)**: Arachidonsäure ist Ausgangssubstrat für die Bildung der Eikosanoide (Prostaglandine, Prostazykline, Thromboxane und Leukotriene). Die 4-fach ungesättigte C_{20}-Fettsäure Arachidonsäure wird aus der essentiellen, 2-fach ungesättigten C_{18}-Fettsäure Linolsäure gebildet. Die Zahl der Doppelbindungen nimmt demnach um zwei zu. Die Kettenverlängerung und Einführung von Doppelbindungen mittels Desaturasen findet am endoplasmatischen Retikulum statt.
Zu **(A)**: Als erster Schritt findet die Einführung einer Doppelbindung nicht zwischen C_5 und C_6, sondern zwischen C_6 und C_7 statt.
Zu **(C)**: Doppelbindungen können nicht zwischen bestehenden Doppelbindungen eingebaut werden, sondern nur zwischen der Carboxylgruppe und der ersten Doppelbindung der Kette.
Zu **(D)**: Ölsäure (mit einer Doppelbindung zwischen C_9 und C_{10}) ist eine nicht-essentielle einfach ungesättigte Fettsäure, die durch eine Desaturase aus Stearinsäure gebildet wird.
Zu **(E)**: Die Desaturasen benötigen nicht Liponsäure, sondern O_2, NADPH und Cytochrom b_5. Liponsäure ist Coenzym bei der oxidativen Decarboxylierung von Pyruvat und α-Ketoglutarat.

F08

→ **Frage 13.9: Lösung A**

Als Phosphatidsäure bezeichnet man ein Glycerin, das mit 2 Fettsäuren und 1 Phosphorsäure verestert ist. Die Fettsäuren werden dabei von Acyl-CoA auf Glycerinphosphat übertragen. (Die Frage ist

schlecht formuliert, denn nicht Acyl-CoA wird übertragen, sondern der Acylrest aus dem Acyl-CoA!).
Aussage (B) ist falsch, denn die Übertragung eines Acylrestes auf ein Diglycerid führt nicht zur Phosphatidsäure – diese wurde vorher durch eine Phosphatase zum Diglycerid –, sondern zum Triglycerid (= Triacylglycerid, = Neutralfett, = Speicherfett).
Aussage (C) ist falsch, denn die Übertragung von Cholin-P auf ein Diglycerid führt nicht zu einer Phosphatidsäure, sondern zum Glycerophosphatid Lecithin.
Aussage (D) ist falsch, denn eine Übertragung eines Diacylglycerinrestes aus CDP-Diacylglycerin auf Inositol führt nicht zu Phosphatidsäure, sondern zu Phosphatidylinositol.
Aussage (E) ist falsch, denn durch CDP-Übertragung aus CTP wird die Phosphatidsäure nicht gebildet, sondern aktiviert.
Siehe auch Lerntext XIII.3.

F03

→ **Frage 13.10: Lösung C**

Glycerin (= Glycerol) wird beim Abbau der Triglyceride frei. Es kann in die Gluconeogenese eingeschleust werden oder wieder für die Triglyceridsynthese verwendet werden. Für beide Reaktionen muss es mit ATP in Glycerophosphat umgewandelt werden. Das notwendige Enzym ist die Glycerokinase, die fast ausschließlich in der Leber vorkommt (C).
Da die Fettzellen keine Glycerokinase besitzen ((D) ist falsch), können sie Triglyceride nur synthetisieren, wenn sie das notwendige Glycerophosphat aus Glucose über den Glykolysemetaboliten Dihydroacetonphosphat gewinnen.

XIII.4 Biosynthese komplexer Lipide

Zu den komplexen Lipiden rechnet man die **Glycerinphosphatide** und die **Sphingolipide**; beide spielen als Membranbausteine eine wichtige Rolle. Für den Aufbau dieser Lipide werden manche Bauelemente durch Anlagerung an Cytidindiphosphat aktiviert. Hierfür sind wichtige Beispiele: CDP-Cholin, CDP-Ethanolamin, CDP-Diacylglycerin.

F04

→ **Frage 13.11: Lösung B**

Cholesterin wird vollständig aus Acetyl-CoA über Hydroxymethylglutaryl-CoA synthetisiert. Das Schrittmacherenzym ist die HMG-CoA-Reduktase (B).
Zu den Falschaussagen: Die Cholesterinsynthese läuft vollständig im Zytosol ab (A), mitochondrial erfolgt aus HMG-CoA die Synthese der Ketonkörper (Acetoacetat, β-Hydroxybuttersäure und Aceton). Die HMG-CoA-Reduktase wird im negativen Feedback durch Cholesterin reprimiert (gehemmt) und nicht induziert (C). Das Sterangerüst ist nicht mehrfach, sondern einfach an C_{17} hydroxyliert (D). Verestertes Cholesterin kommt im Zytosol und in Lipoproteinen vor. In den Membranen kommt nur unverestertes Cholesterin vor (E).

H07 H06 H04

→ **Frage 13.12: Lösung B**

Das Schrittmacherenzym der Cholesterin-Biosynthese ist die HMG-CoA-Reduktase, die therapeutisch bei Hypercholesterinämie kompetitiv gehemmt werden kann ((B) ist richtig). Physiologisch wird die HMG-CoA-Reduktase in negativer Rückkopplung durch Cholesterin sowohl reprimiert als auch allosterisch gehemmt. Durch die Hormone Insulin und Glukagon kann sie mittels cAMP-Proteinkinase über Phosphorylierung (inaktiv) und Dephosphorylierung (aktiv) reguliert werden.
Aussage (A) ist falsch, denn die ACAT verestert in der Leber Cholesterin zur Speicherung.
Aussage (C) ist falsch, denn die HMG-CoA-Synthase im Zytosol produziert aus Acetoacetyl-CoA und Acetyl-CoA HMG-CoA für die Cholesterinsynthese, ist aber kein Schrittmacherenzym.
Aussage (D) ist falsch, denn die Prenyltransferase ist bei der Cholesterin-Biosynthese für die Bildung von Farnesylpyrophosphat und nicht von Mevalonsäure verantwortlich.
Aussage (E) ist falsch, denn die Squalen-Epoxidase katalysiert am Schluss mit O_2 die Bildung von Squalenepoxid, aus dem heraus die Ringschlüsse zum Lanosterin erfolgen.
Siehe Lerntext XIII.5.

XIII.5 Cholesterin – Biosynthese

Das wichtigste Sterin im tierischen Stoffwechsel ist das Cholesterin, ein wasserunlöslicher C_{27}-Alkohol. Der Körper eines 70 kg schweren Menschen enthält etwa 150 g Cholesterin, das z. T. aus der Nahrung stammt, zum Teil aus der de-novo-Synthese. Zum Aufbau eines Cholesterinmoleküls werden 18 Acetyl-CoA verwendet. Ort der Cholesterinsynthese ist das Cytosol; die Synthese ist nicht auf ein bestimmtes Organ beschränkt. Zunächst werden 3 Acetyl-CoA zu β-Hydroxy-β-methyl-glutaryl-CoA vereint. Die gleiche Reaktionsfolge wurde im Lerntext IX.2 schon im Rahmen der mitochondrialen Ketogenese beschrieben; die hier besprochene Synthese läuft im Cytosol ab.
Das cytosolische HMG-CoA wird durch eine HMG-CoA-Reduktase mit NADPH reduziert, wobei das CoASH abgespalten wird und die bisher als Thioester gebundene Carboxylgruppe zum Aldehyd reduziert wird. Das Reaktionsprodukt hat 6 C-Atome und heißt Mevalonsäure. Als Schlüsselenzym der Cholesterinsynthese wird die HMG-CoA-Reduktase durch Cholesterin allosterisch gehemmt.

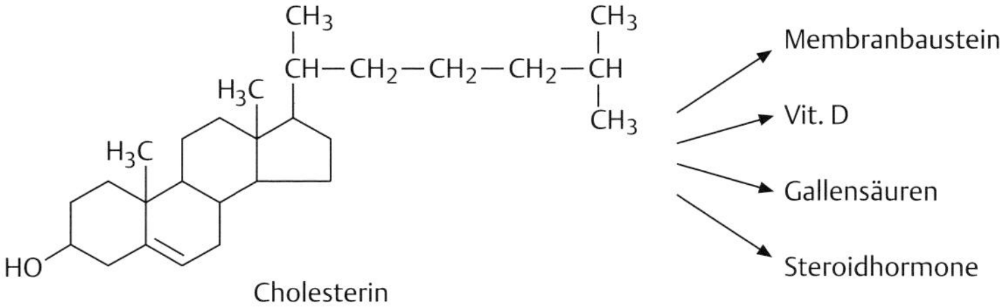

Cholesterin

Zwei Arten des „aktivierten Isoprens“ mit 5 C-Atomen werden gebildet: das Isopentenylpyrophosphat und das Dimethylallylpyrophosphat. Aus diesen C_5-Einheiten entstehen lineare C_{10}-, C_{15}- und C_{30}-Moleküle. Der C_{30}-Kohlenwasserstoff Squalen wird durch Ringschluss zum C_{30}-Lanosterin, das unter Verlust von 3 Methylgruppen zum Cholesterin wird.

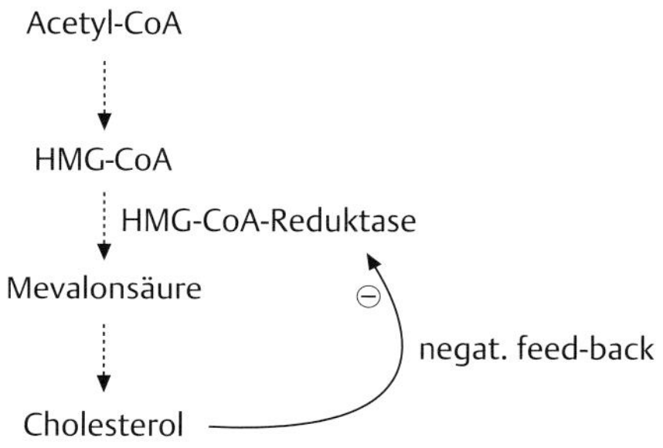

Klinischer Bezug

Familiäre Hypercholesterinaemie

Bei der familiären Hypercholesterinaemie ist das Serum-Cholesterin bereits im Säuglingsalter erhöht. Die Krankheit beruht auf einem Defekt des LDL-Rezeptors ($ApoB_{100}$-Rezeptor), der kodominant vererbt wird und bei dem mehr als 200 Mutationen (Polymorphismen) bekannt sind.

Heterozygot tritt der Defekt bei 1 von 500 Neugeborenen auf, das Serum-Cholesterin beträgt 300 bis 500 mg/dl. In der Kindheit treten Cholesteringeschwülste der Haut (Xanthome) auf, unbehandelt kommt es im Alter von 30-50 Jahren zu tödlichen Herz-Kreislaufkomplikationen (Koronare Herzkrankheit, Herzinfarkt, Apoplex).

Die **homozygote Form** der familiären Hypercholesterinaemie ist selten (1:1 Million), das Plasmacholesterin beträgt 500-1000 mg/dl. Bereits in der Kindheit treten eine massive Atherosklerose und Herzinfarkte auf.

Therapeutisch wird bei allen Formen einer Erhöhung des Serum-Cholesterins stufenweise vorgegangen z. B. durch

1. Diät
2. Hemmung der Cholesterinresorption durch Sitosterin
3. Bindung von Gallensäuren im Darm durch Ionenaustauscherharze (erhöht die Cholesterinumwandlung in Gallensäuren)
4. Hemmung der Cholesterinsynthese durch HMG-CoA-Reduktasehemmer, sog. Statine.

Da sich die Resorption des Nahrungscholesterins und die Eigensynthese gegenseitig kompensieren, ist eine Kombination der Stufen 1, 2 und 3 mit 4 besonders wirksam.

Bei der homozygoten Form und bei erfolgloser Therapie der Heterozygoten wird 14-tägig eine LDL-Apherese durchgeführt, bei der (ähnlich der Dialyse) extrakorporal LDL aus dem Serum praezipitiert wird und Plasma sowie Erythrozyten wieder infundiert werden.

Unter klinisch identischen Symptomen und Komplikationen verläuft eine Form der angeborenen Hypercholesterinaemie, die auf einer Mutation des Apolipoproteins B_{100} beruht. Sie tritt mit derselben Häufigkeit auf wie der Rezeptordefekt. Die Therapie ist identisch.

XIII.6 Lipoproteine

Die hydrophoben (wasserunlöslichen) Lipide werden im Blut als Lipoprotein-Partikel tranportiert. Verschiedene Typen von Lipoproteinen übernehmen spezielle Transportaufgaben im Blut.

Die Fettverdauung durch die Pankreas-Lipase liefert im Duodenum β-Monoglyceride und freie Fettsäuren, die sich zu **Mizellen** vereinigen und dann über den Bürstensaum in die Darmmukosa aufgenommen werden. Hier erfolgt die Resynthese von Triacylglycerinen, die dann zu großen Chylomikronen verpackt werden und über das Lymphsystem in den Blutkreislauf gelangen. So kommen die Nahrungsfette zum Fettgewebe, wo ihre Triglyceride durch eine Lipoproteinlipase in Fettsäuren und Glycerin gespalten werden. Die Fettsäuren werden von den Adipozyten aufgenommen; die Reste aus den Chylomikronen („remnants“) und das Glycerin gelangen auf dem Blutweg zur Leber.

VLDL transportieren die aus Nahrungsüberschuss in der Leber gebildeten Triacylglycerine auf dem

Lipoprotein-Klasse	Chylomikronen	VLDL (very low density lipoproteins)	LDL (low density lipoproteins)	HDL (high density lipoproteins)
Dichte (g/ml)	0,9	0,94–1,00	1,00–1,06	1,06–1,21
Zusammensetzung (%):				
Protein	1	10	20	50
Triglycerid	90	50	10	1–5
Cholesterin	5	19	45	18
Phospholipid	4	18	23	30
Syntheseort	Darmmukosa	Leber	Blut (aus VLDL)	Leber
Elektrophorese-Fraktion	keine Wanderung	Prä-β	β	α
Typische Apolipoproteine	A, B, CII, E	CII, B_{100}	B_{100}	A

Blutweg zum Fettgewebe, wo auch ihr Neutralfettanteil von der Lipoproteinlipase hydrolysiert wird. Die Fettsäuren werden von den Adipozyten aufgenommen; der VLDL-Rest wird zu **LDL** umgewandelt und bleibt in der Blutzirkulation. Der hohe Cholesteringehalt macht die LDL zum Lieferanten für Cholesterin-abhängige Organe, die sich durch einen LDL-Rezeptor zu erkennen geben; Ligand für die Bindung ist das Apolipoprotein B_{100}. Die LDL können auch Cholesterinablagerungen in Blutgefäßen (Koronararterien, Aorta) bewirken und gelten deshalb als prognostisch ungünstig.
HDL wirken im Gegensatz zu den LDL antiatherogen; ein hoher HDL-Gehalt gilt deshalb prognostisch als günstig.

Klinischer Bezug
Hyperlipaemien
Hyperlipaemien (= Hyperlipoproteinaemien) werden nach der Konzentration der verschiedenen Lipoproteine im Blutplasma „phenotypisch" von Fredrickson in die 6 Klassen I, IIa, IIb, III, IV und V eingeteilt.
Klinisch besonders interessant sind die Formen IIa, IIb und III, die auf Grund eines erhöhten LDL-Cholesterins mit einem großen Atherosklerose-Risiko einhergehen.
Sind auch Triglyceride erhöht, so besteht ein erhöhtes Risiko an einer akuten Pankreatitis zu erkranken.
Heute unterscheidet man primäre und sekundäre Hyperlipaemien (bei Überernährung, Leber- und Nierenerkrankungen, Alkoholismus).
Die primären Hyperlipaemien beruhen auf Mutationen von Rezeptoren, Apolipoproteinen und Regulatorproteinen, insgesamt sind ca. 20 Formen zu unterscheiden.

Klinischer Bezug
Atherosklerose
Die Atherosklerose ist in den Industriestaaten die bei weitem häufigste Krankheits- und Todesursache. Es handelt sich um eine nur beim Menschen auftretende, schleichend sich entwickelnde Erkrankung der Arterien mit Verdickung, Verhärtung, Elastizitätsverlust, Lumeneinengung und Endothelläsionen, an denen sich besonders leicht Thromben bilden (Endzustand u. a. Herzinfarkt und Apoplex). Bereits in der Jugend können streifige Lipideinlagerungen in die Intima der Arterien („fatty streaks") als zunächst noch reversible Vorstufe der Atherosklerose beobachtet werden. Bei Fortbestehen schädigender Einflüsse beginnt durch Zell- und Bindegewebsvermehrung, Lipideinlagerungen, Verkalkung und Endothelschädigung der sehr komplexe irreversible Prozess. Ein wichtiger Auslöser der Atherosklerose sind die LDL, insbesondere die durch O_2-Radikale oxidierten LDL. Einen Schutzfaktor stellen dagegen die HDL dar. Die wichtigsten therapierbaren bzw. beeinflussbaren Risikofaktoren sind tabellarisch zusammengefasst:
Risikofaktoren und Auslöser der Atherosklerose
Hypertonie
Übergewicht/Fettsucht
Rauchen
körperliche Inaktivität
Plasmaparameter
hohes LDL-Cholesterin
niedriges HDL-Cholesterin
hohes $LP_{(a)}$
hoher Blutzucker
hohes Homocystein
hohes Fibrinogen

XIII.7 Apolipoproteine

Lipoproteine sind Aggregate aus Apolipoproteinen (ApoLP, „Apo") und Fetten, Phosphatiden, Cholesterin und Cholesterinestern in wechselnder Menge (siehe Lerntext XIII.6). Apolipoproteine sind die lipid-freien Proteinanteile von Lipoproteinen. Man teilt sie in fünf Klassen (Apo A, Apo B, Apo C, Apo D, Apo E), von denen Untergruppen existieren.
Apo + Lipide ↔ Lipoproteine
Apo-LP wirken als Strukturbestandteil, als Liganden und als Enzymaktivatoren.

Funktionen der Apolipoproteine

1. Sie wirken als Strukturbestandteil:
   - Apo AII in HDL
   - Apo B_{48} in Chylomikronen
2. Sie sind **Liganden** für Rezeptoren:
   - Apo B_{100} für LDL-Aufnahme
   - Apo E für B/E-Rezeptor
   - Apo B_{48} für Aufnahme von Chylomikronen-Remnants
3. Sie wirken als **Enzymaktivatoren**:
   - Apo AI, Apo CI und Apo D: Aktivierung der Lecithin-Cholesterin-Acyl-Transferase (LCAT) in den HDL
   - Apo CII: Chylomikronen und VLDL

Aktivierung der endothelialen Lipoproteinlipase (LPL)
Die Apo-LP werden vorwiegend in der Leber und im Darm gebildet. Für das Apo B_{48} und das Apo B_{100} existiert ein gemeinsames Gen, dessen mRNA in der Darmmukose etwa in der Mitte durch posttranskriptionales „m-RNA-editing" („redigieren") ein Stopcodon erhält. Das Translationsprodukt ist das nur in Chylomikronen vorkommende Apo B_{48}. Die doppelt so große mRNA in den Leberzellen ergibt das Apo B_{100}, das mit ca. 20 % der LDL-Masse das nahezu einzige Apo LP in den LDL (β-LP) ist.

Klinischer Bezug

Dyslipoproteinämien

Mutationen kommen sowohl bei den Rezeptoren (für B_{100}) und den Enzymen (LCAT und LPL) vor. Sie können zu Dyslipoproteinämien führen. Hyperlipoproteinämien sind häufiger als Hypolipoproteinämien. Symptome der Dyslipoproteinämien können Atherosklerose/Thrombose, neurologische Störungen und gastrointestinale Beschwerden sein.

Klinischer Bezug

Nachweis von Apolipoproteinen

Diagnostisch werden ApoLP immunologisch mit spezifischen Antikörpern nachgewiesen. Die Ag/Ak-Komplexe werden über Trübungsmessungen (Nephelometrie, Turbidimetrie) oder durch markierte Antikörper im Radioimmunoassay (RIA) oder im Enzymimmunoassay (EIA) quantitativ bestimmt. In der Routinediagnostik korrellieren die Apo B mit dem LDL-Cholesterin und die Apo A mit dem HDL-Cholesterin.

H09

→ **Frage 13.13: Lösung C**

Zu **(C)**: Cholesterin ist ein ubiquitärer Membranbaustein (ca. 150 g). Durch seine starre Struktur hat es Einfluss auf die physikalischen Eigenschaften der Membranen. Darüber hinaus ist Cholesterin auch Ausgangsstoff für die Synthese der Steroidhormone (Nebennierenrinde, Sexualhormone) und der Gallensäuren.
Zu **(A)**: Cholesterin enthält nicht 30, sondern 27 C-Atome.
Zu **(B)**: In den Membranen liegt Cholesterin nicht als Fettsäureester, sondern als freier Alkohol (an C-3 des Sterangerüsts) vor. Cholesterinester kommen als zytosolische Speicherform und in Lipoproteinen vor.
Zu **(D)**: Cholesterin wird aus HMG-CoA nicht in den Mitochondrien, sondern im Zytosol synthetisiert.
Zu **(E)**: Cholesterin wird von der Leber zu den extrahepatischen Geweben nicht durch die HDL (high density lipoprotein), sondern durch die LDL (low density lipoprotein) transportiert. Erhöhte LDL-Spiegel sind ein Risikofaktor für Arteriosklerose, HDL bewirken einengewissen Schutz vor der Entwicklung einer Arteriosklerose.

H07

→ **Frage 13.14: Lösung D**

Die Folgeerkrankungen der Atherosklerose wie z. B. koronare Herzkrankheit und Apoplex zählen zu den häufigsten Todesursachen. Zu den Risikofaktoren der Atherosklerose gehören neben Hypertonie, Zigarettenkonsum, Hyperurikämie, Diabetes, Homocysteinämie u. a. besonders eine erhöhte Konzentration an Low-Density-Lipoproteinen. Besonders atherogen wirken die durch O_2-Radikale oxidierten LDL. Die Oxidation erfolgt besonders schnell an mehrfach ungesättigten Fettsäureresten der Cholesterinester der LDL (D).

H09

→ **Frage 13.15: Lösung A**

Zu **(A)**: Chylomikronen sind die größten und spezifisch leichtesten Lipoproteine im Blutplasma. Sie transportieren das Nahrungsfett (Triglyzeride) vom Darm zu den Organen. Chylomikronen nehmen von HDL (high density lipoproteins) das Apolipoprotein C-II auf, das die endotheliale Lipoproteinlipase (→ spaltet Fettsäuren im Blut aus den Chylomikronen heraus) aktiviert. Darüber hinaus enthalten Chylomikronen auch Apolipoprotein B_{48} (→ wichtig für

rezeptorvermittelte Endozytose der Chylomikronenreste in der Leber).
Zu **(B)**: Nicht Chylomikronen haben die höchste Dichte, sondern die HDL.
Zu **(C)**: Die Chylomikronen haben nicht Apolipoprotein B_{100}, sondern vorwiegend Apolipoprotein B_{48} auf ihrer Oberfläche. Apolipoprotein B_{100} ist charakteristisch für die LDL (low density proteins).
Zu **(D)**: Die Leber bildet nicht Chylomikronen zum Triglycerid-Transport, sondern VLDL (very low density lipoproteins). Außerdem werden Lipoproteine bei Nahrungsmangel vermindert gebildet.
Zu **(E)**: Auch diese Aussage ist falsch, denn die Triglyzeride der Chylomikronen werden nicht von der LCAT (Lecithin-Cholesterin-Acyl-Transferase) abgebaut, sondern von der Lipoproteinlipase. Die LCAT wird in der Leber sezerniert und an HDL gebunden. LCAT kann freies Cholesterin verestern.

F03

→ **Frage 13.16: Lösung C**

Die Hormon-sensitive Lipoproteinlipase ist ein endothel-gebundenes Enzym, das Triglyceride in Chylomikronen und in VLDL (Prae-β-Lipoproteine) zu freien Fettsäuren und Glycerin spaltet (C).
Die Dichte von Lipoproteinen nimmt mit steigendem Lipidanteil (gegenüber dem Proteinanteil) nicht zu, sondern ab ((A) ist falsch).
Bei der Elektrophorese von Lipoproteinen ist nicht der Cholesterinanteil entscheidend, sondern der Proteinanteil (Apo-LP) und die Größe des Lipoproteinpartikels ((B) ist falsch). Die Entstehung von Atherosklerose wird durch LDL beschleunigt, durch HDL verzögert bzw. verhindert ((D) ist falsch).
ACAT ist ein Enzym des endoplasmatischen Reticulums (u. a. in der Leber), das Cholesterin zur Speicherung verestert. Das Apo-LP B_{100} der LDL kann an den B_{100}-Rezeptor der Leberzell-Membran binden und ermöglicht so die Endozytose der LDL ((E) ist falsch). Genetische Defekte sowohl des Apo B_{100} als auch des B_{100}-Rezeptors führen zur familiären (erblichen) Form der Hypercholesterinämie und Atherosklerose.

H10

→ **Frage 13.17: Lösung E**

Zu **(E)**: VLDL entstehen in der Leber. Sie transportieren das in der Leber aus Kohlenhydraten und Protein synthetisierte Fett zu den Muskeln und zum Fettgewebe, wo die endothelständige Lipoprotein-Lipase (LPL) die Triglyceride der VLDL zu Glycerin und 3 Fettsäuren hydrolysiert. Die Fettsäuren werden in die Muskelzellen und Fettzellen aufgenommen. Aus den VLDL entstehen so die Lipoproteine intermediärer Dichte (= IDL). Die IDL werden in der Leber zu LDL umgewandelt.

Zu **(A)**: HDL enthalten den höchsten Proteinanteil. Chylomikronen transportieren das Nahrungsfett aus dem Darm zum Fettgewebe und zur Muskulatur. Sie haben den höchsten Fettanteil und den geringsten Proteinanteil aller Lipoproteine.
Zu **(B)** und **(C)**: Den höchsten Cholesteringehalt haben mit 40 % die LDL. Sie sind ein Risikofaktor für das Entstehen der Arteriosklerose, ihr Triglyzeridanteil ist mit unter 10 % Gewichtsanteil unbedeutend.
Zu **(D)**: Die HDL sind für den „reversen Cholesterintransport" (von der Peripherie zur Leber) verantwortlich. Hohe HDL-Konzentrationen im Blutplasma verhindern das Entstehen einer Arteriosklerose.

H08

→ **Frage 13.18: Lösung E**

Zu **(E)**: Die HDL (high density lipoproteins) enthalten eine Lecithin-Cholesterin-Acyltransferase (LCAT), die vom Lecithin eine Fettsäure auf die 3-OH-Gruppe des Cholesterins überträgt. Es entstehen Cholesterinester und Lysolecithin.
Zu **(A)**: Charakteristisch für LDL (low density lipoproteins) ist Apolipoprotein B_{100}. Apolipoprotein B_{48} findet sich hingegen auf Chylomikronen.
Zu **(B)**: Typisch für VLDL (very low density lipoproteins) ist Apolipoprotein C II. Apolipoprotein A I ist charakteristisch für HDL.
Zu **(C)**: Chylomikronen werden im Darm synthetisiert und nicht von Hepatozyten.
Zu **(D)**: Diese Aussage ist auch falsch, denn HDL sind für den reversen Cholesterintransport (von der Peripherie zur Leber) verantwortlich. In Bezug auf die Blutgefäße erklärt das den antiatherogenen Effekt der HDL.

F07

→ **Frage 13.19: Lösung B**

Lipoproteine sind die Transportformen der Lipide (Triglyceride, Cholesterin und Phospholipide) zusammen mit Apo-Lipoproteinen im Blut. Sie können nach ihrer Dichte (spezifisches Gewicht) in der Ultrazentrifuge getrennt werden oder nach Ladung und Größe in der Lipidelektrophorese. Die Dichte der Lipoproteine ergibt sich aus dem Verhältnis von Lipiden zu Proteinen: je höher der Proteinanteil, desto schwerer das Lipoprotein. HDL haben ein Lipid/Apoprotein-Verhältnis von 1 und eine Dichte von 1,1–1,2. Die geringste Dichte mit 0,9 haben die Chylomikronen mit einem Lipid-Protein-Verhältnis von 99:1. Sie steigen in wässriger Lösung nach oben (flotieren, „rahmen ab").
Siehe Lerntext XIII.6.

H06

→ **Frage 13.20: Lösung C**

Die Chylomikronen transportieren das Nahrungsfett aus dem Darm via Lymphe in das Blut. Sie werden durch die endothelständige Lipoproteinlipase schnell abgebaut. Die Halbwertszeit beträgt ca. 15 Minuten. Wenn die Konzentration zum Zeitpunkt t noch 80 % der Maximalkonzentration ausmacht, sind 1 Stunde später 4 Halbwertszeiten vergangen. Das bedeutet, es werden zunächst 40, dann 20, anschließend 10 und schließlich (nach 1 Stunde) 5 Prozent der Maximalkonzentration erreicht.

F10

→ **Frage 13.21: Lösung C**

Zu **(C)**: Chylomikronen dienen dem Transport der Nahrungsfette vom Dünndarm zu den Organen. Sie werden durch eine endothelständige Lipoproteinlipase hydrolysiert zu Fettsäuren, Glycerin und sog. Remnants, die Apolipoprotein E enthalten können.
Zu **(A)**: Chylomikronen bestehen zu 90 % aus Triglyzeriden und enthalten nur wenig Cholesterin.
Zu **(B)**: Apoliprotein B-100 ist charakteristisch für VLDL und LDL. Chylomikronen enthalten Apolipoprotein B-48 als typischen Bestandteil.
Zu **(D)**: Chylomikronen haben die geringste Dichte aller Lipoproteine.
Zu **(E)**: Chylomikronen gelangen aus dem Darm über den Lymphweg (Ductus thoracicus) unter Umgehung der Leber in den Kreislauf.

H07

→ **Frage 13.22: Lösung C**

Das Apolipoprotein B-100 ist der Ligand für den B-100-Rezeptor. ApoB-100 kommt in LDL und VLDL vor, es wird in der Leber gebildet (C). Die Aussagen (A), (D) und (E) sind falsch, denn in Fettzellen, Leukozyten und Pankreaszellen werden keine der etwa 30 verschiedenen Apolipoproteine gebildet. Aussage (B) ist falsch, da in Dünndarmzellen kein ApoB-100, sondern B-48 gebildet wird. Dieses entsteht aus dem Gen für B-100, in die m-RNA wird ein Stop-Codon eingebaut, das verkürzte Protein ist das ApoB-48.

H06

→ **Frage 13.23: Lösung B**

Die Apolipoproteine B_{48} und B_{100} werden durch ein Gen kodiert ((A) ist falsch), das im Darm und in der Leber transkribiert wird. Im Enterozyten erfolgt an der gebildeten mRNA eine enzymatische Desaminierung eines Cytosinrestes in einem spezifischen Codon CAA, wodurch das Stopp-Codon UAA entsteht und das verkürzte Apolipoprotein B_{48} (Molekulargewicht 265 kDA) resultiert. Die hochspezifische RNA-Cytosin-Desaminase wird nur im Darm und nicht in der Leber exprimiert, so dass in der Leber das größere Apolipoprotein B_{100} (Molekulargewicht 513 kDA) gebildet wird.
Apolipoprotein B_{100} kommt in LDL vor und ist ein Ligand des LDL-ApoB-Rezeptors für die Endozytose der LDL. Apolipoprotein B_{48} ist ein Strukturprotein der Chylomikronen.

H05

→ **Frage 13.24: Lösung D**

Sowohl der hohe Cholesterinanteil als auch das Apo LP B_{100} charakterisieren das Lipoprotein als LDL (β-Lipoprotein).
Siehe Lerntext XIII.6.

F08

→ **Frage 13.25: Lösung D**

Die endothelständige Lipoproteinlipase hydrolysiert Triglyceride in den Chylomikronen und VLDL zu drei Fettsäuren und Glycerin.
Aussage (A) ist falsch, denn Cholesterinester werden in den HDL nicht hydrolysiert, sondern gebildet. Ihre Hydrolyse in Leber, Darm und anderen Organen erfolgt auch nicht durch eine Lipoprotein (LP)-Lipase, sondern durch eine Cholesterinesterase.
Aussage (B) ist falsch, denn die Spaltung von Lecithin zu Lysolecithin wird nicht durch eine LP-Lipase, sondern durch die Phospholipase A_2 katalysiert.
Aussage (C) ist falsch, denn in den Fettzellen werden die Triglyceride nicht durch die Lipoproteinlipase, sondern durch die hormonsensitive Triglycerid-Lipase und nachfolgend durch die Diglycerid-Lipase und Monoglycerid-Lipase abgebaut.
Aussage (E) ist falsch, denn die wenigen Triglyceride in den LDL werden nicht durch die LP-Lipase, sondern erst nach Aufnahme der LDL in die Leber durch Lipase abgebaut.
Siehe Lerntext XIII.6.

F09

→ **Frage 13.26: Lösung B**

Zu **(B)**: Die Lipoprotein-Lipase ist ein endothelständiges Enzym in Fettsäure verstoffwechselnden Organen, das Triglyceride der Chylomikronen und der VLDL (prä-β-LP) zu Fettsäuren und Glycerin spaltet.
Zu **(A)**: HDL- und LDL-Bestandteile werden nicht im Blut durch LPL hydrolysiert, sondern erst nach endozytotischer Aufnahme in die Leberzellen.
Zu **(C)**: Bei der Lipolyse im Hunger wird die intrazelluläre Fettgewebslipase durch Glucagon aktiviert.
Zu **(D)**: Apolipoprotein B_{100} in LDL hat mit der Lipoprotein-Lipase nichts zu tun, sondern dient der Bindung der LDL an den B_{100}-Rezeptor der Leberzellen.

Zu **(E)**: Die Liporotein-Lipase dient nicht der Verdauung der Nahrungsfette. Das Pankreas sezerniert Pankreaslipase, welche Fette aus der Nahrung zu β-Monoglyceriden und zwei Fettsäuren hydrolysiert.

H07

→ **Frage 13.27: Lösung A**

Die Lecithin-Cholesterin-Acyl-Transferase (LCAT) wird von HDL aufgenommen und überträgt einen Fettsäurerest vom Lecithin auf Cholesterin. Hierbei entsteht ein Cholesterinester. Das Lecithin wird dabei zum Lysolecithin. Das veresterte Cholesterin ist stark hydrophob (wasserunlöslich) und bildet im Inneren der Lipoproteinpartikel quasi einen Fetttropfen.

H05 F03

→ **Frage 13.28: Lösung E**

Die LCAT überträgt in HDL einen Fettsäurerest aus Lecithin auf Cholesterin, Auf diese Weise entstehen Cholesterinester und Lysolecithin (E).
Aussage (A) ist falsch, denn die LCAT ist nur in HDL aktiv. In Zellen wird Cholesterin mit Acyl-CoA durch das Enzym ACAT (Acyl-CoA-Acyl-Transferase) verestert.
Aussage (B) ist falsch, denn Apo B_{100} kommt nur in LDL vor.
Aussage (D) ist falsch, denn LCAT wird nicht in Fettzellen, sondern in der Leber synthetisiert und gelangt gebunden an Apolipoprotein A_1 (Apo A_1) in die HDL.

F08

→ **Frage 13.29: Lösung C**

Apolipoprotein E (Apo E) wirkt in Chylomikronen-Remnants und in HDL als Ligand für die Apo E-Rezeptoren z. B. der Leberzellen für die Endozytose.
Aussage (A) ist falsch, denn nicht Apo E, sondern Apo AI und Apo CI aktivieren in den HDL die LCAT für die Cholesterinveresterung.
Aussage (B) ist falsch, denn die Bindung und Aktivierung der Lipoproteinlipase erfolgt nicht durch Apo E, sondern durch Apo C II der VLDL und Chylomikronen.
Aussage (D) ist falsch, denn der Fettsäuretransport durch Membranen hat mit Lipoproteinen nichts zu tun, sondern erfolgt z. B. an der inneren Mitochondrienmembran durch Bindung an Carnitin.
Aussage (E) ist falsch, denn Apo E hat keine TG-Lipase-Aktivität. Die Hydrolyse von Triglyceriden in den VLDL und Chylomikronen erfolgt durch die Lipoproteinlipase und in den Fettzellen durch die Hormonsensitive TG-Lipase.
Siehe Lerntext XIII.7.

F09

→ **Frage 13.30: Lösung B**

Siehe Lerntext XIII.6.
Zu **(B)**: Die HDL-Lipoproteine bestehen zu ca. 50% aus Apolipoproteinen.
Zu **(A)**, **(C)**, **(D)** und **(E)**: Chylomikronen bestehen nur zu 1% aus Protein, VLDL zu 10%, IDL zu 15% und LDL zu 20%.

Kommentare aus Examen Frühjahr 2011

F11

→ **Frage 13.31: Lösung D**

Zu **(D)**: Lipide werden im Blut als Lipoproteine transportiert, die aus Triglyceriden, Cholesterin, Phospholipiden und verschiedenen Apolipoproteinen bestehen. Triglyceride aus der Nahrung werden vom Darm zu den Organen als Chylomikronen transportiert. Das von der Leber aus Kohlenhydraten synthetisierte Fett („endogene Triglyceride") wird verpackt in die VLDL (very low density lipoproteins) in das Blut abgegeben. Die Triglyceride der Chylomikronen und der VLDL werden durch die endothelständige Lipoproteinlipase zu Fettsäuren und Glycerol hydrolysiert, wobei das **Apolipoprotein C-II der Chylomikronen und VLDL die Lipoproteinlipase aktiviert**.
Zu **(A)**: **Apo A-I** ist in den HDL (high density lipoproteins) ein **Aktivator der Lecithin-Cholesterin-Acyl-Transferase** (LCAT), die vom Lecithin eine Fettsäure auf Cholesterol zum Ester-Cholesterin überträgt.
Zu **(B)**: **Apo B-48** ist ein charakteristischer **Strukturbestandteil der Chylomikronen**.
Zu **(C)**: **Apo B-100** ist typisch für die LDL (low density lipoproteins). Es ist der **Ligand für die Bindung der LDL an den Apo B-100-Rezeptor der Zellen**, die in der Endozytose der LDL resultiert.
Zu **(E)**: **Apo E** der HDL und VLDL ist der **Ligand für den Apo E-Rezeptor**.

14 Mineral- und Elektrolythaushalt

XIV.1 Wasser

Die Bruttozusammensetzung eines menschlichen Organismus ist relativ konstant. Den größten Anteil eines 70 kg schweren, normalgewichtigen Menschen bildet das Wasser mit ca. 60 %. Beim Säugling hat das Wasser sogar einen Anteil von 75 %. Beim durchschnittlichen Erwachsenen findet man 28 l intrazelluläres gegenüber 13 l extrazellulärem Wasser.
Das Wasser fungiert zunächst als Lösungsmittel da fast alle biologischen Reaktionen mit und an gelösten Molekülen stattfinden. Eine zweite Funktion des Wassers besteht darin, dass es Endprodukt des abbauenden, Energie liefernden Stoffwechsels ist. Als Endprodukt produziert der normalgewichtige Erwachsene pro Tag im Durchschnitt 600 ml H_2O. Die dritte Funktion des Wassers besteht darin, dass es in Verbindungen eingebaut wird, wozu täglich 300 ml verbraucht werden. Durch Zusammenfassung der beiden letztgenannten Posten ergibt sich ein Nettogewinn von 0,3 l Wasser. Diese Menge reicht bei weitem nicht aus, um andere Stoffwechselendprodukte in gelöster Form über den Urin auszuscheiden bzw. über den Schweiß der Wärmeabführung (Temperaturregulation) zu dienen.
So ist der Mensch täglich auf die Zufuhr von 1 bis 2 l Wasser mit der Nahrung angewiesen. Bei extremer Hitze, Trockenheit oder sehr starker körperlicher Aktivität kann die so benötigte Wassermenge auf über 10 l ansteigen. Nicht ersetzte starke Wasserverluste führen zu einer Austrocknung (Exsikkose) des Körpers und stellen einen akut lebensbedrohenden Zustand dar.

H91

→ **Frage 14.1: Lösung E**

Der Wassergehalt des menschlichen Körpers liegt bei etwa 60 %; dieser Wert erniedrigt sich im Laufe des Lebens um etwa 10 %. Weibliche Personen haben wegen ihres erhöhten Fettgehaltes einen etwas erniedrigten Wasseranteil. In den meisten Organen beträgt der Wassergehalt 75 bis 80 %. Das gilt auch für die unter (A) bis (D) genannten Organe Lunge, Leber, Muskulatur und Gehirn (sogar das Gesamtblut macht hier keine Ausnahme). Es gibt aber Organe mit extremem Wassergehalt: im Zahnschmelz gibt es nur 0,2 % Wasser, im Skelett 20 % und im Fettgewebe (E) 30 %. Einen sehr hohen Wassergehalt findet man im Blutplasma (91 %) und im Glaskörper des Auges (99 %!).

H08

→ **Frage 14.2: Lösung C**

Zu **(C)**: Jeder Medizinstudent sollte wissen, dass eine isotone NaCl-Lösung 0,9 % ist, d. h. 9 Gramm Kochsalz pro Liter enthält. Man kann jedoch auch von der Osmolarität des Blutes (300 mosmol, also 0,3 mol/l osmotisch wirksame Teile) ausgehend wie folgt rechnen: da NaCl in Wasser vollständig dissoziiert, muss die Lösung also nur 0,15 mol NaCl pro Liter enthalten. Bei einem Molekulargewicht des NaCl von 58 entspricht dies etwa 9 g.

H08

→ **Frage 14.3: Lösung B**

Zu **(B)**: Schwache Säuren mit ihren Salzen wirken als Puffer. Bei äquimolaren Mengen entspricht der pH der Lösung dem pK-Wert der jeweiligen Säure. Beim primären Phosphat (z. B. Natriumdihydrogenphosphat oder Kaliumdihydrogenphosphat) entspricht der pK-Wert 7,1 und liegt somit am nächsten an dem gesuchten pH von 7,0.
Zu **(A)**, **(C) – (E)**: Der pK-Wert von Kohlensäure liegt bei 6,1 (A), von Bicarbonat bei ca. 10 (C), von sekundärem Phosphat bei ca. 11 (D) und von Ammoniak bei ca. 9,2 (E).

H05

→ **Frage 14.4: Lösung D**

Eine simple Rechenaufgabe:
$10^{-7,1} : 10^{-7,4} = 10^{0,3} = \underline{2}$.

XIV.2 Puffersysteme

Die Puffergleichung nach Henderson-Hasselbalch lautet:

$$pH = pK + \log \frac{[Salz]}{[Säure]}$$

Das wichtigste Puffersystem im Blut ist das System aus Natriumbicarbonat ($NaHCO_3$) und Kohlensäure (H_2CO_3).
Durch die **Carboanhydrase** der Erythrozyten steht das gasförmige CO_2 im Gleichgewicht mit H_2CO_3.
$CO_2 + H_2O \rightleftharpoons H_2CO_3$
Der Säureanteil des Bicarbonatpuffers kann damit über den CO_2-Partialdruck (35–45 mm Hg) angegeben werden und wird über die Atmung reguliert („offenes Puffersystem").
Der Bicarbonatanteil wird über die Nieren angepasst: Na^+ kann vermehrt ausgeschieden oder rückresorbiert werden. Die Na^+-Rückresorption erfolgt im Austausch gegen H^+. Die **Normalwerte des Säure-Basen-Status** im Blut sind:

pH	7,36–7,44
pCO_2	35–45 mm Hg
aktuelles Bicarbonat	22–26 mmol/l

An der **Gesamt-Pufferkapazität** des Blutes sind beteiligt:

Bicarbonat	53 %
Hämoglobin	35 %
Plasmaproteine	7 %
Phosphat	5 %

XIV.3 Azidose

Eine Azidose kann bedingt sein durch eine Erhöhung des pCO_2 = **respiratorische Azidose**
oder durch eine Erhöhung organischer Säuren: Milchsäure (Lactazidose), Acetessigsäure, β-Hydroxybuttersäure (Ketoazidose) bzw. eine Erniedrigung des $NaHCO_3$ = **metabolische Azidose**.

F08 H05

→ **Frage 14.5: Lösung A**

Bei chronischen Lungenerkrankungen kommt es zu einem CO_2-Anstieg im Blut: respiratorische Azidose. Diese wird durch eine metabolische Alkalose, d. h. einen Anstieg von $NaHCO_3$, zu kompensieren versucht (A).
Aussage (B) ist falsch, denn bei chronischer respiratorischer Azidose nehmen die Gesamtpufferbasen nicht ab, sondern steigen an.
Aussage (C) ist falsch, denn es entsteht bei respiratorischer Azidose kompensatorisch kein negativer, sondern ein positiver Basenüberschuss.
Die Aussagen (D) und (E) sind falsch, denn es kommt bei Ateminsuffizienz zu Hyperkapnie und respiratorischer Azidose.
Siehe Lerntext XIV.5.

XIV.4 Alkalose

Als Alkalose bezeichnet man einen Anstieg des Blut-pH, der bedingt sein kann:
durch eine Erniedrigung des pCO_2 = **respiratorische Alkalose** oder
durch einen Anstieg des $NaHCO_3$ = **metabolische Alkalose**.

F07 H04

→ **Frage 14.6: Lösung C**

Siehe Lerntext XIV.2.
Das wichtigste Puffersystem im Blut ist der Kohlensäure/Bicarbonat-Puffer, dessen Bestandteile CO_2 (Säure) und Natrium- bzw. Kalium-Bicarbonat (Salz) über Lunge (Atemfrequenz und Atemtiefe) sowie über die Niere (Na^+- und K^+-Ausscheidung) reguliert werden können („offenes Puffersystem"). Einsetzen der gegebenen Zahlenwerte in die vorgegebene Henderson-Hasselbalch-Gleichung ergibt eine Bicarbonatkonzentration von 11 mmol/l (C). Sie ist damit auf 30 % des Normalwerts erniedrigt, somit handelt es sich um eine metabolische Azidose.

F05

→ **Frage 14.7: Lösung A**

Eine schwere Azidose von pH 7,0 entspricht 10^{-7} mol H^+/l = 0,1 µmol/l = 100 nmol/l. Ein normaler pH 7,4 ist entsprechend $10^{-7,4}$ mol H^+/l = 0,04 µmol/l = 40 nmol/l.
Siehe Lerntext XIV.3.

XIV.5 Kompensationsmechanismen bei Azidose und Alkalose

Einfach zu merken ist folgendes Prinzip:
Metabolische Störungen werden respiratorisch kompensiert und umgekehrt.
Also:
Eine metabolische Azidose führt kompensatorisch zu respiratorischer Alkalose.
Eine metabolische Alkalose führt kompensatorisch zur respiratorischen Azidose.
Die respiratorische Azidose führt kompensatorisch zur metabolischen Alkalose.
Die respiratorische Alkalose führt kompensatorisch zur metabolischen Azidose.

Klinischer Bezug

Säure-Basen-Haushalt im Schock

Bei schwer verletzten Patienten im Schock sind sowohl die Lungenfunktion als auch der Blutkreislauf und die Nierenfunktion eingeschränkt. Es resultiert ein Anstieg des CO_2 und des Lactats, d. h. eine Kombination aus respiratorischer und metabolischer Azidose, sodass eine natürliche Kompensation nicht mehr möglich ist. Lebensrettend ist in dieser Situation die i. v. Infusion von Natriumbicarbonat ($NaHCO_3$).

F07

→ **Frage 14.8: Lösung D**

Magnesium-Ionen sind Cofaktor vieler Kinasen, die mit ATP Substrate phosphorylieren (D). Auch bei der synaptischen Erregungsübertragung spielt neben Ca^{2+} das Mg^{2+} eine Rolle. Im Chlorophyll ist Mg als Zentralatom an der Fotosynthese beteiligt.
Ca^{2+} (A) ist wichtig für die Knochenhartsubstanz (Apatit), als Cofaktor von Enzymen (z. B. Blutgerinnung) und als Signalstoff (z. B. Muskelkontraktion und als „second messenger"). Fe (B) ist wichtiges Zentralatom der Cytochrome und des Haems. Cu (C)

ist Cofaktor in der Atmungskette und bei Oxidasen. Zn (E) ist Cofaktor für die Carboanhydrase und für viele Dehydrogenasen.

F05

Frage 14.9: Lösung C

Für eine gute Calciumversorgung sind Milch und Milchprodukte geeignet. Aussage (A) ist falsch, denn die in Früchten enthaltenen Säuren können Calcium binden und so die Resorption erschweren. Die genannten Früchte sind sehr gut für die Versorgung mit Vitamin C (Ascorbinsäure). Hefe und Bier (B) wie auch Vollkorn-Getreideprodukte (D) sind gute Quellen für B-Vitamine. Fleisch (E) und Leber sind wichtig für die Versorgung mit Vitamin B_{12} (Cobalamin).

H04

Frage 14.10: Lösung D

Die Calcium-Konzentration im Blutplasma unterliegt nur sehr geringen Schwankungen (2,2–2,6 mmol/l), damit ist Aussage (A) falsch.
Auch Aussage (B) ist falsch, denn die intrazelluläre Calcium-Konzentration ist etwa halb so groß (1 mmol/l) wie die extrazelluläre, kann aber zwischen verschiedenen Zellkompartimenten um mehrere Zehnerpotenzen variieren. Das Reservoir für Calcium stellt das Calciumphosphat (Apatit) des Knochens dar, es wird aber nicht durch ATPasen mobilisiert, sondern durch Phosphatasen, Aussage (C) ist falsch. Ca^{2+}-ATPasen regulieren die Ca^{2+}-Konzentrationen intrazellulär und wirken in den Zellkompartimenten durch aktiven Transport.
Drei Hormone sind wesentlich an der Regulation des Serum-Calciums beteiligt: Calcitriol (Vit. D-Hormon) und Parathormon (D) erhöhen die Serum-Calcium-Konzentration, Calcitonin erniedrigt sie.
Im Blut liegt etwa die Hälfte des Calciums proteingebunden vor, die andere Hälfte als freie Ca^{2+}-Ionen, Aussage (E) ist falsch.
Der Anteil der freien Ca^{2+}-Ionen steigt bei Acidose und sinkt bei Alkalose.
Ein Abfall der freien Ca^{2+}-Ionen führt zu tetanischen Symptomen.

F07 H95

Frage 14.11: Lösung E

Im Zytosol einer ruhenden Muskelzelle beträgt die Ca^{2+}-Konzentration ca. 10^{-7} bis 10^{-8} mol/l, extrazellulär $1{,}2 \cdot 10^{-3}$ mol/l, sodass der Quotient in der Größenordnung von 10^{-4} liegt.
Bei Erregung der Skelettmuskelzelle steigt die zytosolische Ca^{2+}-Konzentration vorwiegend durch Abgabe aus dem sarkoplasmatischen Retikulum auf 10^{-5} mol/l an und löst durch Anlagerung an das Troponin die Kontraktion aus.

H03 F99

Frage 14.12: Lösung C

Selen ist ein wichtiges Spurenelement, das als Selenocystein in die Glutathionperoxidase eingebaut wird (C). Glutathionperoxidase spielt eine wichtige Rolle beim Abbau schädlicher Peroxide.

H03 F99

Frage 14.13: Lösung E

Siehe Lerntext XIV.8.
Kupfer ist u. a. Teil des antioxidativen Schutzsystems, indem es in die Superoxiddismutase eingebaut wird.
Weitere kupferhaltige Enzyme sind Cytochrom-c-Oxidase („Atmungsferment"), die Monoaminooxidase (MAO), die Ferrioxidase I (Coeruloplasmin) und die Lysyloxidase, die ein Schlüsselenzym der Kollagenbiosynthese ist (E).

F09

Frage 14.14: Lösung D

Von den aufgeführten Elementen ist nur **Selen** als Spurenelement lebensnotwendig. Es wird als Selenocystein in die Glutathionperoxidase und in die T_4-Dejodase eingebaut.
Selenmangel verstärkt den oxidativen Stress und beeinträchtigt die Schilddrüsenfunktion.

H08

Frage 14.15: Lösung D

Zu **(D)**: Der **Eisenbestand** eines gesunden Erwachsenen beträgt etwa 3–5 Gramm, wovon sich der größte Teil (2–3 g) im Hämoglobin der Erythrozyten befindet.

H09

Frage 14.16: Lösung B

Zu **(B)**: Beim Menschen sind mehr als 50 % des gesamten Körpereisens im Hämoglobin gebunden (Gesamt-Körpereisen: 3–5 g, davon im Hämoglobin: etwa 2,6 g).
Zu **(A)**: Durch Ascorbinsäure wird das Fe^{3+} aus der Nahrung in das gut resorbierbare Fe^{2+} reduziert. Die Eisen-Resorption wird also nicht gehemmt, sondern stimuliert.
Zu **(C)**: Transferrin ist kein Eisenspeicher-Protein in der Leber, sondern das Fe-Transportprotein im Blutplasma. Das Speicherprotein ist Ferritin.
Zu **(D)**: Transferrin (= Siderophillin) und nicht Caeruloplasmin transportiert Eisen im Blut. Caeruloplasmin transportiert Kupfer und besitzt Ferrioxidaseaktivität.
Zu **(E)**: Bei Eisenmangel wird das Schrittmacherenzym der Hämsynthese, die Aminolävulinat-Syntha-

se, nicht induziert, sondern die Synthese wird reprimiert.
Siehe Lerntext XIV.7.

XIV.6 Calcium

Schon seiner Menge wegen spielt das Calcium für den Menschen eine große Rolle: Im Körper eines 70 kg schweren Menschen finden sich etwa 1,5 kg Calcium, zum größten Teil als wasserunlösliches Calciumphosphat (Apatit) im Skelett. In der Nahrung, besonders in Milch, ist Calcium reichlich vorhanden, kann aber aus dem Darm nur resorbiert werden, wenn das Vitamin D-Hormon, 1,25-Dihydroxy-cholecalciferol, DHCC, Calcitriol (s. Lerntext V.13) die Bildung eines Ca^{++}-bindenden Darmproteins induziert. Als lipophiles Hormon kann DHCC in die Zellen eines Zielorgans eindringen und sich dort mit einem intrazellulären Rezeptorprotein verbinden. Außer dem DHCC sorgen noch zwei weitere Hormone für die Konstanthaltung des Calciumspiegels im Blut (das Parathormon erhöht, das Calcitonin senkt die Calciumkonzentration im Blut (s. Lerntext XVII.5)).
Freie Calcium-Ionen erfüllen im Organismus wichtige Aufgaben: So ist Ca^{++} ein Faktor des Blutgerinnungssystems, es wirkt bei der Muskelkontraktion, durch Ca^{++} werden unter Einschaltung des Calcium bindenden Proteins Calmodulin Enzyme aktiviert (Wirkung als second messenger) und im Nervensystem ist es an der Neurotransmitterfreisetzung beteiligt.
Bestand: 1500 g
Tagesbedarf: 0,5–1 g
Homöostase
1. Resorption aus dem Darm
2. Harnausscheidung

Regulation
1. Parathormon
2. Calcitonin
3. Calcitriol

Funktion
1. Apatit (Knochen, Zähne)
2. Cofaktor
   - Enzyme
   - Blutgerinnung
3. Signalstoff
   - Muskelkontraktion
   - intrazellulärer second messenger

Klinischer Bezug
Hyperventilationstetanie
Bei sehr starker Hyperventilation, z. B. bei Angstzuständen, hysterischen Anfällen oder „Aufpumpen" von Ballons, Luftmatratzen o. ä. mit Atemluft kann es zu tetanieartigen Krämpfen, Verwirrtheit und u. U. Bewusstlosigkeit kommen.
Auslöser ist die respiratorische Alkalose, diese führt zu einer Zunahme der negativen Ladungen der Plasmaproteine, an die sich Ca^{++}-Ionen anlagern. Der Abfall der freien Ca^{++}-Ionen steigert die neuromuskuläre Erregbarkeit.

XIV.7 Eisen

Zu den Hauptaufgaben der eisenhaltigen Proteine zählen der Sauerstofftransport (Erythrozyten), die O_2-Speicherung (Myoglobin) und die Sauerstoffverwertung (Cytochrome).

Gesamtbestand:	3–5 g
1. **Funktionseisen**	
– Hb	2,6 g
– Myoglobin	0,4 g
– Cytochrome	0,007 g
2. **Speichereisen**	
– Ferritin	0,8 g
– Hämosiderin	0,2 g
3. **Transporteisen**	
– Transferrin	0,004 g
4. **Nahrungszufuhr**	10–20 mg/Tag
– Resorption	1–2 mg/Tag
– „Ausscheidung" (Blutungen und Epithelverluste)	1–2 mg/Tag
Mangel:	Anämie
Überladung:	Hämosiderose

Der Eisenbestand des 70 kg schweren Erwachsenen beträgt etwa 5 Gramm, wovon die Hauptmenge an die Sauerstoff bindenden Proteine Hämoglobin (2,6 g) und Myoglobin (0,4 g) gebunden ist. Etwa 1 g Eisen findet sich in den Speicherproteinen Ferritin und Hämosiderin in Leber und Milz. Im Gesamtblut (5 Liter) findet man nur 4 mg freies Eisen, gebunden an das Transportprotein Transferrin, ein auch Siderophilin genanntes Glykoprotein der β-Globulin-Fraktion. Eisenbedürftige Organe entwickeln spezielle Transferrin-Rezeptoren auf ihrer Oberfläche; eisenbeladenes Transferrin dockt hier an, wird mit dem Rezeptorprotein internalisiert und das Eisen dann nach Übertragung auf intrazelluläres Ferritin freigesetzt. Das Transferrin kehrt zurück ins Blut. Einen größeren Eisenvorrat (150 mg) gibt es noch im Blut bildenden Knochenmark.
Das zu den Übergangsmetallen gehörende Eisen kommt auch im lebenden Organismus in zwei- oder dreiwertiger Form vor, wobei die jeweilige Wertigkeit für seine biologische Funktion von großer Bedeutung ist. Die Sauerstoff bindenden Proteine erfordern für die O_2-Anlagerung (Oxygenierung) 2-wertiges Eisen; Oxidation schafft hier funktionsloses Methämoglobin. Bei der Resorption aus dem Darm wird vorwiegend 2-wertiges Eisen transportiert. Hingegen ist das im Blutplas-

ma an Transferrin gebundene Eisen 3-wertig, ebenso wie das im Ferritinspeicher befindliche.

Klinischer Bezug
Eisenmangel
Ein manifester („echter") Eisenmangel führt zu einer Eisenmangelanaemie, zu vermindertem Myoglobin und zur Funktionseinschränkung eisenhaltiger Enzyme (Atmungskette usw.).
Hauptursachen können eine extrem einseitige Ernährung (z.B. Vegetarier), Resorptionsstörungen (chronische Dünndarmentzündungen, Darmparasiten) oder Eisenverluste (chronische Blutungen) sein.
Häufiger als ein echter Eisenmangel ist eine Eisenverteilungsstörung: Bei Entzündungen und bei Tumorerkrankungen wird Eisen vermehrt von Makrophagen aufgenommen. Folgen sind eine verminderte Serumeisenkonzentration und eine hypochrome Anaemie (Infektanaemie, Tumoranaemie), die im Unterschied zum echten Eisenmangel auf Eisengabe nicht ansprechen.

Klinischer Bezug
Haemochromatose
Bei der primären Hämochromatose (Hämosiderose) werden statt der täglich notwendigen 1-2 mg Eisen etwa 4 mg resorbiert. Es kommt im Verlaufe des Lebens zu einer Erhöhung des Körpereisenbestands auf bis zu 20 g, wobei es durch die Eisenablagerung in Leber und Pankreas (bis zum 100fachen der Normalmenge!) zu einem Diabetes mellitus oder zu einer Leberzirrhose bis hin zum Organversagen kommen kann. Auch das Herz (Cardiomyopathie) und die Hypophyse können betroffen sein. Es handelt sich um eine der häufigsten angeborenen Erkrankungen (heterozygot 1 : 10, homozygot 1 : 500), die durch Mutationen im HEF-Gen bedingt ist.
Therapie: Aderlässe, Gabe von Eisenchelatbildnern, Diät.
Nicht-genetische, **sekundäre Formen der Hämochromatose** treten auf, wenn bei haemolytischen Anaemien regelmäßig transfundiert wird oder wenn therapeutisch Eisen appliziert wird. Auch bei bestimmten Lebererkrankungen und bei Alkoholikern kann eine Eisenüberladung auftreten.

F03 F01 H98

→ **Frage 14.17: Lösung D**

Siehe Lerntext XIV.7.
In Leber und Knochenmark kommt Ferritin als spezifisches Eisen-speicherndes Protein vor (D).
Die 24 Untereinheiten eines Ferritinmoleküls können zusammen ca. 200 Eisenatome binden ((B) ist falsch).
(C) ist falsch, denn nicht das intrazelluläre Speicherprotein Ferritin, sondern das Plasma-Eisentransport-Protein Transferrin bindet an Rezeptoren der Zellmembran. Bei Eisenmangel wird Ferritin vermindert gebildet und ist im Plasma erniedrigt. Es ist ein zuverlässiger Laborparameter für echten Eisenmangel und sicherer als die Plasmaeisen-Bestimmung, weil Plasma-Eisen im Tagesverlauf schwankt und bei akuten und chronischen Entzündungen abfällt ((A) und (E) sind falsch).

H03

→ **Frage 14.18: Lösung A**

Siehe Lerntext XIV.7.
Werden Erythrozyten regulär im RES abgebaut, so wird das Hämoglobin gleich weiter verarbeitet zu Bilirubin, Transferrin- oder Ferritin-gebundenem Eisen und freien Aminosäuren. Findet dagegen eine intravasale Hämolyse statt, so wird das frei werdende Hämoglobin an ein Haptoglobin gebunden und in dieser Form zum RES zum Weiterabbau transportiert, (A) ist die gesuchte richtige Aussage. Freies Hämoglobin kann die Filtrationsfähigkeit in den Nieren durch „Verstopfen" der Glomerula ausschalten und zum Nierenversagen führen. Der Haptoglobin-Hämoglobin-Komplex kann nicht ultrafiltriert werden.
Aussage (B) ist falsch, denn die Eisen(III)-Ionen im Blutplasma werden nicht vom Hämopexin transportiert, sondern vom Transferrin. Hämopexin ist ein Plasmaprotein, das dem Transport von freiem Häm dient.
Aussage (C) ist nicht zutreffend, denn die Eisenmenge von etwa 1 mg, die pro Tag im Dünndarm resorbiert wird, wird in Enterozyten nicht an Hämosiderin, sondern an Ferritin gebunden, von wo sie nach Bedarf ins Blut abgegeben werden. Hämosiderin entsteht in den Zellen wahrscheinlich aus Ferritin, wenn die Eisenspeicher überladen werden, was zur Funktionseinschränkung der Zellen führen kann (Hämosiderose).
Aussage (D) ist falsch, denn für eine ausgeglichene Eisenbilanz müssen nicht 100 mg Eisen pro Tag resorbiert werden, sondern von den etwa 10 mg Nahrungseisen nur etwa 1 mg. Aussage (E) ist falsch, denn es werden nicht 80 % des Nahrungseisens im Dünndarm absorbiert, sondern nur etwa 10 %.

F10

→ **Frage 14.19: Lösung B**

Zu **(B)**: Die zytosolische Aconitase dient als Eisenregulationsprotein (IRP), sozusagen als „Fe-Sensor": Bei niedrigem Fe-Spiegel gibt sie Eisen ab und wirkt dann stabilisierend auf die mRNA für den Transferrinrezeptor. Folge der vermehrten Transkription des Transferrinrezeptors ist eine erhöhte zelluläre Eisenaufnahme.
Zu **(A)**: Die zytosolische Aconitase in der eisenfreien Form hemmt die Translation der Ferritin-mRNA, in-

dem sie die Translation der mRNA blockiert. Ferritin ist das zelluläre Eisenspeicherprotein.
Zu **(C)** und **(D)**: Die eisenfreie Aconitase blockiert auch die Ablagerung von Hämosiderin und die Hämsynthese.
Zu **(E)**: Der Citratzyklus läuft ausschließlich in der Mitochondrienmatrix ab. Dort gibt es jedoch auch eine Aconitase, die die Isomerisierung von Citrat zu Isocitrat katalysiert.

H10

→ **Frage 14.20: Lösung B**

Zu **(B)**: In der Leber und der Milz findet sich ca. 1 g Speichereisen gebunden an Ferritin. Das Ferritin-Eisen kann bei Bedarf leicht mobilisiert werden.
Zu **(A)** und **(E)**: Das Plasmaeisen (insgesamt 4 mg) **ist** nicht in zweiwertiger, sondern in dreiwertiger Form an Transferrin gebunden. Die Transportkapazität des Transferrins wird beim Gesunden nur zu 20 bis 40 % ausgenutzt (nicht zu 98 %!). Diese sog. freie Eisenbindungskapazität ist notwendig, weil freie Eisenionen toxisch sind.
Zu **(C)**: Ferroportin dient der Eisenabgabe aus dem Ferritinspeicher in das Blutplasma (und nicht der Aufnahme von Eisen aus dem Blutplasma).
Zu **(D)**: Bei einer Eisenüberladung bildet sich intrazellulär (nicht aber extrazellulär) schwer mobilisierbares schädliches Hämosiderin, das zum gefährlichen Krankheitsbild der Hämosiderose führen kann.
Siehe Lerntext XIV.7.

H08

→ **Frage 14.21: Lösung E**

Zu **(E)**: Bei **Ferritin** handelt es sich um ein wasserlösliches Speicherprotein, aus dem Eisen leicht mobilisierbar ist. Ferritin stellt mit ca. 0,8 g Fe den wichtigsten Eisenspeicher des Organismus dar. Ferritin-Depots findet man v. a. in Leber, Milz und im Knochenmark.
Zu **(A)** und **(B)**: Beide Aussagen sind falsch, da eine Eisenausscheidung (1 mg/Tag) im Wesentlichen nur über Zellverluste (z. B. Epithelabschilferungen) und Mikroblutungen (über die Haut, in den Gastrointestinaltrakt sowie das Urogenitalsystem) erfolgt.
Zu **(C)**: Bei Eisenmangel ist die Transferrin-Konzentration als sog. Eisenbindungskapazität (EBK) nicht erniedrigt, sondern erhöht (als freie EBK). Aussagekräftiger für einen Eisenmangel ist ein Abfall der Ferritin-Konzentration im Blutplasma.
Zu **(D)**: Hämoglobin ist nur zum O_2-Transport befähigt, wenn es Eisen in 2-wertiger Form enthält. Wenn Eisen im Hämoglobin in der Oxidationsstufe +3 vorliegt (MetHb), kann kein O_2 gebunden werden.

F07

→ **Frage 14.22: Lösung C**

Eisen ist das Zentralatom in den Porphyrinen der Cytochrome, des Hämoglobins und Myoglobins (C). Aussage (A) trifft nicht zu, denn Co kommt nur im Vit. B_{12} vor. Aussage (B) ist nicht zutreffend, denn Kupfer kommt nicht als Zentralatom von Porphyrinen, sondern als Cofaktor von Oxidasen vor. Magnesium (D) ist Cofaktor für Kinasen. Zn (E) ist Cofaktor für manche Dehydrogenasen und für die Carboanhydrase.
Siehe Lerntext XIV.7.

F06

→ **Frage 14.23: Lösung D**

Eine einfache Rechenaufgabe:
Wenn 1 Liter Blut 10 mmol Eisen enthält, dann enthalten 10 ml Blut 0,1 mmol Eisen.
Bei einem Atomgewicht des Eisens von 56 sind das 5,6 mg.
Siehe Lerntext XIV.7.

H07

→ **Frage 14.24: Lösung B**

In der durchschnittlichen täglichen Nahrung kommen ca. 10 mg Eisen vor, von denen durch einen komplizierten Regelungsmechanismus der Enterozyten, früher Mucosablock genannt, nur 1 bis 3 mg resorbiert werden (B). Die Resorption wird genau den Eisenverlusten durch Blutungen und Epitheldesquamationen angepasst. Aussage (A) ist falsch, Bilirubin hat mit der Eisenresorption nichts zu tun. Da Frauen durch die Menstruation mehr Eisen verlieren als Männer, resorbieren sie auch mehr, Aussage (C) ist also falsch. Aussage (D) ist trifft nicht zu, denn der Intrinsic-Faktor der Belegzellen des Magens ist notwendig für die Resorption des Vitamin B_{12}. Eisen wird am besten nach Reduktion zur 2-wertigen Form resorbiert. Dies kann durch Vitamin C erfolgen, Aussage (E) ist also falsch.

F10

→ **Frage 14.25: Lösung B**

Zu **(B)**: Freie Eisenionen werden in 2-wertiger Form durch einen Divalent-Metall-Transporter (DMT) aus dem Darmlumen in den Enterozyten aufgenommen. Der DMT transportiert Fe, Cu und andere 2-wertige Metallionen zusammen mit H^+.
Zu **(A)**: Von den durchschnittlich 10 mg Eisen in der täglich aufgenommenen Nahrung werden nur 10–20 %, also 1–2 mg absorbiert.
Zu **(C)**: Transferrin (Siderophillin) ist das wichtigste Eisentransportprotein im Blut. Caeruloplasmin (Ferrooxidase) dient dem Kupfertransport und

wandelt Fe^{2+} in Fe^{3+} um, was die Bindung an Transferrin ermöglicht.
Zu **(D)**: Im Blut liegen am Transferrin die Eisenionen nicht in 2-wertiger Form (Fe^{2+}), sondern als 3-wertiges Eisen (Fe^{3+}) vor.
Zu **(E)**: Die Eisenmangelanämie ist hypochrom-mikrozytär. Vitamin B_{12}-Mangel führt z. B. zur makrozytären hyperchromen Anämie (perniziöse Anämie).

F09

Frage 14.26: Lösung D

Zu **(D)**: Für die Rezeptoren im Darm muss Eisen in zweiwertiger Form vorliegen. Es wird durch ein Transportprotein für divalente Metallionen (DMT-1, divalent metal ion transporter) in die Enterozyten aufgenommen.
Zu **(A)** und **(B)**: Das intrazellulär gespeicherte bzw. abgelagerte Eisen liegt in dreiwertiger Form (Fe^{3+}) vor.
Zu **(C)**: Met-Hb entsteht durch Oxidation des Eisen zum Fe^{3+}, es kann kein O_2 mehr transportieren.
Zu **(E)**: Die Ferrireduktase wandelt im Darm Fe^{3+} zu Fe^{2+} für die Resorption um.

XIV.8 Kupfer

Kupfer ist ein für den menschlichen Organismus wichtiges Spurenelement. Der Gesamtkupferbestand eines 70 kg schweren Menschens liegt bei 100 mg. Kupfer ist Bestandteil vieler Oxidasen (z. B. Cytochromoxidase, Lysyloxidase, Katalase, Monoaminoxidase, Superoxiddismutase). Im Blutplasma gibt es ein blaugefärbtes Kupfercaeruloplasmin, das als Ferrioxidase wirkt. Bei einem Mangel an diesem Transportprotein kommt es zur Wilson-Krankheit mit Kupferablagerungen in der Leber und im Gehirn. Viele Zellen enthalten im Cytosol ein Metallothionein genanntes, cysteinreiches Protein, das Metalle wie Kupfer, aber auch Quecksilber und Cadmium als Komplex binden kann.
Bestand: 0,1 g
Funktion:
Cofaktor von Oxidasen
- Cytochromoxidase
- Superoxiddismutase
- Ferrioxidase

Bedarf: 3 mg/Tag
Transport im Blut:
- Albumin
- Transcuprein
- Caeruloplasmin

Mangel: Anämie und unspezifische Störungen
Überladung: Wilson'sche Erkrankung = hepatolentikuläre Degeneration

Klinischer Bezug
Morbus Wilson
Bei der hepatolentikulären Degeneration (Morbus Wilson) kommt es zu massiven Kupferablagerungen in der Leber und im Gehirn mit entzündlichen Erscheinungen, Fibrose bzw. Zirrhose mit Funktionsverlust. Ursache ist ein genetischer Defekt der Kupferausscheidung in die Galle.
Die Häufigkeit beträgt für Heterozygote 1 : 90, für Homozygote 1: 30 000. Die Diagnose erfolgt durch das erniedrigte Serum-Kupfer und das erniedrigte Coeruloplasmin sowie typische ringförmige Kupferablagerungen in der Hornhaut (Kayser-Fleischer-Cornealring). Die Therapie erfolgt durch eine Kupfer-Chelatbildung mit Penicillamin.

F05

Frage 14.27: Lösung B

Das Spurenelement Cu ist Bestandteil einiger Oxidoreduktasen. Im Erythrozyten kommt als Schutz gegen Sauerstoffradikale („oxidativer Stress") die Superoxiddismutase vor, die Cu und Zn enthält.
Auch die Katalase, die H_2O_2 in O_2 und H_2O umwandelt, ist kupferhaltig. Sie kommt in Peroxisomen der Leukozyten und anderen Zellen vor, nicht aber in Erythrozyten.
Siehe Lerntext XIV.8.

H08

Frage 14.28: Lösung B

Zu **(B)**: Das Spurenelement Kupfer ist wichtig für die Cytochrom-c-Oxidase am Ende der Atmungskette, außerdem für die Ferrioxidase im Blutplasma sowie die Superoxiddismutase im Gewebe.
Zu **(A)**, **(C)** und **(D)**: Die Carboanhydrase (A) benötigt für ihre Aktivität Zink, die Gluthation-Peroxidase (C) Selen und die Hexokinase (D) – wie viele andere Kinasen – Magnesium-Ionen.
Zu **(E)**: Die aktiv Ionen-transportierenden ATPasen der Zellmembran benötigen keine Spurenelemente als Cofaktor.

H06

Frage 14.29: Lösung E

Über 300 Enzyme des Organismus benötigen das Spurenelement Zink. Dazu gehört auch die Carboanhydrase, die aus CO_2 + H_2O Kohlensäure produziert, aus der die H-Ionen für die Bildung der Magen-HCl abdissoziieren ((E) ist richtig).
Aussage (A) ist falsch, denn Jod wird nur für die Bildung der Schilddrüsenhormone benötigt.
Aussage (B) ist falsch, denn Kobalt ist Zentralatom im Vitamin-B_{12}-Ringsystem.

Aussage (C) ist falsch, denn Molybdän kommt nur in bestimmten Oxidasen, z. B. in der Xanthinoxidase, vor.
Aussage (D) ist falsch, denn Selen wird als Selenocystein in die Glutathionperoxidase eingebaut.

H09

→ **Frage 14.30: Lösung C**

Zu **(C)**: Zink ist ein Kofaktor der Carboanhydrase, die die reversible Reaktion CO_2 + H_2O zu H_2CO_3 katalysiert. Mehr als 300 weitere Enzyme benötigen Zn^{2+} als Cofaktor, u. a. die Alkoholdehydrogenase und die Glutamatdehydrogenase.
Zu **(A)**: Zink bildet in den Zinkfingerproteinen nicht Komplexe mit Valin und Leucin, sondern mit jeweils 2 Cystein- und Histidinresten. Diese Komplexe erkennen bestimmte DNA-Bezirke.
Zu **(B)**: Nicht Zn^{2+}, sondern Ca^{2+} ist Bestandteil des Prothrombinase-Komplexes bei der Blutgerinnung.
Zu **(D)**: Kupfer- und Eisen-Ionen sind Bestandteil der Cytochromoxidase (Komplex IV der Atmungskette) und nicht Zn^{2+}.

XIV.9 Mineralstoffe und Spurenelemente

Unter Spurenelementen versteht man für den lebenden Organismus essenzielle Stoffe, die beim erwachsenen 70 kg schweren Menschen in Mengen von 1 mg bis zu wenigen Gramm vorkommen. Die meisten dieser Substanzen finden sich als funktionell wichtige Bestandteile von Enzymen. Für manche Elemente wird die Notwendigkeit vermutet, ist aber noch nicht erwiesen.
Natrium ist das wichtigste extrazelluläre Kation, verantwortlich für den osmotischen Druck und die Aktionspotenziale.
Chlorid ist das entsprechende extrazelluläre Anion.
Kalium ist das wichtigste intrazelluläre Kation, verantwortlich für das Ruhepotenzial an Zellmembranen.
Na^+, K^+ und Cl^- werden durch das Renin-Angiotensin-Aldosteron-System reguliert.
Phosphat ist neben dem Apatitaufbau als Diester Bestandteil von Lipiden und Nucleinsäuren, Energieüberträger (ADP + P → ATP) und Puffersystem.
Kobalt (Co) ist Zentralatom im Vitamin B_{12}, der Bedarf wird über die Vitaminzufuhr gedeckt.
Jod ist Bestandteil der Schilddrüsenhormone T_3 und T_4. Die mit der Nahrung täglich zuzuführende Menge von 100–150 µg wird in der Bundesrepublik häufig nicht erreicht. Seesalz, Seefische oder jodiertes Kochsalz werden empfohlen, um Schilddrüsenunterfunktionszuständen vorzubeugen.
Fluor wird als Fluorapatit in Knochen und Zahnschmelz eingebaut und erhöht deren Festigkeit. Fluorzufuhr dient zur Prophylaxe von Osteoporose und Karies.
Magnesium kommt eingebaut in die Apatitstruktur des Knochens vor. Mg^{++}-Ionen, zu 95 % intrazellulär, sind als Cofaktor an allen Enzymreaktionen mit ATP beteiligt. Mg^{++} wirkt bei der Erregungsübertragung in Synapsen mit. Mg^{++}-Mangelzustände äußern sich vorwiegend durch nervöse Störungen und Muskelkrämpfe.
Die übrigen Spurenelemente sind überwiegend als Cofaktoren für Enzyme wirksam:
Zink (Zn): Alkoholdehydrogenase, Carboanhydratase, Glutamatdehydrogenase u. a.
Molybdän (Mo): Xanthinoxidase, Aldehydoxidase u. a.
Mangan (Mn): Pyruvatcarboxylase, Glykosidtransferasen u. a.
Selen (Se): Glutathionperoxidase, Thyroxindejodase

H08

→ **Frage 14.31: Lösung D**

Zu **(D)**: Die Formel von Bariumsulfat lautet $BaSO_4$.
Zu **(A)**: Die relative Atommasse von Barium ist mit 137,3 höher als die des Calciums (40,08).
Zu **(B)**: Barium ist ein Hauptgruppenelement.
Zu **(C)**: Bariumsulfat fällt beim Versetzen gelöster Bariumsalze mit verdünnter Schwefelsäure als feiner, weißer Niederschlag aus.
Zu **(E)**: Lösliche Bariumsalze sind sehr toxisch. Sie können durch Übererregung von Nerven und Muskeln, besonders des Herzens, akut tödlich wirken. Bariumsulfat ist völlig wasserunlöslich und damit ungiftig. (Paracelsus vor 500 Jahren: „Stoffe wirken nicht, wenn sie nicht gelöst sind.“)

15 Subzelluläre Strukturen

XV.1 Biologische Membranen

Biomembranen sind beim Aufbau aller lebenden Organismen beteiligt. Sie bilden die äußere Zellmembran (= Plasmamembran) und umhüllen alle Organellen wie Zellkern, Mitochondrien, Lysosomen. Darüberhinaus durchziehen sie das Cytoplasma in Gestalt eines endoplasmatischen Retikulums. Alle Membranen bestehen aus einer Lipiddoppelschicht. An die Membranlipide werden besondere Anforderungen gestellt: Sie müssen amphipathisch (= amphiphil) sein, d. h. sie müssen in ihrer Struktur einen lipophilen (= hydrophoben) und einen hydrophilen (= lipophoben) Anteil enthalten.
Die für Membranen typische Doppelschicht ist immer so aufgebaut, dass die Moleküle beider Schichten ihre lipophilen Pole zur Membranmitte hin ausgerichtet haben. Die hydrophilen Teile zeigen, von der Membran aus gesehen, nach außen – was bei der Plasmamembran bedeutet, in das Cytosol hinein bzw. in die Zellumgebung.
Lipiddoppelschicht 7–10 nm

Membran	Proteingehalt (%)	polare Lipide (%)	Cholesterol (%)
Myelin	20	65	15
Plasma	50	34	16
Golgi-Apparat	45	52	3
ER	50	48	2
Kern	55	41	4
Lysosomen	50	41	9
Mitochondrien			
– äußere	50	47	3
– innere	80	19	0,6
Oligosaccharide: als Glykolipide und Glykoproteine an der Außenseite der Plasmamembran und an der Lumenseite des ER.			

Zellmembranen sind immer asymmetrisch aufgebaut, d. h. innere und äußere Schicht haben unterschiedliche Bausteine. Die sog. integralen Membranproteine ragen auf der Innen- und Außenseite aus der Lipidschicht heraus; sie stellen häufig spezifische Carrier oder Signaltransduktionsproteine dar. Solche Proteine haben an ihren Oberflächen, die in Nachbarschaft zu den lipophilen Membranbezirken stehen, vorwiegend hydrophobe Aminosäuren. Andere Proteine sind nur partiell in die Membran ein- oder angelagert und werden durch einen in die Membran eintauchenden Lipidanker gehalten. Die Membranbestandteile können sich, wie in einem See, in der Lipidschicht lateral hin- und herbewegen. Diese Fluidität der Membran ist je nach ihrer chemischen Zusammensetzung größer oder kleiner. Auf der Außenseite (nur dort!) finden sich manchmal, an die Lipide oder an Membranproteine angelagert, Oligosaccharide. Der Zellkern und die Mitochondrien sind von einer Doppelmembran umgeben.

F00

→ **Frage 15.1: Lösung C**

Biomembranen bestehen aus einer Lipiddoppelschicht mit eingelagerten Proteinen. Die Lipide können in ihrer jeweiligen Schicht lateral diffundieren bzw. ausgetauscht werden. Ein Austausch zwischen Außen- und Innenschicht ist sehr selten.
Die gesuchte Falschaussage ist (C), denn Glykolipide kommen ausschließlich in der Außenschicht vor.

F06

→ **Frage 15.2: Lösung A**

Alle Zellmembranen enthalten polare (komplexe) Lipide ((B), (C), (D) und (E)), dazu Membranproteine. Die apolaren Triglyceride (Neutralfette, Triacylglycerole) kommen in Membranen nicht vor.
Cardiolipin (A) ist ein Bisphosphatidylglycerol, das nur in der Mitochondrienmembran vorkommt.

F05

→ **Frage 15.3: Lösung C**

Biologische Membranen entstehen durch Selbstassemblierung, indem im endoplasmatischen Reticulum gebildete polare Lipide durch Vesikel oder durch Lipidtransferproteine und spezifische Membranproteine (ATPasen, Rezeptoren usw.) in existierende Membranen eingebaut werden (C).

H08

→ **Frage 15.4: Lösung C**

Zu **(C)**: Das Isoprenderivat Dolicholphosphat ist Coenzym bei der im endoplasmatischen Reticulum und im Golgiapparat erfolgenden Synthese von Glykoproteinen.
Zu **(A)**: Diese Aussage ist falsch, denn das Diphosphatidylglycerin Cardiolipin kommt nicht in Zellmembranen vor, sondern in der inneren Mitochondrienmembran aller Zellen.
Zu **(B)**: In der inneren Mitochondrienmembran kommt kein Cholesterin vor.
Zu **(D)**: Ganglioside kommen nicht nur in ZNS-Zellen vor, sondern in allen Zellmembranen. Ihre Oligosaccharidketten bilden u. a. die Blutgruppenantigene.
Zu **(E)**: Auch diese Aussage ist nicht richtig, denn Sphingomyelin kommt nicht im zytosolischen Teil der Lipiddoppelschicht, sondern in der äußeren Schicht vor.

H09

→ **Frage 15.5: Lösung C**

Zu **(C)**: Insbesondere in der äußeren Lipidschicht der Zellmembran finden sich dichter verpackte Lipidbezirke von ca. 50 nm Durchmesser, die sich zwischen den anderen Lipiden bewegen („schwimmen"). Sie sind reich an Cholesterin und komplexen Lipiden mit gesättigten Fettsäuren.
Zu **(A)**: Auch in den „lipid rafts" kommen GPI-(Glycosyl-Phosphatidylinositol-) Anker vor.
Zu **(B)**: Die „lipid rafts" enthalten mehr Sphingolipide als die übrigen Membranareale.
Zu **(D)**: Cardiolipin (Bisphosphatidylglycerol) ist nicht charakteristisch für die „lipid rafts", sondern für die innere Mitochondrienmembran.
Zu **(E)**: Nicht ungesättigte, sondern gesättigte Fettsäuren und Cholesterin sorgen in den „lipid rafts" für die höhere Dichte.

F05

→ **Frage 15.6: Lösung C**

Die Mehrzahl der Biomembranen besteht aus einer Lipiddoppelschicht, so die der Liposomen (A), des Golgi-Apparats (B), der Peroxisomen (D), des ER (E) und der Plasmamembran. Eine Doppelmembran (2 Lipiddoppelschichten) besitzen die Mitochondrien und der Zellkern (C).

XV.2 Rezeptoren und Signal-Substrate in der Membran

Da die vom endokrinen Drüsensystem an das Blut übergebenen Hormone in der Mehrzahl nicht in die Zellen ihrer Zielorgane eindringen können, finden sich auf der Außenseite dieser Zellen in der Plasmamembran Hormonrezeptoren. Eine Ligandenbindung bewirkt eine Konformationsänderung des Membranproteins, gefolgt von der Freisetzung eines second messengers im Zellinneren. Oft wirkt hier eine Adenylatcyclase, die ATP in cAMP umwandelt, seltener eine Guanylcyclase mit der Umwandlung von GTP in cGMP. Als Signalverstärker ist hierbei häufig ein G-Protein zwischengeschaltet. Von anderen Hormonrezeptoren wird im Cytosol eine Phospholipase C aktiviert, die dann aus dem Membranlipid Phosphatidylinositol-4,5-bisphosphat zwei second messenger freisetzt: das Inositol-trisphosphat und das Diacylglycerin.
Ausnahmen von dieser Signalübermittlung finden sich bei den lipophilen Steroidhormonen und den iodierten Schilddrüsenhormonen, die die Plasmamembran durchdringen können und dann im Cytosol ihr Rezeptorprotein finden.
Durch eine Phospholipase A_2 kann aus dem Membranbaustein Phosphatidylcholin Arachidonsäure, die Stammsubstanz der Eikosanoide, freigesetzt werden.

XV.3 Transportvorgänge

Eine aus zwei Lipidschichten aufgebaute Biomembran kann mittels **nichtionischer Diffusion** nur von wenigen Substanzen durchquert werden: von H_2O, O_2, CO_2 und von NH_3. Alle Ionen, alle geladenen Moleküle (z. B. Säuren, Nucleotide) und ungeladene hydrophile Moleküle (z. B. Glycerin, Glucose) benötigen hier spezifische Katalysatoren (Carrier oder Translokator). Diese **katalysierte Diffusion** (oder **passiver Transport**) erreicht eine Maximalgeschwindigkeit, wenn alle Bindungsstellen des Transportsystems besetzt sind. Nach diesem Prinzip erfolgt die konzentrationsgetriebene Glucoseaufnahme in Erythrozyten und Hepatozyten. Da Glucose allein transportiert wird, spricht man von **Uniport.**
Soll eine Substanzaufnahme gegen einen Konzentrationsgradienten erfolgen (Beispiele: Glucose- und Aminosäureresorption vom Darmlumen in die Darmmukosa), so kann das nur über einen Energie verbrauchenden **aktiven Transport** geschehen. In den eben genannten Beispielen, der Glucose- und Aminosäureaufnahme, können die Substrate nur mit Na^+-Ionen zusammen im **Symport** aufgenommen werden. Da die Aufnahme von Glucose und Na^+ primär ohne ATP-Verbrauch erfolgt, ATP aber zum Auspumpen der Na^+-Ionen benötigt wird, spricht man hier vom sekundär aktiven Transport. Wird bei aktivem Transport ein Membranpotenzial aufgebaut, so spricht man von **elektrogenem Transport**; Beispiele hierfür sind die Protonenpumpen der Atmungskette oder die Na^+/K^+-ATPase, die unter ATP-Verbrauch 3 Na^+ nach außen und 2 K^+ nach innen transportiert.
Antiport heißt ein System, das zwei Substanzen im Gegentausch transportiert, z. B. kann ATP die Mitochondrien nur verlassen, wenn äquimolar ADP importiert wird.

Transportvorgang	Erläuterungen, Beispiel
freie Diffusion	O_2, CO_2, H_2O, NH_3
erleichterte Diffusion (katalysiert durch Transporter)	mit einem Konzentrationsgradienten als treibender Kraft („bergab"), Glucose
aktiver Transport	gegen einen Konzentrationsgradienten („bergauf"), ATP-energieverbrauchend
primär aktiv	Na^+, K^+
sekundär aktiv	Glucose, Aminosäuren
durch Membranvesikel Endozytose, Exozytose	Lipoproteine, Viren, Bakterien, Ag/Ak-Komplexe

Glucosetransport	Organ
1. sekundär aktiv (Na^+/Glucose Symport)	luminale Membran der Epithelzellen des Dünndarms und der Nierentubuli
2. erleichterte Diffusion durch Transportproteine (Glucosetransporter (GLUT))	
GLUT 1	Erythrocyten
GLUT 2	Leber, Inselzellen, basolaterale Membran der Epithelzellen des Dünndarms und der Nierentubuli
GLUT 3	Nervenzellen
GLUT 4	Fettgewebe insulinabhängig, Muskel insulinabhängig und (oder) arbeitsabhängig

Klinischer Bezug
Zystische Fibrose
Die zystische Fibrose (Mukoviszidose) ist mit einer Erkrankungsquote von 1:2000 die häufigste angeborene Stoffwechselerkrankung der kaukasischen Bevölkerung. Durch einen Defekt auf dem Chromosom 7 kommt es zu einer Fehlfunktion des CFTR-Gens, welches für einen Chloridkanal codiert. Durch das Fehlen des Chloridkanals kommt es durch verminderte osmotische Wirksamkeit zur Eindickung aller Körpersekrete. Klinisch imponieren durch den zähen Schleim hervorgerufene Verstopfungen, Entzündungen v. a. der Gallenwege sowie der Bauchspeicheldrüse und auch der Lunge. Die derzeitigen Therapieoptionen sind lediglich symptomatisch: Schleimverflüssiger, Substitution von Enzymen, Antibiotische Therapie bei Infektionen.
Als ultima ratio besteht die Möglichkeit einer Lungen- und/oder Pankreastransplantation.

H09

→ **Frage 15.7: Lösung E**

Zu **(E)**: Aus dem Primärharn wird die Glukose an der luminalen Zellmembran der Tubuluszellen sekundär-aktiv im Symport mit Na^+ resorbiert.
Zu **(A)**: Es gibt keine freie Diffusion von Glukose in die Zellen, sondern nur erleichterte Diffusion durch Glukosetransporter. In Erythrozytenmembranen bewirkt GLUT1, dass im Zytosol der Erythrozyten dieselbe Glukosekonzentration herrscht wie im Blutplasma.
Zu **(B)**: In den Betazellen des Pankreas sorgt nicht GLUT1 Insulin-abhängig für den Glukosetransport, sondern Insulin-unabhängig GLUT2. Die folgende ATP-Gewinnung durch den Glucoseabbau regelt die Insulinsekretion der β-Zellen.
Zu **(C)**: Die Glukosetransporter werden nicht phosphoryliert oder dephosphoryliert, sondern in Muskelzellen und Fettzellen wird GLUT4 Insulin-abhängig in die Zellmembran eingebaut.
Zu **(D)**: Vom Darmlumen wird Glukose nicht durch Glukosetransporter in die Enterozyten aufgenommen, sondern durch einen Na^+/Glukose-Symporter. Aus den Enterozyten in das Blut wird Glukose an der basolateralen Membran durch GLUT2 transportiert.
Siehe Lerntext XV.3.

F05

→ **Frage 15.8: Lösung A**

Die Na^+/K^+-ATPase ist eine elektrogene Ionenpumpe, die im Antiport 3 Na^+ nach außen und 2 K^+ in das Zellinnere transportiert.

XV.4 Endoplasmatisches Retikulum

Der Raum zwischen der Kernmembran und der Plasmamembran ist mit zahlreichen Subzellulärstrukturen angefüllt, unter anderem mit dem lamellenartigen endoplasmatischen Retikulum (ER) und dem Golgi-Apparat. Man unterscheidet ein **glattes ER** von einem mit Ribosomen besetzten **rauen ER**.
Besonders stark ausgeprägt ist das ER der Leber, wo zahlreiche Stoffwechselvorgänge mit am ER gebundenen Enzymen ablaufen. So finden sich hier zahlreiche Enzyme aus dem Bereich der Biotransformation sowie die den (aus Glykogenolyse oder Gluconeogenese stammenden) Blutzucker liefernde Glucose-6-phosphatase. Das glatte ER ist auch der Ort wichtiger anderer Synthesen, wie z. B. der Prostaglandine und Phospholipide.
Das ER ist zuständig für die **Synthese der Sekretproteine**, einiger Membranproteine und der lysosomalen Enzyme. Die am rauen ER ablaufende **Proteinbiosynthese** bietet auch einige Besonderheiten. Die hier gebildeten Proteine tragen an ihrem N-terminalen Ende, mit dem die Synthese beginnt, ein aus etwa 25 vorwiegend hydrophoben Aminosäuren aufgebautes Signalpeptid. Dieses wird von einem Signalpeptid-Erkennungs-Protein (signal recognition particle, SRP) erkannt, was dazu führt, dass das am Ribosom wachsende Polypeptid noch vor Abschluss der Translation durch einen speziellen Kanal in die Lamellen des ER übertritt. Hier wird das Signalpeptid durch eine spezielle Peptidase entfernt. Das Protein wird anschließend im ER und im Golgi-Apparat prozessiert, was vor allem die Anheftung komplizierter Oligosaccharide bedeutet. Diese haben eine Adressenfunktion, die darüber entscheidet, ob das

neue Protein gleich zur Sekretion kommt oder in Speichervesikeln oder in Lysosomen verpackt wird.

Funktionen des ER

glattes ER

1. Lipidsynthese
2. Gluconeogenese (G-6-Pase)
3. Biotransformation
4. Ca^{++}-Homöostase im Cytosol

raues ER

Synthese und posttranslationale Prozessierung von:

1. Sekretproteinen
2. integralen Membranproteinen
3. lysosomalen Hydrolasen

XV.5 Lysosomen

Lysosomen sind in allen Zellen zu findende kleine kugelförmige Gebilde, die voll gepackt sind mit sauren (pH-Optimum!) Hydrolasen für fast alle Zellbestandteile. Sie haben die Aufgabe, endogene (zelleigene) oder phagozytierte Makromoleküle abzubauen bzw. nach dem Zelltod einer Wiederverwertung zuzuführen. Ein vorzeitiges Aufbrechen dieser „suicide bags" ist für den Weiterbestand der Zelle sehr kritisch.

Klinischer Bezug

Lysosomale Speicherkrankheiten

Die lysosomalen Speicherkrankheiten umfassen eine Gruppe von 30 verschiedenen, meistens autosomal rezessiv vererbten Defekten von lysosomalen sauren Hydrolasen, deren Substrate sich intrazellulär anhäufen und zu neurologischen Dysfunktionen, Hepatosplenomegalie, sowie Skelettmuskel- und Augenerkrankungen führen. Beispiele sind Lipidspeicherkrankheiten (Lipidosen) wie morbus Gaucher (Cerebroside) oder morbus Niemann-Pick (Sphingomyeline).

Die verschiedenen Erkrankungen zeigen einen schweren, progredienten Verlauf mit früher Sterblichkeit. Eine kausale Therapie gibt es nicht, es kann allenfalls symptomatisch behandelt werden.

Genetische Beratung betroffener Familien und gegebenenfalls pränatale Diagnostik sind wichtige präventive Maßnahmen.

F08

→ **Frage 15.9: Lösung E**

Phosphatide, Cerebroside, Ganglioside und Sulfatide können nur lysosomal abgebaut werden. Angeborene Defekte der jeweiligen Hydrolasen führen zu schweren, meist tödlichen Lipidosen; so entsteht bei gestörtem Abbau der Sulfatide (E) die Leukodystrophie.

Aussage (A) ist falsch, denn Cholesterin kann nicht lysosomal abgebaut werden, sondern es wird vorwiegend zu Gallensäuren umgewandelt und ausgeschieden.

Aussage (B) ist falsch, denn Galactit ist kein Lipid, sondern ein aus Galactose gebildeter 6-wertiger Zuckeralkohol, der als schädlicher Metabolit bei der Galactosämie vermehrt auftritt.

Aussage (C) ist falsch, denn Glykogen wird nicht in Lysosomen, sondern im Zytoplasma phosphorolytisch abgebaut.

Aussage (D) ist falsch, denn NANA ist ein Zucker-Derivat, das in Heteropolysacchariden vorkommt und nicht lysosomal abgebaut wird.

H09

→ **Frage 15.10: Lösung C**

Zu **(C)**: Die für die Lysosomen synthetisierten hydrolytischen Enzyme werden durch Oligosaccharid-Ketten als Glykoproteine mit Mannose-6-P-Resten kenntlich gemacht.

Zu **(A)**: Der pH-Wert in den Lysosomen liegt nicht im alkalischen Bereich, sondern die lysosomalen Hydrolasen haben ihr pH-Optimum im schwach sauren Bereich.

Zu **(B)**: Sehr langkettige Fettsäuren werden nicht in den Lysosomen, sondern in den Peroxisomen verkürzt.

Zu **(D)**: Lysosomen entstehennicht durch Abschnürung der Vesikel im rauen ER (dort werden nur ihre Hydrolasen synthetisiert), sondern im Golgi-Apparat.

Zu **(E)**: Succinat-Dehydrogenase kommt nicht in den Lysosomen, sondern in den Mitochondrien vor.

H09

→ **Frage 15.11: Lösung D**

Zu **(D)**: Die Sphingolipidosen gehören zu den erblichen lysosomalen Speicherkrankheiten, die hauptsächlich das Nervensystem betreffen und bei denen verschiedene saure Hydrolasen für den Abbau von Sphingolipiden defekt sind. Allen gemeinsam ist die Akkumulation von Ceramidderivaten, also von Sphingosin, das säureamidartig mit einem Acylrest verbunden ist.

Zu **(A)**: Die Lipidosen haben mit den nur im Blut vorkommenden Lipoproteinen nichts zu tun.

Zu **(B)**: Bei den Sphingolipidosen ist der Abbau von Glycerolipiden (Triacylglycerole und Glycerophosphatide) nicht betroffen.

Zu **(C)**: Die Lecithin-Cholesterin-Acyltransferase (→ überträgt vom Lecithin eine Fettsäure auf die Alkoholgruppe an C-3 des Cholesterins) in den HDL (high density lipoproteins) hat mit den Sphingolipidosen nichts zu tun.

Zu **(E)**: Bei Sphingolipidosen ist die Biosynthese von Sphingosin-haltigen Glycolipiden nicht gestört, weil diese durch andere Enzyme katalysiert wird.

F09

→ **Frage 15.12: Lösung B**

Die lysosomalen Hydrolasen werden am rauen endoplasmatischen Reticulum (ER) synthetisiert und dort glykolysiert. Im Golgi-Apparat werden die Zuckerreste mit Mannose-6-P markiert für den Transport in die Lysosomen.
Bei einem Defekt der Mannose-6-P-Transferase werden die nicht-markierten Hydrolasen wie sekretorische Proteine behandelt und reichern sich im Extrazellulärraum (B) an. Sie fehlen dann in den Lysosomen und es resultieren lysosomale Speicherkrankheiten.

F07

→ **Frage 15.13: Lösung C**

Lysosomale Hydrolasen werden am rauen endoplasmatischen Reticulum synthetisiert und glykosyliert. Mannose-Reste werden dann im Golgi-Komplex phosphoryliert und an Mannosephosphat-Rezeptoren gebunden und mit der Membran in den Vesikeln abgeschnürt.
Die Aussagen (A) und (B) sind nicht zutreffend, denn die HLA (= Humane Leukozyten-Antigene = MHC = Major-Histo-Compatibilitäts-Antigene) dienen der Antigenpräsentation. Aussage (D) ist falsch, denn die RGD-Rezeptoren dienen im Bindegewebe der Bindung verschiedener Proteine über Fibronectin in der extrazellulären Matrix.
Aussage (E) ist nicht zutreffend, denn Serpentin-Rezeptoren (= 7-Transmembranhelix-Rezeptoren = 7-TM-Rezeptoren) sind G-Protein-gekoppelte Rezeptoren u. a. für Hormone, Sinneszellen, Chemotaxis usw.

F08

→ **Frage 15.14: Lösung C**

Die Apoptose ist ein programmierter, geregelter Zelltod, der im Gegensatz zur Nekrose ohne Entzündung abläuft. Die Apoptose wird durch proteolytische Enzymkaskaden (Caspasen) vermittelt (C).
Aussage (A) ist falsch, denn Cytochrom c kann nicht im Intermembranraum, sondern aus geschädigten Mitochondrien in das Zytosol austreten und eine Apoptose auslösen.
Aussage (B) ist falsch, denn nicht die fehlende Proteinbildung, sondern irreparable DNA-Schäden können eine Apoptose auslösen.
Aussage (D) ist falsch, denn sowohl intrazelluläre Schäden als auch externe Signale wie der Tumornekrosefaktor können durch Bindung an Todesrezeptoren die Apoptose-Signalkette auslösen.
Aussage (E) ist falsch, denn nicht ein Mangel des p53-Genproduktes löst die Apoptose aus, sondern bei DNA-Schäden löst ein erhöhtes p53-Protein die Apoptose aus.

F06

→ **Frage 15.15: Lösung D**

Als Apoptose wird der programmierte Zelltod bezeichnet, der im Unterschied zur Nekrose ohne eine Entzündung abläuft. Er kann durch äußere Signale, beispielsweise Fas-Liganden (z. B. den Tumornekrosefaktor = TNF), initiiert werden (D).
Aussage (A) ist falsch, denn auch intrazelluläre Signale, z. B. Cytochrom c aus geschädigten Mitochondrien, können eine Apoptose auslösen.
Aussage (B) ist falsch, denn das Tumorsuppressorgenprodukt p53 führt erst über eine Expression des BAX-Gens und eine Cytochrom c-Freisetzung verzögert zur Apoptose.
Aussage (C) ist falsch, denn die als Enzym-Verstärkerkaskade wirkenden Caspasen sind keine DNAsen, sondern Proteasen.
Aussage (E) ist falsch, denn Cytochrom c wirkt nicht parakrin auf benachbarte Zellen, sondern aktiviert intrazellulär direkt die Procaspase 9.

H05

→ **Frage 15.16: Lösung D**

Zellen können auf zweierlei Weise sterben:

1. durch eine Nekrose ausgelöst durch Energiemangel (ATP-Mangel durch O_2- und Substratmangel), chemische und physikalische Schädigungen (Gifte, Temperatur, mechanische Verletzungen) u. a. Die Nekrosen sind begleitet von Entzündungs- und Immunreaktionen.
2. Durch Apoptose, den durch Signale (Hormone, Mediatoren) ausgelösten programmierten Zelltod, der ohne Entzündungs- und Immunreaktionen abläuft, z. B. bei der Rückbildung (Involution und Atrophie) von Organen. Die Apoptose benötigt ATP. In einer Signalkette sind Cystein-Proteinasen (Caspasen) mit jeweils limitiert-proteolytischer Aktivierung beteiligt (D).

H09

→ **Frage 15.17: Lösung A**

Zu **(A)**: Die Apoptose, der programmierte Zelltod, erfolgt ohne Entzündungsvorgänge und kann durch verschiedene Signale ausgelöst werden. Beteiligt sind bei der Apoptose proteolytische Enzymkaskaden mit spezifischen Proteasen, den Caspasen (= Cystein-Proteasen, die nach Aspartat schneiden).

Zu **(B)**: Das tBid-Protein ist kein Hemmer, sondern ein Aktivator der Apoptose. Die trunkierte Form von Bid vermittelt die Ausschleusung von Cytochrom c aus dem Mitochondrium ins Zytosol. Dort aktiviert Cytochrom c die Caspasen.
Zu **(C)**: Die Freisetzung von Cytochrom c aus geschädigten Mitochondrien ist kein Hemmer, sondern ein starker Aktivator der Apoptose.
Zu **(D)**: Anders als bei einer Nekrose ist die Apoptose nicht mit einer Zellschwellung verbunden, sondern mit einer Zellschrumpfung.
Zu **(E)**: Eine Stimulation des CD95 (Fas)-Rezeptors durch z. B. Tumornekrosefaktor α führt nicht zu einer Hemmung, sondern im Rahmen der sog. Tumorkachexie zu einer Stimulation der Apoptose.

XV.6 Mitochondrien

Mitochondrien sind sehr stoffwechselaktive Partikel, die vor allem mit der Energiegewinnung in der Zelle zu tun haben. In ihnen sind einige Hauptstoffwechselwege zusammengefasst, wie die β-Oxidation der Fettsäuren, der Citratcyclus, die Atmungskette und die Umwandlung von Pyruvat in Acetyl-CoA.

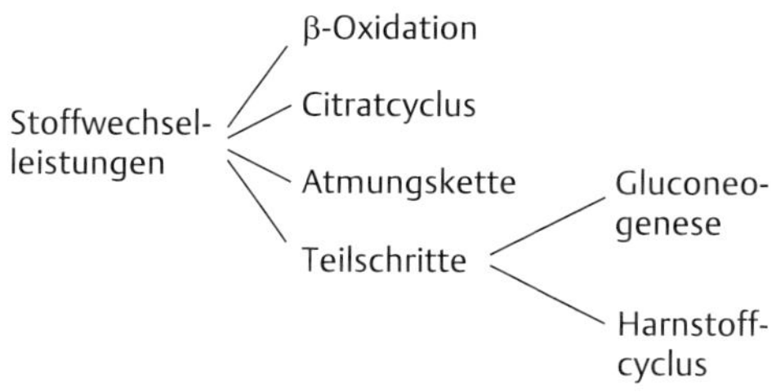

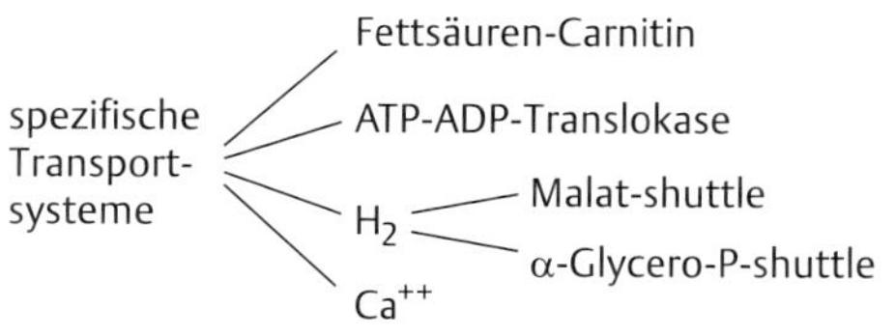

Man nimmt an, dass die Mitochondrien als Mikroorganismen vor langer Zeit in tierische Organismen eingewandert sind. Im Laufe der Evolution wurden sie dann von Symbionten zu festen Bestandteilen aller tierischen Zellen. Mehrere Befunde sprechen für diese Theorie: Als einzige Organellen haben die Mitochondrien eigene DNA, die wie bei Prokaryonten ein zum Ring geschlossener DNA-Doppelstrang ist. Die zur Proteinsynthese verwendeten Ribosomen sind, wie bei Prokaryonten, vom 70 S-Typ (nicht 80 S, wie sie der Wirtsorganismus besitzt).
Die Menge mitochondrialer DNA ist relativ klein, sodass über 90 % der Mitochondrienproteine in Abhängigkeit von Kern-DNA im Cytosol gebildet und dann in die Mitochondrien importiert werden.

Klinischer Bezug
Mitochondriale DNA-Erkrankungen
Es wurden 30 pathogenetisch relevante Punktmutationen und 60 Deletionen der mtDNA gefunden, die sich überwiegend am Muskel und am Nervensystem (mitochondriale Encephalomyopathien) manifestieren und ausschließlich maternal vererbt werden.

F09

Frage 15.18: Lösung E

Siehe Lerntext XV.6.
Zu **(E)**: Ubichinon ist wie Cytochrom c ein Hilfssubstrat in der Atmungskette, es wird sowohl durch den Komplex I mit NADH als auch durch den Komplex II mit Succinat reduziert.
Zu **(A)**: Die F_0F_1-ATPase des Komplex V wird nicht durch den Protonenfluss aus dem Matrixraum in den Intermembranraum angetrieben – dies bewirken die Protonenpumpen der Komplexe I, III und IV –, sondern durch den H^+-Strom aus dem Intermembranraum in den Matrixraum.
Zu **(B)**: Nur ca. 10 % der mitochondrialen Proteine werden durch die mitochondriale ringförmige DNA codiert.
Zu **(C)**: In der β-Oxidation der Fettsäuren wird nicht NADPH, sondern NADH und $FADH_2$ gebildet.
Zu **(D)**: Porine sitzen nicht auf der inneren, sondern auf der äußeren Mitochondrienmembran, so z. B. der voltage dependant anionic channel (VDAC).

H07

Frage 15.19: Lösung D

Etwa 10 % der mitochondrialen Proteine sind in der ringförmigen mitochondrialen DNA codiert und werden von mitochondrialen Ribosomen dort synthetisiert. Da von den Spermien bei der Befruchtung nur der Kopf ohne Mitochondrien in die Eizelle gelangt, werden Mitochondrien nur von der Mutter vererbt (D). Der Erbgang unterliegt also nicht (!) den Mendelschen Regeln, Aussage (B) ist falsch. Aussage (A) ist falsch, da auch die mitochondriale t-RNA und r-RNA in mt-DNA codiert ist. Da nur etwa 10 % der mitochondrialen Proteine in der mitochondrialen DNA codiert sind, werden die restlichen 90 % der Mitochondrien-Proteine im Kern codiert und im Zytoplasma synthetisiert. Anschließend erfolgt ein Transport der Mitrochondrien-Proteine (nicht der Gene!) in die Mitochondrien, Aussage (C) ist unzutreffend. Aussage (E) ist falsch, denn, da nur maternal vererbt, besitzt eine diploide Zelle nur eine Kopie des mt-Genoms.

H04

→ **Frage 15.20: Lösung A**

Ausdauertraining erhöht die Zahl der Mitochondrien im Skelettmuskel und damit die sog. oxidative Kapazität, d. h. den Abbau von Fettsäuren und Kohlenhydraten zu CO_2 und H_2O (β-Oxidation, Citratcyclus und Atmungskette).
(B) ist nicht zutreffend, denn die Glykogenspeicherung hat mit Mitochondrien nichts zu tun, sie wird z. T. durch Krafttraining erhöht.
(C) ist falsch, denn Ketogenese können Skelettmuskel-Mitochondrien nicht durchführen, sondern nur Lebermitochondrien.
Die Kreatininbildung (D) erfolgt spontan unabhängig von den Mitochondrien im Zytosol.
Auch die Lactatabgabe (E) erfolgt unabhängig von den Mitochondrien.

H07

→ **Frage 15.21: Lösung B**

Peroxisomen, auch microbodies genannt, sind subzelluläre Partikel, in denen sehr langkettige Fettsäuren analog zu Reaktionen der β-Oxidation verkürzt werden, wobei statt FAD und NAD Sauerstoff als Wasserstoffakzeptor dient; dabei entsteht H_2O_2 (B).
Aussage (A) ist falsch, da Chylomikronen im Zytosol von Enterozyten gebildet werden. Aussage (C) ist falsch, denn Sphingolipide werden in Lysosomen abgebaut. Die Thermogenese läuft im braunen Fettgewebe in den Mitochondrien ab, Aussage (D) ist demnach unzutreffend. Aussage (E) ist falsch, da die VLDL im Zytosol der Leberzellen gebildet werden.

F10

→ **Frage 15.22: Lösung A**

Siehe Lerntext XV.8.
Zu **(A)**: Peroxisomen (Mikrobodies) sind Zellorganellen und enthalten H_2O_2-produzierende Oxidasen, z. B. für den Abbau sehr langkettiger Fettsäuren sowie auch H_2O_2 abbauende Katalasen und Peroxidasen.
Zu **(B)**: Der Abbau der Mukopolysaccharide (Glykosaminoglykane) findet nicht in den Peroxisomen, sondern in den Lysosomen statt.
Zu **(C)**: Auch die Sphingolipide werden nicht in Peroxisomen, sondern in Lysosomen abgebaut.
Zu **(D)**: Einfach ungesättigte Fettsäuren werden nicht in den Peroxisomen, sondern am glatten endoplasmatischen Retikulum gebildet.
Zu **(E)**: Das in Bakterien und in der Mitochondrienmembran vorkommende Cardiolipin (Diphosphatidylglycerin) wird nicht in den Peroxisomen, sondern im endoplasmatischen Retikulum synthetisiert.

H06

→ **Frage 15.23: Lösung E**

Vincaalkaloide wie Vinblastin und Vincristin kommen in der Pflanze Madagaskar Vinca rosea vor. Sie werden als zytostatische Chemotherapeutika eingesetzt, weil sie durch Bindung an Tubulin die Mitose hemmen ((E) ist richtig).
Aussage (A) ist falsch, denn α-Amanitin, das hochtoxische Knollenblätterpilz-Gift, hemmt in der Leber die RNA-Polymerase.
Aussage (B) ist falsch, denn das Antibiotikum Chloramphenicol hemmt in Bakterien die Peptidyltransferase der Ribosomen.
Aussage (C) ist falsch, denn das Choleratoxin wirkt im Darm als ADP-Ribosyltransferase auf ein G-Protein und führt zu lebensbedrohlichen Salz- und Wasserverlusten.
Aussage (D) ist falsch, denn Cyanid hemmt die Cytochromoxidase (Bestandteil der Atmungskette) und führt so zu einer tödlichen „inneren Erstickung".

H00

→ **Frage 15.24: Lösung C**

Colchicin, das Gift der Herbstzeitlosen, ist ein Mitosehemmer. Colchicin bindet sich an Tubulindimere und verhindert so die Bildung der Mikrotubuli des Cytoskeletts. Therapeutisch wird Colchicin bei der Behandlung des akuten Gichtanfalls eingesetzt.

H08

→ **Frage 15.25: Lösung E**

Zu **(E)**: **Intermediärfilamente** haben einen Durchmesser von 10 nm. Sie sind Teil des Cytoskeletts und als lange Faserproteine für die mechanische Stabilität der Zellen verantwortlich. Intermediärfilamente werden als monomere helicale Proteine gebildet, die sich dann zu dimeren, tetrameren und octameren Komplexen umeinander winden (coiled coil).
Zu **(A)** – **(D)**: Die monomeren Proteinkomponenten der Intermediärfilamente lagern sich typischerweise nicht durch ATP-abhängige Polymerisation (A), GTP-abhängige Polymerisation (B), H-Brücken zwischen Hydroxyprolinresten (C) oder kovalente Verknüpfung von Lysinresten (D) aneinander.

F00

→ **Frage 15.26: Lösung D**

Der Zellkern ist Ort wichtiger Reaktionen, so z. B. der Replikation und der Transkription; aus der zunächst entstandenen hnRNA müssen die Introns entfernt und das 3'-Ende mit einem Poly-A-Schwanz versehen werden. Die von der RNA-Polymerase III synthetisierte prä-tRNA reift durch RNase-Einwirkung und Anheftung des 3'-CCA-Endes.

Die für den Nucleosomenaufbau benötigten Histonproteine werden im Zytosol synthetisiert und dann durch Kernporen in den Zellkern hineintransportiert; damit ist (D) die zu suchende falsche Aussage. – Auch die ribosomalen Proteine werden im Zytoplasma synthetisiert und dann in den Kern transportiert; die unter (C) abgefragte Bildung der ribosomalen Untereinheiten findet im Nucleolus statt, gefolgt von deren Freisetzung ins Zytosol.

H00

→ **Frage 15.27: Lösung D**

Durch die Kernporen gelangen die im Zytosol synthetisierten ribosomalen Proteine und Histone in den Zellkern hinein und mRNA und ribosomale Untereinheiten aus dem Zellkern, ihrem Syntheseort, heraus. Die Kernporen sind aus vielen Proteinen aufgebaute komplexe Strukturen mit einem Molekulargewicht von vielen Millionen.

H04

→ **Frage 15.28: Lösung C**

Die Proteine des Körpers unterliegen einem ständigen Auf- und Abbau (dynamisches Gleichgewicht), die Halbwertszeiten sind für verschiedene Proteine sehr unterschiedlich (Minuten bis Jahre). Intrazelluläre Enzyme werden entweder durch lysosomale Proteasen (z. B. Kathepsine) bei Zellschädigungen oder durch ein cytosolisches ATP-abhängiges proteolytisches System abgebaut, bei dem die abzubauenden Proteine im sog. Proteasom mit dem Protein Ubiquitin markiert werden.
(A) ist falsch, denn in der Atmungskette ist nicht Ubiquitin, sondern Ubichinon beteiligt.
(B) ist falsch, denn bei der Glykoproteinsynthese ist nicht Ubiquitin, sondern Dolicholphosphat beteiligt.
(D) ist falsch, denn Chaperone („Hitzeschock-Proteine“) sind Katalysatoren der Proteinfaltung zur nativen Proteinkonformation. Sie benötigen kein Ubiquitin. Gleiches gilt für die Glykogensynthese (E).

F08

→ **Frage 15.29: Lösung E**

Unter ATP-Verbrauch werden im Proteasom ubiquitinierte Proteine abgebaut (E).
Aussagen (A) und (C) sind falsch, denn durch saure Hydrolasen werden im Lysosom phagozytierte Proteine abgebaut.
Aussage (D) ist falsch, denn die Phosphorylierung und Dephosphorylierung von Proteinen dient nicht dem Proteinabbau, sondern der Aktivitätsregulation.

H06

→ **Frage 15.30: Lösung A**

Verschiedene SNARE-Proteine (SNARE = soluble NSF attachment receptor) sind für die Exozytose von Bedeutung. Sie vermitteln die Verschmelzung der Vesikelmembran mit der Plasmamembran ((A) ist richtig). SNARE-Proteine sind Transmembranproteine und werden auch als Syntaxine bezeichnet.
Aussage (B) ist falsch, denn der Rezeptor für die HIV-Aufnahme ist ein CD4-Rezeptor zusammen mit einem Chemokinrezeptor.
Aussage (C) ist falsch, denn das Signal-Recognition-Particle (SRP) ist verantwortlich für den Transport von exkretorischen Proteinen in das endoplasmatische Retikulum.
Aussage (D) ist falsch, denn Steroidhormone binden an intrazelluläre Rezeptoren, die dann an den Promotor spezifischer Gene binden.
Aussage (E) ist falsch, denn small-nuclear-Ribonucleotidpartikel (snRNP) sind am Spleißvorgang (Spleißsosom) der primären Transskripte (hnRNA) im Kern beteiligt.

H10

→ **Frage 15.31: Lösung B**

Zu **(B)**: Der Zilienschlag, z. B. der Epithelien in den Atemwegen, wird durch Dynein (→ ein Motorprotein mit ATPase-Aktivität) bewirkt.
Zu **(A)**: Chaperone haben mit dem Zilienschlag nichts zu tun. Sie schützen, z. B. als Hitzeschock-Proteine (HSP), die Tertiärstruktur der Proteine.
Zu **(C)**: Die H^+/K^+-ATPase ist für die HCl-Sekretion der Belegzellen im Magen verantwortlich.
Zu **(D)**: Die Myosin-ATPase liefert die Energie für die Muskelkontraktion und für intrazelluläre Bewegungen.
Zu **(E)**: Kinesin ist für den axonalen Transport in Nervenzellen verantwortlich. Es ist ein Motorprotein mit ATPase-Aktivität.

F10

→ **Frage 15.32: Lösung C**

Zu **(C)**: Mikrotubuli sind die dicken Filamente (20–25 nm Durchmesser) des Zytoskeletts. Sie sind aus Tubulin aufgebaut und enthalten Dyneine und Kinesine für den Transport zellulärer Bestandteile. Dyneine transportieren in Richtung Ursprung (Minus-Ende) der dynamisch wachsenden Mikrotubuli.
Zu **(A)**: Dyneine erhalten ihre Transportenergie aus der Hydrolyse von ATP, GTP dagegen wird zum Aufbau der Mikrotubuli aus Tubulin benötigt.
Zu **(B)**: Wie die Dyneine beziehen Kinesine ihre Energie für den Transport aus ATP. Creatinphosphat dient der Regeneration des ATP.

Zu **(D)**: Kinesine kommen in Intermediärfilamenten nicht vor, sondern in Mikrotubuli, wo sie in Richtung Plus-Ende transportieren.
Zu **(E)**: Myosine sind nicht Teil der Mikrobuli, sondern von kontraktilen Strukturen.

XV.7 Cytosol

Der Zellinhalt außerhalb des Zellkerns wird als Cytoplasma bezeichnet und enthält die Zellorganellen und eine lösliche Phase, das **Cytosol**. Leitenzyme für das Cytosol sind die Glykolyseenzyme.
Außerdem laufen die Fettsäuresynthese und Teilreaktionen der Gluconeogenese, des Harnstoffzyklus und des Nucleotidstoffwechsels im Cytosol ab.

XV.8 Peroxisomen

Peroxisomen (microbodies) machen etwa 1 Prozent des Zellvolumens aus, sie enthalten sowohl H_2O_2-produzierende Oxidasen, als auch verschiedene H_2O_2-abbauende Peroxidasen und die Katalase.
In den Peroxisomen erfolgt die Oxidation sehr langkettiger, mehrfach ungesättigter Fettsäuren.
Auch Teilschritte der Cholesterinsynthese und der Gallensäuresynthese können in den Peroxisomen stattfinden.

XV.9 Cytoskelett

Die Zellform und Formveränderungen werden durch das Cytoskelett bewirkt, das in Form von Proteinfasern die Zelle durchzieht.
Die Fasern entstehen durch Assoziation monomerer Proteine und werden nach ihrem Durchmesser in drei Arten eingeteilt.
Mikrofilamente (6 nm Durchmesser) enthalten als monomeren Baustein G-Actin, das unter ATP-Verbrauch zum F-Actin polymerisiert.
Intermediärfilamente (10 nm) sind sehr gewebespezifisch und stabilisieren die Zellen und den Zellzusammenhalt. Ihre Spezifität ist für die Tumordiagnostik von Bedeutung.
In Epithelien sind die Intermediärfilamente hauptsächlich aus verschiedenen Keratinen aufgebaut. In Nervenzellen aus Neurofilamentproteinen, in Gliazellen aus fibrillärem sauren Gliaprotein, im Bindegewebe aus Vimentin und in Zellkernen aus Laminin.
Mikrotubuli (25 nm) durchziehen als röhrenformigen Fasern die Zelle, welche aus α- und β-Tubulin aufgebaut sind. Sie unterliegen unter GTP-Bindung und GTP-Hydrolyse einem regen Auf- und Abbau. Mikrotubuli bilden u. a. den Spindelapparat bei der Zellteilung, sie dienen Transportvorgängen und bewegen Cilien und Flagellen.

XV.10 Zellkern

Der Zellkern ist von einer Doppelmembran umgeben, von der die äußere Membran mit dem endoplasmatischen Reticulum in Verbindung steht. Die Zellkerndoppelmembran enthält Kernporen, durch die selektiv alle Kernproteine (Histone, Enzyme, ribosomale Proteine) und Nucleosidtriphosphate aus dem Cytoplasma importiert werden und RNA, Ribosomen und NAD exportiert werden können.
Ein verdichteter Bereich im Zellkern ist der Nucleolus (Kernkörperchen), in dem ribosomale RNA gebildet wird.

XV.11 Golgi-Apparat

Der Golgi-Apparat ist eine in der Nähe des Zellkerns gelegene Ansammlung membranumhüllter Vesikel, in denen Proteine und Lipide, die im endoplasmatischen Reticulum gebildet wurden, für ihre endgültige Bestimmung modifiziert, und danach abgeschnürt und als kleine Vesikel transportiert werden. Je nach modifiziertem Signal gelangen sie danach zur Zellmembran (Exocytose und Endozytose), zum Einbau in Membranen und zum Aufbau der Lysosomen.
Zu den Prozessierungs-Reaktionen des Golgi-Apparates gehören die begrenzte Proteolyse, Glykosylierungen von Proteinen und Lipiden sowie die Synthese der Glykosaminoglykane („saure Mucopolysaccharide").

XV.12 Ribosomen

Ribosomen sind aus verschiedenen Proteinen (ca. 40 % Gewichtsanteil) und verschiedenen ribosomalen Ribonucleinsäuren (rRNA) aufgebaut.
Sie liegen im Cytoplasma frei dissoziiert in eine kleine und eine große Ribosomenuntereinheit vor und assoziieren erst an der mRNA zum kompletten Ribosom. Bei Bakterien (Prokaryonten) beträgt die Masse 2,5 Millionen Da (Sedimentationskonstante 70 S) und bei Eukaryonten 4,2 Millionen Da (80 S).
Der Komplex aus einer mRNA mit vielen gleichzeitig das gleiche Protein synthetisierenden Ribosomen wird als Polysom (Polyribosom) bezeichnet.
Sekretorische Proteine und Proteine für subzelluläre Partikel werden durch Polysomen am endoplasmatischen Reticulum (raues ER) gebildet, lösliche cytosolische Proteine durch freie Polysomen.
Die ribosomalen Proteine werden im Cytoplasma gebildet, in den Kern importiert und danach im Nucleolus mit den dort synthetisierten rRNAs assoziiert und schliesslich über die Kernporen in das Cytoplasma exportiert.

XV.13 Proteasomen

Ähnlich wie die Ribosomen sind die Proteasomen nicht membranumhüllt, sondern stellen subzelluläre makromolekulare Komplexe aus ca. 60 verschiedenen Proteinuntereinheiten dar, darunter Endopeptidasen und ATPasen.
Proteasomen spalten mit Ubiquitin unter ATP-Verbrauch verbundene („markierte") Proteine zu Oligopeptiden, die dann im Cytosol weiter zu Aminosäuren hydrolysiert werden.
Der ATP-abhängige Proteinabbau nach Ubiquitinierung im Proteasom ist wesentlich für die charakteristische Halbwertszeit intrazellulärer Proteine und den Abbau fehlgefalteter Proteine verantwortlich.

16 Nucleinsäuren, genetische Information, Molekularbiologie

XVI.1 Biosynthese der Pyrimidinnucleotide

Der 2 Stickstoffatome tragende Pyrimidinring ist ein wesentliches Bauelement der Nucleinsäuren. In der DNA kommt er vor in Gestalt der Basen Cytosin und Thymin, in der RNA als Cytosin und Uracil. Alle 3 Pyrimidinderivate werden auf einem anfangs gemeinsamen Reaktionsweg synthetisiert.

Ausgangsprodukt für diese im Cytosol stattfindende Synthese sind Carbamoylphosphat und die Aminosäure Aspartat. Cytosolisches Carbamoylphosphat entsteht, anders als das mitochondriale, aus Glutamin nach der Gleichung

Glutamin + HCO_3^- + 2 ATP →

H_2N—CO —O—PO_3H^- + Glutamat + 2 ADP + P_i.

Durch Reaktion mit Aspartat entsteht, unter Wasser- und Phosphat-Abspaltung, die Dihydroorotsäure. Diese 3 Schritte (Carbamoyl-P-Synthese, Phosphatabspaltung und Ringschluss durch Wasserabgabe) katalysiert ein multifunktionelles Enzym.

Die Dihydroorotsäure wird zur aromatischen Orotsäure dehydriert, an die sich unter Verwendung von 5-Phospho-ribosyl-1-pyrophosphat (PRPP) Ribosephosphat anlagert. Das entstandene Nucleotid heißt Orotidinphosphat; es wird durch Decarboxylierung zur Uridylsäure (UMP).

UMP wird mit Hilfe von ATP zum **UTP** phosphoryliert; wenn dessen C-6-OH mittels Glutamin durch —NH_2 ersetzt wird, erhält man **CTP**.

CTP ist ein allosterischer Hemmstoff für die initiale Aspartat-Transcarbamylase.

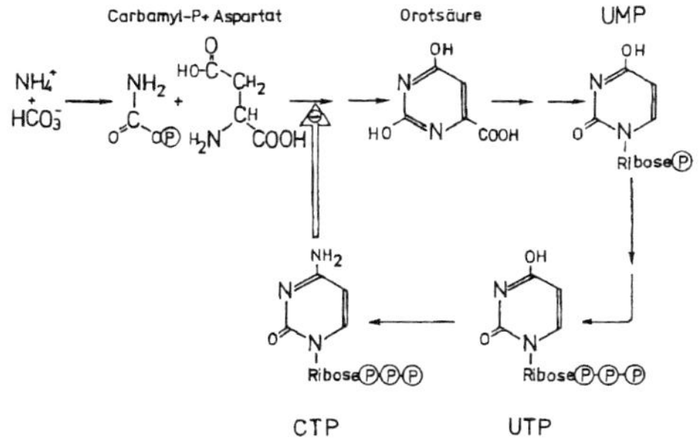

Etwas komplizierter ist der Weg zum DNA-Baustein **TTP**: Hierzu wird der Riboseanteil von UDP enzymatisch reduziert (s. Lerntext XVI.3) zum 2'-Desoxy-uridyl-diphosphat. Das dUDP wird hydrolysiert zum dUMP, das dann durch die Thymidylat-Synthase unter Verwendung von Methylentetrahydrofolsäure zum dTMP wird. dTTP entsteht dann durch Reaktion mit ATP.

F05

→ **Frage 16.1: Lösung B**

Carbamoylphosphat wird mitochondrial für die Harnstoffsynthese aus NH_3 hergestellt, aus der Glutaminsäure stammend, durch die Carbamoylphosphat-Synthetase I.

Cytosolisch wird Carbamoylphosphat für die Pyrimidinbiosynthese durch die Carbamoylphosphat-Synthase II gebildet, N-Donator ist hier das Glutamin, (E) ist also falsch. Die Synthetase II wird durch Phosphoribosylpyrophosphat aktiviert (B). Aussage (C) ist falsch, denn durch das Endprodukt der Synthesekette UTP wird die Synthetase nicht aktiviert, sondern gehemmt.

F05

→ **Frage 16.2: Lösung C**

Bei der Orotazidurie ist die Pyrimidinbiosynthese gestört, die Aktivitäten der Orotatphosphoribosyltransferase und der OMP-Decarboxylase sind erniedrigt.

Aussage (B) ist falsch, denn Ornithin hat mit Orotsäure nichts zu tun, es ist Teil des Harnstoffzyklus.

Aussage (D) ist falsch, denn Urat (Harnsäure-Salz) kann beim Menschen nicht abgebaut werden, es fehlt die Uricase. Bei vermehrter Bildung oder verminderter renaler Ausscheidung von Harnsäure kommt es zur Arthritis urica (Gicht).

Aussage (E) ist falsch, denn Oxalate entstehen nicht im Pyrimidinstoffwechsel, sondern durch direkte Aufnahme aus der Nahrung, z. B. Rhabarber und andere saure Früchte. Sie können zu Ca-Oxalat-Steinen in der Niere und den Harnwegen führen.

Siehe Lerntext XVI.1.

F06

→ **Frage 16.3: Lösung E**

Die genannte Substanz ist ein Immunsuppressivum mit vielen Nebenwirkungen. Wenn die Oxidation von Dihydroorotsäure gehemmt wird, ist die Pyrimidinbiosynthese betroffen.

Siehe Lerntext XVI.1.

XVI.2 Biosynthese der Purinnucleotide

Die DNA und die RNA enthalten beide die gleichen Purinderivate, nämlich Adenin und Guanin. Da das Puringerüst, verglichen mit dem Pyrimidin, komplexer aufgebaut ist, verläuft die Biosynthese auch etwas komplizierter. Bis zur Fertigstellung der Inosinsäure (IMP) gibt es einen gemeinsamen Syntheseweg für Adenin und Guanin:

Die Synthese beginnt mit PRPP, dem aktivierten Ribose-5-phosphat, auf das vom Glutamin eine Aminogruppe übertragen wird. Von hier aus wird der Fünfring aufgebaut, wobei die Aminosäure Glycin vollständig einbezogen wird. Zwei C_1-Fragmente werden mittels Tetrahydrofolsäure übertragen, die zwei N-Atome des Sechsrings kommen von Glutamin bzw. Aspartat.
Das erste fertige Nucleotid ist die Inosinsäure mit der Base Hypoxanthin (6-Hydroxy-purin). IMP kommt selbst nicht als Nucleinsäurebase vor (Ausnahme: IMP als seltene Base in tRNA), kann aber leicht in die benötigten Nucleotide AMP (mit Aspartat) bzw. GMP (mit Glutamin) überführt werden.
Das Intermediärprodukt IMP ist ein allosterischer Hemmstoff für die Purinsynthese.

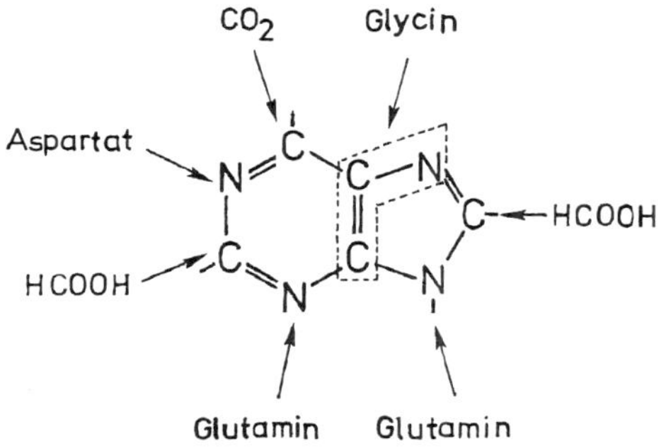

H10

→ **Frage 16.4: Lösung C**

Zu **(C)**: Die in Nukleinsäuren enthaltenen Basen bestehen aus heterozyklischen, N-haltigen Ringen (Pyrimidinen und Purinen). Daneben kommt in den Zuckern Ribose und Desoxyribose die Tetrahydrofuran-Struktur vor.
Zu **(A)**, **(B)**, **(D)** und **(E)**: Vorkommen der übrigen aufgelisteten Ringgerüste:
- Pyridinringe → in Niacinamid (Vitamin B_3 → NAD, NADP) und Pyridoxin (Vitamin B_6 → Pyridoxalphosphat),
- Pyrrolringstrukturen → in Porphyrinen und Gallenfarbstoffen,
- Tetrahydropyran-Ringe → bilden sich bei den Ringstrukturen der Hexose,
- Thiazolring → im Thiamin (Vitamin B_1).

F06

→ **Frage 16.5: Lösung C**

Die vier Stickstoffatome des Purinringes befinden sich an den Ringpositionen 1, 3, 7 und 9.
N_9 vermittelt die N-glykosidische Bindung zur Ribose bzw. Desoxyribose und wird, wie auch N_3, vom Glutamin bereitgestellt (C).
Aussage (A) ist falsch, denn nicht Asparagin, sondern Asparaginsäure liefert ein N des Purinringes, und zwar nicht das gefragte N_9, sondern N_1 ((B) ist falsch).
Aussage (D) ist falsch, denn Glycin liefert nicht N_9, sondern N_7.
Aussage (E) ist falsch, denn Ammoniumionen sind kein Substrat der Purinsynthese, sondern alle Stickstoffatome stammen aus Aminosäuren.
Siehe Lerntext XVI.2.

H09

→ **Frage 16.6: Lösung E**

Zu **(E)**: Die komplizierte Synthese der Purinbasen vollzieht sich gebunden an Ribose, wobei vom Glycin beide C-Atome und das N-Atom in das Ringsystem eingebaut werden.
Zu **(A)** und **(C)**: Asparagin (A) und Glutamat (C) werden nicht für die Purinsynthese benötigt.
Zu **(B)**: Aspartat liefert nur sein N für den sechsgliedrigen Ringteil des Purins.
Zu **(D)**: Zwei Glutamine liefern keine C-Atome für die Purine, sondern nur 2 N-Atome.

F10

→ **Frage 16.7: Lösung C**

Zu **(C)**: Phosphoribosylpyrophosphat (PRPP) wird mit Glutamin zu 5-P-Ribosylamin umgesetzt, an dem dann schrittweise der Purinring synthetisiert wird. Die Glutamin-PRPP-Amidotransferase wird durch AMP, GMP und IMP regulierend gehemmt.
Zu **(A)**: Der Pyrimidinring wird aus Carbamylphosphat und Aspartat synthetisiert und erst danach als Orotsäure mit PRPP verbunden.
Zu **(B)**: PRPP stimuliert die Wiederverwertung freigesetzter Nukleinsäurebasen.
Zu **(D)**: Die Synthese der PRPP erfolgt aus Ribose-5-P und ATP, das dabei die PP-Gruppe an C_1 der Ribose abgibt und zu AMP wird.
Zu **(E)**: PRPP stimuliert nicht die Ribonukleotidreduktase, durch die die Desoxyribonukleotide gebildet werden, sondern die Glutamin-PRPP-Amidotransferase.

XVI.3 Biosynthese der 2-Desoxyribose

Ribose-5-phosphat wird im Pentosephosphatcyclus aus dem immer vorhandenen Glucose-6-phosphat gewonnen. Durch ATP-abhängige Anhängung eines Pyrophosphatrestes an das glykosidische –OH am C-1 erhält man das sehr reaktionsfähige 5-Phosphoribosyl-1-pyrophosphat (PRPP), das sowohl bei den Pyrimidinen (s. Lerntext XVI.1) als auch bei den Purinen (s. Lerntext

XVI.2) zur Nucleotidbildung eingesetzt wird. Die PRPP-Synthese wird durch AMP und GMP allosterisch gehemmt.
Die Reduktion der Ribose zur Desoxyribose geschieht im Nucelotidverband, und zwar können alle 4 Nucleosiddiphosphate (ADP, GDP, CDP und UDP) zu den entsprechenden Desoxyribonucleosiddiphosphaten (dADP, dGDP, dCDP und dUDP) reduziert werden. Für ein Desoxyuridin-Derivat ist eigentlich in der DNA kein Bedarf, aber aus dem dUDP wird dUMP, welches mittels Methylentetrahydrofolat durch die Thymidylatsynthase zum dTMP methyliert wird. Die Ribonucleosiddiphosphat-Reduktase arbeitet mit einem starken Reduktionsmittel, dem Protein Thioredoxin, dessen 2 Thiolgruppen mittels NADPH immer wieder regeneriert werden.

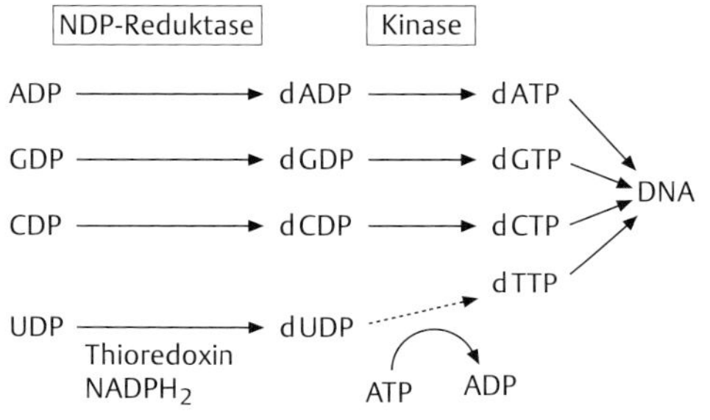

F08

→ **Frage 16.8: Lösung D**

Folsäureantagonisten hemmen die Bildung von Tetrahydrofolsäure (THF), die als Methylen-THF Coenzym der Thymidilatsynthase für die Bildung von dTMP aus dUMP ist.
Aussage (A) ist falsch, denn beim Abbau von Methylmalonyl-CoA ist nicht Folsäure, sondern Vitamin B_{12} Coenzym.
Aussage (B) ist falsch, denn Folsäure kann von tierischen Zellen nicht gebildet werden. Ihre Synthese kann in Bakterien durch Sulfonamide gehemmt werden.
Aussage (C) ist falsch, denn die Synthese des Pyrimidinnucleotids OMP ist nicht Folsäure-abhängig.
Aussage (E) ist falsch, denn THF wird zwar für die Rückumwandlung von Homocystein in Methionin benötigt, dies erfolgt aber nicht in Tumorzellen und nicht als Formyl-THF, sondern als Methyl-THF.
Siehe Lerntext V.9.

F09

→ **Frage 16.9: Lösung D**

Inosinmonophosphat wird durch eine IMP-Dehydrogenase und Aminierung mit Glutamin in GMP umgesetzt. Wird die Dehydrogenase gehemmt, resultiert ein GMP-Mangel.

F10

→ **Frage 16.10: Lösung D**

Zu **(D)**: Die Pyrimidinbase Uracil (U) kommt nur in der RNA und nicht in der DNA vor, so dass dUMP als Baustein für Nukleinsäuren nicht benötigt wird. Es ist aber ein wichtiges Zwischenprodukt für die Synthese des Desoxothymidin-Nukleotids: UMP wird durch eine Reduktase mit Thioredoxin und NADPH am C -2' zu dUMP desoxygeniert, das dann mit Methylentetrahydrofolsäure durch die Thymidylat-Synthase methyliert wird zum dTMP.
Die anderen Desoxynukleotide entstehen aus den Diphosphaten ADP, GDP und CDP durch die Nukleosiddiphosphat-Reduktase mit NADPH und Thioredoxin.

H08

→ **Frage 16.11: Lösung A**

Zu **(A)**: Die Desoxythyminnucleotide entstehen aus Desoxyuridinmonophosphat durch Methylierung (mittels Thymidilat-Synthase), wobei aus dem Methyldonator Methylentetrahydrofolat dann Dihydrofolat entsteht.
Zu **(B)**: Fluoruracil ist ein Antimetabolit und Zytostatikum. Es ist kein weiteres Reaktionsprodukt bei der Bildung von dTMP aus dUMP.
Zu **(C)**: Methylen-Tetrahydrofolat ist nicht Produkt, sondern ein Substrat der Thymidilatsynthase.
Zu **(D)**: Methyl-Tetrahydrofolat wird erst nach Oxidation mit NAD zum Methylen-Tetrahydrofolat, ist also Substrat der Thymidylatsynthase und nicht Produkt.
Zu **(E)**: Orotidinmonophosphat (OMP) entsteht bei der Pyrimidin-Synthese. (Mithilfe der Orotat-Phosphoribosyltransferase reagiert Orotat mit Phosphoribosyl-Pyrophosphat zu Orotidinmonophosphat.)

F06 H00

→ **Frage 16.12: Lösung C**

Folsäure-Antagonisten und Pyrimidinanaloga werden als Zytostatika in der Tumortherapie eingesetzt.
Folsäure-Analoga hemmen die Dihydrofolatreduktase (C) und unterbrechen damit die Purinsynthese und die Bildung von Desoxythymidinmonophosphat.
Pyrimidin-Analoga wie Fluoruracil hemmen direkt die Thymidylatsynthase (E) und werden z. T. in RNA eingebaut, hemmen damit also auch die RNA-Synthese und die DNA-Synthese.

F06 H00

→ **Frage 16.13: Lösung E**

Siehe Kommentar zu Frage 16.12.

XVI.4 Wiederverwertung freier Purinbasen

Da die de novo-Synthese der Purinbasen sehr aufwendig ist (ca. 15 enzymatische Schritte), greift die Natur häufig auf einen alternativen Weg zurück, mit dem aus dem Nucleinsäureabbau oder aus der Nahrung stammende Purine wiederverwertet werden können (salvage pathway). Für den erwachsenen Menschen hat man berechnet, dass er in 24 Stunden 0,5 g Purine de novo bildet, aber 5 g Purinbasen über die Wiederverwertung nutzt. Zur Purinwiederverwertung wird die Base mit PRPP (5-Phosphoribosyl-1-diphosphat) unter Pyrophosphatabspaltung zum Nucleosid-monophosphat umgesetzt. Zwei Enzyme mit unterschiedlicher Spezifität, aber gleichem Wirkungsmechanismus sind hier bekannt: eine Adenin-phosphoribosyl-transferase und die Hypoxanthin-Guanin-phosphoribosyl-transferase (HGPRT); letztere wird durch GMP gehemmt.

Phosphoribosylpyrophosphat

P—P | Ribose | P + Hypoxanthin ⟶ IMP + PP_i

P—P | Ribose | P + Guanin ⟶ GMP + PP_i

Hypoxanthin-Guanin-phosphoribosyl-transferase (HGPRT)

P—P | Ribose | P + Adenin ⟶ AMP + PP_i

Adenin-phosphoribosyl-transferase (APRT)

H04

→ **Frage 16.14: Lösung A**

Siehe Lerntext XVI.4.
Die Wiederverwertung durch „salvage pathways" erfolgt für Adenin durch die Adenin-Phosphoribosyltransferase (APRT) (A) sowie für Hypoxanthin und Guanin durch die Hypoxanthin-Guanin-Phosphoribosyltransferase (HGPRT). Störungen der salvage-Wege führen zum Lesch-Nyhan-Syndrom.
(B) ist falsch, denn die Adenylat-Kinase dient nicht der Wiederverwertung der Purinbasen, sondern in Muskelzellen und Nervenzellen der Bereitstellung von ATP aus ADP nach der Reaktion:
ADP + ADP → ATP + AMP.

(C) ist falsch, denn die Adenylosuccinatlyase ist kein Enzym der Wiederverwertung, sondern der AMP-Synthese aus IMP.
Durch die AMP-Desaminase (D) wird AMP in IMP umgewandelt.
Die Xanthinoxidase (E) katalysiert den Purinabbau zu Harnsäure.

XVI.5 Purinabbau zur Harnsäure

Die Purinbasen werden hydrolytisch desaminiert. Dabei entsteht aus dem Adenin Hypoxanthin (6-Hydroxypurin) und aus dem Guanin Xanthin (2,6-Dihydroxypurin). Das Enzym Xanthinoxidase oxidiert mit molekularem Sauerstoff Hypoxanthin zu Xanthin und Xanthin zur Harnsäure (2,6,8-Trishydroxypurin). Alle Säugetiere wandeln die schlecht wasserlösliche Harnsäure durch Uricase oxidativ mit O_2 in das gut lösliche Ausscheidungsprodukt Allantoin um. Bei Menschen und Primaten fehlt (genetischer Defekt!) die Uricase, deshalb ist für sie Harnsäure das harnpflichtige Endprodukt der Purine.

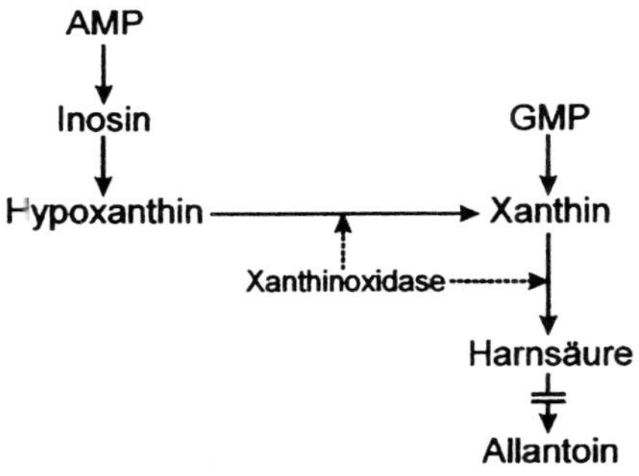

Harnsäure zeigt Keto-Enol-Tautomerie

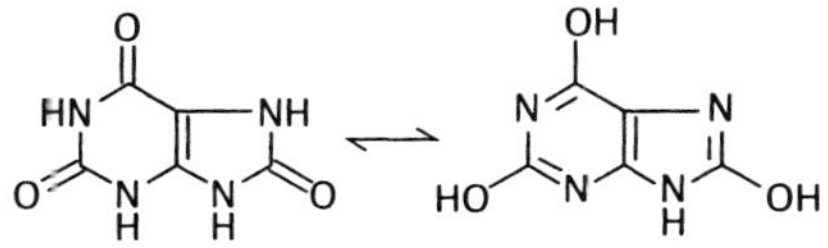

Ketoform Enolform

Harnsäure
(2,6,8-Trihydroxypurin)

Die Enolform ist eine schwache Säure und praktisch wasserunlöslich, sie kann mit Basen (z. B. NaOH) titriert werden (pK_a 6, 10 u. 11) und etwas besser lösliche Salze (Urate) bilden:
Mononatriumurat, Dinatriumurat und Trinatriumurat.
Im Blut und Urin liegt pH-bedingt vorwiegend Monourat vor.

Klinischer Bezug
Hyperuricaemie und Gicht
Die Serum-Konzentration der Harnsäure liegt bei Kindern und prämenopausalen Frauen zwischen 3 und 6 mg/dl, bei Männern und postmenopausalen Frauen beträgt sie durchschnittlich 6,8 mg/dl. Schon ab 7,0 mg/dl spricht man von einer Hyperuricaemie, die mit zunehmenden Werten zu akuten Gichtanfällen, chronischen Gelenkschäden sowie Nierenschäden (Uratnephropathie) und Urat-Nierensteinen führen kann. Auch eine Atherosklerose tritt bei Hyperuricaemie vermehrt auf. Die außerordentlich schmerzhaften akuten Gichtanfälle betreffen häufig das Großzehen- und Daumengrundgelenk. Harnsäureablagerungen (Tophi) kommen in der Haut und in Sehnen vor. Die primäre Hyperuricaemie und Gicht beruht zu 5 % auf einer angeborenen Steigerung der Harnsäure-Synthese und zu 95 % auf einem genetischen Defekt der tubulären Sekretion der Harnsäure. Sekundäre Formen treten bei vielen Erkrankungen auf (z. B. Gewebszerfall, Acidose, Tumoren, Medikamentennebenwirkungen) oder sind diätetisch bedingt (Purin-reiche Ernährung, Zuckeraustauschstoffe, Alkohol, Adipositas).
Die Therapie des akuten Gichtanfalls erfolgt mit Colchicin und Entzündungshemmern. Die chronische Gichtarthritis und die Hyperuricaemie werden durch kompetitive Hemmung der Xanthinoxidase mit Allopurinol („uricostatisch", wodurch die löslichen Metabolite Hypoxanthin und Xanthin ausgeschieden werden) und (oder) durch eine Stimulierung der Harnsäureausscheidung durch Uricosurica behandelt. Diese hemmen die tubuläre Harnsäure-Reabsorption, z. B. Probenecid.

F04

→ **Frage 16.15: Lösung E**

Das Lesch-Nyhan-Syndrom ist eine seltene X-chromosomal vererbte Störung des Purinstoffwechsels, gekennzeichnet durch Selbstverstümmelung, zentralnervöse Entwicklungs- und Funktionsstörungen und massive Hyperurikämie. Ursache ist ein Defekt der Hypoxanthin/Guanin-Phosphoribosyltransferase (HGPRT = HPRT), wodurch die Basen Guanin und Hypoxanthin nicht wiederverwendet werden können (defekter salvage pathway) und zu Harnsäure abgebaut werden müssen. Es entsteht ein Mangel an GMP, IMP und AMP, wodurch die Rückkopplungshemmung der Purinsynthese aufgehoben ist und Purine sowie damit Harnsäure vermehrt gebildet werden.

H09

→ **Frage 16.16: Lösung E**

Siehe Lerntext XVI.5.
Zu **(E)**: Die meisten Säugetiere können die Harnsäure aus dem Purinabbau durch eine Urikase oxidativ zum gut wasserlöslichen Allantoin abbauen. Der Mensch besitzt keine Urikase und muss die schlecht wasserlösliche Harnsäure über die Niere ausscheiden (ca. 1 g/Tag). Eine Hyperurikämie führt zu Arthritis, Gicht und ist ein Risikofaktor für Arteriosklerose. Die Hyperurikämie ist in mehr als 95 % der Fälle renal bedingt.
Zu **(A)** – **(D)**: Die Aussagen treffen nicht zu, denn sie beschreiben Stoffwechselstörungen (eine Hemmung von Phosphoribosyl-Pyrophosphat (B), ein Purinnukleosid-Phosphorylase-Mangel (C), eine verminderte Aktivität der Xanthin-Oxidase (D) und eine verminderte renal-tubuläre Harnsäuresekretion (E)), bei denen die Harnsäureproduktion vermindert ist. (→ Xanthinoxidase-Hemmer wie Allopurinol sind wichtig in der Therapie der Hyperurikämie, da sie die Bildung der Harnsäure verhindern.)

H08

→ **Frage 16.17: Lösung B**

Zu **(B)**: Ein Anstieg der Harnsäurekonzentration im Blut (**Hyperurikämie**) beruht in den meisten Fällen auf einer Ausscheidungsstörung der Nieren. Eine schwere Hyperurikämie tritt bei einem Defekt der **Hypoxanthin-Guanin-Phosphoribosyltransferase** auf, bei der die Wiederverwertung freier Purinbasen (salvage pathway) gestört ist.
Zu **(A)**, **(C)** – **(E)**: Ein Mangel der hier aufgeführten Enzyme führt nicht zu einer ausgeprägten Hyperurikämie. Adenosin-Desaminase (A) ist ein Enzym des Purinabbaus. Es wandelt Adenosin in Inosin um. Die Phosphoribosylpyrophosphat-Synthetase (C) ist für die Purinsynthese wichtig. Die Purinnucleosid-Phosphorylase (D) ist ein Enzym der Harnsäurebildung und setzt Inosin mit P_i zu Ribose-1-P und Hypoxanthin um. Die Xanthinoxidase (E) katalysiert mit 2 O_2 die Reaktionsfolge Hypoxanthin-Xanthin-Harnsäure, wobei 2 H_2O_2 gebildet werden.

F09

→ **Frage 16.18: Lösung D**

Siehe Lerntext XVI.5.
Zu **(D)**: Harnsäure wird aus Purinen über Hypoxanthin und Xanthin durch die Xanthinoxidase gebildet.
Zu **(A)**: Durch die Niere wird Harnsäure nicht gebildet, sondern ausgeschieden. Die Synthese der Harnsäure erfolgt in der Leber und im Dünndarm.

Zu **(B)**: Harnsäure besitzt keine Carboxylgruppen, sondern 3 an Doppelbindungen sitzende Alkoholgruppen (Enolgruppen), die H^+ abgeben können.
Zu **(C)**: Purine werden zu Harnsäure umgewandelt, Pyrimidine können vollständig abgebaut werden.
Zu **(E)**: Der Mensch kann Harnsäure nicht zum besser löslichen Allantoin abbauen, weil er keine Uricase besitzt. Dies können mit Ausnahme der Menschenaffen alle anderen Säugetiere, die deswegen auch keine Probleme mit Hyperurikämie und Gicht haben.

F08

→ **Frage 16.19: Lösung D**

Die Gicht ist durch eine Erhöhung der Konzentration der schwer löslichen Harnsäure bedingt, in 95 % durch eine Ausscheidungsstörung der Niere, zu 5 % durch eine vermehrte Purinsynthese. Durch Xanthinoxidase-Hemmer wird die Umwandlung von Hypoxanthin zu Xanthin und von Xanthin zu Harnsäure gehemmt, die gut löslichen Metabolite Hypoxanthin (D) und Xanthin werden ausgeschieden.
Aussage (A) ist falsch, denn das Nucleosid Adenosin ist kein Endprodukt.
Aussage (B) ist falsch, denn Harnsäure wird durch Gabe von Xanthinoxidase-Hemmern vermindert gebildet (Uricostatica) und vermindert ausgeschieden. Durch Gabe von Uricosurica (z. B. Probenecid) kann die Harnsäureausscheidung erhöht werden.
Aussage (C) ist falsch, denn Harnstoff ist Endprodukt des Aminostickstoffs und extrem gut wasserlöslich und ausscheidungsfähig.
Aussage (E) ist falsch, denn Inosin ist eine Synthesevorstufe der Purine AMP und GMP.
Siehe Lerntext XVI.5.

F10

→ **Frage 16.20: Lösung C**

Zu **(C)**: Purine werden beim Menschen zu Harnsäure oxidiert (Trishydroxypurin) und als Urat in den Urin ausgeschieden. Eine Schlüsselrolle bei der Harnsäuresynthese spielt die Xanthinoxidase, die Xanthin zu Harnsäure (Urat) oxidiert.
Zu **(A)**: In der Niere wird Harnsäure nicht synthetisiert, sondern nur ausgeschieden. Die Synthese erfolgt hauptsächlich in der Leber und bei Nahrungspurinen z. T. im Darm.
Zu **(B)**: Der Harnstoffzyklus produziert aus Aminosäurestickstoff den Harnstoff (Urea) als Diamid der Kohlensäure, während Urat aus Purinen entsteht.
Zu **(D)**: Die Xanthinoxidase oxidiert auch Hypoxanthin zu Xanthin, nicht aber in die Gegenrichtung.
Zu **(E)**: Allantoin wird bei den meisten Säugetieren durch oxidative Spaltung der Harnsäure durch die Urikase (Uratoxidase) produziert. Beim Menschen kommt Urikase jedoch nicht vor.
Siehe Lerntext XVI.5.

H06

→ **Frage 16.21: Lösung E**

Im eukaryonten Chromatin liegt die saure DNA als Komplex mit basischen Histon-Proteinen vor. Werden die für die Basizität verantwortlichen Lysinreste durch Acetyltransferasen an der NH_2-Gruppe acetyliert, wird die Basizität verringert und die DNA steht im Promotorbereich für die Ausbildung des Transskriptionskomplexes zur Verfügung.
Durch Deacetylasen kann der Acetylrest abgespalten und damit die Transkription beendet werden.

H09 H08

→ **Frage 16.22: Lösung A**

Zu **(A)**: Die beiden Stränge der DNA-Doppelhelix sind gegenläufig (antiparallel). Da Nukleinsäuren nur am 3'-Ende verlängert werden können, wird nur ein Strang kontinuierlich repliziert, der andere gegenläufig (diskontinuierlich) zur fortlaufenden Replikationsrichtung in kurzen Teilstücken aus ca. 1000 Nucleotiden (Okazaki-Fragmente), die später miteinander verbunden werden müssen.
Zu **(B)**: Die Replikation beginnt nicht mit Desoxyribonucleosidtriphosphaten, sondern mit Ribonucleosidtriphosphaten (zur Synthese von RNA-Primern aus ca. 10 Nukleotiden).
Zu **(C)**: Nach Abspalten der RNA-Primer werden DNA-Stränge durch Phosphorylierung nicht des 3'-OH-Endes, sondern des 5'-gebundenen Phosphatrestes durch Verknüpfung mit AMP aus ATP aktiviert und dann verbunden.
Zu **(D)**: Helicasen schützen bei der Replikation nicht die gebildeten Einzelstränge, sondern sie trennen die Doppelhelix.
Zu **(E)**: DNA-Interkalatoren, die als Zytostatika in der Tumortherapie eingesetzt werden, lagern sich in die DNA-Doppelhelix ein und führen so zu einer lokalen Veränderung der DNA-Struktur. Dies hat eine Behinderung der Transkription und Translation zur Folge. Die Interkalatoren binden nicht spezifisch die DNA-Polymerasen.

F09

→ **Frage 16.23: Lösung E**

Für die Synthese verschiedener Antikörper ist jeweils ein individueller Lymphozyt zuständig, bei dessen Differenzierung verschiedene Antikörpergene zufällig miteinander kombiniert werden. So weisen sogar eineiige Zwillinge in der Nucleotidsequenz der Lymphozyten Sequenzunterschiede auf.

F09

→ **Frage 16.24: Lösung B**

Zu **(B)**: Die prokaryonte DNA-Polymerase I entfernt den RNA-Primer und füllt die Lücke mit DNA auf, bevor eine Ligase die DNA-Enden verknüpft.
Zu **(A)**: Okazaki-Fragmente des diskontinuierlich synthetisierten Strangs („lagging strand") werden nicht abgebaut, sondern durch die Polymerase I verlängert und durch eine Ligase mit dem anstoßenden Fragment verbunden.
Zu **(C)**: Die Entwindung des Doppelstrangs erfolgt nicht durch die Polymerase, sondern durch Entwindungsproteine und Topoisomerasen (Gyrasen).
Zu **(D)**: Synthesefehler werden von DNA-Glykosylasen und Endonucleasen beseitigt und mit Polymerasen und Ligase aufgefüllt.
Zu **(E)**: Die Superspiralisierung beim Entwinden wird nicht durch Exonucleasen, sondern durch Endonucleasen (Topoisomerase II) beseitigt.

H10

→ **Frage 16.25: Lösung A**

Zu **(A)**: Bei der semikonservativen identischen Replikation der DNA wird der eine Strang kontinuierlich und der andere diskontinuierlich, d. h. gegen die Laufrichtung der Replikationsgabel in Form der Okazaki-Fragmente synthetisiert, die bei Prokaryonten etwa 1000 Nukleotide, bei Eukaryonten etwa 200 Nukleotide lang sind.
Zu **(B)** und **(D)**: Die RNA-Polymerase II synthetisiert hnRNA (= heteronukleäre RNA = prä-mRNA). Aus dieser werden beim Spleißvorgang die den Introns entsprechenden Abschnitte entfernt.
Zu **(C)**: Restriktionsendonukleasen spalten in Bakterien fremde DNA an Palindromsequenzen.
Zu **(E)**: Für die PCR (polymerase chain reaction) sind synthetische, 20-30 Nukleotide enthaltende Primer (DNA) notwendig, die jeweils dem Anfang des zu vermehrenden DNA-Strangs komplementär sind und durch die Taq-Polymerase verlängert werden.
Siehe Lerntext XVI.6.

F10

→ **Frage 16.26: Lösung C**

Zu **(C)**: Bei der Vermehrung der DNA-Doppelhelix wird die Replikationsgabel durch Einzelstrang-Bindungsproteine stabilisiert.
Zu **(A)**: Nur an einem DNA-Strang erfolgt die Neusynthese diskontinuierlich in Okazaki-Fragmenten, am anderen Strang dagegen kontinuierlich.
Zu **(B)**: Die Replikation startet mit Primern aus ca. 10 Ribonukleotiden und nicht aus Desoxyribonukleotiden.
Zu **(D)**: Nach der Hydrolyse der Primer wird zunächst die Lücke durch die DNA-Polymerase I aufgefüllt und dann werden durch eine Ligase die beiden Enden verbunden. Hierzu phosphoryliert Ligase nicht die 3'-OH-Gruppe des einen Fragmentes, sondern überträgt einen AMP-Rest aus ATP auf das 5'-Phosphatende des neuen Stranges.
Zu **(E)**: Interkalierende Substanzen reagieren nicht mit der DNA-Polymerase, sondern schieben sich zwischen die Basenpaare.
Siehe Lerntext XVI.6.

H10

→ **Frage 16.27: Lösung B**

Zu **(B)**: Nukleinsäuren, DNA wie auch RNA, können nur von 5'- in 3'-Richtung verlängert werden. Die Polymerasen reagieren mit dem 3'-OH ((D) und (E) sind falsch) und dem α-Phosphoratom ((C) ist falsch) des anzuhängenden Nukleosidtriphosphats ((A) ist falsch) unter Abspaltung von Pyrophosphat.
Siehe Lerntext XVI.6.

H10

→ **Frage 16.28: Lösung E**

Zu **(E)**: Bei der DNA-Replikation und bei der DNA-Transkription ist jeweils eine Entspiralisierung der DNA-Doppelhelix notwendig. Dabei entsteht vor der Entwindungsgabel eine positive Superhelix („Überdrehung"), die durch die Topoisomerase II nach dem geschilderten Reaktionsmechanismus beseitigt wird. Die nach der Entwindungsgabel auftretenden Spannungen, sog. negative Superhelices, werden durch die Topoisomerase I beseitigt, die dabei nur einen der beiden Stränge spaltet.
Zu **(A)**: Die Helicase entwindet an der Replikationsgabel den DNA-Doppelstrang und verursacht das Entstehen der Superhelices, die durch die Topoisomerasen beseitigt werden müssen.
Zu **(B)**: DNA-Ligasen verknüpfen (nach dem Auffüllen der durch den Abbau der RNA-Primer entstandenen Lücken durch die Polymerase) die DNA-Enden unter Verbrauch von ATP.
Zu **(C)**: Die von Bakterien gebildeten Restriktionsendonukleasen spalten fremde DNA an Palindromsequenzen.
Zu **(D)**: Small Nuclear Ribonucleinprotein-Komplexe sind beim Spleißen der hnRNA (= heteronukleäre RNA = prä-mRNA) entscheidend beteiligt.

H10

→ **Frage 16.29: Lösung E**

Zu **(E)**: In der S-Phase des Zellzyklus werden DNA und Histone synthetisiert.
Zu **(A)**: In der G_0-Phase des Zellzyklus sind die Zellen teilungsinaktiv. Die Trennung der Chromosomen erfolgt in der M-Phase.
Zu **(B)**: In der G_1-Phase erfolgt eine RNA- und Proteinsynthese. Die DNA wird in der S-Phase repliziert.

Zu **(C)**: In der G_2-Phase werden nicht die Chromosomen verdoppelt, sondern es wird die Mitose vorbereitet.
Zu **(D)**: In der M-Phase erfolgt die Mitose. Die M-Phase wird unterteilt in Prophase, Metaphase, Anaphase und Telophase.

F07

→ **Frage 16.30: Lösung E**

Bei der Zellvermehrung findet vor der Mitose in der S-Phase (E) die Verdopplung der DNA statt. Die S-Phase ist Teil der sog. Interphase, die in G_1-Phase (normaler Stoffwechsel der Zelle, keine DNA-Synthese), S-Phase (DNA-Replikation) und G_2-Phase (die etwa 4 Stunden dauert und in der die replizierte DNA auf Fehler kontrolliert wird) unterteilt werden kann. In der dann folgenden M-Phase findet die Kern- und Zellteilung statt. Die G_0-Phase ist die Phase, in der die Zelle nicht im Zellteilungszyklus ist, sie kann z. B. bei Nervenzellen lebenslang dauern (S-Phase = Synthese-Phase; M-Phase = Mitose-Phase; G-Phase = von engl. gap = Lücke).

F08

→ **Frage 16.31: Lösung A**

Telomere finden sich an beiden Enden der DNA-Doppelhelix (Aussage (A) ist richtig) und begrenzen die Zahl der Zellteilungen somatischer Zellen auf ca. 40.
Lösung (B) ist falsch, denn die ringförmige DNA der Prokaryonten wird bei der Replikation nicht verkürzt und benötigt keine Telomer-DNA.
Aussage (C) ist falsch, denn das Gen für die Telomerase ist im codierenden Bereich des Genoms lokalisiert und wird in Stammzellen, Keimzellen und Tumorzellen exprimiert. Es kann die Telomere verlängern, sodass die Zellen unbegrenzt teilungsfähig sind.
Aussage (D) ist falsch, denn eine Verlängerung der Telomere ist nur durch die Telomerase möglich, bei jeder Zellteilung werden die Telomere um 50–200 Basenpaare verkürzt. Bei Zellalterungen sind Telomere nicht beteiligt, wohl aber durch die eingeschränkte Teilungsfähigkeit beim Altern der Organe und des Organismus.
Aussage (E) ist falsch, denn Telomere werden durch die Telomerase nicht abgebaut, sondern verlängert.
Siehe Lerntext XVI.6.

H06

→ **Frage 16.32: Lösung C**

Eukaryonte Zellen können nur eine begrenzte Zahl von Zellteilungen durchlaufen, weil bei der Replikation der kontinuierlich replizierte DNA-Strang bei jeder Zellteilung um die Länge des RNA-Primers verkürzt wird. Daher ist die eukaryonte DNA durch Telomere (nichtkodierende DNA-Sequenzen) verlängert. Sind diese nach ca. 40 Zellteilungen verbraucht, kann die Zelle sich nicht mehr in voll funktionierende Tochterzellen teilen. Es resultiert der Tod der Zellen. Lediglich Keimzellen, Stammzellen und Tumorzellen sind unbegrenzt teilungsfähig, weil sie das Enzym Telomerase exprimieren, welches die Telomere immer wieder verlängern kann. Es benutzt dafür als Matrize eine gebundene RNA aus ca. 150 Basen. Diese Sequenz schreibt die Telomerase als reverse Transkriptase in Telomer-DNA um ((C) ist richtig).

F10

→ **Frage 16.33: Lösung A**

Zu **(A)**: Als reverse Transkription bezeichnet man eine DNA-Synthese, bei der ein RNA-Strang als Matritze genutzt wird. Sie spielt bei der Vermehrung bestimmter RNA-Viren, auch z. B. Tumorviren, eine Rolle. Auch das Enzym Telomerase, das in Stammzellen, Keimzellen und Tumorzellen die Telomerverkürzung verhindert und damit diese Zellen praktisch unbegrenzt teilungsfähig erhält, besitzt integriert eine RNA für die Codierung der Telomer-DNA, die sie durch reverse Transkription synthetisiert.
Zu **(B)**: Beim Spleißen findet keine DNA-Synthese statt.
Zu **(C)**: Beim Neuarrangieren der Antikörpergene findet nur eine DNA-Spaltung und Neuverknüpfung von Gen-Bruchstücken statt, aber keine DNA-Synthese.
Zu **(D)**: Die reverse Transkriptase synthetisiert keinen RNA-, sondern einen DNA-Strang an einer RNA-Matritze. Die reverse Transkriptase hydrolysiert dann die RNA des DNA-RNA-Hybrids und synthetisiert dann an dem DNA-Einzelstrang den zweiten Strang zur Doppelhelix.
Zu **(E)**: Beim Southern Blotting wird keine DNA synthetisiert, sondern es werden aus einem Elektrophorese-Gel die getrennten DNA-Bruchstücke auf Celluloseacetat-Folien übertragen, um sie danach als Banden anzufärben oder mit markierten RNA- oder DNA-Sonden zu identifizieren.

XVI.6 DNA-Replikation

Da bei den Eukaryonten jede Zelle das komplette DNA-Programm in ihrem Zellkern enthält, muss einer jeden Zellteilung eine identische DNA-Verdoppelung vorausgehen. Diesen Vorgang nennt man Replikation. Der DNA-Doppelstrang der Elternzelle wird in zwei Einzelstränge aufgeteilt, wobei wegen der Verdrillung Entwindungsenzyme (**Topoisomerasen**, Helicase) mitwirken.

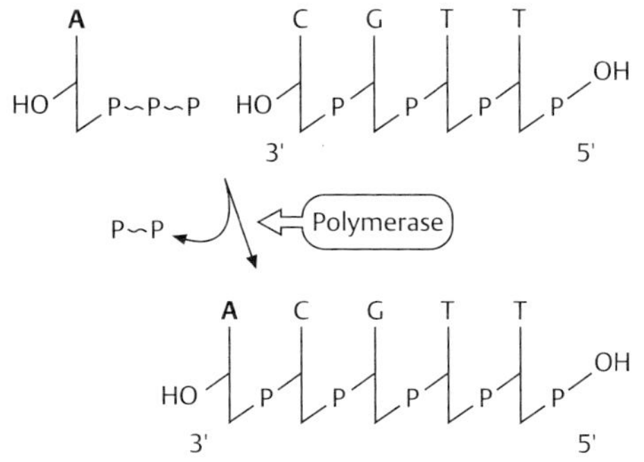

Damit die beiden aufgetrennten Einzelstränge, die zueinander komplementäre Basenfolgen enthalten, nicht wieder zusammentreten, werden DNA-bindende Proteine (Zinkfinger-Proteine) angelagert. Für die jetzt folgende DNA-Synthese müssen alle 4 DNA-Basen als Nucleosidtriphosphate bereit stehen. Das Enzym, eine DNA-abhängige (Matrize!) DNA-Polymerase, beginnt mit der Arbeit an dem Strang, der ein freies 3'-Ende hat und baut, mit dem 5'-Ende beginnend, einen neuen DNA-Tochterstrang. Alle Polymerasen können nur in der 5'→ 3'-Richtung arbeiten.
An dem zweiten Elternstrang, der mit einem 5'-Ende anfängt, kann die Polymerase nicht beginnen. So werden hier mehrere Teilstücke, Okazaki-Fragmente genannt, in der 5'→ 3'-Richtung synthetisiert. Jedes dieser Fragmente beginnt an seinem 5'-Ende mit einer kurzen RNA-Sequenz, die sich dann in DNA fortsetzt. Die Anfangsstücke werden später durch RNase hydrolysiert und mit einer Polymerase I durch DNA ersetzt; eine DNA-Ligase verbindet unter ATP-Verbrauch schließlich die Okazaki-Fragmente zum zweiten Tochterstrang.

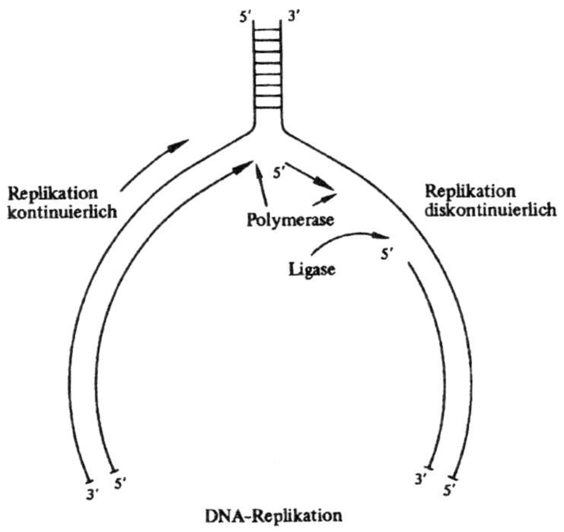

DNA-Replikation

Telomere
Bei der Replikation der linearen DNA der Eukaryonten ergibt sich an den 3'-Enden der Elternstränge das Problem, dass nach Abspalten der RNA-Primer die entstandene Lücke nicht mit DNA aufgefüllt werden kann, weil sozusagen ein Anknüpfungspunkt für die DNA-Polymerase (5' → 3' Syntheserichtung) fehlt. Die codierende DNA würde sich also bei jeder Replikation verkürzen. Um dieses zu verhindern sind an die codierende DNA nicht-codierende DNA-Enden, sog. Telomere aus G-reichen repetitiven Sequenzen angehängt. Bei jeder Zellteilung verkürzen sich diese Telomere um ca. 50–200 Basenpaare und sind nach ca. 40 Zellteilungen aufgebraucht. Die Telomerlänge gibt somit die noch möglichen Zellteilungen somatischer Zellen vor.
Telomerase
Unbegrenzt teilungsfähige Zellen (Keimzellen, Tumorzellen, Stammzellen) exprimieren das Enzym Telomerase, das (integriert in das Enzymprotein) eine Telomer-DNA komplementäre RNA enthält und damit quasi als reverse Transkriptase nach jeder Zellteilung die Telomere wieder verlängert.

H09
→ **Frage 16.34: Lösung B**

Zu **(B)**: Telomere sind nicht-codierende Abschnitte an den Enden der codierenden DNA, die verhindern, dass die codierende DNA nach Abspaltung des RNA-Primers um jeweils 10 Basenpaare verkürzt wird, weil am 5'-Ende des kontinuierlich neu synthetisierten Stranges die DNA-Polymerase nicht anknüpfen kann. In normalen somatischen Zellen sind die Telomere nach etwa 40 Zellteilungen aufgebraucht. Keimzellen, Stammzellen und Tumorzellen exprimieren eine Telomerase, die die Telomere wieder verlängern, so dass diese Zellen unbegrenzt teilungsfähig sind.
Zu **(A)**: Tumorsuppressorgene (z. B. p53) haben mit der unbegrenzten Teilungsfähigkeit nichts zu tun. Sie codieren Proteine, die die Tumorentstehung verhindern.
Zu **(C)**: Eine Hemmung der Gefäßbildung im Tumor führt nicht zur Tumorentstehung, sondern behindert das Tumorwachstum durch Minderversorgung des Tumorgewebes.
Zu **(D)**: Die Inaktivierung von Tumorgenen verhindert die Tumorentstehung.
Zu **(E)**: MHC (major histocompatibility complex) I-Proteine finden sich auf allen Zellen außer auf den Erythrozytenmembranen. Sie werden von T-Lymphozyten als körpereigen oder körperfremd erkannt und können defekte Zellbestandteile präsentieren. So kann u. a. eine Apoptose geschädigter Zellen ausgelöst werden und auch Tumoren können so vom Immunsystem erkannt und bekämpft werden.

F03

→ **Frage 16.35: Lösung B**

Gyrase gehört zu den Topoisomerasen (B). Diese Enzyme sind bei der DNA-Replikation zur Entspiralisierung und nach erfolgter Replikation zur räumlichen Anordnung und Verdichtung der langen DNA-Stränge notwendig. In der Therapie bakterieller Infektionen werden Gyrasehemmer (z. B. Nalidixinsäure) eingesetzt. Die Distraktoren (A), (C), (D) und (E) sind allesamt unsinnig.

XVI.7 DNA-Reparatur

Die DNA jeder menschlichen Zelle hat, gedanklich zu einem gestreckten Faden ausgezogen, eine Länge von etwa 2 m. Deren Chemie muss unverändert an jede Zellgeneration weitergegeben werden. Nur so können über Transkription und Translation die für das Funktionieren wichtigen Proteine mit der richtigen Struktur gebildet werden. Schon die Veränderung einer einzigen DNA-Base (Mutation) kann den Einbau einer falschen Aminosäure bewirken, was häufig von einer Funktionseinbuße begleitet ist.
Mutationsauslösend wirken physikalische (UV-Licht, Röntgenstrahlen, Radioaktivität) und chemische (Nahrung, Umwelt) Einflüsse. Die Umweltmedizin ist bemüht, solche Gefahren zu erkennen und vom Menschen fern zu halten.
Eingetretene Mutationen können aufgrund der Doppelhelix-Struktur der DNA vom Wirtsorganismus erkannt und häufig ausgebessert werden.
Evtl. werden die veränderten Basen (z. B. desaminiert oder methyliert) an ihrer N-glykosidischen Bindung gelöst. Die basenlose Stelle des Strangs oder der Ort einer durch UV-Strahlen entstandenen Dimerisierung benachbarter Thyminreste wird mit einigen benachbarten Nucleotiden durch eine Endonuclease geöffnet, die Fehlstelle durch eine Exonuclease entfernt und sofort mittels einer DNA-Polymerase I durch die richtige Basenfolge ersetzt. Die abschließende Strangverknüpfung durch eine Ligase stellt den Normalzustand wieder her.

Klinischer Bezug

DNA und Altern

Das Altern von Zellen und Organismen ist ein extrem komplexes Geschehen. Eine wichtige Ursache besteht darin, dass bei der Replikation auftretende Fehler und Basenveränderungen durch exogene und endogene Mutagene durch das Reparatursystem nicht vollständig beseitigt werden können und sich im Laufe des Lebens summieren. Folge sind letztlich Veränderungen bei der Transkription und der Translation, die zu Gen-Produkten (Proteinen) mit eingeschränkter oder fehlender Funktion führen.
Weiterhin spielt eine Rolle, dass in somatischen Zellen im Unterschied zu Keimzellen die Zahl der Replikationen auf ca. 30 begrenzt ist, weil bei jeder Replikation die Enden der DNA (Telomere) um 50 bis 100 Basen verkürzt werden.
Nur Keimzellen und Tumorzellen exprimieren eine Telomerase, die die Verkürzung beseitigen kann.

Klinischer Bezug

Vorzeitiges Altern: Progerie und Progeroid-Syndrome

Seit mehr als 100 Jahren ist das sehr seltene Krankheitsbild der kindlichen Vergreisung (Progeria infantum) bekannt, dem eine autosomal dominante Neumutation der Lamin Gene zugrunde liegt. Die extreme Vergreisung setzt nach dem ersten Lebensjahr ein, die Betroffenen sterben vor dem 20. Lebensjahr.
Mehr als 70 ähnliche genetisch bedingt vorzeitige Vergreisungs-Syndrome (Progeroid-Syndrome) sind inzwischen beschrieben worden, bei denen die DNA-Reparatur und (oder) die Telomer-Stabilität defekt sind.

H09

→ **Frage 16.36: Lösung E**

Zu **(E)**: Die DNA-Doppelhelix muss für die Replikation entspiralisiert werden. Die Topoisomerase verhindert, dass an der Replikationsgabel eine Überspiralisierung eintritt.
Zu **(A)**: Die DNA-Ligase verknüpft DNA-Enden, z. B. bei den Okazaki-Fragmenten und bei der DNA-Reparatur.
Zu **(B)**: Einzelstrang-Bindungsproteine verhindern nicht die Überspiralisierung, sondern stabilisieren die getrennten Einzelstränge für die Replikation.
Zu **(C)**: Die Helicase verhindert nicht die mögliche Überspiralisierung bei der Replikation, sondern würde sie verursachen, wenn dies nicht durch Topoisomerase verhindert würde.
Zu **(D)**: Die Primase synthetisiert die RNA-Primer.

H07

→ **Frage 16.37: Lösung A**

Wird DNA mit UV-Licht bestrahlt, können zwei in einem Strang benachbarte Thyminbasen sich miteinander verbinden (dimerisieren), es entsteht praktisch eine Cyclobutanstruktur (A). Die Basenpaarung zum anderen Strang ist damit aufgehoben, es resultiert eine Mutation. Durch Reparaturenzyme können die mutierten Sequenzen herausgeschnitten und durch intakte Basen ersetzt werden.

H09

→ **Frage 16.38: Lösung A**

Siehe Lerntext XVI.7.
Zu **(A)**: DNA-Schäden und Mutationen können bei der Replikation spontan entstehen oder durch Strahlen und mutagene Substanzen hervorgerufen werden. Die Zelle ist in der Lage, derartige Schäden zu reparieren. Durch salpetrige Säure kann in der DNA Cytosin in Uracil umgewandelt werden. Die gestörte Basenpaarung an dieser Stelle der DNA-Doppelhelix wird erkannt und das Uracil durch Uracilglycosylase entfernt. Durch eine Endonuclease wird diese jetzt U-freie Stelle entfernt und durch Polymerase und Ligase ersetzt.
Zu **(B)** und **(C)**: Beide Aussagen sind falsch, denn die durch UV-Licht entstehenden Thymin-Dimere werden nicht durch eine Basen-Exzisionsreparatur, sondern eine Nukleotid-Exzisionsreparatur oder durch das Enzym Photolyase repariert.
Zu **(D)**: Replikationsfehler werden durch fehlende Methylierung erkannt und dann nicht durch 5'-3'-Exonuclease herausgeschnitten, sondern durch eine Endonuclease und durch Polymerase und Ligase ersetzt.
Zu **(E)**: Auch Doppelstrangbrüche können repariert werden durch homologe Rekombination mit Schwesterchromatiden.

H06

→ **Frage 16.39: Lösung E**

Spontanmutationen durch Desaminierung von Cytosinresten führen zu Uracilresten, die dann bei der Replikation zu Adenosin statt Guanin im Tochterstrang führen würden (Transition). Reparaturenzyme schneiden Uracil vorher heraus und ersetzen es wieder durch Cytosin. Wird Cytosin allerdings vorher durch DNA-Methyltransferasen mit S-Adenosylmethionin zum Methylcytosin methyliert, dann ergibt eine Desaminierung Thymin, was durch die Reparaturenzyme schlecht korrigiert werden kann. An sogenannten CpG-Inseln (CpG bedeutet **C**ytosin-**p**hosphatidyl-**G**uanosin) im Promotorbereich führt die Methylierung mit folgender Desaminierung häufig zur irreversiblen Abschaltung des Gens.

XVI.8 Transkription

Damit die in der DNA gespeicherte Information in Protein umgesetzt werden kann, muss im Zellkern eine Boten-RNA (mRNA) gebildet werden (Transkription), die den Kern verlässt und im Cytosol an den Ribosomen die Translation veranlasst.

Zur Transkription wird die DNA lokal (am aktivierten Gen) entfaltet. Am codogenen DNA-Strang erfolgt in 5'→ 3'-Richtung die Bildung einer komplementären RNA nach der Regel G → C, C → G, T → A und A → U; die Polymerase benötigt alle 4 Nucleosidtriphosphate als Substrat und die Einzelstrang-DNA als Matrize.

Transkription

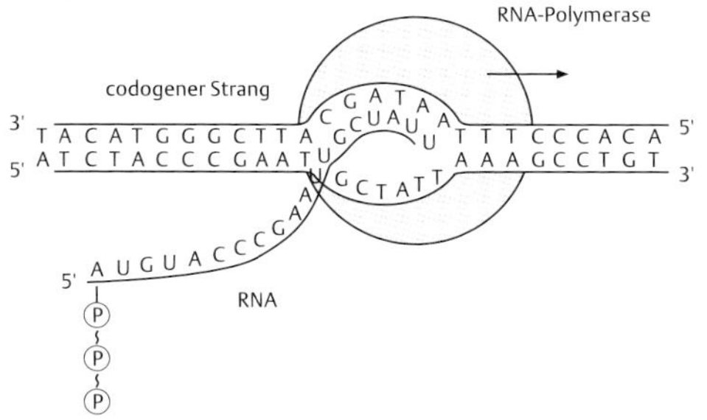

Bei Eukaryonten verläuft die Transkription komplizierter als bei Prokaryonten, da bei ihnen die informationstragende DNA (Exons) unterbrochen ist durch informationslose Bereiche (Introns). Die Gesamt-DNA wird zunächst einmal transkribiert, das Produkt heißt hnRNA (heterogene nukleäre RNA) oder Prae-mRNA. Dieses Rohprodukt muss prozessiert werden, es muss eine Reifung eintreten. Dazu gehört das Anbringen einer Cap-Struktur (7-Methyl-guanosintriphosphat) am 5'-Ende und das Ausschneiden der Intronsegmente.
Für das Herausschneiden wird durch Anlagerung von „small nuclear RNA" (snRNA) spezifisch das jeweilige Intron zu einer Schleife gelegt und so die angrenzenden Exons in Kontakt gebracht. Anschließend werden die Exons verbunden (Spleißen) und schließlich werden am 3'-Ende 100 bis 200 Adenylsäure-Reste angefügt, der sog. AMP-Schwanz. Jetzt ist die mRNA funktionsfähig und kann durch eine Kernpore ins Cytosol ausgeschleust werden.
Anders als bei den Prokaryonten gibt es in den Eukaryonten 3 verschiedene RNA-Polymerasen mit speziellen Aufgaben. Die oben geschilderte Synthese der mRNA wird erledigt von der RNA-Polymerase II. Dieses Enzym wird gehemmt durch das im Knollenblätterpilz vorhandene Peptid Amanitin, das akut zur Lebernekrose und zum Tode führen kann.
RNA-Polymerase I findet sich im Nucleolus und synthetisiert die Vorläufer der rRNA.
RNA-Polymerase III bewirkt die Synthese von tRNA, snRNA (Kleine Kern-RNA) und der 5S-rRNA.

Im Genom von Eukaryonten sind die exprimierten Regionen (Exons) durch intervenierende Regionen (Introns) getrennt

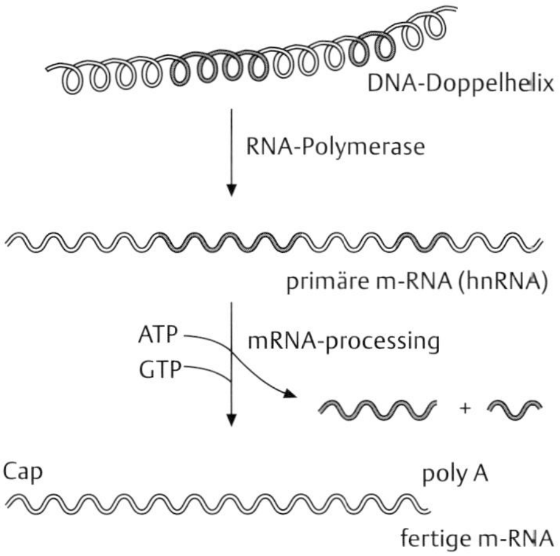

F07

Frage 16.40: Lösung A

Die komplementären DNA-Stränge sind antiparallel, d. h. der 5'–3'-Strang paart mit einem in 3'–5'-Richtung. A paart mit T, C mit G. Damit ist (A) die komplementäre Sequenz.
Angabe (C) träfe zu, wenn DNA-Doppelhelices nicht antiparallel, sondern parallel angeordnet wären, was sie nicht sind.

H05

Frage 16.41: Lösung A

Zur Regulation der Transkription (Genexpression durch Bildung der mRNA) werden allgemeine Transkriptionsfaktoren (TF-Proteine) benötigt, die den Kontakt der RNA-Polymerasen an die DNA vermitteln (A).
Aussage (B) ist falsch, denn Enhancer und Silencer sind keine TF-Proteine, sondern DNA-Abschnitte, die die Promoter-TF-Wechselwirkung beeinflussen können.
Aussage (C) ist falsch, denn Proteohormone gelangen nicht in den Zellkern. Dies gilt nur für Steroid- und Schilddrüsenhormone nach Bindung an ihren intrazellulären Rezeptor.
Aussage (D) ist falsch, denn das „processing" der RNA wird nicht durch TF beeinflusst.

H97

Frage 16.42: Lösung D

Im Gegensatz zu Bakterien (Prokaryonten) ist bei kernhaltigen Zellen (Eukaryonten) die DNA aufgeteilt in Abschnitte, die für Aminosäuresequenzen kodieren (expressed regions = Exons) und in eingeschobene Abschnitte (intervening oder inserted regions = Introns), die keine genetische Information für die Proteinsynthese tragen. Introns und Exons werden zum primären Transkriptionsprodukt (hnRNA) durch die DNA-abhängige RNA-Polymerase abgeschrieben. Noch im Kern werden die Introns aus der hnRNA hydrolytisch herausgeschnitten und die verbleibenden Exons werden enzymatisch zur m-RNA verspleißt.

F09

Frage 16.43: Lösung A

Zu **(A)**: Bei der Transkription wird die RNA komplementär zum als Matrize dienenden sog. codogenen DNA-Strang gebildet. Der antiparallele DNA-Strang kann, weil er die analoge Sequenz wie die gebildete RNA aufweist, auch als codierender Strang bezeichnet werden.
Zu **(B)**: Nukleinsäuren können nur in 5'-3'-Richtung gebildet werden. Da die Stranganlagerung antiparallel erfolgt, muss die Ablesung des codogenen (Matrizen-) Strangs in umgekehrter Richtung, also nicht 5' – 3', sondern 3' – 5' erfolgen.
Zu **(C)**: Die Elongation bezeichnet die Phase der Transkription, in welcher der den Gencode enthaltende DNA-Strang kopiert wird. Eine RNA-Polymerase bindet zu diesem Zweck an den codogenen DNA-Strang und synthetisiert einen mit dem kodierenden Strang identischen mRNA-Strang.
Zu **(D)** und **(E)**: RNA-Primer werden nicht bei der Transkription, sondern bei der DNA-Reduplikation (Replikation) gebildet.

F06

Frage 16.44: Lösung C

Die Synthese von Nucleinsäuresträngen erfolgt immer von 5'- in 3'-Richtung, weil aus Nucleosidtriphosphaten unter Abspaltung von Pyrophosphat an das 3'-Ende ein Nucleotid übertragen wird. Damit ist (C) die gesuchte richtige Aussage und (B) ist falsch.
Aussage (A) ist falsch, weil die DNA-Doppelhelix antiparallel verläuft, also muss zur Synthese des neuen Stranges (in 5' → 3'-Richtung) der Matrizenstrang in 3' → 5'-Richtung abgelesen werden.
Aussage (D) ist falsch, denn die Ablesung der mRNA bei der Proteinsynthese erfolgt nicht in 3' → 5'-, sondern in 5' → 3'-Richtung.
Aussage (E) ist falsch, denn die Peptidyltransferase der großen Ribosomenuntereinheit überträgt die wachsende Peptidkette jeweils auf die Aminogruppe der neu anzuhängenden Aminosäure, erfolgt also immer von der N-terminalen zur C-terminalen Aminosäure des Proteins.
Siehe Lerntexte XVI.6 und XVI.10.

H08

→ **Frage 16.45: Lösung B**

Zu **(B)**: Das bei Eukaryonten zunächst gebildete primäre Transkript, die hnRNA, wird noch im Kern posttranskriptionell modifiziert: am 5′-Ende wird 7-Methyl-GTP als „Cap" angehängt. Es dient später im Zytoplasma der Initiation der Translation.
Zu **(A)**: Das gebildete Cap hat keine Lassostruktur. Allerdings weisen die Introns vor dem Herausschneiden eine Lassostruktur auf.
Zu **(C)**: Das poly A (Adenine) wird als Schwanz nicht an das 5′-Ende, sondern an das 3′-Ende angehängt.
Zu **(D)**: Restriktionsendonucleasen wirken nicht in Eukaryonten, sondern sie hydrolysieren in Bakterien fremde DNA an Palindromsequenzen.
Zu **(E)**: Durch Spleißen werden nicht die Exons, sondern die Introns entfernt.

H03

→ **Frage 16.46: Lösung C**

Bei Eukaryonten findet die Prozessierung des primären Transkripts (hn-RNA) im Kern am so genannten Spleißosom statt. Es müssen die Introns entfernt und die verbleibenden Exons miteinander verknüpft werden. Richtig ist Antwort (C), denn beim Entfernen der Introns bildet sich am 5′-Ende des Introns jeweils eine so genannte Lasso-Struktur unter Verknüpfung durch eine 2′, 5′-Phosphorsäure-Diester-Bindung.
Aussage (A) ist falsch, denn Endonukleasen sind nicht beteiligt und außerdem spielt sich der Spleißvorgang nicht an der DNA, sondern an der RNA ab.
Die Lasso-Struktur bildet sich nicht am Exon, sondern am Intron, (B) ist falsch.
Bei der Schaffung der Antikörper-Vielfalt spielt nicht multiples Spleißen der mRNA die wichtigste Rolle, sondern es findet eine unterschiedliche Verknüpfung verschiedener DNA-Bezirke der leichten und schweren Immunglobulinketten-Gene statt ((E) ist falsch).
Komplementär sind beim Spleißen nicht die verbundenen Exon-Enden, sondern die zu verbindenden Exon-Enden sind komplementär zu einer kurzen snRNA ((D) ist falsch).

H08

→ **Frage 16.47: Lösung B**

Zu **(B)**: **tRNA** wirken als Adapter zwischen Aminosäuren und mRNA. Mindestens 20 verschiedene, extrem substratspezifische Aminosäure-tRNA-Synthetasen (= AS-tRNA-Ligasen) müssen jeweils ihre Aminosäure mit „ihrer" tRNA kovalent verknüpfen.
Zu **(A)**: Bei der Beladung der tRNA wird nicht GTP, sondern ATP unter Pyrophosphatabspaltung verbraucht.
Zu **(C)**: Die Aminosäure-tRNA-Ligasen haben mit freien oder gebundenen Ribosomen nichts zu tun.
Zu **(D)**: Die Aminosäure-tRNA-Ligasen reagieren nicht mit Ribosomen unter Bildung einer Peptidbindung (dies tut eine Peptidyltransferase der großen Ribosomenuntereinheit), sondern sie knüpfen eine Esterbindung zwischen tRNA und Aminosäure.
Zu **(E)**: Diese Aussage ist ebenfalls nicht richtig, denn eine gewisse Gruppenspezifität lässt sich nur zwischen den Aminosäuren und dem genetischen Code feststellen, bei den Aminosäure-tRNA-Ligasen sind 20 Enzyme für 20 Aminosäuren spezifisch.

H06

→ **Frage 16.48: Lösung A**

Für die Proteinbiosynthese am Ribosom muss vorher jede der benötigten 20 proteinogenen Aminosäuren unter ATP-Verbrauch mit ihrer spezifischen t-RNA esterartig (durch die jeweils passende der 20 hochspezifischen Aminosäure-t-RNA-Ligasen) verknüpft werden. Der Anticodonbereich der t-RNA bringt dann die aktivierte Aminosäure durch Basenpaarung an das richtige Triplett-Codon der m-RNA im Akzeptorbereich des Ribosoms.
Siehe Lerntext XVI.9.

H10

→ **Frage 16.49: Lösung B**

Zu **(B)**: Am Ribosom ist die wachsende Peptidkette mit ihrer Carboxylgruppe esterartig an die t-RNA gebunden, daher kommen die Formeln (D) und (E) nicht infrage, auch ist die Dipeptidstruktur in ihnen unsinnig. In Peptiden und Proteinen besteht die Kette aus der Sequenz NH–CO–N–CH–CO-, demnach ist (B) die richtige Formel.

H08

→ **Frage 16.50: Lösung C**

Zu **(C)**: Dies ist eine etwas eigenartige Frage, zu deren Beantwortung man wissen muss, dass UAA das Stopcodon ist. Durch das Stopcodon wird keine neue Aminosäure angehängt, sondern die Peptidkette wird sozusagen auf Wasser übertragen.

H08

→ **Frage 16.51: Lösung E**

Zu **(E)**: Nucleinsäuren werden stets vom 5′-Ende hin zum 3′-Ende verlängert, Proteine vom freien α-NH_2 zum Carboxylende.

H03

→ **Frage 16.52: Lösung C**

Bei der Proteinbiosynthese am Ribosom lagern sich die (mit ihren Aminosäuren beladenen) t-RNA-Moleküle über Basenpaarung ihres Anticodon-Bereichs an das Codon auf dem Messenger an, wobei die Basenpaarung über AU und GC erfolgt. Die Tripletts reagieren in diesem Fall antiparallel, d. h. auf der tRNA liegt das Codewort in der 3',5'-Form vor, auf der mRNA hingegen in 5',3'-Richtung, damit ist (C) die richtige Aussage.

H09

→ **Frage 16.53: Lösung B**

Zu **(B)**: Das Spurenelement Selen muss in einer Menge von ca. 100 µg pro Tag zugeführt werden, bei einer geringen therapeutischen Breite sind sowohl Unter- als auch Überversorgung schädlich. Selenocystein wird in der mRNA (unter Einfluss einer speziellen mRNA-Struktur) durch das Codon UGA codiert. Dieses fungiert eigentlich als Stopcodon.
Zu **(A)**: Selenocystein benutzt keines der für die Aminosäure Cystein codierenden Tripletts, sondern eines der drei „Stop"-Codons (→ UGA).
Zu **(C)**: Selen wird mithilfe einer Pyridoxalphosphat-abhängigen Selenotransferase nicht in Cystein eingebaut, sondern in eine Serin-tRNA, die dadurch zu Selenocystein-tRNA wird.
Zu **(D)**: Selen und nicht Selenocystein muss mit der Nahrung zugeführt werden. Selen wird mit tRNA-Serin zu t-RNA-gebundenem Selenocystein umgewandelt.
Zu **(E)**: Selenocystein ist kein niedermolekularer Redoxschutzfaktor, sondern wird u. a. in antioxidativ wirkende Enzyme, wie z. B. die Glutathion-Peroxidase und ca. 30 andere, eingebaut.

F09

→ **Frage 16.54: Lösung E**

Selenocystein ist eine modifizierte seltene Aminosäure, z. B. in der Glutathionperoxidase. Sie reagiert an einer mit Serin beladenen tRNA mit Monoselenphosphat zu Senocystein-tRNA, die an ein Stoppcodon der mRNA bindet. Da Codon und Anticodon antiparallel binden, ist zu UGA der RNA das Anticodon UCA komplementär.

F07

→ **Frage 16.55: Lösung E**

Es gibt 64 Codons für 20 Aminosäuren. Für die Aktivierung der Aminosäuren stehen weniger als 64 tRNAs zur Verfügung, sodass im genetischen Code auf der mRNA die 3-Base des Triplets „wackelt", d. h. sie kann mit verschiedenen Basen der t-RNA-Anticodons paaren (Wobble-Hypothese). Da wie bei allen Nucleinsäuren die Anlagerung „antiparallel" erfolgt, paart die 3-Base des Codons der mRNA mit der 1-Base des Anticodons der tRNA.

H09

→ **Frage 16.56: Lösung C**

Zu **(C)**: Ein Protein mit dem Molekulargewicht von 55 000 enthält in etwa (55 000 : 110 =) 500 Aminosäuren (ausgehend von einer mittleren Molekülmasse der Aminosäuren von 110). Da 3 Basen der mRNA für den Einbau einer Aminosäure codieren (Triplet-Code), besteht der codierende Teil der mRNA aus 1 500 Ribonukleotiden.

H10

→ **Frage 16.57: Lösung D**

Zu **(D)**: Aus den beiden Exons wird nach dem Spleißen der hnRNA eine mRNA aus 3000 Nukleotiden, die 1000 Triplets enthalten, also ein Protein aus 1000 Aminosäuren codieren. Dies ergibt eine Molekülmasse von etwa 100 000. (Unberücksichtigt ist übrigens, dass das Stopcodon nicht für eine Aminosäure codiert, also nur 999 Aminosäuren verknüpft werden.)

XVI.9 Aktivierung der Aminosäuren

Die einzelnen Aminosäuren müssen vor ihrem Einbau in Proteine aktiviert werden. In einer enzymatischen Reaktion mit ATP entsteht unter Pyrophosphat-Abspaltung Aminoacyl-adenylat. Die so aktivierten Aminosäuren werden durch eine Aminoacyl-tRNA-Ligase auf das 3'-Ende ihrer spezifischen tRNA übertragen, wo sie als Ester an der Ribose des endständigen Nucleotids (AMP) gebunden werden.

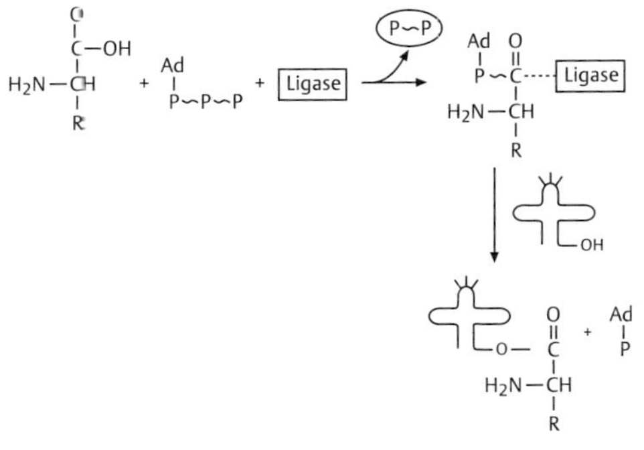

Transfer-RNA wirkt als Adapter für die Aminosäuren; es gibt über 30 verschiedene tRNAs, also mindestens eine spezifische für jede Aminosäure. tRNAs sind Stränge aus etwa 75 bis 90 Nucleotiden, die streckenweise eine Basenpaarung (A = U und G ≡ C) aufweisen und durch mehrfache Rückfaltungen eine sogen. Kleeblatt-Struktur einnehmen. Der Molekülpol, der der Aminosäurebindungsregion gegenüber liegt, trägt das Anticodon, ein Triplett, das mit den Codons der mRNA durch Basenpaarung Beziehung aufnimmt.

Kommentare

Auffällig an der tRNA-Struktur ist der hohe Gehalt (ca. 30%) an **„seltenen Basen"**, d.h. sonst in RNA nicht vorkommenden Bausteinen (Beispiele: IMP, TMP, Dihydrouridin, Pseudouridin).

F07

→ **Frage 16.58: Lösung C**

Die Proteinsynthese ist ein außerordentlich energieaufwändiger Vorgang. Die Ribosomen benötigen bei Einbau einer Aminosäure 2 GTP (C).
Die vorherige Aktivierung der Aminosäure durch Bindung an die tRNA durch die Ligasen benötigt 2 energiereiche P-Bindungen, indem ein ATP zu AMP verbraucht wird.
Siehe Lerntext XVI.10.

H08

→ **Frage 16.59: Lösung C**

Zu **(C)**: Für die Bindung der Komponenten am Polysom und für das Weiterrücken des Ribosoms zum nächsten Triplett der mRNA wird GTP benötigt.
Zu **(A)**: Diese Aussage ist nicht richtig, da Fehler, die bei der Translation auftreten, nicht korrigiert werden können.
Zu **(B)**: Diese Aussage ist ebenfalls unzutreffend, denn durch das Weiterrücken des Ribosoms um ein Triplett vom 5'- zum 3'-Ende der mRNA werden die P- und A-Stellen des Ribosoms nicht verändert.
Zu **(D)**: Ribosomen haben mit der Beladung der tRNA nichts zu tun.
Zu **(E)**: Die Peptidyl-Transferase der großen Ribosomenuntereinheit benötigt kein GTP! Bei der Translation wird jeweils 1 GTP bei der Bindung der beladenen tRNA an die mRNA und 1 GTP bei der Translokation des Ribosoms gebraucht.

F10

→ **Frage 16.60: Lösung E**

Zu **(E)**: Bei der Proteinsynthese spielt der Elongationsfaktor eEF-2 eine wichtige Rolle: Er transloziert unter GTP-Verbrauch die Peptidyl-tRNA am Ribosom von der A- an die P-Stelle.
Zu **(A)**: Für die Bindung der mRNA-Cap-Struktur sind verschiedene Initiationsfaktoren verantwortlich.
Zu **(B)**: Die fertige mRNA wird aus dem Zellkern ins Zytosol durch Kernporen unter Beteiligung eines Ausschleusungsproteins ausgeschleust.
Zu **(C)**: Nicht eEF-2, sondern eEF-1A reagiert mit freier Aminosäure-tRNA und ermöglicht so den Transport zum Ribosom.
Zu **(D)**: Die Methionin-beladene tRNA ($tRNA^{Met}$) bildet mit dem Initialfaktor eIF-2 den Initiationskomplex mit der 30 S-Ribosomenuntereinheit.

XVI.10 Translation

Unter Translation versteht man die Übersetzung der in Nucleotidfolge geschriebenen Botschaft auf der mRNA in die Aminosäureschrift des neu zu bildenden Proteins. Da in der RNA nur vier Bauelemente (A, G, C und U) existieren, zur Peptidsynthese aber eine Auswahl von 20 Aminosäuren zu finden ist, erfolgt die Ablesung der mRNA in 3er-Gruppen (Triplett; Codon). Immer 3 aufeinanderfolgende Basen bezeichnen eine Aminosäure. Die Bedeutung aller 64 möglichen Tripletts ist identifiziert: **genetischer Code**

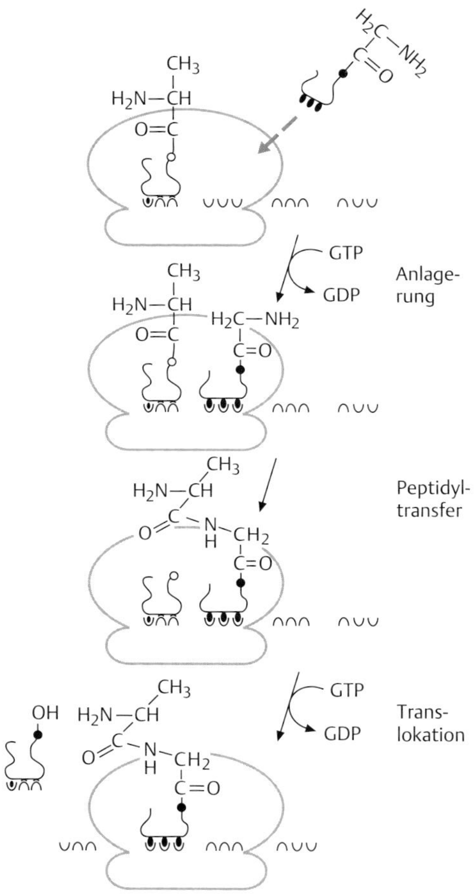

Ort der Proteinsynthese sind die **Ribosomen**, deren kleine und große Untereinheit sich um eine mRNA zusammenschließen. Die Basenfolge AUG wirkt dabei als Startcodon. Zwei Tripletts finden Raum im Bereich des Ribosoms, und an diese Codons lagern sich, durch Basenpaarung mit den Anticodons, zwei beladene tRNAs an. Die erste, später N-terminale Aminosäure AS-1 des neuen Proteins, wird nun mit AS-2 zum noch tRNA-gebundenen Peptid vereint. Die tRNA-1, jetzt ohne

AS, verlässt das Ribosom und die tRNA-2 bewegt sich zur Peptid-Bindungsstelle im Ribosom. An die jetzt freie AS-Bindungsstelle bindet die tRNA-3. Das Dipeptid wird von tRNA-2 auf die AS-3 übertragen. Die tRNA-3 mit ihrem Tripeptid rückt vor auf die P-Stelle, in die A-Position kommt die tRNA-4 mit ihrer AS, usw.

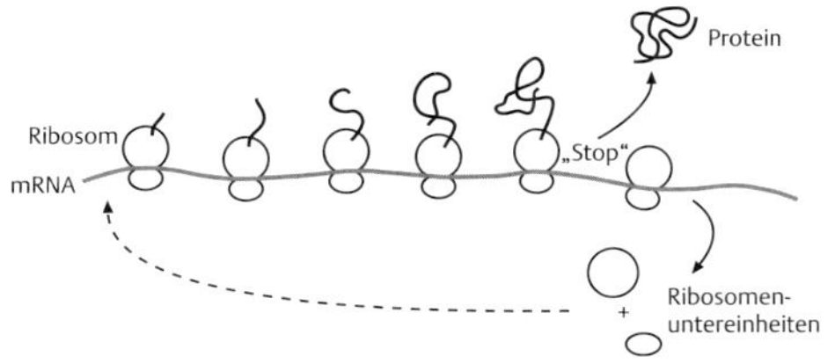

H10

Frage 16.61: Lösung C

Zu **(C)**: Bei der Translation wird durch die Peptidyltransferase-Aktivität der großen Ribosomenuntereinheit die wachsende Peptidkette von der tRNA auf die Aminogruppe der neu anzuhängenden Aminosäure übertragen. Dieser Peptidyltransfer wird nicht durch ein Proteinenzym, sondern durch eine 23S-rRNA katalysiert, also durch ein Ribozym.
Zu **(A)**: MikroRNA besteht aus ca. 20-30 Nukleotiden und ist nicht Teil des Spleißosoms, sondern regelt den Abbau von mRNA. Im Spleißosom ist snRNA aktiv.
Zu **(B)**: mRNA hemmt nicht die Translation komplementärer RNA, sondern komplementäre kurze RNA kann die Translation von mRNA hemmen.
Zu **(D)**: Beim posttranskriptionellen Processing der hnRNA im Zellkern ist small nuclear RNA (snRNA) wichtig für das Spleißen. Die Anheftung des Cap erfolgt durch eine Guanylattransferase.
Zu **(E)**: tRNAs dienen nicht als Matritzen für die Aminosäuresequenz der Proteine, sondern sie dienen als Adapter für die Aminosäuren, die gebunden an ihre tRNA über ein Anticodon der tRNA ihre Position an den mRNA-Codons finden.

H10 H08 H04

Frage 16.62: Lösung E

Zu **(E)**: Durch chemische oder oxidative Desaminierung der Purimidinbase Cytosin in der DNA entsteht die eigentlich nur in RNA vorkommende Base Uracil. (In analoger Weise würde aus Adenin Hypoxanthin und aus Guanin Xanthin.)
Zu **(A)** – **(D)**: Bei einer Desaminierung von Cytosin in der DNA entsteht weder Nicotinamid (A) noch Pyridin (B) und auch nicht Pyridoxal (C) oder Thymin (D).

H10

Frage 16.63: Lösung E

Zu **(E)**: Wenn in der DNA Basen mit einer NH_2-Gruppe spontan oder durch salpetrige Säure desaminiert werden, entstehen Punktmutationen, indem Adenin in Hypoxanthin, Guanin in Xanthin oder Cytosin in Uracil umgewandelt wird.
Zu **(A)**: Hypoxanthin entsteht nur durch die Xanthinoxidase aus Inosin beim Purinbasenabbau.
Zu **(B)**: Orotat ist ein Metabolit der Pyrimidinbiosynthese.
Zu **(C)**: Pyridin ist ein Heterozyklus mit nur einem N im 6er-Ring, kann also aus Pyrimidinen (Heterozyklus mit zwei Stickstoffatomen) nicht entstehen.
Zu **(D)**: Die Pyrimidinbase Thymin ist methyliert, kann also nicht aus dem nicht-methylierten Cytosin entstehen. Thymin entsteht, indem dUMP mit Methylen-Tetrahydrofolsäure zu dTMP methyliert wird.

H07

Frage 16.64: Lösung D

Bei einer Mutation, die zum Kettenabbruch führt, spricht man von einer Nonsense-Mutation (D). Frameshift-Mutationen (A) entstehen durch Deletionen oder durch Insertionen von Basen, sie führen zu einer Verschiebung des Leserasters und dann meistens zu funktionsunfähigen Proteinen. Missense-Mutationen (B) führen nach Punktmutationen zum Einbau einer falschen Aminosäure. Mutationen im Intron (C) haben meistens keine Veränderung des Proteins zur Folge. Stille Mutationen (E) können entstehen, wenn die 3. Base im Codon so ausgetauscht wird, dass in dem Triplett noch dieselbe Aminosäure kodiert wird, das Protein als Genprodukt also nicht verändert wird (z. B. kodieren AAU und AAC Asparagin, ein Austausch der 3. Base hat keine Konsequenz).

H07

Frage 16.65: Lösung B

Das Xerodermina pigmentosum („Lichtschrumpfhaut") ist eine Erbkrankheit mit einer Häufigkeit von 1 : 40.000 bis 1 : 250.000. UV-Licht induzierte Mutationen in der Haut können nicht repariert werden, die Betroffenen versterben früh an verschiedenen kutanen (v. a. Plattenepithelkarzinome) Tumoren. Normalerweise erkennt das DNA-Reparatursystem mutierte DNA-Abschnitte eines Stranges, schneidet sie heraus und füllt sie mit der richtigen komplementären Struktur auf (B). Durch UV-Licht-Vermeidung, welches den Trigger für die Mutationen darstellt, kann das letztlich tödliche Ende der Erkrankung herausgezögert werden.

H10

→ **Frage 16.66: Lösung E**

Zu **(E)**: Das SRP (signal recognition particle) ist ein Ribonukleoproteinkomplex, der die Signalsequenz bei der Translation exkretorischer Proteine bindet und sie quasi in eine Pore der endoplasmatischen Retikulum (= ER) -Membran einfädelt. Bis dies geschieht, ist die weitere Translation gehemmt.
Zu **(A)**: Nicht das SRP bildet die ER-Pore, sondern ein Translokon aus ca. 20 Proteinuntereinheiten.
Zu **(B)**: Mit der Transkription hat SRP nichts zu tun.
Zu **(C)**: Der Import von Proteinen in die Mitochondrien erfolgt nicht mit SRP, sondern mit Chaperonen und einem mitochondrialen Import-Stimulierungsfaktor als mitochondriale Translocase.
Zu **(D)**: G-Proteine (nicht SRP) übertragen Hormonsignale von der Zellmembran ins Zellinnere.

F07

→ **Frage 16.67: Lösung C**

Sekret-Proteine werden am rauen endoplasmatischen Retikulum synthetisiert. Die Synthese beginnt mit einer Signalsequenz, mit deren Hilfe die Peptidkette cotranslational (C) bereits während der Synthese durch die ER-Membran hindurch ausgeschleust wird. Die Glykosylierung und die Abspaltung der Signalsequenz finden im ER-Lumen statt. Chaperone sind Proteine, die native Proteinkonformation herstellen und schützen. Zu ihnen gehören auch die Hitzeschockproteine (Hsp). Hsp können in allen Zellkompartimenten vorkommen. Sie erhalten den gefalteten und nicht den ungefalteten Zustand der Proteine.

F08

→ **Frage 16.68: Lösung B**

Bereits die wachsende Peptidkette nimmt bei der Proteinsynthese die korrekte Faltung zur nativen Konformation ein (B).
(A) ist falsch, denn Chaperone helfen bei der richtigen Faltung nicht unter Glutathionverbrauch, sondern sie benötigen ATP.
Aussage (C) ist falsch, denn Spleißosomen haben mit der Proteinfaltung nichts zu tun, sondern entfernen im Zellkern aus der hnRNA die Introns.
Aussage (D) ist falsch, denn die Protein-Disulfid-Isomerase lagert S-S-Brücken nicht im Zytosol, sondern im Lumen des endoplasmatischen Retikulums um.
Aussage (E) ist falsch, denn fehlerhaft gefaltete Proteine werden nicht in Lysosomen abgebaut, sondern im Proteasom unter ATP-Verbrauch nach der Ubiquitinierung.

F09

→ **Frage 16.69: Lösung A**

Zu **(A)**: Die native (biologisch aktive oder funktionell wirksame) Proteinstruktur wird u. a. durch Disulfidbrücken zwischen genau definierten Cysteinresten gebildet und stabilisiert. Die S-S-Brücken werden oxidativ durch Protein-Disulfid-Isomerasen gebildet, die zusätzlich fehlgeknüpfte Brücken lösen und neu korrekt bilden können.
Zu **(B)**: Die zu den Hitzeschockproteinen (HSP) gehörenden Chaperone benötigen kein Glutathion.
Zu **(C)**: Die Faltung des Proteins beginnt schon bei der wachsenden Peptidkette am Ribosom.
Zu **(D)**: Spleißosomen stellen im Zellkern aus der hnRNA die fertige mRNA durch Entfernen der Introns her.
Zu **(E)**: Fehlgefaltete Proteine werden meistens nicht lysosomal, sondern in Proteasomen mit Ubiquitin unter ATP-Verbrauch abgebaut.

XVI.11 Posttranslationale Modifikation

In allen Proteinen der lebenden Natur findet man die gleichen 20 proteinogenen Aminosäuren. Weitere spezifische Aminosäuren ergeben sich beim Hydrolysieren gewisser Proteine. Dabei setzen z. B. Prothrombin und drei andere Blutgerinnungsproteine γ-Carboxy-glutaminsäure frei. In Kollagen-Hydrolysaten findet man Hydroxylysin und Hydroxyprolin. Diese Aminosäuren stehen dem Translationsprozess nicht zur Verfügung; sie werden erst nachträglich, posttranslational, durch enzymatischen Umbau geschaffen.
Auch die limitierte Proteolyse (letzter Schritt bei der Bildung von Insulin, Trypsin und vielen anderen Proteinen) sowie Glykosylierungen und den Einbau prosthetischer Gruppen rechnet man zur posttranslationalen Modifikation.

XVI.12 Antibiotika und andere Hemmstoffe

Antibiotika sind vorwiegend aus Mikroorganismen, aber auch aus Pflanzen und aus tierischen Organismen isolierte Stoffe, die das Wachstum von Bakterien hemmen. Derartige Stoffe werden seit 50 Jahren zur Bekämpfung bakterieller Infektionen bei Mensch und Tier eingesetzt. Ihr Wirkungsmechanismus ist sehr unterschiedlich und wurde oft erst Jahre nach der Einführung in die Therapie aufgeklärt. Im Idealfall ist solch ein Heilmittel tödlich für die Bakterien und ohne Wirkung auf den Wirtsorganismus.
Die nachfolgende Tabelle gibt eine Übersicht über wichtige Hemmstoffe.

Hemmstoff	Wirkung bei Prokaryonten	Eukaryonten	Bewirkte Störung
Penicillin	+	o	Bakterien-Zellwand: Glykopeptide
Rifampicin	+	o	Bakterielle RNA-Polymerase
Actinomycin	+	+	Intercalation der DNA-Doppelhelix, RNA-Polymerase, DANN-Polymerase
Mitomycin	+	+	Verknüpfung der beiden DNA-Stränge
Cloramphenicol	+	o	Ribosomen-50 S, Peptidyltransferase
Streptomycin	+	o	Ribosomen-30 S, mRNA-Ablesung
Tetracyclin	+	o	Ribosomen-30 S, tRNA-Bindung
Erythromycin	+	o	Ribosomen-50 S, Translokase
Puromycin	+	+	Peptidkettenabbruch
Cycloheximid	o	+	Ribosomen-60 S, Peptidyltransferase
Sulfonamide	+	o	Folsäuresynthese der Bakterien
Aminopterin	+	+	Dihydrofolatreduktase
Gyrasehemmer	+	o	DNA-Entfaltung bei Bakterien
Amanitin	o	+	RNA-Polymerase II und III
6-Mercaptopurin	+	+	blockiert IMP → AMP
Cytosin-Arabinosid	+	+	DNA-Polymerase
Azido-Thymidin	+	+	DNA-Polymerase
Hydroxyharnstoff	+	+	Ribonucleotid-Reduktase

Klinischer Bezug

Antibiotikaresistenz und Hospitalismus

Durch Mutationen entstanden und entstehen Bakterien, die enzymatisch ein bestimmtes Antibiotikum abbauen können (z. B. Penicillin durch die Hydrolase Penicillinase) oder deren vom Antibiotikum zu hemmendes Enzym bzw. Struktur nicht mehr reagiert: das Bakterium ist gegen eines oder mehrere Antibiotika resistent.
Solche resistenten Bakterienmutanten werden in Gegenwart von Antibiotika selektiert, so dass schließlich eine Population nur noch resistente Keime und keine empfindlichen mehr aufweist.

In medizinischen Einrichtungen ist zum einen der Anteil pathogener Keime höher, zum anderen ist durch den ausufernden Einsatz von Antibiotika der Selektionsdruck höher, so dass die vorhandenen pathogenen Keime vielfach resistent sind. Viele Resistenzgene befinden sich auf Plasmiden und können unabhängig von der Zellvermehrung abgegeben und so auf andere, bisher empfindliche Keime, auch über Speziesgrenzen hinweg, übertragen werden. Das Risiko, schwer therapierbare Infektionen zu erleiden, ist im Krankenhaus größer als außerhalb. Man spricht von nosokomialen Infektionen.

F10

→ **Frage 16.70: Lösung D**

Zu **(D)**: Rifamycine hemmen die bakteriellen RNA-Polymerasen, also die bakterielle Transkription.
Zu **(A)**: Fluorchinolone wirken als Hemmer der bakteriellen Gyrase (Topoisomerase), die die Tertiärstruktur der bakteriellen DNA-Superhelix herstellt.
Zu **(B)**: Tetrazykline hemmen die Bindung der Aminosäure-beladenen t-RNA an die Ribosomen.
Zu **(C)**: Makrolide hemmen die Translokation der Ribosomen an der mRNA.
Zu **(E)**: Aminoglykoside hemmen die bakterielle Proteinsynthese, indem sie an die 30 S-Unterheit der Ribosomen binden und Ablesefehler der mRNA verursachen.

H09

→ **Frage 16.71: Lösung D**

Zu **(D)**: Die Mureinsynthese für die Bakterienzellwand wird durch Penicillin kovalent gehemmt. Dies geschieht durch Hemmung der Transpeptidasen, die für die Quervernetzung der Peptidoglykanseitenstränge verantwortlich sind.
Zu **(A)** – **(C)** und **(E)**: Die hier aufgeführten Antibiotika hemmen nicht die Transpeptidase, sondern die Proteinsynthese (Translation):
- Chloramphenicol (A) → hemmt die Peptidyltransferase der 50 S-Ribosomen-Untereinheit,
- Doxycyclin (B) → hemmt die t-RNA-Bindung an den 30 S-Ribosomen-Untereinheiten,

- Erythromycin (C) → hemmt die Translokase der 50 S-Ribosomen-Untereinheit,
- Streptomycin (E) → hemmt die mRNA-Ablesung.

Siehe Lerntext XVI.12.

F08

Frage 16.72: Lösung E

Die 5 genannten Antibiotika können alle zur Therapie bei bakteriellen Infektionen eingesetzt werden; ihr Wirkungsmechanismus ist nur für Tetracycline (E) richtig vorgegeben: Tetracycline hemmen die Translation durch Hemmung der t-RNA-Anlagerung.
Aussage (A) ist falsch, denn Erythromycin hemmt die Translation durch Hemmung der Translokase der 50 S-Ribosomenuntereinheit.
Aussage (B) ist falsch, denn Gyrase-Hemmer verhindern die DNA-Entfaltung durch Hemmung der bakteriellen Topoisomerase.
Aussage (C) ist falsch, denn Penicillin hemmt die Zellwandsynthese der Bakterien (Murein) nicht durch Hemmung von Genen, sondern hemmt direkt irreversibel das für die Synthese wichtige Enzym Murein-Transpeptidase.
Aussage (D) ist falsch, denn Rifamycine hemmen die bakterielle RNA-Polymerase.
Siehe Lerntext XVI.12.

H08

Frage 16.73: Lösung B

Zu **(B)**: Actinomycin hemmt sowohl in Bakterien als auch in kernhaltigen Zellen die RNA- wie die DNA-Polymerase (siehe Lerntext XVI.12).
Zu **(A)**, **(C)** – **(E)**: Die anderen aufgeführten Antibiotika – Chloramphenicol (A), Erythromycin (C), Streptomycin (D) und Tetracyclin (E) – wirken nur bei Bakterien und werden therapeutisch bei Mensch und Tier eingesetzt.

H10

Frage 16.74: Lösung C

Zu **(C)**: Hydroxyharnstoff kann zytostatisch und immunsuppressiv wirken, indem er die Umwandlung von ADP, GDP, UDP und CDP (→ Ribonukleosiddiphosphaten) in dADP, dGDP, dUDP und dCDP (→ Desoxyribonukleosiddiphosphate) hemmt.
Zu **(A)**, **(D)** und **(E)**: Hier handelt es sich um hydrolytische Abbaureaktionen und nicht um Schritte der Bildung von Desoxyribonukleotiden.
Zu **(B)**: dUMP kommt in DNA nicht vor, sondern ist Zwischenstufe bei der Synthese von dTMP aus dUMP durch die Folsäure-abhängige Thymidylatsynthase.

H09

Frage 16.75: Lösung D

Zu **(D)**: Bei der Chemotherapie von Tumorerkrankungen kann das gefährliche Tumor-Zerfall-Syndrom (→ bedrohliche Stoffwechselveränderungen infolge des massiven Zellzerfalls) auftreten, bei dem es u. a. zu einer Hyperkaliämie kommt sowie zu einem Abfall der Kalziumkonzentration. Dies kann zu akuter Niereninsuffizienz, Arrhythmien und Muskelkrämpfen führen.
Zu **(A)** – **(C)**: Diese Aussagen sind falsch, denn beim Tumor-Zerfall-Syndrom steigen im Serum die Konzentrationen der Harnsäure, des Phosphats und der Lactatdehydrogenase an.
Zu **(E)**: Beim Tumor-Zerfall-Syndrom kommt es nicht zur Alkalose, sondern zu einer Laktatazidose (metabolische Azidose).

H03

Frage 16.76: Lösung E

Die Resistenz mancher Bakterien gegen das Penicillin wird durch eine Penicillinase hervorgerufen. Dieses Enzym wird auch als Laktamase bezeichnet und hydrolysiert den β-Laktam-Ring des Penicillins. β-glykosidische Bindungen werden durch β-Glykosidasen gespalten (A). Ein Hemmstoff der Adrenalin-Noradrenalin-Wirkung an β-Rezeptoren (B) ist z. B. Propranolol.
Als Schlüsselenzym des Cori-Zyklus (C) kann die Laktat-Dehydrogenase bezeichnet werden, die für die Entstehung der Milchsäure im Muskel und für die Weiterverwendung der Milchsäure in der Leberzelle zur Gluconeogenese ausschlaggebend ist.
Die N-glykosidischen Bindungen der Nukleotide (D) werden durch Nukleosidasen gespalten.

H04

Frage 16.77: Lösung C

Diphtherie-Bakterien führen zu Entzündungen und Fibrinbelägen bevorzugt im Rachen und Kehlkopfbereich. Sie bilden das Diphtherietoxin, das zu Herzmuskel- und Nervenschädigungen führen kann. Das Diphtherietoxin greift in den Translationsprozess in der Elongationsphase (C) ein.
(A) ist falsch, denn über G-Proteine wirken Choleratoxin und Keuchhustentoxin.

H09

Frage 16.78: Lösung D

Zu **(D)**: Corynebacterium diphtheriae produziert ein Exotoxin, das als Enzym einen Elongationsfaktor durch ADP-Ribosylierung inaktiviert. Donator für den ADP-Ribose-Rest ist NAD. Das Nicotinamid wird frei.

Zu **(A)**, **(C)** und **(E)**: ATP, methyliertes GTP und Phosphatidylinositol-4,5-bisphosphat (PIP_2) enthalten keine ADP-Ribose-Struktur.
Zu **(B)**: FAD enthält zwar eine ADP-Ribose-Struktur, wird aber vom Diphtherie-Toxin nicht verwendet.

H10

→ **Frage 16.79: Lösung A**

Zu **(A)**: Das Knollenblätterpilzgift α-Amanitin hemmt die eukaryotischen RNA-Polymerasen II und III (→ Hemmung der Transkription). Bei einer Vergiftung kommt es zu einer häufig tödlichen Lebernekrose.
Zu **(B)**: Nicht Amanitin ist ein Ionenkanalblocker, sondern Tetrodoxin (→ Gift des japanischen Pufferfisches).
Zu **(C)**: Amygdalin aus Bittermandelöl (und nicht Amanitin) ist ein zyanogenes Glykosid. Es kann zu einer Blausäure (HCN)-Hemmung der Atmungskette führen.
Zu **(D)**: ADP-Ribosyl-Transferaseaktivität hat das Choleratoxin, das eine G_S-Untereinheit im Dünndarm (mit NAD) ADP-ribosyliert und dauerhaft stimuliert. Es treten schwere Durchfälle mit Salzverlust auf.
Zu **(E)**: Eine Sequenz-spezifische Endoprotease ist das Tetanustoxin, das proteolytisch-hemmende Interneurone zerstört. Es kommt zu Krämpfen.

F10

→ **Frage 16.80: Lösung A**

Zu **(A)**: Plasmide sind ringförmige kleine Bakterien-DNA-Moleküle außerhalb des eigentlichen Bakteriengenoms, die unabhängig von der Zellteilung vermehrt und auf andere Bakterien übertragen werden können. So kann z. B. eine Antibiotikum-Resistenz auf bisher empfindliche Keime übertragen werden. Plasmide haben einen eigenen Replikationsursprung für ihre Vermehrung.
Zu **(B)**: Plasmide sind DNA-Moleküle, die für Resistenzproteine codieren können.
Zu **(C)**: Plasmide bestehen aus DNA.
Zu **(D)**: Plasmide sind keine Vesikel, sondern ringförmige, kleine DNA-Moleküle.
Zu **(E)**: In Bakterien wird die RNA nicht gespleißt, da in bakterieller DNA keine Introns vorkommen.

H08

→ **Frage 16.81: Lösung B**

Zu **(B)**: Die **adaptive Enzymbildung** (Induktion und Repression) erfolgt in Bakterien nach dem **Jacob-Monod-Modell** und wurde für den Lactose-Abbau in Coli-Bakterien erstmals aufgeklärt. Die Gene für Schlüsselenzyme des Lactoseabbaus sind in einem Operon angeordnet. Dieser ist durch ein Repressorprotein blockiert, sodass keine mRNA gebildet wird. Lactose im Medium verändert allosterisch den Repressor, der daraufhin den Operator freigibt. Wenn dann gleichzeitig durch Glucosemangel erhöhtes cAMP über eine spezifische Proteinbindung an den Lac-Promotor bindet, erfolgt die Transkription der nachfolgenden Gene.
Zu **(A)**: Diese Aussage ist unzutreffend, da die Anwesenheit von Glucose über einen Abfall von cAMP zu einer Hemmung der Transkriptionsaktivität führt.
Zu **(C)**: Der Lac-Repressor bindet an den Lac-Operator der DNA und nicht an den Lactose-Transporter der Plasmamembran.
Zu **(D)**: Diese Aussage ist falsch, denn Glucose wirkt hemmend auf die Lac-Induktion durch Senkung von cAMP, wodurch die Aktivierung des Lac-Promotors ausbleibt.
Zu **(E)**: Lactose hemmt nicht, sondern aktiviert die Gen-Expression im Lac-Operon.

H07

→ **Frage 16.82: Lösung C**

Plasmide (Satelliten-DNA) der Bakterien können ihre DNA unabhängig von der Bakterienteilung vermehren und die Information an andere Zellen übertragen. Plasmide werden daher als Überträger von Genen (Vektoren) in andere Zellen benutzt, indem fremde Gene im Labor in sie einfügt werden. Plasmide besitzen sogenannte Polyklonierungsstellen, d. h. Abfolgen mehrerer Palindrom-Sequenzen, an denen Restriktionsenzyme jeweils spezifisch ganz bestimmte Sequenzen der ringförmigen Satelliten-DNA spalten können (C). Hierbei entstehen überstehende Enden („sticky ends"), an die sich komplementäre Enden des einzubauenden Gens anlagern und durch Ligasen kovalent verknüpft werden können.

XVI.13 Genetische Manipulation

Mit enzymatischen und biochemisch-präparativen Methoden können Gene isoliert und vermehrt werden und dann in das Genom fremder Organismen eingebaut werden. Es entstehen genetisch veränderte, sog. **transgene Organismen** (Bakterien, Pflanzen, Tiere). Menschliche Proteine können so in Bakterien, Pflanzen und Tieren produziert und gewonnen werden.
Für den Einbau eines fremden Gens in ein Genom spielen die nur in Bakterien vorkommenden **Restriktionsendonucleasen** eine Rolle. Sie spalten DNA sehr spezifisch an ganz bestimmten Palindromsequenzen. **Palindrome** sind Buchstabenfolgen, die vorwärts und rückwärts gelesen dieselbe Information ergeben. Auch in der DNA gibt es solche Sequenzen, z. B.
5′––––GAATTC––––3′
3′––––CTTAAG––––5′

Durch die Restriktionsendonuclease Eco R I wird dieses Palindrom gespalten zu:
5'––––G und AATTC––––3'
3'––––CTTA G––––5'
Im Unterschied zu üblichen Endonucleasen produzieren die Restriktionsenzyme klebrige („sticky“) Enden, die über Basenpaarung zueinander finden und mit **DNA-Ligasen** und ATP verknüpft werden können.
Zur Vermehrung der Gene wird gezielt die **Polymerase-Chain-Reaction (PCR)** eingesetzt. Eukaryote DNA enthält Introns und Exons, die Bakterien-DNA nicht. Daher haben Bakterien auch kein Enzymsystem, um aus dem primären Transkript (hnRNA) die Introns zu entfernen. Wenn tierische oder pflanzliche Gene in Bakterien übertragen werden sollen, präpariert man daher mit einer **reversen Transkriptase** eine der fertigen mRNA komplementäre DNA, die sog. cDNA, und überträgt diese dann.

Klinischer Bezug

Gentechnisch hergestellte Therapeutika

Bis in jüngster Zeit musste das für Diabetiker lebensnotwendige **Insulin** aus dem Pankreas von Schlachttieren gewonnen werden, wobei dann letztlich täglich ein artfremdes Protein injiziert und zusätzlich noch das Risiko, pathogene Tierviren zu verschleppen, in Kauf genommen werden musste. Heute wird Humaninsulin industriell gentechnisch hergestellt.
Auch der zur Behandlung der **Haemophilie** notwendige **Faktor VIII** konnte nur aus Spenderblut gewonnen werden. Fast alle Haemophilie-Patienten wurden dabei mit Hepatitis und (oder) HIV infiziert, bevor man gentechnisch das antihaemophile Globulin herstellen konnte.
Somatotropin ist streng artspezifisch, so dass Kinder mit **hypophysärem Zwergwuchs** nur mit Wachstumshormon, das aus den Hypophysen verstorbener Menschen isoliert wurde, behandelt werden konnten. Vielfach wurden dabei durch Übertragung von Prionen später eine spongiforme Encephalopathie (Creutzfeldt-Jacob-Erkrankung) ausgelöst. Heute wird STH (= GH) gentechnisch in reiner Form hergestellt.
Auch **Erythropoetin** („Epo“) zur Behandlung bestimmter **Anaemieformen** und verschiedene **Interferone** zur Behandlung von **Tumoren** und **Multipler Sklerose** werden gentechnisch gewonnen.

F05

→ **Frage 16.83: Lösung A**

Als Palindrome bezeichnet man Buchstabenfolgen, die vorwärts wie rückwärts gelesen dasselbe Wort bzw. denselben Text ergeben, z. B. OTTO oder DIE LIEBE IST SIEGER – REGE IST SIE BEI LEID. In der DNA sind Palindrome kurze zufällige Sequenzen, die gegenläufig gelesen identisch sind. Bakterien schützen sich gegen aufgenommene fremde DNA, indem sie mit Restriktionsendonukleasen diese Palindrome erkennen und hydrolysieren und die Bruchstücke dann durch übliche DNasen abbauen. Die eigene DNA schützt die Bakterien, indem sie deren Palindromsequenzen methylieren.
Siehe Lerntext XVI.13.

XVI.14 Retroviren und reverse Transkriptase

Man hat Viren gefunden, die als genetisches Material einen RNA-Einzelstrang enthalten. Infiziert ein solches Virus eine Zelle, so wird die virale RNA durch eine **reverse Transkriptase** entgegen dem klassischen Postulat DNA → RNA → Protein in DNA umgeschrieben: Das vom Virus mitgebrachte Enzym bewirkt die Bildung der komplementären cDNA, den hydrolytischen Abbau der RNA-Matrize und die Synthese eines zweiten DNA-Stranges. Diese neue DNA-Doppelhelix wird als **Provirus** in das Genom der Wirtszelle integriert; mitgespeichert sind hier die Informationen für die reverse Transkriptase, die Viruskapsel und das Hüllprotein. Eine Aktivierung des Provirus kann zur lytischen Infektion führen, bei der es zur Zerstörung der Zelle und zur Freisetzung zahlreicher neuer Viruspartikel kommt.
Beispiele für Retroviren sind bestimmte Tumorviren und das AIDS auslösende HIV.

F08

→ **Frage 16.84: Lösung B**

Bakterien besitzen sog. Restriktionsendonucleasen, mit denen sie spezifisch fremde DNA an bestimmten Palindrom-Sequenzen spalten. So schützen sie sich z. B. vor Phagen-Virus-DNA. Ihre eigenen Palindrome haben sie durch Methylierung geschützt.
Palindrome sind Sequenzen, die auf beiden Strängen identisch sind. Im üblichen Sprachgebrauch sind Palindrome Wörter oder auch Sätze, die sich vorwärts und rückwärts lesen lassen.
Für die Gentechnologie sind Restriktionsendonukleasen von großer Bedeutung, weil sie die Doppelhelix nur jeweils an ihrem Palindrom spalten und zwar so, dass überstehende Enden entstehen („sticky ends“), mit denen dann andere DNA verbunden, d. h. eingebaut, werden kann.
Siehe Lerntext XVI.13.

F07

→ **Frage 16.85: Lösung E**

Protoonkogene sind normale Genombestandteile, die für Wachstums- und Differenzierungs-Faktoren codieren. Ihre Mutation kann zur Tumorentste-

hung führen, so mutiert werden sie Onkogene genannt.
Die Aussagen (A), (B) und (C) haben mit Protoonkogenen und Onkogenen nichts zu tun. Auch Aussage (D) trifft nicht zu: Tumorviren enthalten RNA, die reverse transkribiert als V-Onkogen in das Genom eingebaut und vererbt werden kann und bei bestimmten äußeren Bedingungen zur Tumorentstehung führen kann.
Siehe Lerntext XVI.15.

F09

→ **Frage 16.86: Lösung D**

Zu **(D)**: Das Tumorsuppressorgen (Antionkogen) p53 verhindert mittels seines Genproduktes Protein p53 bei DNA-Schäden den Eintritt der betroffenen Zellen in die S-Phase des Zellzyklus und damit die Vermehrung der Zellen. Defekte des p53-Gens erhöhen das Tumorrisiko.
Zu **(A)**: Defekte in Actin-Gen können zu Muskelerkrankungen führen.
Zu **(B)**: Defekte im Dystrophin-Gen führen zur Muskeldystrophie (z. B. Typ Duchenne).
Zu **(C)**: Defekte des Kollagens Typ 1 führen zu Bindegewebserkrankungen.
Zu **(E)**: Ubiquitindefekte sind ursächlich an der Entstehung von M. Parkinson beteiligt.

F07

→ **Frage 16.87: Lösung C**

Viren können biochemisch in RNA- und DNA-Viren unterschieden werden. Die RNA und DNA können je nach Virustyp einsträngig oder doppelsträngig sein. Das Aids-Virus (HIV) enthält als genetische Information eine einsträngige RNA, die zur Virusvermehrung (wie bei allen Retroviren) durch eine reverse Transcriptase in DNA umgeschrieben werden muss. Diese DNA dient als Matrize an der dann neue HIV-RNA zur Virusvermehrung synthetisiert wird.

F08

→ **Frage 16.88: Lösung C**

Im RNA-Genom der Retroviren ist eine reverse Transkriptase codiert, die an dem viralen RNA-Strang einen komplementären DNA-Strang synthetisiert. Nach dessen Fertigstellung hydrolysiert sie den RNA-Strang und synthetisiert einen komplementären DNA-Strang. Dieser dient als Matrize für die Synthese neuer Virus-RNA (Virusvermehrung) und (oder) kann in das Wirtsgenom eingebaut werden.
Siehe Lerntext XVI.14.

H10

→ **Frage 16.89: Lösung A**

Zu **(A)**: AIDS-Viren dringen in CD4-positive T-Lymphozyten (T-Helferzellen) ein, indem ihr Hüllprotein gp 120 mit dem CD4-Oberflächenantigen der T-Lymphozyten interagiert.
Zu **(B)**: Die CD8-positiven T-Lymphozyten (zytotoxische T-Zellen) werden von HIV nicht befallen.
Zu **(C)**: CD40 findet man auf B-Lymphozyten. Diese werden nicht durch HIV befallen.
Zu **(D)** und **(E)**: MHC-I kommen auf allen kernhaltigen Zellen vor, MHC-II nur auf Lymphozyten und Makrophagen. Sie dienen der Antigenpräsentation und spielen beim Eindringen des HIV in die CD4-positiven T-Helferzellen keine Rolle.

F08

→ **Frage 16.90: Lösung B**

Dargestellt ist Zidovudin (3′-Azido-3′-desoxythymidin). Die OH-Gruppe an C3′ der Desoxyribose ist durch eine Azidogruppe ersetzt.

H05 F00 H95

→ **Frage 16.91: Lösung B**

RNA kann mit einem komplementären DNA-Strang einen DNA-RNA-Doppelstrang bilden, dabei paart dann ein A im DNA-Strang mit einem U im RNA-Strang
Eine Hybridisierung tritt bei der Replikation (RNA-primer) und den Retroviren mit der reversen Transkriptase auf.

H07

→ **Frage 16.92: Lösung B**

Die reverse Transkriptase katalysiert die RNA-abhängige DNA-Synthese, den Abbau der Matritzen-RNA und die Synthese des komplementären DNA-Strangs (B). Aussage (A) ist falsch, denn die Insertion des viralen Genoms in die Wirts-DNA wird nicht durch die reverse Transkriptase, sondern durch eine Integrase katalysiert. Aussage (C) ist unsinnig, da es keine Informationsübertragung von Protein zu Nucleinsäuren gibt. Aussage (D) ist falsch, da anti-sense RNA gezielt synthetisch komplementär zu einer jeweils bestimmten mRNA hergestellt und in die Zelle eingeschleust wird. Dort lagert sie sich an den Messenger an und schaltet damit gezielt die Synthese des jeweiligen Proteins aus. Aussage (E) ist falsch, denn die t-RNA ist kein Primer und die RNA-Primer werden von der DNA-Polymerase bei der Replikation gebildet.

F09

→ **Frage 16.93: Lösung D**

Zu **(D)**: cDNA (komplementäre DNA) wird ausgehend von der RNA durch die reverse Transkriptase hergestellt. Dieses Verfahren findet z. B. im Rahmen der medizinischen Forschung und Diagnostik Anwendung. Es dient u. a. der Erstellung von cDNA-Bibliotheken und der Synthese eukaryoter Proteine (z. B. Proteohormonen und Gerinnungsfaktoren) durch Bakterien.
Genomische DNA-Bibliotheken enthalten zusätzlich zu den Exons alle Introns und Regulationsabschnitte des eukaryoten Genoms. Sie werden durch Restriktionsendonucleasen und Einbau in bakterielle Plasmide mit folgender Vermehrung in Bakterien hergestellt.
Zu **(A)**: Eine genomische DNA-Bibliothek umfasst die gesamten chromosomalen DNA-Sequenzen.
Zu **(B)** und **(C)**: Eine cDNA-Bibliothek enthält nur DNA-Sequenzen, die komplementär zur mRNA sind.
Zu **(E)**: cDNA-Bibliotheken sind für die Expression eukaryontischer Gene in Bakterien unverzichtbar.

XVI.15 Onkogene und Protoonkogene

Tumor-assoziierte Viren sind häufig RNA-Viren, die wegen ihres Infektionsmodus unter Verwendung der reversen Transkriptase auch Retroviren genannt werden. Manche Retroviren enthalten Tumorgene, die sich auf Wachstum und Stoffwechsel der Wirtszelle auswirken und malignes Wachstum hervorrufen können. Den viralen Onkogenen (v-onc) entsprechen zelluläre Gene (c-onc), die Mosaikstruktur (Aufbau aus Exons und Introns) aufweisen. Die Genprodukte dieser zellulären Onkogene (Protoonkogene) lassen sich in vier Klassen einteilen:

1. Tyrosin-spezifische Proteinkinasen (Plasmamembran)
2. Wachstumsfaktoren (extrazellulär)
3. G-Proteine (Innenseite der Plasmamembran)
4. Transkriptionsbeeinflussung (DNA-bindend, im Zellkern).

Klinischer Bezug

Tumorerkrankungen

Nach Herz-Kreislauf-Erkrankungen sind Tumorerkrankungen die zweithäufigste Todesursache.
Normale Zellen können zu Tumorzellen mit unbegrenzten Teilungen (Wachstum) „entarten", Auslöser können mutagene Substanzen, Strahlen, Viren u. a. sein. Man unterscheidet gutartige und bösartige Tumoren. **Gutartige Tumoren** wachsen bindegewebig abgekapselt, sie brechen **nicht** in umliegendes Gewebe ein und bilden **keine** Tochtergeschwülste.
Bösartige Tumoren wachsen infiltrierend in umliegendes Gewebe ein und bilden auf dem Blut- und dem Lymphweg Absiedlungen (= Tochtergeschwülste = Metastasen).
Die bösartigen Tumoren bindegewebiger Herkunft werden **Sarkome** genannt, die epithelialen Ursprungs nennt man **Karzinome**.

XVI.16 Polymerase Chain Reaction (PCR)

Mit der PCR kann ein einzelnes (!) DNA-Molekül millionenfach vermehrt werden. Man verwendet eine hitzestabile DNA-Polymerase aus Thermophilus aquaticus, 2 verschiedene synthetische Primer aus 20–30 Nucleotiden (einen, der komplementär zum codogenen Strang den Beginn des zu replizierenden Abschnitts festlegt, und einen, der an den komplementären Strang angelagert das Ende des zu vermehrenden DNA-Abschnitts festlegt,) und ATP, GTP,TTP und CTP. Das Verfahren PCR lässt sich über die Temperatur in 3 Phasen einteilen:

1. Bei ca. 90°C erfolgt eine Trennung des Doppelstrangs in 2 DNA-Einzelstränge.
2. Bei 54°C lagern sich die Primer an die jeweils ihnen komplementäre Sequenz der Einzelstränge an.
3. Bei 72°C verlängert die Polymerase die Primer zu 2 neuen Doppelsträngen.

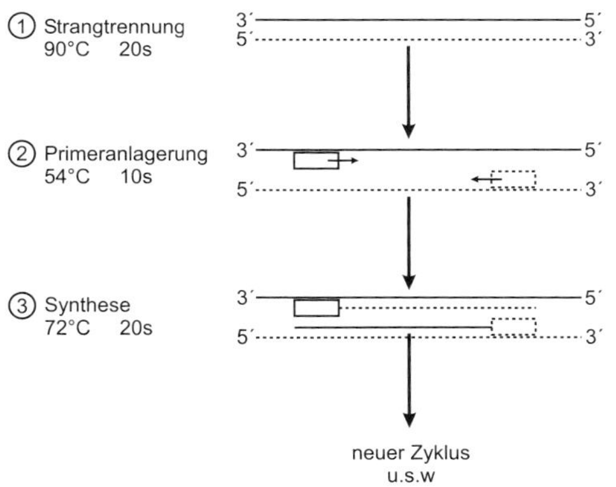

Durch Erhitzen auf 95°C wird im selben Ansatz ohne weitere Zusätze ein neuer Cyclus gestartet: die neuen DNA-Doppelstränge getrennt, die Primer angelagert usw. 20–30 Cyclen können in 1 Stunde in automatisierten Geräten durchgeführt werden.
Der Bereich zwischen den Primern kann so exponentiell (2^x) millionenfach vermehrt werden und durch Bindung markierter Nucleinsäuresequenzen nachgewiesen werden.

Klinischer Bezug
PCR in der Diagnostik
Die Polymerase-Ketten-Reaktion zeichnet sich durch eine extreme Empfindlichkeit (Sensitivität) und Genauigkeit (Spezifität) bei vergleichsweise geringem Zeitaufwand aus.
Bei Infektionskrankheiten kann die Erreger-DNA (Viren, Bakterien, Parasiten) ohne zeitaufwendige Anzuchtverfahren oder das Abwarten einer Antikörperbildung des Patienten direkt nachgewiesen werden, wodurch das sog. diagnostische Fenster, also die Zeit, in der eine Infektion zwar vermutet, aber nicht zu beweisen ist, vermieden wird.
In der forensischen Medizin haben PCR-DNA-Spuren-Nachweise und PCR-Identitätsnachweise (z. B. im Vaterschaftsverfahren) in Kombination mit anderen molekularbiologischen Verfahren die klassischen Methoden verdrängt.
Andere sehr wichtige Einsatzgebiete der PCR sind u. a. die humangenetische Beratung, die Pränatale Diagnostik, die Tumordiagnostik und Tumorklassifizierung sowie die Gewebetypisierung.

F01 H98

→ **Frage 16.94: Lösung D**

Siehe Lerntext XVI.15.
Protoonkogene sind zelluläre Gene, deren Genprodukte die Steuerung der Zellproliferation mitbestimmen. Protoonkogene kann man nach ihrer Funktion in vier Klassen einteilen: solche, die für G-Proteine der Plasmamembran kodieren (C), solche für Tyrosin-spezifische Proteinkinasen, solche für Transkriptionsfaktoren und solche für Wachstumsfaktoren, sog. Kernproteine (E).
Die gesuchte Falschaussage ist (D), denn Protoonkogene sind nicht selbst Tumor auslösend. Erst wenn durch eine Mutation oder fehlerhafte Genkontrolle das Onkogenprodukt verändert oder vermehrt auftritt, kann es zur Tumorbildung kommen.

F10

→ **Frage 16.95: Lösung A**

Zu **(A)**: Das Tumorsuppressor-Gen p53 und sein Produkt, das Tumorsuppressor-Protein p53, werden als „Wächter des Genoms“ bezeichnet. Das Protein p53 ist ein Transkriptionsfaktor für bestimmte Gene. In ca. 50 % aller menschlichen Tumore ist ein mutiertes p53-Gen mit Funktionsverlust des p53-Proteins nachweisbar.
Zu **(B)**: Die Cyclin-abhängigen Kinasen sind keine Tumorsuppressoren, sondern regeln den Zellzyklus.
Zu **(C)**: Das Tumorsuppressor-Protein p53 leitet keine Nekrose der Zellen (Zelluntergang mit Entzündung), sondern eine Apoptose (programmierter Zeluntergang ohne Entzündung) ein.
Zu **(D)**: Das Protein p53 hemmt die Replikation und Proliferation der Zellen.
Zu **(E)**: Bei einer Schädigung der DNA wird das Protein p53 durch Phosphorylierung aktiviert.

H10

→ **Frage 16.96: Lösung D**

Zu **(D)**: Das Retinoblastom ist ein bösartiger Netzhaut-Tumor, der entsteht, wenn beide Allele des Retinoblastom-Gens somatisch oder genetisch mutiert vorliegen. Das Genprodukt, das Rb-Protein (ein Tumorsuppressor-Protein), ist beim Gesunden ein Inhibitor bestimmter Transkriptionsfaktoren.
Zu **(A)** – **(C)**: Das Rb-Protein reagiert nicht mit Cyclinen, sondern hemmt Transkriptionsfaktoren. Cycline stimulieren bestimmte Proteinkinasen und aktivieren den Zellzyklus zur Mitose.
Zu **(E)**: Das Rb-Protein wird nicht in das p53-Protein umgewandelt. Verschiedene p-Proteine (Tumor-Suppressor-Proteine) können Cycline hemmen.

H03 H97

→ **Frage 16.97: Lösung A**

Siehe Lerntext XVI.16.
Mit der Polymerase-Chain-Reaction (PCR) kann ein beliebiger DNA-Abschnitt in einer Probe spezifisch millionenfach vermehrt werden (A).
Man verwendet eine hitzestabile DNA-Polymerase aus einem thermophilen Bakterium, z. B. die taq-Polymerase aus Thermophilus aquaticus. Weiterhin benötigt man zwei synthetische Oligonucleotid-Primer, die jeweils komplementär sind zu den 3′-Enden des zu replizierenden DNA-Doppelhelix-Abschnitts. Alle vier Desoxyribonucleosidtriphosphate werden wie die beiden Primer dem Ansatz im Überschuss zugesetzt.
Durch Erhitzen auf 95 °C für 30 sec wird die DNA in der Probe in die Einzelstränge getrennt; beim Abkühlen lagern sich die Primer über Basenpaarung spezifisch an ihre Sequenz des jeweiligen Einzelstranges an und die thermostabile Polymerase verlängert den jeweiligen Primer zum komplementären Doppelstrang.
Erhitzen auf 95 °C beendet diesen Vorgang und trennt die neuen Doppelstränge. Bei Abkühlung lagern sich wieder spezifisch die Primer an die Startpunkte an und es werden an den Einzelsträngen die komplementären Stränge gebildet. Erhitzen startet den nächsten Zyklus usw. In wenigen Stunden können so durch 25–30 Erhitzungs-Abkühlungs-Zyklen DNA-Abschnitte spezifisch millionenfach vermehrt werden.
Die PCR erlangte in der Medizin große Bedeutung für die forensische Diagnostik (wenige Moleküle einer DNA können so z. B. einen Täter überführen), für die humangenetische Beratung und für den Nachweis von Infektionserregern.

H03

→ **Frage 16.98: Lösung C**

Aufgeführt sind einige gängige Methoden der Molekularbiologie. Durch die so genannten „Blot"-Verfahren werden durch Elektrophorese getrennte Makromoleküle auf eine zweite Folie abgeklatscht, auf der durch radioaktiv markierte Sonden oder durch Antikörper dann spezifisch DNA (Southern-Blott (A)) und RNA (Northern-Blot (D)) nachgewiesen wird. Durch die PCR (E) wird spezifisch eine Nukleinsäure-Sequenz exponentiell vermehrt. Dieses kann im Falle von DNA aber auch von RNA erfolgen, wobei letztere unter Verwendung der RT-PCR (E) erfolgt. Die gesuchte Falschaussage ist (C), denn durch das Western-Blot-Verfahren werden nicht Nukleinsäuren nachgewiesen, sondern Proteine.

Kommentare aus Examen Frühjahr 2011

F11

→ **Frage 16.99: Lösung C**

Zu **(C)**: Die **Synthese des Purinringsystems** erfolgt **aus Phosphoribosylamin**, die **Aminogruppe stammt vom Glutamin**, das damit den Ringstickstoff N-9 und später den Ringstickstoff N-3 liefert.
Zu **(B)** und **(E)**: **Glutamat** und **N^5 –Methyl-Tetrahydrofolat** sind an der Purinsynthese **nicht beteiligt**.
Zu **(A)**: **Aspartat** liefert den **Ringstickstoff N-1**.
Zu **(D)**: Zwei **N^{10}-Formyl-Tetrahydrofolat**-Moleküle werden **als C-Atome 8 und 2** eingebaut.
Weitere Purinringglieder liefern CO_2 (Position 6) und die komplette Aminosäure **Glycin** mit den Positionen 4, 5 und 7.

F11

→ **Frage 16.100: Lösung D**

Zu **(D)**: **Folsäureantagonisten** wie **Methotrexat hemmen die Reduktion von Dihydrofolat** (DHF) **zu Tetrahydrofolat** (THF), und dadurch die Bildung des Purinringsystems und die Umwandlung von Desoxy-UMP zu Desoxy-TMP.
Zu **(A)**: Durch Folsäureantagonisten wird **nicht die Folsäuresynthese gehemmt**, sondern die Reduktion DHF → THF. Folsäure wird von Pflanzen und Bakterien synthetisiert, wobei viele Bakterien für die Synthese die p-Aminobenzoesäure benötigen. Die Folsäuresynthese kann durch Sulfonamide, die als Antimetabolite der p-Aminobenzoesäure wirken, gehemmt werden. Da der Mensch die komplette Folsäure als Vitamin aufnehmen muss, können Sulfonamide therapeutisch bei bakteriellen Infektionen eingesetzt werden.
Zu **(B)**: **dUMP** (nicht dTMP) **wird** mit Methylen-THF zu dTMP **methyliert**. Durch den mittels Methotrexat entstandenen THF-Mangel wird diese Reaktion indirekt gehemmt.
Zu **(C)**: Bei der **Synthese von Guanosinmonophosphat** wird Inosinmonophosphat oxidiert zu Xanthosinmonophosphat, **Folsäuren** sind hierbei **nicht beteiligt**.
Zu **(E)**: Wenn Methionin für Methylierungen verwendet wird, entsteht das atherogene Homocystein, das mit Methyl-THF und Vitamin B_{12} zu Methonin rückverwandelt werden kann. Die Hemmung der THF-Bildung durch Methotrexat **hemmt zwar auch diese Reaktion**, ist aber **nicht für die zytostatische Wirkung verantwortlich**.

F11

→ **Frage 16.101: Lösung B**

Zu **(B)**: Das dargestellt Virostatikum wird von der DNA-Polymerase unter Abspaltung von Pyrophosphat an das freie 3'-OH der endständigen Desoxyribose der wachsenden DNA-Kette angehängt. **Da** es selbst **keine 3'-Hydroxygruppe** besitzt, kommt es zum **Kettenabbruch bei der DNA-Synthese**.
Zu **(A)**: dGMP **besitzt keine 2'-OH-Gruppe** (diese fehlt in der Desoxyribose).
Zu **(C)**: dGMP ist **ein Purinderivat** und kein Pyrimidinderivat.
Zu **(D)** und **(E)**: dGMP enthält **nur je 1 Amino- und 1 Ketogruppe**.

F11

→ **Frage 16.102: Lösung B**

Zu **(B)**: Die PCR ist eine extrem sensitive und spezifische Methode, mit der gezielt ein DNA-Abschnitt aus nur einem einzigen DNA-Molekül bis zu millionenfach vermehrt werden kann. Sie spielt u. a. eine wichtige Rolle in der Forensik und in der mikrobiologischen Diagnostik. Zunächst wird die zu amplifizierende DNA bei 95 °C in ihrer Einzelstränge getrennt („Schmelzen der DNA"). Dem Ansatz werden zwei verschiedene, gezielt **synthetisierte DNA-Primer aus 20–30 Nucleotiden im Überschuss zugesetzt, die sich bei etwa 50 °C an die komplementären Abschnitte der unterschiedlichen Einzelstränge anlagern**. Eine thermostabile DNA-Polymerase synthetisiert mit den, der Probe im Überschuss zugesetzten Nucleosidtriphosphaten (ATP, GTP, CTP und TTP), an den Primern die komplementären Stränge. Eine Erhöhung der Temperatur auf 95 °C trennt die neuen Stränge, Abkühlen auf 50 °C führt zu einer Anlagerung der Primer an die Einzelstränge und die Polymerase synthetisiert komplementäre Stränge. Dieser Zyklus kann 20-30-mal wiederholt werden.
Zu **(A)**: Der DNA-Doppelstrang wird bei 95 °C in seine Einzelstränge getrennt. Die verwendete **DNA-Polymerase ist aus thermophilen Bakterien und wird nicht denaturiert**.
Zu **(C)**: Die **Primer sind DNA-Oligonucleotide**.

Zu **(D)**: Die Primer müssen dem Ansatz im Überschuss zugesetzt werden, **eine Primase ist nicht im Ansatz**.
Zu **(E)**: Die **Verdoppelung der DNA wird annähernd in jedem Zyklus erreicht**.

F11

→ **Frage 16.103: Lösung C**

Zu **(C)**: Die eukaryote DNA wird bei jeder Zellteilung an den Enden durch das Abspalten der RNA-Primer um ca. 50 Basenpaare verkürzt. Daher findet sich an den DNA-Enden nicht-kodierende DNA, sog. Telomere, deren Länge und Abbau die Zahl der möglichen Zellteilungen auf ca. 40 begrenzt. Lediglich Keimzellen, Stammzellen und Tumorzellen sind unbegrenzt teilungsfähig, sie exprimieren eine Telomerase, die Telomere wieder verlängern kann. **Telomerasen enthalten eine, den Telomeren komplementäre RNA-Sequenz**, mit der sie als „reverse transcriptase" (**RNA-abhängige DNA-Polymerase**) wirkend die Telomere verlängern.
Zu **(A)**: Die nach der Primer-Entfernung aus dem kontinuierlich synthetisierten DNA-Strang (leading strand) **überstehende, einzelstängige DNA wird durch DNase abgebaut**.
Zu **(B)**: **Primasen** sind **DNA-abhängige RNA-Polymerasen**.
Zu **(D)**: Bei der Reifung der **hochmolekularen nucleären RNA** (hnRNA) **wird ein Poly A-Schwanz** durch eine RNA-Polymerase **angehängt**.
Zu **(E)**: Mit der Transkription und der Prozessierung der mRNA haben die Telomerasen nichts zu tun. Die herausgeschnittenen **Introns** werden **durch RNasen abgebaut**.

F11

→ **Frage 16.104: Lösung D**

Zu **(D)**: Die eukaryote DNA ist mit Histonen zu vielen dichten Nucleosomen verpackt, die durch „linker-DNA" verbunden sind. Zur Verpackung in Nucleosomen tragen die Ladungen der sauren DNA und der stark basischen Histone bei. Um **die Transkription der Gene zu ermöglichen**, muss der dichte Histon-DNA-Komplex (Heterochromatin) zum Euchromatin aufgelockert werden. Dies **erfolgt u. a. durch eine Acetylierung von Lysinresten in den Histonen**, wodurch deren positive Ladung herabgesetzt wird.
Zu **(A)**: In **den Histon-Octamerkomplexen der Nucleosomen kommt das Histon H1 nicht vor**, sondern nur in der linker-DNA zwischen den Nucleosomen. Ein Austausch der Histone erfolgt nicht.
Zu **(B)**: Alle Nucleosomen enthalten 8 Histone, je 2 H2A, H2B, H3 und H4. **Es findet kein Austausch statt**.
Zu **(C)** und **(E)**: Für die **Transkription** muss das verpackte **Heterochromatin zum Euchromatin aufgelockert werden** und nicht umgekehrt.

F11

→ **Frage 16.105: Lösung D**

Zu **(D)**: Die Reifung der hnRNA im Zellkern erfolgt durch **Anbringung einer Kopfgruppe (cap) aus Methylguanin**, dem Anbringen eines Poly A-Schwanzes dem Herausschneiden der Introns und Verbinden des Exons (Spleißen).
Zu **(A)**: Die Pyrimidinbase **Cytosin kommt nicht als Kopfgruppe der mRNA vor**, eine Methylgruppe in Position 5 trägt die Pyrimidinbase Thymin, die regulär nur in DNA vorkommt.
Zu **(B)**: Das **Startcodon AUG** steht in der mRNA nicht am Kopf, sondern **nach der Promotorregion**.
Zu **(C)**: Die **Basensequenz CCA** findet sich in der reifen mRNA und **codiert für den Einbau von Prolin**.
Zu **(E)**: Die Cap-Struktur des Methylguanosins **ist über eine 5'-5'-Phosphodiesterbindung mit** der RNA verbunden.

F11

→ **Frage 16.106: Lösung D**

Zu **(D)**: Bei der Proteinsynthese im Cytoplasma (Translation) wird an die **A-Stelle** („Rezeptor") des Ribosoms **die mit ihrer Aminosäure beladene, neu anzuhängende t-RNA** mit ihrem Anticodon an das Codon der mRNA **gebunden**. An der P-Stelle befindet sich die t-RNA mit der bisher gebildeten Peptidylkette. Diese Peptidylkette wird auf die neue t-RNA-Aminosäure übertragen. Unter GTP-Verbrauch wird das Ribosom um ein Triplett verschoben, die verlängerte Peptidyl-t-RNA rückt vom A- in den P-Bereich. Die frei gewordene t-RNA wird über die E-Stelle ins Cytoplasma freigesetzt.
Zu **(A)**: Die **Aminosäuren** werden **im Cytosol** in zwei Schritten durch Aminoacyl-t-RNA-Synthetasen **mit** den entsprechenden **tRNAs verbunden, wobei intermediär Aminoacyl-AMP entsteht**.
Zu **(B)**: **Am Ribosom wird nicht ATP verbraucht, sondern GTP**, hauptsächlich zum Weiterrücken des Ribosoms von Triplett zu Triplett.
Zu **(C)**: Es werden **ausschließlich mit t-RNA verknüpfte Aminosäuren** im Akzeptorbereich des Ribosoms **gebunden**.
Zu **(E)**: Die **freigewordene t-RNA**, die bisher die wachsende Peptidkette trug, wird **aus dem E-Bereich des Ribosoms abgegeben**.

F11

→ **Frage 16.107: Lösung C**

Zu **(C)**: Der Zellzyklus wird durch sehr komplizierte Vorgänge kontrolliert. Eine wichtige Rolle spielen dabei **Cyclin-abhängige Proteinkinasen (CDKs)**. Diese werden **sowohl durch Cycline aktiviert, als auch durch Phosphorylierung/Dephosphorylierung reguliert**. Substrate der CDKs sind zahlreiche Proteine, die am Zellzyklus beteiligt sind.

Zu **(A)**: Die **Konzentration der CDKs ändert sich** in den Zellzyklusphasen **nicht wesentlich**, die CDK-aktivierenden **Cycline ändern ihre Konzentration dagegen phasenspezifisch**.
Zu **(B)**: CDKs katalysieren die ATP-abhängige Phosphorylierung von Zellzyklus-Proteinen, eine **hydrolytische Dephosphorylierung erfolgt durch Phosphoproteinphosphatasen**.
Zu **(D)**: CDKs werden durch **Cycline konzentrationsabhängig aktiviert**.
Zu **(E)**: **cAMP und cGMP** sind **nicht an der Regulation der CDKs beteiligt**.

F11

→ **Frage 16.108:** Lösung E

Zu **(E)**: Antibiotika dienen der therapeutischen Bekämpfung von Krankheitserregern, meistens von Bakterien. Sie haben jeweils sehr verschiedene Angriffspunkte in den Bakterien und dürfen möglichst keinen Angriffspunkt in den eukaryoten Zellen haben. **Tetracycline hemmen die bakterielle Proteinsynthese**, indem sie die Bindung der t-RNA-Aminosäure an die bakterielle 30S-Ribosomenuntereinheit verhindern.
Zu **(A)**: **Streptomycin** bindet sich an bakterielle Ribosomen und **verhindert die Ablesung der mRNA**.
Zu **(B)**: **Chinolone** („Gyrasehemmer") **hemmen die Verdrillung und Entwindung der bakteriellen**, ringförmigen **DNA**.
Zu **(C)**: **β-Lactam-Antibiotika hemmen die Mureinsynthese** (Zellwand) der Bakterien, indem sie eine Transpeptidase irreversibel hemmen.
Zu **(D)**: **Rifamycine hemmen** spezifisch die **bakterielle RNA-Polymerase**.

F11

→ **Frage 16.109:** Lösung A

Zu **(A)**: Die **Ras-Proteine** (rat sarcoma protein) **sind** G-Protein-ähnliche **Bestandteile von Signaltransduktionsketten, mit denen Wachstumsfaktoren wie PDGF** oder der epidermale Wachstumsfaktor (EGF) den Zellzyklus in die S-Phase (Synthesephase) überführen und so die Zellteilung einleiten. Mutierte Ras-Gene führen zu unkontrollierten Zellteilungen und sind in fast einem Drittel der menschlichen Tumore nachweisbar.
Zu **(B)**: Das **Ras-Protein ist monomer** und **ähnelt der GTP-bindenden Untereinheit der trimeren G-Proteine**.
Zu **(C)**: Das **Ras-Protein ist kein Tumorsuppressor**, sondern **in mutierter Form ein Onkogen**. Ein Tumorsuppressor ist das Tumorsuppressor-Protein p53.
Zu **(D)**: **Rezeptor-Tyrosinkinasen phosphorylieren sich selbst**, **über Zwischenproteine** wird dann das **Ras-Protein stimuliert**. Das stimulierte Ras-Protein tauscht dann GDP gegen GTP aus und wird so aktiviert.
Zu **(E)**: **Durch die GTP-Bindung wird das Ras-Protein aktiviert** und stimuliert Kinasen, die ihrerseits die Zellteilung anregen. Die Ras-Proteinwirkung wird beendet durch die GTPase-Aktivität des Ras-Proteins. In mutierten Ras-Genen bzw. Ras-Proteinen führt die defekte GTPase-Aktivität zur Dauerstimulation der Zellteilung und damit zum Tumorwachstum.

17 Hormone

XVII.1 Hormone: Systematik und Wirkung

Hormone sind Signalstoffe, die von speziellen Zellen und Drüsen (endokrine Drüsen) gebildet und in das Blut bzw. die interstitielle Flüssigkeit abgegeben werden (innere Sekretion, „endokrin"). Sie gelangen auf dem Blut- und interstitiellen Flüssigkeitsweg zu ihren Zielzellen bzw. Zielorganen, wo sie an Rezeptoren gebunden werden.
Eine Systematik der verschiedenen Hormone kann erstens nach chemischen Substanzklassen erfolgen, wobei aufgeteilt wird in Peptide, Aminosäurederivate, Cholesterinderivate (Steroide) und Arachidonsäuremetabolite (Eicosanoide). Zweitens können die Hormone nach Funktionen ebenfalls in vier Klassen eingeteilt werden:

1. **„Releasing-Faktoren"** (Liberine), die im Hypothalamus die Verbindung zwischen neuraler und endokriner Regulation herstellen
2. **Glandotrope hypophysäre Hormone**, die das periphere Hormonsystem steuern und aufeinander abstimmen und im Sinne der Rückkopplung eine Eigenregulation vornehmen
3. **Periphere glanduläre Hormone**, die in den spezifischen Hormondrüsen gebildet werden und dann die eigentlichen Hormonwirkungen auf die Zielgewebe ausüben
4. **Gewebshormone**, die weitgehend von diffus über die Organe verteilten Zellen gebildet werden und z. T. sehr komplexe Wirkungen im Entzündungs- und Allergiegeschehen haben.

Fast alle Peptidhormone und Amine binden außen an hochspezifische Rezeptoren der Zellmembran und setzen intrazellulär eine Signalkette in Gang, die zur Konzentrationsänderung eines Botenstoffes in der Zelle („second messenger") führt. Die hydrophoben Hormone (Schilddrüsenhormone T_3 und T_4; Steroidhormone) dringen in die Zellen ein und binden dort an einen intrazellulären Rezeptor, der entstehende Hormon-Rezeptor-Komplex wirkt spezifisch induzierend oder reprimierend auf die Expression bestimmter Gene.

	Peptide	Aminosäure-derivate	Steroide	Fettsäure-derivate
Hypothalamische Hormone	Liberine (Releasing Faktoren)			
Übergeordnete glandotrope, hypophysäre Hormone	Corticotropin (ACTH) Thyreotropin (TSH) Gonadotropin (FSH/LH)			
Periphere glanduläre Hormone	Somatotropin, Prolactin, Melanozyten-stimulierendes H., Oxytocin, Vasopressin/Adiuretin, Parathormon, Thyreocalcitonin, Insulin, Glucagon	Thyroxin Adrenalin Melatonin	Cortisol Aldosteron Testosteron Progesteron Oestrogen	
Gewebshormone				
Magen	Gastrin, Ghrelin			
Dünndarm	Cholecystokinin/ Pancreozymin, Sekretin, Somatostatin			
Leber	Angiotensinogen Somatomedine			
Niere	Erythropoetin, Renin			
Fettgewebe	Leptin			
Herz	Artriopeptin			
„ubiquitär"	Interferone, Interleukine	Serotonin, Histamin, Stickstoffmonoxid (NO)		Prostaglandine, Prostacycline, Thromboxane, Leukotriene

F09

→ **Frage 17.1: Lösung E**

Zu **(E)**: Thromboxan ist ein in Thrombozyten aus Arachidonsäure gebildetes Eicosanoid, das die Thrombozytenaggregation fördert. Sein Gegenspieler ist das von Endothelien gebildete Prostaglandin.
Zu **(A)**: Endorphin ist ein Peptid.
Zu **(B)**: Serotonin ein Tryptophanderivat.
Zu **(C)**: Somatoliberin ein Oligopeptid.
Zu **(D)**: Das Wachstumshormon Somatotropin ist ein Protein.

F06

→ **Frage 17.2: Lösung E**

Aus Tyrosin können Catecholamine (Dopamin, Noradrenalin und Adrenalin) und Schilddrüsenhormone (T_3 und T_4) gebildet werden.
Aussage (A) ist falsch, denn Cortisol ist ein Steroidhormon und entsteht aus Cholesterin.
Die Aussagen (B) und (D) sind falsch, denn Prostaglandine und Thromboxan entstehen aus Arachidonsäure.
Aussage (C) ist falsch, denn Serotonin entsteht aus Tryptophan.

F06

→ **Frage 17.3: Lösung E**

Über intrazelluläre Rezeptoren wirken hydrophobe Hormone (alle Steroidhormone, Vitamin D-Hormone und die Schilddrüsenhormone (T_3 und T_4)) auf die Genexpression.

F09

→ **Frage 17.4: Lösung A**

Zu **(A)**: Die Hormonrezeptoren der lipophilen Hormone (Steroidhormone und Schilddrüsenhormone T_3, T_4) wirken über spezifische DNA-Bindungsdomänen im Zellkern stimulierend (Induktion) oder hemmend (Repression) auf die RNA-Synthese und damit auf die Proteinsynthese.
Zu **(B)**: Nukleäre Hormonrezeptoren lagern sich nicht an die DNA-Polymerase, sondern an die DNA an.
Zu **(C)**: Hydrophile Hormone binden an Rezeptoren außen an der Zellmembran.
Zu **(D)**: Enhancer sind DNA-Abschnitte mit charakteristischer Basenfolge, die die Transkriptionsaktivität eines Gens verstärken.
Zu **(E)**: Hitzeschockproteine erkennen fehlgefaltete Proteine. Hsp90 bindet Steroidrezeptoren, hemmt also die Rezeptoren.

H08

→ **Frage 17.5: Lösung C**

Zu **(C)**: Zweite intrazelluläre Botenstoffe (second messenger) für Hormone (z. B. Catecholamine und Peptidhormone) sind cAMP, cGMP, Inositoltriphosphat (IP_3), Diacylglycerin und Ca^{++}.

H09

→ **Frage 17.6: Lösung C**

Zu **(C)**: Phosphatidylinositol-4,5-bisphosphat kommt in allen Zellmembranen vor. Viele Wachstumsfaktoren und Gewebehormone, muscarinische ACh-Rezeptoren und α1-adrenerge Rezeptoren stimulieren über G-Proteine eine Phospholipase C, die Phosphatidylinositol-4,5-bisphosphat spaltet und zwar zu den beiden second messengern: Inositol-1,4,5-trisphosphat (= $InsP_3$ oder IP_3) und Diacylglycerol (DAG). $InsP_3$ löst intrazellulär ein Ca^{++}-Signal aus, DAG stimuliert die Proteinkinase C.
Zu **(A)**: Lipoproteinlipase hydrolysiert nicht Inositphosphatide, sondern spaltet endothelständig Triglyceride in den Chylomikronen und den VLDL (very low density lipoproteins) zu freien Fettsäuren und Glycerin.
Zu **(B)**: Pankreaslipase spaltet im Dünndarm Nahrungstriglyceride.
Zu **(D)**: Proteinkinase C setzt nicht DAG frei, sondern wird durch DAG aktiviert.
Zu **(E)**: Die saure Phosphatase baut in Lysosomen Phospholipide ab und ist nicht an Signalketten beteiligt.

H05

→ **Frage 17.7: Lösung B**

Atriopeptin (ANP) wird bei einer Überdehnung der Herzvorhöfe gebildet und führt in der Niere zu einer vermehrten Ausscheidung von NaCl und H_2O.
Anlagerung an seinen Rezeptor führt an dessen cytosolischer Domäne zur Guanylcyclaseaktivität, die aus GTP das cGMP herstellt.
Aussage (A) ist falsch, denn Adrenalin erhöht indirekt über G-Proteine das cAMP.
Die Aussagen (C) und (E) sind falsch, denn Steroidhormone und Schilddrüsenhormone gelangen in die Zellen und lagern sich an intrazelluläre Rezeptoren an, die die Genaktivität beeinflussen.
Aussage (D) ist falsch, denn Erythropoetin wirkt wie die Cytokine über Tyrosinkinasen.

F05

→ **Frage 17.8: Lösung B**

Die glandotropen Hormone des Hypophysenvorderlappens sind Proteohormone, die auf ihre Ziel-Drüsen über G-Protein-gekoppelte Rezeptoren wirken (B).

Über intrazelluläre/nukleäre Rezeptoren (A) wirken alle Steroidhormone und die Schilddrüsenhormone T_3 und T_4. Über Guanylat-Cyclasen (C) wirken Atriopeptin (atrialer natriuretischer Faktor = ANP) aus den Herzvorhöfen und das von Endothelien gebildete Stickoxyd (NO, „Nitro").
Zu den Tyrosinkinase-Rezeptoren (D) zählt das Insulin.
Der Wachstumsfaktor der Thrombozyten (platelet-derived growth factor = PDGF) und Interleukin-6 (Il-6) wirken über Jak/STAT-gekoppelte Rezeptoren als Transkriptionsfaktoren (E).

H10

→ **Frage 17.9: Lösung D**

Zu **(D)**: Cyclisches Adenosinmonophosphat (cAMP) ist ein Phosphorsäurediester. Es wird durch eine Adenylzyklase aus ATP unter Abspaltung von Pyrophosphat (P-P) gebildet, wobei eine P-Diesterbindung zwischen den C-Atomen 5 und 3 der Ribose entsteht.
Zu **(A)** und **(B)**: Carbonsäureesterbindungen kommen im cAMP nicht vor.
Zu **(C)**: Im cAMP liegt keine energiereiche Phosphorsäureanhydridbindung mehr vor. Das Ausgangssubstrat ATP enthält dagegen zwei energiereiche P-Anhydridbindungen und eine energiearme P-Esterbindung.
Zu **(E)**: Wenn cAMP durch eine Phosphorsäurediesterase hydrolytisch inaktiviert wird, entsteht AMP. Dieses ist ein Phosphorsäuremonoester.

H04

→ **Frage 17.10: Lösung B**

Siehe Lerntext XVII.2.
Der Second messenger cAMP bindet an die beiden hemmenden (regulatorischen) Untereinheiten der Proteinkinase. Diese dissoziieren und geben die beiden katalytischen Untereinheiten frei (B).
(A) ist falsch, denn die Adenylatcyclase wird nicht durch cAMP, sondern durch G-Proteine aktiviert.
(C) ist falsch, denn die P-Diesterase beendet die cAMP-Wirkung, indem sie es zu AMP hydrolysiert.
(D) ist falsch, denn die Proteinkinase A wird weder phosphoryliert noch dephosphoryliert. Sie kann aber andere regulatorische Enzyme phosphorylieren.
(E) ist falsch, denn eine Überführung von Proteinkinase A in den Zellkern wird durch cAMP nicht ausgelöst. Lipophile Hormone mit ihrem intrazellularen Rezeptor können in den Zellkern transportiert werden.

H00

→ **Frage 17.11: Lösung E**

Siehe Lerntext XVII.2.
Hormonrezeptoren, die nach Bindung des Hormons G-Proteine aktivieren, sind besonders häufig. Aktiviert tauscht der G-Proteinkomplex GDP gegen GTP aus und die GTP beladene α-Untereinheit diffundiert in der Membran zu dem Enzym, das den second messenger erzeugt. Die α-Untereinheit des G-Proteins hat gleichzeitig GTPase-Aktivität. Wenn das GTP gespalten ist (zum GDP) lagert sie sich wieder an den Ursprungskomplex an. Weitere Aktivität erfolgt nur, solange außen der Rezeptor noch mit Hormon besetzt ist und intrazellulär noch GTP zur Verfügung steht. Außerdem wird der Abbau des zweiten Boten, z. B. des cAMP, durch die Phosphodiesterase zur Signal-Beendigung führen. Eine Peptidase ist in diesem System nicht beteiligt, (E) ist die gesuchte Falschaussage.

F08 H05

→ **Frage 17.12: Lösung E**

Infektionen mit Vibrio cholerae erfolgen als Epidemie über verseuchtes Trinkwasser. Es kommt zu extremen Durchfällen mit Wasser- und Kochsalzverlusten, die unbehandelt in wenigen Stunden tödlich verlaufen können. Ursache ist eine durch das Choleratoxin irreversibel aktivierte G_s-Untereinheit im Dünndarm, die zu einer Dauerstimulation der Adenylatcyclase führt. Die Aktivierung der G_s-Untereinheit erfolgt mit NAD^+, von dem der ADP-Ribose-Rest unter Freisetzung von Nicotinamid übertragen wird. Das cAMP führt dann zu massiven NaCl + H_2O-Verlusten.
Ein analoger Mechanismus liegt der Wirkung des Toxins der Keuchhustenerreger (Bordetella pertussis) zugrunde, hier wird eine G_i-Untereinheit durch kovalente ADP-Ribosylierung dauerhaft stimuliert. Physiologisch können manche Histone durch ADP-Ribosylierung modifiziert werden.

H06

→ **Frage 17.13: Lösung B**

Als Vorstufe für Second Messenger wird in vielen Zellmembranen Phosphatidylinositol mit ATP zu Phosphatidylinositolbisphosphat (PIP_2) phosphoryliert. Eine hormonaktivierte Phospholipase C spaltet PIP_2 zu zwei Second Messengern, zu Diacylglycerol (DAG) und Inositoltrisphosphat (IP_3) ((B) ist richtig). IP_3 bewirkt vorwiegend eine Ca^{++}-Erhöhung im Zytosol, in dem es den Ca^{++}-Ausstrom aus dem endoplasmatischen oder sarkoplasmatischen Retikulum stimuliert. DAG wirkt in der Membran auf Proteinkinase C, welche die Proteine des Zytoskeletts, Rezeptorproteine und Ionenkanäle phosphorylieren kann. Die Phospholipase C wird durch

Rezeptorbindung von Wachstumsfaktoren, Bradykinin, Serotonin, Adrenalin-α_1-Rezeptoren u. a. aktiviert.

F05

→ **Frage 17.14: Lösung E**

cGMP als intrazellulärer second messenger entsteht nach Aktivierung einer Guanylatcyclase aus GTP.

H01

→ **Frage 17.15: Lösung B**

Nachdem das cAMP als erster und weit verbreiteter second messenger entdeckt worden war, hat man vermutet, dass aus GTP ein ähnlich wirksames cGMP entstehen könnte. Erst sehr spät wurde cGMP als Signalsubstanz nachgewiesen. Sein Einsatz ist auf wenige spezifische Fälle beschränkt, so bei der Wirkung des aus Arginin gebildeten NO oder des Herzvorhofhormons Atriopeptin. Beim Sehvorgang führt es in der Retina zu einer erhöhten Na^+-Leitfähigkeit, glatte Muskulatur wird durch cGMP entspannt.

XVII.2 Second messenger

Viele Hormone, so die meisten Peptidhormone und die Catecholamine, dringen nicht in ihre Zielzellen ein, sondern werden außen an die spezifischen membranständigen Hormonrezeptoren gebunden.
Durch die Hormonbindung wird in der Membran eine Adenylatcyclase aktiviert, die aus ATP unter P-P-Abspaltung cAMP synthetisiert. Durch cAMP werden intrazellulär allosterisch Proteinkinasen aktiviert, die mit ATP bestimmte Proteine phosphorylieren und so in ihrer Aktivität modifizieren (aktivieren oder hemmen).
Signalbeendigung:
Sinkt der Spiegel des peripheren Hormons, wird der Rezeptor frei und das intrazelluläre Signal wird beendet durch hydrolytische Spaltung des cAMP zu AMP (durch die Phosphodiesterase). Daraufhin werden die Phosphoproteine durch Phosphoproteinphosphatasen zu Proteinen und anorganischem Phosphat gespalten.
Über cAMP-Proteinkinasen wirken
- Adrenalin und Noradrenalin („Catecholamine“)
- Glukagon
- Parathormon
- Vasopressin
- ACTH
- TSH
- FSH, LH („Gonadotropine“)
- Thyreoliberin

Weitere intrazelluläre zweite Boten, z. T. in enger Wechselwirkung mit cAMP sind
- cGMP
- Ca^{++} und Ca-Calmodulin
- Inositoltrisphosphat (IP_3)
- Diacylglycerol

Funktionsänderung von Protein durch cAMP-induzierte Proteinphosphorylierung:

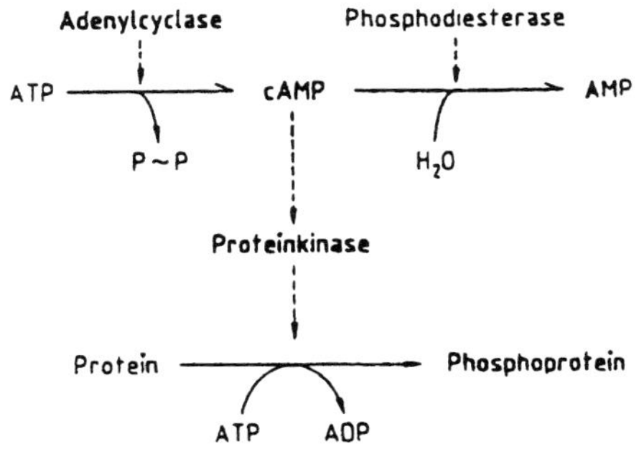

In die Signalkette sind meist zwischen den Membranhormonrezeptor und die Adenylatcyclase (bzw. die Bildung oder Freisetzung der anderen second messenger) G-Proteine eingeschaltet. G-Proteine können GTP oder GDP binden. Sie liegen als trimere Proteine über GDP in Kontakt mit dem freien Membranrezeptor. Die Bindung des Hormons an den Rezeptor führt über Konformationsänderungen zum Austausch des GDP durch GTP an der α-Untereinheit. Diese diffundiert mit GTP z. B. zur Adenylatcyclase und aktiviert diese. Die α-Untereinheit besitzt GTPase-Aktivität, durch Hydrolyse des GTP zu GDP wird die Aktivierung der Adenylatcyclase beendet.
Neben den stimulierenden G-Proteinen (G_s) gibt es auch hemmende G-Proteine (G_i).

Klinischer Bezug

Cholera und G-Proteine

Cholera ist eine meistens über Fäkalien-kontaminiertes Trinkwasser übertragene, epidemische, schwerste Darminfektion, die unbehandelt nach der Infektion in wenigen Stunden (!) tödlich (ca. 30 %) verlaufen kann.
Die Cholera-Bakterien sezernieren das Choleratoxin, das in den Enterozyten zur irreversiblen ADP-Ribosylierung eines G_S-Proteins führt. Über die Dauerstimulation der Adenylatcylase-cAMP und Proteinkinasen werden Chlorid-Kanäle geöffnet und Na^+/H^+-Transporter gehemmt. Es treten massive Salz- und Wasserverluste (Durchfälle) auf, die resultierende Dehydratation ist tödlich.
Bei der Therapie macht man sich das Prinzip des Na^+-Glucose-Cotransports zunutze: eine Lösung aus Glucose und Kochsalz (beides jeweils in einer Konzentration von etwa 100 mmol/l) wird oral verabreicht und kann die Salz- und Wasserverluste ersetzen. Diese simple Maßnahme senkt die Letalität auf weit unter 1 %.

F05

Frage 17.16: Lösung E

Die Formel zeigt Bisphosphoinositolphosphatid, ein Bestandteil der Zellmembran (C), das ein Vorläufer der intrazellulären Second messenger Diacylglycerin (B) und Inositoltrisphosphat (A) ist. Diese entstehen hydrolytisch nach entsprechendem äußeren Reiz.

Die gesuchte Falschaussage ist (E), denn nicht aus Inositolphosphatiden, sondern aus Arachidonsäure werden die Prostaglandine gebildet.

Siehe Lerntext III.2.

XVII.3 Schilddrüse

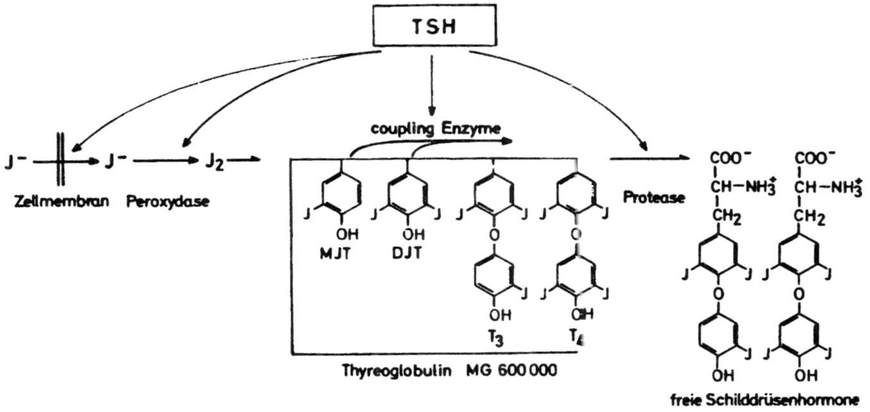

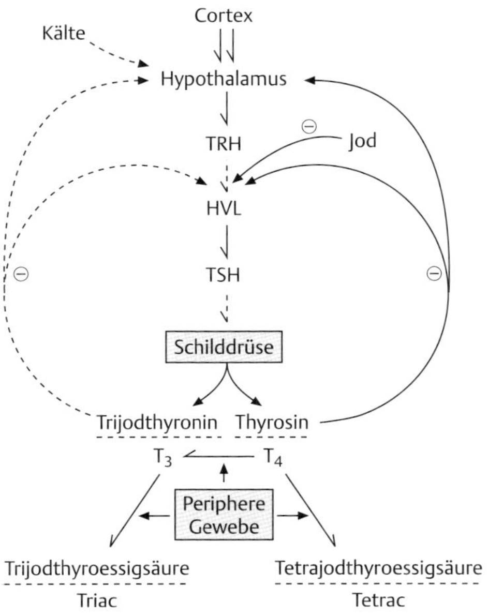

Unter der Wirkung des HVL-Hormons TSH (Thyreoidea-stimulierendes Hormon, Thyrotropin) nimmt die Schilddrüse Jodidionen auf, oxidiert sie zu elementarem Jod und baut dieses in Tyrosinreste eines Makroproteins ein. Durch ein Enzym werden jodierte Phenolreste auf jodierte Tyrosinreste im Peptidverband übertragen. Es entstehen so die Schilddrüsenhormone, eingebaut in den Peptidverband des Thyreoglobulins. Durch begrenzte Proteolyse werden die Schilddrüsenhormone Trijodthyronin (T_3) und Tetrajodthyronin (T_4, Thyroxin) freigesetzt.

T_3 als eigentliche Wirkform der Schilddrüsenhormone ist stärker, schneller und kürzer wirksam als T_4. Auch kann im Gewebe T_4 durch Dejodierung in T_3 überführt werden. T_4 wird daher manchmal als Prohormon des T_3 bezeichnet.

Die Regulation der Aktivität der Schilddrüse erfolgt mit TRH (Thyreotropin-releasing-Hormon, Thyroliberin) aus dem Hypothalamus über den Hypophysenvorderlappen, der mit Ausschüttung von Thyrotropin (TSH) reagiert. Freies T_4 hemmt den Hypophysenvorderlappen, freies T_3 hat eine weniger stark hemmende Wirkung auf den HVL.

Die Jodidkonzentration kann kurzfristig für wenige Tage den HVL hemmen, später überwiegt eine starke Stimulierung der T_3- und T_4-Produktion durch Jodidionen.

Die Inaktivierung der Schilddrüsenhormone erfolgt durch Dejodierung und Kopplung mit Glucuronsäure oder Schwefelsäure.

Im Blut werden die sezernierten Schilddrüsenhormone zu über 99,9 % an insgesamt drei verschiedene Proteine gebunden: sehr spezifisch an TBG (Thyroxin-bindendes Globulin), weniger an ein Präalbumin und weitgehend unspezifisch an Albumin. Nur das freie Hormon ist regulierend wirksam.

Die Schilddrüse wirkt auf die Entwicklung des Organismus (Morphogenese), z.B. Organentwicklung, insbesondere des zentralen Nervensystems. Eine zweite Wirkung der Schilddrüsenhormone besteht auf die Intensität des Stoffwechsels praktisch aller Zellen, man spricht hier von einem kalorigenen Effekt der Schilddrüsenhormone.
Zusätzlich zu den eigentlichen Schilddrüsenhormonen T_4 und T_3 produziert die Schilddrüse in den hellen, sog. C-Zellen, ein Peptidhormon, das Calcitonin. Calcitonin senkt im Blut die Calcium- und Phosphatkonzentration, indem es den Einbau in den Knochen durch Hemmung der Osteoklasten fördert.

Klinischer Bezug

Schilddrüsenerkrankungen

Die **Überfunktion der Schilddrüse** (Hyperthyreose, Thyreotoxikose) bewirkt eine allgemeine Stoffwechselsteigerung (Grundumsatzerhöhung) bei verminderter körperlicher Leistungsfähigkeit. Die Kranken sind schwach, aufgeregt, haben Herzjagen und magern trotz gesteigerter Nahrungsaufnahme ab. Eine häufige Sonderform der Hyperthyreose ist der Morbus Basedow, bei dem ein Antikörper gegen den TSH-Rezeptor (Autoimmunerkrankung) zu einer Dauerstimulation der Schilddrüse und zu einer Vermehrung des retrobulbären Bindegewebes des Auges mit der Folge der charakteristischen vorquellenden Augäpfel (Exophthalmus) führt. Therapieoptionen sind Thyreostatika und Operation.
Die **Unterfunktion** (Hypothyreose) führt zu einer Stoffwechselverminderung mit physischer und psychischer Verlangsamung aller Reaktionen. Tritt die Erkrankung im Erwachsenenalter ein, wird vermehrt in der Haut ein Mucopolysaccharid abgelagert. Diese trocken-ödematöse Hautveränderung bei Erwachsenen mit Hypothyreose nennt man **Myxoedem**. Die Therapie mit oraler T_4/T_3-Substitution beseitigt alle Symptome.
Tritt ein Mangel an Schilddrüsenhormonen bereits intrauterin auf, kommt es zu schweren körperlichen und geistigen Entwicklungsstörungen, u.a. Zwergwuchs mit charakteristischem Affengesicht (**Kretinismus**). Die Erkrankung ist durch Hormongabe nur partiell zu beeinflussen.
Eine Vergrößerung der Schilddrüse („Kropf") wird **Struma** genannt. Sie kommt sehr häufig vor und sagt nichts über die Funktion aus, d.h. eine Struma kann eine normale Funktion haben (euthyreote Struma) oder mit erhöhter (hyperthyreote Struma) bzw. verminderter Funktion (hypothyreote Struma) einhergehen.

H07

→ **Frage 17.17: Lösung D**

Die Schilddrüsenhormone, vorwiegend Thyroxin (T_4) und Trijodthyronin (T_3), werden im Peptidverband des Thyreoglobulins („Schilddrüsen-Kolloid") synthetisiert und aus diesem durch limitierte Proteolyse freigesetzt (D). Aussage (A) ist falsch, denn die Jodierung der Tyrosinringe erfolgt vor der Wirkung des sog. „coupling enzyme". Der releasing faktor TRH (Thyroliberin) aus dem Hypothalmus stimuliert im Hypophysenvorderlappen die Freisetzung des Thyreoidea-stimulierenden Hormons (TSH, Thyreotropin), welches dann die Abgabe der Schilddrüsenhormone stimuliert (Aussage (B) ist falsch). Aussage (C) ist falsch, da Jodmangel zur Entwicklung eines Kropfs (Struma) führt. Eine Struma kann hypothyreot, enthyreot oder hyperthyreot sein. Aussage (E) trifft nicht zu, da TBG ein von der Leber an das Blutplasma abgegebenes Transportprotein ist. Über 99% der Schilddrüsenhormone im Blut sind an TBG gebunden.

F09

→ **Frage 17.18: Lösung C**

Im Peptidverband des hochmolekularen Thyreoglobulin werden die Schilddrüsenhormone Thyroxin (T_4) und Triiodthyronin (T_3) synthetisiert und gespeichert. Die Freisetzung der Hormone erfolgt proteolytisch.

H06

→ **Frage 17.19: Lösung A**

Die Schilddrüsenhormone Thyroxin (T_4) und das stärker wirkende Trijodthyroxin (T_3) wirken über intrazelluläre Rezeptoren vorwiegend auf die Expression bestimmter Gene. Die Na/K-ATPase vieler Zellen (C), die Hyaluronidase (D) und das Somatotropin (E) werden induziert. Es besteht eine negative Rückkopplung als Regelkreis zum Thyreotropin (B) und zum Thyreoliberin, dem entsprechenden Releasing-Faktor des Hypothalamus.
Die gesuchte Falschaussage ist (A), denn am Herzmuskel wird durch T_3 die Zahl der β-Rezeptoren erhöht und so das Ansprechen auf Katecholamine verstärkt. Auch die Induktion verschiedener ATPasen bewirkt am Herzen eine Verstärkung der Kontraktilität und der Frequenz.
Siehe Lerntext XVII.3.

F06

→ **Frage 17.20: Lösung B**

Die Schilddrüse resorbiert aus dem Blut Jodidionen, die durch eine Peroxidase an der Plasmamembran zu elementarem Jod oxidiert werden (B).

Aussage (A) ist falsch, denn am ER wird das Thyreoglobulin synthetisiert.
Aussage (C) ist falsch, denn endosomal werden aus dem Thyreoglobulin T_4 und T_3 durch limitierte Proteolyse freigesetzt.
Aussage (D) ist falsch, denn das TBG dient im Blut dem Transport der Schilddrüsenhormone.
Aussage (E) ist falsch, denn die C-Zellen produzieren nicht die jodhaltigen Schilddrüsenhormone, sondern das Peptidhormon Calcitonin, das die Calciumkonzentration im Blut senkt.
Siehe Lerntext XVII.3.

F04

→ **Frage 17.21: Lösung C**

Siehe Lerntext XVII.3.
Die Schilddrüsenhormone wirken über Bindung an intrazelluläre Rezeptoren, die die Proteinsynthese auf der Ebene der Transcription (Regelung der Genaktivität) beeinflussen. Hierbei sind Zink-Ionen (Zinkfingerproteine) beteiligt (C). Aussage (A) ist falsch, denn TRH wirkt auf den Hypophysenvorderlappen und nicht direkt auf die Schilddrüse. Aussage (B) ist falsch, denn die Umwandlung von T_4 in T_3 erfolgt durch eine Dejodase. Die Thyreoperoxidase stellt aus Jod-Ionen elementares Jod für die Jodierung der Tyrosinreste bereit. Aussage (D) ist falsch, denn TSH stimuliert nicht die Calcitoninfreisetzung, sondern die Thyroxinfreisetzung.
Aussage (E) ist falsch, denn TBG wirkt im Blut als Transportprotein und nicht als intrazellulärer Rezeptor.

H09

→ **Frage 17.22: Lösung E**

Zu **(E)**: Die schlecht wasserlöslichen Hormone Thyroxin und Trijodthyronin (T_4 und T_3) werden im Blutplasma zu mehr als 99 % gebunden an ein Thyroxin-bindendes Globulin transportiert. Auch alle Steroidhormone werden im Blut an Transportproteine gebunden. Diese hydrophoben Hormone wirken über intrazelluläre Rezeptoren auf die Proteinsynthese.
Zu **(A)** – **(D)**: Die übrigen aufgeführten Hormone – Adrenalin (A), Erythropoetin ((B) wird bei ungenügender O_2-Versorgung der Niere gebildet und stimuliert die Stammzellen des roten Knochenmarks zur Erythrozytenbildung), Prolaktin ((C) induziert Laktation und hemmt in großen Konzentrationen die Ausschüttung von FSH und LH) und Sekretin ((D) fördert die Abgabe eines volumen- und bicarbonatreichen Pankreassaftes) – sind gut wasserlöslich und werden im Blut nicht proteingebunden transportiert, sondern in freier Form. Sie wirken über Rezeptoren der Zellmembran und intrazelluläre „second messenger".

H05

→ **Frage 17.23: Lösung C**

Der klassische Morbus Basedow (im Englischen als „Grave's disease" bezeichnet) ist eine Autoimmunerkrankung. Der Antikörper bindet an den TSH-Rezeptor und führt zu einer Dauerstimulation der Schilddrüse.
Siehe Lerntext XVII.3.

XVII.4 Calcium

Im Körper eines 70 kg schweren Menschen gibt es etwa 2,2 kg Apatit (Calciumphosphat). In allen Geweben besteht ein Calcium-Konzentrationsgradient: Durch eine Ca-ATPase wird die intrazelluläre Ca^{2+}-Konzentration mit 0,1 mM sehr niedrig gehalten; extrazellulär findet man etwa 2,5 mM Ca^{2+}. Intrazellulär wird Calcium im endoplasmatischen Retikulum, besonders im sarkoplasmatischen Retikulum der Muskulatur und in den Mitochondrien gespeichert. Freigesetzt wird es hier durch den second messenger Inositol-trisphosphat – Calciumionen werden dann selbst auch zum second messenger. In allen Zellen findet sich das Calcium-bindende Protein Calmodulin (Mol. gew. 17.000), das 4 Ca^{2+}-Bindungsstellen hat. Bei Anstieg der zytosolischen Calcium-Konzentration kommt es durch die Ligandenbindung zu einer Konformationsänderung des Proteins Calmodulin, das dann als Calcium-Calmodulin zur Aktivierung bestimmter Enzyme führt. Zum Beispiel wird so bei der Muskelkontraktion durch den Calcium-Anstieg die Phosphorylasekinase aktiviert und damit Glykogen in Glucosephosphat umgewandelt.

XVII.5 Parathormon, Calcitonin, Calcitriol

Die Nebenschilddrüse (Glandula parathyreoidea) besteht aus vier kleinen sog. Epithelkörperchen an der Rückseite der Schilddrüse. Die Nebenschilddrüsen produzieren das Peptid Parathormon. Dieses hat die Zielorgane Knochen, Niere und Darm. Durch Parathormon wird im Blut die Calciumkonzentration erhöht und die Phosphatkonzentration erniedrigt.

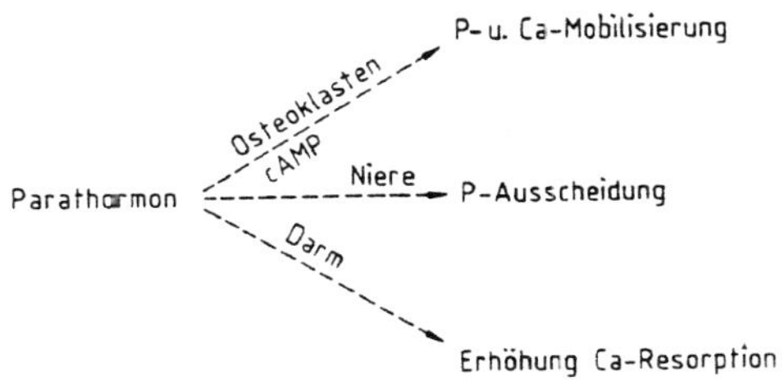

An der Regulation des Calcium- und Phosphatstoffwechsels sind neben den Antagonisten Thyreocalcitonin und Parathormon noch die Vitamin-D-Hormone, vorwiegend Calcitriol, beteiligt. Die Vitamin-D-Hormone greifen vorwiegend am Darm (Resorption) und an den Knochen (Calcifizierung) an.

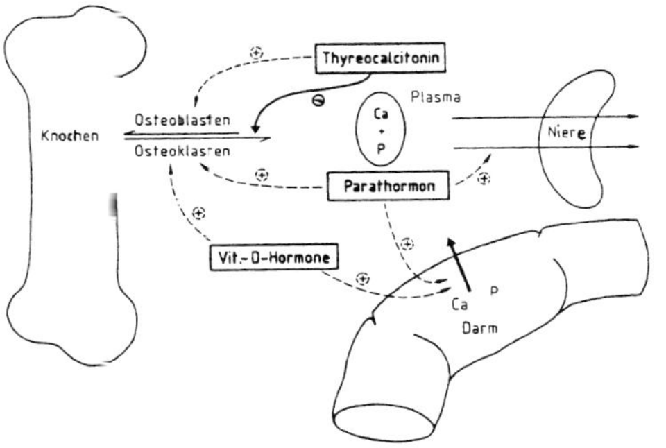

Klinischer Bezug

Erkrankungen der Nebenschilddrüse

Die **Unterfunktion** (Hypoparathyreoidismus) kann nach versehentlicher Entfernung der Nebenschilddrüse bei Schilddrüsenoperationen eintreten. Es kommt zu einem Abfall des Serum-Ca^{++} und Anstieg des Serum-Phosphats. Der Ca^{++}-Mangel führt zu Tetanie-artigen Muskelkrämpfen und Herzrhythmusstörungen. Ein Totalausfall ist unbehandelt innerhalb weniger Stunden tödlich. Die Therapie erfolgt durch Ca^{++}-Infusionen und Calcitriolgaben.

Die **primäre Überfunktion** wird durch einen PTH-produzierenden Tumor ausgelöst, im Serum kommt es zu einem Ca^{++}-Anstieg und einem Phosphatabfall. Am Skelett treten typische herdförmige Entkalkungen auf (Osteodystrophia generalista cystica), am Nieren-/Harnsystem häufig Calciumphosphatsteine, und es kommt zu neurologischen und kardiovaskulären Störungen. Der häufigere **sekundäre Hyperparathyreoidismus** wird durch ein erniedrigtes Serum-Ca^{++} im Verlauf chronischer Nierenerkrankungen oder chronischer Darmerkrankungen ausgelöst. Die hypertrophierenden Nebenschilddrüsen führen zu einer Mobilisierung von Ca^{++} aus dem Skelett.

Die Therapie sowohl des primären wie des sekundären Hyperparathyreoidismus erfolgt operativ mit nachfolgender Calcitriol-Substitution.

F05

→ **Frage 17.24: Lösung B**

Das Vitamin D-Hormon Calcitriol (Dihydroxycholecalciferol) stimuliert im Dünndarm die Bildung Ca^{2+}-resorbierender Proteine.

H09

→ **Frage 17.25: Lösung A**

Zu **(A)**: Das aus Cholesterin enzymatisch gebildete 7-Dehydrocholesterin wird in der Haut durch UV-Licht zu Vitamin D (Cholecalciferol) umgewandelt, gelangt über das Blut zur Leber und wird hier am C-25 hydroxyliert zum 1,25 Hydroxycholecalciferol (Calcidiol). Calcidiol gelangt über den Blutstrom zur Niere und wird hier am C-1 hydroxyliert zum 1,25-Dihydroxycholecalciferol (= Calcitriol). Calcitriol ist ein sog. Vitamin D-Hormon. Es erhöht die Plasma-Ca^{++}-Konzentration durch Steigerung der Resorption aus dem Dünndarm und Hemmung der Ausscheidung von Ca^{++} durch die Nieren. Im Knochen fördert Calcitriol die Mineralisierung (Apatitbildung).

H06

→ **Frage 17.26: Lösung B**

Vitamin D_3 wird erst in der Leber am C-Atom 25 mit O_2 zu 25-Hydroxycholecalciferol (Calcidiol) und dann in der Niere mit O_2 am C-Atom 1 zu 1,25 Dihydroxycholecalciferol (= Calcitriol), dem wirksamen Vitamin-D-Hormon, hydroxyliert ((B) ist richtig).

Aussage (A) ist falsch, denn durch UV-Licht wird Vitamin D_3 nicht gespalten, sondern es entsteht aus 7-Dehydrocholesterin durch eine photochemische Reaktion.

Aussage (D) ist falsch, denn im Dünndarm wirkt nicht Vitamin D_3, sondern Calcitriol über einen intrazellulären Rezeptor induzierend auf Ca^{++}-resorbierende Proteine.

Aussage (E) ist falsch, denn Calcitriol fördert die Calcifizierung des Knochens, Parathormon dagegen fördert den Knochenabbau durch Osteoklasten.

Siehe Lerntext V.13.

F05 H01

→ **Frage 17.27: Lösung C**

Das Proteohormon Parathormon stimuliert in der Niere die Bildung von Calcitriol (1,25-Dihydroxycholecalciferol) (C).

Aussage (A) ist falsch, denn in den C-Zellen der Schilddrüse wird der PTH-Antagonist Calcitonin (Thyrocalcitonin) gebildet. Parathormon wird von den 4 Nebenschilddrüsen (Epithelkörperchen, Glandulae parathyroideae) an der Rückseite der Schilddrüse gebildet.

Aussage (B) ist falsch, denn Parathormon stimuliert zusammen mit Calcitriol die Ca-Reabsorption im distalen Tubulus der Niere.

Aussage (D) ist falsch, denn Parathormon führt an der Niere über eine Hemmung der Phosphatreabsorption zu einer vermehrten Phosphatausscheidung.

Aussage (E) ist falsch, denn Parathormon stimuliert im Knochen die lysosomalen Hydrolasen der Osteoklasten und führt so zur Freisetzung von Calcium, Phosphat und zu Kollagenabbau.

H10

Frage 17.28: Lösung D

Siehe Lerntext XVII.5.
Zu **(D)**: Parathormon wird von der Nebenschilddrüse (4 Epithelkörperchen) gebildet. Es stimuliert die Osteoklasten und die Hydroxylierung von Kalzidiol zu Kalzitriol in der Niere, wo es auch zusammen mit Kalzitriol die Ca-Reabsorption stimuliert.
Zu **(A)**: Parathyrin ist kein Steroidhormon, sondern ein Peptidhormon. Aus Dehydrocholesterin entsteht durch Ringspaltung Vitamin D, das zu Kalzidiol und Kalzitriol hydroxyliert werden kann.
Zu **(B)**: Durch Parathyrin wird die Serum-Kalzium-Konzentration nicht gesenkt, sondern erhöht.
Zu **(C)**: Parathormon hat mit der Thyreoperoxidase der Schilddrüse nichts zu tun. Die Thyreoperoxidase oxidiert Jodidionen zu elementarem Jod (J_2) für den Einbau in die Tyrosinreste des Thyreoglobulins.
Zu **(E)**: Kalziol (Vitamin D) wird vom Darm nicht sezerniert, sondern aus der Nahrung absorbiert. Aus 7-Dehydrocholesterin kann in der Haut durch UV-Licht Vitamin D gebildet werden.

H08

Frage 17.29: Lösung D

Zu **(D)**: **Parathormon** wird in den vier Nebenschilddrüsen gebildet und hemmt die renale-tubuläre Phosphat-Resorption, wodurch die Phosphatausscheidung in den Urin erhöht wird.
Zu **(A)**: Parathormon (Parathyrin) gehört nicht zur Gruppe der Steroidhormone (die aus einem von Cholesterin abgeleiteten Steroid-Grundgerüst aufgebaut sind), sondern ist ein Peptidhormon (bestehend aus 84 Aminosäuren).
Zu **(B)**: Diese Aussage ist unzutreffend, denn Parathormon stimuliert am Knochen die Osteoklasten und setzt aus den Knochen Calcium und Phosphat frei.
Zu **(C)**: Durch Parathormon wird an der Niere die Calcitriolbildung und -sekretion erhöht und nicht gehemmt.
Zu **(E)**: Parathormon induziert nicht durch Bindung an einen Transkriptionsfaktor die Synthese von Calcitonin. Parathormon gelangt nicht in die Zelle, sondern wirkt über G-Proteine und cAMP.

F06

Frage 17.30: Lösung D

Calcitriol stimuliert durch Induktion des Proteins Calbindin die Calciumresorption aus dem Darm (D).
Aussage (A) ist falsch, denn Calcitonin wirkt nicht am Darm, sondern vorwiegend am Knochen. Es senkt die Serum-Ca^{2+}-Konzentration durch Stimulierung der Osteoblasten und Hemmung der Osteoklasten.
Aussage (B) ist falsch, denn Parathormon ist ein Peptid und kein Steroid.
Aussage (C) ist falsch, denn die Synthese des Calcitriol aus Calcidiol in der Niere wird durch cAMP-Erhöhung (durch Parathormon) nicht gehemmt, sondern stimuliert.
Aussage (E) ist falsch, denn Calcitriol wirkt wie alle lipophilen Hormone über intrazelluläre Rezeptoren direkt auf die Genexpression.
Siehe Lerntext XVII.5.

XVII.6 Pankreas, Insulin, Diabetes mellitus

Die Bauchspeicheldrüse (Pankreas) ist ca. 80 Gramm schwer und enthält neben dem exokrinen Anteil etwa zwei Gramm Langerhans-Inseln, in deren α-Zellen Glukagon und in deren β-Zellen Insulin gebildet wird.
Zusätzlich wird in sogenannten δ-Zellen noch das 14er-Peptid Somatostatin hergestellt, das sonst hauptsächlich im Hypothalamus gebildet wird und die Freisetzung des Wachstumshormons durch den Hypophysenvorderlappen hemmt. In den Inselzellen hemmt Somatostatin die Insulin- und Glukagonsekretion.
In den β-Zellen der Langerhans-Inseln wird zunächst Praeproinsulin und daraus das Proinsulin aus 84 Aminosäuren synthetisiert. Durch begrenzte Proteolyse erfolgt eine Freisetzung des Insulinmoleküls, indem das sog. Verbindungspeptid (C-Peptid) aus der Kette herausgeschnitten wird. Das freie Insulin besteht aus einer A-Kette aus 21 Aminosäuren und einer B-Kette aus 30 Aminosäuren, beide sind durch zwei Disulfidbrücken verbunden. In der A-Kette kommt eine dritte Disulfidbrücke vor. Die S-S-Brücken sind für die Wirkung des Insulins wichtig. Das sezernierte Insulin (täglich 50 IE = 2 mg) wird mit einer Halbwertzeit von ca. 5 Minuten in der Leber durch reduktive Spaltung der Disulfidbrücken („Insulinase“) inaktiviert.

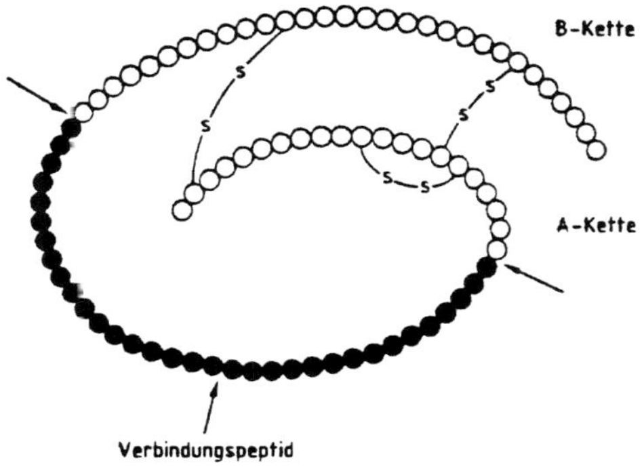

Insulin ist das wichtigste Hormon für die Speicherung und Verwertung von Brennstoffen. Wichtigste Zielorgane des Insulins sind Muskeln, Fettgewebe und die Leber.
In der Leber wird der Glucoseverbrauch stimuliert und die Glucosebildung (Gluconeogenese) gehemmt. Durch Insulin wird die Glucoseaufnahme in die Muskel- und Fettzellen stimuliert. Zusätzlich hat

Insulin einen gewissen Protein-anabolen Effekt in Muskel- und Fettzellen. Entscheidend ist die Hemmung des Fettabbaus (Lipolyse) unter Insulin. Zwar ist die Wirkung des Insulins auf die Glucosekonzentration besser nachweisbar und besser bekannt („Zuckerkrankheit" als absoluter oder relativer Insulinmangel), doch ist die Wirkung auf den Fettstoffwechsel medizinisch mindestens genauso bedeutsam.
Mehrere Hormone haben direkt oder indirekt eine die Konzentration von Blutzucker und Blutfettsäuren steigernde Wirkung und werden daher als Insulin-Antagonisten bezeichnet.

Hormone mit blutzuckersteigernder Wirkung:
(Insulin-Antagonisten)
- Glukagon
- Adrenalin
- Noradrenalin
- Cortisol
- STH
- Thyroxin

Der Insulin-Antagonismus des Glukagons aus den α-Zellen der Pankreas-Inseln besteht in einer Erhöhung des cAMP in den Zielzellen der Leber und des Fettgewebes. Dadurch wird die Konzentration der freien Fettsäuren und der Glucose erhöht.
Die häufigste Stoffwechselkrankheit des Menschen stellt der Diabetes mellitus, die Zuckerkrankheit (Diabetes = Harnruhr, mellitus = honigsüß) dar. Die Zuckerkrankheit beruht auf einem absoluten oder relativen Insulinmangel. Der Typ-I-Diabetes (juveniler Diabetes) besteht in einem absoluten Insulinmangel, indem offenbar durch autoimmunologische Phänomene β-Zellen zerstört werden. Der juvenile Diabetes muss immer mit Insulininjektionen behandelt werden. Der Typ-II-Diabetes (Altersdiabetes) geht meist mit Übergewicht bei älteren Leuten einher. Er kann häufig diätetisch durch Abmagerungskuren, durch Zucker-arme Diät und auch mit Tabletten behandelt werden.
Die Behandlung eines Diabetes ist immer nötig, da schwere Stoffwechselveränderungen durch absoluten oder relativen Insulinmangel eintreten. In dem Stoffwechselschema sind die bei Diabetes eintretenden Veränderungen durch dicke Pfeile dargestellt. Generell wirkt sich der Insulinmangel durch eine Steigerung des Katabolismus aus. Fett, Protein und Glykogen werden abgebaut. Anabol wird die Gluconeogenese aus Aminosäuren und aus Glycerin stimuliert. Da durch Lipolyse und β-Oxidation mehr Acetyl-CoA produziert als im Zitronensäurezyklus verbraucht (utilisiert) wird, kommt es zu einer erhöhten Produktion von Hydroxymethyl-glutaryl-CoA (HMG-CoA), aus dem vermehrt die Ketonkörper Aceton, Acetessigsäure und β-Hydroxybuttersäure gebildet werden. Aus dem HMG-CoA wird auch Cholesterin gebildet. Obligates Symptom eines Diabetes bei schlechter Therapie ist deshalb eine Erhöhung des Serumcholesterins und ein vermehrtes Arterioskleroserisiko (Makroangiopathie).
Insulinangriffspunkte

	1. Proteinsynthese Transkription	2. Proteinsynthese Translation	3. Aktivierung/ Hemmung von Enzymen	4. Transportvorgänge
Muskelzelle		Einbau von ^{14}C-Aminosäuren in Proteine ↑	Hexokinase ↑ Glykogensynthase ↑ Glykogenphosphorylase ↓	"erleichterte Diffusion" ↑ D-Glucose D-Galaktose D-Xylose L-Arabinose
Fettzelle		Einbau von ^{14}C-Aminosäuren in Proteine ↑	Hexokinase ↑ Lipolyse ↓	L-Aminosäuren Nucleoside K^+ P_i
Leberzelle	**Induktion** Glucokinase Phosphofructokinase Pyruvatkinase Glykogensynthase **Repression** Pyruvatcarboxylase PEP-Carboxykinase Fructose-1,6-bisphosphatase Glucose-6-phosphatase		Glykogenphosphorylase ↓ Glykogensynthase ↑	Glucose frei diffusibel *ohne* Insulin

Diabetische Stoffwechselveränderungen

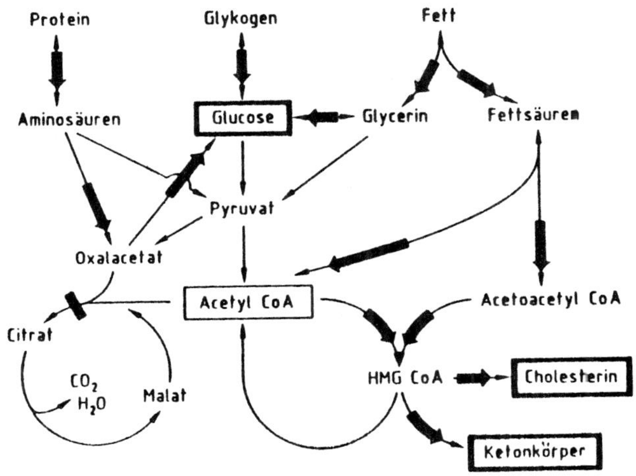

Häufig kommt es bei einem schlecht behandelten Diabetes auch zu einer Störung des Stoffwechsels der Basalmembran der Kapillaren mit Diffusionsstörungen (Mikroangiopathie). Durch die Erhöhung der Glucose-Konzentration im Blut und in der Gewebsflüssigkeit beim Diabetes kann es zu einer Glucose-Bindung an Proteine kommen (es entstehen vermehrt glykosylierte Proteine, unter anderem auch glykosyliertes Hämoglobin). Der Nachweis dieser glykosylierten Hämoglobine lässt eine Bewertung der Diabetesbehandlung für die zurückliegenden zwei Monate zu und stellt heute eine wichtige diagnostische Maßnahme dar.

Klinischer Bezug

Diabetische Komplikationen

Akutkomplikationen

Durch Überdosierung von Insulin oder oralen Antidiabetika bzw. durch ein relatives Missverhältnis Therapeutika gegen Bedarf bei Stress, bei vermehrter Muskelarbeit o. ä. kommt es zum plötzlichen Blutzuckerabfall mit der Folge von Krämpfen und Bewusstlosigkeit: **hypoglykyaemischer Schock**. Glucose oral oder i. v. ist die Standard-Therapie bzw. Prophylaxe.

Unzureichend behandelte Diabetiker geraten in ein **diabetisches Koma**, wobei dieses bei Typ I-Diabetikern mit einer dekompensierten Ketoacidose und Elektrolytstörungen verbunden ist, während Typ II-Diabetiker ein nicht-ketotisches hyperosmolares Koma erleiden. Die Letalität kann bis zu 50 % betragen.

Spätkomplikationen

Diabetiker erleiden häufiger und früher atherosklerotisch bedingte Erkrankungen wie Herzinfarkt, Apoplex und Thrombosen/Embolien (Makroangiopathie).

Durch diabetische Veränderungen an den Arteriolen und Kapillaren (Mikroangiopathie) sind u. a. die diabetische Retinopathie (als häufigste Ursache der Alterserblindung), die diabetische Nephropathie und die diabetischen Nekrosen und Ulcera der Extremitäten bedingt.

Je besser und genauer der Blutzucker eines Diabetikers kontrolliert und eingestellt wird, desto seltener kommt es zu diabetischen Komplikationen.

F08

→ **Frage 17.31: Lösung C**

In Leber und Fettgewebe wird durch Insulin die Fettsynthese stimuliert (C).

Aussage (A) ist falsch, denn Insulin wirkt nicht über G-Proteine, sondern über eine Stimulation der Tyrosinkinase.

Aussage (B) ist falsch, denn die Glucosetransporter werden nicht phosphoryliert. Durch Insulin wird in Fettzellen und Muskelzellen der GLUT4 vermehrt in die Zellmembran eingebaut.

Aussage (D) ist falsch, denn die genannten Schrittmacherenzyme der Glykolyse werden durch Insulin nicht reprimiert, sondern induziert, d. h. vermehrt gebildet.

Aussage (E) ist falsch, denn das Proinsulin wird bereits in der β-Zelle in das C-Peptid und Insulin hydrolysiert und in sekretorischen Vesikeln gespeichert. Beim Anstieg der Blutzuckerkonzentration werden aus den Vesikeln Insulin und C-Peptid durch Exocytose freigesetzt.

Siehe Lerntext XVII.6.

F10

→ **Frage 17.32: Lösung C**

Zu **(C)**: Insulin senkt die Glukosekonzentration im Blut, u. a. durch Steigerung der hepatischen Glykogensynthese.
Zu **(A)**: Das C-Peptid des Proinsulins wird bei der Exozytose im Verhältnis 1 : 1 zu Insulin abgespalten und ins Blut abgegeben.
Zu **(B)**: Insulin hat im Blut eine Halbwertszeit von nur ca. 5 Minuten, es wird durch Reduktion der Disulfidbrücken und Proteolyse abgebaut.
Zu **(D)**: Insulin besteht aus 51 Aminosäuren, einer A-Kette aus 21 Aminosäuren und einer B-Kette aus 30 Aminosäuren. A- und B-Kette sind durch 2 Disulfidbrücken verbunden.
Zu **(E)**: Das gut wasserlösliche Proteohormon Insulin wird im Blut in freier Form transportiert.
Siehe Lerntext XVII.6.

H07

→ **Frage 17.33: Lösung E**

Die Insulinsekretion aus den β-Zellen des Pankreas wird durch die Höhe der Blutglucosekonzentration reguliert. Durch den Glucosetransporter GLUT2 in der Zellmembran herrscht in der β-Zelle dieselbe Glucosekonzentration wie im Blut. Eine Zunahme der Glucosekonzentration in der β-Zelle verstärkt den oxidativen Glucoseabbau einschließlich verstärkter Aktivität der Atmungskettenkomplexe und der Protonenpumpen (E). In den β-Zellen wird ADP zu ATP phosphoryliert, Aussage (B) ist also falsch. Das erhöhte ATP schließt einen Kaliumkanal, die dadurch erfolgte Depolarisation (Aussage (D) ist falsch) führt zu einer Öffnung eines Calciumkanals mit einem Calciumioneneinstrom (Aussage (A) ist falsch). Die erhöhte Calciumionenkonzentration führt zu einer Exocytose von Insulingranula ins Blut.

F10

→ **Frage 17.34: Lösung B**

Zu **(B)**: Die Signalsequenz, die bei der Biosynthese des Insulins für die Ausschleusung ins endoplasmatische Retikulum der β-Zellen erforderlich ist, ist ein Teil des Präpro-Insulins. Die Signalsequenz besteht aus 24 Aminosäuren am NH_2-Anfang des Insulinvorläufers und wird im Lumen des endoplasmatischen Retikulums abgespalten.
Zu **(A)**, **(C)** und **(D)**: Die Signalsequenz wird schon im endoplasmatischen Retikulum abgespalten.
Zu **(E)**: Das SRP enthält nicht die Signalsequenz, sondern es erkennt und bindet sie.

H09

→ **Frage 17.35: Lösung E**

Siehe Lerntext XVII.6.
Zu **(E)**: Das Proinsulin besteht aus 84 Aminosäuren und enthält 3 Disulfidbindungen. Im mittleren Bereich der Peptidkette befindet sich ein Abschnitt aus 32 Aminosäuren, der als Verbindungspeptid (connecting peptide = C-Peptid) bezeichnet wird. Vor der Sekretion wird in den β-Zellen durch begrenzte Proteolyse ((D) ist falsch) das C-Peptid entfernt. Die nunmehr getrennt vorliegenden A-Ketten (21 Aminosäuren) und B-Ketten (30 Aminosäuren) sind nur noch durch 2 Disulfidbrücken verbunden. Sowohl das fertige Insulin als auch das C-Peptid werden ins Blut sezerniert.
Zu **(A)**: Das C-Peptid ist kein Oktapeptid, denn es besteht nicht aus 8 Aminosäuren, sondern aus 32.
Zu **(B)**: Diese Aussage ist falsch, denn eine Spaltung der Disulfidbrücken des Proinsulins, wie auch des Insulins, macht das Molekül unwirksam.
Zu **(C)**: Das C-Peptid wird nicht bei der Einschleusung ins endoplasmatische Retikulum (ER) entfernt, sondern im Golgi-Apparat und in den β-Granula der β-Zellen. Im ER wird das Signalpeptid des Präproinsulins abgespalten.

F04

→ **Frage 17.36: Lösung D**

Oral verabreichte Glucose ist ein schnellerer und stärkerer Sekretionsreiz für Insulin als direkt intravenös applizierte Glucose. Der Grund hierfür sind die gastrointestinalen Hormone Gastric-inhibitory-peptide (= GIP) und Glucagon-like-peptide (= GLP). Noradrenalin (A) und Somatotastin (B) hemmen die Insulinsekretion.
Das C-Peptid (= connecting peptide) wird aus dem Proinsulin limitiert proteolytisch herausgeschnitten und erscheint äquimolar zum Insulin im Blut. Es hat keinen Einfluss auf die Insulinsekretion. Galanin (E) ist ein inhibitorisches Neuropeptid im Darm.

H06

→ **Frage 17.37: Lösung C**

Der Insulinrezeptor entwickelt nach Bindung von Insulin an der zytosolischen Domäne eine Proteinkinaseaktivität, die sich selbst und andere Proteine an Tyrosinresten mit ATP phosphoryliert ((C) ist richtig).
(A), (B) und (D) sind falsch, denn Adrenalin, Glucagon und Sekretin wirken über G-Proteine und cAMP auf Serin-Proteinkinasen.
(E) ist falsch, denn Thyroxin sowie alle Steroidhormone wirken über intrazelluläre Rezeptoren auf die Transkription von Genen.

F04

→ **Frage 17.38: Lösung E**

Es gibt 7 Isoformen von Glucosetransport-Proteinen (= GLUT1–7), die sämtlich nach dem Prinzip der erleichterten Diffusion wirken.
In Fettzellen und in ruhenden Muskelzellen ist die Glucoseaufnahme insulinabhängig. Der verantwortliche GLUT4 wird nur bei Anwesenheit von Insulin in die Membran eingebaut (E).
Aussage (A) trifft nicht zu, denn die Glucoseresorption aus dem Darm ist insulinunabhängig: Beteiligt sind die luminale Enterozytenmembran mit sekundär aktivem Na^+-Cotransport und die basale Seite mit GLUT2. Dies trifft auch für die Tubuluszellen der Niere zu. Auch Erythrozyten (B) mit GLUT1, Hepatozyten (C) mit GLUT2 und Nervenzellen (D) mit GLUT3 nehmen Glucose insulinunabhängig auf.

F09

→ **Frage 17.39: Lösung C**

Zu **(C)**: Durch Insulin werden in der Leber die Glykolyseenzyme Glucokinase und Pyruvatkinase vermehr gebildet (induziert), wodurch der Konzentrationsunterschied der Glucose von außen nach innen zunimmt und damit die Glucoseaufnahme erhöht wird.
Zu **(A)**: Insulin bewirkt eine Blutzuckersenkung.
Zu **(B)**: Insulin reprimiert zwar die Synthese der Glucose-6-Phosphatase, dies trägt aber nicht wesentlich zum vermehrten Einstrom von Glucose in die Leberzellen bei.
Zu **(D)** und **(E)**: Die PEP-Carboxykinase und die Pyruvat-Carboxylase als Schrittmacherenzyme werden durch Insulin nicht aktiviert, sondern ihre Synthese wird gehemmt.

F07

→ **Frage 17.40: Lösung E**

Glucose ist für die Fettbildung und Fettspeicherung von entscheidender Bedeutung, denn sie liefert NADPH über den Pentose-P-Weg für die Fettsäuresynthese und Glycerin-P aus der Glykolyse für die Triglyceridsynthese.
Die Aufnahme der Glucose in die Fettzellen über den Glucosetransporter GLUT4 ist insulinabhängig (E).
Aussage (A) ist falsch, denn die HMG-CoA-Reduktase ist das Schlüsselenzym für die Cholesterinbiosynthese und ist hauptsächlich in der Leber, im Dünndarm und in den Gonaden vorhanden. Insulin stimuliert, Glucagon hemmt die HMG-CoA-Reduktase durch Interkonversion.
Aussage (B) ist falsch, denn durch Insulin wird im Fettgewebe die Acetyl-CoA-Carboxylase, das Schlüsselenzym der Fettsäuresynthese, nicht gehemmt, sondern aktiviert und induziert.
Aussage (C) ist falsch, denn in den Kapillaren des Fettgewebes wird die Lipoproteinlipase durch Insulin vermehrt gebildet (induziert).
Aussage (D) ist falsch, denn durch Insulin wird die Lipase im Fettgewebe mittels Dephosphorylierung gehemmt, und ihre Synthese wird nicht induziert, sondern reprimiert.
Siehe Lerntext XVII.6.

H02 F99

→ **Frage 17.41: Lösung D**

Insulin wirkt vorwiegend auf Muskelzellen, Fettzellen und Leberzellen, indem es außen an die zwei α-Untereinheiten des tetrameren Insulinrezeptors der Zellmembran bindet (A).
Die α-Untereinheiten sind durch Disulfidbrücken mit β-Untereinheiten verbunden, die mit hydrophoben Bezirken die Zellmembran durchqueren. Nach Bindung von Insulin phosphorylieren sich die cytosolischen Anteile der β-Untereinheiten mit ATP selbst an Tyrosinresten (C).
Danach wird ein Insulinrezeptorsubstrat-Protein durch die phosphorylierten β-Untereinheiten phosphoryliert und wirkt dann auf andere Proteinkinasen (B) und die Translokation von Glucosetransportproteinen in die Zellmembran.
Die gesuchte Falschaussage ist (D), denn die Insulinresistenz wird nicht durch die Autophosphorylierung hervorgerufen, sondern durch Internalisierung des Insulin-Rezeptorkomplexes.

H06

→ **Frage 17.42: Lösung B**

Insulin senkt die cAMP-Konzentration in den Zielzellen, indem es die cAMP-Phosphodiesterase aktiviert ((B) ist richtig). Es wirkt so antagonistisch zum Adrenalin und Glucagon auf den Glykogenstoffwechsel in Leber und Muskel sowie auf die Triglyceridbildung in Fettzellen.
Aussage (A) ist falsch, denn nicht Insulin wird phosphoryliert, sondern der aktivierte Insulinrezeptor besitzt eine Tyrosinkinaseaktivität.
Aussage (C) ist falsch, denn durch Insulin wird nicht der GLUT2-Transporter vermehrt in die Plasmamembran eingebaut, sondern GLUT4 in Fettzellen und Muskelzellen. GLUT2 kommt in der Leber und basolateral in Dünndarmzellen vor und ist insulinunabhängig.
Aussage (D) ist falsch, denn durch Insulin wird die Proteolyse (Proteinabbau) nicht stimuliert, sondern gehemmt.
Aussage (E) ist falsch, denn der GLUT3 in Nervenzellen ist insulinunabhängig.
Siehe Lerntext XVII.6.

H09

→ **Frage 17.43: Lösung E**

Zu **(E)**: Beim Diabetes mellitus und im Hungerzustand werden aus Fettsäuren über Acetoacetyl-CoA durch den HMG-CoA-Cyclus vermehrt die drei sog. Ketonkörper (Aceton, Acetoacetat und β-Hydroxybuttersäure) gebildet. Aceton entsteht dabei durch spontane Decarboxylierung von Acetessigsäure. Der größte Teil der Acetessigsäure wird allerdings zu β-Hydroxybuttersäure (wasserlöslich) reduziert.
Zu **(A)** und **(B)**: Ethanal (A) entsteht im menschlichen Körper als Zwischenprodukt beim Abbau von Ethanol (B) durch die Alkoholdehydrogenase.
Zu **(C)**: Ethansäureethylester ist im Nagellackentferner als Lösungsmittel enthalten.
Zu **(D)**: Glycerin (Propan-1,2,3-triol) ist ein dreiwertiger Alkohol und Vorstufe des Sprengstoffs Nitroglycerin.

H07

→ **Frage 17.44: Lösung D**

Beim übergewichtigen Typ II-Diabetiker (metabolisches Syndrom) ist die Glucoseaufnahme in die Muskulatur und in die Fettzellen herabgesetzt (D).
Die Aussagen (A), (B), (C) und (E) sind falsch, denn die Aktivität der Proteinkinase B ist herabgesetzt, die hepatische Gluconeogenese ist erhöht, die Acetyl-CoA-Carboxylaseaktivität zur Fettsynthese ist herabgesetzt und die Aktivität der endothelständigen Lipoproteinlipase ist vermindert.

H09

→ **Frage 17.45: Lösung E**

Zu **(E)**: Beim absoluten Insulinmangel, z. B. beim Typ 1-Diabetes („juveniler Diabetes"), kommt es neben der Hyperglykämie mit Glukosurie auch zu einer verstärkten Lipolyse. Die Fettsäuren im Blutplasma steigen an, und in der Leber werden aus den Fettsäuren vermehrt Ketonkörper (Acetessigsäure, β-Hydroxybuttersäure und Aceton) gebildet, die ins Blut gelangen. Ohne Insulintherapie kommt es zur lebensgefährlichen Ketoazidose (Ketonkörper erscheinen im Harn, Aceton verbreitet typischen Geruch „nach faulem Obst" in der Atemluft und im Urin).
Zu **(A)**: Beim Insulinmangel gelangt trotz der Hyperglykämie keine Glukose in die Fettzellen. Der Pentose-P-Weg kann nicht stattfinden, und es fehlt NADPH sowie Acetyl-CoA für die Fettsäuresynthese.
Zu **(B)**: Insulin (nicht ein Insulin-Mangel!) steigert die Fettsäureaufnahme in die Zelle durch Aktivierung der Lipoproteinlipase.
Zu **(C)**: Durch den Insulinmangel wird insbesondere in der ruhenden Muskelzelle nicht genügend GLUT2 eingebaut, so dass die Glucoseaufnahme in die Muskelzellen vermindert ist. Durch Muskelarbeit kann dies teilkompensiert werden. Wichtig für die Diabetes-Therapie: „Muskelarbeit spart Insulin".
Zu **(D)**: Durch den Insulinmangel ist cAMP in der Leber erhöht. Hierdurch werden die Proteinkinasen aktiviert. Die Glykogen-Phosphorylase wird phoryliert und damit aktiviert und die Glykogensynthase phosphoryliert und damit inaktiviert.

H04

→ **Frage 17.46: Lösung E**

Beim unzureichend behandelten Diabetiker kommt es zur diabetischen Ketogenese, die „Ketonkörper" Acetessigsäure, β-Hydroxybuttersäure und Aceton im Blut steigen an, wobei die beiden Erstgenannten zu einer lebensbedrohlichen dekompensierten Azidose führen können (E).
(A) ist falsch, denn durch die Azidose kommt es zur Hyperventilation.
(B) ist falsch, denn es kommt durch die diabetische Hyperglykaemie und Ketonaemie zu erhöhter Osmolarität des Blutes und zu einer osmotischen Diurese.
(C) ist falsch, denn intrazellulär kommt es durch die Azidose und die Hyperglykaemie zu K^+- und H_2O-Verlusten, sodass eine intrazelluläre Hypohydratation eintritt.

F05

→ **Frage 17.47: Lösung D**

Beim Insulinmangel kommt es in der Leberzelle zu einer vermehrten Bildung der Schrittmacherenzyme der Gluconeogenese, während die Glucose abbauenden Enzyme vermindert synthetisiert werden. Es resultiert eine verstärkte Glucose-Bildung aus Aminosäuren und Glycerin. So können Diabetiker auch bei völlig zuckerfreier Ernährung eine Hyperglykämie und massive Glucosurie (Zuckerausscheidung in den Urin) entwickeln.
Aussage (A) ist falsch, denn Fettsäuren sind kein Gluconeogenese-Substrat, sie werden beim Insulinmangel in der Leber zu Ketonkörpern umgewandelt (diabetische Ketoazidose und Ketonurie).
Aussage (B) ist falsch, denn beim Insulinmangel ist der Glykogenabbau im Muskel nicht vermindert, sondern gesteigert.
Aussage (C) ist falsch, denn beim Insulinmangel ist der glykolytische Glucoseabbau in den Fettzellen nicht vermehrt, sondern vermindert, weil Glucose in die Fettzellen nur unter Insulinwirkung gelangen kann.
Aussage (E) ist falsch, denn Erythrozyten können keine Ketonkörper abbauen, außerdem ist der Glucoseabbau im Erythrozyten insulinunabhängig.
Siehe Lerntext XVII.6.

F03

→ **Frage 17.48: Lösung A**

Durch Glukose können Proteine, so auch Hb, zeit- und konzentrationsabhängig in einer Spontanreaktion glykosyliert werden (A).

Beim Diabetiker liegt bei höherem Blutzucker über längere Zeit glykosyliertes Hb vermehrt vor ((D) ist falsch) und dient als Marker für die Kontrolle der Blutzuckereinstellung der letzten 1 bis 2 Monate. Das endoplasmatische Retikulum der Erythrozyten-Vorstufen hat mit der Glykierung des Hb nichts zu tun, im Gegenteil: Jüngere Erythrozyten enthalten weniger Glyko-Hb als ältere ((B) ist falsch). Glykosiliertes Hb kann noch O_2 transportieren ((C) ist falsch) und wird nicht im Urin ausgeschieden, es sei denn, es erfolgt eine Hämolyse. Dies ist aber unabhängig von der Glykosilierung ((E) ist falsch).

F08

→ **Frage 17.49: Lösung A**

Durch Glucagon aus den α-Zellen der Langerhans-Inseln des Pankreas wird u. a. die Glykogenolyse in der Leber und die Lipolyse im Fettgewebe stimuliert. Glucagon wirkt auf seine Zielzellen durch einen G_S-Protein gekoppelten Rezeptor und aktiviert die Adenylcyclase, cAMP steigt an und Proteinkinasen werden aktiviert.
Aussage (B) ist falsch, denn über Jak-Rezeptoren („Janus-Kinasen") wirken Cytokine, EPO, Somatotropin und Prolaktin.
Aussagen (C) und (E) sind falsch, denn über Rezeptoren und Tyrosinkinase wirkt Insulin.
Aussage (D) ist falsch, denn einen Rezeptor mit Guanylatcyclaseaktivität haben Atriopeptin und Stickstoffmonoxid (NO).

H05

→ **Frage 17.50: Lösung A**

Durch Sympathikus-Erregung sezerniert das Nebennierenmark Adrenalin (A) („fright-, fight- or flight-Reaktion"). Die Aussagen (B), (C) und (E) sind nicht zutreffend, denn diese Metabolite bzw. Wirkstoffe sind Teil der Synthesekette von Phenylalanin/Tyrosin zum Adrenalin.

F10

→ **Frage 17.51: Lösung A**

Zu **(A)**: Im Nebennierenmark ist Adrenalin in Vesikeln gespeichert und wird auf einen Nerven-Reiz (Sympathikus) freigesetzt. Es dient der Bewältigung der „3F-Reaktionen": Fright (Schreck) – Fight (Kampf) or Flight (Flucht).
Zu **(B)**: Das Vitamin D-Hormon Calzitriol wird von der Niere aus Calzidiol durch Hydroxylierung gebildet und kontinuierlich freigesetzt. Es reguliert den Kalzium- und Phosphat-Haushalt und stimuliert die Ossifikation.
Zu **(C)**: Auch die Östrogene werden vom Ovar kontinuierlich freigesetzt.
Zu **(D)**: Das Eikosanoid Thromboxan A_2 wird aus Arachidonsäure von den Thrombozyten gebildet, als lipophile Substanz wird es nicht in Vesikeln gespeichert.
Zu **(E)**: Thyroxin wird in der Schilddrüse in Form des Proteins Thyreoglobulin in den Schilddrüsen-Follikeln gespeichert. Hieraus wird es durch begrenzte Proteolyse freigesetzt.

XVII.7 Nebennierenmark

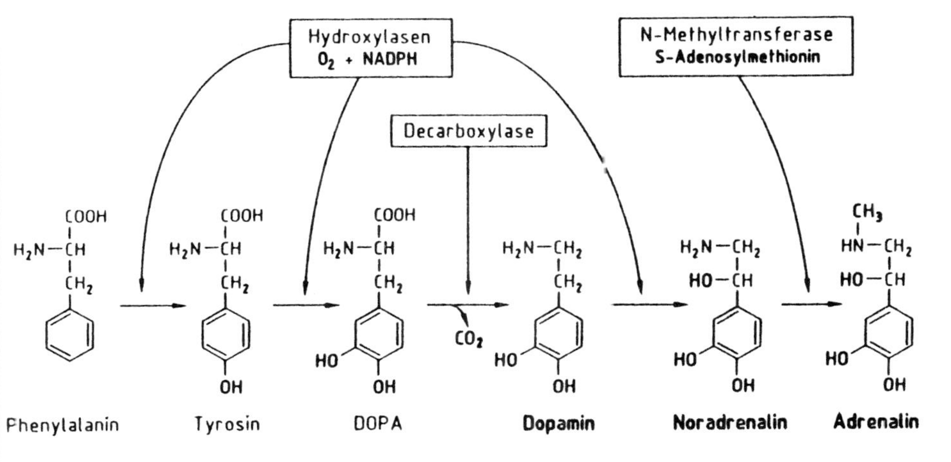

In den chromaffinen Zellen des Nebennierenmarks werden aus den Aminosäuren Phenylalanin und Tyrosin durch verschiedene mischfunktionelle Hydroxylasen über Dioxyphenylalanin (DOPA) die Catecholamine Dopamin, Adrenalin und Noradrenalin gebildet. Außer im Nebennierenmark werden Catecholamine (Noradrenalin und Dopamin) als Transmitter in bestimmten Neuronen des Ner-

vensystems, z.B. im vegetativen Nervensystem im Bereich des Sympathikus, synthetisiert.
Catecholamine besitzen Stoffwechselwirkungen und Effekte auf das Herz-Kreislauf-System im Sinne einer Energie- und Leistungsmobilisation (ergotrope Wirkung) für Kampf oder Flucht, häufig ausgelöst durch Angst und Erregung („fright–fight–flight“).
Catecholamine erzeugen über sogenannte β-Rezeptoren eine Erhöhung von cAMP hauptsächlich in der Leber und im Fettgewebe. Über die Proteinkinase und Phosphorylase kommt es zu einer Stimulierung des Glykogenabbaus (Glykogenolyse) mit Erhöhung des Blutzuckers. Über die Aktivierung der Triglycerid-Lipase steigen die freien Fettsäuren im Blut an. Damit werden der Muskulatur zum Fliehen oder Kämpfen die wichtigsten Brennstoffe zur Verfügung gestellt.
Die β-Rezeptoren können in β_1- und β_2-Rezeptoren unterschieden werden. Am Herzen erfolgt durch Catecholamine eine Steigerung der Frequenz (positiv chronotrope Wirkung), der Kontraktionskraft (positiv inotrope Wirkung) und der Überleitungsgeschwindigkeit (positiv chromotrope Wirkung) durch Stimulierung der β_1-Rezeptoren.

Die unterschiedlichen Effekte der Catecholamine werden durch verschiedene Rezeptoren auf den Zielorganen hervorgerufen:

Zielorgan	Rezeptor	Wirkung
Herz	β_1	Frequenzzunahme, Koronardilatation, Kontraktionskraft-Steigerung
Lunge	β_2	Bronchodilatation
Skelett-muskulatur	β_2	Gefäßdilatation, Glykogenolyse
Fettgewebe	β_2	Lipolyse
Leber	β_2	Glykogenolyse, Gluconeogenese
Magen-Darm	α_1	Gefäßkonstriktion
Haut	α_1	Gefäßkonstriktion
Pankreas	α_2	Hemmung der Insulinsekretion
Auge	α_1	Mydriasis

Übertragung der Catecholaminwirkung
α_1-Rezeptoren
↓
G_s-Protein
↓
Phospolipase C
↓
Diacylglycerin, Inositoltrisphosphat
↓
Calcium-Calmodulin

α_2-Rezeptoren
↓
G_i-Protein
↓
cAMP-Senkung

β-Rezeptoren (β_1, β_2, β_3)
↓
G_s-Protein
↓
cAMP-Erhöhung
Die Inaktivierung der vom Nebennierenmark freigesetzten Catecholamine erfolgt durch Monoaminoxidase (MAO), Aldehydoxidase und Methyltransferase. Eines der wichtigsten Ausscheidungsprodukte im Urin ist die Vanillinmandelsäure. Ihre Bestimmung hat Bedeutung für die diagnostische Abklärung von Bluthochdruckursachen.
Die als Neurotransmitter abgegebenen Catecholamine Noradrenalin und Dopamin werden zur Wirkungsbeendigung hauptsächlich durch aktiven Transport wieder in die präsynaptische Nervenendigung aufgenommen und in den präsynaptischen Vesikeln gespeichert.

Klinischer Bezug
Phaeochromozytom
Beim Phaeochromozytom handelt es sich um einen gutartigen Tumor des Nebennierenmarks, der massiv Catecholamine sezerniert. Leitsymptom sind meist anfallweise auftretende Blutdruckerhöhungen mit Tachykardie, Kopfschmerzen und Schweißausbrüchen.
Die Diagnose erfolgt über die Bestimmung der Vanillinmandelsäure im 24 h-Urin und röntgenologischen Tumornachweis. Die Therapie besteht in operativer Tumorentfernung.

Klinischer Bezug
Catecholamine als Therapeutika
Natürliche Catecholamine wirken praktisch nicht bei oraler Gabe, weil sie bei der Magen-Darm-Passage und im ersten Durchgang durch die Leber vollständig inaktiviert werden. Auch injiziert beträgt ihre Wirkungsdauer (Halbwertszeit) nur wenige Minuten. Synthetische Catecholaminderivate können enteral und parenteral appliziert werden, ihre Wirkungsdauer beträgt mehrere Stunden. Indikationen für Catecholamine sind u.a. Schock, Herzstillstand, Bronchialasthma, Rhinitis, Konjunktivitis, Appetitzügler und lokale Blutstillung.
Missbrauch als Dopingmittel, z.B. Amphetamine gegen Ermüdung, ist gefährlich und beinhaltet eine erhebliche Suchtgefahr.

Klinischer Bezug
β-Rezeptorenblocker
Bei atherosklerotischer Verengung der Koronararterien kommt es unter Adrenalin zu einer er-

höhten Herzleistung mit unzureichender O_2-Versorgung. Der resultierende O_2-Mangelschmerz (Angina pectoris) kann durch β_1-selektive Rezeptorenblocker als Dauertherapie behandelt werden.

Klinischer Bezug

MAO-Hemmer als Medikamente

Die 2 Subtypen des Enzyms Monoaminooxidase (MAO) sind für den Abbau der körpereigenen Amine zuständig: MAO-A bauen Serotonin und Noradrenalin, MAO-B baut Dopamin ab.
Durch die Hemmung des Abbaus kommt es zum Konzentrationsanstieg der biogenen Amine, was man sich in der Therapie verschiedener Erkrankungen zu Nutze macht.
MAO-A-Hemmer (z.B. Tranylcypromin) sind hochwirksame Antidepressiva, die den aus der Balance geratenen Hirnstoffwechsel wieder regulieren.
MAO-B-Hemmer (z.B. Selegelin) werden für die Therapie des M. Parkinson eingesetzt. Es gibt auch MAO-Hemmer, die unspezifisch beide Enzyme hemmen.

eine Hydroxylase und eine Methyltransferase. Durch die MAO wird Adrenalin abgebaut, das Endprodukt Vanillinmandelsäure wird in den Urin ausgeschieden.
Aussage (C) ist falsch, denn über α_1-Rezeptoren erhöht Adrenalin in den Zellen nicht cAMP, sondern die second messenger Diacylglycerin (DAG) und Inositoltrisphosphat (IP_3).
Über α_2-Rezeptoren und G_i-Protein wird cAMP gesenkt.
Aussage (D) ist falsch, denn im Fettgewebe stimuliert Adrenalin nicht die Fettsynthese, sondern den Fettabbau (Lipolyse), dies geschieht über β_2-Rezeptoren und eine c-AMP-Erhöhung.

F06

→ **Frage 17.56: Lösung C**

Adrenalin führt nach Bindung an β-Rezeptoren (hauptsächlich in der Leber und im Fettgewebe) über G_S-Proteine zu einer cAMP-Erhöhung (C). Fettsäuren und Glucose werden für die „fight or flight"-Reaktion ins Blut abgegeben.
Aussage (A) ist falsch, denn die IP_3-Signalkette wird über α_1-Rezeptoren aktiviert.
Aussage (B) ist falsch, denn über eine Rezeptortyrosinkinase wirkt nicht das Adrenalin, sondern Insulin.
Aussage (D) ist falsch, denn über cGMP wirken nicht die Catecholamine, sondern Stickstoffmonoxyd (NO) und das Atriopeptin der Herzvorhöfe.
Siehe Lerntext XVII.7.

H04

→ **Frage 17.52: Lösung D**

Siehe Lerntext V.10.
Bei der Umwandlung von Dopamin zu Noradrenalin benötigt die Cu-haltige Dopamin-β-Hydroxylase O_2 und Ascorbinsäure als Wasserstoffdonator (D).
(A) und (B) sind falsch, denn die Hydroxylierungen von Phenylalanin und Tyrosin benötigen nicht Vitamin C, sondern Tetrahydrobiopterin als Wasserstoffdonator.
(C) ist falsch, denn die Decarboxylierung von Dopa zu Dopamin ist abhängig von Pyridoxalphosphat.
(E) ist falsch, denn Adrenalin entsteht durch eine Methylierung mit S-Adenosylmethionin aus Noradrenalin.

F05

→ **Frage 17.53: Lösung C**

Die Catecholamine werden aus Phenylalanin/Tyrosin durch Hydroxylasen, Decarboxylase und eine N-Methyltransferase gebildet. Die Synthese erfolgt hierbei über die Vorstufen Tyrosin und Dopa zu den Catecholaminen Dopamin, Noradrenalin und Adrenalin.
Siehe Lerntext XVII.7.

F10

→ **Frage 17.54: Lösung E**

Zu **(E)**: Die Katecholamine Dopamin, Noradrenalin und Adrenalin werden aus Phenylalanin über Tyrosin gebildet. Adrenalin entsteht aus Noradreanlin durch eine Methyltransferase mit S-Adenosylmethionin als Methylgruppendonor.
Zu **(A)** und **(B)**: Weder eine FAD-abhängige Oxidation noch eine Hydrolyse kommen bei der Synthese der Katecholamine vor.
Zu **(C)**: Eine O_2/NADPH-abhängige Hydroxylierung erfolgt nicht im Schritt Noradrenalin zu Adrenalin, sondern durch die verschiedenen Hydroxylasen bei den Schritten Phenylalanin zu Tyrosin, Tyrosin zu Dopa und Dopamin zu Noradrenalin.
Zu **(D)**: Eine Pyridoxalphosphat-abhängige Decarboxylierung erfolgt bei der Synthese der Katecholamine nur beim Schritt Dopa zu Dopamin.
Siehe Lerntext XVII.7.

F08

→ **Frage 17.55: Lösung B**

Adrenalin-Rezeptoren finden sich in vielen Organen, sie leiten ihr Signal über heterotrimere G-Proteine weiter (B). Beteiligt sind je nach Organ und Rezeptor sowohl stimulierende (G_S) als auch hemmende (G_i) G-Proteine.
Aussage (A) ist falsch, denn Adrenalin wird aus Dopamin nicht durch die MAO gebildet, sondern durch

H04

→ **Frage 17.57: Lösung D**

Siehe Lerntext XVII.7.
Katecholamine (Adrenalin, Noradrenalin, Dopamin) und auch deren synthetische Derivate werden durch die Catecholamin-O-Methyltransferase (COMT) und (oder) die Monoaminoxidase (MAO) inaktiviert. Die Metabolite werden vorwiegend als Vanillinmandelsäure über den Urin ausgeschieden.

H10

→ **Frage 17.58: Lösung E**

Zu **(E)**: Beim Abbau der Katecholamine (Dopamin, Noradrenalin und Adrenalin) überträgt die Catechol-O-Methyl-Transferase (COMT) Methylgruppen von Adenosylmethionin. Bei dieser Reaktion entsteht aus Methionin das atherogene Homocystein.
Zu **(A)** – **(D)**: Die aufgeführten Coenzyme sind nicht an der Reaktion der COMT beteiligt, sondern werden für die Remethylierung von Homocystein zu Methionin benötigt.

XVII.8 Nebennierenrinde

Aus der Nebennierenrinde können über 50 verschiedene Steroide extrahiert werden. Sie werden aus Cholesterin gebildet. Die Hormone der Nebennierenrinde können eingeteilt werden in Glucocorticoide (wie Cortisol und Cortison), Mineralocorticoide (wie Aldosteron) und Sexualhormone.

Nebennierenrinde: Aufbau und Funktion

Zona glomerulosa (außen) → Mineralocorticoide
Zona fasciculata → Glucocorticoide
Zona reticularis (innen) → Sexualcorticoide

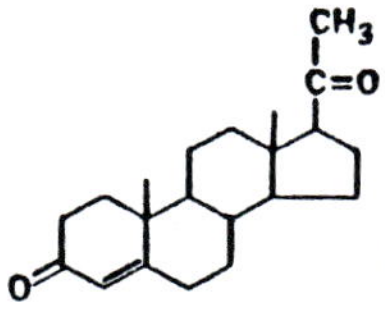

Progesteron

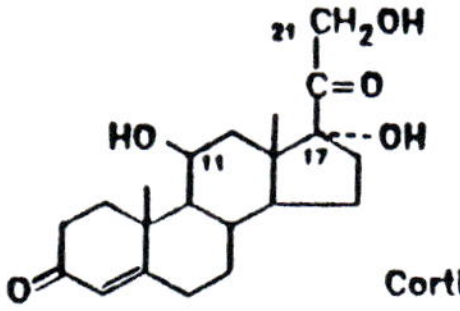

Cortisol

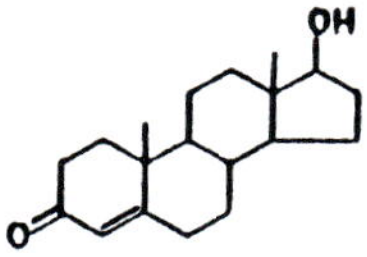

Testosteron

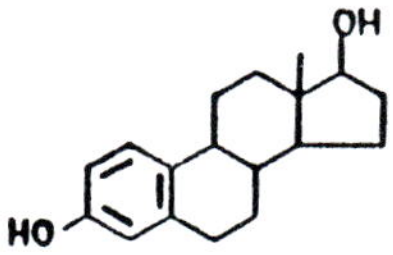

Oestradiol

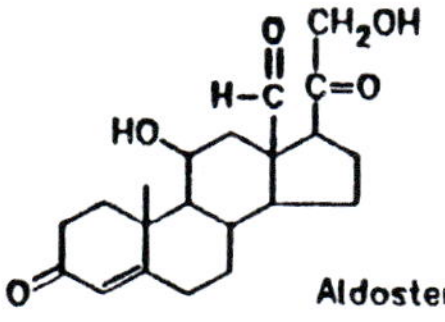

Aldosteron

Die Funktion der Nebennierenrinde wird durch das Hypothalamus-Hypophysenvorderlappen-System reguliert. Glieder dieses Regelkreises sind Corticoliberin (Corticotropin-releasing-Hormon (CRH)) und ACTH (Adrenocorticotropes Hormon, Corticotropin).
ACTH wirkt vornehmlich auf die Bildung und Freisetzung von Glucocorticoiden, diese hemmen im Sinne einer negativen Rückkopplung die CRH- und die ACTH-Freisetzung.
Exogene Belastung („Stress") kann das System stimulieren, gleichzeitig besteht eine Tagesrhythmik (diurnale Rhythmik) mit einem Maximum am Vormittag und einem Minimum um Mitternacht. Diese Tagesrhythmik in der Glucocorticoid-Freisetzung ist u. a. verantwortlich für die Anpassungsschwierigkeiten bei Schichtarbeitsumstellungen (Tages- in Nachtschicht) und bei Fernreisen mit Zeitumstellung.

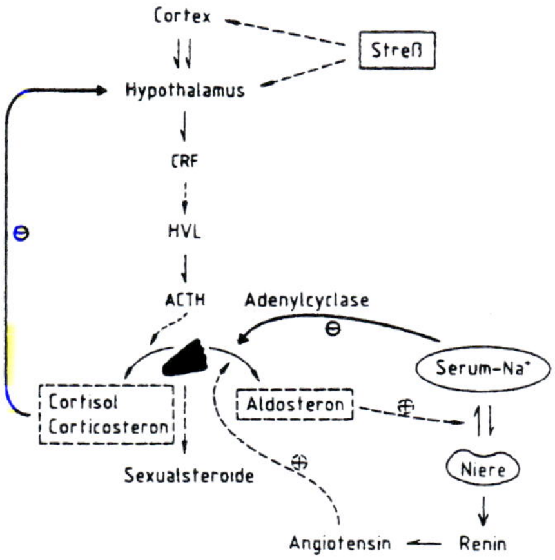

Die Freisetzung der Mineralocorticoide (z. B. Aldosteron) ist weitgehend ACTH-unabhängig, sie wird gehemmt durch hohe Serum-Natrium-Konzentrationen und stimuliert durch das Renin-Angiotensin-System; dies ist von Bedeutung für die Entstehung des renalen Bluthochdrucks. Die Wirkung der Glucocorticoide Cortisol und Cortison be-

steht in einer Stimulierung der Gluconeogenese aus Aminosäuren, wodurch es zu einer Erhöhung des Blutzuckers kommt. Die zur Gluconeogenese verwendeten Aminosäuren stammen aus der Muskulatur und aus dem Skelett-Bindegewebsapparat. Hier bewirken die Glucocorticoide eine Einschmelzung von Protein (Protein-katabole Wirkung der Glucocorticoide auf Muskulatur, Skelett und Bindegewebe). In der Leber wird durch die Glucocorticoide die Synthese der Enzyme der Gluconeogenese vermehrt. Die Glucocorticoide unterdrücken die Produktion der Antikörper, sie wirken immunsuppressiv und auch entzündungshemmend. Sie werden deswegen bei verschiedenen Autoimmunerkrankungen und bei allergischen Erkrankungen therapeutisch eingesetzt.
Auf Lymphozyten wirken Glucocorticoide vermehrungshemmend. Wegen dieser speziellen cytostatischen Wirkung können sie bei bestimmten Leukämieformen erfolgreich zur Behandlung eingesetzt werden.
Mineralocorticoide, wie Aldosteron, regulieren den Natrium- und Kaliumhaushalt. An der Niere, besonders im distalen Tubulus, fördern die Mineralocorticoide die NaCl-Rückresorption und stimulieren die Kaliumausscheidung. Auch die H^+- und NH_4^+-Ausscheidung wird im Austausch mit Na^+ stimuliert. Also steigt unter Aldosteron das Serum-Natrium an und das Serum-Kalium fällt ab.
Ein totaler Ausfall der Nebennierenrindenfunktion ist akut tödlich, wofür der Aldosteronausfall mit der Störung des Elektrolyt-Stoffwechsels entscheidend ist.
Langsam erfolgende Zerstörung der Nebennierenrinde durch Autoimmunprozesse führt zur sogenannten Addison-Erkrankung. Wegen des Ausfalls der Rückkopplung durch Cortisol steigt das ACTH an. Die Aminosäuren 1–13 des ACTH-Moleküls haben eine Melanotropinwirkung, es kommt zu einer Braunfärbung der Haut (Hyperpigmentation). Die Patienten haben einen zu niedrigen Blutzucker (Hypoglykämie), sind kraftlos (adynamisch) und magern ab. Es tritt ein Abfall des Serum-Natriums und Anstieg des Serum-Kaliums ein (Hyponatriämie und Hyperkaliämie). Unbehandelt führt die Addison-Erkrankung zu vorzeitigem Altern und Tod. Bei Behandlung mit Steroidtabletten als Dauertherapie können die Kranken praktisch „geheilt“ werden, d. h., sie sind voll leistungsfähig.
Eine Erhöhung der Glucocorticoide führt zum Krankheitsbild der Cushing-Erkrankung. Die Erhöhung der Glucocorticoid-Konzentration kann bedingt sein 1. durch einen Tumor der Nebennierenrinde, 2. durch einen ACTH-produzierenden Tumor der Hypophyse oder 3. durch eine therapeutische Anwendung bei massiven allergischen Erkrankungen oder bestimmten Leukämien. Die Cushing-Erkrankung wird auch als Steroid-Diabetes mit Stammfettsucht bezeichnet. Knochen-, Muskel- und Bindegewebs-Proteine werden eingeschmolzen. Es kommt zu einer charakteristischen Bindegewebsschwäche der Bauchdecken mit Durchscheinen der Gefäße („striae“) zudem tritt eine Skelettentkalkung ein. Auffällig ist das runde Vollmondgesicht der Cushing-Kranken.

Dysfunktion der Nebennierenrinde
Unterfunktion: Morbus Addison
Hyperpigmentation
Adynamie
Abmagerung
vorzeitige Vergreisung
Elektrolyt-Störungen
Hypoglykämie

Überfunktion: Cushing-Syndrom
Hyperglykämie
Stammfettsucht
Striae distensae

Klinischer Bezug

Adrenogenitales Syndrom (AGS)

Für die Synthese der Glucocorticoide sind spezifische Hydroxylasen notwendig. Mit einer Häufigkeit von etwa 1 : 5000 kommen autosomal rezessiv vererbte Defekte der 21-Hydroxylase, seltener der 11-Hydroxylase, vor. Durch die fehlenden Glucocorticoide fällt die negative Rückkopplung auf die hypothalamisch-hypophysäre Achse aus. Unter den erhöhten ACTH-Konzentrationen hypertrophiert die Nebennierenrinde und produziert massiv androgen wirksame Steroide. Diese Androgene bewirken eine frühzeitige und verstärkte Ausbildung sekundärer männlicher Geschlechtsmerkmale (Muskelwachstum, Bartwuchs, Stimme, Peniswachstum, bei Frauen Clitoriswachstum). Die hohen Androgen-Konzentrationen hemmen die Gonadotropin-Sekretion der Hypophyse, wodurch die primären Geschlechtsmerkmale (Hoden und Ovar) unterentwickelt sind.
Mädchen werden fälschlich bei der Geburt zu Jungen erklärt: Pseudohermaphroditismus (Scheinzwitter, weil kein Hoden, sondern ein unterentwickeltes Ovar vorhanden ist).
Jungen entwickeln eine Pseudopubertas praecox, „pseudo“, weil nur die sekundären Pubertätssymptome verfrüht (3.-7. Lebensjahr) eintreten, der Hoden aber unentwickelt ist. Das AGS führt unbehandelt bei beiden Geschlechtern zur Sterilität. Wird das AGS frühzeitig (in den ersten Lebenstagen!) diagnostiziert, führt eine lebenslange Substitution mit Glucocorticoiden zu einer nahezu normalen Entwicklung und Fertilität.

F05

→ **Frage 17.59: Lösung A**

Dargestellt ist das Glucocorticoid Cortisol (A).
Alle Steroide im menschlichen Organismus entstehen aus Cholesterol (C), das in einer Menge von etwa 150 Gramm im erwachsenen Menschen, vorwiegend als Membranbestandteil, vorkommt. Das männliche Sexualhormon Testosteron und das weibliche Sexualhormon Östradiol sowie das Nebennierenrinden-Mineralocorticoid Aldosteron kommen in der Größenordnung „Milligramm" (mg) vor.
Siehe Lerntext XV I.8.

H02

→ **Frage 17.60: Lösung C**

Siehe Lerntext XVII.8.
Cortisol gehört zu den Glucocorticoiden, d. h. es stimuliert die Proteolyse in Bindegewebe, Muskulatur und Skelett. Die freigesetzten Aminosäuren dienen in der Leber der Gluconeogenese ((A) und (B) sind richtig). Cortisol wirkt entzündungshemmend, antiallergisch und immunsuppressiv.
Die gesuchte Falschaussage ist (C), denn durch Cortisol wird das Schlüsselenzym der hepatischen Gluconeogenese nicht reprimiert, sondern vermehrt gebildet, d. h. induziert.

H08 H04

→ **Frage 17.61: Lösung C**

Zu **(C)**: **Cortisol** wirkt hinsichtlich der Blutzuckerkonzentration antagonistisch zu Insulin, das bedeutet, es setzt Aminosäuren aus Muskel, Knochen und Bindegewebe durch Proteolyse frei und stimuliert in der Leber die Gluconeogenese aus den Aminosäuren.
Zu **(A)**, **(B)**, **(D)** und **(E)**: Diese Antwortmöglichkeiten sind falsch, denn Adrenalin (A), Glucagon (B), Wachstumshormon (D) und Triiodthyronin (E) wirken sämtlich Blutzucker-steigernd, während Insulin das einzige Blutzucker-senkende Hormon ist.

F03

→ **Frage 17.62: Lösung D**

Cortisol ist ein Glucocorticoid und damit ein funktioneller Antagonist des Insulins (D). Über Lipocortin hemmt Cortisol die Freisetzung von Arachidonsäure durch Phospholipase A_2, wodurch weniger Prostaglandine gebildet werden ((A) ist falsch) und Cortisol entzündungshemmend wirkt. Cortisol stimuliert die Apoptose von Lymphozyten, Eosinophilen und Monozyten. Hierdurch besitzt es eine immunsuppressive und zytostatische Wirkung ((B) ist falsch). Die Stickoxidsynthese in Makrophagen wird durch Cortisol nicht stimuliert, sondern gehemmt ((E) ist falsch).
Seine Blutzucker-steigernde Wirkung entfaltet Cortisol, indem es im Bindegewebe, im Knochen und in der Muskulatur proteinkatabol wirkt ((C) ist falsch). Die freigesetzten Aminosäuren werden unter Cortisol in der Leber zur Gluconeogenese verwendet.

H07

→ **Frage 17.63: Lösung B**

Dem Adrenogenitalen Syndrom (AGS) liegt eine Cortisol-Synthese-Störung vor (B), meistens fehlt die 11-Hydroxylase. Durch das Fehlen von Cortisol entfällt die negative Rückkopplung auf die hypophysäre ACTH-Produktion, die hohe ACTH-Konzentration führt zu einer Hyperplasie der Nebennierenrinde, die dann hohe Mengen an Androgenen produziert. Die erhöhte Androgen-Konzentration führt zu einer Hemmung der hypophysären Gonadotropin-Sekretion. Die Folge sind unterwickelte primäre Geschlechtorgane. Bei den betroffenen Jungen kommt es zur Pubertas praecox mit verfrühter Entwicklung der sekundären Geschlechtsorgane bei unterentwickeltem Hoden, die betroffenen Mädchen werden häufig als scheinbare Jungen geboren, als Pseudohermaphroditen.

H07

→ **Frage 17.64: Lösung A**

Hohe Cortisol-Konzentrationen, z. B. beim Morbus Cushing oder nach therapeutischer Gabe synthetischer Glucocorticoide, führen zum sog. Steroiddiabetes. Durch die Glucocorticoide wird in der Leber die Gluconeogenese aus Aminosäuren stimuliert (A). Die Aminosäuren stammen aus einer verstärkten Proteolyse im Muskel, Aussage (E) ist falsch. Die Aussagen (B), (C) und (D) sind falsch, denn Glykolyse, Fettsynthese und Glykogensynthese führen nicht zu einer Hyperglykämie.

H09

→ **Frage 17.65: Lösung A**

Siehe Lerntext XVII.8.
Zu **(A)**: Eine Zerstörung der Nebennierenrinde führt zum Cortisolmangel (Addison-Erkrankung). Die Patienten magern extrem ab, sind deutlich leistungsgemindert und haben eine vermehrt pigmentierte Haut. Diese Hyperpigmentation wird durch eine vermehrte Ausschüttung des Melanozyten-stimulierenden Hormons (MSH) aus dem Hypophysenvorderlappen hervorgerufen. Durch die fehlende negative Rückkopplung (aufgrund des Cortisolmangels) kommt es zur vermehrten ACTH-Ausschüttung. ACTH entsteht aus Proopiomelanocortin (POMC), dessen Gen durch den Cortisolmangel vermehrt transkribiert wird ((D) und (E) sind falsch).

Das Polyprotein Proopiomelanocortin enthält die Peptidsequenzen für ACTH, MSH, Lipotropin, Endorphine und Enkephalin. Alle können bei der begrenzten Proteolyse des Proopiomelanotropins freigesetzt werden.
Zu **(B)**: Beim Hypocortisolismus ist die Glukoneogenese in der Leber nicht erhöht, sondern erniedrigt. Es resultiert eine Hypoglykämie.
Zu **(C)**: Durch den Cortisolmangel kommt es zu einem Anstieg der eosinophilen Granulozyten im Blut und nicht zu einer Eosinopenie.

F98

→ **Frage 17.66: Lösung C**

Das Mineralocorticoid Aldosteron wird in der Zona glomerulosa der Nebennierenrinde (A) gebildet. Wie alle Steroidhormone wird es an intrazelluläre Hormonrezeptoren der Zielzellen gebunden und bewirkt im Kern die Transkription bestimmter Gene.
Die Aldosteronfreisetzung wird über das Renin-Angiotensinsystem stimuliert. Aldosteron führt zu einer vermehrten Na^+-Rückresorption und K^+-Ausscheidung.
Die gesuchte Falschaussage ist (C), denn die renale Cl^--Ausscheidung wird durch Aldosteron nicht gesteigert, sondern vermindert.
Siehe auch Lerntext XVII.8.

H04

→ **Frage 17.67: Lösung B**

Siehe Lerntext XVII.8.
Bei einem Abfall der Nierendurchblutung sezerniert die Niere vermehrt die Protease Renin, die im Plasma (aus Angiotensinogen) Angiotensin II (ein 10er-Peptid) freisetzt. Endotheliales Angiotensin-Converting-Enzym (ACE) spaltet aus Angiotensin I zwei Aminosäuren ab zum Angiotensin II. Dieses erhöht den Blutdruck durch Vasokonstriktion und durch Erhöhung des Blutvolumens. Letzteres kommt über eine Stimulation der Aldosteronfreisetzung durch AT II zustande. Das Aldosteron erhöht die NaCl-Konzentration im Blut und damit osmotisch das Plasmavolumen.

H09

→ **Frage 17.68: Lösung C**

Zu **(C)**: Im Tubulussystem der Nieren wird durch eine 11-Hydroxysteroiddehydrogenase Cortisol dehydriert zu einer 11-Ketoverbindung, dem Cortison. Cortisol ist ein Glucocorticoid, das aber auch eine mineralocorticoide Wirkung entfaltet (was aufgrund der im Vergleich zu Aldosteron sehr hohen Cortisolkonzentration zu einer vermehrten Reabsorption von Na^+ und vermehrten Ausscheidung von K^+ führen würde). Die Niere schützt sich vor dieser Wirkung, indem sie das Cortisol in das mineralocorticoid-unwirksame Cortison umwandelt. Inhaltsstoffe der Lakritze können diese „Cortisolentgiftung" hemmen. Es kann zu gefährlicher Hypernatriämie, Hypervolämie mit Hypertonie sowie zu Hypokaliämie mit Herzrhythmusstörungen kommen.
Zu **(A)**, **(D)** und **(B)**: Die Synthese des Aldosterons (A) erfolgt von Cholesterin ausgehend über verschiedene Zwischenstufen. Hierzu gehören 11-Desoxycorticosteron (D) sowie Corticosteron (B).
Zu **(E)**: 11-Desoxycortisol ist Vorstufe des Cortisols.

XVII.9 Sexualhormone

Die männlichen Sexualhormone (Androgene) sind ebenso wie die weiblichen Sexualhormone (Estrogene und Gestagene) sämtlich Steroide. Sie werden in den Keimdrüsen, den Nebennierenrinden und, wenigstens die beiden letztgenannten Gruppen, während der Schwangerschaft in der Plazenta gebildet. Die Biosynthese beginnt mit Cholesterin, aus dem zunächst Progesteron entsteht. Durch völlige Abspaltung der C-17-Seitenkette wird daraus Testosteron und aus diesem dann durch Aromatisierung des Ringes A und Demethylierung die Estrogene. Die Synthese der männlichen und weiblichen Hormone unterliegt einer Kontrolle durch die hypothalamischen Gonadoliberine und die Hypophysenvorderlappenhormone FSH und LH.
Testosteron ist das wichtigste der Androgene; es erhält seine maximale Aktivität nach Reduktion zum 5-Dihydrotestosteron. Testosteron entsteht unter Einfluss von LH in den Leydigzellen des Hodens und in geringerer Menge in der Nebennierenrinde. Es bewirkt die Ausbildung der sekundären Geschlechtsmerkmale (Penis, Prostata, Kehlkopf, Behaarung). Wegen ihrer proteinanabolen Wirkung werden Testosteronderivate zur Förderung der Muskelbildung eingesetzt – im Sport heute als Doping verboten. Da das Sterangerüst vom tierischen Organismus nicht abgebaut werden kann, werden die Androgene als 17-Ketosteroide im Harn ausgeschieden.

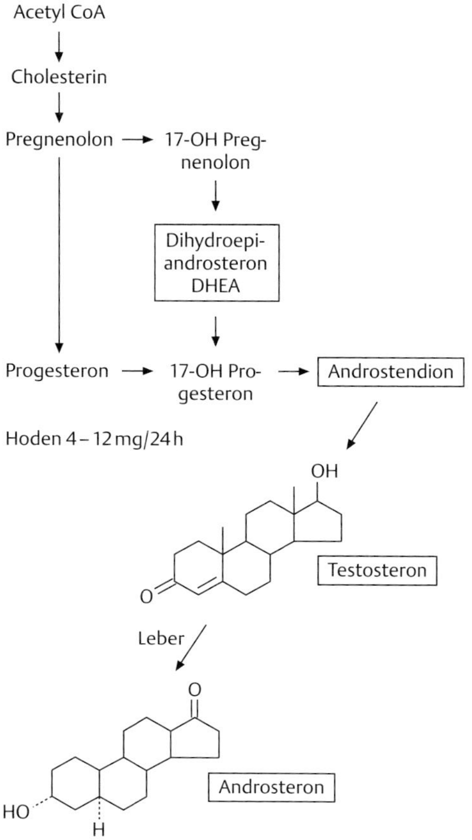

Das biologisch aktivste **Oestrogen** ist das Estradiol. Gebildet in der Nebennierenrinde und im Ovar bewirkt es die Ausbildung der sekundären Geschlechtsmerkmale (Uterus, äußere Genitale, Körperbau, Behaarung). Unter Estrogenen wird nach der Menstruation die Uterusschleimhaut regeneriert (Proliferationsphase).

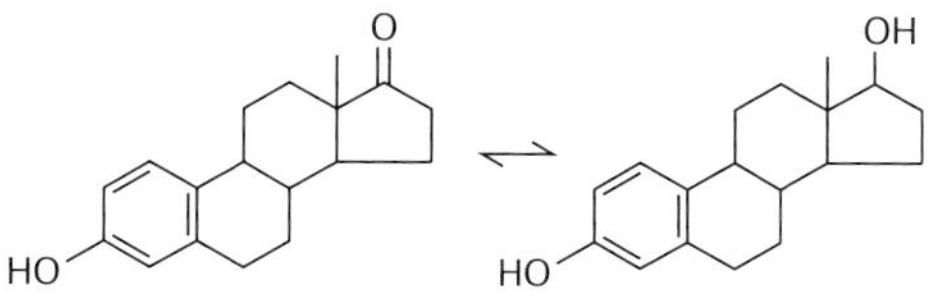

Oestron Oestradiol

Bildungsort: Thecazellen der Graaf'schen Follikel
Wirkung: Proliferationsphase der Uterusschleimhaut
Ausbildung der sekundären weiblichen Geschlechtsmerkmale
Protein-anabol
Progesteron ist das wichtigste der Gestagene. Es bewirkt die Sekretionsphase in der Uterusschleimhaut und die Ruhigstellung des schwangeren Uterus, weshalb es auch als Schwangerschaftsschutzhormon bezeichnet wird.
Da die Sexualsteroide über einen Rückkopplungsmechanismus mit dem Hypothalamus und der Hypophyse zusammenarbeiten, werden sie als Antikonzeptiva eingesetzt: Sehr kleine Gaben von Estrogen + Gestagen verhindern in der Hypophyse die Freisetzung von FSH und LH; dadurch unterbleibt die Follikelreifung im Ovar.

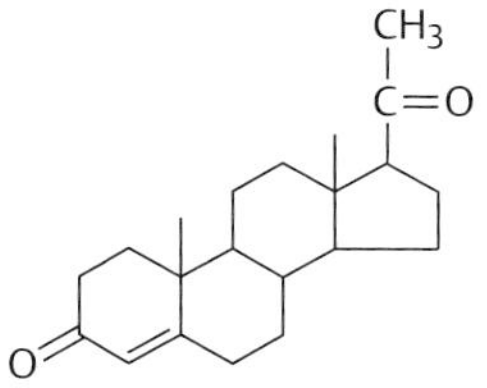

Progesteron

F06 H02

→ **Frage 17.69: Lösung D**

Die Synthese des Testosterons wird durch das Gonadotropin LH (= ICSH) stimuliert (A).
Durch negative Rückkopplung hemmt Testosteron die Gonadoliberin- und LH-Freisetzung (E).
Testosteron wird aus Progesteron synthetisiert (B).
In seinen Zielzellen wird Testosteron zum wirksameren Dihydrotestosteron umgewandelt.
Die gesuchte Falschaussage ist (D), denn die Inaktivierung des Testosterons in der Leber führt zum Androstendiol. Die Aromatase kommt nicht in der Leber vor, sondern im Ovar. Sie wandelt Androgene in Östrogene um.
Siehe Lerntext XVII.9.

F08

→ **Frage 17.70: Lösung A**

Das männliche Sexualhormon Testosteron ist bei der Frau Zwischenprodukt bei der Estrogensynthese aus Progesteron (A).
Aussage (B) ist falsch, denn Testosteron wird nicht in den Sertoli-Zellen gebildet, sondern in den Leydigschen Zwischenzellen.
Aussage (C) ist falsch, denn das hydrophobe Testosteron wird wie alle Steroidhormone im Blutplasma an ein Bindungsprotein angelagert und in dieser Form transportiert.
Aussage (D) ist falsch, denn die Bildung des Testosteron aus Progesteron ist nicht reversibel.
Aussage (E) ist falsch, denn die Reduktion des Testosteron zu Dihydrotestosteron in den Zielzellen ist keine Inaktivierung, sondern eine Überführung des Testosterons in seine Wirkform.

H07

Frage 17.71: Lösung D

Die Synthese der Steroidhormone (Nebennierenrindenhormone Cortisol und Aldosteron, Sexualhormone Progesteron, Östrogen, Testosteron, Vitamin D-Hormone Calcidiol und Calcitriol) geht sämtlich von Cholesterin aus. Bei der Synthese des Testosteron wird zunächst die Seitenkette an C-17 des Cholesterin oxidativ um sechs C-Atome verkürzt (D), später um weitere drei C-Atome.

F07 F03

Frage 17.72: Lösung C

Testosteron wird durch eine 5α-Reduktase in den Zielzellen in das mehr als doppelt so wirksame Dihydrotestosteron umgewandelt (C).
Aussage (A) ist falsch, denn Testosteron ist ein C_{19}-Steroid ohne einen aromatischen Ring. In Östrogenen ist der Ring A aromatisch.
Aussage (B) ist falsch, denn Testosteron wird in den Leydig'schen Zwischenzellen des Hodens synthetisiert. Die Sertoli-Zellen dienen der Spermiogenese.
Aussage (D) ist falsch, denn Testosteron wird im Blut angelagert an ein Östrogen-Testosteron-Bindungsprotein transportiert.
Aussage (E) ist falsch, denn Testosteron wirkt proteinanabol, es führt zu einer positiven N-Bilanz.
Siehe Lerntext XVII.9.

F08 F05

Frage 17.73: Lösung E

In der 2. Hälfte des Menstruationszyklus produziert der Gelbkörper (Lutealphase) aus Cholesterin Progesteron, das während dieser Phase seinen Maximalwert im Blut erreicht.
Aussage (A) ist falsch, denn nach der Ovulation steigt die Basaltemperatur.
Aussage (B) ist falsch, denn in der Lutealphase fällt die LH-Konzentration im Blut ab.
Aussage (C) ist falsch, denn auch die FSH-Plasmakonzentration ist in der Lutealphase niedrig.
Aussage (D) ist falsch, denn in der 2. Zyklushälfte fällt die Androstendionkonzentration im Blut.

H04

Frage 17.74: Lösung B

In der Proliferationsphase (Follikelphase) des Menstruationszyklus wird durch FSH erstens das Follikelwachstum stimuliert (B) und zweitens in den Granulosazellen die Aromatase zur Oestrogensynthese induziert.
(A) ist falsch, denn Choriongonadotropin stimuliert die Progesteronproduktion.
(D) ist nicht zutreffend, denn Oxytocin ist ein Octapeptid des Hypophysenhinterlappens, das bei der Geburt Uteruskontraktionen und die Milchejektion auslöst.
(E) ist falsch, denn Progesteron bewirkt die Sekretionsphase der Uterusschleimhaut.
Das Protein Follistatin (C) hat mit der Oestrogenproduktion nichts zu tun. Es wird in vielen Organen gebildet und hemmt die Wirkung verschiedener Wachstumsfaktoren.

H10

Frage 17.75: Lösung C

Siehe Lerntext XVII.9.
Zu **(C)**: Im Estradiol ist der Ring A aromatisch, d. h. er enthält drei konjugierte Doppelbindungen. Östrogene bewirken die Ausbildung der sekundären weiblichen Geschlechtsmerkmale und in der ersten Hälfte des Menstruationszyklus die Proliferationsphase der Uterusschleimhaut.
Zu **(A)** und **(B)**: Die beiden Nebennierenrindenhormone Aldosteron (Mineralokortikoid) und Kortisol (Glukocortikoid) enthalten keinen aromatischen Ring, sondern nur eine Doppelbindung im Ring A.
Zu **(D)**: Progesteron enthält keinen aromatischen Ring. Progesteron stimuliert die Sekretionsphase in der 2. Zyklushälfte und ist Zwischenstufe bei der Synthese der anderen Steroidhormone.
Zu **(E)**: Das männliche Sexualhormon (Androgen) Testosteron besitzt keine aromatische Ringstruktur, kann aber durch eine Aromatase zu Estradiol umgewandelt werden.

H08

Frage 17.76: Lösung B

Zu **(B)**: Eine Aromatase kann aus androgenen Steroiden im Ovar und der Nebennierenrinde Estrogene bilden. Dies kann auch in Adipozyten erfolgen.
Zu **(D)**: Diese Aussage ist falsch, denn das in gut mit Fett gefüllten Adipozyten gebildete und sezernierte Leptin ist ein Peptidhormon, welches indirekt im Gehirn ein Sättigungsgefühl auslöst.

F08

Frage 17.77: Lösung C

Im Hypothalamus und in der Hypophyse wird das Protein und Prohormon Proopiomelanocortin (POMC) gebildet, aus dem durch gezielte Proteolyse Corticotropin, Melanotropin, Endorphine und Lipotropin freigesetzt werden können. Der Corticotropin Releasing Faktor (= Corticoliberin = CRH) induziert in der Hypophyse die POMC-Bildung. Durch hohe Cortisolkonzentrationen wird in negativer Rückkopplung die CRH-Sekretion gehemmt und damit ist die POMC-Expression vermindert.

XVII.10 Hypophysenvorderlappen-Hormone

Die Hypophyse, im Türkensattel des Schädelknochens gelegen und beim erwachsenen Menschen nur etwa 1,5 g schwer, ist ein wichtiges Steuerorgan für das endokrine System. Morphologisch und funktionell unterscheidet man einen Vorderlappen und einen Hinterlappen – ein Mittellappen ist bei manchen Tierarten gut ausgeprägt, beim Menschen aber nur rudimentär.
Im Bereich des Vorderlappens werden 6 glandotrope Hormone gebildet, die ihrerseits wieder 6 peripher gelegene endokrine Organe stimulieren. Ein Ausfall des HVLs kommt funktionell einer Exstirpation all dieser Drüsen gleich.
Folgende Hormone werden von den Zellen des HVLs gebildet:

TSH	thyreoideastimulierendes Hormon
FSH	follikelstimulierendes Hormon
ACTH	Adrenocorticotropes Hormon
LH	Luteotropes Hormon
PRL	Prolaktin
STH	Somatotropin Prolaktin

Für das letztgenannte „Wachstumshormon" hatte man bis vor kurzem eine direkte Wirkung auf das Skelettwachstum angenommen. Heute weiß man, dass das STH hepatotrop wirkt, d. h. in der Leber werden spezifische Peptide, Somatomedine oder Insulin-like Growth Factors (IGF-I und IGF-II), freigesetzt, die dann wachstumsstimulierend wirken.

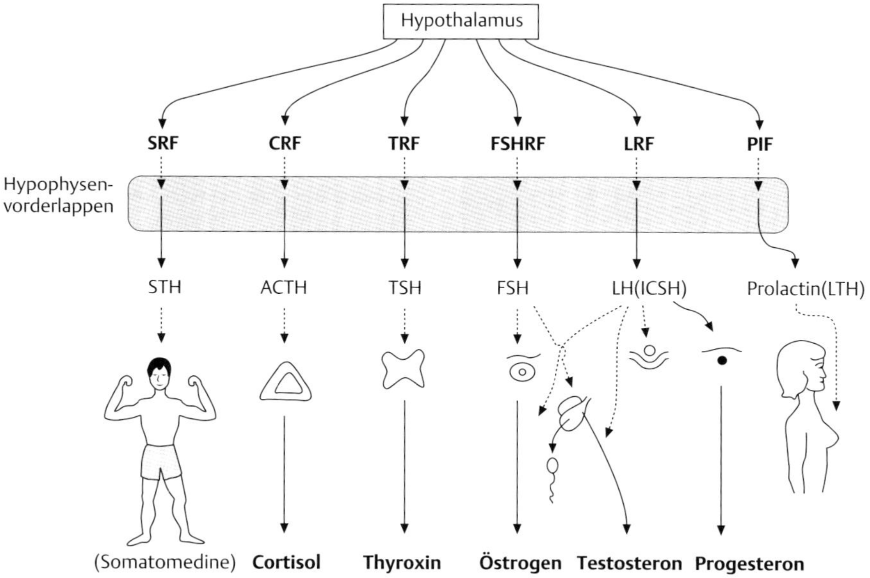

Klinischer Bezug
Gigantismus und Akromegalie

Eosinophile Adenome des HVLs können unkontrolliert Somatotropin (= GH = STH) produzieren und bei Kindern zu Riesenwuchs (Gigantismus) mit Körpergrößen deutlich über 2 Meter führen. Tritt das HVL-Adenom erst im Erwachsenenalter nach Schluss der Epiphysenfugen auf, kommt es zu appositionellem Wachstum der Akren (Kinn, Nase, Augenwülste, Hände, Füße), die den Patienten ein charakteristisches („Rübezahl-ähnliches") Aussehen verleihen.
Weitere Symptome beider Erkrankungen sind u. a. Insulinresistenz und Hypertonie. Die Häufigkeit der HVL-Adenome ist ca. 1 : 16000, die Therapie erfolgt neurochirurgisch und (oder) radiologisch. Medikamentös sind Somatostatine wirksam.

Klinischer Bezug
Zwergwuchs

Ausfall der hypophysären GH-Sekretion kommt mit einer Häufigkeit von ca. 1 : 20000 vor und führt zu proportioniertem Zwergwuchs. Mit gentechnisch erzeugtem, menschlichem Wachstumshormon ist bei frühzeitiger Diagnose heute eine erfolgreiche Therapie möglich.
Der hypophysäre Zwergwuchs muss differentialdiagnostisch von der konstitutionellen Wachstumsverzögerung, vom Kretinismus (Hypothyreoidismus) und von systemischen Knochen-Knorpel-Erkrankungen, wie der Chondrodystrophie, abgegrenzt werden.

F04

→ **Frage 17.78: Lösung C**

Die Testosteronsynthese wird durch das Gonadotropin LH (= Interstitialzellen stimulierendes Hormon = ICSH) stimuliert (C).
ACTH (A) stimuliert in der Zona fasciculata der Nebennierenrinde die Glucocorticoid-Synthese. Das Gonadotropin FSH (B) stimuliert die Spermiogenese und die Follikelreifung. STH (D) stimuliert über Somatomedine das Wachstum. TSH (E) stimuliert die Freisetzung der Schilddrüsenhormone.

F06

→ **Frage 17.79: Lösung C**

Über die Achse Hypothalamus (Liberine) – Hypophysenvorderlappen (Tropine) – periphere Drüse werden die Schilddrüse (C), die Nebennierenrinde und die Gonaden reguliert. Die Sekretion der übrigen aufgeführten Hormone wird nicht durch den Hypophysenvorderlappen reguliert, sondern:
ANP wird über das Blutvolumen (Vorhoffüllung) reguliert.
Die Adrenalinsekretion wird nerval über den Sympathikus stimuliert.
Die Glucagonsekretion wird gegenläufig zur Insulinsekretion über die Blutglucosekonzentration reguliert.

Die Serumcalciumkonzentration beeinflusst die Calcitoninsekretion gegenläufig zur Parathormonsekretion.

F04

→ **Frage 17.80: Lösung B**

Inhibin ist ein Protein, das im Ovar und im Hoden gebildet wird und im Hypophysenvorderlappen die FSH-Sekretion hemmt (B). Dadurch wird das Reifen eines Follikels bzw. die Spermiogenese unterdrückt.

H94

→ **Frage 17.81: Lösung E**

Ein aus 14 Aminosäuren aufgebautes Peptid, das Somatostatin, wird als Release-Inhibiting-Hormon im Hypothalamus, in den δ-Zellen der Langerhans-Inseln des Pankreas und in der Schleimhaut von Magen und Dünndarm gebildet.
Im Hypophysenvorderlappen hemmt Somatostatin die STH-Freisetzung (C) und die TSH-Freisetzung (D). Dadurch wirkt es nur indirekt auf die Schilddrüse hemmend, sodass (E) die gesuchte Falschaussage ist.
Im Pankreas wird durch Somatostatin die Freisetzung sowohl von Insulin (A), als auch von Glukagon (B) gehemmt.

XVII.11 Hypophysenhinterlappen-Hormone

Im Hypophysenhinterlappen werden zwei sehr ähnlich gebaute Nonapeptide, Oxytocin und Vasopressin, gespeichert und freigesetzt. Gebildet werden die beiden in Form höhermolekularer Vorstufen im Hypothalamus. Die Hormone werden dann in Bindung an spezifische Transportproteine (Neurophysin I bzw. II) durch axonalen Transport (Neurosekretion) zur Hypophyse gebracht.
Oxytocin wirkt bei der Frau auf die glatte Muskulatur von Uterus und Brustdrüse; es werden die Geburtswehen und die Ejektion der Milch eingeleitet.
Adiuretin (ADH), auch Vasopressin genannt, wirkt vor allem auf die Niere und die Blutgefäße. Es fördert die Wasserresorption im distalen Tubulus. Fehlen des Hormons führt zum Diabetes insipidus.

Beide HHL-Hormone werden therapeutisch eingesetzt, wobei neben der Injektion eine Verabreichung als Nasenspray möglich ist.

Klinischer Bezug
Diabetes insipidus
Beim Diabetes insipidus („nicht-schmeckende Harnruhr") werden große Volumina eines hypotonen Urins (6 l, maximal 24 l pro Tag) ausgeschieden, verbunden mit Durst und entsprechenden Trinkmengen (Polydipsie).
Beim **zentralen Diabetes insipidus** wird aufgrund von Tumoren, infiltrativen Läsionen, operationsbedingt oder nach Strahlenbehandlung im Hypo-

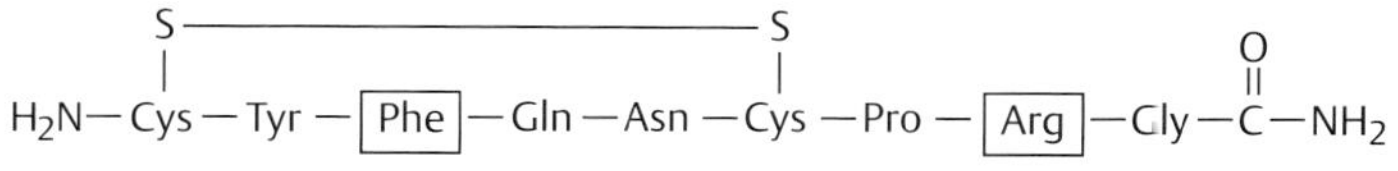

Vasopressin (Adiuretin)

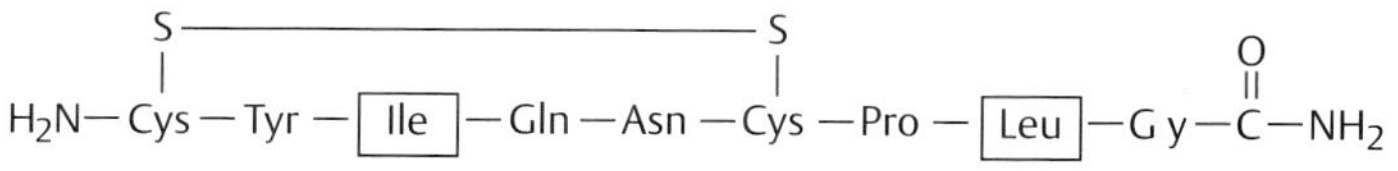

Oxytocin

thalamus-Hypophysenhinterlappen-System kein Adiuretin (Vasopressin) sezerniert. Die Therapie mit synthetischem Hormon nasal oder s. c. appliziert ist wirksam.
Ein **nephrogener Diabetes insipidus** kann bei einer Mutation des Adiuretin-Rezeptorgens oder des Aquaporingens auftreten. Eine Therapie mit Adiuretin ist hier wirkungslos.

XVII.12 Endokrine Funktionen der Niere

Die Niere produziert 3 endokrin wirksame Faktoren:
1. die Protease **Renin** (Renin-Angiotensin-Aldosteron-System)
2. **Erythropoietin**
3. **Calcitriol**

Bei einem Abfall der Nierendurchblutung wird von den juxtaglomerulären Zellen der Niere eine spezifische Protease, das Renin, abgegeben. Renin spaltet durch begrenzte Proteolyse aus einem in der Leber gebildeten Plasmaglobulin, dem Angiotensinogen, ein 10er Peptid (Deka-Peptid), Angiotensin I, ab. Angiotensin I wird wiederum durch begrenzte Proteolyse durch das „converting enzyme" um zwei Aminosäuren verkürzt zum Oktapeptid Angiotensin II. Angiotensin II bewirkt eine Vasokonstriktion und damit eine Blutdruckerhöhung. Gleichzeitig stimuliert es die Aldosteron-Sekretion und führt so zu einer Kochsalz- und Wasser-Retention mit Erhöhung des Blutvolumens. Beide Mechanismen sind für die Entwicklung des Bluthochdrucks von Bedeutung.
Erythropoietin ist ein Glykoprotein (MG ca. 18000), es wird bei ungenügender O_2-Versorgung der Niere gebildet und stimuliert die Stammzellen des roten Knochenmarks zur Erythrozytenbildung.
Calcitriol (1,25-Dihydroxycholecalciferol) entsteht in der Niere aus 25-Hydroxycholecalciferol (Calcidiol), das in der Leber aus Vitamin D_3 gebildet wird. Die 1-Hydroxylase der Niere wird durch Parathormon stimuliert und durch freie Calciumionen gehemmt. Calcitriol erhöht die Calciumresorption im Dünndarm, in der Niere die Ca/P-Rückresorption und im Knochen den Ca/P-Einbau (Mineralisierung).

Klinischer Bezug

Renaler Hypertonus

Ein erhöhter arterieller Blutdruck ist eines der verbreitetsten medizinischen Probleme, zwischen 20 % und 50 % der erwachsenen Bevölkerung sind betroffen.
In 90 % der Fälle kann eine Ursache nicht eruiert werden, man spricht von essentieller Hypertonie. Ca. 5 % aller Hypertonie-Fälle sind Folge von verschiedenen Nierenerkrankungen, bei denen das Renin-Angiotensin-Aldosteron-System beteiligt ist.
Die Therapie umfasst hier eine Hemmung des „Angiotensin-converting-Enzyme" (ACE-Hemmer) und (oder) Aldosteronantagonisten.

H98

→ **Frage 17.82: Lösung A**

Vasopressin (= Adiuretin = ADH) ist ein Octapeptid, das an der Niere durch cAMP (E) die H_2O-Permeabilität steigert und an glatten Gefäßmuskelzellen eine Kontraktion auslöst.
Bei einer Erhöhung des osmotischen Drucks im Blutplasma wird Vasopressin aus dem Hypophysenhinterlappen (HHL) freigesetzt.
Die gesuchte Falschaussage ist (A), denn Vasopressin wird nicht im HHL gebildet, sondern als Praeprovasopressin im Hypothalamus. Aus Praeprovasopressin entstehen durch limitierte Proteolyse Provasopressin und Neurophysin II. Das proteolytisch freigesetzte Vasopressin gelangt, angelagert an Neurophysin, durch axonalen Transport (Neurosekretion) in den HHL.

H07 H03

→ **Frage 17.83: Lösung C**

Erythropoetin (EPO) ist ein Glykoprotein (C), das bei O_2-Mangel vermehrt in den peritubulären Zellen der Niere gebildet wird. Unter EPO wird der Anteil der Erythrozyten im Blut (Hämatokrit) nicht gesenkt, sondern erhöht (Aussage (A) ist falsch). Aussage (D) ist unzutreffend, da EPO nicht über eine Guanylatzyklase, sondern über Tyrosinkinasen wirkt. EPO wird nicht von erythropoetischen Stammzellen synthetisiert, sondern es stimuliert erythropoetische Stammzellen, Aussage (E) ist daher falsch.

F04

→ **Frage 17.84: Lösung D**

Bei Blutdruckabfall sezerniert die Niere die Protease Renin ((C) ist falsch). Durch Renin wird aus Angiotensinogen Angiotensin I abgespalten ((A) ist falsch). Durch ACE wird Angiotensin I in Angiotensin II umgewandelt ((B) ist falsch). Angiotensin II stimuliert in der Zona glomerulosa der NNR die Aldosteronsekretion ((D) ist die gesuchte richtige Aussage). Aussage (E) ist falsch, denn Angiotensin II wirkt mit G-Proteinen nicht über cGMP, sondern über Inositoltriphosphat (IP_3).

F06

→ **Frage 17.85: Lösung C**

Angiotensin II ist ein Octapeptid, das aus dem Decapeptid Angiotensin I mittels Angiotensin-conver-

ting-enzyme (ACE) durch Abspaltung eines Dipeptids entsteht.
Bei Hypotonie, Na^+-Mangel und erhöhtem Sympathikotonus sezernieren die juxtaglomerulären Zellen der Niere die spezifische Protease Renin, die aus dem von der Leber in das Blut abgegebenen Protein Angiotensinogen das Angiotensin I abspaltet.
Angiotensin II stimuliert in der Nebennierenrinde die Aldosteronsekretion (C), wodurch das Serum-Na^+ und damit das Blutvolumen ansteigt.
Aussage (E) ist falsch, denn durch die vasokonstriktorische Wirkung des Angiotensin II wird der Blutdruck erhöht. ACE-Hemmer werden zur Hypertoniebehandlung eingesetzt.
Aussage (A) ist falsch, denn Angiotensin ist ein Peptid. Aus Arachidonsäure werden die Eicosanoide (Prostaglandine, Prostacycline, Thromboxane und Leukotriene) gebildet.
Aussage (B) ist falsch, denn das Angiotensin beeinflusst nicht die Insulinsekretion, dies tun Glucose und Sulfonylharnstoffe.
Aussage (D) ist falsch, denn durch Angiotensin wird die Adiuretin-Sekretion des Hypophysenhinterlappens nicht gehemmt, sondern stimuliert. Dies dient der Volumenerhöhung bei Hypotonie.
Siehe Lerntext XVII.12.

H06

→ **Frage 17.86: Lösung B**

ANP ist der natriuretische Faktor (ANF), der bei einer Dehnung der Herzvorhöfe von myoendokrinen Vorhofzellen gebildet wird. ANP bewirkt in Zielzellen über eine Guanylatzyklase eine cGMP-Erhöhung ((B) ist richtig).
Die Aussagen (A), (C), (D) und (E) sind falsch, denn durch ANP werden Aldosteron, Reninaktivität und antidiuretisches Hormon (ADH) im Plasma herabgesetzt und so das Plasmavolumen erniedrigt.

H98

→ **Frage 17.87: Lösung C**

Als Gastrin bezeichnet man einige unterschiedlich große Peptidhormone, die von den G-Zellen des Magen-Antrums (A) und im oberen Duodenum gebildet werden. Eine Gastrin-Freisetzung bewirkt eine Stimulation der Pepsinogen- (B) und Salzsäureabgabe. Die gesuchte Falschaussage ist (C), denn durch Gastrin wird die Histaminfreisetzung nicht gehemmt, sondern stimuliert. Die Gastrinwirkung geschieht über ein G-Protein und cAMP als second messenger (E).

H93

→ **Frage 17.88: Lösung C**

Die Magenentleerung wird durch das 22er Peptid Motilin (gebildet im oberen Dünndarm) beschleunigt. Auch die Dünndarmperistaltik wird durch Motilin angeregt.

XVII.13 Gastrointestinale Hormone

Im Darm werden von verschiedenen sogenannten Apud-Zellen (amin-precursor-uptake-and-decarboxylation) Proteohormone gebildet, die vorwiegend auf die Verdauungsvorgänge wirken.
Gastrin besteht aus 17 Aminosäuren und wird in Pylorus-nahen Zellen gebildet. Gastrin stimuliert die HCl-Sekretion der Belegzellen des Magens. Es wird bei der Magendiagnostik als Pentagastrin-Test eingesetzt. Gastrin kann zusätzlich die Insulin-Sekretion steigern. Kleine Gastrin-produzierende Tumoren können im Duodenum und im Pankreas vorkommen, sie führen zu maximaler HCl-Produktion und multiplen Magengeschwüren. Dieses Krankheitsbild wird als Zollinger-Ellison-Syndrom bezeichnet.
Enterogastron (GIP = gastric-inhibitory-polypeptide) besteht aus 43 Aminosäuren und ist im Magen ein Gastrin-Antagonist, es hemmt die HCl-Produktion. An den β-Zellen der Langerhans-Inseln im Pankreas stimuliert Enterogastron ähnlich wie Gastrin synergistisch die Insulinfreisetzung.
Cholecystokinin (= Pankreozymin) bewirkt eine Kontraktion der Gallenblase und führt so zu einer Gallensekretion (z. B. nach fettreichen Mahlzeiten) und erhöht den Enzymgehalt des Pankreassekretes.
Sekretin hemmt wie Enterogastron die HCl-Produktion und steigert sowohl die Bicarbonat-Sekretion des Pankreas als auch die Galle-Produktion der Leber.

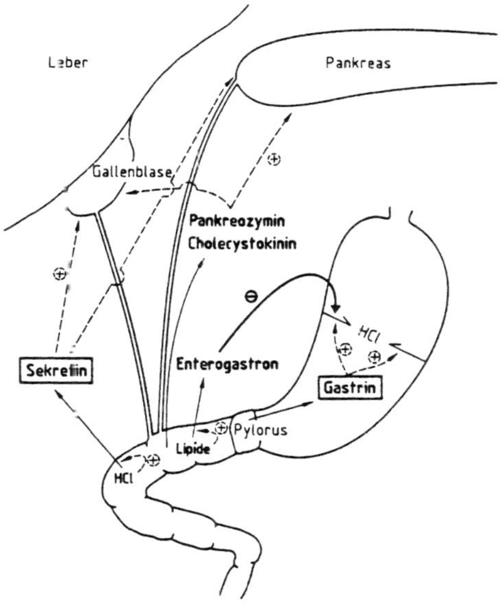

Klinischer Bezug
Gastrinom (Zollinger-Ellison-Sydrom)
Im Bereich des Magens, Dünndarms und Pankreas sind ca. 10 verschiedene endokrin-aktive Tumorsyndrome beschrieben worden, von denen Gastrin-produzierende Tumore die häufigsten sind. Leitsymptom der Gastrinome sind schwere, therapierefraktäre Geschwüre (Ulcera) des Dünndarms und des Magens. Auch ohne Nahrungsreiz sezerniert der Magen beim Zollinger-Ellison-Syndrom durch die hohe Gastrin-Serum-Konzentration Salzsäure. Die Gastrinome sind zu 80% im Pankreas und zu 15% im Duodenum lokalisiert. Der Rest findet sich im Magen, der Milz und in der Leber. Die Diagnose erfolgt über die Gastrinbestimmung, die maximale HCl-Basalsekretion und röntgenologisch.
Therapeutisch werden medikamentös Histamin-Antagonisten (H_2-Rezeptoren-Blocker) und H^+/K^+-ATPase-Hemmer eingesetzt und evtl. chirurgisch eine Tumorentfernung und (oder) eine Ulkus-Operation vorgenommen.

F08

→ **Frage 17.89: Lösung D**

Serotonin wird aus Tryptophan vorwiegend von den enterochromaffinen Zellen des Darms gebildet, es wirkt u. a. erregend auf glatte Muskulatur im Darm. Serotonin wird abgebaut zu Hydroxyindolessigsäure, die in den Urin ausgeschieden wird (D).
Aussage (A) ist falsch, denn Desoxyadenosyl-Cobalamin ist die aktive Coenzymform aus Vitamin B_{12} für die Reaktion Methylmalonyl-CoA zu Succinyl-CoA.
Aussage (B) ist falsch, denn Histidin wird abgebaut zu Glutamat und aktivem Formiat (an Tetrahydrofolsäure) oder wird zu Hydantoinpropionat, das im Urin ausgeschieden werden kann.
Aussage (C) ist falsch, denn das aus Serotonin gebildete Zirbeldrüsen-Hormon Melatonin wird als Hydroxymelatonin gekoppelt mit Glucuronsäure oder Sulfat in den Urin ausgeschieden.
Aussage (E) ist falsch, denn Tyrosin wird entweder umgebaut zu Catecholaminen (Dopamin, Noradrenalin, Adrenalin), die als Abbauprodukte in Form von Vanillinmandelsäure im Urin erscheinen, oder Tyrosin wird in der Leber zu Acetessigsäure und Fumarsäure abgebaut.

F09

→ **Frage 17.90: Lösung E**

Zu **(E)**: Das Gewebshormon Serotonin wird aus der Aminosäure Tryptophan gebildet.
Zu **(A)**: Arachidonsäure wird umgewandelt zu Eicosanoiden (Prostaglandine, Prostacycline, Thromboxane und Leukotriene).
Zu **(B)**: Das Epiphysenhormon Melatonin wird aus Serotonin gebildet.
Zu **(C)**: Das Peptidhormon Secretin wird in der Darmschleimhaut aus Aminosäuren gebildet.
Zu **(D)**: Aus Serin wird kein Hormon gebildet.

H08

→ **Frage 17.91: Lösung C**

Zu **(C)**: Prostacyclin (PGI_2) wird von intakten Endothelien abgegeben und hemmt die Thrombozytenaggregation. Bei arteriosklerotisch veränderten Gefäßwänden erfolgt die Abgabe nicht ausreichend, es kann so zur Thrombose kommen.
Zu **(A)**: Leukotrien C_4 fördert nicht die Bronchiolendilatation, sondern die Bronchokonstriktion sowie Entzündungsreaktionen.
Zu **(B)**: Leukotrien D_4 führt nicht zu einer Verminderung der Kapillarwandpermeabilität, sondern erhöht diese bei Entzündungen.
Zu **(D)**: Prostaglandin E_2 (PGE_2) hemmt nicht, sondern fördert die schützende gastrale Mucinsekretion und senkt darüber hinaus die H^+-Sekretion. Im Rahmen einer Behandlung mit nicht-steroidalen Entzündungshemmern kann durch Hemmung der Cyclooxygenase die PGE_2-Bildung im Magen gehemmt werden. Als Nebenwirkung können hierunter Magengeschwüre auftreten.
Zu **(E)**: Thromboxane (von Thrombozyten abgegeben) fördern nicht die Arteriolendilatation, sondern führen zu Arteriolenkonstriktion und Thrombozytenaggregation.

F10

→ **Frage 17.92: Lösung D**

Zu **(D)**: Eikosanoide sind Mediatoren oder Gewebehormone, die von vielen Zellen aus der 4-fach ungesättigten C_{20}-Fettsäure Arachidonsäure gebildet werden. Zu ihnen zählen Prostaglandine, Prostazykline, Thromboxane und Leukotriene. Die Prostaglandine enthalten einen C_5-Ring.
Zu **(A)**: Diese Aussage ist zweifach falsch: Als Vorstufe der Eikosanoide wird aus Membranlipiden nicht Linolensäure durch Phospholipase C freigesetzt, sondern durch Phospholipase A_2 die Arachidonsäure.
Zu **(B)**: Die Cyklooxigenase ist bei der Leukotrienensynthese nicht beteiligt, hier ist eine Lipoxygenase Schrittmacherenzym.
Zu **(C)**: Bei der Prostaglandin-, Thromboxan- und Prostazyklinsynthese ist die Cyklooxigenase das Schrittmacherenzym.
Zu **(E)**: Arachidonsäure wird nicht mit NADPH reduziert. Erst die Inaktivierung der Prostaglandine erfolgt durch Reduktion.

H03

→ **Frage 17.93: Lösung C**

Zum Kinin-System gehören die Oligopeptide Bradykinin aus 9 Aminosäuren und Kallidin aus 8 Aminosäuren. Beide Kinine weisen identische Sequenzen auf. Sie werden aus dem in der Leber gebildeten höhermolekularen Kininogen durch Kallikrein proteolytisch freigesetzt (A). Kallikrein wird aus Prä-Kallikrein unter anderem durch den Hageman-Faktor XIIa aktiviert, andererseits aktiviert auch Kallikrein den Hageman-Faktor (B). Bradykinin und Kallidin rufen Entzündungen hervor (D) und aktivieren die glatten Muskeln des Darms (E). Die gesuchte Falschaussage ist (C), denn Angiotensin II ist kein Kinin, sondern dient der Blutdruckregulation.

H00

→ **Frage 17.94: Lösung A**

Die gesuchte Falschaussage ist (A), denn TNF wird nicht von Tumorzellen, sondern von Makrophagen, Fibroblasten, T-Lymphozyten und glatten Muskelzellen gebildet. Es ist ein monomeres Protein (MG 17000), das Tumor-cytolytische und chemotaktische Wirkungen hat. IL-1 wie auch andere Cytokine können Fieber auslösen (B). IL-1 wird von Makrophagen und T-Lymphozyten gebildet und stimuliert in T-Lymphozyten die Bildung von IL-2 (C), das seinerseits die Teilung (Proliferation) von T- und B-Lymphozyten stimuliert.
γ-Interferon wird von aktivierten T-Lymphozyten und Killerzellen gebildet und aktiviert Makrophagen.

H07

→ **Frage 17.95: Lösung D**

NO wird von gesunden Endothelzellen aus der Aminosäure Arginin gebildet (D). NO wirkt gefäßerweiternd als Vasodilatator (Aussage (E) ist also falsch). NO wirkt auf die Gefäßmuskulatur durch Aktivierung einer Guanylatcyclase, Aussage (C) ist also falsch. Aussage (E) ist falsch, denn NO reagiert als Radikal sehr schnell mit O_2, Fe, Cu und Mn und hat daher eine sehr kurze Lebenszeit von wenigen Sekunden.

F05

→ **Frage 17.96: Lösung A**

Arachidonsäure (Eicosatetraensäure) ist die Muttersubstanz der Gewebehormone, die Eicosanoide genannt werden.
Durch die Lipoxygenase entstehen aus Arachidonsäure die Leukotriene, durch die Cyclooxygenase die Prostaglandine, Prostacycline und Thromboxane.

Aussage (B) ist falsch, denn Serotonin entsteht wie Melatonin aus der Aminosäure Tryptophan.
Aussage (C) ist falsch, denn Dopamin, wie auch Noradrenalin und Adrenalin, entsteht aus Phenylalanin/Tyrosin.
Aussage (D) ist falsch, denn NO entsteht aus der Aminosäure Arginin.
Aussage (E) ist falsch, denn das Octapeptid Angiotensin II entsteht durch limitierte Proteolyse aus dem Protein Angiotensinogen durch die Protease Renin und das Angiotensin-converting-enzyme.

Kommentare aus Examen Frühjahr 2011

F11

→ **Frage 17.97: Lösung E**

Zu **(E)**: Verschiedene Monooxygenasen bauen mit O_2 und Tetrahydrobiopterin Alkoholgruppen in Substrate ein, wobei 1 O-Atom als Alkoholgruppe erscheint und das 2. zu Wasser reduziert wird. Das entstehende Dihydrobiopterin muss mit NADPH oder NADH regeneriert werden. Im Rahmen der Catecholaminsynthese wirkt die **Tyrosin-Hydroxylase mit Tetrahydrobiopterin** bei der **Bildung von DOPA** aus Tyrosin mit.
Zu **(A)**: Die **COMT benötigt S-Adenosylmethionin** beim Abbau der Catecholamine.
Zu **(B)**: Die **DOPA-Decarboxylase** setzt DOPA mit **Pyridoxalphosphat als Coenzym** zu Dopamin um.
Zu **(C)**: Die **Dopamin-β-Monoxygenase** hydroxyliert mit O_2 Dopamin zum Noradrenalin, sie **benötigt Vitamin C und NADPH.**
Zu **(D)**: Die **Monoaminooxidase** (MAO) inaktiviert **mit $FADH_2$** und O_2 biogene Amine (Noradrenalin, Dopamin, Serotonin), wobei H_2O_2 und Imine entstehen. Letztere können leicht zu Aldehyd und Ammoniak hydrolysiert werden.

F11

→ **Frage 17.98: Lösung E**

Zu **(E)**: Proteinkinasen können Proteine regulatorisch mit ATP zu Phosphoproteinen phosphorylieren. Dies kann, je nach Protein, zu einer Erhöhung oder einer Erniedrigung der Proteinfunktion führen. Phosphoproteinphosphatasen können die phosphorylierten Proteine wieder hydrolytisch dephosphorylieren. Die **Phosphorylierung erfolgt meistens an einem spezifischen Serinrest** des Proteins als Phosphat-Ester, z. B. bei der Glykogenphosphorylase, der Glykogensynthase und der Fettgewebslipase. Auch Threoninreste und Tyrosinreste können phosphoryliert werden.

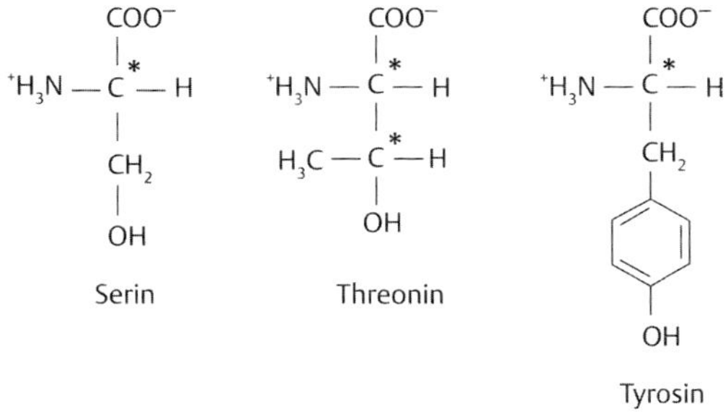

Zu **(A)** – **(D)**: **Alanin, Cystein, Glutamat und Lysin werden in Proteinen nicht phosphoryliert.**

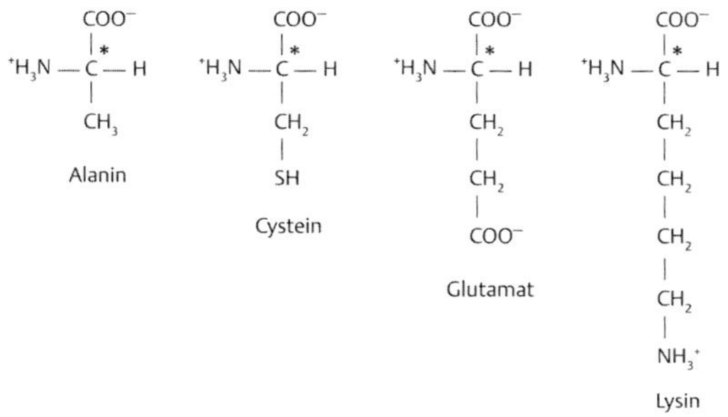

F11

→ **Frage 17.99: Lösung E**

Zu **(E)**: Von intakten Gefäßendothelien wird **Stickstoffmonoxid** aus Arginin gebildet und **bindet an eine lösliche Guanylatcyclase** der glatten Gefäßmuskulatur. Das dann aus GTP gebildete cGMP führt zu einer Erschlaffung der Gefäßmuskulatur und damit zu einer Gefäßweitstellung. Koronarspasmen (Angina pectoris) werden mit Nitroglycerin-Sprays („Nitro") behandelt, die, über die Mundschleimhaut appliziert, rasch zu einer NO-Substitution an den Koronarien führen.
Zu **(A)** und **(B)**: Die, vorwiegend vom Herzen gebildeten, natriuretischen Faktoren (**ANP und BNP**) **wirken** an der Niere **über Rezeptoren und eine membrangebundene Guanylatcyclase**.
Zu **(C)**: **Ca^{2+}-Ionen binden** nicht an Guanylatcyclasen, sondern **an Calmodulin** und können Proteinkinasen stimulieren.
Zu **(D)**: **cGMP ist** kein Ligand für Guanylatcyclasen, sondern deren **Produkt aus der Reaktion GTP zu cGMP + PP**.

F11

→ **Frage 17.100: Lösung D**

Zu **(D)**: Calcitriol stärkt im Darm die Kalzium- und Phosphatresorption. An der Niere hemmt es die Kalzium- und Phosphatausscheidung und am Knochen stimuliert es die Mineralisation.
Calcitriol wirkt, wie alle hydrophoben Hormone (Steroidhormone und die Schilddrüsenhormone T_3 und T_4), nicht über membrangebundene Rezeptoren, sondern nach Aufnahme in die Zellen **über Bindungen an intrazelluläre Rezeptoren**, die dann die **Transkription beeinflussen**.
Zu **(A)**: **Nicht Calcitriol bindet an Calmodulin, sondern Ca^{2+}-Ionen**.
Zu **(B)**: Über Membranrezeptoren mit G-Proteinen reagieren Adrenalin und **alle Peptid- und Proteohormone**.
Zu **(C)**: Mit einem Membranrezeptor und Öffnung eines Ionenkanals reagiert z. B. **Acetylcholin**.
Zu **(E)**: Über eine Rezeptor-Tyrosinkinase wirkt das **Insulin**.

F11

→ **Frage 17.101: Lösung D**

Zu **(D)**: Alle Steroidhormone werden ausgehend vom Cholesterin synthetisiert. Entscheidend ist dabei als erstes die **oxidative Verkürzung der Seitenkette des Cholesterins** um 6 C-Atome **zum Pregnenolon**.
Zu **(A)**: Die Aromatisierung des A-Ringes (Bildung 3 konjugierter Doppelbindungen) führt **von den Androgenen zu den Östrogenen**.
Zu **(B)**: Die C-21-Hydroxylase führt **von Progesteron zu den Nebennierenrindenhormonen**.
Zu **(C)**: Die C-11-Hydroxylase führt zum **Desoxycorticosteron, aus dem Aldosteron gebildet wird**.
Zu **(E)**: Pregnenolon enthält wie das Cholesterin **am C-3 noch eine Alkoholgruppe**. Ketogruppen an C-3 enthalten Cortisol, Aldosteron, Progesteron und Testosteron.

18 Immunchemie

XVIII.1 Abwehrmechanismen

Die Abwehrmechanismen gegen Mikroorganismen (Bakterien, Viren, Protozoen, Pilze etc.), Fremdzellen, fremde Organismen und gegen veränderte körpereigene Strukturen können in **spezifische** (B- und T-Lymphozyten) und **unspezifische** (Komplementsystem, Makrophagen, Lysozym etc.) unterteilt werden.
Spezifische Immunität wird erst nach Kontakt mit fremden Molekülstrukturen erworben und ist in der Regel ausschließlich gegen das auslösende Agens gerichtet. Die **unspezifischen Mechanismen** sind stets vorhanden, können allerdings häufig durch das spezifische System in Gang gesetzt werden.
Antigene (Ag) sind meist fremde Makromoleküle (Proteine, Polysaccharide, Lipide, Nucleinsäuren), die im Wirbeltier die Bildung von Antikörpern (Ak) hervorrufen (immunogene Wirkung). Sie können in einer Antigen-Antikörper-Reaktion spezifisch mit diesen Antikörpern reagieren.
Die Gruppen, die in einem Makromolekül als fremd erkannt werden und sich mit den Bindungsstellen des Antikörpers verbinden, werden Antigen-determinante Gruppen genannt. Sie bestehen meist aus nur 3–6 Monosaccharid- oder Aminosäureresten. In der Regel gilt, je größer eine Fremdstruktur, desto mehr Antigen-determinante Gruppen (entspricht der Zahl der Bindungsstellen für Antikörper) hat sie. Auf einem Makromolekül können viele sowohl identische als auch verschiedene antigendeterminante Gruppen vorkommen.
Zur Auslösung der Antikörper-Bildung ist immer ein makromolekularer Träger der Antigen-determinanten Gruppe nötig, sein Teilchengewicht muss mindestens 50 000 betragen. Die Antigen-Antikörper-Komplexe können auch mit kleineren Antigen-Molekülen gebildet werden, die dann **Haptene** (Halbantigene) genannt werden, weil sie erst nach Bindung an ein Trägerprotein imstande sind, die Immunantwort, d. h. die Antikörper-Bildung, in Gang zu bringen.
Wertigkeit verschiedener Antigene

Antigen	Molekulargewicht	Bindungsstellen für Antikörper
Ribonuclease	13 000	3
Albumin	69 000	6
γ-Globulin	160 000	7
Thyreoglobulin	700 000	40
Tabakmosaikvirus	40 000 000	650
Erythrozyt A_1		100 000

Der Mensch verfügt über erworbene und über angeborene Abwehrmechanismen.
Erworbene Immunität (adaptative, spezifische I.)
B-Lymphozyten → Immunglobuline → humorale Immunität
T-Lymphozyten → zellständige Ak → zelluläre Immunität
Angeborene Immunität
Killer Lymphozyten → Zelltod
Makrophagen, Granulozyten → Phagozytose
Komplementsystem mit ca. 20 Faktoren → Zell-Lyse
aktiviert durch Ag Ak-Komplex

Lysozym → Murein-Spaltung → Bakterien-Lyse
Interferone → Hemmung der Virusvermehrung
Defensine → antimikrobielle Peptide
Wie aus der Tabelle ersichtlich, werden bei den angeborenen Abwehrmechanismen Killerlymphozyten, phagozytierende Zellen und die Komplementkaskade durch Antigen-Antikörper-Komplexe aktiviert.
Das antibakterielle Enzym **Lysozym** wird kontinuierlich in Tränenflüssigkeit, Speichel, Darmsaft und Urin sezerniert.
Die Interferonbildung erfolgt in Virus-infizierten Zellen (Induktion durch die fremde DNA oder RNA)
Die **Defensine** umfassen eine hochwirksame Familie von Peptidantibiotika, die durch Epithelien des Gastrointestinal-, des Urogenital- und des Respirationstrakts ausgeschieden werden.

Klinischer Bezug

Das Komplementsystem in der Diagnostik
Die sog. Komplementbindungsreaktion (KBR) mit einem standardisierten Indikator-System aus Schafserythrozyten und Kaninchenantikörpern dient dem bakteriologisch-serologischen Nachweis zum einen von Krankheitserregern oder zum anderen von Antikörpern.
Ein weiteres Einsatzgebiet der Komplement-Bestimmungen ist der Nachweis zirkulierender Immunkomplexe bei Autoimmunkrankheiten wie rheumatischen Kollagenosen, Glomerulonephritis, Morbus Basedow, Medikamenten-Allergie u. a.

F10

→ **Frage 18.1: Lösung B**

Zu **(B)**: Neutrophile Granulozyten enthalten in ihren Granula besondere bakterizid wirkende Peptide und Proteine, die sog. Defensine. Sie sind Teil der angeborenen Immunität.

Zu **(A)**: IgE sind Teil der spezifischen erworbenen Immunität, die allerdings zu speziellen allergischen Erkrankungen führen können.
Zu **(C)**: Interleukine gehören zu den Zytokinen. Sie werden von Leukozyten sezerniert und dienen der Informationsübertragung bei Entzündungs- und Abwehrreaktionen.
Zu **(D)**: IgA werden mit Körpersekreten abgeben.
Zu **(E)**: Defensine sind Proteine.
Siehe Lerntext XVIII.1.

F10

→ **Frage 18.2: Lösung D**

Zu **(D)**: Toll-like-Rezeptoren (TLR) finden sich auf Makrophagen, Monozyten und Granulozyten. Sie können die charakteristischen Lipopolysaccharide von Bakterien binden und führen dann zur Synthese von Interferonen, Tumornekrosefaktor, Interleukinen und Prostaglandinen, es kommt zur Entzündung.
Zu **(A)**: Interferone binden an Rezeptoren mit Tyrosinkinaseaktivität.
Zu **(B)**: TLR binden Interleukine nicht, sondern stimulieren nach Aktivierung durch bakterielles Lipopolysaccharid deren Abgabe.
Zu **(C)**: TLR sind Teil der angeborenen Immunität.
Zu **(E)**: TLR kommen in Bakterien und Viren nicht vor und führen auch nicht zur Komplementaktivierung.

H06 H01

→ **Frage 18.3: Lösung D**

Haptene werden auch Halbantigene genannt, weil sie aufgrund ihres geringen Molekulargewichtes ((B) und (C) sind also falsch) keine Antikörperbildung auslösen, von vorhandenen Antikörpern aber spezifisch gebunden werden können ((D) ist richtig). Durch die Anlagerung eines Haptens an ein Protein kann ein Vollantigen entstehen, d. h. eine Antikörperbildung auslösen. So entstehen häufig allergische Reaktionen auf Medikamente, Nahrungszusatzstoffe, Hygieneartikel und andere Stoffe.
Siehe Lerntext XVIII.1.

F08

→ **Frage 18.4: Lösung B**

Antigen-Antikörper Komplexe werden über den Fc-Teil der Antikörper an Makrophagen gebunden, endozytiert und abgebaut (B).
Aussage (A) ist falsch, denn B-Lymphozyten erkennen ihr jeweiliges Antigen über einen Antigenrezeptor, nämlich ihren spezifischen membrangebundenen Antikörper. MHC-Moleküle präsentieren den T-Lymphozyten Antigene.
Aussage (C) ist falsch, denn Proteine und Peptide aus allen kernhaltigen Zellen werden den T-Lymphozyten nicht über MHC II-Moleküle, sondern über MHC I präsentiert.
Aussage (D) ist falsch, denn T-Helferzellen stimulieren die B-Zellen nicht über MHC I, sondern erkennen die von der B-Zelle prozessierten und über MHC II präsentierten Antigene und stimulieren dann die B-Lymphozyten über Zytokine.
Aussage (E) ist falsch, denn T-Killerzellen erkennen die abzutötenden Zellen nicht über MHC II, sondern über MHC I.

H06

→ **Frage 18.5: Lösung D**

Wie alle antigenpräsentierenden Zellen (B-Lymphozyten, Makrophagen und dendritische Zellen) besitzen B-Lymphozyten den Major Histocompatibility Complex II (MHC-II) auf ihrer Zellmembran ((D) ist richtig).
Aussage (A) ist falsch, denn nicht B-Lymphozyten, sondern lymphatische Stammzellen differenzieren sich im Thymus zu T-Zellen.
Aussage (B) ist falsch, denn IL-2 wird hauptsächlich von T-Lymphozyten gebildet.
Aussage (C) ist falsch, denn CD4-Oberflächenantigene befinden sich auf T-Helferzellen und CD8 auf zytotoxischen T-Zellen.
Aussage (E) ist falsch, denn eine Rückumwandlung ausdifferenzierter Zellen zu Stammzellen ist nicht möglich.

H08

→ **Frage 18.6: Lösung E**

Zu **(E)**: **B-Lymphozyten** (B-Zellen) sind die Träger der humoralen Immunantwort. Sie können durch Antigene aktiviert werden und sich daraufhin zu Plasmazellen differenzieren, die Immunglobuline produzieren.
Zu **(A)**: Interleukin-2 wird nicht von B-, sondern von T-Zellen gebildet.
Zu **(B)**: Auch der Tumornekrosefaktor (TNF-α) wird nicht von B-Lymphozyten gebildet, sondern von Monozyten und Makrophagen.
Zu **(C)**: Auch diese Aussage ist falsch, denn B-Zellen haben wie T-Zellen Antigen-erkennende Proteine auf ihrer Zellmembran.
Zu **(D)**: T- und B-Lymphozyten kommen in allen Geweben vor, also auch in der Darmschleimhaut.

F06

→ **Frage 18.7: Lösung C**

T-Lymphozyten sind für die zelluläre Immunität, z. B. bei der Transplantatabstoßung, verantwortlich. Die positive Selektion erfasst T-Lymphozyten, die mit den körperspezifischen MHC-Molekülen Komplexe bilden können (C).

Aussage (A) ist falsch, denn die Reifung der T-Lymphozyten findet im Thymus statt und nicht im Knochenmark, hier findet ihre Bildung aus Stammzellen statt.
Aussage (D) ist falsch, denn die negative Selektion eliminiert nicht T-Lymphozyten gegen fremde Antigene, sondern solche, die gegen körpereigene Ag gerichtet sind.
Aussage (B) ist falsch, denn die gegen eigene Strukturen gerichteten T-Lymphozyten werden nicht durch Nekrose, sondern durch Apoptose ausgeschaltet.
Aussage (E) ist falsch, denn T-Lymphozyten tragen entweder das CD4-Protein (T-Helferzellen) oder das CD-8-Protein (cytotoxische T-Zellen).
Siehe Lerntext XVIII.2.

F04

→ **Frage 18.8: Lösung D**

Chemotaktisch auf die Migration von Granulozyten wirkt bei Entzündungsreaktionen das von Endothelzellen abgegebene Interleukin-8 (D).
Interleukin-2 (C) bewirkt vorwiegend eine Proliferation von Lymphozyten. CRP (A) wird von der Leber gebildet und dient als Akute-Phase-Protein u. a. zusammen mit Immunglobulinen (B) und Komplementfaktoren der Opsonierung von Bakterien. Transferrin (E) dient dem Eisentransport im Blut.

H06

→ **Frage 18.9: Lösung E**

Reaktive O_2-Spezies (O_2-Radikale) werden von der NADPH-Oxidase synthetisiert ((E) ist richtig).
Aussage (A) ist falsch, denn die Cytochrom-c-Oxidase ist Teil des Komplex IV der Atmungskette (Warburgsches Atmungsfragment).
Aussage (B) ist falsch, denn die Glucose-6-Phosphatase ist in der Leber für die Abgabe von Glucose (aus der Glykogenolyse oder aus der Gluconeogenese stammend) an das Blut verantwortlich.
Aussage (C) ist falsch, denn die Katalase beseitigt H_2O_2 und ist damit vielmehr ein Schutz gegen reaktive Sauerstoffmetabolite.

H07 F05

→ **Frage 18.10: Lösung E**

Das zur Lyse von Fremdzellen führende Komplementsystem im Blut-Plasma besteht aus einer Kaskade von 20 Proteinen, die etwa 10% der Proteine der Globulinfraktionen im Plasma ausmachen. Spezifisch wird dieses Abwehrsystem dadurch, dass die Bindung von IgM an die Fremdzellen über 9 Glykoproteine (C1–C9) des klassischen Komplementaktivierungsweges eine Zell-Lyse bewirken.

F06

→ **Frage 18.11: Lösung E**

Das Komplementsystem im Serum besteht ähnlich wie die Blutgerinnung aus einer Protein-Verstärkerkaskade mit 20 Komponenten und dient der Abwehr von Bakterien und Protozoen.
Im klassischen Aktivierungsweg lösen Ag-Ak-Komplexe an der Oberfläche der Fremdzellen die Kaskade aus. Verstärkt wird die Aktivierung durch proteolytisch aktiviertes C3b, das eine sehr reaktive intramolekulare Thioesterbindung besitzt, mit der es kovalent an NH_2-Gruppen der Oberfläche von Fremdzellen übertragen werden kann (E).

F10

→ **Frage 18.12: Lösung E**

Zu **(E)**: Das Komplementsystem ist eine Enzymkaskade im Blutplasma aus 20 Proteinen, das nach Aktivierung zu einer Lyse von fremden Zellen führt. Im klassischen Weg wird es aktiviert durch Ag/Ak-Komplexe, wobei über die Faktoren C1–C9 ein zytolytischer Komplex entsteht, der quasi eine Pore in der Zellmembran bildet.
Die alternative Komplementaktivierung kommt ohne Ag/Ak-Komplex durch Kontakt von Komponente C3b mit fremden Zelloberflächen, z. B. Bakterien, zustande.
In beiden Aktivierungswegen spielt die Umwandlung von Faktor C3 zu C3a und C3b eine Schlüsselrolle.
Zu **(A)** und **(C)**: Die Aktivierung von Komplementfaktor B durch die Protease D und die Bindung von C3b und B an bakterielle Lipopolysaccharide (C) finden nur im alternativen Weg statt.
Zu **(B)** und **(D)**: Die Bindung von C1 an Immunkomplexe (B) und die limitierte Proteolyse von C2 zu C2a und C2b (D) finden ausschließlich im klassischen Weg statt.

F09

→ **Frage 18.13: Lösung B**

Zu **(B)**: Das Komplementsystem ist wie die plasmatische Gerinnung und Fibrinolyse eine proteolytische Verstärker-Enzymkaskade, bei der Faktoren limitiert (= begrenzt) proteolytisch aktiviert werden. Das aktivierte Komplementsystem führt zur Lyse fremder Zellen und wird im klassischen Weg aktiviert durch Anlagerung von Ag-Ak-Komplexen an den Faktor C1q.
Zu **(A)**, **(C)**, **(D)** und **(E)**: Diese Prozesse können zwar bestimmte Proteine aktivieren oder auch hemmen, kommen aber im Komplementsystem als Aktivierung nicht vor.

H10

→ **Frage 18.14: Lösung B**

Zu **(B)**: Das Komplementsystem im Blutplasma führt nach seiner Aktivierung zu einer Lyse von Fremdzellen durch eine Pore aus C9-Oligomeren in der Fremdzellmembran. Es kann klassisch oder alternativ aktiviert werden. Bei der alternativen Aktivierung lagert sich Faktor B an ein Fremdoberflächen-gebundenes C3b an und führt zur proteolytischen Aktivierung der Komplementkaskade.
Zu **(A)**: Die Aktivierung von C1 durch Ag-AK-Komplexe leitet den klassischen Aktivierungsweg ein.
Zu **(C)**: Bakterielle Proteasen sind am Komplementweg nicht beteiligt. Proteolytisch aktivierend wirkt der C1-Komplex auf C4.
Zu **(D)**: Interleukine stimulieren nicht das Komplementsystem, sondern die B-Lymphozyten.
Zu **(E)**: Mannose-Reste in Bakterienmembranen können Lektin binden und dann C1 aktivieren. Dieses verläuft ohne Ag/Ak-Komplex, ist also keine Aktivierung des alternativen Weges, sondern eine zusätzliche Aktivierung des klassischen Weges ohne Ag-Ak-Komplex.

F07

→ **Frage 18.15: Lösung C**

Das Komplementsystem ist eine im Blutplasma vorhandene Enzymkaskade aus 20 Proteinen, das der Abwehr fremder Zellen dient und das ähnlich der Blutgerinnung und der Fibrinolyse proteolytisch aktiviert wird (D).
Die Aktivierung erfolgt auf dem klassischen Weg durch Immunkomplexe über den Komplementfaktor C1 (A), auf dem alternativen Weg über Kontakt von Faktor C 3b mit fremden Zelloberflächen (B).
Nach Aktivierung wirken einige Komplementfaktoren auch als Entzündungsmediatoren (E).
Die gesuchte Falschaussage ist (C), denn das genannte CD 95 (Fas) ist ein sog. Todesfaktor, der nach Bindung von Tumornekrosefaktor (TNF-α) über Caspasen die Apoptose auslöst. Komplementaktivierung aber tötet die Zielzellen nicht durch Apoptose, sondern durch Ausbildung von Proteinkomplexen, die Poren in der Zellmembran der zu tötenden Fremdzellen bilden.
Siehe Lerntext XVIII.1.

XVIII.2 Lymphozyten

Die spezifische Immunität ist die Leistung von T- und B-Lymphozyten. Die **B-Lymphozyten** differenzieren sich im Bursa-Äquivalent (Lymphknoten, Milz, Peyer-Plaque, lymphatischer Rachenring) aus Knochenmarkstammzellen. Nach ihrer Stimulation durch das jeweilige Antigen und folgender Bildung einer Zellfamilie (Klon) bilden sie als Plasmazellen lösliche Antikörper (humorale Immunität). Bis zur Ausbildung der vollen Immunität dauert es ca. drei bis sechs Wochen. Eine zweite Antigen-Gabe nach drei Wochen kann die Antikörper-Bildung sehr verstärken. Diesen Effekt macht man sich bei aktiven Schutzimpfungen zunutze („booster-effect", „Auffrischung").
Im Thymus differenzieren sich die Stammzellen zu **T-Lymphozyten**. Diese tragen zellständige Rezeptoren, die mit den Antigenen spezifisch reagieren können. T-Lymphozyten sind für die spezifische zelluläre Immunität verantwortlich, z. B. für die Transplantat-Abstoßung und die Tuberkulinreaktion.
Nach Überstehen bestimmter Infektionskrankheiten bildet sich eine zum Teil lebenslange Immunität aus. Diese wird durch lösliche Antikörper vermittelt. Auch die Reaktion auf durch Injektion (parenteral) appliziertes Fremdprotein (Überempfindlichkeitsreaktion, Anaphylaxie, anaphylaktischer Schock) ist auf die Reaktion von humoralen Antikörpern zurückzuführen. Während die Bildung der humoralen Antikörper mit der Stimulierung der Lymphozyten, Klonbildung und Differenzierung zu Antikörper produzierenden Plasmazellen einige Wochen dauert, tritt die eigentliche Reaktion zwischen Antikörpern und Antigenen, die Ag/Ak-Reaktion, beim zweiten Kontakt sofort ein.
Die Reaktion auf Extrakte von Tuberkel-Bakterien (Tuberkulin-Reaktion) und auf transplantiertes Fremdgewebe wird durch die mit spezifischen Rezeptoren versehenen T-Lymphozyten vermittelt, man spricht von zellulärer Immunität. Diese Reaktion der T-Lymphozyten tritt auch beim zweiten Kontakt verzögert im Verlauf einiger Tage ein.
Unterschiede zwischen T (Thymus) – und B (Bursa Fabricii) – Lymphozyten

	B-Lymphozyten	T-Lymphozyten
Antikörper	löslich	zellgebundene Rezeptoren
Immunantwort	humoral (sofort einsetzend)	zellulär (verzögert)
Differenzierung in	Lymphknoten Milz	Thymus
Lebensdauer	Tage bis Wochen, nach Umwandlung zu Gedächtniszellen auch länger	Monate bis Jahre

F00

→ **Frage 18.16: Lösung B**

Siehe Lerntext XVIII.4.
Antigen und Antikörper reagieren sehr spezifisch in einer reversiblen Reaktion nach dem Massenwirkungsgesetz zu nicht-kovalenten Antigen-Antikör-

per-Komplexen. Damit ist (B) die gesuchte Falschaussage. Antigene und Antikörper können miteinander titriert werden. Nur in einem sog. Äquivalenzbereich fallen die Komplexe als quasi vernetzter Riesenkomplex („lattice") aus. Zugabe von Antigen im Überschuss oder von Antikörper im Überschuss kann das Präzipitat wieder auflösen.

F03

→ **Frage 18.17: Lösung C**

Die gesuchte Falschaussage ist (C), denn für Überempfindlichkeit vom Soforttyp bei der Allergie sind nicht zytotoxische T-Lymphozyten, sondern IgE verantwortlich. Diese finden sich gebunden an Mastzellen. Nach Antigen-Bindung werden dann von diesen Histamine, Prostaglandine und Leukotriene ausgeschüttet.

XVIII.3 Antikörperstruktur

Antikörper sind Proteine (Immunglobuline), die von Wirbeltieren nach Kontakt mit körperfremden Substanzen (Antigene) gebildet werden. Antikörper können spezifisch mit dem Antigen einen Antigen-Antikörper-Komplex bilden.
Antikörper sind Träger der spezifischen Immunität gegen Infektionen.
Als Hauptklassen werden die Immunglobuline IgG, IgA, IgD, IgE und IgM unterschieden. Die wichtigste Immunglobulinklasse bilden die **IgG**: Sie bestehen aus 4 Peptidketten, 2 identischen schweren = heavy = H-Ketten und 2 identischen leichten = light = L-Ketten.
Die Ketten sind durch Disulfidbrücken verbunden. Das Gesamtmolekül hat ein Molekulargewicht von etwa 150000. Jeweils die Aminoenden einer L- und einer H-Kette bilden eine Bindungsstelle für das Antigen. Damit hat jedes IgG 2 identische, spezifische Antigenbindungsstellen, ist also zweiwertig.

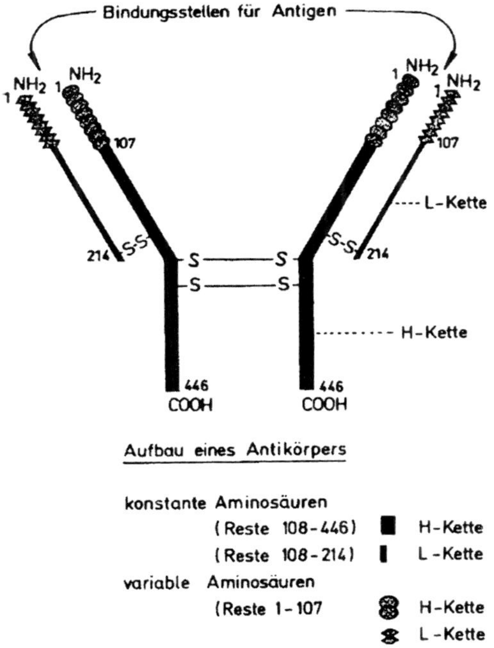

Lösliche Immunglobuline

Immunglobulin	H-Ketten	MG	Vorkommen
IgG	γ	150 000	Blutplasma 1–5 g/l
IgM	μ	800 000 Pentamer mit I-Peptid	Blutplasma 0,5–3 g/l
IgD	δ	180 000	Blutplasma in Spuren
IgA	α	360 000 Dimer mit I-Peptid	in Sekreten
IgE	ε	190 000	an Schleimhäuten und an Mastzellen

Wertigkeit von Antikörpern
(Bindungsstellen für Ag-determinante Gruppen)

IgG	2
IgD	2
IgE	2
IgA	4
IgM	10

Klinischer Bezug

Aktive und passive Immunisierung

Vor der Entwicklung der Schutzimpfungen waren Infektionskrankheiten die häufigste Todesursache. Durch Immunisierung und Antibiotika spielen Infektionskrankheiten heute gegenüber Herz-Kreislauf- und Tumorerkrankungen als Ursache von Morbidität und Letalität eine geringere Rolle. Immunisiert werden kann gegen Viren, Bakterien, Pilze, Parasiten und Toxine. Wirksam ist die Immunisierung nur gegen extrazelluläre Krankheitserreger (im Blutplasma und in der interstitiellen Gewebsflüssigkeit), an in die Zellen aufgenommene Erreger gelangen Antikörper nicht mehr.
Bei der **aktiven Immunisierung (Vaccination)** werden lebende, abgeschwächte („attenuierte") oder abgetötete Erreger bzw. unwirksam ge-

machte Toxine („Toxoid") injiziert. Erste Antikörper erscheinen als IgM nach etwa 7–10 Tagen. Nach 2–3 Wochen sind IgG in wirksameren Konzentrationen vorhanden.
Weitere Injektionen nach unterschiedlichen Zeiträumen (Wochen, Monate, Jahre) je nach Antigen, führen zu schnellerer und höherer Immunglobulinbildung („boostern", Wiederauffrischungsimpfungen).
Bei der **passiven Immunisierung** werden Antikörper-haltige Seren von immunisierten Menschen oder Tieren bzw. daraus gewonnene Immunglobuline intramuskulär injiziert.
Der Schutz tritt sofort ein, hält aber nur so lange an, bis die Globuline abgebaut sind, maximal 3–4 Wochen. Menschliche Immunglobuline können wiederholt injiziert werden, tierische Antiseren einer Spezies nur einmal im Leben, da gegen sie gebildete Antikörper bei einer zweiten Injektion zu einer lebensbedrohlichen Ag/Ak-Reaktion (anaphylaktischer Schock) führen würden.

H98

→ **Frage 18.18: Lösung D**

Gezeigt ist die Y-artige Struktur (hier auf dem Kopf stehend!) eines Immunglobulins. Zentral finden sich, durch 2 Disulfidbrücken verknüpft, die beiden langen H-Ketten, an die im N-terminalen Bereich, auch durch Disulfidbrücken kovalent verbunden, jeweils eine kurze L-Kette angelagert ist. Zwei Antigenbindungsstellen befinden sich an den beiden unteren Polen, jeweils aus einem N-Terminus der V_L-Kette und der V_H-Kette gebildet. Die „Gelenk-Region" des Antikörpers findet sich dort, wo die H-Kette abknickt.

H98

→ **Frage 18.19: Lösung B**

Siehe Kommentar zu Frage 18.18.

H07

→ **Frage 18.20: Lösung B**

Ein Immunglobulin der Klasse G (IgG) besteht aus vier Proteinketten, zwei identischen leichten (L-Ketten) und zwei identischen schweren (H-Ketten). Die variablen Aminoenden jeweils einer L- und einer H-Kette bilden die Antigen-Bindungsstelle, so dass ein IgG zwei identische Antigen-Bindungsstellen besitzt.

F06

→ **Frage 18.21: Lösung D**

Die 5 Immunglobulinklassen werden durch die schweren Ketten bestimmt. In allen Klassen sind die leichten Ketten entweder Lambda- oder Kappa-Ketten, damit ist (D) die richtige Antwort.
Als schwere Kette ist für IgG die γ-Kette charakteristisch. Die übrigen Klassen sind durch α-Ketten (IgA), δ-Ketten (IgD), ε-Ketten (IgE) und μ-Ketten (IgM) charakterisiert.
Siehe Lerntext XVIII.3.

H08

→ **Frage 18.22: Lösung B**

Zu **(B)**: In allen Körpersekreten, so auch in der Tränenflüssigkeit, finden sich hauptsächlich **IgA**.
Zu **(A)**: Bei den Immunglobulinen im Blutplasma handelt es sich hauptsächlich um IgG und nicht um IgD.
Zu **(C)**: IgM sind ausdrücklich nicht plazentagängig! Dies ist wichtig, da die A- und B-Blutgruppenantikörper (Agglutinine) IgM sind, die Anti-Rh-Antikörper dagegen IgG. Letztere sind plazentagängig und damit gefährlich für den Fetus bei Rh-Inkompatibilität.
Zu **(D)**: Immunglobuline mit der Fähigkeit zur Komplementaktivierung über den klassischen Weg sind IgG und IgM.
Zu **(E)**: Für die allergische Sofortreaktion sind nicht IgG, sondern IgE verantwortlich.

H01

→ **Frage 18.23: Lösung B**

Die Antikörpermoleküle bestehen aus einer Y-Struktur, aus zwei H-Ketten und aus zwei L-Ketten. An der konstanten Region der H-Ketten (F_C-Fragment) findet sich die Komplement-Bindungsstelle (A).
Die Bindung eines Antigens erfolgt in den variablen Abschnitten der H- und der L-Kette, beide bilden zusammen auch mit helikalen Abschnitten die Antigenbindungsstelle; damit ist (B) die gesuchte Falschaussage. Die Bindung des Antigens erfolgt nicht kovalent, das Gleichgewicht gehorcht dem Massenwirkungsgesetz. Eine natürliche Immunantwort ist immer polyklonal, die gewonnenen Antiseren sind dann gegen mehrere antigene Strukturen des Antigens gerichtet (D). Die Bindungen vieler Antikörpermoleküle an verschiedene antigene Strukturen der Bakterienzelle bilden eine Proteinhülle um das Bakterium. Man nennt dies opsonieren (E).

F07

→ **Frage 18.24: Lösung C**

Die Antigenbindungsstelle der Antikörper wird durch die variablen Sequenzen der Aminoenden der H- und L-Ketten gebildet, damit sind die Aussagen (A), (B) und (E) nicht zutreffend.

Durch die Protease Papain kann ein Antikörper hydrolytisch gespalten werden in 2 antigenbindende Bruchstücke (F_{ab}) und 1 „crystallizable fragment", den F_C-Teil, der ausschließlich aus konstanten Anteilen der beiden schweren Ketten besteht.
Siehe Lerntext XVIII.3.

H10

Frage 18.25: Lösung D

Zu **(D)**: Mit einer vergleichsweise sehr geringen Anzahl von Immunglobulin-Genen kann ein Mensch mehrere Milliarden verschiedene Antikörper unterschiedlicher Spezifität bilden. Dies geschieht dadurch, dass bei der Differenzierung der Lymphozyten eine somatische Mutation und eine somatische Rekombination verschiedener Gensegmente stattfinden. So existieren im Menschen extrem viele unterschiedlich programmierte Lymphozyten (jeder kann nur eine Antikörperspezifität produzieren) und wartet lebenslang (meistens vergeblich!) auf sein entsprechendes Antigen, um dann nach Umwandlung in einen Plasmazellen-Klon Antikörper zu produzieren.
Zu **(A)**: Durch Disulfidbrücken werden H- und L-Ketten miteinander verbunden.
Zu **(B)**: Nicht die mehr als tausend Immunglobulinloci im Genom erklären die ungeheure Vielfalt, sondern deren somatische Rekombination und somatische Mutation.
Zu **(C)**: Antikörper sind Glykoproteine, die Oligosaccharidketten enthalten. Diese haben aber mit der Spezifität nichts zu tun.
Zu **(E)**: Die L-Ketten eines Menschen können entweder einem Kappa- oder einem Lambda-Isotyp zugeordnet werden. Dies hat aber mit der Spezifität nichts zu tun.

H06

Frage 18.26: Lösung B

IgG stellen den größten Anteil der Antikörper im Blutplasma. Sie werden von Plasmazellen gebildet ((B) ist richtig), die aus B-Lymphozyten nach Antigen-Stimulation entstehen.
Aussage (A) ist falsch, denn Immunglobuline repräsentieren die spezifische Abwehr. Zum unspezifischen Abwehrsystem gehören u. a. Komplementsystem, Lysozym, Makrophagen und Granulozyten.
Aussage (C) ist falsch, denn ein Joining-Protein (J-Kette) kommt nur im pentameren IgM und im dimeren IgA vor, nicht aber im Monomer IgG.
Aussage (D) ist falsch, denn die Grundstruktur eines IgG besteht nicht aus vier L-Ketten und 4 H-Ketten, sondern jeweils nur aus 2 H- und 2 L-Ketten.
Aussage (E) ist falsch, denn IgG werden nicht durch Lipasen, sondern durch Proteasen gespalten.
Siehe Lerntext XVIII.3.

H10

Frage 18.27: Lösung B

Zu **(B)**: IgG ist plazentagängig und kommt auch in der Kolostralmilch („Biestmilch") vor, es kann unmittelbar nach der Geburt vom Säugling resorbiert werden. Dadurch besitzt das Neugeborene einen IgG-Nestschutz.
Zu **(A)**: IgA wird an Schleimhäuten sezerniert und schützt diese vor Krankheitserregern.
Zu **(C)**: IgM werden als erste Antikörper nach einer Immunisierung gebildet. Danach schalten die Plasmazellen auf IgG-Produktion derselben Spezifität um („switch"). Gegen die Blutgruppen A, B bilden Menschen der Blutgruppe O lebenslang ausschließlich nur IgM, so dass Schwangere der Blutgruppe O ihr Kind mit der Blutgruppe A, B oder AB nicht gefährden. Rhesus-Antikörper der Menschen entstehen nach Immunisierung einer Rhesus-negativen Mutter (rh) durch Kontakt mit Rh-positiven Erythrozyten als IgG. Diese können für das Rh-positive Kind einer Rh-negativen Mutter lebensgefährlich sein.
Zu **(D)** und **(E)**: IgD und IgE kommen im Blutplasma nur in sehr geringer Konzentration vor.

F03

Frage 18.28: Lösung B

Die H-Ketten der Immunglobuline bestimmen die Immunglobulinklasse (B).
Beim sog. Klassenwechsel der Immunreaktion wird in den Plasmazellen von der IgM-Produktion auf IgG umgeschaltet, wobei die Spezifität gleich bleibt ((A) ist falsch).
IgG ist ein Monomer, ein Pentamer ist IgM ((C) ist falsch).
Die Rh-Inkompatibilität ist IgG-vermittelt ((D) ist falsch) IgA findet sich vorwiegend auf Schleimhäuten und in Sekreten.
Zur Bildung eines immunkompetenten B-Lymphozyten-Klons ist nicht der Kontakt mit Monozyten, sondern mit T-Lymphozyten notwendig ((E) ist falsch).
Monozyten sind die Vorstufen der Makrophagen.

F08

Frage 18.29: Lösung C

IgA werden über Schleimhäute sezerniert und schützen deren Oberflächen vor Keimen und Antigenen. IgA sind Dimere, haben also vier identische Ag-Bindungsstellen (C).
Zwei identische Bindungsstellen besitzen IgG und IgE.
Das pentamere IgM besitzt zehn identische Ag-Bindungsstellen.
Siehe Lerntext XVIII.3.

H02

→ **Frage 18.30: Lösung D**

Die gesuchte Falschaussage ist (D), denn IgE ist kein Dimer, sondern wie IgG und IgD ein monomerer Antikörper mit zwei identischen Antigen-Bindungsstellen. Dimer ist IgA, ein Antikörper auf Schleimhäuten. IgM ist ein Pentamer, besitzt also 10 identische Bindungsstellen für Antigene.
Etwas missverständlich ist Aussage (B): Jeder Plasmazellklon synthetisiert nur einen spezifischen, d. h. absolut identischen Antikörper. Da aber bei einer Immunisierung viele verschiedene Klone eines Menschen aktiviert werden, ist die natürliche Immunantwort immer polyklonal. Dieses als Gemisch monoklonaler Antikörper zu bezeichnen, ist problematisch.

H09

→ **Frage 18.31: Lösung B**

Zu **(B)**: Nach Antigenkontakt wird als erstes Immunglobulin IgM gebildet. IgM besteht aus 5 Ig-Molekülen, die durch ein „joining peptide" verbunden sind. Das pentamere IgM besitzt also 10 identische Ag-Bindungsstellen.
Zu **(A)**: Diese Aussage ist falsch, denn die IgM-Konzentration im Blutplasma beträgt etwa 2 g/L, die IgG-Konzentration hingegen ca. 14 g/L.
Zu **(C)**: IgM können aus dem Blut nicht sezerniert werden. Die IgA hingegen können u. a. in den Gastrointestinaltrakt, den Urogenitaltrakt, den Speichel und die Tränenflüssigkeit sezerniert werden. IgA erhalten dabei eine sekretorische Komponente (→ wichtig für den Transport auf Schleimhäuten und als Schutz vor Verdauungsenzymen) durch das durchdrungene Epithel.
Zu **(D)**: IgM sind keine trimeren, sondern pentamere Immunglobuline. Trimere Immunglobuline gibt es nicht.
Zu **(E)**: IgM werden nicht in Subklassen eingeteilt. Die Immunglobuline insgesamt können in 5 Klassen eingeteilt werden: IgG, IgM, IgA, IgD und IgE. Für die Einteilung sind die verschiedenen schweren Ketten entscheidend.

H05

→ **Frage 18.32: Lösung A**

IgM sind pentamer, sie bestehen aus 10 leichten L- und 10 schweren H-Ketten, die durch ein joining-Peptid verbunden sind (C).
Die Plasmazellen sezernieren zunächst IgM (E) und schalten nach einigen Tagen auf IgG derselben Spezifität um.
IgM/Ag-Komplex aktivieren das Komplementsystem frühzeitig (D).
Antikörper gegen A- und B-Blutgruppen (Isoagglutinine) werden dauerhaft als IgM sezerniert (B). IgM sind im Gegensatz zu IgG nicht placentagängig, dadurch wird eine fetale Hämolyse bei unterschiedlichen Blutgruppen von Mutter und Fetus verhindert.
Bei Rh-Inkompatibilität ist das anders, die hier nach Sensibilisierung auftretenden Antikörper sind placentagängige IgG.
Die gesuchte Falschaussage ist (A), denn zum Schutz von Schleimhäuten werden nicht IgM, sondern IgA sezerniert.

H04

→ **Frage 18.33: Lösung C**

Im Organismus zirkulieren Millionen verschieden programmierter B-Lymphozyten, jeweils spezifisch gegen ein Antigen. Der gegen das Antigen spezifische Antikörper wird nach außen zur Antigenerkennung an die Membran des B-Lymphozyten gebunden (C).
Trifft der Lymphozyt auf „sein" Antigen, wird dieses gebunden und der Ag-Ak-Zellmembran-Komplex wird internalisiert, intrazellulär evtl. gespalten und modifiziert und an MHC II gebunden den T-Helferzellen präsentiert. Signale der T-Zellen führen zur Proliferation der B-Lymphozyten, der gebildete Klon differenziert sich zu Plasmazellen und diese bilden und sezernieren den spezifischen Antikörper, zunächst als IgM, dann als IgG.
(A) ist nicht zutreffend, denn die Lymphozyten reagieren nicht mit Immunglobulinen, sondern der F_{ab}-Teil der Antikörper bindet die Antigene.
(B) ist nicht zutreffend, denn der F_c-Teil reagiert nicht mit Immunglobulinen, sondern kann Komplement binden.
(D) ist falsch, denn Untereinheiten mit Transmembrandomänen sind charakteristisch für Rezeptoren, für Hormone und Transmitter, nicht aber für den B-Zell-Rezeptor-Komplex.

XVIII.4 Antigen-/Antikörper-Reaktion

Die Bindungsstellen der Antikörper passen in einer der Enzym-Substrat-Bindung analogen Reaktion wie Schlüssel und Schloss auf die Antigen-determinanten Gruppen der Antigene.
Bei Antikörper-Überschuss ist nur jeweils eine Bindungsstelle mit einem Antigen verbunden, diese relativ niedermolekularen Antigen-Antikörper-Komplexe sind noch gut löslich.
Auch bei Antigen-Überschuss bilden sich lösliche niedermolekulare Komplexe, in denen jeweils zwei Antigene durch einen Antikörper verbunden sind.

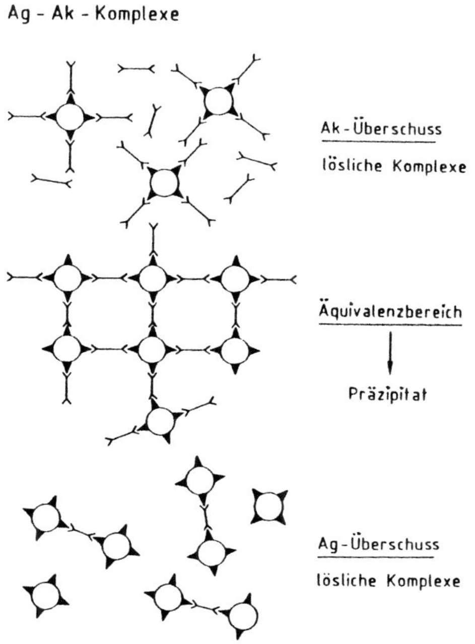

Nur in einem, jeweils erst experimentell durch Verdünnung festzustellenden bestimmten Antigen-Antikörper-Verhältnis, dem sog. Äquivalenzbereich, bildet sich ein riesiges Netzwerk (Lattice) aus Antigen und Antikörper, das unlöslich ist und ausfällt (präzipitiert).

XVIII.5 Monoklonale Antikörper

Bei der normalen Immunantwort tragen die auslösenden Antigene verschiedene Antigen-determinante Gruppen. Außerdem können auf eine bestimmte Antigen-determinante Gruppe unter Umständen sehr verschiedene Antikörper „passen", ähnlich wie für ein bestimmtes Schloss verschiedene Schlüssel passen können. Daher ist die übliche Immunantwort **polyklonal**, d. h. durch ein Antigen werden viele verschiedene Lymphozyten stimuliert und bilden sich zu unterschiedlich differenzierten Plasmazellen um, von denen jede ihren spezifischen Antikörper bildet.
Wird dagegen durch einen Plasmazelltumor, der nur von einer Stammzelle ausgeht, z. B. bei einem Plasmozytom, ein Antikörper gebildet, so wird nur eine einzige Proteinart mit einer einzigen Spezifität freigesetzt. Man spricht in diesem Fall von einem **monoklonalen Antikörper** bzw. von einer monoklonalen Immunantwort.

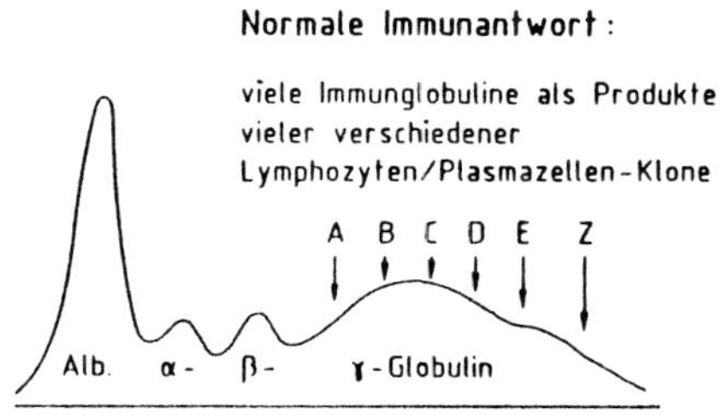

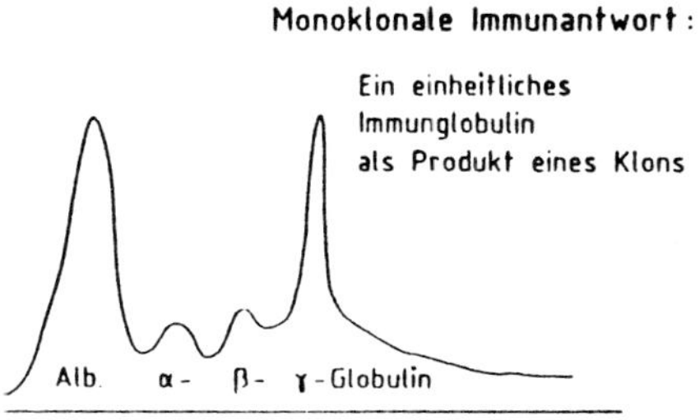

Da Lymphozyten und Plasmazellen in der Gewebskultur nicht zu vermehren sind, gelang es erst durch Zellfusion von Antigen-stimulierten Lymphozyten mit Tumorzellen, z. B. Myelomzellen, sog. Zellzwitter (Hybridzellen) herzustellen und aus Einzelzellen zu vermehren (Klonbildung). Diese Zellkulturen bilden jeweils nur eine Antikörperart. Mit diesen monoklonalen Antikörpern ist die immunologische Diagnostik extrem verfeinert worden, und es ist zu erwarten, dass derartige monoklonale Antikörper auch in der Therapie von Infektionskrankheiten und gegen Tumoren eine wichtige Rolle spielen werden.

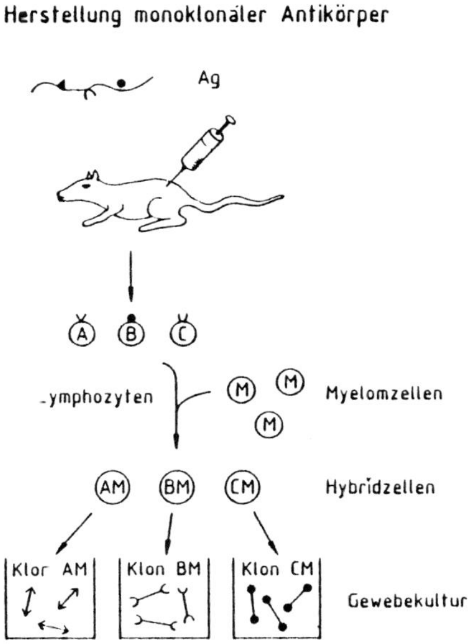

Klinischer Bezug

Plasmazell-Tumoren

Ausgehend von einer einzelnen, tumorös entarteten Plasmazelle entstehen die monoklonalen Gammopathien.

Beim Plasmozytom (multiples Myelom) werden monoklonale Antikörper (IgG, IgM, IgA, IgE) oder deren Leichtketten (sog. Bence-Jones-Proteine) gebildet.

Die Leichtketten sind glomerular reaktionsfähig und werden mit dem Urin ausgeschieden (Bence-Jones-Proteinurie). Die Häufigkeit der malignen (!) Erkrankung beträgt etwa 1:25.000. Die Diagnose erfolgt über den Nachweis des monoklonalen Gammaglobulins im Serum und (oder) Urin. Die Behandlung besteht in Chemotherapie und (oder) Bestrahlung.

Ein Plasmazell-Tumor, der monoklonale Makroglobuline (IgM) produziert, wird als Makroglobulinaemie Waldenström bezeichnet. Das Paraprotein IgM wird meistens nicht in den Urin ausgeschieden. In hoher Konzentration führt es zu einer Viskositätserhöhung des Blutes mit Durchblutungsstörungen. Manche Waldenström-Paraproteine werden bei Abkühlung unlöslich („Kryoglobuline") und können evtl. die Gefäße von Gliedmaßen verstopfen.

XVIII.6 Genetische Mechanismen zur Vielfalt der Antikörperbildung

Der Mensch kann gegen viele Millionen, möglicherweise sogar Milliarden verschiedener Antigene einen jeweils spezifischen Antikörper bilden, besitzt aber nur knapp 30.000 für Proteine codierende Gene.

Die Vielfalt der späteren Antikörper codierenden Gene wird außerhalb der Keimbahn im wesentlichen durch zwei Mechanismen bei der Zelldifferenzierung der Stammzellen zu Lymphozyten erreicht:

1. somatische Rekombination (= Genumlagerung, = Segmentumlagerung, = somatisches Rearrangement)
2. somatische Hypermutation

Somatische Rekombination

Für die **H-Ketten** existieren in den Stammzellen 65 V-Gene , 25 D-Gene, 6 J-Gene und 1 C-Gen.

Jeweils 1 von 65 V-, 25 D-, 6 J- und 1 C-Gen werden verknüpft (rekombiniert) zu etwa 10.000 verschiedenen Genen für H-Ketten .

Für **L-Ketten** werden je 1 von 70 V-Genen, 5 J-Genen und 1 C-Gen verbunden zu 350 verschiedenen L-Ketten-Genen.

Die nicht-verbundenen (überschüssigen) Gensegmente werden herausgeschnitten.

Jeweils eines der 10.000 H-Ketten-Gene wird mit einem der 350 L-Ketten-Gene kombiniert zu 3,5 Millionen Antikörpergenen.

Somatische Hypermutation

Im weiteren Verlauf der Differenzierung der Stammzellen in reife, immunkompetente Lymphozyten erfolgt eine verstärkte somatische Mutation in bestimmten Segmenten der variablen Region der Antikörpergene, sodass schließlich Milliarden genetisch verschiedener Lymphozyten existieren, von denen jeder nur einen spezifischen Antikörper gegen ein bestimmtes Antigen produzieren kann. Nach Kontakt mit diesem Antigen bildet der Lymphozyt einen Zellklon, diese Zellen differenzieren sich zu Antikörper sezernierenden Plasmazellen.

F04

→ **Frage 18.34: Lösung B**

IgE sind an der Auslösung allergischer Phänomene beteiligt. Sie sind über ihren F_C-Teil mit Mastzellen verbunden (B). Bei Bindung eines Allergens an das IgE schütten die Mastzellen dann Histamin aus.

Aussage (A) ist falsch, denn der F_C-Teil der IgE ist nicht kürzer, sondern länger als der F_C-Teil der IgG. Aussage (C) ist falsch, denn der Klassenwechsel zu IgE wird durch IL-4 nicht gehemmt, sondern stimuliert. Aussage (D) ist falsch, denn auf Schleimhäuten findet sich nicht überwiegend IgE, sondern IgA. Aussage (E) ist falsch, denn nicht IgE ist ein Pentamer, sondern das Makroglobulin IgM.

XVIII.7 Klonale Selektion

Durch somatische Rekombination und somatische Hypermutation entstehen aus Stammzellen Milliarden genetisch unterschiedlicher Lymphozyten, jeder ist nur auf einen spezifischen Antikörper programmiert und wartet auf das Auftauchen seines jeweiligen Antigens.

Alle Lymphozyten mit Antikörper-Spezifitäten, die (zufällig!) gegen körpereigene Strukturen gerichtet sind, werden automatisch in der Embryonalphase zerstört, so entsteht die sog. immunologische Toleranz.

Die restlichen genetisch verschiedenen Lymphozyten liegen in Bereitschaft und erwarten jeweils nur ihr spezifisches Antigen. Trifft eine entsprechende Antigen-determinante Gruppe den Antikörper-artigen Rezeptor auf den Lymphozyten, so ist dies ein auslösendes Signal, sich zu vermehren und identische Nachkommen dieser einzelnen Zellen zu bilden (man spricht von Klonbildung). Die vermehrten Lymphozyten wandeln sich um zu Plasmazellen, die dann alle denselben Antikörper produzieren und ins Blut sowie in die Gewebsflüssigkeit sezernieren. Es entsteht die humorale Immunität durch lösliche Antikörper.

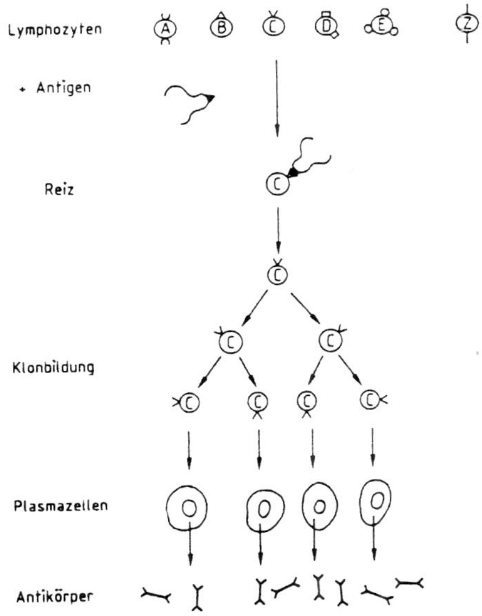

Ein Lymphozyt bzw. eine Plasmazelle bildet nur einen bestimmten Antikörper definierter Spezifität.
Zunächst bilden die Plasmazellen die Antikörper als IgM, später (nach ca. 2 Wochen) wird von denselben Plasmazellen dieselbe Antikörperspezifität in Form von IgG sezerniert. Dieser Klassenwechsel („switch", Isotypwechsel) wird durch Interleukine (Cytokine) von T-Lymphozyten (T-Helferzellen) ausgelöst.

H07

Frage 18.35: Lösung A

Bei den Molekülen des Major-Histo-Kompatibilitätskomplexes (MHC), synonym Human-Leukocyten-Antigene (HLA), werden zwei Klassen unterschieden: MHC-I-Moleküle, die auf allen kernhaltigen Zellen vorkommen, und MHC-II-Moleküle, die zusätzlich auf Makrophagen und B-Lyphozyten vorkommen (A). Die meisten Zellen exprimieren MHC-I und nicht MHC-II, auf kernlosen Erythrocyten finden sich weder MHC-I noch MHC-II, Aussage (B) und (C) sind demnach falsch. Die Aussagen (D) und (E) treffen nicht zu, da T-Helferzellen den Oberflächenmarker CD4 und zytotoxische T-Zellen den Oberflächenmarker CD8 enthalten. CD (Cluster of Differentiation) sind Oberflächenantigene, durch die Lymphozytenpopulationen unterschieden werden können.

F07

Frage 18.36: Lösung D

MHC steht für Major Histocompatibility Complex (= HLA = Humanes Leukozyten-Antigen-System).
MHC werden in die Klassen I und II unterschieden, sie dienen beide der Antigen-Präsentation gegenüber Lymphozyten.
MHC I werden auf allen kernhaltigen Zellen exprimiert, MHC II ausschließlich auf Lymphozyten und Makrophagen.
MHC II bestehen aus 2 verschiedenen Ketten (α und β, Heterodimere), die in der Zellmembran der Immunzellen verankert sind (D).
Aussage (A) ist falsch, denn ein Individuum besitzt jeweils nur 1 Typ MHC I und MHC II, allerdings gibt es mehrere Gene und viele Polymorphismen, sodass praktisch nur eineiige Zwillinge denselben MHC-Typ haben.
Aussage (B) ist falsch, denn die zu präsentierenden Antigene werden von MHC II in einer Tasche zwischen α- und β-Kette präsentiert.
Aussage (C) ist falsch, denn MHC I der Körperzellen präsentieren fremd gewordene, eigene Strukturen als Antigen, während die MHC II der Immunzellen von außen aufgenommene Antigene präsentieren.

H03

Frage 18.37: Lösung E

Veränderte körpereigene Proteine werden ATP-abhängig im Proteasom abgebaut und durch MHC-I-Komplex den Lymphozyten präsentiert, (A) und (C) sind zutreffend. Wenn Proteine durch Endozytose von Makrophagen aufgenommen und lysosomal gespalten werden (D), dann erfolgt die Antigenpräsentation durch MHC-II.
Die gesuchte Falschaussage ist (E), denn die Erythrozyten besitzen weder Proteasen noch MHC-Moleküle und sind damit zur Antigenprozessierung nicht befähigt.

H03

Frage 18.38: Lösung A

Histokompatibilitätsantigene der Klasse I findet man auf allen kernhaltigen Zellen des Organismus (C), während MHC der Klasse II nur auf Makrophagen und B-Lymphozyten exprimiert werden. Die MHC I präsentieren Antigenpeptide, die aus nichtfunktionsfähigen oder veränderten Proteinen der Zelle im Proteasom ATP-abhängig entstehen. Alle MHC-Moleküle besitzen eine Bindungsregion für CD8-Lymphozyten (D). Die MHC-Moleküle spielen eine Rolle bei der Gewebeverträglichkeit nach Transplantationen (E). Die gesuchte Falschaussage ist (A), denn die MHC I-Moleküle bestehen aus einer einzigen Peptidkette, während die MHC II-Moleküle als Dimer, also aufgebaut aus 2 Peptidketten, vorliegen.

F06

→ **Frage 18.39: Lösung B**

Die Histokompatibilität (Gewebeverträglichkeit) wird durch die MHC-Gene und die danach synthetisierten MHC-Proteine auf den Zellmembranen bestimmt. MHC-1-Komplexe finden sich auf allen Zellen außer auf Erythrozyten. Sie präsentieren in Proteasomen abgebaute Antigenfragmente cytotoxischen T-Zellen. Die Antigene werden in einer Peptidbindetasche aus α_1- und α_2-Ketten des MHC-1-Komplexes präsentiert (B).
Aussage (A) ist falsch, denn der MHC-1-Komplex enthält 3 verschiedene α-Ketten.
Aussage (C) ist falsch, denn die α-Ketten sind individualspezifisch und binden ganz unterschiedliche Peptide.
Aussage (D) ist falsch, denn der MHC-1-Komplex ist nicht über sein β_2-Mikroglobulin, sondern über seine α_2-Kette in der Plasmamembran verankert.
Aussage (E) ist falsch, denn die mit im Proteasom produzierten Antigen beladenen α-Ketten des MHC-1 werden von T-Zellrezeptoren mit dem Corezeptor CD8 von cytotoxischen T-Zellen erkannt.

H05

→ **Frage 18.40: Lösung B**

MHC-I-Komplexe kommen auf allen kernhaltigen Zellen vor, Aussage (A) ist falsch.
MHC-I Komplexe werden im ER mit antigenen Proteinbruchstücken beladen, die an der Zelloberfläche dem Immunsystem präsentiert werden.

F05

→ **Frage 18.41: Lösung E**

Bei der Auslösung der spezifischen Immunantwort kooperieren B-Lymphozyten und T-Helfer-Lymphozyten.
Jeder B-Lymphozyt trägt auf seiner Zellmembran seinen spezifischen Antikörper als B-Zell-Rezeptor-Komplex. Gelangt ein passendes antigenes Protein an diesen Komplex, wird es gebunden und durch Endozytose aufgenommen (E). In B-Lymphozyten wird das Fremdprotein proteolytisch in Antigen-Peptide aufgespalten, diese werden an MHC II gebunden den T-Helferzellen präsentiert. Die so aktivierten T-Zellen aktivieren dann ihrerseits die B-Zellen zur Klonbildung und Differenzierung zu Plasmazellen.

Kommentare aus Examen Frühjahr 2011

F11

→ **Frage 18.42: Lösung B**

Zu **(B)**: MHC-Proteine (major histocompatibility complex) werden auch als HLA-Proteine (humane Lymphozyten Antigene) bezeichnet. Sie spielen eine große Rolle bei der Transplantatabstoßung („Gewebeverträglichkeit"). **MHC-II** in dendritischen Zellen, Makrophagen und B-Lymphozyten **präsentieren CD-4-positiven T-Lymphozyten Antigene bzw. Antigenbruchstücke.**
Zu **(A)**: MHC-II sind **Dimere aus einer α- und β-Kette**. Das β-2-Mikroglobulin kommt nur in MHC-I vor.
Zu **(C)**: Nur **auf dendritischen Zellen, Makrophagen und B-Lymphozyten kommen MHC-II vor**, alle übrigen kernhaltigen Zellen enthalten MHC-I.
Zu **(D)**: Die von MHC-II präsentierten **Antigenbruchstücke** stammen **aus endosomal-lysosomal abgebauten Proteinen**.
Zu **(E)**: **MHC-II werden nicht sezerniert**. Plasmazellen bilden und sezernieren Immunoglobuline (Antikörper).

F11

→ **Frage 18.43: Lösung B**

Zu **(B)**: Das Komplementsystem im Blutplasma ist, wie das Gerinnungssystem und das Fibrinolysesystem, eine Enzymkaskade. Das Komplementsystem dient der Abtötung von Fremdzellen durch Zelllyse. Der **Komplementfaktor C5a wirkt chemotaktisch auf neutrophile Leukozyten**.
Zu **(A)**: Der Faktor C3 wirkt in der Endstrecke der klassisch oder alternativ ausgelösten Komplementaktivierung.
Zu **(C)**: Der **Faktor C9** ist beteiligt am **Aufbau des zytolytischen Komplexes**.
Zu **(D)**: **Ag-Ak-Komplexe lösen mit Faktor C1** die **Komplementaktivierung über den klassischen Weg aus.**
Zu **(E)**: Der **Komplementfaktor B kann**, angelagert an mikrobielle Membranen, die **Aktivierung des Komplementsystems über den alternativen Weg**, also ohne Beteiligung von Immunkomplexen **auslösen.**

19 Blut

F09

→ **Frage 19.1: Lösung A**

Zu **(A)**: Zur Bildung von zwei ATP setzt der Erythrozyt ein Glucosemolekül glykolytisch zu zwei Milchsäuremolekülen um. Eine Nebenfunktion der Glykolyse im Erythrozyten ist die Bildung von 2,3-Biphosphoglycerat (2,3 BPG), das die O_2-Bindung an Hb allosterisch reguliert.
Zu **(B)**, **(C)**, **(D)** und **(E)**: Diese Reaktionen kommen im Erythrozyten nicht vor.

H05

→ **Frage 19.2: Lösung C**

Die Erythrocyten eines erwachsenen Menschen bauen täglich etwa 20 g Glucose zu 20 g Lactat ab, das in der Leber wieder zur Gluconeogenese verwendet werden kann. Die anaerobe Glykolyse versorgt den Erythrocyten mit ATP und liefert auch 2,3-Bisphosphoglycerat für die allosterische Beeinflussung der O_2-Abgabe. Daneben wird etwas Glucose benötigt für die direkte Glucoseoxidation (Pentose-P-Weg), um NADPH zu gewinnen.
Aussage (A) ist falsch, denn einmal findet die Hämsynthese in reifen Erythrocyten nicht mehr statt und außerdem benötigt sie keine Glucose, sondern Succinyl-CoA und Glycin.
Aussage (B) ist falsch, denn die Ketonkörper (Acetoacetat und β-Hydroxybutyrat) werden in Mitochondrien der Leberzellen gebildet.
Aussage (D) ist falsch, denn die Bildung der glykosylierten Hämoglobine ist ein spontaner, sozusagen pathobiochemischer Prozess, der bei Hyperglykämie verstärkt abläuft.
Aussage (E) ist falsch, denn bei der Lactatbildung entsteht kein NADH, sondern es wird verbraucht. Auch könnte der Erythrocyt das NADH nicht zur ATP-Synthese verwenden, da er keine Mitochondrien besitzt.
Siehe Lerntext XIX.1.

H08

→ **Frage 19.3: Lösung D**

Zu **(D)**: Erythrozyten benötigen Glucose, um über den anaeroben Abbau zu Laktat ATP zu gewinnen, und für die 2,3-BPG-Synthese. Etwa 10 % der Glucose gelangen in den Pentosephosphatweg, bei dem NADPH als Reduktionsmittel der Glutathionreduktase gewonnen wird.
Zu **(A)**: Im Pentosephosphatweg wird kein ATP gewonnen.
Zu **(B)**: Die Methämoglobinreduktase verwendet NADH aus der Glykolyse und nicht aus dem Pentosephosphatweg.
Zu **(C)** und **(E)**: Diese Aussagen treffen ebenfalls nicht zu, da anabole Reaktionen wie die Fettsäuresynthese (C) oder die Synthese von Nucleotiden (E) im reifen Erythrozyten nicht mehr vorkommen.

H03

→ **Frage 19.4: Lösung B**

Zu **(B)**: Im reifen Erythrozyten wird Glucose über Glucose-6-phosphat in der Glykolyse zu Lactat (zur ATP-Gewinnung) umgesetzt. 10 % des Glucose-6-P werden direkt mit 2 NADP oxidiert und zu Pentose-P decarboxyliert. Aus 6 Pentosen werden durch Umlagerungen wieder 5 Hexosen. Das $NADPH_2$ dient vorwiegend dem Oxidationsschutz über Glutathion.

F07

→ **Frage 19.5: Lösung D**

Hämoglobin weist eine sigmoide O_2-Bindungskurve auf. Derartiges kooperatives Bindungsverhalten können nur Proteine, die aus mehreren Untereinheiten bestehen, entfalten (Quartärstruktur). Die Untereinheiten können in einer wenig affinen gespannten (tense) t-Konformation oder in einer stark affinen entspannten (relaxed) r-Konformation vorliegen. Bindung des O_2 an die erste Untereinheit des Hb verändert die Konformation in dieser und in den folgenden Untereinheiten von t- in r-Form. Aussage (A) ist falsch, denn Chaperone haben mit der Substratanlagerung nichts zu tun, sie schützen Proteine vor Denaturierung.
Aussage (B) ist falsch, die Oxygenierung führt zu einer stärkeren Azidität des Hb, die das CO_2 austreibt (sog. Bohr-Effekt).
Aussage (C) ist falsch, denn die Oxidation des Fe führt zum Hämiglobin (= Methämoglobin), das keinen Sauerstoff mehr transportieren kann.
Aussage (E) ist falsch, denn Kohlenmonoxid lagert sich mit 300-fach höherer Affinität als O_2 an Hb an, es kann als kompetitiver Hemmer betrachtet werden und konkurriert mit O_2 um jede Untereinheit.
Siehe Lerntext XIX.2.

F10

→ **Frage 19.6: Lösung C**

Zu **(C)**: Bei der Sichelzellanämie führt im Gen für die β-Ketten des Hämoglobins ein A- zu T-Austausch zum Einbau des hydrophoben Valin an Stelle des hydrophilen Glutamin an Position 6 der β-Kette. Bei homozygoten Merkmalträgern kommt es dadurch im O_2-freien (venösen) Hb zur Ausbildung gelatinöser Fasern, zur Sichelform der Erythrozyten und vermehrter Hämolyse mit Anämie. Insbesonde-

re bei jeglicher Form des Sauerstoffmangels (z. B. in großer Höhe) sind die Patienten besonders gefährdet, da hier die Faserbildung besonders stark ist.
Zu **(A)**: Das fetale HbF enthält keine 2 ε-Ketten wie das embryonale HbE, sondern 2 α- und 2 γ-Ketten.
Zu **(B)**: Die Hb-Gene enthalten jeweils 2 Introns und 3 Exons.
Zu **(D)**: Die α- und β-Gene sind keine Allele eines Gens, sondern verschiedene Gene für verschiedene Proteine.
Zu **(E)**: Jeder Erythrozyt und jedes Hb-Molekül enthalten 2 α- und 2 β-Ketten.

H06

Frage 19.7: Lösung C

2,3-Bisphosphoglycerat (BPG) senkt die O_2-Affinität des Hämoglobins ((C) ist richtig), ist also ein negativer allosterischer Effektor der O_2-Bindung an Hämoglobin und erleichtert dadurch die O_2-Abgabe im peripheren Gewebe.
Aussage (A) ist falsch, denn die BPG-Konzentration in Erythrozyten steigt bei der Höhenanpassung und bei pulmonaler Insuffizienz.
Aussage (B) ist falsch, denn BPG entsteht nicht im Pentosephosphatweg, sondern im Nebenschluss der Glykolyse aus 1,3-Bisphosphoglycerat.
Aussage (D) ist falsch, denn nur ein BPG-Molekül lagert sich in das Desoxy-Hb in die Mittelachse des Tetramers an und fixiert die t-Form.
Aussage (E) ist falsch, denn BPG kommt in hoher Konzentration nur in Erythrozyten vor.
Siehe Lerntext XIX.1.

H09

Frage 19.8: Lösung C

Zu **(C)**: 160 g Hb pro Liter Blut entspricht [160 : 64 000 = 0,0025 mol =] 2,5 mmol/L. Ein Hb-Tetramer kann 4 Moleküle O_2 binden, d. h. es können maximal 10 mmol O_2 pro Liter Blut transportiert werden.

F09

Frage 19.9: Lösung D

Um zu ermitteln, wie viel Hb-gebundener Sauerstoff pro Liter Erythrozyten maximal transportiert werden kann, teilt man zunächst die **MCHC** durch die **Hb-Molekülmasse** und erhält die Menge des Hb: 320 : 64 000 = 0,005 mol/L.
Da ein Hämoglobintetramer vier O_2-Moleküle bindet, muss das Ergebnis mit 4 multipliziert werden: 0,005 mol/L · 4 = 0,02 mol/L = 20 mmol/L.
Demnach können von einem Liter Erythrozyten maximal **20 mmol** Sauerstoff transportiert werden.

XIX.1 Blut

Die ca. 5 Liter Blut eines erwachsenen Menschen stellen ein flüssiges Gewebe mit einem Zellanteil von ca. 45 % (Hämatokrit) dar.
Die Zellen lassen sich in die roten Blutkörperchen (Erythrozyten) für den Sauerstofftransport, die weißen Blutkörperchen (Leukozyten mit Abwehrfunktionen vorwiegend gegen Krankheitserreger) und in die Thrombozyten (für die Blutgerinnung) trennen.
Blut enthält 15 % Hämoglobin als Bestandteil der Erythrozyten, insgesamt ca. 800 g. Die Blutflüssigkeit wird Blutplasma genannt. Man erhält dieses durch Hemmung der Blutgerinnung und anschließendem Abzentrifugieren der zellulären Bestandteile.
Das Blutplasma enthält 7 % Proteine (7 g pro 100 ml Plasma).
Durch Immunelektrophorese, Polyacrylamidelektrophorese oder durch isoelektrische Focussierung können über 100 verschiedene Proteine im Plasma identifiziert werden. Die Umwandlung des löslichen Plasmaproteins Fibrinogen in das unlösliche Faserprotein Fibrin wird als Blutgerinnung bezeichnet. Das Blutserum enthält alle Proteine des Blutplasmas mit Ausnahme des Fibrinogens.
In der klinischen Routinediagnostik werden die Serumproteine durch Celluloseacetat-Elektrophorese in fünf Fraktionen getrennt.

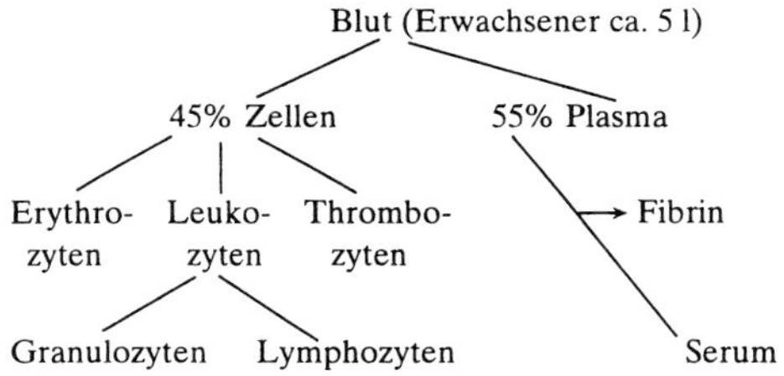

Die Erythrozyten besitzen keinen Kern und keine Mitochondrien mehr, haben also keinen oxidativen Stoffwechsel zur ATP-Bildung durch die Atmungskette. Erythrozyten haben damit einen sehr reduzierten Metabolismus, praktisch bestreiten sie ihren Energiehaushalt pro 24 Stunden ausschließlich durch glykolytischen Abbau von 20 g Glucose zu 20 g Milchsäure. Milchsäure wird als Endprodukt in das Blutplasma abgegeben und in der Leber unter ATP-Verbrauch wieder über die Gluconeogenese zu Glucose aufgebaut. Das durch die anaerobe Glykolyse gewonnene ATP dient vorwiegend Transportprozessen in der Erythrozytenmembran.
Aus der Glykolyse entsteht auch 2,3-Bisphosphoglycerat (2,3-BPG), das zur allosterischen Regulation der O_2-Bindung an das Hämoglobin dient. Dabei wird negativ allosterisch die O_2-Abgabe im Gewebe erleichert.

Ein kleiner Teil der Glucose wird in den Erythrozyten über den Pentosephosphatweg abgebaut. Hierbei wird $NADPH_2$ gewonnen.
$NADPH_2$ dient zur Reduktion des Glutathions (GSH), mit dem SH-Gruppen in Enzymen und Membranproteinen stabilisiert werden. Das Schrittmacherenzym des Pentosephosphatweges ist die Glucose-6-phosphat-Dehydrogenase (G-6-PDH). Ein angeborener Mangel an diesem Enzym führt zu einer schweren hämolytischen Anämie.

Bedeutung der Glucose für den Erythrozytenstoffwechsel

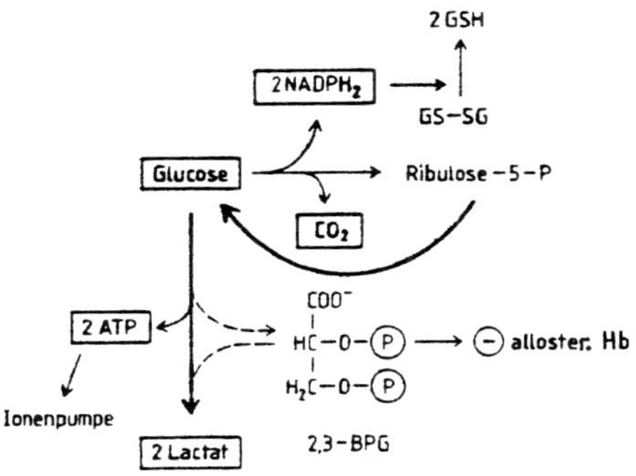

Klinischer Bezug
Anämie
Klinisch-chemisch ist eine Anämie als eine Verminderung der Hämoglobin-Konzentration (Norm ca. 120-170 g/l Blut) definiert. Wichtigstes Krankheitssymptom ist die mangelnde O_2- (und CO_2- (!)) Transportkapazität mit der Folge einer O_2-Unterversorgung der Organe. Ursache von Anämien können akute und chronische Blutverluste sein, weiterhin verstärkter Erythrozytenabbau (haemolytische Anämie), Enzymdefekte der Erythrozyten (z. B. Glucose-6-P-DH-Mangel) oder eine verminderte Erythrozytenbildung entweder durch fehlende Substrate (Eisen-, Vit. B_{12}-, Folsäuremangel) oder aber durch nicht funktionsfähiges Knochenmark (aplastische Anämie).

Klinischer Bezug
Polycythaemie (Polyglobulie)
Eine Vermehrung der Erythrozytenzahl (Norm 4-6 Millionen/µl Blut) wird als Anpassung an einen O_2-Mangel (bei der Höhenadaptation oder bei Lungenerkrankungen) oder bei malignen, sog. myeloproliferativen Erkrankungen, deren häufigste (1:4000) die **Polycythaemia vera** ist, gefunden.
Die Polycythaemia vera ist eine klonale Erkrankung, bei der Erythrozyten, Thrombozyten und Granulozyten vermehrt gebildet werden. Die Erythrozytenmasse, der Haematokrit und die Viskosität des Blutes sind erhöht, die Milz ist vergrößert, und der verstärkte Erythrozytenabbau führt zu Hyperuricaemie. Die Behandlung besteht in einer Chemotherapie und in Aderlässen.

F08

→ Frage 19.10: Lösung D

Die Porphyrinsynthese geht aus von Glycin und Succinyl-CoA (D) und führt über Aminolävulinsäure zu den substituierten Pyrrol-Ringen und dann zu den Porphyrinen.
Aussage (A) ist falsch, denn 2,3-BPG ist ein negativer allosterischer Effektor der O_2-Anlagerung an Hb, deshalb wird nicht die O_2-Anlagerung, sondern die O_2-Abgabe durch 2,3-BPG erleichtert.
Aussage (B) ist falsch, denn im Pentose-P-Weg wird nicht NADH, sondern NADPH gebildet. NADPH wird von Erythrocyten für die Regeneration von Glutathion (GSH) benötigt.
Aussage (C) ist falsch, denn der Erythrocyt kann Fettsäuren nicht abbauen. Er bezieht seine Energie ausschließlich aus dem Abbau von etwa 20 g Glucose zu 20 g Milchsäure (anaerobe Glykolyse).
Aussage (E) ist falsch, denn Met-Hb wird nicht abgebaut und durch neu synthetisiertes Hb ersetzt, sondern das dreiwertige Eisen wird durch eine Met-Hb-Reduktase mit NADH wieder in zweiwertiges Eisen ungewandelt.

H07

→ Frage 19.11: Lösung B

2,3-BPG ist ein negativer allosterischer Effektor der O_2-Anlagerung an Hämoglobin, es erleichtert die O_2-Abgabe im Gewebe (B). Aussage (A) ist falsch, da fetales Hämoglobin eine geringere Affinität zu 2,3-BPG besitzt als adultes Hämoglobin. Die 2,3-BPG-Konzentration ist in Erythrocyten sehr viel höher als in Körperzellen, wo 2,3-BPG als Cofaktor der Triose-Phospho-Mutase in der Glykolyse wirkt (Aussage (C) ist falsch). Aussage (D) ist unzutreffend, denn das Hb-Tetramer bindet nur zentral ein Molekül 2,3-BPG. Beim Höhenaufenthalt ist die 2,3-BPG-Konzentration in Erythrozyten erhöht (Aussage (E) ist falsch). Die Hyperventilation in großer Höhe senkt die CO_2-Konzentration (Alkalose). Dies würde die O_2-Abgabe im Gewebe verschlechtern, ein Effekt, der durch 2,3-BPG verhindert wird.

H10

→ Frage 19.12: Lösung D

Zu **(D)**: Hämoglobin dient dem O_2-Transport von der Lunge zu den O_2-verbrauchenden Geweben und mittelbar auch dem CO_2-Transport vom CO_2-produzierenden Gewebe zur Lunge. Im peripheren Gewebe wird das CO_2 im Erythrozyten mit H_2O durch die Carboanhydrase zu Kohlensäure. Die H^+-Ionen bin-

den an Hb und erleichtern die O_2-Abgabe, indem sie die desoxygenierte Hb-Konformation stabilisieren, sog. Bohr-Effekt. In der Lunge erfolgt der umgekehrte Vorgang, wodurch die O_2-Aufnahme erleichtert wird.
Zu **(A)**: 2,3-Bisphosphoglycerat (2,3-BPG) erleichtert ähnlich wie CO_2/H^+ die O_2-Abgabe im Gewebe, d. h. es stabilisiert nicht die oxygenierte, sondern die desoxygenierte Hb-Konformation.
Zu **(B)**: Die O_2-Bindung kann nicht an das 3-wertige Eisen im Methämoglobin (Hämiglobin) erfolgen, sondern nur an 2-wertiges Eisen im Hämoglobin.
Zu **(C)**: Im Sichelzellhämoglobin (HbS) liegt eine Punktmutation in den β-Ketten vor. Das HbS polymerisiert in der desoxygenierten Form, also im venösen Blut.
Zu **(E)**: Das HbA-Tetramer besteht nicht aus vier verschiedenen Ketten, sondern aus 2 α- und 2 β-Ketten.
Siehe Lerntext XIX.2.

H95 H90

→ **Frage 19.13: Lösung D**

Der hohe Sauerstoffgehalt der Erythrozyten führt dazu, dass kontinuierlich eine Oxidation von Erythrozytenbestandteilen stattfindet. Dem Schutz vor derartigem „oxidativem Stress" dienen verschiedene Enzyme. Die Methämoglobinreduktase (C) wandelt NADH-abhängig Methämoglobin in Hämoglobin um, indem das Fe^{3+} zu Fe^{2+} reduziert wird.
Die NADPH-abhängige Glutathionreduktase (B) stellt aus GSSG wieder 2 Moleküle GSH her, mit denen SH-haltige Enzyme wie Hexokinase, Glycerinaldehydphosphat-Dehydrogenase und Glucose-6-phosphat-Dehydrogenase in der aktiven SH-Form stabilisiert werden.
Im Erythrozyten entstehende aggressive Sauerstoffradikale werden durch die Superoxiddismutase (E) mit H^+ zu weniger gefährlichem Wasserstoffsuperoxid (H_2O_2) umgewandelt. Das H_2O_2 wird dann durch die Katalase (A) zu H_2O und O_2 entgiftet.
Die gesuchte Falschaussage ist (D), denn die Cytochromoxidase kommt ausschließlich in Mitochondrien vor und ist dort das letzte Enzym der Atmungskette. Mitochondrien sind in Erythrozyten nicht vorhanden.

H07

→ **Frage 19.14: Lösung D**

Von der Glucose-6-P-Dehydrogenase (G-6-P-DH) sind beim Menschen 400 Polymorphismen nachgewiesen worden, von denen viele in Erythrozyten zu einer verminderten Enzymaktivität führen. Folge ist ein Mangel an NADPH, das normalerweise für die Rückwandlung von reduziertem Gluthation (GSH) aus Glutathion-Disulfid (GSSG) verwendet wird. Steht nicht mehr genug reduziertes Glutathion zur Verfügung, sind die Erythrozyten nicht ausreichend vor Oxidation geschützt (D). Die Aussagen (A) und (B) sind falsch, da der Pentose-P-Weg mit der Energiegewinnung bzw. ATP-Synthese nichts zu tun hat, in Erythrozyten erfolgt die ATP-Bildung durch anaerobe Glykolyse. Die Aussagen (C) und (E) sind falsch, da es im reifen Erythrozyten keinen Citratcyclus und keine DNA-Synthese gibt.

H10

→ **Frage 19.15: Lösung C**

Zu **(C)**: Die Glukose-6-P-Dehydrogenase ist das Schrittmacherenzym der direkten Glukoseoxidation (Pentose-P-Zyklus), durch den NADPH für Synthesen und Pentosen gebildet werden. In Erythrozyten dient der Pentose-P-Zyklus der Bereitstellung von NADPH für die Reduktion von Glutathion (GSH) aus Glutathiondisulfid. GSH wird von der Glutathionperoxidase zur Entgiftung von H_2O_2 verbraucht. Ohne GSH können O_2-Radikale im Erythrozyten nicht beseitigt werden. Es kann zur Hämolyse kommen.
Zu **(A)** und **(E)**: Der Citratzyklus und eine Lipidsynthese finden im reifen Erythrozyten nicht mehr statt.
Zu **(B)** und **(D)**: Beim CO_2-Transport ist der Erythrozyt durch seine Carboanhydrase und die H^+-Aufnahme des Hämoglobins im venösen Blut beteiligt. Dies erfordert aber nur indirekt NADPH/GSH zum Schutz der SH-Gruppen. Das gleiche gilt für die Glykolyse.

H09

→ **Frage 19.16: Lösung E**

Zu **(E)**: Beim Menschen sind etwa 400 genetische Varianten (Polymorphismen) der Glucose-6-phosphat-Dehydrogenase (G-6-P-DH) bekannt, von denen ein Teil zu einer herabgesetzten Aktivität und damit zu einer Verlangsamung des Pentose-P-Weges mit einer verminderten Produktion von NADPH führt. Klinisch manifestiert sich das an Erythrozyten. Nach Einnahme bestimmter Medikamente (Malariamittel, Sulfonamide, Analgetika) und auch nach Genuss bestimmter Nahrungsmittel (z. B. Saubohnen) kommt es zu einer Zunahme von O_2-Radikalen, die bei den Patienten mangels Glutathion-NADPH nicht ausreichend beseitigt werden können. Es kommt zur Hämolyse. Betroffen sind weltweit 200 Millionen Menschen, meist afrikanischer Abstammung (Favismus durch G-6-P-DH Typ A) oder aus dem Mittelmeerraum (Mittelmeer-Typ).
Zu **(A)** – **(D)**: Die genannten Metabolite und Coenzyme – 2,3-Bisphosphoglycerat (A), Glucose-1-phosphat (B), NADH (C) und NADP (D) – sind beim Favismus im Erythrozyten unverändert.

F08

→ **Frage 19.17: Lösung C**

Von der Glucose-6-phosphat-Dehydrogenase sind beim Menschen ca. 400 verschiedene erbliche Varianten (Polymorphismen) bekannt. Ein Teil dieser Varianten führt zu einer herabgesetzten Aktivität mit der Folge eines Mangels an NADPH im Erythrocyten und dadurch bedingt zu einem Mangel an Glutathion (GSH), das für die Entgiftung von H_2O_2 durch die Gluthationperoxidase verbraucht wird. Nach bestimmten Medikamenten und Giften kommt es dann zur Hämolyse.
Siehe Lerntext VIII.4.

XIX.2 Hämoglobin

Aus Succinyl-CoA und Glycin entstehen über Aminolaevulinsäure und Porphobilinogen die Tetrapyrrole (Porphyrine). Wichtig ist in allen Porphyrinen ein Metall als Zentralatom im Porphyrinkern. Meist handelt es sich um Eisen, aber auch Magnesium (z. B. im Chlorophyll) oder Kobalt (z. B. im Vitamin B_{12}) kommen vor.
In das Häm, als prosthetische Gruppe von Hämoglobin, Myoglobin und Cytochromen, wird zweiwertiges Eisen oxidativ auf der Stufe des Protoporphyrins durch das Enzym Ferrochelatase eingebaut.
Alle Porphyrine haben auf Grund der zahlreichen konjugierten Doppelbindungen intensiven Farbcharakter. Als „konjugiert" bezeichnet man Doppelbindungen, die durch nur eine Einfachbindung getrennt sind, also eine Sequenz doppelt-einfach-doppelt. Im Gegensatz dazu sind isolierte Doppelbindungen durch mindestens zwei Einfachbindungen getrennt. Ihre Funktion erfüllen die Porphyrine als kovalent gebundene Coenzyme (prosthetische Gruppen) von Enzymen, von Transport- und Speicherproteinen.
Im Hämoglobin ist das Häm durch eine Nebenvalenz mit dem Protein Globin (MG 16800) verbunden. Vier derartige Moleküle bilden als Tetramer die Quartärstruktur des aktiven Hämoglobins. Die Eckpunkte in der Tetrapyrrolstruktur des Häms sind jeweils durch Seitenketten substituiert, danach ist das Häm zu beschreiben als 1,3,5,8-Tetramethyl-2,4-divinyl-6,7-dipropionsäureporphin.
In der Quartärstruktur (vier Proteinuntereinheiten) des Hämoglobins kommen immer zwei verschiedene Proteine vor. Insgesamt können vier verschiedene Globinketten beim Menschen gebildet werden, die man als α-, β-, γ- und δ-Ketten bezeichnet. Alle Hämoglobine des Menschen enthalten zwei α-Ketten. Das normale Hämoglobin des Erwachsenen ist das HbA_1, das aus zwei α- und zwei β-Ketten aufgebaut ist.
Das fetale Hämoglobin hat eine höhere Affinität zum Sauerstoff, was einen Übergang des O_2 in der Plazenta vom mütterlichen Blut auf das kindliche Blut ermöglicht. Das fetale Hämoglobin (HbF) besteht aus zwei α- und zwei γ-Ketten.

HbA_1	$\alpha_2\beta_2$	97,5 % Erwachsene
HbA_2	$\alpha_2\delta_2$	2,5 %
HbF	$\alpha_2\gamma_2$	fetal 100 %
		bei Geburt 20–40 %

Hämoglobin lagert O_2 in Abhängigkeit von der O_2-Konzentration, hier aufgetragen als O_2-Partialdruck, in kooperativer Weise (sigmoide Bindungskurve), reversibel an.
Die O_2-Bindung an Hämoglobin kann negativ allosterisch beeinflusst werden, kenntlich an einer Rechtsverschiebung der Kurve zu höheren O_2-Konzentrationen, z. B. durch 2,3-bis-Phosphoglycerat (2,3-BPG). Auch CO_2 (bzw. H_2CO_3 oder H^+) verschieben die O_2-Bindungskurve nach rechts, was die Sauerstoffabgabe in CO_2-produzierenden Geweben erleichtert. Man bezeichnet dies nach dem Entdecker als „Bohr-Effekt".

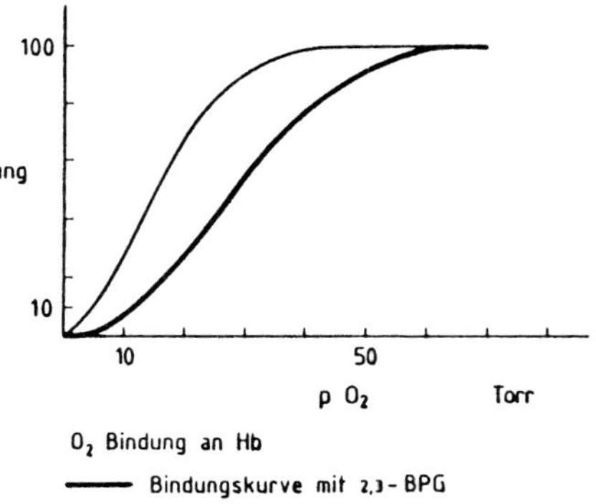

Klinischer Bezug
Hämoglobinopathien
Es sind mehrere hundert Mutationen (Polymorphismen) in den Globingenen des Menschen gefunden worden, von denen etwa die Hälfte zu klinischen Symptomen führt. Da von den α-Ketten 4 Kopien im Genom vorliegen, führen hier Mutationen selten zu Symptomen, Mutationen im β-Ketten-Gen sind kritischer. Meistens handelt es sich um einen Einmalaustausch, z. B. bei der **Sichelzellanaemie**, wo ein A zu T-Austausch zu einem Einbau des hydrophoben Valin statt der hydrophilen Glutaminsäure in Position 6 führt. Bei Homozygoten kommt es im deoxygenierten (venösen) Haemoglobin zur Ausbildung gelatinöser Fasern mit der charakteristischen Sichelform der Erythrozyten, Verstopfung kleiner Gefäße und vermehrter Haemolyse (Anaemie).
Heterozygote sind unter Afroamerikanern sehr häufig (8 %) und klinisch wenig auffällig. Sie besitzen eine gewisse Malariaresistenz.

Andere pathologische Haemoglobine sind instabil (z. B. Hb_{Genf} und $Hb_{Köln}$), manche weisen eine erhöhte O_2-Affinität (Linksverschiebung der Bindungskurve) und damit eine erschwerte O_2-Abgabe im peripheren Gewebe auf, andere, wie das Hb_{Kansas}, haben eine niedrigere O_2-Affinität.
Bei den **Thalassaemien** wird ein Kettentyp nicht gebildet, bei α-Thalassaemien liegt dann z. B. ein Hb aus 4 β-Globinketten vor, bei β-Thallassaemien überwiegt ein α_4-Hb.
Wenn die Haemoglobinopathien zu haemolytischen Anaemien führen, werden u. U. Transfusionen notwendig, eine Heilungsmöglichkeit besteht in einer Knochenmark- oder Stammzelltransplantation.

F09

→ **Frage 19.18: Lösung D**

Die G6PDH-Defizienz ist weltweit eine der häufigsten Erbkrankheiten, bei der es unter Belastungen (oxidativer Stress, Therapie mit Aspirin oder Sulfonamiden, Genuss von Saubohnen vicia fava „Favismus" und Infektionen) zur Hämolyse kommt. Durch den Mangel an NADPH steht nicht genügend reduziertes Glutathion zur Beseitigung der O_2-Radikale zur Verfügung. Der geschädigte Erythrozyt erschwert die Entwicklung der Malaria-Erreger ähnlich wie bei der Sichelzellanämie.

F09

→ **Frage 19.19: Lösung E**

Zu **(E)**: Bei der Sichelzellanämie liegt eine Mutation an Position 6 des β-Globin-Gens vor, die zu einem Austausch der Glutaminsäure durch das hydrophobe Valin in den β-Ketten führt. Das gebildete HbS ist im reduzierten Zustand zäh und schwer löslich und führt zu einer erhöhten Hämolyseanfälligkeit der Sichelzell-Erythrozyten.
Zu **(A)**: Vitamin B_{12}-Mangel führt zur perniziösen Anämie.
Zu **(B)**: Ein Defekt des Spektrins führt zur hereditären Sphärozytose (Kugelform der Erythrozyten).
Zu **(C)**: Ein Phenylalanin-Hydroxylase-Defekt führt zur Phenylketonurie (PKU).
Zu **(D)**: Ein Mangel an Tyrosinase führt zum Melanin-Mangel (Albinismus).

F07

→ **Frage 19.20: Lösung D**

Es gibt mehrere hundert Mutationen in den Globin-Genen, von denen einige zu schweren Störungen führen. Bei der Sichelzellanämie handelt es sich um eine Punktmutation im β-Globin-Gen (D).
Aussage (A) ist falsch, denn es gibt kein ε-Globin-Gen, HbF ist $\alpha_2\gamma_2$ Hb.
Aussage (B) ist falsch, denn alle Globin-Gene enthalten mehrere Introns.
Aussage (C) ist falsch, denn die α- und β-Globin-Gene sind verschiedene, aber verwandte homologe Gene, die auf verschiedenen Chromosomen liegen.
Aussage (E) ist falsch, denn erstens erfolgt die Expression der Gene nicht in Erythrozyten, sondern in den Erythroblasten und zweitens werden immer zwei verschiedene Gene des Globins exprimiert. Hb ist immer ein heterotetrameres („hybrides") Molekül.
Siehe Lerntext XIX.2.

H08

→ **Frage 19.21: Lösung B**

Zu **(B)**: In höherem Alter tritt relativ häufig eine **atrophische Gastritis** mit totaler Anazidität auf, bei der nicht nur die HCl-Produktion, sondern auch die Bildung des **„intrinsic factor"**, eines Proteins für den Schutz und die Resorption des Vitamin B_{12} (= Cobalamin = extrinsic factor) ausbleibt. Die resultierende B_{12}-Hypovitaminase führt zur perniziösen Anämie (die verminderten Erythrozyten sind hyperchrom und makrozytär). Weitere Zeichen des B_{12}-Mangels sind Leistungsminderung und eine diffuse neurologische Symptomatik. Früher war die perniziöse („verderbbringende") Anämie stets nach Jahren tödlich, heute kann sie durch etwa vierteljährliche B_{12}-Injektion praktisch „geheilt" werden.
Zu **(A)**: Bei chronischem Eisenmangel kommt es u. a. neben Ermüdbarkeit, Kopfschmerzen und Leistungsabfall zu Blässe, Tachykardie, spröder Haut, Mundwinkelrhagaden und Zungenbrennen. Laborchemisch findet man typischerweise eine mikrozytäre, hypochrome Anämie.
Zu **(C)**: Die Tyrosinase ist das Schlüsselenzym der Melanogenese. Ein Mangel der Tyrosinase-Aktivität (z. B. durch Mutationen des Tyrosinase-Gens) geht daher mit Störungen der Melanogenese einher (Albinismus ist möglich).
Zu **(D)**: Eine Punktmutation in dem für die β-Kette des Hämoglobins zuständigen Gen kann zu einer Hämoglobinopathie führen, z. B. zur Sichelzellanämie. Laborchemisch lässt sich hierbei eine starke normozytäre, normochrome Anämie mit Anisozytose und Poikilozytose nachweisen.

H91

→ **Frage 19.22: Lösung C**

In fast allen Organen des menschlichen Körpers entsteht durch die Verbrennung von Nahrungsstoffen Kohlendioxid, das auf dem Blutweg zur Ausscheidung über die Lunge gelangt. CO_2 ist relativ gut wasserlöslich, sodass sich im Blutplasma eine Konzentration von 1,4 mmol/l an physikalisch gelöstem CO_2 findet. Die Konzentration an chemisch als Bicarbonat gebundenem CO_2 ist aber viel grö-

ßer: Hier findet man 24 mmol/l ((C) ist richtig, (A) falsch). Eine CO_2-Anlagerung an das Hämoglobin-Eisen, wie beim O_2-Transport, gibt es nicht ((D) ist falsch). Allerdings findet sich ein kleiner Teil des CO_2, etwa 10 %, in chemischer Bindung an die Globinketten des roten Blutfarbstoffs ((E) ist falsch). In Anlehnung an die Carbaminsäure, H_2N-CO-OH, nennt man dieses Proteinderivat Prot-NH-CO-OH, Carbaminoprotein.
Für die Bildung des im Blut gelösten Bicarbonats und auch für dessen Wiederaufspaltung in der Lunge (zu CO_2 und H_2O) sind die Erythrozyten unerlässlich. Das hier in hoher Konzentration vorhandene Enzym Carboanhydrase überführt das CO_2 in H_2CO_3, das dann sofort in H^+ und HCO_3^- dissoziiert. Der größte Teil des in den Erythrozyten gebildeten Bicarbonats verlässt die roten Blutzellen im Austausch gegen Chloridionen; der in den Erythrozyten verbleibende Anteil beträgt etwa 10 % ((B) ist falsch).

F06

→ **Frage 19.23: Lösung B**

Es können klinisch und labordiagnostisch 8 Defekte der Porphyrinsynthese unterschieden werden. Die Ablagerung bestimmter Porphyrine in der Haut (B) kann zu schweren Fotodermatosen z. T. mit Tumorentwicklung führen.
Aussage (A) ist falsch, denn Bilirubin entsteht beim Abbau der Porphyrine. Seine Ablagerung in der Haut (Ikterus) führt nicht zu einer Fotosensibilisierung.
Aussage (C) ist falsch, denn Aminolävulinsäure steht zwar am Anfang der Porphyrinsynthese, wird aber, weil gut wasserlöslich, nicht in der Haut abgelagert.
Aussage (D) ist falsch, denn die Hämoxygenase ist kein Enzym der Porphyrinsynthese, sondern des Hämabbaus. Es spaltet eine Methinbrücke der Tetrapyrrolstruktur oxidativ, wobei Kohlenmonoxyd (CO) frei wird.
Aussage (E) ist falsch, denn bei Porphyrien ist die Cytochromsynthese nicht erhöht, sondern erniedrigt.
Siehe Lerntext XIX.3.

F09

→ **Frage 19.24: Lösung C**

Zu **(C)**: Beim Abbau des Häms wird der Tetrapyrrol-Ring an der Methinbrücke zwischen dem 1. und 4. Ring mit 3 Sauerstoffatomen unter Bildung von Kohlenmonoxid (CO) durch eine Häm-Oxygenase zum linearen Tetrapyrrol gespalten.
Zu **(A)**: Nicht die Hämooxygenase, sondern die Ferrochelatase baut Eisen in das Protoporphyrin ein.
Zu **(B)**: Die O_2-Affinität des Hb wird durch eine Alkalose erhöht, sichtbar an einer Linksverschiebung der O_2-Bindungskurve.
Zu **(D)**: Cytochrom c wird von der Cytochrom c-Oxidase (Komplex IV = Atmungsferment) oxidiert, die Elektronen werden auf O_2 übertragen.
Zu **(E)**: Bilirubin entsteht durch die Biliverdin-Reductase mit NADPH.

XIX.3 Biosynthese der Porphyrine

Die Synthese der Pyrrolkerne erfolgt über δ-Aminolaevulinsäure, die aus der Aminosäure Glycin (Glykokoll) und Succinyl-CoA, einem Metaboliten aus dem Citratzyklus, synthetisiert wird. Die Aminolaevulinat-Synthese braucht Pyridoxalphosphat als Coenzym.

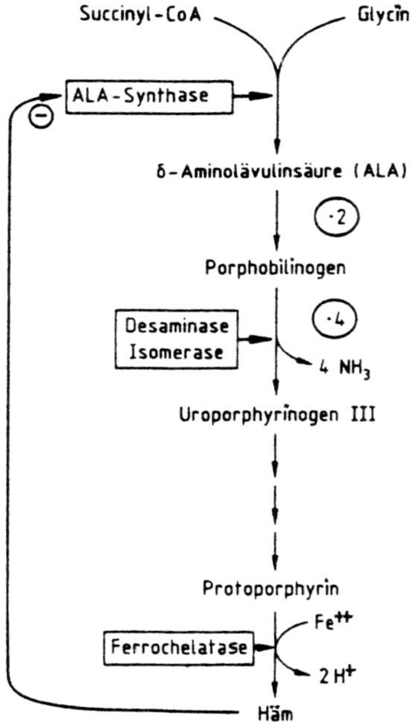

Aus zwei Molekülen Aminolaevulinsäure wird durch die Porphobilinogen-Synthase unter Abspaltung von zwei Molekülen Wasser der 3-fach substituierte Pyrrolkern Porphobilinogen.
Vier Porphobilinogenringe werden unter NH_3-Abspaltung durch zwei Enzyme, die Porphobilinogen-Desaminase und die Uroporphyrinogen-III-Synthase (= Cosynthase), zu einer Tetrapyrrolstruktur, dem Uroporphyrinogen III, verknüpft. Bei Porphyrinen vom Typ III sind die Substituenten am vierten Ring (Essigsäure und Propionsäure) gegenüber der Reihenfolge in den ersten drei Ringen vertauscht. Ist durch einen angeborenen Defekt der Uroporphyrinogen-III-Synthase (= Cosynthase = Isomerase) diese Synthese unterbrochen, so entstehen vermehrt Porphyrine vom Typ I. Es kommt zu einer sehr schweren Erkrankung, der Porphyria erythropoetica.

Klinischer Bezug

Porphyrien

Insgesamt 8 Enzyme der Haemsynthese können entweder autosomal dominant (5) oder autosomal rezessiv (3) vererbt einen Defekt aufweisen. Folge des jeweiligen Enzymausfalls ist ein Anstieg der Metabolite vor dem Block und ein Abfall der Metabolite nach dem Block. Durch die bei allen Porphyrie-Erkrankungen erniedrigte Haemkonzentration fällt die negative Rückkopplung aus, und die Porphyrin-Synthese ist gesteigert.
Klinisch dominieren schwere neuroviszerale Schmerzattacken und (oder) eine Photosensibilisierung der Haut mit Entzündungen und Geschwüren etc., die häufig exogen durch Medikamente, Hormone, Gifte, andere Erkrankungen o. ä. ausgelöst oder aggraviert werden.
Die Diagnose der verschiedenen Porphyrien wird über die Identifizierung und Quantifizierung der Porphyrine im Urin, im Blut und im Stuhl vorgenommen. Es werden akute und chronische Porphyrien unterschieden und diese dann wiederum in hepatische und erythropoetische Porphyrien unterteilt.

XIX.4 Gallenfarbstoffe

Erythrozyten haben eine durchschnittliche Lebensdauer von 120 Tagen. Erythrozyten werden im retikuloendothelialen System (RES) abgebaut. Die zyklische Tetrapyrrolstruktur wird zwischen den Ringen I und II oxidativ aufgespalten, der Methinbrücken-Kohlenstoff wird als Kohlenmonoxid abgespalten. Hier entsteht also, wenn auch nur in Spuren, das gefährliche Kohlenmonoxid in einer biologischen Reaktion. Aus dem entstehenden Verdoglobin, das eine grüne Farbe hat, wird das Eisen abgespalten und als Speichereisen an das Protein Ferritin gebunden.
Das Protein Globin wird abgespalten und zu Aminosäuren abgebaut.
Das freie lineare Tetrapyrrol Biliverdin (grün) wird zu Bilirubin (rot) reduziert und von der Leber an den beiden Propionsäureseitenketten mit zwei Molekülen Glucuronsäure gekoppelt, die aus UDP-Glucuronsäure geliefert werden. Es entsteht so in der Leber das gut wasserlösliche, sog. „direkte“ Bilirubin (Bilirubindiglucuronid), das mit der Galle in den Darm ausgeschieden wird.
Das indirekte, unkonjugierte, Bilirubin lässt sich im Unterschied zum direkten Bilirubin nur indirekt, d.h. nach Zusatz von z.B. Coffein oder Methanol, in einer Farbreaktion nachweisen.
Durch die Darmbakterien wird die Glucuronsäure des direkten Bilirubins abgespalten, und durch verschiedene Bakterien kann das Bilirubin zu Urobilirubin, Mesobilirubinogen und Sterkobilin, dem braunen Kotfarbstoff, umgewandelt werden. Ein Teil dieser Umwandlungsprodukte kann resorbiert werden und über das Blut wieder zur Leber gelangen. Man bezeichnet dies als enterohepatischen Kreislauf. Einige der im enterohepatischen Kreislauf rückresorbierten Gallenfarbstoffe, so z. B. das Urobilin, können auch mit dem Urin ausgeschieden werden.

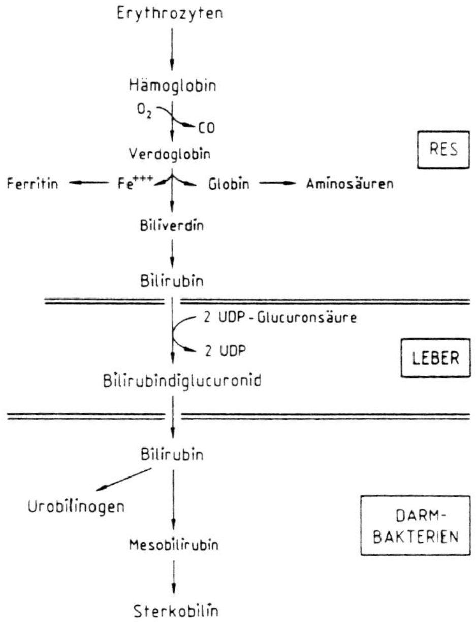

Klinischer Bezug

Icterus

Bilirubin kommt im Blutplasma in einer Konzentration von ca. 1 mg/dl (= 18 µmol/l) vor. Eine Erhöhung (Hyperbilirubinaemie) führt ab 2,5 mg/dl zu einer Gelbfärbung („Gelbsucht“) der Haut, die als Icterus bezeichnet wird.
Ein Icterus kann vor, in und nach der Leber seine Ursache haben: ein **praehepatischer Icterus** tritt z. B. bei einem vermehrten Erythrozytenabbau als haemolytischer Icterus auf, ein **intrahepatischer Icterus** bei infektiösen oder toxischen Leberschäden, und ein **posthepatischer Icterus** (Stauungsicterus) wird bei einem mechanischen Verschluss der Gallengänge durch Steine oder Tumoren gefunden.

H07 H04

→ **Frage 19.25: Lösung B**

Nach einer Lebenszeit von ca. 100 Tagen werden die Erythrozyten vom retikuloendothelialen System (RES) abgebaut. Das frei werdende Porphyrin Häm wird zwischen den Pyrrolringen I und II oxidativ an der Methinbrücke gespalten, wobei Kohlenmonoxid entsteht (B). Das jetzt lineare Tetrapyrol Biliverdin wird dann zum Bilirubin umgewandelt. Die Aussagen (A), (C), (D) und (E) haben mit dem Hämabbau nichts zu tun: Methan entsteht im Darm durch Bakterien, CO_2 ist generelles Endprodukt des katabolen Stoffwechsels, Glycin (Glykokoll) ist eine proteinogene Aminosäure und Stickstoffmonoxid (NO) wird als Botenstoff bzw. auch als zytotoxisches Radikal aus Arginin gebildet.

H07 H05

Frage 19.26: Lösung C

Porphyrine werden zu Gallenfarbstoffen abgebaut. Der wichtigste Gallenfarbstoff ist das Bilirubin, eine erhöhte Bilirubinkonzentration im Serum führt zum Ikterus. Bei vermehrter Hämolyse entsteht aus dem Porphyrin Häm im reticuloendothelialen System das indirekte (unkonjugierte), schlecht wasserlösliche Bilirubin (C). Angelagert an Albumin gelangt das Bilirubin zu den Hepatozyten, dort wird es zum gut wasserlöslichen Bilirubindiglucuronid (A) konjugiert und mit der Galle ausgeschieden. Beim hepatischen (z.B. Hepatitis) und beim posthepatischen Ikterus (Gallengangsverschluss) ist auch das konjugierte („direkte", glucuronidierte) Bilirubin im Serum erhöht. Aussage (E) ist falsch, denn Cholsäure und ihre Derivate sind keine Gallenfarbstoffe, sondern Gallensäuren und entstammen dem Cholesterinabbau.

H10

Frage 19.27: Lösung B

Zu **(B)**: Beim Abbau der Porphyrine (Hämoglobin, Myoglobin, Cytochrome) entstehen aus der zyklischen Tetrapyrrolstruktur durch oxydative Spaltung die linearen Tetrapyrrole, vorwiegend Bilirubin, die als Gallenfarbstoffe ausgeschieden werden. In Hämatomen der Haut beobachtet man zunächst eine Blaufärbung durch desoxygeniertes Hb und MetHb (1). Durch Makrophagen wird dann die zyklische Tetrapyrrol-Struktur gespalten zum grünen Biliverdin (3), wobei Eisen und Globin abdissoziieren. Danach wird Biliverdin zum gelben Bilirubin (2) oxidiert. Bilirubin diffundiert ins Blut und wird angelagert an Albumin zur Leber transportiert. In den Hepatozyten wird Bilirubin mit UDP-Glukuronsäure zum wasserlöslichen Bilirubindiglukuronid und in die Galle ausgeschieden.

F07

Frage 19.28: Lösung D

Konjugiertes Bilirubin (= direktes Bilirubin) entsteht in der Leber durch Kopplung mit einem oder zwei Glucuronsäure-Molekülen (D). Es ist in dieser Form wasserlöslich und ausscheidungsfähig.
Aussage (A) ist nicht zutreffend, denn die Lipase wird nicht durch Gallenfarbstoffe aktiviert, sondern durch Gallensäuren. Aussage (B) ist falsch, denn bei der reduktiven Umwandlung von Biliverdin zu Bilirubin entsteht nicht Bilirubinglucuronid, sondern freies, wasserunlösliches Bilirubin; dieses und nicht das Glucuronid kann nur an Albumin angelagert im Blutplasma zur Leber transportiert werden (also ist auch Aussage (E) falsch). Bei Leberschäden und bei einem Defekt der Glucuronyltransferase ist das direkte Bilirubin nicht erhöht, sondern erniedrigt (Aussage (C) ist falsch).
Siehe Lerntext XIX.4.

F10

Frage 19.29: Lösung A

Zu **(A)**: HbA_{1c} ist das wichtigste glykierte Hämoglobin. Es entsteht in nicht-enzymatischer Reaktion aus HbA und Glukose.
Zu **(B)**: Die oxidierte Form des Hämoglobin ist das Methämoglobin (= Hämiglobin).
Zu **(C)**: Der O_2-Transport wird durch die Glykierung nicht eingeschränkt.
Zu **(D)**: Das Ausmaß der Glykierung von HbA hängt von der Glukosekonzentration und der Zeit ab. Beim Gesunden liegen 3% des HbA als HbA_{1c} vor, bei längerer Hyperglykämie (Diabetes mellitus) kann der Anteil auf über 12% ansteigen.
Zu **(E)**: Da die Glykierung nicht-enzymatisch erfolgt, erfordert sie erhöhte Glukosekonzentrationen und ausreichend Reaktionszeit. Ältere Erythrozyten enthalten also mehr HbA_{1c} als junge, z.B. Retikulozyten, mit deren noch vorhandenem ER hat darüber hinaus die Glykierung nichts zu tun.

F08

Frage 19.30: Lösung C

Aktivierte Granulozyten können Bakterien durch Superoxidradikale abtöten. Nach ihrer Aktivierung können sie ihren O_2-Verbrauch durch eine NADPH-Oxidase hundertfach steigern, indem die NADPH-Oxidase aus NADPH und O_2 Superoxidradikale (O_2^-) herstellt.
Aussage (A) ist falsch, denn die selenhaltige Glutathion-Peroxidase entgiftet H_2O_2 mit Glutathion zu H_2O.
Aussage (B) ist falsch, denn die Myeloperoxidase der Granulozyten stellt aus Chlorid-Ionen und H_2O_2 das antibakteriell wirksame Hypochlorid her.
Aussage (D) ist falsch, denn die Superoxiddismutase verbraucht keinen Sauerstoff, sondern setzt 2 O_2^- zu $O_2 + H_2O_2$ um.
Aussage (E) ist falsch, denn die Thioredoxin-Reduktase hat mit der Infektionsabwehr nichts zu tun. Sie regeneriert mit NADPH den bei der Umwandlung der Ribonucleosiddiphosphate in Desoxyribonucleosiddiphosphate oxidierten Cofaktor der Nucleosiddiphosphatreduktase Thioredoxin.

H04

→ **Frage 19.31: Lösung E**

Die Granulozyten können aus der Blutbahn in das interstitielle Gewebe gelangen. Dies geschieht postkapillar in den Venolen, wobei ein lektinähnliches Protein, das Selectin (E), die Granulozyten kurzfristig an das Endothel bindet.
(A) ist falsch, denn Cadherin ist ein Ca-abhängiges Protein für den Zell-Zell-Matrix-Kontakt.
(B) ist falsch, denn Fibrinogen ist ein Gerinnungsprotein.
Fibronektin (C) ist ein extrazelluläres Bindegewebsprotein zur Anheftung von Zellen an die Bindegewebsmatrix.
Auch Laminin (D) dient Zell-Zell-Kontakten.

F05

→ **Frage 19.32: Lösung C**

Hypochlorid ist ein hochwirksames, technisches Desinfektionsmittel in Haushalt, Industrie, Krankenhäusern u. a.
Auch im Organismus können bei bakteriellen Infektionen neutrophile Granulozyten OCl^- bilden und sezernieren.
Der letzte Schritt wird von der Myeloperoxidase katalysiert, die aus H_2O_2 und Cl^- das OCl^- und H_2O bildet.
Das H_2O_2 stammt aus der Superoxid-Dismutase-Reaktion, die das Superoxidanion O_2^- mit H^+ zu H_2O_2 umsetzt.
Das Superoxidanion O_2^- stammt aus der NADPH-Oxidase-Reaktion, durch die vom NADPH Elektronen auf O_2 übertragen werden. Das hierfür benötigte NADPH kann aus verschiedenen Reaktionen stammen, vorwiegend aber aus der direkten Glucoseoxidation durch die G-6-PDH.

F04

→ **Frage 19.33: Lösung D**

Für die Hämostase (Blutstillung) spielen sowohl vaskuläre, als auch thrombozytäre und plasmatische Vorgänge eine wichtige Rolle.
Der Thrombozyten-Thrombus (Pfropf) in der primären Blutstillung wird auch durch Fibrinogen zusammengehalten (D). Später in der endgültigen plasmatischen Gerinnung wird das lösliche Fibrinogen durch Thrombin zum unlöslichen Fibrin-Netz.
Die 4 anderen genannten Faktoren sind ausschließlich in der plasmatischen Gerinnungskaskade beteiligt: Kallikrein (E) als Verstärker im intrinsischen Weg, wo auch Faktor XI (C) und Faktor IX (A) wirken. Faktor X (B) leitet nach seiner Aktivierung die gemeinsame Endstrecke für das intrinsische und extrinsische System ein.

H06

→ **Frage 19.34: Lösung D**

Der von-Willebrand-Faktor (vWF) ist ein multimeres Glykoprotein im Blutplasma (C). Durch ihn wird die Bindung zwischen Kollagen (A) in verletzten Blutgefäßwänden, Faktor VIII (B) und Thrombozyten (E) hergestellt. Die gesuchte Falschaussage ist (D), denn der von-Willebrand-Faktor wird nicht von Thrombozyten gebildet, sondern von Endothelzellen.
Verminderung und (oder) Strukturdefekte des vWF sind die häufigste angeborene Blutstillungsstörung (hämorrhagische Diathese).
Siehe Lerntext XIX.5.

H09

→ **Frage 19.35: Lösung D**

Zu **(D)**: Protein C wird Vitamin K-abhängig von der Leber gebildet und verhindert eine überschießende Blutgerinnung, indem es, aktiviert durch gerinnungsaktive Phospholipide des Endothels und der Thrombozyten, die Gerinnungsfaktoren V und VIII hemmt. Ein Mangel an Protein C kann also zu erhöhtem Thromboserisiko führen.
Zu **(A)**: Nicht die Bindung von Fibrinogen an den von-Willebrand-Faktor (vWF) führt zur Thrombozytenaggregation, sondern der Kontakt der Thrombozyten mit Kollagen am verletzten Endothel. Die Anheftung der Thrombozyten wird durch den von-Willebrand-Faktor vermittelt, der von Endothelzellen und Thrombozyten gebildet wird. Der angeborene vWF-Mangel ist die häufigste genetisch bedingte Gerinnungsstörung.
Zu **(B)**: Vitamin K und nicht Vitamin D ist notwendig für die Carboxylierung, z. B. der Gerinnungsfaktoren II, VII, IX und X.
Zu **(C)**: Das Proteoglykan Heparin hemmt die Gerinnung. Es wirkt, indem es sich an Antithrombin bindet und dessen Affinität zum Thrombin erhöht.
Zu **(E)**: Das Eicosanoid Prostacyclin wirkt nicht fördernd, sondern hemmend auf die Thrombozytenaggregation. Es wird von intakten Endothelien durch eine Cyclooxigenase aus Arachidonsäure (= Eicosatetraensäure) gebildet.

F07

→ **Frage 19.36: Lösung D**

Im kürzeren und schnelleren extrinsischen Gerinnungssystem wird Gewebethromboplastin (Faktor III) von Gefäß-Fibroblasten gebildet (D).
Aussage (A) ist falsch, denn als Prothrombinase wird nicht das Gewebethromboplastin (Faktor III) bezeichnet, sondern (in der gemeinsamen Endstrecke der Gerinnung) der Komplex aus Prothrombin, Faktor Xa, Faktor Va, Ca^{2+} und Phospholipid.

Aussage (B) ist falsch, denn Vit. K-Antagonisten wie Marcumar wirken mit einer Verzögerung von ca. 24 Stunden. Akut werden Heparin, Acetylsalicylsäure und Streptokinase eingesetzt.

Aussage (C) ist falsch, denn Faktor Va ist keine Protease, sondern er aktiviert die Protease Xa.
Siehe Lerntext XIX.5.

XIX.5 Blutgerinnung

Die Gerinnung des Blutes bzw. die Umwandlung von Plasma in Serum besteht darin, dass das lösliche globuläre Protein Fibrinogen durch begrenzte Proteolyse in das unlösliche Faserprotein Fibrin umgewandelt wird. Die begrenzte Proteolyse (Abspaltung bestimmter Peptidreste aus dem Fibrinogen) wird katalysiert durch die Protease Thrombin. Aktives Thrombin seinerseits entsteht durch begrenzte Proteolyse aus der inaktiven Vorstufe Prothrombin, hierzu sind Calcium-Ionen als Cofaktor notwendig.

Klassisches Schema der Blutgerinnung

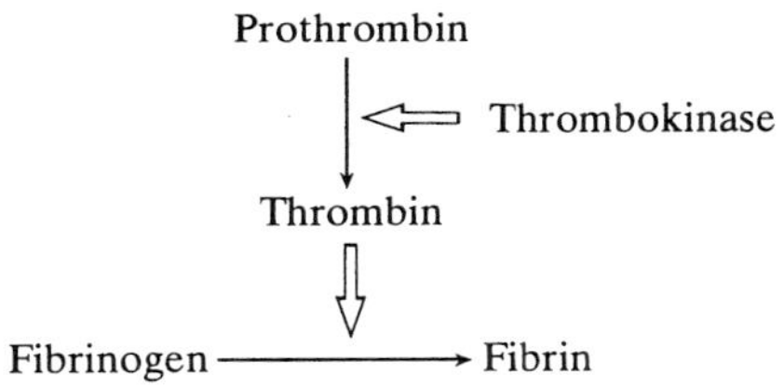

Das klassische Schema der Blutgerinnung ist zunehmend erweitert worden, es sind insgesamt mindestens 11 Plasmaproteine beteiligt. Die meisten dieser Faktoren werden in der Leber gebildet, für die Synthese der Faktoren II, VII, IX und X ist das Vitamin K als Cofaktor notwendig.

11 Plasmaproteine sind an der Blutgerinnung beteiligt:

Faktor	Bezeichnung
I	Fibrinogen
II	Prothrombin
III	Gewebsthromboplastin
V	Proaccelerin
VII	Prokonvertin
VIII	Antihämophiles Globulin A
IX	Antihämophiles Globulin B (Christmas-F.)
X	Stuart-Prower-Faktor
XI	Thromboplastin-Antecedent
XII	Hageman-Faktor
XIII	Fibrinstabilisierender Faktor (Transglutaminase)

Die Gerinnung kann in das **intrinsische System** und **extrinsische System** unterschieden werden. Beide Systeme münden in eine gemeinsame Endstrecke, die die Faktoren X, V, II und I umfasst.
Das extrinsische System geht von einem Gewebsfaktor III (Gewebsthromboplastin = Gewebsthrombokinase) aus und bewirkt den Verschluss eines verletzten Gefäßes von außen durch Gerinnung des ausgetretenen Blutes. Das intrinsische System wird ausgelöst durch verletzte Endothelien und dabei freiliegendes Kollagen. Es bewirkt den Verschluss eines verletzten Blutgefäßes durch Thrombusbildung von innen. Ein Oberflächen-aktivierbares Protein, der Hageman-Faktor (XII), löst im intrinsischen System eine Enzymkaskade aus. Verstärkt wird diese Auslösung durch das Kallikreinsystem.
An der Gerinnungsauslösung und an den Einzelschritten sind Thrombozyten beteiligt. Fehlen einzelner Komponenten des Gesamtsystems führt zur Blutungsneigung, z. B. bei Faktor-VIII-Mangel zur Hämophilie A, bei Faktor-IX-Mangel zur Hämophilie B.
Auch ein Mangel an Vitamin K kann zu schwersten Blutungen (Hämorrhagie) führen. Eine vermehrte Gerinnung, z. B. am arteriosklerotisch veränderten Blutgefäß, führt zum Auftreten von Gerinnseln mit Gefäßverschlüssen: Thrombose. Derartige Gerinnsel können vom Blutstrom losgerissen und fortgeschwemmt werden und dann in entfernten kleineren Gefäßen zu einem Verschluss führen: Embolie.
Die Blutgerinnung ist ein durch sehr komplexe Mechanismen im Gleichgewicht zwischen Haemorrhagie und Thrombose ausbalanciertes System. Neben der Fibrinolyse-Kaskade sind vier natürliche Hemmstoffe der plasmatischen Gerinnung beteiligt.

Hemmstoff	Hemmung von
TFPI (= Tissue factor pathway inhibitor)	Gewebsthromboplastin
Antithrombin	Thrombin u. FXa
Protein C	F Va, F VIIIa
Protein S	F VIIIa, F Va

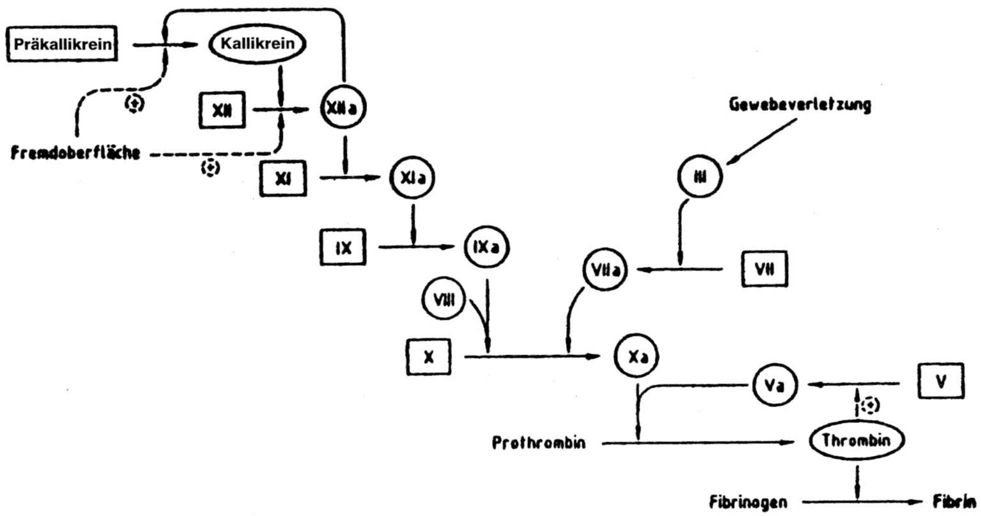

Hemmung der Blutgerinnung

„in-vivo“	Heparin	
	Hydroxycumarine	
	Acetylsalicylsäure	
„in-vitro“	Heparin	
	Na-Fluorid	Bindung von Ca^{++}
	EDTA	
	Citrat	
	Oxalat	

Klinischer Bezug

Thrombose und Embolie

Eine Thrombose ist definiert als ein partieller oder totaler Verschluss einer Arterie oder einer Vene oder von Kapillaren durch ein Blutgerinnsel (Thrombus).

Löst sich ein Thrombus, wird er mit dem Blutstrom als sog. Embolus fortgeschwemmt, bis er in einer enger werdenden (arteriellen) Strombahn diese verschließend stecken bleibt. So entstehen aus venösen Thromben Verstopfungen der Pulmonalarterien (Lungenembolie) und aus arteriellen Thromben periphere Gefäßverschlüsse, meistens mit Gewebeuntergang (Infarkte). Thrombosen, Embolien und Infarkte stellen heute die weitaus häufigste mittelbare und unmittelbare Todesursache dar, z.B. als Herzinfarkt oder als Apoplex.

Ursachen der Thrombose sind veränderte Gefäße – z.B. Endothelläsionen bei Atherosklerose oder eine verstärkte Gerinnungsneigung, plasmatisch oder thrombozytär ausgelöst.

Klinischer Bezug

Haemorrhagie - Haemophilie

Eine erhöhte Blutungsneigung kann ihre Ursache in veränderten Gefäßen (vaskulär), in qualitativen und (oder) quantitativen Abweichungen der Thrombozyten (korpuskulär) oder in Ausfällen der Gerinnungskaskade (plasmatisch) haben.

Störungen kommen angeboren (genetisch) oder erworben vor, letztere häufig auch als Symptom vieler anderer Erkrankungen, wie z.B. Infektionen und Tumoren. Alle schweren Lebererkrankungen gehen mit plasmatischen Haemorrhagien einher, weil die Gerinnungsfaktoren in der Leber gebildet werden.

Die bekanntesten angeborenen plasmatischen Gerinnungsstörungen sind die Haemophilie A (herabgesetzte oder fehlende Aktivität des Faktors VIII) und die Haemophilie B (Faktor IX).

Eine Diagnostik der Haemorrhagien ist erforderlich, um die lebensbedrohlichen Ausfälle von Faktoren gezielt zu ersetzen, bzw. die Grundkrankheiten zu beseitigen.

H02

→ **Frage 19.37: Lösung D**

Siehe Lerntext XIX.5.
Die gesuchte richtige Antwort ist (D), denn der intrinsische und extrinsische Aktivierungsweg münden in eine gemeinsame Endstrecke über die Aktivierung des Faktors X.
Die Vernetzung der Fibrinketten (B) erfolgt nicht durch Faktor X, sondern durch Faktor XIII, eine Transglutaminase. Aus Gewebeverletzungen (C) wird nicht Faktor X, sondern Faktor III für den kurzen extrinsischen Weg freigesetzt. Die Hämophilie A (E) wird nicht durch Mangel an Faktor X, sondern durch einen Faktor VIII-Mangel ausgelöst.

H10

→ **Frage 19.38: Lösung E**

Zu **(E)**: Der Faktor XIIIa stabilisiert das zunächst noch instabile Fibrin durch Quervernetzung zum stabilen Fibrinnetz. Faktor XIII ist eine Transglutaminase (Transpeptidase), die unter NH_3-Abspaltung aus Lysin- und Glutaminresten benachbarter Ketten Fibrin kovalent vernetzt. Faktor XIIIa entsteht aus Faktor XIII durch Thrombin.
Zu **(A)**: Die Fibrinopeptide werden vom Fibrinogen durch Faktor IIa (Thrombin) abgespalten. Es entsteht ein Fibrinmonomer, das zum unlöslichen Fibrin-Polymer assoziiert. Erst hier greift Faktor XIIIa an.
Zu **(B)**: Das fibrinolytisch wirkende Plasmin entsteht durch einen Gewebeplasminogen-Aktivator (tPA). Fördernd greift Faktor XIIa ein.
Zu **(C)**: Vitamin K-abhängig werden nicht Fibrin oder Fibrinogen carboxyliert, sondern die Faktoren II, VII, IX und X sowie Protein S und Protein C.
Zu **(D)**: Die Quervernetzung des Fibrin durch Faktor XIII erfolgt nicht durch Ca^{++} -Einlagerung, sondern durch Knüpfung von Peptidbindungen zwischen verschiedenen Fibrinketten.

H03

→ **Frage 19.39: Lösung A**

Die Hämophilie A ist eine sehr schwere angeborene Gerinnungsstörung („Bluterkrankheit"), die mit einer Häufigkeit von 1:5.000 ausschließlich beim männlichen Geschlecht auftritt und mit einem Faktor VIII-Mangel einhergeht (A). Die Erkrankung wird X-chromosomal rezessiv durch Frauen übertragen. Es sind ca. 100 verschiedene Gendefekte beschrieben, was erklärt, warum die Erkrankung in deutlich unterschiedlichen Schweregraden auftritt.
Der unter (B) genannte genetische Plasminogenmangel ist extrem selten. Der von-Willebrand-Faktor wird vom Endothel gebildet und bildet einen Komplex mit Faktor VIII (D). Sein angeborener Defekt, autosomal dominant und in anderen Formen autosomal rezessiv vererbt, führt zu schweren Gerinnungsstörungen. Genetisch bedingte Thromboxan-Mangelzustände (C) und die unter (E) genannte Thrombinwirkung sind klinisch nicht bekannt.

F10

→ **Frage 19.40: Lösung C**

Zu **(C)**: Blutplasma erhält man, indem die Gerinnung gehemmt wird durch Komplexierung von Ca^{2+} durch Citrat, Oxalat, Fluorid oder EDTA oder durch Hemmung von Thrombin durch Heparin. Entsprechend werden nach der Art der Gerinnungshemmung Citrat-, Oxalat-, Fluorid-, EDTA- und Heparinplasma unterschieden, die allesamt nach Abzentrifugieren der Erythrozyten als klares, bernsteinfarbenes Blutplasma vorliegen. Blutplasma enthält im Gegensatz zum Blutserum noch Fibrinogen und kann nach Aufhebung der Gerinnungshemmung noch gerinnen, z. B. durch Zusatz von Ca^{2+}-Ionen. Blutserum erhält man, indem man das Blut gerinnen lässt, Fibrinogen wird zum unlöslichen Fibrin, der entstehende Thrombus zieht sich zusammen und presst das klare, bernsteingelbe Serum ab.
Zu **(A)**: Albumin besitzt in Plasma und Serum identische Konzentrationen, es macht den größten Teil der menschlichen Eiweiße aus. Es sorgt im menschlichen Organismus v. a. für die Aufrechterhaltung des kolloidosmotischen Drucks.
Zu **(B)**: α_1-Antitrypsin hemmt die PMN-Elastase, aber auch Trypsin und andere Serinproteasen und schützt das Körpergewebe so vor diesen an Entzündungsprozessen beteiligten Enzymen. Es besitzt in Serum und Plasma ebenfalls identische Konzentrationen.
Zu **(D)** und **(E)**: Die Konzentrationen von IgG und IGM sind in Serum und Plasma jeweils praktisch identisch.

F04

→ **Frage 19.41: Lösung D**

Siehe Lerntext XIX.5.
Die gesuchte richtige Aussage ist (D): Die Protease Thrombin setzt durch limitierte Proteolyse das lösliche Fibrinogen zum unlöslichen Fibrin um. Fibrinogen ist also Substrat und keine Enzymvorstufe, (A) ist falsch.
Aussage (B) ist falsch, denn Heparin wirkt gerinnungshemmend durch Reaktion mit dem Proteasehemmer Antithrombin (AT III), dessen Affinität zum Thrombin durch Heparin erhöht wird. Fibrin und in Spuren auch Fibrinogen können durch Plasmin abgebaut werden (Fibrinolyse). Aussage (C) ist falsch, weil die antithrombotisch gegen Faktor VIIIa und Va gerichteten Faktoren C und S nicht durch Fibrinogen, sondern durch Thrombin aktiviert werden.

Aussage (E) ist falsch, denn mittels Vit. K wird nicht Fibrinogen posttranslational an Glutamatresten carboxyliert, sondern die Faktoren II, VII, IX und X.

H03 H97

Frage 19.42: Lösung E

Prothrombin z. B. wird, wie die meisten Gerinnungsfaktoren, in der Leber als Glykoprotein freigesetzt und zirkuliert im Blut mit einer Halbwertszeit von 2 bis 3 Tagen. Das synthetisierte Protein muss, damit es biologisch wirksam wird, posttranslational modifiziert werden: Etwa 10 Glutaminsäureseitenketten am N-terminalen Ende werden Vitamin-K-abhängig zur Gamma-Carboxyglutaminsäure carboxyliert, (E) trifft zu. Erst danach hat das Protein die Fähigkeit, die für seine biologische Wirkung wichtigen Calciumionen zu binden.

F10

Frage 19.43: Lösung C

Zu **(C)**: Eine Vitamin K-abhängige γ-Carboxylierung von Glutamatresten zu Dicarboxyglutamat-Seitenketten in den Gerinnungsfaktoren II, VII, IX und X erhöht jeweils die Bindungsfähigkeit für Ca^{2+}-Ionen.
Zu **(A)**, **(B)** und **(D)**: Die Faktoren VIII und I (Fibrinogen) werden nicht carboxyliert.
Zu **(E)**: Durch die Carboxylierung der Glutamatreste können die Gerinnungsfaktoren andere Faktoren besser aktivieren.

H07

Frage 19.44: Lösung C

Von den 13 Proteinen der Blutgerinnung werden die Faktoren II, VII, IX und X postranslational Vitamin K-abhängig carboxyliert (C). Die im Peptidverband entstehenden Dicarboxylglutaminsäure-Reste binden Calcium-Ionen.
Siehe Lerntext XIX.5.

H04

Frage 19.45: Lösung B

Siehe Lerntexte V.14 und XIX.5.
Vitamin K-Antagonisten wie Marcumar und Warfarin sind Cumarinderivate. Sie hemmen kompetitiv die posttranslationale γ-Carboxylierung von Glutamatresten in den Gerinnungsfaktoren II, VII, IX und X (B).
(A) ist falsch, denn Chelatoren für Ca^{2+} (Oxalat, Citrat, Fluorid und EDTA) können nicht therapeutisch eingesetzt werden, weil ein Ca^{2+}-Mangel im Blut zu tödlichen Erregungsstörungen an Nerven- und Muskelzellen führen würde. Chelatoren werden nur zur Gerinnungshemmung in Blutkonserven und Blutproben zur Plasmagewinnung eingesetzt.

F08

Frage 19.46: Lösung A

Heparin ist ein saures Proteoglykan, das die Blutgerinnung hemmt, indem es Antithrombin III aktiviert.
Aussage (B) ist falsch, denn Thromboplastin wird nicht aktiviert, sondern durch Heparin-Antithrombin gehemmt.
Aussage (C) ist falsch, denn Heparin ist sauer, entwickelt also negative Ladungen und liegt daher nicht als Polykation, sondern als Polyanion vor.
Aussage (D) ist falsch, denn nicht Heparin ist ein gerinnungshemmender Vitamin K-Antagonist, sondern verschiedene Cumarine.
Aussage (E) ist falsch, denn Heparin ist kein Enzym. Serinproteasen sind u. a. das fibrinolytische Plasmin und die plasmatischen Gerinnungsproteasen.
Siehe Lerntext XIX.7.

F10

Frage 19.47: Lösung D

Zu **(D)**: Zur postoperativen Thromboseprophylaxe wird (niedermolekulares) Heparin eingesetzt. Seine Wirkung tritt schnell ein: Es aktiviert Antithrombin III und setzt so die Gerinnungsfähigkeit herab. Heparin ist ein saures Glykosaminoglykan (saures Mukopolysaccharid), es wird in der Leber gebildet und kommt auch in Mastzellen vor.
Zu **(E)**: Vitamin K wird benötigt, um die Gerinnungsfaktoren II, VII, IX und X zu carboxylieren.
Vitamin K-Antagonisten (Dicumarinderivate) blockieren diese Reaktion und werden auch zur Thromboseprophylaxe eingesetzt. Ihre Wirkung tritt mit einer Verzögerung von Tagen ein, da die noch vorhandenen Gerinnungsfaktoren erst abgebaut werden müssen.
Zu **(A)**: Ca^{2+}-Ionen sind für die Gerinnung notwendig.
Zu **(B)**: EDTA bindet Kalziumionen und macht das Blut ungerinnbar, dies kann aber nur in-vitro zur Herstellung von Blutplasma eingesetzt werden, in-vivo würde es zu Krämpfen und Herzstillstand führen.
Zu **(C)**: Erythropoetin (EPO) hat mit der Gerinnung nichts zu tun, es ist ein Hormon der Niere, das die Erythrozytenbildung stimuliert. Ein missbräuchlicher Einsatz von EPO zur Leistungssteigerung (Doping) kann allerdings den Hämatokrit („Bluteindickung") und so die Thrombosegefahr erhöhen.

XIX.6 Fibrinolyse

Die normalen Eigenschaften des Blutes, das labile Gleichgewicht zwischen Thrombose/Embolie einerseits und Blutungsneigung (Hämorrhagie) andererseits, wird durch das der Gerinnung entgegengesetzte System der Fibrinolyse stabilisiert. Zu

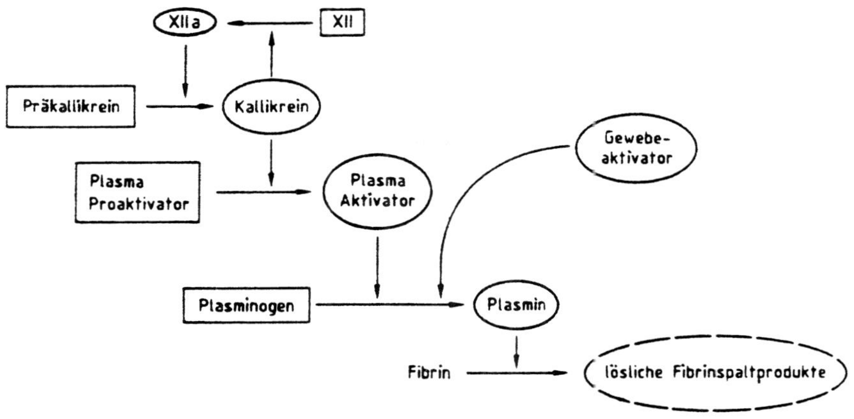

Gefäßverschlüssen führende Thromben oder Embolien, Mikrothromben und Fibrinstücke können durch spezifische Proteolyse durch das Enzym Plasmin aufgelöst werden. Plasmin spaltet vorzugsweise das unlösliche Fibrin zu löslichen Fibrinspaltprodukten. Plasmin entsteht aus dem inaktiven Plasminogen am Ort der Gerinnung durch einen Gewebsaktivator. Auch durch Kallikrein kann aus einem Plasmaproaktivator ein Plasmaaktivator entstehen, der Plasminogen zu Plasmin aktiviert.

Klinischer Bezug

Fibrinolytische Therapie

Bei thrombotischen und thrombembolischen Gefäßverschlüssen, z. B. Herzinfarkt, Apoplex und Lungenembolie, ist eine möglichst früh einsetzende fibrinolytische Therapie die wirksamste lebensrettende Maßnahme. Sie erfolgt durch enzymatische Aktivierung des Plasminogens. Drei Enzympräparationen sind verfügbar:

1. aus Streptokokken gewonnene **Streptokinase.** Da Streptokokkeninfektionen häufig vorkommen und Antikörper gegen Streptokokkenprotein vorliegen, besteht das Risiko von Unverträglichkeitsreaktionen (Ag/Ak-Reaktionen) bis hin zum anaphylaktischen Schock.
2. aus Nierenzellkulturen isolierte **Urokinase** und
3. gentechnisch (aus rekombinanten Bakterien) gewonnener **Gewebe-Plasminogen-Aktivator** (rtPA). Letztere haben im Unterschied zur Streptokinase eine hohe Affinität zum Plasminogen im Fibringerüst, wirken also selektiv im Thrombus.

Eine wirksame fibrinolytische Therapie geht immer mit dem Risiko einer vermehrten Blutungsneigung einher, indem auch Fibrinogen durch das Plasmin abgebaut wird.

XIX.7 Hemmung der Blutgerinnung

Die Blutgerinnung kann durch ein Heteroglykan der Leber, das **Heparin**, durch Inaktivierung von Thrombin und Hemmung der Prothrombin/Thrombin-Umwandlung gehemmt werden. Heparin kann auch zur Thrombose/Embolie-Prophylaxe und -Therapie eingesetzt werden.

Durch **Antivitamin K** (Hydroxycumarine) wird die Synthese der Gerinnungsfaktoren II, VII, IX und X herabgesetzt, was therapeutisch und prophylaktisch bei Thrombose und Embolie, beispielsweise beim Herzinfarkt, ausgenutzt wird. In sehr hohen Konzentrationen dienen Cumarinderivate auch als Rattengifte.

Aspirin (Acetylsalicylsäure) setzt die Gerinnung durch Hemmung der Prostaglandinsynthese in den Thrombozyten herab.

Zur Gerinnungshemmung in Blutkonserven und in Blutproben kann Heparin verwendet werden, meist erfolgt hier aber die Gerinnungshemmung durch Bindung von Calcium-Ionen. Die Calcium-Bindung ist therapeutisch nicht einsetzbar, da Calcium-Ionen in bestimmten Konzentrationen im Plasma, an Zellmembranen und intrazellulär absolut lebensnotwendig sind.

Nur in-vivo wirksam
- Cumarine
- Acetylsalicylsäure

Nur in-vitro anwendbar
- Citrat
- Oxalat
- Fluorid
- EDTA

In-vivo und in-vitro anwendbar
- Heparin

Klinischer Bezug

Gewinnung von Blutserum und Blutplasma

Für sehr viele labordiagnostische Untersuchungen wird **Blutserum** benötigt. Serum gewinnt man, indem man das Blut abnimmt und spontan gerinnen lässt. Der entstehende Thrombus kontrahiert sich nach einiger Zeit (ca. 20–30 Minuten) und presst das klare, bernsteingelbe Serum ab, das dekantiert werden kann. Serum enthält praktisch alle Blutplasmaproteine außer Fibrinogen, das als Fibrin im Thrombus verbleibt. Serum kann also nicht mehr gerinnen.
Für bestimmte Untersuchungen (z. B. Fibrinogen-Bestimmung) wird **Blutplasma** verwendet.
Plasma gewinnt man, indem die Blutgerinnung durch Heparin oder durch Entzug von Calciumionen (alternativ durch jeweilige Zugabe von Natriumcitrat oder Natriumoxalat oder Kalium-EDTA oder Natriumfluorid) gehemmt wird. Die korpuskulären Bestandteile werden dann abzentrifugiert und das bernsteingelbe klare Plasma wird dekantiert.
Es werden entsprechend der Gewinnungsmethode fünf Plasma unterschieden: Heparinplasma, Citratplasma, Oxalatplasma, EDTA-plasma und Fluoridplasma.
Visuell sind Serum und die Plasmaarten nicht zu unterscheiden.
Durch Bindung von Heparin (durch Protamin) oder durch Zugabe von Ca^{++}-Ionen kann Plasma gerinnen.
Das normale Serum und das normale Plasma („klar und bersteingelb") können u. U. typisch verändert sein:
klar und rot: haemolytisch
klar und grünlich/gelb: icterisch
trüb und gelb: lipaemisch

F06 H05

Frage 19.48: Lösung B

Heparin kann injiziert sofort die Gerinnung hemmen, indem es sich an Antithrombin anlagert und dadurch dessen Affinität zum Thrombin erhöht (B).
Aussage (A) ist nicht zutreffend, denn die posttranslationale Carboxylierung der Faktoren II, VII, IX und X wird nicht durch Heparin gehemmt, sondern durch Cumarine als Vitamin K-Antagonisten.
Aussage (C) ist falsch, denn die Verminderung der Thrombozytenzahl (Thrombozytopenie) ist keine Heparinwirkung und wäre als therapeutisch-prophylaktische Strategie ungeeignet.
Aussage (D) ist falsch, denn die Cyclooxygenase wird nicht durch Heparin gehemmt, sondern durch Acetylsalicylsäure (= ASS, Aspirin). Sowohl ASS als auch Cumarine werden zur Langzeitprophylaxe thrombotischer und embolischer Erkrankungen eingesetzt.
Aussage (E) ist falsch, denn die Bindung von Ca^{2+} zur Hemmung der Gerinnung kann nur in-vitro angewandt werden, am Patienten („in-vivo") würde sie durch die Hypocalcämie akut zu Krämpfen und Herzstillstand führen.
Siehe Lerntext XIX.7.

H10

Frage 19.49: Lösung A

Zu **(A)**: Akut wirkend kann das Proteoglykan Heparin zur Thromboseprophylaxe injiziert werden, es erhöht die Affinität des Antithrombin zum Thrombin.
Zu **(B)**: Heparinasen bauen in der Leber Heparin ab. Therapeutisch-prophylaktisch können sie nicht beeinflusst werden.
Zu **(C)**: Die Carboxylierung der Gerinnungsfaktoren II, VII, IX und X wird nicht durch Heparin gehemmt, sondern durch Vitamin K-Antagonisten.
Zu **(D)**: Protein C und S inaktivieren (die Gerinnung regelnd) die Faktoren Va und VIIIa der Gerinnungskaskade. Sie müssen auch Vitamin K-abhängig carboxyliert werden. Durch Heparin werden sie nicht beeinflusst.
Zu **(E)**: Die proteolytische Aktivierung von Plasminogen zu Plasmin erfolgt nicht durch Heparin, sondern durch Streptokinase, Urokinase oder tissue plasminogen activator (tPA). Diese Proteasen bewirken keine Gerinnungshemmung, sondern eine Auflösung von Thromben durch Fibrinolyse. Streptokinase und rekombinanter tPA (gentechnisch hergestellt) werden z. B. akut per Herzkatheter beim Infarkt in den Thrombus injiziert.
Siehe Lerntext XIX.7.

F06

Frage 19.50: Lösung E

Acetylsalicylsäure (ASS, Aspirin) hemmt die Cyclooxygenase, wodurch in den Thrombozyten die Synthese des gerinnungsfördernden Thromboxans irreversibel gehemmt wird (E). Die Wirkung dieser Hemmung wird erst durch Bildung neuer Thrombozyten nach 1–2 Wochen aufgehoben, weil die Thrombozyten keine Proteine mehr synthetisieren können.
Aussage (A) ist falsch, denn die Bildung der Gerinnungsfaktoren II, VII, IX und X wird nicht durch ASS, sondern durch Cumarine gehemmt.
Aussage (C) ist falsch, denn die Fibrinolyse, die durch Aktivierung von Plasmin das Gerinnsel auflösen kann, erfolgt nicht durch ASS, sondern durch Streptokinase oder durch Gewebe-Plasminogenaktivator.
Siehe Lerntext XIX.7.

H10

→ **Frage 19.51: Lösung D**

Zu **(D)**: Durch Acetylsalicylsäure (ASS) kann die Cyclooxygenase (COX) durch Acetylierung gehemmt werden. COX leitet mit O_2 die Synthese der Prostaglandine, Thromboxane und Prostazykline aus Arachidonsäure ein. Für die Blutstillung ist relevant, dass ASS die Cyclooxygenase der Thrombozyten dauerhaft hemmt, da Thrombozyten keine Proteinsynthese mehr durchführen können. Somit ist die Aggregationsneigung für bis zu 20 Tage herabgesetzt. Die Thromboxan-Gegenspieler sind die von intakten Endothelien gebildeten Prostazykline. Deren zunächst durch ASS ebenfalls gehemmte Bildung kommt schnell wieder dadurch in Gang, dass die Endothelien neue, nicht gehemmte COX synthetisieren.
Zu **(A)** und **(E)**: Diese Gerinnungsfaktoren (Fibrinogen,von-Willebrand-Faktor) können medikamentös nicht beeinflusst werden.
Zu **(B)**: Fibronektine haben mit der Cyclooxygenase und der Blutgerinnung nichts zu tun. Fibronektine sind Proteine der extrazellulären Bindegewebsmatrix.
Zu **(C)**: Die Prothrombinsynthese kann durch Vitamin K-Antagonisten (z. B. Marcumar) zur Thromboseprophylaxe herabgesetzt werden. Die Cyclooxygenase ist hier nicht beteiligt.

H03

→ **Frage 19.52: Lösung B**

Die Auflösung von Thromben (Fibrinolyse) erfolgt proteolytisch durch Plasmin, das aus Plasminogen entstehen kann. Plasminogen wird von der Leber gebildet. Die Plasminogenaktivierung zum proteolytisch wirksamen Plasmin kann durch bakterielle Enzyme wie Staphylokinase (D) und Streptokinase (A) erfolgen. Körpereigene Aktivatoren sind die Urokinase und der Gewebe-Plasminogenaktivator (t-PA), der der stärkste Auslöser der Fibrinolyse ist (B). Streptokinase, Urokinase und t-PA werden therapeutisch zur Entfernung von Thromben beim Herzinfarkt und anderen Thrombosen eingesetzt.

H05

→ **Frage 19.53: Lösung B**

Der Uterus enthält viel t-PA (tissue-plasminogen-aktivator), der über das Plasmin fibrinolytisch das Menstrualblut ungerinnbar macht.
Die Aussagen (A), (C), (D) und (E) sind falsch, da sie sämtlich gerinnungsfördernde Prozesse beschreiben.

H07

→ **Frage 19.54: Lösung E**

Plasmin ist eine Protease, die Fibrin in Thromben auflösen kann (E).
Aussage (A) ist falsch, denn die Plasmin-Vorstufe Plasminogen wird ohne Beteiligung von Vitamin K gebildet. Aussage (B) trifft nicht zu, da Plasminogen nicht durch Thrombin, sondern durch einen Gewebeaktivator oder durch einen Plasmaaktivator begrenzt proteolytisch aktiviert wird. Auch bakterielle Streptokinase kann therapeutisch bei Thrombosen zur Aktivierung von Plasminogen eingesetzt werden. Da von den Gerinnungsfaktoren selbst allenfalls Fibrinogen durch Fehlsteuerung bei einer Verbrauchskoagulopathie hydrolytisch durch Plasmin gespalten werden kann, sind auch die Aussagen (C) und (D) falsch.
Siehe Lerntext XIX.6.

H03

→ **Frage 19.55: Lösung D**

Protein C ist ein regulatorisches Protein der Blutgerinnungskaskade, das in seiner aktivierten Form (APC) die Faktoren Va und VIIIa inaktiviert. Protein C wird wie die meisten Gerinnungsfaktoren in der Leber synthetisiert (A) und Vitamin K-abhängig an etwa 10 Resten carboxyliert (B). Die Aktivierung zum APC findet am Endothel durch Faktor IIIa und Thrombomodulin statt (C). Seine Wirkung entfaltet APC zusammen mit Protein S (E). Die gesuchte Falschaussage ist (D), denn nicht APC aktiviert den Gerinnungsfaktor III, sondern der Gerinnungsfaktor III aktiviert das Protein C zum APC, also genau umgekehrt.

F08

→ **Frage 19.56: Lösung B**

Blutgerinnsel (Thromben) können durch die Serinprotease Plasmin hydrolytisch aufgelöst werden zu löslichen Fibrinspaltprodukten (B).
Aussage (A) ist falsch, denn die Gerinnung wird durch Protein C nicht aktiviert, sondern gehemmt.
Aussage (C) ist falsch, denn nicht Magnesium-Ionen, sondern Calcium-Ionen sind als sog. „Faktor IV" essenziell für die Blutgerinnung.
Aussage (D) ist falsch, denn Thrombin entsteht nicht aus Gewebethromboplastin, sondern aus Prothrombin.
Aussage (E) ist falsch, denn Thrombin ist keine Phospholipase, sondern eine Serinprotease.

F04

→ **Frage 19.57: Lösung B**

Siehe Lerntext XIX.5.
Blutserum gewinnt man, indem man das entnommene Blut spontan gerinnen lässt. Der sich zusammenziehende Thrombus presst das Serum heraus.
Zur Gewinnung von Blutplasma wird die Gerinnung durch Zusatz eines Gerinnungshemmers verhindert, das Plasma wird durch Abzentrifugation der korpus-

kulären Bestandteile erhalten. Je nach Gerinnungshemmer unterscheidet man durch Ca^{2+}-Entzug erhaltenes Citrat-Plasma (B), Oxalat-Plasma, EDTA-Plasma und Fluorid-Plasma von dem durch Thrombin-Hemmung gewonnenen Heparin-Plasma.
Coumarinderivate (C) sind **nicht** zur Plasmaherstellung geeignet. Sie wirken nur in vivo durch Hemmung der Synthese von 4 Gerinnungsfaktoren.
Protamin (D) bindet Heparin, kann also als Antidot bei Heparin-Überdosierung eingesetzt werden. Fibronectin (A) im Subendothel bindet Thrombozyten.
Protein S (E) reguliert die plasmatische Gerinnung durch Hemmung der Faktoren VIIIa und Va.

H06

→ **Frage 19.58: Lösung B**

In-vitro kann Blut durch Komplex-Bindung von Ca^{++} ungerinnbar gemacht werden. Dies erfolgt durch Natrium- bzw. Kaliumsalze von Citronensäure bzw. Citrat ((B) ist richtig), Oxalsäure, EDTA oder Fluorid. Calciumsalze wie Calciumoxalat (A) sind nicht wirksam.
Aussage (C) ist falsch, denn Protamin ist ein stark basisches Protein, das durch Bindung des stark sauren Heparins in-vivo und in-vitro dessen gerinnungshemmende Wirkung aufheben kann.
Aussage (D) ist falsch, denn Streptokinase wirkt nicht gerinnungshemmend, sondern fibrinolytisch.
Aussage (E) ist falsch, denn Cumarinderivate als Vitamin-K-Antagonisten wirken nur in-vivo gerinnungshemmend.
Siehe Lerntext XIX.5.

XIX.8 Plasmaproteine

Das Blut enthält weit über 100 verschiedene Proteine. Diese werden in der Routinediagnostik elektrophoretisch in fünf Fraktionen getrennt, die als Albumine, α_1-, α_2-, β- und γ-Globuline bezeichnet werden.
In der γ-Globulinfraktion wandern die verschiedenen Immunglobuline.
Die Lipoproteine und die verschiedenen Enzymkaskaden kommen verteilt auf verschiedene Globulinfraktionen vor.

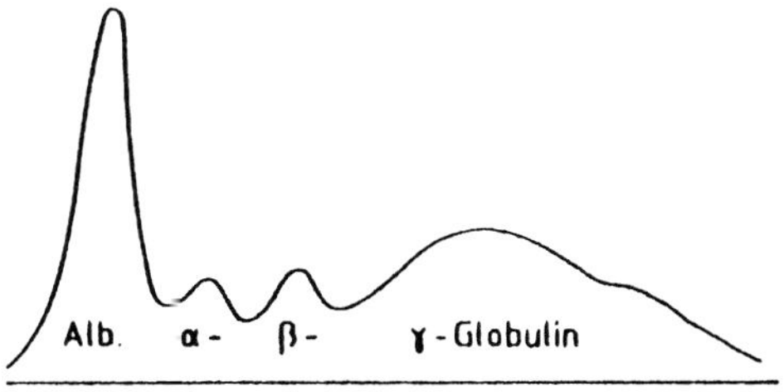

Der osmotische Druck der Körperflüssigkeiten und des Plasmas wird vorwiegend durch niedermolekulare Stoffe bestimmt. Von den ca. 300 Milliosmol osmotischen Druckes im Serum sind nur 0,9 Milliosmol durch Proteine bedingt. Hieran sind vorwiegend die Albumine beteiligt. Dieser sog. kolloidosmotische Druck ist von großer Wichtigkeit für den Flüssigkeitsaustausch zwischen Kapillaren und Gewebswasser. Beim Abfall des Plasma-Albumins kommt es zu Oedemen, d. h. zu Wasseransammlungen im Gewebe.

Plasmaproteine

Albumin
α_1-Globuline
α_2-Globuline } Elektrophorese
β-Globuline
γ-Globuline

Lipoproteine
Gerinnungsproteine
Fibrinolyse-Proteine
Komplementsystem
Kallikrein-Kinin-System
Renin-Angiotensin

F09

→ **Frage 19.59: Lösung A**

Blutplasma enthält ca. 70 g Protein pro Liter. Davon entfallen 45 g auf Albumin (A), auf γ-Globuline entfallen 12 g (E), auf β-Globuline 10 g (D), auf α_2-Globuline 7 g (C) und auf α_1-Globuline 2 g (B).

F06

→ **Frage 19.60: Lösung E**

Die Abbildung zeigt eine Densitometriekurve eines typischen Serum-Elektropherogramms, wie man es auf Papier oder Celluloseacetatfolie erhält. Die Antikörper finden sich als Gammaglobulinfraktion unter (E), sie besteht vorwiegend aus IgG und IgM.
Siehe Lerntext XIX.8.

F10

→ **Frage 19.61: Lösung E**

Zu **(E)**: Alle Antikörper im Blutserum wandern in der Elektrophorese in der Fraktion der γ-Globuline, die hauptsächlich aus den vielen verschiedenen IgG und IgM besteht.

H09

→ **Frage 19.62: Lösung E**

Zu **(E)**: Alle Plasmaproteine mit Ausnahme des Albumins sind Glykoproteine. Sie tragen kurze Oligosaccharidketten, die O-glykosidisch und N-glykosidisch mit dem Protein verbunden sind. In der Regel befindet sich am Ende der Zuckerketten die negativ

geladene N-Acetylneuraminsäure (= NANA). Dieser C6-Zucker wird aus Phosphoenolpyruvat und N-Acetylmannosamin gebildet. Erst wenn NANA vom Glykoprotein abgespalten wird, kann das Serum-Glykoprotein von der Leberzelle gebunden, endozytiert und abgebaut werden. NANA beeinflusst demnach die Halbwertzeit der Serumproteine.
Zu **(A)** und **(D)**: Chondroitinsulfat (A) und Heparin (D) sind keine Glykoproteinbestandteile, sondern gehören zu den Proteoglykanen.
Zu **(B)**: Glukuronsäure kommt in den Glykoproteinen des Blutplasmas nicht vor, sondern in den Proteoglykanen des Bindegewebes (saure Mucopolysaccharide).
Zu **(C)**: Die Aminosäure Glutamat kann nicht in die Zuckerketten eingebaut werden.

F09

→ **Frage 19.63: Lösung E**

Zu **(E)**: Durch Hämolyse frei werdendes Hämoglobin kann die Glomeruli der Niere verstopfen und zu Nierenversagen führen. Um dies zu verhindern, wird es an Haptoglobin gebunden.
Zu **(A)**: Apoferritin kann intrazellulär Eisen speichern. Bei Eisenmangel tritt Apoferritin ins Blutplasma über und zeigt einen Eisenmangel an.
Zu **(B)**: Apotransferrin dient im Blutplasma dem Eisentransport.
Zu **(C)**: Coeruloplasmin dient im Blutplasma dem Cu-Transport und hat Ferrooxidaseaktivität, d. h. es kann Fe^{2+} in Fe^{3+} umwandeln.
Zu **(D)**: Hämopexin bindet nicht Hämoglobin, sondern Hämin.

H09

→ **Frage 19.64: Lösung A**

Zu **(A)**: Die Leber produziert und sezerniert das α_1-Antitrypsin, das in der Elektrophorese des Blutplasmas in der α-Globulinfraktion wandert. Vom α_1-Antitrypsin existieren mehr als 80 Mutationen (Polymorphismen), von denen ein Teil zu einem Antitrypsinmangel im Blut führt, der bereits bei jüngeren Erwachsenen ein Lungenemphysem zur Folge haben kann (durch proteolytische Zerstörung der Lungenalveolen). Dies kann Raucher und Nichtraucher betreffen. Ohne Einstellung des Rauchens ist eine Progression des Lungenemphysems nicht zu verhindern, da bei Rauchern neben hohen Konzentrationen an lungenschädigenden, oxidativen Substanzen auch eine hohe Konzentration an Proteasen besteht. Letztere werden normalerweise durch das α_1-Antitrypsin gehemmt.
Zu **(B)** und **(E)**: Die genannten Proteasen – Elastase (B) und Kathepsin C (E) – sind beim erblichen Lungenemphysem nicht defekt, sondern sie werden nicht mehr ausreichend gehemmt.

Zu **(C)** und **(D)**: Diese Bindegewebsproteine – Elastin (C) und Fibrillin (D) – werden bei Antiproteasemangel vermehrt abgebaut.

H05

→ **Frage 19.65: Lösung B**

Die menschlichen Blutgruppen A und B werden jeweils durch verzweigte Tetrasaccharide gekennzeichnet.
Siehe Lerntext XIX.9.

XIX.9 Blutgruppen

Für Blutübertragungen (Transfusionen) sind die antigen-determinanten Blutgruppen auf den Erythrozyten von Bedeutung. Es handelt sich bei den Blutgruppen-Antigenen der Erythrozyten um Oligosaccharidsequenzen mit relativ konstanter Grundstruktur. So ist die Blutgruppe 0 ein Trisaccharid der Sequenz Acetylglucosamin, Galaktose und Fucose. Bei der Blutgruppe A ist an die Galaktose ein zusätzliches Galaktosamin angehängt, bei der Blutgruppe B eine zusätzliche Galaktose.
Gegen fremde Blutgruppen kann der Organismus präzipitierende (= agglutinierende) Antikörper bilden. Diese sog. Isoagglutinine gegen die Blutgruppen A und B werden durch Kontakt des Immunsystems mit Antigen-determinanten Gruppen aus bestimmten Darmbakterien gebildet.
Träger der Blutgruppe AB bilden diese Isoagglutinine nicht, die Träger der Blutgruppe 0 dagegen bilden sowohl Anti-A- als auch Anti-B-Isoagglutinine.

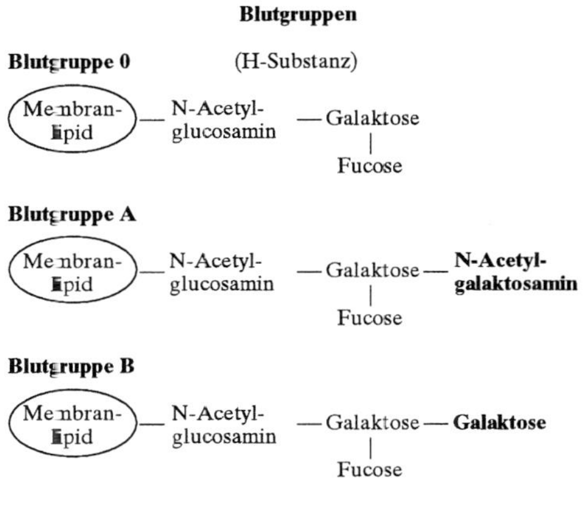

Blutgruppe		Isoagglutine
A	40 %	Anti B
B	16 %	Anti A
AB	4 %	keine
0	40 %	Anti A und Anti B

Klinischer Bezug
Kreuzprobe vor Bluttransfusionen
Die Blutgruppe des Patienten wird zunächst mit spezifischen Testseren und Patientenerythrocyten ermittelt. Zur Sicherung werden auch die Isoagglutinine des Patientenserums mit spezifischen Testerythrocyten bestimmt.
Vor der eigentlichen Transfusion werden die Spendererythrocyten mit dem Patientenserum (= Empfängerserum) inkubiert, um in dieser Kreuzprobe die tatsächliche Verträglichkeit abzusichern.
Die reziproke Inkubation Spenderserum und Empfängererythrocyten ist weniger wichtig, da mögliche Agglutinine im Spenderserum bei der Transfusion durch das Patientenserum stark verdünnt werden.

Klinischer Bezug
Rhesus-Inkompatibilität
Neben den Blutgruppen des AB0-Systems und den gegen sie gerichteten Isoagglutininen (IgM-Antikörper) gibt es weitere Blutgruppensysteme, z. B. das Rhesus-System (CDE - cde). Etwa 85 % der Menschen sind rhesuspositiv (Rh), 15 % sind rhesusnegativ (rh).
Antikörper gegen Rh werden nur von rhesusnegativen Menschen gebildet, nachdem rhesuspositive Erythrocyten in ihren Körper gelangt sind. Die gebildeten Antikörper (Alloagglutinine) sind im Unterschied zu den Isoagglutininen vom IgG-Typ und damit Placenta-gängig. Dies führt bei rhesusnegativen Müttern, die nach der Geburt eines rhesuspositiven Kindes durch Spuren von Erythtrocyten dieses Kindes, die unter der Geburt in ihren Kreislauf gelangt sind, sensibilisiert wurden, bei einer erneuten Schwangerschaft mit einem rhesuspositiven Kind zum Übergang der Rhesusantikörper in den fetalen Kreislauf und zur massiven, lebensbedrohlichen Haemolyse der kindlichen Erythrocyten: **Morbus haemolyticus neonatorum.**
Zur Therapie werden Austauschtransfusionen vorgenommen. Zur Prophylaxe für folgende (!) Schwangerschaften werden rhesusnegativen Müttern nach der Geburt rhesuspositiver Kinder Rhesus-Antikörper injiziert, um die positiven kindlichen Erythrocyten zu binden und so die Sensibilisierung zu verhindern.

F06

→ **Frage 19.66: Lösung D**

Antikörper gegen die Blutgruppe Rhesus-positiv werden erst gebildet, wenn ein Rh-negativer Mensch mit Rh-positiven Erythrocyten in Kontakt kommt. Dies passiert z. B. dann, wenn eine Rh-negative Mutter ein Rh-positives Kind bekommt und kindliche Erythrocyten unter der Geburt in den mütterlichen Kreislauf gelangen. Die daraufhin produzierten Antikörper gehören der IgG-Klasse an und sind Plazenta-gängig (D). Bei einer folgenden Schwangerschaft mit einem Rh-positiven Kind führen sie zu einer Hämolyse der kindlichen Erythrocyten (zum Morbus haemolyticus neonatorum). Zur Prophylaxe gibt man der Rh-negativen Mutter sofort nach der Geburt eines Rh-positiven Kindes Anti-Rh-IgG, um die kindlichen Erythrocyten noch vor der Sensibilisierung der Mutter abzufangen.
Im klassischen AB0-System gibt es die genannten Probleme nicht, weil hier die Isoagglutinine Anti A und Anti B als IgM vorliegen, die nicht Plazentagängig sind.

Kommentare aus Examen Frühjahr 2011

F11

→ **Frage 19.67: Lösung C**

Zu **(C)**: **Vitamin B_{12}** (Cobalamin) wird im Blutplasma **an Transcobalamin**, einem Protein aus Enterozyten, **gebunden** und mit diesem - durch rezeptorvermittelte Endozytose - in die Körperzellen aufgenommen.
Zu **(A)**: **Caeruloplasmin bindet und transportiert Kupferionen** im Blutplasma. Es wirkt als Ferroxidase und wandelt Fe^{2+}- in Fe^{3+}-Ionen um.
Zu **(B)**: **Haptoglobin bindet,** durch Hämolyse freigewordenes, **Hämoglobin.** Damit verhindert es das Verstopfen der Glomerula in der Niere durch freies Hb und einen Eisenverlust.
Zu **(D)**: **Transcortin bindet Cortisol und Progesteron** im Blutplasma.
Zu **(E)**: **Transferrin** (Siderophillin) **transportiert Eisen im Blut in Form von Fe^{3+}-Ionen**. Es stellt die sog. Eisenbindungskapazität dar. Der Fe-Transferrin-Komplex wird durch Rezeptor-vermittelte, regulierte Endozytose in die Zellen aufgenommen.

F11

→ **Frage 19.68: Lösung D**

Zu **(D)**: **Glukose (eine Aldose)** kann sich spontan, d. h. nicht-enzymatisch, mit freien NH_2-Gruppen mancher Proteine verbinden. Es entstehen glykierte Proteine. Das Ausmaß der Glykierung hängt von der Glukosekonzentration und der Zeit ab. Klinisch bedeutend ist das **glykierte Hämoglobin (HbA_{1c}), das aus Glukose und HbA_1 entsteht.** Beim Gesunden beträgt der HbA_{1c}-Anteil etwa 5 % des Gesamt Hb, beim Diabetiker kann er, abhängig von der Glukosekonzentration der letzten 6 Wochen, auf 10 % ansteigen. Die HbA_{1c}-Bestimmung ermöglicht daher eine Bewertung der Diabetiker-Behandlung in den letzten 6 Wochen.
Zu **(A)**: Die **Glykierung des Hb beeinflusst nicht dessen Funktion.**

Zu **(B)**: HbA_{1c} **besteht aus je 2 α- und β-Ketten**. Die Glykierung erfolgt an den Aminoenden der β-Ketten.
Zu **(C)**: Die spontane CO_2-Bindung an Aminogruppen des Hb ist reversibel. Als Carbamino-Hb werden etwa 10 % des gebildeten CO_2 vom Gewebe zur Abgabe durch die Lunge transportiert.
Zu **(E)**: **Mutationen der β-Gene des Hb** haben mit HbA_{1c} nichts zu tun, sie **können** aber u. a. **zur Sichelzellanämie führen**.

F11

→ **Frage 19.69: Lösung C**

Zu **(C)**: Das von intakten Endothelien, aus Arachidonsäure durch Cyclooxygenase (COX) gebildete **Prostacyclin wirkt hemmend auf die Thrombozytenaggregation**.
Zu **(A)**, **(B)**, **(D)** und **(E)**: Die genannten Substanzen **wirken stimulierend auf die Thrombozytenaggregation**. Adenosindiphosphat wird, wie das aus Arachidonsäure durch COX gebildete Thromboxan, vom Thrombozyten selbst gebildet und abgegeben. Fibrinogen und Thrombin lagern sich aus dem Blutplasma an Thrombozyten an. Thrombospondine sind extrazelluläre Matrixproteine, die bei Verletzungen die Thrombozytenaggregation stimulieren.

F11

→ **Frage 19.70: Lösung E**

Zu **(E)**: Acetylsalicylsäure (ASS, Aspirin) und andere, nicht-steroidale Entzündungshemmer hemmen durch Acetylierung irreversibel die Cyclooxygenase (COX). Diese ist zuständig für die Bildung der Eicosanoide (Prostaglandine, Prostacycline und Thromboxane) aus Arachidonsäure. **Die Bildung von Thromboxan in den Thrombozyten wird durch ASS irreversibel gehemmt**. Da **Thrombozyten keine Proteinsynthese** mehr durchführen können **persistiert die Hemmung** bis die Thrombozyten abgebaut und durch neue ersetzt werden. Die Thrombozytenaggregation ist dadurch herabgesetzt.
Zu **(A)**, **(B)** und **(C)**: **Leukotriene** werden auch **aus Arachidonsäure gebildet**, **beteiligt ist** aber nicht die COX, sondern die **Lipooxygenase**.
Zu **(D)**: **Prostaglandin I** (Prostacyclin) wird von Gefäßendothelien gebildet und wirkt antikoagulatatorisch, da es als Gegenspieler des Thromboxan die Thrombozytenaggregation hemmt. Die Prostaglandinsynthese wird auch **durch ASS gehemmt**, die **Hemmung** wird aber **rasch kompensiert**, indem die **Endothelien neue Cyclooxygenase synthetisieren**.

F11

→ **Frage 19.71: Lösung B**

Zu **(B)**: Thrombomodulin ist ein von Endothelien gebildetes Protein, das die **Substratspezifität von Thrombin verändert**, sodass dieses das antikoagulatorische **Protein C aktiviert**.
Zu **(A)**: Cumarinderivate (z. B. Marcumar) hemmen die Carboxylierung der Gerinnungsfaktoren II, VII, IX und X und wirken so antithrombotisch. **Indirekt hemmen sie** durch die herabgesetzte Thrombinaktivität auch die Thrombomodulinwirkung.
Zu **(C)**: Thrombomodulin wirkt **weder als second messenger noch interagiert** es **mit Thrombozyten**.
Zu **(D)**: Thrombomodulin wird **von Endothelien gebildet**. Thrombomodulin ist kein Enzym, sondern es **modifiziert die enzymatische Wirkung von Thrombin**.
Zu **(E)**: **Thrombomodulin-Thrombin-Komplexe** wandeln nicht Fibrinogen zu Fibrin um, sondern **aktivieren das antikoagulatatorisch wirkende Protein C**.

F11

→ **Frage 19.72: Lösung B**

Zu **(B)**: Die **Gerinnungsfaktoren** II, VII, IX und X werden posttranslational unter Beteiligung **von Vitamin K carboxyliert**. Die entstehenden **Dicarboxylglutamatreste erhöhen die Ca^{2+}-Bindung und** damit die **Aktivierbarkeit**.
Zu **(A)**: **Heparin** ist ein Proteoglykan, das die **Gerinnbarkeit des Blutes herabsetzt**, indem es die **Affinität des Antithrombin zum Thrombin erhöht**.
Zu **(C)**: Die **Bindung von Antithrombin** ist **nicht von der Carboxylierung** der Gerinnungsfaktoren **abhängig**.
Zu **(D)**: Der **Abbau** der Gerinnungsfaktoren wird **durch die Carboxylierung nicht beeinflusst**.
Zu **(E)**: Die Gerinnungsfaktoren II, VII, IX und X sind in sowohl in nicht-carboxylierter wie auch in carboxylierter Form **wasserlöslich** und **liegen nicht membrangebunden vor**.

F11

→ **Frage 19.73: Lösung E**

Zu **(E)** Der Komplex aus dem Faktoren Xa, Va, Phospholipiden und Kalziumionen **wirkt als Thrombokinase** und **wandelt Prothrombin in Thrombin um**.
Zu **(A)**: Der **Faktor VII wird bei einer Gewebsverletzungen** (extrinsisches System) **durch Ca^{2+}-Ionen und Gewebethromboplastin** (Gewebefaktor) **aktiviert**. Der aktivierte Faktor VII (VIIa) aktiviert den Faktor X zu Xa in der gemeinsamen Endstrecke der plasmatischen Gerinnung.
Zu **(B)**: Der **Faktor VIII** (antihämophiles Globulin A) wirkt im intrinsischen Weg. Er **wird nicht aktiviert**, sondern bildet mit Faktor IXa einen Komplex, der für die gemeinsame Endstrecke X zu Xa aktiviert.
Zu **(C)**: Der **Faktor IX** (antihämophiles Globulin B) wird im extrinsischen Weg **durch den Faktor XIa aktiviert**.
Zu **(D)**: Die **Umwandlung von Fibrinogen zu Fibrin wird durch Thrombin** katalysiert.

20 Leber

H00

→ **Frage 20.1: Lösung B**

β_2-Mikroglobulin ist Teil des MHC I-Komplex, kommt in allen Zellmembranen als Baustein vor und ist kein Sekretprotein der Leber. α_2-Makroglobulin (A) ist ein Plasmininhibitor.
Haptoglobin bindet durch Haemolyse frei gewordenes Haemoglobin.
Auch Caeruloplasmin wird von der Leber sezerniert, es bindet Cu-Ionen und ist ein Eisen-oxidierendes Enzym (Ferrioxidase).
Haemopexin (E) kann freies Haemin binden.

H01

→ **Frage 20.2: Lösung D**

Die Leber ist das Hauptorgan für die Gluconeogenese (A). Für die Ausscheidung in die Galle wird in der Leberzelle Bilirubin mit UDP-Glucuronsäure umgesetzt (B). Die Gallensäuren entstehen aus Cholesterol (C) und halten in der Galle auch ausgeschiedenes Cholesterol in Lösung. Die Sexualhormone und damit auch die Östrogene werden in der Leber inaktiviert durch Überführung in die Schwefelsäureester (E). Die gesuchte Falschaussage ist (D), denn in der Leber wird zwar das 7-Dehydrocholesterin gebildet, die Umwandlung in das Vitamin D erfolgt aber nicht in der Leber, sondern in der Haut durch UV-Licht.

H05

→ **Frage 20.3: Lösung C**

Das Somatotropin (STH, Wachstumshormon) aus dem Hypophysenvorderlappen bewirkt in der Leber die Synthese und Abgabe des IGF.
Aussage (A) ist falsch, denn CCK ist ein Protein-Darmschleimhauthormon aus dem Duodenum und Jejunum. Es bewirkt eine Kontraktion der Gallenblase und die Bildung eines enzymreichen Pankreassekrets.
Aussage (B) ist falsch, denn GLUT4 wird in Muskeln und Fettzellen exprimiert. Es ist das wesentliche insulinabhängige Glucosetransportprotein für die erleichterte Diffusion (passiver Transport).
Aussage (D) ist falsch, denn ApoLP B_{48} wird als Strukturbestandteil der Chylomikronen von Dünndarmzellen gebildet.
Aussage (E) ist falsch, denn γ-Interferon wird von aktivierten T-Lymphozyten gebildet, es aktiviert Makrophagen.

H10

→ **Frage 20.4: Lösung A**

Zu **(A)**: Die Leber eines durchschnittlichen gesunden Erwachsenen kann pro Stunde etwa 10 g Alkohol abbauen. Der Abbau erfolgt durch die Alkohol-Dehydrogenase zu Acetaldehyd (Ethanal), der durch die Aldehyd-Dehydrogenase in Essigsäure überführt wird. Bei einer herabgesetzten Aktivität der Aldehyd-Dehydrogenase kommt es zu einem Anstieg der Ethanalkonzentration.
Zu **(B)** und **(E)**: Die Glykolyseenzyme Aldolase und Laktat-Dehydrogenase haben mit dem Alkoholabbau nichts zu tun.
Zu **(C)**: Die Aldose-Reduktase setzt Glukose zu Sorbit um.
Zu **(D)**: Eine verminderte Aktivität der Alkohol-Dehydrogenase führt zwar auch zu einer herabgesetzten Alkoholverträglichkeit, hierbei ist aber die Ethanolkonzentration erhöht und die Ethanalkonzentration erniedrigt.

F09

→ **Frage 20.5: Lösung D**

Alkohol wird in der Leber durch die Alkoholdehydrogenase mit NAD zu Ethanal (3) dehydriert. Acetaldehyd wird durch eine Aldehyddehydrogenase zu Essigsäure (4) dehydriert. Essigsäure (Acetat) wird durch eine Acetatkinase zu Acetyl-CoA aktiviert (2), welches anschließend zu Malonyl-CoA (1) carboxyliert wird und in die Fettsäuresynthese einfließt.

F07

→ **Frage 20.6: Lösung A**

Äthylalkohol ist sehr energiereich (30 kJ pro g) und liefert in den Industrieländern bis zu 10 % der täglich aufgenommenen Energie. Ethanol wird in der Leber unter Bildung von 2 NADH zu Acetyl-CoA abgebaut und es resultiert ein erhöhter NADH/NAD-Quotient (A). Dadurch wird die Geschwindigkeit des Citratcyclus herabgesetzt ((B) ist falsch) und die β-Oxidation der Fettsäuren gehemmt ((E) ist falsch).
Aussage (D) ist falsch, denn unter Alkohol wird die Gluconeogenese gehemmt. Es resultiert daher häufig eine Hypoglykämie.

XX.1 Stoffwechselleistungen der Leber

Die Leber (beim erwachsenen Menschen 1,5 kg schwer) vollbringt zahlreiche, für den Gesamtorganismus wichtige Stoffwechselleistungen.

Leistungen der Leber

Stoffwechselwege	Sekretion von	
Gluconeogenese	zahlreichen Plasmaproteinen Albumin	
Ketogenese	Praealbumin α-Globulinen	**Speicherung von** Glykogen
Kohlenhydrat → Fett	β-Globulinen Transferrin	Retinol Cobalamin
Synthese von VLDL	Prothrombin Fibrinogen	
Harnstoffbildung	Plasminogen Proteasehemmern	**Oxidation von** Ethanol
Kreatinsynthese	Somatomedinen	Calciferol → 25-HCC
Gallensäurebildung Fructoseabbau Galaktoseabbau Biotransformation		

Nicht in der Leber ablaufende Reaktionen	
Bildung von γ-Globulinen	Fettspeicherung
Bildung von Prokollagen	Oxidation von 25-HCC
Bildung von Calciferol	Oxidation von Ketonkörpern

Klinischer Bezug

Lebererkrankungen

Ein akuter Ausfall der Leberfunktion durch Zellnekrose, z. B. nach einer Knollenblätterpilzvergiftung (Giftmenge eines einzigen (!) Pilzes), ist innerhalb weniger Stunden tödlich. Auch chronische Erkrankungen, die in der Endphase zu einem Totalausfall führen, z. B. die Leberzirrhose, enden letal im sog. Leber-Koma.

Die häufigsten Lebererkrankungen, die aufgrund der hohen Regenerationsfähigkeit der Leber entweder völlig ausheilen oder aber akut letal bzw. über eine Zirrhose chronisch letal verlaufen können, werden grob eingeteilt in

1. entzündliche Lebererkrankung: Hepatitis
2. obstruktive Lebererkrankung: Cholestase (Gallestauung)
3. toxische Lebererkrankung: Alkohol, Medikamente, Gifte

Viele Lebererkrankungen verursachen zunächst geringe Beschwerden, sodass den klinisch-chemischen „Lebertesten" eine große Bedeutung zukommt, deren wichtigste sind:

1. Serum-Enzymaktivitäten (Transaminasen, Alkalische Phosphatase und γ-Glutamyltranspeptidase)
2. Bilirubin-Bestimmung
3. Messung der Syntheseleistung (Serumalbumin, Cholinesterase, Gerinnungsfaktoren über die Prothrombinzeit).

Mit diesen diagnostischen Parametern im Serum lassen sich über 99 % der Lebererkrankungen nachweisen!

Klinischer Bezug

Alkohol-Leberschäden

Die Leber ist der Hauptort des Äthanolabbaus. Die Abbaukapazität eines gesunden Erwachsenen beträgt ca. 7g pro Stunde. Der wichtigste Abbauweg ist cytosolisch (mit hoher Affinität) über die Alkoholdehydrogenase (Michaelis-Konstante K_M: 2 mmol/l), bei hohen Alkoholkonzentrationen wird auch das mikrosomale Alkohol-oxidierende System (MEOS) mit einem K_M von 10 mmol/l mit bis zu 10 % am Alkoholabbau wirksam. Dieses System ist induzierbar und interferiert mit dem Biotransformationssystem. Durch chronischen Alkoholismus treten charakteristische Leberschäden auf, die fließend ineinander übergehen können:

1. Alkohol-Fettleber
2. Alkohol-Hepatitis
3. Alkohol-Zirrhose.

Die Alkohol-Fettleber und Alkohol-Hepatitis können durch strenge Abstinenz vollständig ausheilen, der Zirrhoseprozess (Ersatz von Leberzellen durch Fibrocyten und Kollagen) ist irreversibel.

Chronischer Alkoholismus ist die häufigste Ursache für die letztlich letale Leberzirrhose.

Durchschnittlich 10 – 15 % der Alkoholiker entwickeln nach 10 – 20 Jahren eine Leberzirrhose.

Die Menge täglich konsumierten Alkohols, die zu Leberschäden führt, liegt bei ca. 50 Gramm (Frauen 40 Gramm, Männer 60 Gramm), diese Menge ist in etwa enthalten in z. B. 1 Liter Bier oder ½ Liter Wein oder 1/8 Liter Branntwein (Korn, Cognac, Whisky o. ä.)!

H00

→ **Frage 20.7: Lösung A**

Die gesuchte Falschaussage ist (A), denn Cytochrom c_1 kommt nicht im endoplasmatischen Reticulum vor, sondern in der inneren Mitochondrienmembran im Komplex III der Atmungskette.

F03

→ **Frage 20.8: Lösung D**

Die gesuchte Falschaussage ist (D), denn die Chylomikronen werden nicht von der Leber, sondern von den Dünndarmzellen (Enterozyten) synthetisiert. Sie dienen dem Transport der Nahrungsfette. VLDL (E) dienen dem Transport der endogen in der Leber aus Kohlenhydraten synthetisierten Fette.
Caeruloplasmin (A) ist ein kupferhaltiges Protein, das von der Leber gebildet im Blutplasma als Ferrioxidase das Transporteisen oxidiert ($Fe^{2+} \rightarrow Fe^{3+}$).
Cholsäure (B) wird von der Leber aus Cholesterin gebildet und mit der Galle ausgeschieden.

H05

→ **Frage 20.9: Lösung E**

Ammoniak entsteht bakteriell im Darm aus Harnstoff und aus Proteinen. Er muss in der Leber entgiftet („fixiert") werden.
Dies kann in der Leber durch verschiedene Enzyme geschehen:
- durch Carbamyl-P-Synthase (Harnstoffbildung),
- durch die Glutamin-Synthetase (Glutamat → Glutamin),
- durch die Glutamatdehydrogenase (α-Ketoglutarat → Glutamat).

Bei akuter Lebernekrose und bei Leberzirrhose kommt es durch Ausfall dieser Enzyme zum letztlich tödlichen Leber-Koma.
Die Aussagen (A) und (C) sind falsch, denn Transaminasen reagieren nicht mit freiem NH_4^+, sondern übertragen NH_2-Gruppen mit dem Coenzym Pyridoxalphosphat.
Aussage (D) ist falsch, denn die Glutaminase setzt in der Niere NH_4^+ aus Glutamin zur Ausscheidung in den Harn frei.

F10

→ **Frage 20.10: Lösung B**

Zu **(B)**: Die verschiedenen Cytochrom-P450-Enzyme kommen vorwiegend in der Leber vor, sie können als Monooxygenasen lipophile körpereigene und körperfremde hydrophobe Substanzen hydroxylieren und damit z. B. für die Konjugation mit Glukuronsäure (Phase II der Biotransformation) vorbereiten. Sie enthalten Häm als prosthetische Gruppe.
Zu **(A)**: Cytochrom-P-450-Enzyme benötigen NADPH als Reduktionsmittel, nicht NADH.
Zu **(C)**: Cytochrom-P-450-Enzyme katalysieren nicht die Konjugierung von Substraten, sondern führen mit O_2 die Alkoholgruppen in die hydrophoben Substrate ein, die dann konjugiert werden können.
Zu **(D)**: Cytochrom-P-450-Enzyme liefern keinen Wasserstoff, sondern verbrauchen ihn:

$$S + O_2 + NADPH_2 \rightarrow SOH + H_2O + NADP$$

Zu **(E)**: Cytochrom-P-450-Enzyme verwenden O_2, nicht H_2O_2 als Oxidationsmittel. H_2O_2 wird von Peroxidasen als Oxidationsmittel verwendet.

H07

→ **Frage 20.11: Lösung A**

Das Biotransformationssystem der Leber wandelt körpereigene und körperfremde Wirkstoffe um. In Phase 1 werden hydrophobe Stoffe hydroxyliert oder aminiert, in Phase 2 werden die OH-Gruppen und NH_2-Gruppen mit Glucuronsäure, Schwefelsäure, Glutathion u. a. verbunden und so gut wasserlöslich und ausscheidungsfähig. Die Hydroxylierungen erfolgen vorwiegend mit Cytochrom-P-450-Hydroxylasen (A). Aussage (B) ist falsch, da mit UDP-Glucuronsäure glucuroniert wird, die aus UDP-Glucose entsteht. Aussage (C) ist falsch, denn die P-450-Hydroxylasen sind Monooxygenasen. Zur Phase II gehören v. a. Glucuronierungen, Sulfatierungen und Acetylierungen (Aussage (D) ist unzutreffend). Aussage (E) ist falsch, denn die Sulfatierung erfolgt durch aktives Sulfat als Phosphoadenosylphosphosulfat (PAPS), das aus Sulfationen und ATP gebildet wird.

H10

→ **Frage 20.12: Lösung B**

Zu **(B)**: Bei der Biotransformation von körpereigenen und körperfremden Stoffen können in Phase I durch Cyctochrom P_{450}-Enzyme, z. B. aus Fremdstoffen, auch toxische Stoffe entstehen. Beispiele hierfür sind u. a. die Biotransformation von Paracetamol, Alfatoxinen und Benzpyrenen.
Zu **(A)**: Cytochrom P_{450}-Monoxygenasen bauen nur ein Atom des O_2 in das Substrat ein, das zweite reduzieren sie mit NADPH zu H_2O.
Zu **(C)**: Bei einer unzureichenden Biotransformation ist das freie, an Albumin angelagerte, indirekte Bilirubin erhöht und das direkte Bilirubin (Bilirubindiglukuronid) im Blutplasma erniedrigt.
Zu **(D)**: Bei der Biotransformation werden Nitrogruppen zu NH_2-Gruppen nicht oxidativ, sondern reduktiv umgewandelt.
Zu **(E)**: Bei der Glukuronidierung in Phase II werden die Alkoholgruppen nicht als Ester, sondern als Glykosid mit der Glukuronsäure verbunden.

H00 F97 H89

→ **Frage 20.13: Lösung C**

Die zu suchende Falschaussage ist (C), denn nicht hydrophile, sondern lipophile Substrate werden bevorzugt der Biotransformation unterworfen. Das Entgiftungssystem arbeitet in zwei Schritten: erst wird eine Haftgruppe, meist –OH, angebracht, und danach mit einem hydrophilen Partner, meist Glucuronat oder Sulfat, gekoppelt. In seltenen Fällen (so bei den in Autoabgasen vorhandenen polycyclischen Aromaten) kann die Hydroxylierung zur „Giftung" führen: einige der hydroxylierten Kohlenwasserstoffe wirken stark kancerogen (A). Manchmal arbeitet das Entgiftungssystem nicht effektiv genug: so beim Neugeborenen, wenn die durch Hb-Austausch anfallende Bilirubinmenge nicht voll glucuronidiert werden kann (E) oder wenn bei Leberzirrhose das Hydroxylasesystem vermindert arbeitet (B). Durch manche Pharmaka, z. B. Barbiturate, kann das Hydroxylasesystem stark vermehrt (Induktion der Aktivität auf das 25-fache) werden (D).

XX.2 Endoplasmatisches Retikulum der Leber

In den Zellen der Leber ist das endoplasmatische Retikulum (ER) besonders stark ausgebildet. Es steht in funktioneller Beziehung zum Golgi-Apparat, zu Lysosomen und zur Plasmamembran. Im mit Ribosomen besetzten rauen ER werden u. a. die zahlreichen Sekretproteine der Leber gebildet. Im ER findet man die Cytochrom-P_{450}-haltigen Monooxygenasen, die zur Gluconeogenese gehörende Glucose-6-phosphatase und Enzyme zur Glucuronidierung von Bilirubin, Hormonen und Fremdstoffen.

XX.3 Biotransformation

Unter Biotransformation, früher biologische Entgiftung genannt, versteht man einen zweistufig ablaufenden Vorgang, mit dem vorwiegend lipophile Substanzen zunächst mit einer Haftgruppe (—OH, —NH_2) versehen und dann mit einem Liganden (Glucuronsäure, Glutathion, Schwefelsäure, Essigsäure) verbunden werden.
Durch diese Umsetzungen werden die Verbindungen besser wasserlöslich und Hormone verlieren ihre biologische Wirksamkeit. In seltenen Fällen führt die Umsetzung in der Leber zur Giftung einer Substanz: Polycyclische Aromaten werden evtl. durch Einführung von HO-Gruppen cancerogen.
Die für die Biotransformation nötigen Enzyme finden sich im endoplasmatischen Retikulum der Hepatozyten. Besonders zu erwähnen ist hier eine mischfunktionelle Monooxygenase mit Cytochrom P_{450} als prosthetischer Gruppe. Dieses Enzym benötigt molekularen Sauerstoff und NADPH; ein Sauerstoffatom erscheint als HO-Gruppe im umgesetzten Molekül, das zweite Sauerstoffatom bildet Wasser.

H05 F01

→ **Frage 20.14: Lösung A**

Zur Entgiftung und/oder Ausscheidung über die Galle und/oder Niere wird an körpereigene oder körperfremde Moleküle Glucuronsäure β-glykosidisch an OH-Gruppen, primäre Aminogruppen und Carboxylgruppen (Bilirubinglucuronid) angehängt.
Aussage (D) ist falsch, denn die Glucuronsäure entsteht durch zweifache Oxidation von UDP-Glucose mit NAD zu UDP-Glucuronsäure.
Aussage (E) ist falsch, denn die Glucuronidierungen mit UDP-Glucuronsäure durch Glucuronyltransferasen erfolgen vorwiegend in der Leber.

F04

→ **Frage 20.15: Lösung A**

Als eine der Biotransformationsreaktionen wird in der Leber mit UDP-Glucuronsäure Bilirubin zum Bilirubindiglucuronid umgewandelt (A) und mit der Galle in den Darm ausgeschieden.
Aussage (B) trifft nicht zu, denn die Gallensäuren werden in der Leber nicht mit Glucuronsäure, sondern mit Glycin oder mit Taurin konjugiert. Das biogene Amin Histamin (C) ist u. a. ein Allergie-Mediator und ein Transmitter, es wird durch eine Aminooxidase oder durch Methylierung inaktiviert. Kreatinin (D) entsteht im Muskel aus Kreatinphosphat, es wird über die Niere ausgeschieden. Porphobilinogen (E) ist die Vorstufe der Porphyrine und kein Endprodukt zur Ausscheidung.

F03

→ **Frage 20.16: Lösung C**

Siehe Lerntext XX.3.
Bei der Biotransformation werden am endoplasmatischen Reticulum in der Leberzelle hydrophobe Wirkstoffe in der Phase I mit reaktiven Gruppen versehen (-OH, -COOH, -NH_2) und in Phase II mit Glukuronsäure, Schwefelsäure oder Aminosäuren konjugiert.
Weil die Hydroxylierung in die Phase I gehört und nicht in die Phase II, ist (C) die gesuchte Falschaussage.

F09

→ **Frage 20.17: Lösung E**

Zu **(E)** Bei Biotransformationsreaktionen der Phase II werden in der Leber an schlecht wasserlösliche Moleküle gut lösliche Verbindungen wie z. B. Glucu-

ronsäure, Sulfat, Glutathion, Essigsäure u. a. angehängt, wodurch diese Komplexe ausscheidungsfähig werden.
Auch die Verbindung von Gallensäuren mit Taurin (Taurocholsäure) oder Glycin zu den sog. gepaarten Gallensäuren gehört zu den Phase II-Biotransformationen der Leber.
Zu **(A)**: Creatinin entsteht aus Creatin nicht in der Leber, sondern in Muskel- und Nervenzellen. Es unterliegt keiner Biotransformation, ist gut wasserlöslich und wird von den Nieren ausgeschieden.
Zu **(B)**: Dihydrotestosteron wird in den Zielzellen des Testosteron als eigentliche Wirkform gebildet.
Zu **(C)**: Harnstoff wird in der Leber als gut wasserlösliche Ausscheidungsform des Aminostickstoffs gebildet.
Zu **(D)**: Der Ketonkörper β-Hydroxybutyrat wird in den Mitochondrien der Hepatozyten neben Acetacetat und Aceton bei Diabetes und bei Hunger gebildet. Ketonkörper sind gut ausscheidungsfähig.

H07

→ **Frage 20.18: Lösung D**

Ein erwachsener Mensch enthält etwa 150 g Cholesterin. Dieses dient hauptsächlich als wichtiger Bestandteil von Biomembranen. Täglich werden etwa 1–2 g zu Gallensäuren (D) abgebaut und durch neu synthetisiertes bzw. aus tierischen Nahrungsbestandteilen resorbiertes Cholesterin ersetzt. Aussage (A) ist falsch, da das Sterangerüst des Cholesterins nicht abgebaut werden kann. Die Aussagen (B) und (E) sind nicht zutreffend, da bei diesen Vorgängen Cholesterin zwar verloren geht, dies allerdings quantitativ keine Rolle spielt. Aussage (C) ist falsch, da mit der Galle nicht Estercholesterin, sondern freies Cholesterin ausgeschieden wird; diese Form der biliären Cholesterinausscheidung spielt allerdings eine deutlich geringerer Rolle als die biliäre Cholesterinelimination in Form von Gallensäuren.

H08

→ **Frage 20.19: Lösung C**

Zu **(C)**: Pro Tag werden aus 1 Gramm **Cholesterin** in den Mikrosomen der Hepatozyten mit O_2 und NADPH die primären Gallensäuren Cholsäure und Chenodesoxycholsäure gebildet. Nach Konjugation mit Glycin oder Taurin entstehen die gepaarten Gallensäuren, die mit der Galle in den Darm gelangen. In der Galle halten die Gallensäuren das Cholesterin in Lösung, im Darm emulgieren sie die Nahrungslipide und aktivieren die Lipase. Nach Dekonjugation und zum Teil nach bakterieller Umwandlung zu sekundären Gallensäuren (z. B. Desoxycholsäure und Lithocholsäure) gelangen 90 % über den enterohepatischen Kreislauf zur Leber zurück und werden erneut ausgeschieden. Mangel an Gallensäuren kann zu Cholesterin-Gallensteinen führen.

F04

→ **Frage 20.20: Lösung A**

Cholagoga nennt man Stoffe, die zu einer Steigerung der Galleproduktion der Leber und damit zu einer besseren Fettverdauung beitragen. Exogen zugeführte Gallensäuren wirken als Cholagogum (A).
Aussage (B) ist falsch, denn Lithocholsäure wird als sekundäre Gallensäure nicht von der Leber, sondern von Darmbakterien gebildet, und die Steinbildung wird durch Gallensäuren nicht stimuliert, sondern verhindert. Die Gallensteine bestehen hauptsächlich aus Cholesterin und nicht aus Apatit (C). Aussage (D) trifft nicht zu, denn Bilirubin wird nicht mit Glycin oder Taurin, sondern mit Glucuronsäure konjugiert. Glycin oder Taurin werden zur Konjugation der Gallensäuren verwendet.

F07

→ **Frage 20.21: Lösung E**

In der Leber werden aus Cholesterin oxidativ und unter Verkürzung der Seitenketten die Gallensäuren Cholsäure und Desoxycholsäure gebildet (E).
Aussage (A) ist falsch, denn die Gallensäuren verhindern die Bildung von Cholesterinsteinen in der Gallenblase und in den Gallenwegen.
Aussage (B) ist falsch, denn Cholesterin wird nicht mit Aminosäuren, sondern mit Fettsäuren verestert. Die Gallensäuren können säureamidartig mit Glycin oder mit Taurin zu den gepaarten Gallensäuren verbunden werden.
Aussage (C) ist falsch, denn Gallensäuren werden in den Hepatocyten gebildet, durch die Gallenwegsepithelien werden sie ausgeschieden.
Aussage (D) ist falsch, denn 90 % der Gallensäuren werden im Dünndarm reabsorbiert (enterohepatischer Kreislauf).
Siehe Lerntext XX.4.

F09

→ **Frage 20.22: Lösung C**

Zu **(C)**: In der Leber werden pro Tag ca. 1–2 g Gallensäuren aus Cholesterin gebildet.
Zu **(A)**: Die endothelständige Lipoproteinlipase spaltet spezifisch in VLDL-Lipoproteinen und Chylomikronen Triglyceride zu 3 Fettsäuren und Glycerin.
Zu **(B)**: Pro Tag werden 1–2 g Cholesterin benötigt. Bei cholesterinfreier (veganer) Ernährung werden sie vollständig aus Acetyl-CoA synthetisiert, sonst aus der Nahrung (tierische Nahrungsmittel) resorbiert. Beide Vorgänge beeinflussen sich negativ regulierend gegenseitig.

Zu **(D)**: Chylomikronen bestehen zu 90% aus Triglyceriden und nur zu 5% aus Cholesterin.
Zu **(E)**: Die Blasengalle enthält ca. 9% Gallensäuren und nur 0,3% Cholesterin, das durch die Gallensäuren in micellarer Lösung gehalten werden muss.

F08

→ **Frage 20.23: Lösung C**

Täglich baut die Leber 1 bis 2 Gramm Cholesterin zu Gallensäuren um, die gepaart mit Glykokoll (Glycin) oder mit Taurin mit der Galle ausgeschieden werden. Die Gallensäuren werden nach Aktivierung ihrer COOH-Gruppe mit CoASH und ATP säureamidartig mit der Aminogruppe des Glycin bzw. des Taurin verbunden (C).
Aussage (A) ist falsch, denn Esterbindungen kommen in gepaarten Gallensäuren nicht vor.
Aussagen (B) und (D) sind falsch, denn bei der Cholesterinbiosynthese treten Gallensäuren nicht als Zwischenprodukte auf, sondern sie hemmen die Cholesterinbiosynthese.
Aussage (E) ist falsch, denn die Hydroxylierungen bei der Gallensäuresynthese (C-7 und C-12) erfolgen in der Leber; im Darm können Bakterien die OH-Gruppe an C-7 entfernen und die Säureamidbindung zu Glycin und Taurin spalten (sekundäre Gallensäuren).
Siehe Lerntext XX.4.

H04

→ **Frage 20.24: Lösung B**

Siehe Lerntext XX.4.
Cholsäure kann nach Aktivierung mit ATP und CoASH mit Glycin zur Glykocholsäure konjugiert werden (B).
(A) ist falsch, denn gepaarte Gallensäuren werden nicht ins Blut, sondern in die Galle sezerniert. Dem Transport von Cholesterin im Blut dienen Lipoproteine, vorwiegend LDL.
(C) ist falsch, denn die Glykosyltransferasen der Glykoproteinsynthese verwenden UDP-Glucosederivate und GDP-Mannosederivate.
(D) ist falsch, denn eine Glykosylierung von Cholesterin gibt es nicht.
(E) ist falsch, denn die Regulation der Cholesterinbiosynthese erfolgt an der HMG-CoA-Reduktase nicht durch Gallensäuren, sondern durch Cholesterol und zwar durch allosterische Hemmung und nicht Aktivierung.

XX.4 Galle und Gallensäuren

Die Galle ist ein von der Leber kontinuierlich produziertes Sekret mit Ausscheidungs- und Verdauungsfunktionen. Ausgeschieden werden hier vor allem Bilirubin (Blutabbau) und Gallensäuren (Cholesterinabbau). Von Fall zu Fall können auch Schwermetall-Ionen und Medikamente auf diese Weise ausgeschieden werden. Das Sterangerüst des wasserunlöslichen Cholesterins kann nicht abgebaut werden. Pro Tag verlassen etwa 0,5 g unverändertes Cholesterin mit der Galle den Körper, dazu etwa 1 bis 2 g als Gallensäure.
Die Gallensäuren haben aber bei der Verdauung eine wichtige Aufgabe zu erfüllen: Sie sorgen für eine Emulgierung der Nahrungsfette im wässrigen Speisebrei. Erst danach kann die Lipase des Pankreassafts ihre Wirkung tun. Bei der Lipaseeinwirkung entstandene β-Monoglyceride und freie Fettsäuren bilden mit den Gallensäuren zusammen die zur Resorption führenden Mizellen.
Die täglich produzierte Menge an **Lebergalle** beträgt etwa 700 ml. Auf dem Weg zum Darm wird sie zwischenzeitlich zur Konzentrierung in die Gallenblase geleitet. Hier erfolgt, getrieben von einem aktiven NaCl-Transport, eine Eindickung auf etwa ein Fünftel; die organischen Bestandteile sind in der **Blasengalle** dementsprechend konzentriert.

	Lebergalle [%]	Blasengalle [%]
Wasser	96	87
Gallensäuren	2	9
Bilirubin	0,5	3
Cholesterin	0,06	0,3
anorgan. Salze	0,8	0,6

Die pH-Werte von Leber- und Blasengalle liegen nahe bei 7.
Gallensäuren sind Derivate des Cholesterins, bei denen die C_8-Seitenkette auf C_5 verkürzt ist und am Ende eine Carboxygruppe trägt; außerdem sind in den Stellungen C-7 und/oder C-12 zusätzliche HO-Gruppen vorhanden. Die von der Leber sezernierten Gallensäuren enthalten an ihrer Carboxylgruppe als Säureamid gebunden die Aminosäure Taurin oder Glycin. Man spricht hier von **konjugierten Gallensäuren**. Zu ihrer Bildung wird die Gallensäure mittels CoASH aktiviert.

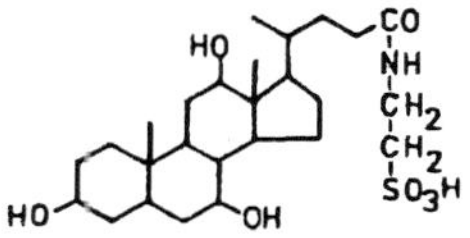

Taurocholsäure

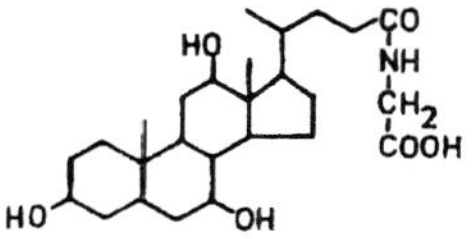

Glykocholsäure

Die menschliche Leber enthält etwa 3 bis 5 g Gallensäuren. Da der Gallensäurebedarf bei der intestinalen Fettverdauung aber sehr viel höher ist, kommen die in den Darm sezernierten Gallensäuren zu 90% im Ileum zur Reabsorption und werden von der Leber erneut sezerniert (6- bis 10-mal pro Tag); man nennt das den **enterohepatischen Kreislauf**.

Im Blut erhöhte Gallensäurekonzentrationen (durch die intestinale Reabsorption oder auch nach oral verabfolgten Gaben) stimulieren die Leber zur vermehrten Gallebildung. Eine forcierte Gallenfreisetzung in den Darm erfolgt beim Erscheinen fettreichen Speisebreis im Duodenum. Sekretionsauslösend wirkt das Peptidhormon Cholecystokinin-Pankreozymin (CCK).
Gallensteine können aus Cholesterin oder einer Kombination von Bilirubin mit Kalk bestehen.

Klinischer Bezug

Gallensteine

Gallensteine kommen mit zunehmendem Alter häufig vor, bei über 40-jährigen Männern zu 8 %, bei Frauen zu 20 %. Die Mehrzahl der Gallensteine bleibt klinisch stumm, etwa nur 1/5 verursacht Beschwerden (Entzündungen, Koliken, Gallestauung, Icterus).
Die meisten Gallensteine (90 %) bestehen aus Cholesterin bzw. (als gemischte Gallensteine) aus mindestens 70 % Cholesterin gemischt mit Kalksalzen, Bilirubin, Mucin und Lezithin.
Pigmentsteine aus Calciumbilirubinat kommen seltener vor. Auslöser für eine Gallensteinbildung ist eine Veränderung der Gallezusammensetzung („lithogene Galle"), im Wesentlichen charakterisiert durch eine Zunahme der Cholesterinkonzentration und eine Abnahme der Gallensäurekonzentration. Die Gallensteinbildung wird weiterhin durch eine Herabsetzung des Gallenflusses und durch Entzündungen gefördert.
Gallensteine können zu Gallenkoliken, Cholestase, Icterus und Entzündungen der Gallenblase und der Gallenwege führen. Die Diagnose erfolgt durch Ultraschall und röntgenologisch.
Therapeutisch wird durch Cholagoga der Gallefluss beschleunigt, und es wird eine Auflösung der Konkremente versucht. Beide Effekte können durch Chenodesoxycholsäure oder Ursodesoxycholsäure erreicht werden. Therapieresistente Fälle machen u. U. ein chirurgisches Eingreifen notwendig.

F10

→ **Frage 20.25: Lösung A**

Zu **(A)**: Bilirubindiglucuronid („direktes Bilirubin") wird aus den Leberzellen in die Gallekapillaren durch aktiven Transport ausgeschieden.
Zu **(B)**: Durch Übertragung auf Carnitin werden aktivierte Fettsäuren durch die Mitochondrienmembran transportiert.
Zu **(C)**: Durch Exozytose werden z. B. Lipoproteine von der Leber abgegeben (VLDL).
Zu **(D)**: Gap Junctions (Nexus) dienen nicht dem Stofftransport nach außen in die extrazellulären Räume, sondern dem Stoffaustausch (Elektrolyte, Wasser, Nährstoffe) zwischen benachbarten Zellen.
Zu **(E)**: Scramblasen haben mit Gallenfarbstoffen nichts zu tun, sie bewirken in den Membranen einen Lipidaustausch zwischen dem inneren und dem äußeren Blatt der Membran.

H09

→ **Frage 20.26: Lösung B**

Zu **(B)**: Porphyrine, in der Hauptsache Häm aus dem Erythrozyten-Abbau, werden vorwiegend durch Zellen des reticuloendothelialen Systems (RES) zum linearen Tetrapyrrol Bilirubin abgebaut. Das schwer lösliche, sog. indirekte Bilirubin wird angelagert an Albumin zur Lebertransportiert. Im Hepatozyten wird Bilirubin mit 2 UDP-Glucuronsäuren zum direkten Bilirubin (Bilirubindiglucuronid) glukuroniert. Direkt wird Bilirubindiglucuronid genannt, weil es in der klinisch-chemischen Analytik im Serum ohne Zusatz von Lösungsvermittlern die Diazo-Farbreaktion ergibt. Bilirubindiglukuronid wird durch aktiven Transport in die Galle ausgeschieden.
Zu **(A)** und **(E)**: Eine Dimerisierung unter Ausbildung intermolekularer Wasserstoffbrücken (A) sowie ein Verbrauch von 3'-Phosphoadenosyl-5'-phosphosulfat (E) findet bei der Bildung des Bilirubins nicht statt.
Zu **(C)** und **(D)**: Die hier genannten Gallenfarbstoffe – Mesobilirubin (C) und Urobilin (D) – entstehen bakteriell im Darm aus Bilirubin (sekundäre Gallenfarbstoffe) und können durch Resorption („enterohepatischer Kreislauf") in die Leber und Galle bzw. zur Niere und in den Urin gelangen. Sekundäre Gallenfarbstoffe, insbesondere Stercobilin, sind die wichtigsten Kotfarbstoffe.

F08

→ **Frage 20.27: Lösung D**

Das freie („indirekte") im Blutplasma an Albumin angelagerte Bilirubin (ca. 1 mg/dl Serum) wird von den Hepatocyten aufgenommen und durch UDP-Glucuronsäure zu Bilirubindiglucuronid („direktes" Bilirubin) umgewandelt und aktiv in die Gallenkapillaren sezerniert.
Aussage (A) ist falsch, denn der Gallenfarbstoff Bilirubin aus den Porphyrinen hat mit den Gallensäuren aus dem Cholesterin nichts zu tun.
Aussagen (B) und (C) sind falsch, denn der Umbau von Porphyrinen (z. B. Häm) zu Biliverdin erfolgt wesentlich im RES wie auch die irreversible Umwandlung von Biliverdin in Bilirubin.
Aussage (E) ist falsch, denn Cytochrom P-450-Enzyme sind in der Leber zwar an vielen Biotransformationen beteiligt, nicht aber an der Ausscheidung von Bilirubin, hier ist es nur die Glucuronidierung mit UDP-Glucuronsäure.

XX.5 Bilirubin-Stoffwechsel

Die Erythrozyten des menschlichen Körpers haben eine Lebenszeit von ca. 4 Monaten; danach werden sie im reticulo-endothelialen System, vorwiegend in der Milz, abgebaut. Ihr Globinanteil wird zu Aminosäuren abgebaut, nachdem das Häm-System durch oxidative Ringöffnung Verdoglobin und Biliverdin ergeben hat. Durch einen Reduktionsschritt im linearen Tetrapyrrol wird aus dem grünen Biliverdin das rote Bilirubin (Hauptausscheidungsprodukt beim Menschen). Das praktisch wasserunlösliche Bilirubin (umkonjugiertes indirektes Bilirubin) wird in Bindung an Serumalbumin zur Leber gebracht, dort an den beiden Propionsäure-Seitenketten mit je einer Glucuronsäure gekoppelt und dann ausgeschieden (sog. konjugiertes oder direktes Bilirubin). Die benötigte Glucuronyl-Transferase sitzt im endoplasmatischen Retikulum der Hepatozyten und benutzt zur Übertragung UDP-Glucuronsäure. Bei Gallengangsverschluss erscheint das glucuronidierte Bilirubin im Blut.
Bei Neugeborenen, die ihren Bestand an fetalem HbF kurzfristig gegen HbA umtauschen müssen, ist das Glucuronidierungssystem oft überfordert. Es kommt dann zum Icterus neonatorum mit vorwiegend freiem Bilirubin im Blut.

XX.6 Endokrine Funktionen der Leber

Im Rahmen des hormonellen Regulationssystems spielt die Leber eine entscheidende Rolle. Sie ist nicht nur Zielgewebe von Hormonen, sondern auch Synthese- und Sekretionsort. Darüberhinaus ist die Leber auch am Abbau von Hormonen beteiligt.

Leber im hormonellen Regulationssystem

Funktion	Hormone
Synthese	Vit. D Hormon Calcidiol (25-HCC)
Sekretion	Angiotensinogen Somatomedine
Zielgewebe von	Somatotropin Adrenalin Glucagon Insulin
Abbau von	Sexualhormonen Wachstumshormonen Insulin, Glucagon

H93 F85

→ **Frage 20.28: Lösung C**

Siehe Lerntext XX.5.
Die beim Neugeborenen noch geringe Aktivität der UDP-Glucuronyl-Transferase ist der Grund für das Krankheitsbild des Icterus neonatorum.

Kommentare aus Examen Frühjahr 2011

F11

→ **Frage 20.29: Lösung E**

Zu **(E)**: In der Leber werden aus Cholesterin Gallensäuren wie **Cholsäure** gebildet. Die Gallensäuren werden über ihre Säuregruppe (Carboxylgruppe) mit der Aminogruppe von **Glycin** oder **Taurin amidartig zu den gepaarten Gallensäuren** (z. B. **Glykocholsäure** und **Taurocholsäure)** verknüpft. Gallensäuren haben drei medizinisch wichtige Funktionen, sie:
- verhindern in der Galle das Ausfallen und Auskristallisieren von Cholesterin,
- emulgieren die Nahrungsfette und
- aktivieren die Pankreaslipase im Darm.

Im Ileum werden 90 % der Gallensäuren reabsorbiert (enterohepatischer Kreislauf der Gallensäuren).
Zu **(A)**: **Taurin ist** keine Aminocarbonsäure, sondern **eine Aminosulfonsäure.**
Zu **(B)** und **(C)**: **Taurin** wird von der menschlichen Leber **aus Cysteamin**, dem decarboxylierten Cystein ($H_2N{-}CH_2{-}CH_2{-}SH$) **durch eine Oxidation** der SH-Gruppe **gebildet**.
Zu **(D)**: Bei der Decarboxylierung von Aminosäuren entstehen biogene Amine. **Methionin wird nicht decarboxyliert**. Die Decarboxylierung von S-Adenosylmethionin führt hingegen zu dem in Samenflüssigkeit enthaltenen Spermin.

F11

→ **Frage 20.30: Lösung E**

Zu **(E)**: **Cholsäure** ist die wichtigste Gallensäure, die in den Hepatozyten aus Cholesterin gebildet wird. Verbunden mit **Taurin** oder **Glycin** wird sie als **Taurochol-** und **Glykocholsäure** mit der Galle ausgeschieden. **Im Darm** wird Taurin bzw. Glycin **von Bakterien** abgespalten und die Cholsäure reduktiv **zur** sekundären Gallensäure **Desoxycholsäure umgewandelt**. Sowohl die primäre, als auch die sekundäre Gallensäure unterliegen einem enterohepatischen Kreislauf, sie werden zu 90 % im Ileum reabsorbiert.
Zu **(A)**: **Cholsäure** entsteht nicht aus Cholin, sondern **aus Cholesterin**. Cholin entsteht aus Serin und ist Bestandteil von Phospholipiden und dem Transmitter Acetylcholin.
Zu **(B)**: **Cholsäure** wird nicht in der Gallenblase, sondern **im Hepatozyten synthetisiert**. Die Gallenblase dient der Speicherung und Konzentrierung der Galle.
Zu **(C)**: **Cholsäure** ist **gut wasserlöslich** und wird ungebunden transportiert.
Zu **(D)**: **Cholsäure** wird **mit Taurin oder Glycin konjugiert**. Eine Verknüpfung mit Glucuronsäure findet

nicht statt. Eine Entgiftung durch Bindung mit Glucuronsäure über UDP-Glucuronsäure erfolgt in der Leberzelle im sekundären Schritt der Biotransformation von körpereigenen und körperfremden Wirkstoffen („Entgiftung").

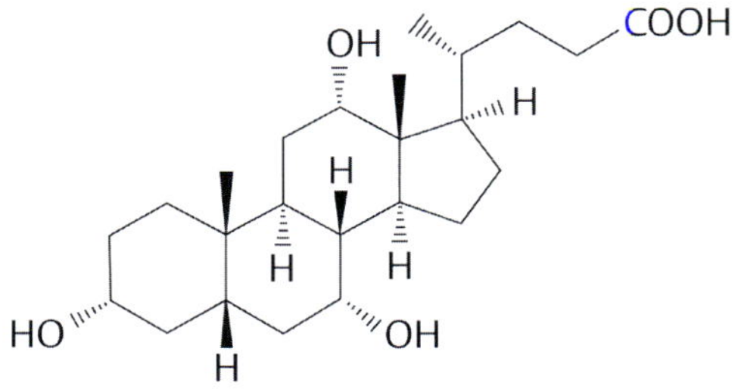

Cholsäure

F11

→ **Frage 20.31: Lösung A**

Zu **(A)**: **Ethanol** (Äthylalkohol, „Alkohol") wird in der Leber durch die Alkoholdehydrogenase mit NAD **zu Acetaldehyd** + NADH abgebaut. Die Aldehyddehydrogenase katalysiert die Umwandlung von Acetaldehyd mit NAD **zu Acetat** + NADH. Das Acetat muss dann für die weitere Verwertung (Citratzyklus oder Fettsäuresynthese) mit CoASH und ATP zu Acetyl-CoA aktiviert werden. Etwa 10 % des aufgenommenen Alkohols werden durch ein induzierbares, mikrosomales (endoplasmatisches Reticulum), Ethanol-oxidierendes System (MEOS) mit O_2 und NADPH zu Acetaldehyd und H_2O_2 oxidiert.
Zu **(B)**: **Ethan** (C_2H_6) **kommt im Stoffwechsel nicht vor**.
Zu **(C)**: **Glykol** (Dihydroxyethan) **kommt im Stoffwechsel** praktisch **nicht vor**.
Zu **(D)** und **(E)**: **Ethanol kann nicht zu C3- oder C4-Verbindungen umgewandelt werden**. Dies ist wichtig, weil Ethanol damit nicht zur Gluconeogenese verwendet werden kann, sondern nach Umwandlung in Acetyl-CoA im Citratzyklus abgebaut oder zur Fettsäurebiosynthese verwendet werden muss. Ernährungsphysiologisch ist Ethanol als Fettsäureäquivalent zu betrachten.

21 Fettgewebe

XXI.1 Fettspeicherung

Das Fettgewebe ist der bedeutendste Energiespeicher des menschlichen Körpers. Bei Normalgewichtigen findet man hier etwa 10 kg Triacylglycerine mit einem Brennwert von gut 90 000 kcal gespeichert. Das in der Leber und der Muskulatur gespeicherte Glykogen ergibt dagegen 1700 kcal pro 400 g. Eigentliche Proteinspeicher als Energiereserve findet man nicht.

Fettgewebe	% vom Feuchtgewicht
Protein	5
Triglyceride	75
Wasser	20

Das im Fettgewebe vorhandene Speicherfett stammt 1. aus der Nahrung (im Darm resorbierte Fette werden als Chylomikronen zum Fettgewebe gebracht). 2. von der Leber (die in der Leber synthetisierten Triglyceride, vorwiegend aus Überschuss-Kohlenhydraten gebildet, werden mittels VLDL transportiert) und 3. von einer de novo-Fettsäuresynthese (aus Glucose im Fettgewebe).
In Form von Lipoproteinen im Fettgewebe erscheinende Neutralfette (Chylomikronen, VLDL) werden durch eine Lipoprotein-Lipase in Fettsäuren und Glycerin gespalten. Das Glycerin geht auf dem Blutweg zur Leber, die Fettsäuren werden ins Fettgewebe aufgenommen; sie können dort aber nur gespeichert werden, wenn Insulin-abhängig auch Glucose aufgenommen und auf dem Glykolyseweg abgebaut wird. Fettsynthese erfordert Glycerinphosphat, das mangels Glycerinkinase im Fettgewebe durch Reduktion des Glykolysemetaboliten Dihydroxyacetonphosphat (Glyceronphosphat) gewonnen werden muss. Ist Glycerinphosphat vorhanden, führen die mit CoASH veresterten Fettsäuren zum Aufbau von Triacylglycerinen.

Speicherung von Triglyceriden in Fettzellen

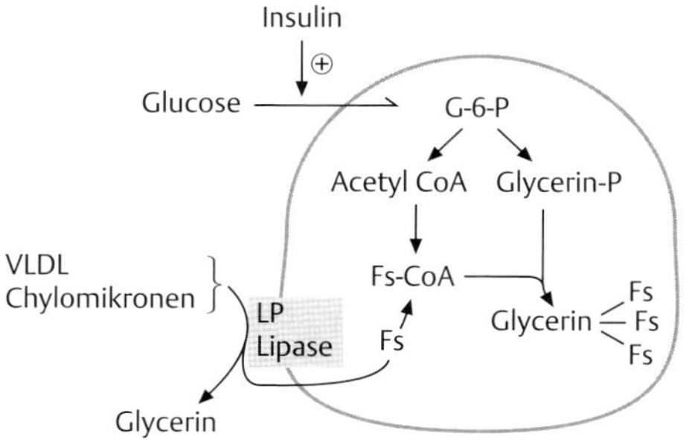

Weitere Insulinwirkungen am Fettgewebe sind: Induktion der Acetyl-CoA-Carboxylase und der NADPH-liefernden Enzyme des Pentosephosphatcyclus. In gewissem Maße kann die Acetyl-CoA-Carboxylase auch durch Citrat aktiviert werden.

Klinischer Bezug
Metabolisches Syndrom
Bei übergewichtigen und fettsüchtigen Menschen findet sich vermehrt eine Kombination aus Übergewicht, Typ II-Diabetes, Hypertonie und Hypercholesterinaemie, die als **metabolisches Syndrom** bezeichnet wird.
Weitere beim metabolischen Syndrom häufig vorkommende Krankheiten sind Hyperuricaemie, Atherosklerose, Herzinsuffizienz und Nierenschäden. Die Entstehung des metabolischen Syndroms ist pathobiochemisch komplex, vereinfacht dargestellt führt die Überernährung zu einem Hyperinsulinismus und darauf folgend zu einer Insulinresistenz. Möglichst frühzeitige Gewichtsnormalisierung und körperliches Training stoppen die beschriebenen Krankheitsprozesse.

H09

→ **Frage 21.1: Lösung C**

Siehe Lerntext XXI.1.
Zu **(C)**: Fettzellen können aus Glukose Fettsäuren bilden und auch aus dem Blutplasma freie Fettsäuren aufnehmen. Die Triglyceride (Triacylglycerole) können in Fettzellen nur mit Glycerin-P gebildet werden, das sie aus dem Glukoseabbau zum Dihydroxyaceton-P mit anschließender Reduktion gewinnen müssen.
Zu **(A)**: Zur Fettbildung in Adipozyten ist Glukose absolut notwendig und gelangt nur über den Insulin-abhängigen GLUT4 in die Fettzellen. Kohlenhydrat-freie Diät ergibt niedrige Insulinspiegel und verhindert so die Glukoseaufnahme in die Fettzellen und damit die Fettspeicherung.
Zu **(B)**: Adipozyten besitzen im Unterschied zur Leber keine Glycerokinase.
Zu **(D)**: Fettgewebe enthält nicht Glykogen, sondern Fett als Energiespeicher.
Zu **(E)**: Die Lecithin-Cholesterin-Acyltransferase (LCAT) wird nicht von Fettzellen, sondern von der Leber gebildet. Sie verestert in den HDL (high density lipoproteins) das Cholesterin.

H85

→ **Frage 21.2: Lösung C**

Siehe Lerntexte XXI.1 und XXI.2.
Die Fettmobilisierung erfolgt nicht kontinuierlich, sondern abhängig von Hormonsignalen. Außerdem werden nicht Triacylglycerine, sondern deren Hydrolyseprodukte (Fettsäuren und Glycerin) ins Blut abgegeben.

F09

→ **Frage 21.3: Lösung E**

Zu **(E)**: Glucose wird in den Fettzellen für die Triglyceridsynthese benötigt, da die Fettzellen das notwendige Glycerolphosphat ausschließlich aus der Glykolyse durch Reduktion der Triosephosphate bilden können, ihnen fehlt die Glycerinkinase. Nur die Leber exprimiert die Glycerolkinase und kann Triglyceride ohne Glucose synthetisieren.
Zu **(A)**: Chylomikronen werden ebenso wie die VLDL durch eine endothelständige Lipoproteinlipase abgebaut.
Zu **(B)**: cAMP wird aus ATP durch Adenylcyclase gebildet.
Zu **(C)** und **(D)**: Eine nennenswerte Glykogensynthese und eine β-Oxidation erfolgen nicht in Adipozyten, sondern in Muskel und Leber.

XXI.2 Lipolyse

Die Mobilisierung der im Fettgewebe gespeicherten Fettreserven erfolgt durch die hormonabhängige Triacylglycerin-Lipase: Durch Adrenalin und Glukagon wird dieses Enzym über eine cAMP-abhängige Proteinkinase phosphoryliert und damit aktiviert. Im Hunger kommt es über das Glukagon zur Fettmobilisierung. Das dabei freigesetzte Glycerin gelangt auf dem Blutweg zur Leber und wird dort zum Gluconeogenese-Substrat. Auch Glucocorticoide und die Schilddrüsenhormone T_3/T_4 bewirken, allerdings cAMP-unabhängig, eine Lipolyse. Insulin bewirkt die Dephosphorylierung und damit Inaktivierung der Fettgewebs-Lipase.

H99

→ **Frage 21.4: Lösung A**

Fettzellen nehmen insulinabhängig Glucose auf (D) und bauen sie ab zu Acetyl-CoA für die Fettsäuresynthese, zu CO_2 und NADPH für die Fettsynthese und zu Glycerinphosphat für die Triglyceridsynthese (C). Die im Fettgewebe vorhandenen Triglyceride sind der größte Energiespeicher des Organismus.
Auch die von der Leber gebildeten Triglyceride werden als VLDL u. a. zum Fettgewebe transportiert. Die durch Insulin induzierte Lipoproteinlipase setzt aus den VLDL Fettsäuren und Glycerin frei. Die Fettsäuren werden in die Fettzellen aufgenommen und mit Glycerophosphat (gebildet aus Glucose) zur Bildung von Triglyzeriden verwendet. Das Glycerol wird von der Leber verwertet. Glucagon (im Hunger) und Adrenalin (bei Belastung) stimulieren den Fettabbau im Fettgewebe (B).
Die gesuchte Falschaussage ist (A), denn die Adrenalin- und Glucagonwirkung an der Fettzelle führt über cAMP, Proteinkinasen und Lipasephosphorylierung nicht zu einer Inaktivierung, sondern zu einer Aktivierung.
Siehe auch Lerntext VI.9.

F04

→ **Frage 21.5: Lösung C**

Braunes Fettgewebe tritt beim Menschen nur kurz nach der Geburt auf und dient der zitterfreien Wärmebildung des Neugeborenen. Das weiße Fettgewebe dient der Energiespeicherung. Adrenalin (B) und Glucagon stimulieren über G-Potein, cAMP-Proteinkinase-A (A) die hormonsensitive Lipase der Adipozyten. Abbau des cAMP beendet die Lipolyse (E). Die freigesetzten Fettsäuren werden im Blut angelagert an Albumin zum größten Teil zur Muskulatur als Endverbraucher transportiert (D).
Die gesuchte Falschaussage ist (C), denn die Fettzelle besitzt keine Glycerinkinase, sodass das Glycerin abgegeben und über das Blut zur Leber transportiert werden muss. Dort wird es phosphoryliert und hauptsächlich zur Gluconeogenese verwendet.

F99

→ **Frage 21.6: Lösung B**

Neben Muskulatur und Leber ist das Fettgewebe das wichtigste Zielorgan für Insulin.
Die Glucoseaufnahme in die Fettzellen ist absolut insulinabhängig. Nur unter Insulinwirkung werden die Glucosetransporter in die Zellmembran eingebaut (A).
Durch Erniedrigung von cAMP (C) wird die Lipolyse gehemmt und die Triglyceridsynthese stimuliert (E). Auch die Glykolyse und die Umwandlung von Pyruvat zu Acetyl-CoA (D) werden in der Fettzelle durch Insulin stimuliert, es wird damit Acetyl-CoA für die Fettsäuresynthese bereitgestellt.
Die gesuchte Falschaussage ist (B), denn die endothelständige Lipoproteinlipase wird durch Insulin nicht reprimiert, sondern induziert.
Die Lipoproteinlipase spaltet aus resorbierten Nahrungsfetten in den Chylomikronen und aus endogen in der Leber synthetisierten Fetten der VLDL Fettsäuren ab. Nur diese können in die Fettzellen aufgenommen werden. Die Fettsäuren werden mit Glycerinphosphat, das in den Fettzellen ausschließlich aus Glucose gebildet wird, zu Speicherfett aufgebaut.

H98

→ **Frage 21.7: Lösung A**

(A) ist die gesuchte Falschaussage, denn die Lipoproteinlipase des Fettgewebes setzt aus den Chylomikronen und aus VLDL nicht Triacylglycerine frei, sondern freie Fettsäuren und Glycerin. Nur die Fettsäuren werden von den Adipozyten aufgenommen und mit Glycerinphosphat zu Triglyceriden resynthetisiert. Diese Synthese kann nur erfolgen, wenn Glycerin-3-P aus dem Dihydroxyacetonphosphat der Glykolyse bereit steht (C) und die Fettsäuren als Acyl-CoA aktiviert vorliegen (B). Eine insulinabhängige Glucoseversorgung der Adipozyten (E) ist eine Voraussetzung für eine Fettspeicherung. Die Freisetzung der gespeicherten Fette, die Lipolyse, wird durch die hormonabhängige Triacylglycerinlipase bewirkt: Catecholamine (D) und Glucagon wirken aktivierend.

XXI.3 Fettgewebe im hormonellen Regulationssystem

Endokrine Funktion des Fettgewebes

Funktion	Hormone
Synthese/Sekretion	Leptin
Zielgewebe von	Adrenalin Glucagon Cortisol Insulin

Mit Triglyceriden gefüllte Fettzellen sezernieren das Proteohormon Leptin, das im Hypothalamus die Synthese des Neuropeptids Y (NPY) hemmt, wodurch Appetit und Hungergefühl herabgesetzt werden. In der Peripherie bewirkt Leptin einen erhöhten Energieverbrauch über Wärmeproduktion und vermehrte körperliche Aktivität.

Klinischer Bezug

Übergewicht durch Defekte im Leptinsystem

Sehr seltene Ursachen eines extremen Übergewichts sind Störungen der Leptinbildung und (oder) der Leptinrezeptoren. Es kommt zu extremem Hungergefühl mit unkontrollierter Nahrungsaufnahme.

H05

→ **Frage 21.8: Lösung B**

Die endothelständige Lipoproteinlipase im Muskel und Fettgewebe spaltet die Triglyceride der Chylomikronen und der VLDL (prä-β-LP).

Die freigesetzten Fettsäuren werden in die Muskelzellen zur Energiegewinnung aufgenommen. In den Fettzellen werden sie mit Glycerophosphat zu Speicherfett (Triglyceride) verbunden. Das Glycerin gelangt zur Leber.

Die Lipoproteinlipase wird durch das Apolipoprotein C2 und durch Heparin aktiviert, ihre Synthese wird durch Insulin induziert.

F07

→ **Frage 21.9: Lösung B**

Leptin ist ein Proteohormon aus 167 Aminosäuren, das von mit Fett gefüllten, sozusagen „satten" Adipozyten sezerniert wird (B). Die Aussagen (C) und (D) sind falsch, denn Leptin hemmt im Gehirn nicht die MSH-Sekretion, sondern es hemmt die Sekretion des Neuropeptids Y, das Appetit-steigernd wirkt. Dadurch löst Leptin indirekt ein Sättigungsgefühl aus, Aussage (E) ist also falsch.

22 Niere, Harn

XXII.1 Funktionen der Niere

Die Nieren des Menschen (je ca. 150 g schwer) sind ein wichtiges Kontroll- und Ausscheidungsorgan. Kontrolliert werden
1. der Wasser- und Elektrolythaushalt des Organismus,
2. der Säure-/Basenhaushalt mit pH-Kontrolle für die Körperflüssigkeiten,
3. die Ausscheidung von Schadstoffen aus dem Blut und
4. die Bildung der Hormone Erythropoetin und Calcitriol (indirekt auch Aldosteron).

Die beiden Nieren sind mit 1800 Liter/24 h sehr gut durchblutet. An den insgesamt zwei Millionen Glomerula erfolgt eine Druckfiltration, die etwa 180 l weitgehend eiweißfreies Ultrafiltrat liefert. Die Abscheidungsgrenze des Filters liegt bei einem Molekulargewicht von 65 000; 10 bis 30 g filtriertes Eiweiß werden aus dem Primärharn rückresorbiert. Auch Glucose, Aminosäuren und andere für den Körper wertvolle Substanzen werden tubulär rückresorbiert, andere Stoffe werden indessen aktiv sezerniert.
Der Wasserhaushalt steht unter Hormonkontrolle: Adiuretin und das Wachstumshormon fördern die Wasserrückresorption, Aldosteron bewirkt die Na^+-Rückresorption.

Klinischer Bezug

Uraemie
Eine Einschränkung oder ein Ausfall der Nierenfunktion führt zu einem Anstieg der harnpflichtigen Substanzen im Blut (Uraemie oder Azotaemie) und zu metabolischen und endokrinen Störungen.
Akutes Nierenversagen ist eine sehr häufige Diagnose bei Notfall-Aufnahmen (ca. 30 %) und akut lebensbedrohlich (Letalität bis 40 %).
Ursachen:
- praerenal (z. B. bei Schock, Haemolyse, Polytrauma),
- renal (Glomerulonephritis, interstitielle Nephritis, toxisch),
- postrenal (Abflusshindernis durch Stein oder Tumor).

Chronisches Nierenversagen verläuft progressiv und irreversibel. Häufigste Ursachen sind Diabetes, Hypertonie und chronische Glomerulonephritis.
Therapeutische Optionen beim Nierenversagen bestehen in einer Behandlung der verursachenden Grunderkrankung, Korrektur der metabolischen Azidose und der Hyperkaliaemie, Substitution der endokrinen Funktionen, Dialyse und evtl. Transplantation.

H10

→ **Frage 22.1: Lösung A**

Zu **(A)**: Proteine werden im katabolen Stoffwechsel zu Harnstoff abgebaut. Die Formel ist unter (A) wiedergegeben. Aus 100 g Protein entstehen etwa 30 g Harnstoff.
Zu **(B)**: Dargestellt ist Carbamyl-P, das nicht im Urin ausgeschieden wird. Im Mitochondrium dient Carbamylphosphat der Harnstoffsynthese, im Zytosol der Pyrimidinbasen-Synthese.
Zu **(C)**: Dargestellt ist Kreatinin, das aus Kreatin-P spontan entstehen kann (ca. 1 g pro Tag) und in den Urin ausgeschieden werden muss.
Zu **(D)**: Dargestellt ist die proteinogene Aminosäure Arginin, die auch Metabolit im Harnstoffzyklus ist. Arginin wird nicht in den Urin ausgeschieden.
Zu **(E)**: Dargestellt ist das Purinderivat Harnsäure in der Ketoform, die das harnpflichtige Endprodukt des Purinbasenabbaus (0,5–1 g/Tag) ist.

F96

→ **Frage 22.2: Lösung A**

Siehe Lerntext XXII.1.
Renin (B) ist eine von der Niere bei Blutdruckabfall gebildete Proteinase, die die Angiotensinbildung bewirkt.
Die gesuchte Falschaussage ist (A), denn die Prothrombinbildung erfolgt in der Leber.

F08

→ **Frage 22.3: Lösung D**

Die Albuminkonzentration im Blutplasma beträgt ca. 40 g/L, bei einem Siebkoeffizienten von 0,01 ergibt sich im Primärharn eine Albuminkonzentration von 0,4 g/L, bei 170 L Primärharn sind das 170 x 0,4 = 70 g/Tag.

H05

→ **Frage 22.4: Lösung A**

Die Niere ist über Renin – Angiotensin – Aldosteron, über Calcitriol und über Erythropoetin 3-fach endokrin aktiv.
Das Proteohormon Erythropoetin (Epo) stimuliert die Erythropoese. Bei Nierenversagen kommt es zur typischen nephrogenen Anämie, die durch gentechnisch hergestelltes Epo therapiert werden muss.
Von Ausdauersportlern (Radfahrern, Langstreckenläufern) wird Epo zum Doping verwendet. Es ersetzt das Transfusionsdoping bzw. das Höhentraining, indem es exzessiv verabreicht eine Polyglobulie mit erhöhtem Hämatokrit hervorruft.

Die Aussagen (C) und (E) sind falsch, denn LH/ICSH und STH werden nicht von der Niere, sondern vom Hypophysenvorderlappen gebildet.
Aussage (B) ist falsch, denn Glucagon wird von den α-Zellen im Pankreas gebildet.
Aussage (D) ist falsch, denn Parathyrin wird von den Nebenschilddrüsen gebildet. Seine wesentlichen Zielorgane sind Knochen und Niere.
Siehe Lerntext XXII.1.

F05

→ **Frage 22.5: Lösung C**

Die Niere ist Zielorgan von Hormonen, z. B. Aldosteron (D), Parathormon, Adiuretin (E), aber auch Bildungsort von Hormonen, z. B. Erythropoetin und Calcitriol (C). Glukagon (A) wird in den α-Zellen des Pankreas gebildet.
Sekretin (B) wird im Duodenum gebildet und stimuliert im Pankreas die Sekretion von Wasser und Bicarbonat.
Siehe Lerntext XXII.1.

F07

→ **Frage 22.6: Lösung D**

Bei Minderdurchblutung bildet und sezerniert die Niere die Protease Renin, die im Blut aus dem in der Leber gebildeten Protein Angiotensinogen das 10er-Peptid Angiotensin I abspaltet. Ein Angiotensin-Converting-Enzym (ACE) in den glatten Muskelzellen und den Endothelien (vorwiegend der Lungen) spaltet aus AT I zwei Aminosäuren ab zum wirksamen Octapeptid AT II. Angiotensin II führt zu einer Vasokonstriktion und über die Freisetzung von Aldosteron (D) zu einer vermehrten renalen Reabsorption von Na^+ mit einer Erhöhung des Blutvolumens. Beide Effekte führen zu einer Blutdrucksteigerung.
Aussage (A) ist falsch, denn die ADH-Ausschüttung wird nicht vom AT II, sondern von Atriopeptin (atrialer natriuretischer Faktor der Herzvorhöfe) und von Blut-Alkohol gehemmt.
Aussage (B) ist falsch, denn die renale Na^+-Reabsorption wird unter AT II nicht gehemmt, sondern indirekt (über Aldosteron) stimuliert.

F92

→ **Frage 22.7: Lösung B**

Kreatinin ist das Anhydrid des Kreatins, es entsteht in einer spontanen Reaktion in der Muskulatur. Die täglich gebildete Menge von ca. 1,5 g ist abhängig von der Muskelmasse (A). Die Kreatininkonzentration im Serum und die Kreatininclearance sind von der Diät unabhängige Parameter zur Diagnose und Verlaufskontrolle von Nierenerkrankungen.
Die entsprechenden Untersuchungen von Harnstoff sind weniger aussagekräftig, weil die täglich ausgeschiedene Harnstoffmenge von der aufgenommenen Proteinmenge im Verhältnis von etwa 1:3 abhängt: 100 g Nahrungsprotein ergeben also 30 g Harnstoff (C).

F04

→ **Frage 22.8: Lösung B**

Die gesuchte Falschaussage ist (B), denn nicht Kreatinin, sondern Kreatin wird mit ATP durch die Kreatinkinase (CK) reversibel phosphoryliert.
Kreatinin entsteht in einer spontanen Reaktion aus Kreatinphosphat (C), wobei die Phosphor-Abspaltung zu einem Ringschluss (E) führt. Die täglich produzierte Menge ist abhängig von der Muskelmasse, sie beträgt ca. 1 g.

F08

→ **Frage 22.9: Lösung A**

Creatinin ist das Anhydrid des Creatins und entsteht im Muskel spontan, d. h. ohne Enzym, aus Creatinphosphat und ist ein harnpflichtiges Ausscheidungsprodukt.
Seine Konzentration im Serum (normal 1 mg/dl) hängt von der Muskelmasse und der Nierenfunktion ab (A).
Aussage (B) ist falsch, denn nicht Creatinin, sondern Creatin wird aus Guanidinoacetat gebildet; auch braucht die Methylierung nicht Biotin, sondern S-Adenosyl-Methionin (SAM).
Aussage (C) ist falsch, denn Creatinin kann erstens nicht gespeichert werden und zweitens im Säugetier nicht in Creatin rückverwandelt werden.
Aussage (D) ist falsch, denn die Creatinkinase phosphoryliert nicht Creatinin, sondern Creatin zum Energiespeicher Creatinphosphat.
Aussage (E) ist falsch, denn in Niere und Leber wird nicht Creatinin, sondern Creatin synthetisiert. Die Niere produziert aus Arginin Guanidinoacetat, das dann in der Leber mit SAM methyliert wird zum Creatin, das danach zur Muskulatur und zum Nervensystem transportiert wird.

XXII.2 Zusammensetzung des Harns

Die täglich produzierte Harnmenge liegt bei etwa 1500 ml, kann aber, abhängig von der Trinkmenge, zwischen 500 und 2000 ml schwanken. Der pH-Wert des Harns schwankt zwischen 4,5 und 8 (Proteinzufuhr bewirkt durch den zur Schwefelsäure oxidierten Eiweißschwefel sauren Harn, Pflanzennahrung macht den Harn durch Mineralstoffgehalt alkalisch).
Die Menge der mit dem Harn täglich ausgeschiedenen Substanzen wird in g/24 h angegeben. Anorganische Substanzen, vorwiegend NaCl, machen etwa 25 g aus.

Wichtig ist die Ausscheidung N-haltiger Substanzen. Am wichtigsten ist hier der Harnstoff, dessen Tagesmenge mit der Proteinaufnahme schwankt: 70 g Nahrungsprotein ergeben 25 g Harnstoff.
Kreatinin, das heterocyclische Anhydrid des im Muskel wirkenden Kreatins, wird täglich zu etwa 1,5 g ausgeschieden. Harnsäure (2,6,8-Trihydroxypurin) ist das Endprodukt des Purinstoffwechsels und führt, bei einer Tagesmenge von 1 g, evtl. zu Löslichkeitsproblemen.
Ammoniumionen sind, da toxisch, im Normalharn kaum zu finden, können aber durch die Glutaminase der Niere zur pH-Justierung bei Azidose hier gebildet werden (zwei säureneutralisierende NH_4^+ pro Glutamin führen zu einer erheblichen Alkalieinsparung).
Harnkonkremente, die als Nieren-, Ureter- oder Blasensteine auftreten können, entstehen aus schwerlöslichen Harnbestandteilen wie Harnsäure, Calciumoxalat, Magnesiumammoniumphosphat oder verschiedenen Aminosäuren, nie aber aus dem hervorragend löslichen Harnstoff.

Gelöst in 1,5 l Harn werden pro 24 Stunden ausgeschieden:

25 g	Harnstoff
2 g	Kreatinin
0,5 g	Harnsäure
3,5 g	Na^+ (150 mVal)
5,2 g	Cl^- (150 mVal)
1,9 g	K^+ (50 mVal)
0,5 g	Calcium
3 g	Phosphat
3 g	Sulfat
0,5 g	NH_4^+

Pathologische Harnbestandteile
Protein
Hb
Aminosäuren
Ketonkörper
Glucose
Fructose
Galaktose
Lactose

Klinischer Bezug

Nierensteine

Urolithiasis (Steine in der Niere, den ableitenden Harnwegen oder der Blase) ist mit einer Prävalenz von 4 % bis zu 20 % in der Bevölkerung ein häufiger Befund. Urolithiasis kann unbemerkt (asymptomatisch) oder mit Entzündungen, Blutungen, Koliken und Harnrückstau verlaufen. Der Urin ist lithogen, wenn Calcium, Oxalsäure oder Harnsäure vermehrt ausgeschieden werden und (oder) der pH-Wert, Magnesium oder Zitronensäure im Urin vermindert sind.

Die Harnsteine bestehen am häufigsten aus Calciumoxalat (75 %), es folgen Harnsäure (Urate) mit 15 % sowie Apatit, Cystin, Xanthin.
Die Therapie erfolgt entweder durch spontane, mechanisch-endoskopische, lithotriptische (Zertrümmerung durch Laser, Stoßwellen, Ultraschall etc.) oder chirurgische Steinentfernung. Die genaue Steinanalyse in Speziallaboren ist notwendig, um medikamentös und (oder) diätetisch Rezidivprophylaxe zu betreiben.

H06

→ **Frage 22.10: Lösung D**

Glutamin wird aus Glutamat und NH_4^+ hauptsächlich in Muskelzellen durch die Glutaminsynthetase gebildet. In der Niere kann eine Glutaminase hydrolytisch NH_3 freisetzen, das besonders bei Azidose H^+ anlagert und als NH_4^+ der Protonenausscheidung dient.

H05

→ **Frage 22.11: Lösung A**

Insbesondere beim chronischen Hunger spielt die Gluconeogenese der proximalen Tubuluszellen der Niere eine wichtige Rolle. Sie verwendet bevorzugt Glutamin, das durch Glutaminase zu NH_4^+ und Glutamat umgewandelt wird. Das Glutamat wird dann durch die Glutamatdehydrogenase zu α-Ketoglutarat, NADH und wiederum NH_4^+ oxidativ desaminiert.
Die 2 NH_4^+-Ionen werden meistens im Austausch mit Na^+-Ionen in den Urin ausgeschieden.
Das α-Ketoglutarat wird über die Citratcyclus-Reaktionssequenz
Succinyl-CoA → Succinat → Malat → Oxalacetat
in die Gluconeogenese eingeschleust.

H08

→ **Frage 22.12: Lösung B**

Zu **(B)**: Ammoniak kann in der Niere durch Abbau von Glutamin und Glutamat produziert werden. Das hierbei entstehende α-Ketoglutarat wird überwiegend zur Gluconeogenese verwendet.
Zu **(A)**: Es gibt keinen aktiven Ammoniak-Transport! NH_3 kann gut durch Zellmembranen diffundieren.
Zu **(C)**: Urease spaltet zwar Harnstoff in Ammoniak und CO_2, kommt aber nur in Bakterien und Pflanzen vor.
Zu **(E)**: Auch diese Aussage ist falsch, denn es gibt keine Sekretion von Glutamat-Dehydrogenase in den Urin.

F87

→ **Frage 22.13: Lösung C**

Der niedrigste Urin pH liegt bei 4,5.

F09

→ **Frage 22.14: Lösung C**

Für den pH-Wert gilt folgende Beziehung: pH = –log H^+. Die pH-Differenz beträgt im dargestellten Fall –1, also handelt es sich um einen 10-fachen Anstieg der H^+- Ionenkonzentration.

H04

→ **Frage 22.15: Lösung C**

Siehe Lerntext XXII.2.
Calciumoxalat und Calciumphosphat sind mit ca. 80 % der Fälle die häufigsten Nierenstein-Bestandteile. Harnsäuresteine kommen in 8 % der Steine vor, Magnesiumammoniumphosphat (Struvit) in ca. 10 %. Cystin-Steine sind sehr selten.
Die gesuchte Falschaussage ist (C), denn Harnstoff ist extrem gut wasserlöslich und bildet niemals Harnsteine.

H05

→ **Frage 22.16: Lösung D**

Bei der klassischen Cystinurie werden bis zu 20-fach erhöhte Mengen von Cystin ausgeschieden. Ursache ist ein genetisch defekter 90 kD-Cystintransporter. Auch einige andere Aminosäuren und deren gestörte Reabsorption aus dem Primärharn und Absorption aus dem Darm können betroffen sein.

F99

→ **Frage 22.17: Lösung C**

Bei der Bildung des Primärharns werden in den Glomerula etwa 10 % des Blutstroms durch Ultrafiltration abgepresst. Unter den kleinmolekularen Bestandteilen des Filtrats finden sich zahlreiche für den Organismus noch verwertbare Substanzen wie Glucose oder freie Aminosäuren. Diese werden in der Niere, vor allem im proximalen Tubulus, rückresorbiert. Da kein Konzentrationsgradient besteht, muss ein Energie-verbrauchender, aktiver Transport eingesetzt werden. Die Aminosäuren werden im Symport mit Na^+-Ionen aufgenommen. ATP wird dann gebraucht, um die Na^+-Ionen wieder aus der Zelle zu entfernen. Deshalb spricht man von sekundär aktivem Transport.
Die gesuchte Falschaussage ist (C), denn ein Protonengradient ist an der Reabsorption der Aminosäuren nicht beteiligt.

Kommentare aus Examen Frühjahr 2011

F11

→ **Frage 22.18: Lösung B**

Frage 1.154: Lösung B
Zu **(B)**: Zunächst muss über die Summenformel des Harnstoffs (CON_2H_4) die relative Molekülmasse berechnet werden:
$12 + 14 + 2 \times 14 + 4 \times 1 = 60$
Durch die beiden N-Atome ($2 \times 14 = 28$) ergibt sich ein Stickstoff-Anteil im Harnstoff von etwa 50 %. Wenn 1 g Protein 0,16 g N enthält, entspricht das 0,32 g Harnstoff. **1 g ausgeschiedener Harnstoff entspricht dann etwa 3 g aufgenommenem Protein.** Es ist einfacher, sich zu merken, dass **beim Proteinabbau Protein und Harnstoff etwa im Verhältnis 3 zu 1 stehen**. Durchschnittlich werden pro Tag etwa 100 g Nahrungsprotein zu etwa 35 g Harnstoff abgebaut.

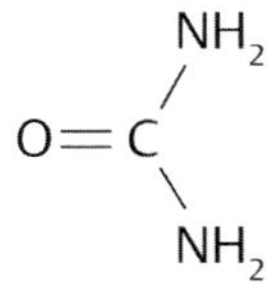

Harnstoff

23 Muskelgewebe, Bewegung

XXIII.1 Quergestreifte Muskulatur

Ein 70 kg schwerer, normalgewichtiger Mensch hat eine Muskelmasse von etwa 25 kg, die Hauptmenge davon ist quergestreifte Skelettmuskulatur. Glatte Muskulatur findet sich im Uterus, in den Blutgefäßen und über die Gesamtlänge des Verdauungstrakts verteilt. Der Herzmuskel stellt eine Sonderform der quergestreiften Muskulatur dar.

Die Muskelzellen enthalten ein Sauerstoffbindungsprotein, genannt Myoglobin (Mb). Dieses Mb ist ein Hämprotein und dem Hämoglobin (Hb) nahe verwandt. Eine Peptidkette mit einem Molekulargewicht von 17000 hält ein Häm gebunden, dessen Eisen wie beim Hb immer zweiwertig sein muss. Das Monomer Mb hat eine höhere Sauerstoffaffinität als das tetramere Hb und wird so bevorzugt oxygeniert.

In der Längsrichtung der Muskelfasern liegen **dicke** (Myosin) und **dünne** (Actin, Troponin, Tropomyosin) **Filamente** in Parallellagerung. Myosin stellt etwa 65 % der Muskelproteine; es ist ein hexameres Protein, aufgebaut aus 4 leichten und 2 umeinander gewundenen schweren Ketten mit einem N-terminalen Köpfchen, das ATPase-Aktivität hat. Von diesem Myosin mit der Form eines Golfschlägers finden sich in den dicken Filamenten Hunderte in paralleler Anordnung. Durch ihre Anheftung an senkrecht stehende Zwischenscheiben bewirkt eine Verschiebung der dicken gegen die dünnen Filamente eine Verkürzung der Sarkomere: Es kommt zur Muskelkontraktion. – Die Actin-Filamente sind aus monomerem G-Actin aufgebaut, das sich zu strangförmigem F-Actin (25 % der Muskelmasse) zusammenlagert. In die Furchen des spiralförmig gedrehten Actins sind die Faserproteine Troponin und Tropomyosin eingelagert.

Bei der quergestreiften Muskulatur kann man schon makroskopisch helle (**weiße Muskulatur**) und dunkelrote (**rote Muskulatur**) Bezirke unterscheiden. Die weiße Muskulatur ist für kurze und schnelle Kontraktionen programmiert und bezieht ihre Energie aus Glykogenolyse und Glykolyse. Die rote Muskulatur ist auf Dauerleistung angelegt, ist reich an Mitochondrien und Myoglobin und enthält die Enzyme der β-Oxidation, des Citratcyclus und der Atmungskette.

Klinischer Bezug

Progressive Muskeldystrophie

Es handelt sich um insgesamt ca. 9 verschiedene, genetische schwere Erkrankungen, die mit einer fortschreitenden Atrophie der Skelettmuskelfasern und deren Ersatz durch Binde- und Fettgewebe einhergehen, z. T. auch mit einer Beteiligung der Herzmuskelzellen. Ursache hierfür ist die verminderte oder gar nicht vorhandene Bildung des für die Muskelmembranstabilität verantwortlichen Proteins Dystrophin. Die Erkrankungen verlaufen unterschiedlich schwer, der Tod tritt häufig bereits in der Kindheit, bzw. in der 2. bis 3. Lebensdekade, ein. Die Erbgänge sind verschieden, X-chromosomal rezessiv, autosomal rezessiv oder dominant. Leitsymptom ist die fortschreitende Muskelschwäche, klinisch-chemisch ist die Creatinkinase (CK-MM) bis zu 100fach im Plasma erhöht.

H04

→ Frage 23.1: Lösung D

Bei O_2-Mangel können Skelettmuskelzellen ATP durch anaerobe Glykolyse bilden (D). Das entstehende Lactat wird ins Blut abgegeben, es resultiert eine Lactacidose.

Unter ATP- und O_2-Verbrauch wird vorwiegend in der Leber aus Lactat wieder Glucose synthetisiert (Cori-Zyklus zwischen Muskel und Leber).

(A) ist falsch, denn Biotransformation findet nicht im Muskel, sondern in der Leber statt. Hierbei wird auch kein ATP produziert, sondern verbraucht. β-Oxidation, Citratcyclus und Ketonkörperabbau können im Muskel zur Energiegewinnung dienen, sind aber auf O_2 angewiesen, sodass auch (B), (C) und (E) falsch sind.

F89

→ Frage 23.2: Lösung B

Siehe Lerntexte XXIII.1 und XXIII.2.

Die Muskel-typische ATPase sitzt nicht im Myoglobin, sondern in den Köpfchen der Myosinfilamente.

F09

→ Frage 23.3: Lösung E

Die Gleichgewichtskonstante K ist der Quotient aus den Geschwindigkeitskonstanten von Hin- (k_{+1}) und Rückreaktion (k_{-1}):

$$\frac{k_{+1}}{k_{-1}} = k$$

$$\frac{2 \cdot 10^7}{k_{-1}} = 10^6$$

$$\frac{2 \cdot 10^7}{10^6} = k_{-1} = 20$$

XXIII.2 Muskelkontraktion

In Ruhestellung ist das Myosinköpfchen an ein Actinfilament gebunden. ATP-Anlagerung an das Köpfchen führt zur Lösung dieser Bindung; das ATP wird hydrolysiert, ADP und P bleiben aber gebunden. Die ATP-Spaltung bewirkt eine allosterische Verspannung des Köpfchens, das nun erneut Kontakt zu einer Actinfaser erhält. Mit der jetzt erfolgenden Abspaltung von P und ADP kommt es zu einer ruderartigen Verlagerung des Köpfchens, das in Bindung zum Actin bleibt, bis ATP einen neuen Cyclus eröffnet. Fehlt ATP, verharrt das Köpfchen in dieser gespannten Position (z. B. Totenstarre); daher spicht man von der Weichmacherwirkung des ATP.
Ausgelöst wird die Muskelkontraktion durch ein neuronales Signal, eine Acetylcholin-Freisetzung an der neuromuskulären Endplatte. Als Folge kommt es zu einem Anstieg der cytosolischen Ca^{++}-Konzentration (in Ruhe 10^{-8} M, bei Erregung 10^{-5} M Ca^{++}), das schnell verfügbare Calcium stammt aus dem Speicher im sarkoplasmatischen Retikulum. Die Calciumanlagerung an das Troponin C gibt über eine Verlagerung des Tropomyosins die auf dem F-Actin gelegene Bindungsstelle für das Myosinköpfchen frei.

Komponenten des kontraktilen Systems

Komponenten des kontraktilen Systems	
Myosin	Komplexbildung mit Actin → Actomyosin ATP-Bindung und -Spaltung (ATPase) durch Myosinköpfe mit Konformationsänderung des Kopfwinkels, Gleiten an den Actinmolekülen.
Actin	gleitende Wechselwirkung mit Myosinköpfen → Actomyosin.
Troponin	Ca^{++}-Bindung mit Konformationsänderung als Kontraktionsauslöser.
Tropomyosin	vermittelt die Troponinkonformation an 6 benachbarte Actinmoleküle.
ATP	Bindung und Hydrolyse liefert Energie für die Winkeländerung der Myosinköpfe zum Gleiten an den Actinmolekülen.
Ca^{++}	Freisetzung durch Acetylcholinsignale der motorischen Endplatte, löst durch Bindung an Troponin die Kontraktion aus.

Klinischer Bezug

Myasthenia gravis

Die Myasthenia gravis ist eine Autoimmunerkrankung, bei der Antikörper gegen die Acetylcholinrezeptoren in der neuromuskulären Endplatte gebildet werden. Die Antikörper führen zu einer Verminderung der Zahl der Rezeptoren, zu einer Blockade der Bindungsstelle für Acetylcholin und zusammen mit Komplement zu einer Zerstörung der postsynaptischen Membran. Die Häufigkeit der Myasthenia gravis ist etwa 1:8000. Die Erkrankung beginnt häufig an den Gesichtsmuskeln und breitet sich später weiter auf die Gliedmaßenmuskeln aus. Die betroffenen Muskeln weisen zunehmende Schwäche und schnelle Ermüdbarkeit auf.
Die Sicherung der klinischen Diagnose erfolgt über den Nachweis der Antikörper gegen die Acetylcholinrezeptoren.
Die Therapie erfolgt symptomatisch durch Gabe von Acetylcholinesterase-Hemmern, z. B. Pyridostigmin, wodurch die Acetylcholin-Konzentration in der Synapse erhöht wird und die restlichen, noch intakten Rezeptoren aktiviert werden können und zu einem Aktionspotential führen.
Kausal wird immunsuppressiv behandelt. Bei lebensbedrohlichen Myasthenia gravis-Krisen kann die Entfernung der IgG-Antikörper durch Plasmapherese notwendig sein.

F96

→ **Frage 23.4: Lösung B**

Siehe Lerntext XXIII.2.

H97

→ **Frage 23.5: Lösung E**

Am Skelettmuskel wird die Kontraktion durch Acetylcholin initiiert. Nachfolgend kommt es zu einer Ca^{2+}-Erhöhung im Cytosol und Bindung von Ca^{2+} an Troponin mit einer Konformationsänderung von Troponin und Tropomyosin. Dadurch werden am Actin die Bindungsstellen für die Myosinköpfchen freigelegt (A). Danach beginnt unter ATP-Verbrauch der Myosin-Actin-ATP-Cyclus des Gleitmodells.
An glatten Muskelzellen fehlt das Troponin-Tropomyosin. Hier führt die Ca^{2+}-Erhöhung zu einer Anlagerung an Calmodulin, wodurch mit Hilfe von Protein-Kinasen Myosin phosphoryliert wird und die Kontraktion beginnt (B). Das für die Kontraktion benötigte ATP muss über den katabolen Stoffwechsel, u. U. auch durch den Abbau von Ketonkörpern wie β-Hydroxybuttersäure und Acetessigsäure (D) bereitgestellt werden. Muskelzellen und Nervenzellen haben mit Kreatinphosphat eine Speichermöglichkeit für energiereiches Phosphat. Durch das Enzym Kreatinkinase (CK) kann der Phosphatrest auf ADP übertragen werden und damit ATP, z. B. für den Kontraktionsvorgang, längere Zeit konstant gehalten werden. In der Erholungsphase wird dann durch die CK aus Kreatin und ATP wieder Kreatin-P (C).
Die gesuchte Falschaussage ist (E), denn durch die Katecholamine Adrenalin und Noradrenalin wird in

Fettzellen die Fettsynthese gehemmt. Katecholamine stimulieren im Fettgewebe den Fettabbau (Lipolyse).

H09

→ **Frage 23.6: Lösung A**

Zu **(A)**: Durch den Purinnukleotid-Zyklus wird im Muskel aus Aspartat der Citratzyklus-Metabolit Fumarat gewonnen, wobei Ammoniak frei wird (durch die hydrolytische Spaltung von AMP in IMP und NH3). Das IMP wird dann durch Aspartat über Adenylosuccinat zu AMP rückverwandelt.
Zu **(B)**: Die Umwandlung von Arginin in Ornithin und Harnstoff findet nicht im Muskel statt, sondern in der Leber und dient der Ammoniakentgiftung durch den Harnstoffzyklus.
Zu **(C)**: Die Spaltung von Glutamin in Glutamat und Ammoniak findet nicht im Muskel statt, sondern vorwiegend in der Niere, z. B. bei Azidose.
Zu **(D)**: Die Spaltung von Harnstoff in CO_2 und Ammoniak durch die Urease findet im Säugetier nicht statt.
Zu **(E)**: Bei der Porphobilinogensynthese in der Leber und im hämotopoetischen System wird kein Ammoniak freigesetzt. Die Reaktion von 4 Porphobilinogen zu Uroporphyrinogen III setzt allerdings 4 Ammoniak frei. Dies findet aber nicht im Muskel statt.

H09

→ **Frage 23.7: Lösung A**

Zu **(A)**: Kalzium hat im Organismus vielfältige Aufgaben u. a. beim Knochenaufbau als Enzymkofaktor, bei der Exozytose von Neurotransmittern, bei der Muskelkontraktion und als second messenger. Für letztere Funktion bindet es sich an das Protein Calmodulin, das ca. 1 % der Zellproteine ausmacht. Der Kalzium-Calmodulin-Komplex löst z. B. die Kontraktion der glatten Muskulatur aus, indem es eine Myosin-Leichtketten-Kinase (MLCK) aktiviert, welche Myosin mit ATP phosphoryliert und damit aktiviert. (Ein Anstieg von cAMP in der glatten Muskelzelle führt wiederum zu einer Phosphorylierung der MLCK, wodurch diese gehemmt wird. Dieser Vorgang und die Tatsache, dass cAMP in der glatten Muskulatur die Kalziumspeicherung stimuliert, führt zu einer Erschlaffung der glatten Muskulatur.)
Zu **(B)**: Kalzium-Calmodulin hat keine GTPase-Aktivität, aktiviert aber eine Kalzium ATPase.
Zu **(C)**: Calmodulin bindet nicht 1, sondern 4 Kalzium-Ionen.
Zu **(D)**: Calmodulin bildet keine Quartärstruktur, sondern das Monomer bindet 4 Ca^{++}.
Zu **(E)**: Der Kalzium-Calmodulin-Komplex wirkt nicht hemmend auf die Phosphorylase-Kinase, sondern aktivierend. So wird durch Ca^{++} im Skelettmuskel (durch Bindung des Ca^{++} an Troponin) nicht nur die Kontraktion ausgelöst, sondern gleichzeitig (durch Bindung an Calmodulin) auch Energie durch die Stimulierung des Muskelglykogenabbaus bereitgestellt.

F08

→ **Frage 23.8: Lösung E**

Bei der Erregung der glatten Muskelzellen werden leichte Ketten des Myosins durch eine Myosin-Leichtketten-Kinase (MLK) phosphoryliert und der Myosin-Aktin-Komplex beginnt sich unter ATP-Verbrauch zu kontrahieren. Der Vorgang wird durch Abspaltung des Phosphats durch eine MLK-Phosphatase beendet.
Aussage (A) ist falsch, denn glatte Muskeln besitzen kein Troponin. Das bei Erregung erhöhte Calcium bindet hier an Calmodulin, dies aktiviert dann die MLK-Kinase.
Aussage (B) ist falsch, denn das durch β-Rezeptoren-Aktivierung erhöhte cAMP führt nicht zur Kontraktion, sondern zur Erschlaffung, indem durch Proteinkinase die MLK-Kinase phosphoryliert und damit inaktiviert wird.
Aussage (C) ist falsch, denn cGMP ist an der Kontraktion der glatten Muskeln nicht beteiligt, sondern cAMP führt zur Erschlaffung.
Aussage (D) ist falsch, denn NO führt an der glatten Gefäßmuskulatur nicht zu einer Kontraktion, sondern zu einer Erschlaffung.

F10

→ **Frage 23.9: Lösung A**

Zu **(A)**: In der Therapie des Asthma bronchiale führen Katecholamine über β_2-Rezeptoren zu einer Erschlaffung der Bronchialmuskulatur. Die Wirkung erfolgt durch eine Stimulierung der Proteinkinase A durch cAMP. Die cAMP-Erhöhung bewirkt eine Senkung der zytosolischen Ca^{2+}-Ionenkonzentration. Die Proteinkinase A phosphoryliert darüber hinaus auch die Myosinkinase und macht die glatte Bronchialmuskulatur weniger erregbar durch Ca^{2+}.
Zu **(B)**: Die DAG-abhängige Proteinkinase C phosphoryliert Proteine des Zytoskeletts.
Zu **(C)**: Die Myosin-ATPase wird erst nach Aktivierung der Muskelzellen aktiv, sie ist an der Kontraktion der Muskulatur beteiligt.
Zu **(D)**: Bei der Relaxation der glatten Muskulatur wird die MLCK gehemmt.
Zu **(E)**: Die Phospholipase C spaltet Phosphatidy-Inositol-4,5-bisphosphat in Inositoltrisphosphat (IP_3) und Diacylglycerol. IP_3 erhöht die zytosolische Ca^{2+}-Konzentration, wodurch nicht eine Relaxation, sondern eine Kontraktion ausgelöst wird.

H05

Frage 23.10: Lösung E

Im Skelettmuskel wird die Kontraktion durch Bindung von Calcium-Ionen an Troponin C ausgelöst.
Aussage (A) ist falsch, denn die Calcium-Ionenbindung an Calmodulin bewirkt eine Kontraktionsauslösung der glatten Muskulatur und nicht der Skelettmuskulatur.
Aussage (B) ist nicht zutreffend, denn Dystrophin ist ein Protein des subsarkolemmalen Cytoskeletts.
Aussage (C) ist falsch, denn das Protein Phospholamban hemmt die Ca-ATPase des sarcoplasmatischen Reticulums.
Aussage (D) ist falsch, denn Tropomyosin bindet keine Calcium-Ionen, sondern leitet durch Konformationsänderung das Calcium-Signal vom Troponin an benachbarte Actinmoleküle.
Siehe Lerntext XXIII.2.

F07

Frage 23.11: Lösung A

Myosin bildet die dicken Filamente der Myofibrillen. Die Myosinköpfe entwickeln ATPase-Aktivität (A).
Aussage (B) ist falsch, denn nicht Myosin besitzt GTPase-Aktivität, sondern die α-Untereinheit der G-Proteine bei der Übertragung der Hormonwirkung.
Aussage (C) ist falsch, denn nicht Myosin ist ein Mikrotubuli-abhängiges Motorprotein, sondern dies sind u. a. Kinesin und Dynein mit ATPase-Aktivität beim axonalen Transport.
Aussage (E) ist falsch, denn die Bindung der Myosinköpfe an Actin wird durch ATP verhindert.

F07

Frage 23.12: Lösung E

Durch das Aktionspotenzial (ausgelöst durch Acetylcholin an der motorischen Endplatte) erhöht sich die Ca^{2+}-Konzentration im Sarkoplasma der Skelettmuskelzellen von 10^{-8} auf 10^{-5} mol/l (also 1000-fach) und das Ca^{2+} bindet an Troponin C (E), wodurch über eine Konformationsänderung von Troponin C über Tropomyosin, Myosin und Actin als Actomyosin die Verkürzung der Muskelfasern unter ATP-Verbrauch bewirken.
Aussage (A) ist falsch, denn Caldesmon ist als Ca^{2+}-bindendes Protein an der Kontraktion der glatten und nicht der quergestreiften Muskulatur beteiligt.
Aussage (B) ist falsch, denn Calmodulin ist ein Ca^{2+}-bindendes Protein, das in sehr vielen Zellen die Funktion des Ca^{2+} als second messenger vermittelt.

H10

Frage 23.13: Lösung A

Zu **(A)**: Im Skelettmuskel hemmt Troponin über Tropomyosin die Bindung der Myosinköpfe an die Aktinuntereinheiten der dünnen Filamente.
Zu **(B)**: Der Querbrückenzyklus wird durch die Bindung von Kalziumionen an das Troponin C gestartet. Durch die Bindung von Ca^{++} kommt es zu einer Konformationsänderung des Troponin C, die durch Tropomyosin an 7 Aktinmonomere weitergegeben wird. In den Aktinmonomeren wird dadurch die Myosinkopfbindungsstelle freigegeben.
Zu **(C)**: Die Hydrolyse des ATP durch die ATPase der Myosinköpfe erfolgt nicht während des Kraftschlags, sondern davor.
Zu **(D)**: Nach der ATP-Spaltung verlässt zuerst das Phosphat den Myosinkopf.
Zu **(E)**: Die Loslösung des Myosinkopfes vom Aktin wird durch die erneute Bindung eines ATP-Moleküls (sog. Weichmacherwirkung des ATP) bewirkt.

H07

Frage 23.14: Lösung C

Myosin ist ein hexameres Molekül aus zwei schweren und vier leichten Ketten (C). Aussage (A) ist falsch, denn die 6 Ketten sind nicht-kovalent verbunden. Tropomyosin und Troponin sind nicht Teile des Myosins, sondern regulatorische Proteine an den dünnen Actin-Filamenten (Aussage (B) ist unzutreffend). Aussage (E) ist falsch, da die Myosinköpfe von derselben Peptidkette gebildet werden, die auch den Schwanzteil bildet.

H96

Frage 23.15: Lösung D

Siehe Lerntext XXIII.1.
Die auf Dauerleistung ausgelegten Muskeln weisen hohe Aktivitäten der Citratcyclus-Enzyme auf.

H83

Frage 23.16: Lösung B

Der Skelettmuskel kann Glucose als Brennstoff verwerten. Bei leichter Arbeit erfolgt vollständige Oxidation. Durch Glykolyse entsteht Pyruvat, das in Acetyl-CoA verwandelt und im Citratcyclus vollständig zu CO_2 und H_2O verbrannt wird. Bei intensiver Arbeit wird die Sauerstoffversorgung kritisch, der Muskel schaltet um auf anaerobe Glykolyse, bei der Lactat gebildet und in solchem Ausmaß an das Blut abgegeben wird (A), dass es zu einem pH-Abfall kommen kann (D).
Herz und Leber nehmen Lactat aus dem Blut auf; im Herzmuskel wird es zu CO_2 und H_2O oxidiert (E), in der Leber zur Gluconeogenese verwendet (C). Nur die Leber und, in begrenztem Ausmaß, die Nie-

renrinde sind zur Gluconeogenese befähigt. Der Skelettmuskel hat nicht die Möglichkeit der Glucoseneubildung und kann daher auch nicht Lactat in Glykogen umwandeln (B).

F08

→ **Frage 23.17: Lösung E**

Wenn 1 Liter Muskel (ca. 1 kg) 100 mmol Glucose in Form von Glykogen enthält und 1 mmol Glucose beim Abbau zu CO_2 und H_2O ca. 32 mmol ATP liefert, dann enthält 1 kg Muskel Energie für die Synthese von 3.200 mmol ATP (32 x 100) in Form von Glykogen. Bei einem Verbrauch von 50 mmol ATP pro kg Muskel würde das für 3.200 : 50, also für 64 Minuten reichen.

F05

→ **Frage 23.18: Lösung D**

Nervenzellen und Muskelzellen können nach Erregung ihren ATP-Verbrauch sehr stark erhöhen. Als kurzfristiger Energiespeicher bis zum Einsetzen der ATP-Bildung durch Substratkettenphosphorylierung und (oder) Atmungskettenphosphorylierung steht ihnen das energiereiche Kreatinphosphat zur Verfügung. Die Kreatinkinase (CK) stellt dabei das Gleichgewicht zwischen Kreatinphosphat + ADP und Kreatin + ATP her.

F09

→ **Frage 23.19: Lösung D**

Siehe Lerntext XXIII.3.
Kreatin (Methylguanidinoessigsäure) wird in der Leber aus Glycin (D), Arginin und Adenosylmethionin gebildet und gelangt auf dem Blutweg zur Muskulatur und zu den Nervenzellen, wo es als Kreatinphosphat der Speicherung von energiereichem Phosphat durch die Creatinkinase (CK) dient.

F06

→ **Frage 23.20: Lösung B**

Kurzfristige maximale Aktivität kann in Muskelzellen und Nervenzellen den ATP-Verbrauch um ein Vielfaches steigern. Das Kreatinphosphat stellt hier ein Reservoir energiereichen Phosphats dar, durch die Creatinkinase (CK) wird der Phosphatrest auf ADP übertragen. Zusätzlich kann danach im Muskel und Nervengewebe durch die Adenylatkinase aus 2 ADP ein ATP und 1 AMP gebildet werden.

F09

→ **Frage 23.21: Lösung C**

Zu **(C)**: Die beim Abbau eines ATP zu ADP freigesetzte Energie hängt ab vom Verhältnis ATP : ADP. Um dieses möglichst hoch zu halten, setzt der arbeitende Muskel 2 ADP zu 1 ATP und 1 AMP durch die Adenylat-Kinase (= Myokinase) um.
Zu **(A)**: Die Adenosin-Kinase katalysiert die Reaktion Adenosin + ATP → AMP + ADP.
Zu **(B)**: Die Adenylat-Cyclase setzt ATP zum second messenger cAMP + P-P um.
Zu **(D)**: Die Creatinkinase (CK) setzt im Muskel und in Nervenzellen in reversibler Reaktion ATP + Creatin zu Creatin-P + ADP um. Creatinphosphat dient als Speicher für energiereiches Phosphat.
Zu **(E)**: ATPasen katalysieren ATP- zu ADP-Umsetzungen.

F03

→ **Frage 23.22: Lösung E**

Siehe Lerntext XXIII.3.
Der Skelettmuskel kann die Kontraktionsenergie nur aus der Hydrolyse von ATP zu ADP gewinnen. Der Energiegehalt dieser Reaktion ist vom ATP/ADP-Verhältnis abhängig, sodass ATP in der Skelettmuskelzelle stets hoch und ADP stets niedrig gehalten werden muss. Kreatin-P stellt einen Energiespeicher dar. Durch die Kreatinkinase (CK) (B) wird entstehendes ADP sofort zu ATP rückverwandelt (A). Das ΔG der energiereichen P-Bindung im Kreatinphosphat beträgt –43 kJ/mol, das vom ATP –30 kJ/mol. Damit liegt das Gleichgewicht der CK-Reaktion auf Seiten des ATP ((C) und (D) sind richtig).
Die gesuchte Falschaussage ist (E), denn Kreatinphosphat kann nicht mit anorganischem Phosphat gebildet werden, sondern nur mit ATP. Auch eine Bildung aus Kreatinin ist nicht möglich. Kreatinin entsteht in einer sehr langsamen, nicht-enzymatischen Reaktion („Spontanreaktion") aus Kreatinphosphat unter Ringbildung durch Abspaltung von anorganischem Phosphat. Täglich werden 1 bis 2 g Kreatinin gebildet und im Urin ausgeschieden.

F97

→ **Frage 23.23: Lösung B**

Kreatinphosphat liegt in der Muskulatur in 4-fach höherer Konzentration als ATP vor. Es entsteht in ATP-abhängiger Reaktion aus Kreatin (D) und dient bei der Muskelarbeit zur Regeneration von ATP aus ADP.
Das vor allem in der Leber synthetisierte Kreatin (A) erreicht die Muskulatur auf dem Blutweg (C). Zur Ausscheidung bildet sich aus dem Kreatinphosphat durch Phosphorsäureabspaltung das heterocyclische Kreatinin, das wegen seiner –CO-NH-Bindung auch als Laktam bezeichnet wird (E).
Die gesuchte Falschaussage ist (B), denn Transaminasen und Carboxylase sind an der Kreatinbildung nicht beteiligt. Aus Glycin und Arginin bildet sich Guanidinoessigsäure, das dann durch Methylierung Kreatin ergibt.

H09

Frage 23.24: Lösung D

Zu **(D)**: Kreatin dient im Muskel und in Nervenzellen der Speicherung von energiereichem Phosphat, indem durch die Kreatinkinase (CK) das Gleichgewicht zwischen ATP + Kreatin und Kreatin-P + ADP eingestellt wird. Aus Glycin und Arginin wird in der Niere Guanidinoacetat gebildet, das in der Leber mit Adenosylmethionin methyliert wird zum Kreatin.

Zu **(A)**: Das Abbauprodukt Kreatinin (klinisch „Crea") entsteht nicht in der Niere (hier muss es ausgeschieden werden), sondern im Muskel und in Nervenzellen in spontaner langsamer Reaktion aus Kreatinphosphat. Kreatinin kann in tierischen Zellen nicht in Kreatin rückverwandelt werden.

Zu **(B)**: Kreatin ist nicht integraler Bestandteil der inneren Mitochondrienmembran, kommt mitochondrial aber vor und zwar zum Transport von energiereichem Phosphat.

Zu **(C)**: Kreatinphosphat hat in der Leber keine Speicherfunktion.

Zu **(E)**: Keratinozyten synthetisieren kein Kreatin.

Siehe Lerntext XXIII.3.

F89

Frage 23.25: Lösung C

Ein Aktionspotenzial einer motorischen Nervenfaser bewirkt an der präsynaptischen Membran der Endplatte die Freisetzung des Transmitters Acetylcholin (A). Nach Bindung an den spezifischen Rezeptor in der postsynaptischen Membran löst der Transmitter das Aktionspotential der Muskelzelle aus (B).

Das Pfeilgift Curare blockiert diesen Vorgang, indem es das Acetylcholin vom Rezeptor verdrängt (D), es wirkt damit als Muskelrelaxans.

Im Endzustand ähnlich lähmend wirken Cholinesterasehemmer, die die Inaktivierung des Acetylcholins durch die Cholinesterase verhindern. Es kommt zunächst zu einer Übererregung und dann zu einer Lähmung (E). Cholinesterasehemmer sind das Pflanzengift Physostigmin und insektizide Organophosphate wie das E 605.

Die gesuchte Falschaussage ist (C), denn eine motorische Endplatte versorgt stets nur eine Muskelfaser. Eine sogenannte motorische Einheit kommt dadurch zustande, dass ein motorischer Nerv sich peripher aufzweigt und mehrere Endplatten an verschiedenen Muskelzellen bildet.

XXIII.3 Kreatin, Kreatinphosphat

Energiereiche Phosphate des Muskels

	Verbindung	Reaktion	Funktion
ATP	Ad. | Rib. | P~P~P	ATP → ADP + P_i	a) unmittelbarer Energiedonator für die Muskelkontraktion b) Energiedonator für Biosynthesen
ADP	Ad. | Rib. | P~P	ADP + ADP → ATP + AMP ⇧ Adenylatkinase	zusätzliche Energiereserve für die Bereitstellung von ATP
Creatin-phosphat	H N~P / HN=C \\ N—CH_2—COOH | CH_3	Creat.~P + ADP ↔ ATP + Creat. ⇧ Creatinkinase	Energiespeicher für die ATP-Regeneration (Windkesselfunktion für energiereiche Phosphate)

Da die Muskulatur bei der Kontraktion einen sehr hohen ATP-Bedarf hat, ist sie mit einem ATP-Regulationssystem ausgestattet: Im Ruhezustand mit Hilfe von ATP gebildetes Kreatinphosphat kann mittels der Kreatinkinase ADP rephosphorylieren. 1 g Muskulatur enthält 5 µmol ATP und 20 µmol Kreatinphosphat. Das Kreatin selbst wird in der Leber gebildet, wobei aus Glycin und Arginin zunächst Guanidinessigsäure (unter Zurücklassung von Ornithin) entsteht. Durch eine Umsetzung mit Methionin bildet sich über SAM das Kreatin, das dann auf dem Blutweg die einzelnen Muskeln versorgt. Das durch die Kreatinkinase und ATP gebildete Kreatinphosphat dient der ATP-Regenerierung, – nach längerem Gebrauch wird aber aus Kreatinphosphat spontan unter Phosphat-Abspaltung der Heterocyclus Kreatinin gebildet. Das endogene Kreatinin wird ohne nachfolgende Rückresorption oder tubuläre Sekretion mit dem Harn ausgeschieden und kann dabei, wie das exogen zugeführte Inulin, für Clearance-Messungen (→ GFR = glomeruläre Filtrationsrate) verwendet werden.

XXIII.4 Lactatbildung in der Muskulatur

Während der Muskel in Ruhe seinen Energiebedarf vorwiegend durch die Oxidation von freien Fettsäuren und Ketonkörpern deckt, werden zur Arbeit die zelleigenen Glykogenvorräte herangezogen. Wenn die Sauerstoffversorgung mit dem O_2-Bedarf nicht mehr Schritt halten kann, wird Pyruvat von der Lactatdehydrogenase zu Lactat reduziert, um das von der Glycerinaldehydphosphat-Dehydrogenase gebildete NADH wieder in NAD^+ rückzuverwandeln. Die vom Skelettmuskel gebildete Milchsäure wird ans Blut abgegeben und kann von der Leber zur Gluconeogenese und Glykogensynthese verwendet werden.

Kommentare aus Examen Frühjahr 2011

F11

→ **Frage 23.26: Lösung C**

Zu **(C)**: Bei der Kontraktion der Skelettmuskulatur **löst ATP den Actomyosinkomplex**, dies wird auch als „Weichmacherwirkung" des ATP am Muskel beschrieben. Der ATP-Mangel nach dem Tod ist verantwortlich für das Eintreten der Totenstarre.
Zu **(A)**: Bei **niedrigen Ca^{2+}-Konzentrationen wird nicht die ATP-Spaltung zur Relaxierung benutzt**, sondern ATP verdrängt die Myosinköpfe vom Actin.
Zu **(B)**: Eine **Erhöhung der cytosolischen Ca^{2+}-Konzentration** nach der Erregung der Muskelzelle um den Faktor 1000 (von 10^{-8} auf 10^{-5} mol/l) **führt**, über die Ca^{2+}-Bindung an Troponin, über Tropomyosin **zu einer Wechselwirkung des Actin mit den Myosinköpfen**.
Zu **(D)**: **ADP und anorganisches Phosphat** werden aus den Myosinköpfen freigesetzt und **führen zu einer Konformationsveränderung des Myosinkopfes** mit einer Verkürzung des Actomyosins („Ruderschlag").
Zu **(E)**: Creatin-Phosphat stellt im Muskel mit der Creatinkinase (CK) einen Speicher für energiereiches Phosphat für die schnelle ATP-Regeneration bei der Kontraktion dar, **es kann nicht an die Myosinköpfe binden**.

F11

→ **Frage 23.27: Lösung B**

Zu **(B)**: Beim oxidativen Abbau der Glukose kann der Organismus pro Zeiteinheit die meiste Energie (ATP-Bildung) gewinnen. Bei **körperlicher Arbeit** wird durch die **Erhöhung der cytosolischen Ca^{2+}-Konzentration** (von 10^{-8} auf 10^{-5} mol/l) **in der Muskulatur**, die Muskelkontraktion ausgelöst. Gleichzeitig wird durch Bindung von Ca^{2+} an Calmodulin die Phosphorylase aktiviert. Das durch den ATP-Abbau auftretende AMP **stimuliert ebenfalls die Muskelphosphorylase**.
Die Phosphorylase katalysiert die **Umwandlung von Glykogen in Glukosephosphat**. Letzteres kann die Zelle nicht verlassen, es fehlt der Muskelzelle eine Glukosephosphatase. Dadurch **dient das Muskelglykogen ausschließlich der Energieversorgung der Muskelzelle**.
Zu **(A)**: Die **Lipolyse im Fettgewebe** trägt **zunächst nur zu 10–20 % zur Energieversorgung** der Muskelzelle bei. Bei **schwerer Ausdauerarbeit steigt sie kontinuierlich auf bis zu 40 % an**, während das Muskelglykogen nach 2–4 Stunden abgebaut ist.
Zu **(C)**: **Nach der Muskelglykogenolyse wird die Leberglykogenolyse aktiviert**. Die Glukose wird in das Blut abgegeben, von der Muskelzelle aufgenommen und ist so das zweite wichtige Substrat bei schwerer Muskelarbeit.
Zu **(D)**: Die **schwer arbeitende Muskelzelle produziert Lactat** und gibt es an das Blut ab. In der Leber wird aus dem Lactat durch Gluconeogenese wieder Glukose.
Zu **(E)**: **Protein als Energiespeicher gibt es nicht**. Muskelprotein wird bei Arbeit nicht abgebaut. Lediglich im chronischen Hunger wird Funktionsprotein zur Energieversorgung abgebaut („eingeschmolzen").

24 Binde- und Stützgewebe

XXIV.1 Bindegewebeproteine

Das Bindegewebe umfasst eine Vielfalt von Strukturen mit sehr unterschiedlichen mechanischen Eigenschaften. Häufig sind hier besondere Proteine mit speziellen Polysacchariden (Heteroglykanen) im Wechselspiel, weshalb man von **Proteoglykanen** oder, wenn der Eiweißanteil überwiegt, von **Glykoproteinen** spricht. Ungewöhnlich am Bindegewebe ist, dass extrazelluläre Anteile (kollagene und elastische Fasern in einer strukturlosen Grundsubstanz) bis zu 80 % des Organs ausmachen können.

Die nachfolgende Tabelle gibt eine Übersicht der extrazellulären Bauelemente.

Vorkommen	Protein-Komponente	Haupt-Kohlenhydrat	Eigenschaft
Haut	Kollagen Typ I (80 %) Keratin	Dermatansulfat	Festigkeit, Verformbarkeit
Sehnen	Kollagen Typ I	Dermatansulfat Chondroitinsulfat	Hohe Zugfestigkeit Geringe Elastizität
Gelenkschmiere	Kollagen Typ II	Hyaluronsäure	Abriebminderung
Blutgefäße	Kollagen Typ III und I Elastin	Chondroitinsulfat	Reißfestigkeit Windkesselfunktion
Basalmembran	Kollagen Typ IV Laminin, Fibronektin	Heparansulfat	Trennfunktion Selektive Permeabilität
Knorpel	Kollagen Typ II	Chondroitinsulfat Keratansulfat	Elastizität
Knochen	Kollagen Typ I	Chondroitinsulfat Keratansulfat, Heparansulfat	Formstabilität Druckfestigkeit

Kollagen Mit ca. 3,5 kg das häufigste Protein unseres Körpers. Man unterscheidet heute 14 Typen. Ungewöhnliche Aminosäurezusammensetzung, dadurch spezielle Tripelhelix-Struktur. Kollagen IV bildet Basalmembrannetze als Abgrenzung aller Bindegewebsbereiche gegen umliegende Strukturen. Die Kollagen-Haupttypen I bis III bilden mechanisch sehr feste Faserstrukturen.

Elastin Bildet gummiähnliche, elastische Fasern. Einzelne Peptidketten mit Lysinseitenketten sind über Desmosinringe verbunden.

Keratin Cysteinreiches Protein, typisch für Haar, Nägel und Haut. Fibrilläre Strukturen durch Disulfidbrücken stabilisiert.

Laminin Glykoprotein, bildet Quervernetzungen mit Kollagen.

Fibronektin Vernetzendes Glykoprotein, bindet an Zelloberflächen, besonders an Fibrozyten.

XXIV.2 Kollagen-Struktur und -Biosynthese

Kollagen ist ein wasserunlösliches Faserprotein, das sich durch eine ungewöhnliche Aminosäurezusammensetzung auszeichnet: Glycin und Prolin bilden jeweils ein Drittel der vorhandenen Aminosäuren. In seiner Primärstruktur wiederholt sich mehrere hundert Mal die Sequenz Gly-Pro-X, was die Ausbildung einer α-Helix unmöglich macht. Stattdessen winden sich die drei Peptidstränge in einer steilen Tripelhelix umeinander. Da in der Aminosäurezusammensetzung aromatische und schwefelhaltige Aminosäuren weitgehend fehlen, ist die aus Kollagen gewonnene Gelatine ein sehr minderwertiges Nahrungsprotein.

Die Biosynthese des Kollagens erfolgt in den Bindegewebszellen (Fibrozyten), zum Teil auch extrazellulär. Am rauen endoplasmatischen Retikulum wird zunächst ein Präproprotein gebildet, dessen N-terminales Signalpeptid die Einschleusung des 1400 Aminosäuren langen Prokollagens in die Zisternen des endoplasmatischen Retikulums veranlasst. Hier erfolgen zahlreiche Modifikationen: Lysin- und Prolinseitenketten werden hydroxyliert, wobei Ascorbat und α-Ketoglutarat als Cofaktoren benötigt werden. Die Hydroxylierungen sind für die mechanische Stabilität der Tripelhelices von

großer Bedeutung. HO-Gruppen des Lysins werden glykosyliert: Eine zunächst gebundene Galaktose nimmt noch eine Glucose auf. Aus den modifizierten Peptidketten bildet sich intrazellulär die Tripelhelix. N-terminal sind etwa 150 Aminosäuren nicht helical verbunden; zahlreiche hier vorhandene Cysteinseitenketten verbinden sich in den sog. Extensions- oder Registerpeptiden über Disulfidbrücken. Sie stabilisieren die Tripelhelix, die nun als Prokollagen aus der Zelle ausgeschleust wird.
Extrazellulär werden die N- und C-terminalen nicht-helicalen Peptide abgespalten. Einige helixeigene Lysinseitenketten werden oxidativ desaminiert (Lysyloxidase). Die neuen Aldehydgruppen der Kollagen-Monomere bewirken durch Schiff-Base-Bildung Quervernetzungen zur Kollagenfibrille.

Kollagen-Bildung

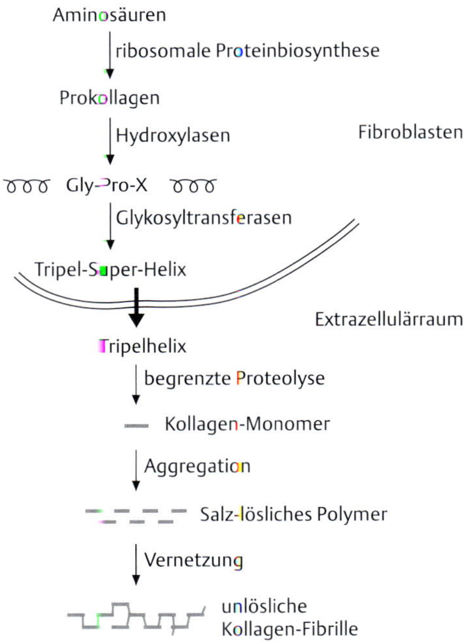

Klinischer Bezug

Angeborene Bindegewebserkrankungen

Angeborene Störungen des Bindegewebsstoffwechsels kommen in verschiedenen Variationen (auf Grund unterschiedlicher Mutationen) jeweils autosomal rezessiv oder autosomal dominant vererbt vor.
Am bekanntesten und relativ häufig (1 : 10000) ist die **Chondrodysplasie** mit charakteristischem Zwergwuchs: kurze Arme und Beine, großer Kopf und Körper. Es werden 150 verschiedene Krankheitstypen, eingeteilt in 8 Gruppen, unterschieden. Auch das **Marfan-Syndrom** ist mit einer Inzidenz 1 : 10 000 häufig. Es ist gekennzeichnet durch Spinngliedrigkeit, Aortenaneurysmen und Linsendislokation. Bei etwa 20 % der Fälle liegt keine familiäre Belastung vor, sondern eine Neumutation.
Eine Hyperelastizität der Haut und eine abnorme Beweglichkeit der Gelenke liegt beim **Ehlers-Danlos-Syndrom** vor. Die Krankheit ist sehr häufig (1 : 5000), 11 Typen werden unterschieden. Besonders symptomarme Verläufe werden klinisch übersehen.
Bei der **Osteogenesis imperfecta** (4 Typen mit einer Häufigkeit von jeweils ca. 1 : 25 000) wird eine verminderte Knochenmasse mit erhöhter Brüchigkeit gefunden.
Während die vorstehend genannten Syndrome durch genetische Defekte der Fibrocyten, Chondrozyten und Osteoblasten bedingt sind, liegt bei der **Osteopetrosis**, der sog. Marmorknochenerkrankung, ein genetischer Defekt der Knochenabbauenden Osteoklasten vor. Verschiedene Typen unterschiedlicher Schwere führen zu dichten sklerotischen Knochen mit Splitterneigung, Markeinengung und folgender Anaemie. Schwere kindliche Fälle führen früh zum Tod.

Klinischer Bezug

Rheumatische Bindegewebserkrankungen (Kollagenosen)

Es handelt sich um entzündliche Erkrankungen mit bakteriell ausgelöster Antikörperbildung gegen Bindegewebsstrukturen (Autoimmunreaktion) vorzugsweise in Gelenken, aber auch in Herz, Gefäßen, Haut und Niere.
Das **akute rheumatische Fieber** wird ausgelöst durch eine Reaktion auf Streptokokkeninfekte des Rachens, z. B. eine Tonsillitis. Nach ca. 2 Wochen kommt es zu einer akuten Entzündung der Gelenke (akute Polyarthritis) und zu Fieber. Gefährlich ist eine evtl. Mitbeteiligung des Herzens (Pericarditis, Myocarditis, Endocarditis, Klappenbeteiligung). Die Diagnose wird gesichert über die Messung der Antikörper gegen Streptolysin und evtl. den Streptokokken-Nachweis. Die Therapie erfolgt durch Penicillin, Herzbeteiligung macht u. U. eine lebenslange Penicillin-Prophylaxe notwendig.
Die **chronische Polyarthritis** (= rheumatoide Arthritis) wird von Autoantikörpern ausgelöst, an deren Induktion genetische Faktoren (MHC-Komplex) und wahrscheinlich auch bakterielle Antigene beteiligt sind. Die Erkrankung beginnt schleichend mit uncharakteristischen Allgemeinsymptomen (Müdigkeit, Appetitlosigkeit, Schwäche) über Monate und befällt dann symmetrisch bevorzugt die Gelenke der Hände, Füße, Knie. Eine Beteiligung von Gefäßen (Vasculitis), Lunge (Fibrose) und Haut ist möglich! Eine kausale Therapie gibt es nicht. Entzündungshemmer (steroidal und nicht steroidal), Analgetica und evtl. Immunsuppressiva werden neben physiotherapeutischen Maßnahmen lebenslang eingesetzt, um den Prozess zu stoppen.

H08

→ **Frage 24.1: Lösung D**

Zu **(D)**: Die **Extrazellularsubstanz** im Bindegewebe und Stützgewebe besteht im Wesentlichen aus **Kollagenen und Glykosaminoglykanen** (= Proteoglykanen = saure Mucopolysaccharide). Die Proteoglykane binden sehr viel Wasser, was entscheidend zur Elastizität des Knorpels beiträgt.
Zu **(A)**: Hyaluronsäure – aufgebaut aus Disaccharideinheiten (Glucuronsäure und Acetylglucosamin) – ist das einzige saure Mucopolysaccharid ohne Proteinanteil.
Zu **(B)**: Im Bereich der Tripelhelix der Kollagene ist nicht jede dritte Aminosäure Serin, sondern Glycin.
Zu **(C)**: Kollagen festigt die Extrazellulärmatrix und führt gerade nicht zu erhöhter Dehnbarkeit.
Zu **(E)**: Nicht Proteoglykane, sondern fibrilläre Kollagene verleihen dem Gewebe Zugfestigkeit.

H09

→ **Frage 24.2: Lösung B**

Zu **(B)**: Für die Quervernetzung der Proteinketten im Kollagen werden Lysinseitenketten oxidiert (durch Lysyloxidasen). Die entstehenden Aldehydgruppen bilden mit Aminogruppen anderer Ketten kovalente Quervernetzungen durch Schiff-Base-Bildung.
Zu **(A)**: Zur Ausbildung der Tripelhelix im Kollagen muss nicht jede vierte, sondern jede dritte Aminosäure Prolin sein.
Zu **(C)**: Im Kollagen sind mehr O-Glykosylierungen (Hydroxylysin) als N-Glykosylierungen (Asparagin) vorhanden.
Zu **(D)**: Die Tripelhelix bildet sich nicht nach der Ausschleusung der Kollagenvorstufe aus, sondern intrazellulär in den Bindegewebszellen.
Zu **(E)**: Als Oxidationsmittel für die Hydroxylierung wirkt nicht Vitamin C, sondern α-Ketoglutarat. Vitamin C wirkt als Aktivator.
Siehe Lerntext XXIV.2.

F08

→ **Frage 24.3: Lösung D**

In den verschiedenen Kollagenen findet sich am häufigsten die Sequenz
Glycin – x – y, wobei x oft Hydroxyprolin und y Lysin / Hydroxylysin ist.

F05

→ **Frage 24.4: Lösung B**

Hyaluronsäure ist eine Bindegewebsgrundsubstanz, aufgebaut aus Disaccharideinheiten, die periodisch miteinander verbunden sind (das Disaccharid ist β-Glucuronido-1,3-N-Acetylglucosamin). Die Hyaluronsäure ist als einziges Heteroglykan proteinfrei. Die glykosidischen Bindungen können durch Hyaluronidase gespalten werden.
Siehe Lerntext I.17.

F05

→ **Frage 24.5: Lösung C**

Proteoglykane (= Glykosaminoglykane = saure Mucopolysaccharide) bestehen aus langen Ketten sich wiederholender Disaccharideinheiten (Heteroglykane mit Periodizität), wobei eine Glucuronsäure mit einem Aminozucker verbunden ist. Der Aminozucker ist meistens säureamidartig mit Essigsäure verbunden und weiterhin mit Schwefelsäure verestert. An die dissoziierten, sauren Gruppen werden Kationen (Na^+, K^+ u. a.) und Wasser gebunden (C).
Aussage (A) ist falsch, denn Kollagenfasern binden kein Wasser.
Aussage (B) ist falsch, denn Amylopectin bindet kein Protein und kommt im tierischen Organismus nicht vor, sondern ist ein ausschließlich pflanzliches Reservekohlenhydrat.
Aussage (D) ist falsch, denn Aquaporine sind keine Bindegewebssubstanzen, sondern Wasserkanalproteine im Tubulusapparat der Niere.
Aussage (E) ist falsch, denn Cerebroside und Sulfatide sind keine Proteoglykane, sondern polare Lipide im Nervensystem.
Siehe Lerntexte I.17 und XXIV.1.

F08

→ **Frage 24.6: Lösung C**

Chondroitinsulfat enthält eine wiederkehrende Disaccharideinheit aus Glucuronsäure (C) und N-Acetylgalactosamin, wobei die Galactose an C-4 oder C-6 noch mit Schwefelsäure verestert ist.
Aussage (A) ist falsch, denn Cadherine haben mit Chondroitinsulfat nichts zu tun, sondern sind Glykoproteine der Desmosomen.
Aussage (B) ist falsch, denn Desmine sind nicht im Knorpel, sondern bilden Intermediärfilamente zwischen den Muskelzellen.
Aussage (D) ist falsch, denn Keratin kommt nicht im Knorpel, sondern in der Haut und den Hautanhangsgebilden vor.
Aussage (E) ist falsch, denn Phosphatidsäuren sind aufgebaut aus Glycerin, das mit zwei Fettsäuren und einer Phosphorsäure verestert ist. Sie sind Zwischenprodukte der Lipidsynthese in Leber und Fettgewebe und kommen im Knorpel nicht vor.

F06

→ **Frage 24.7: Lösung A**

Die Druckelastizität von Gelenkknorpel beruht auf seinem Gehalt an sauren Proteoglykanen mit hoher Wasserbindungskapazität (A).

Aussage (B) ist falsch, denn der Proteinteil der Proteoglykane besteht nicht überwiegend aus Elastin, sondern aus verschiedenen sog. Core-Proteinen wie Aggrecan u. a.
Aussage (C) ist falsch, denn die sauren Glycan-Ketten sind kovalent mit dem Core-Protein verbunden.
Aussage (D) ist falsch, denn die Lipoproteinlipase kommt im Knorpelgewebe nicht vor.
Aussage (E) ist falsch, denn die Proteoglykane kommen nicht intrazellulär vor, sondern bilden die extrazelluläre Grundsubstanz des Knorpelgewebes.

H04

→ **Frage 24.8: Lösung D**

Siehe Lerntext XXIV.2.
Kollagen mit 14 verschiedenen Typen macht ca. 1/3 des Gesamtproteinbestandes des Menschen (5 von 15 kg) aus und ist damit das häufigste Protein im Körper.
Kollagen ist quervernetzt, wozu bestimmte ε-Aminogruppen von Lysin- und Hydroxylysinseitenketten durch die Lysyloxidase oxidativ desaminiert werden müssen (D).
(A) ist falsch, denn die Sekundärstruktur der Kollagenpeptidketten ist nicht eine rechtsgängige α-Helix, sondern eine linksgängige.
(B) ist falsch, denn die Glykosylierung mit Glucose und Galactose erfolgt nicht extrazellulär an Hydroxyprolin, sondern intrazellulär an Hydroxylysin.
(C) ist falsch, denn durch die extrazelluläre Abspaltung der Registerpeptide aus der Prokollagen-Tripelhelix wird die Löslichkeit nicht erhöht, sondern durch nachfolgende Aggregation und Vernetzung erniedrigt.

F08

→ **Frage 24.9: Lösung D**

Nach der Synthese der Prokollagen-Proteinkette erfolgt intrazellulär eine Hydroxylierung von Prolin- und Lysinresten (3) und danach eine Glykolysierung von Hydroxylysinresten (2). Die Tripel-Superhelix wird ausgeschleust und extrazellulär werden N- und C-terminal die nicht-helicalen Peptide abgespalten (1). Danach werden Lysinreste oxidativ desaminiert; die entstandenen Aldehyde reagieren quervernetzend mit Lysin-NH_2 zu Schiff-Basen (4).
Siehe Lerntext XXIV.2.

H09

→ **Frage 24.10: Lösung A**

Zu **(A)**: Zahn-Cementum überzieht im Wurzelbereich den Zahn und entspricht in seiner Zusammensetzung dem Knochen. Beide enthalten etwa:
- 60 % Apatit („Calciumphosphat")
- 10 % übrige Mineralien
- 18 % Kollagen
- 8 % Wasser.

Zu **(B)**: Dentin enthält 75 % Apatit und nur 5 % Wasser sowie 8 % Kollagen.
Zu **(C)** und **(E)**: Der Zahnhalteapparat (C) und die Pulpa (E) gehören nicht zu den Hartgeweben des Körpers.
Zu **(D)**: Der Schmelz (Enamelum) ist mit weniger als 1 % das wasserärmste und mit 95 % Apatit das härteste „Gewebe" des Körpers.

F08

→ **Frage 24.11: Lösung A**

Calcitonin aus den C-Zellen der Schilddrüse ist ein Proteohormon, das bei hohen Calcium-Ionen-Konzentrationen im Plasma sezerniert wird und die Calciumfreisetzung aus dem Knochen durch die Osteoklasten hemmt.
Aussage (B) ist falsch, denn das Vitamin D-Hormon Calcitriol wirkt nicht hemmend, sondern stimulierend auf Osteoblasten und Osteoklasten.
Aussage (C) ist falsch, denn Sexualhormone fördern den Knochenaufbau. Sie werden bei Osteoporose eingesetzt.
Aussage (D) ist falsch, denn Glucocorticoide wie Cortisol wirken katabol auf den Knochen, das Bindegewebe und die Muskulatur.
Aussage (E) ist falsch, denn Interleukin-1 stimuliert die Osteoklasten.

F06

→ **Frage 24.12: Lösung D**

Der Knochenabbau erfolgt durch Osteoklasten, die z. B. stimuliert durch Parathormon (Parathyrin) mit sauren lysosomalen Proteasen und sauren Phosphatasen die Knochen-Grundsubstanz (Kollagene und Elastin) hydrolysieren (D).
Aussage (A) ist falsch, denn die anorganische Knochensubstanz ist Calciumphosphat als Apatit. Das Magnesiumammoniumphosphat kommt nicht im Knochen, sondern gelegentlich als Harnstein vor.
Aussage (B) ist falsch, denn nicht Proteoglykane (saure Mucopolysaccharide) bilden die organische Knochensubstanz, sondern Kollagene und Elastin. Proteoglykane kommen in Knorpel und Bindegewebe vor.
Aussage (C) ist falsch, denn die Mineralisierung des Knochens wird durch Vitamin D und seine Derivate (Calcitriol) nicht gehemmt, sondern stimuliert.
Aussage (E) ist falsch, denn auch reifer Knochen ist metabolisch aktiv, er unterliegt einem ständigen Umbau durch Osteoblasten und Osteoklasten.

H08

→ **Frage 24.13: Lösung E**

Zu **(E)**: Osteoblasten leiten sich aus Bindegewebszellen ab, Osteoklasten aus hämatopoetischen Stammzellen der Monocyten-Makrophagen-Linie.

Beim Abbau von Knochen sind die eigentlich aufbauend wirkenden Osteoblasten mitbeteiligt, wobei ein Protein RANK (Receptor for Activation of Nuclear Factor Kappa) auf der Oberfläche der Osteoklastenvorläufer durch einen Liganden der Osteoblasten RANKL aktiviert wird (4). Die so aktivierten Osteoklasten bilden dann ein abgeschlossenes Kompartiment (5), das durch H^+ angesäuert wird (2), wodurch der Apatit aufgelöst wird (1). Saure Proteasen (3) und saure Phosphatasen der Osteoklasten hydrolysieren anschließend die organische Knochenmatrix.

H07

→ **Frage 24.14: Lösung D**

Wie alle Gewebe unterliegt auch der Knochen einem kontinuierlichen Umbau, der Abbau erfolgt durch Osteoklasten, der Aufbau durch Osteoblasten. Die organische Matrix wird u. a. durch die Protease Cathepsin K abgebaut (D). Aussage (A) ist nicht zutreffend, denn die alkalische Phosphatase ist ein Enzym der Osteoblasten und dient wie auch die γ-Carboxylase der Apatit-Bildung, also der Calcifizierung (C). Die Carboanhydrase bewirkt in Osteoklasten eine Bildung von Protonen, die – ähnlich wie im Magen – mit Cl-Ionen sezerniert das Calciumphosphat (Apatit) auflösen (Aussage (B) ist falsch).

F09

→ **Frage 24.15: Lösung B**

Siehe Lerntext XXIV.2

Zu **(B)**: In der extrazellulären Matrix des Bindegewebes werden im Prokollagen einzelne Lysinreste durch eine Cu-haltige Lysyl-Oxidase mit O_2 zu Allysin mit einer endständigen Aldehydgruppe oxidiert. Allysinseitenketten können dann mit Lysinseitenketten unter H_2O-Abspaltung kovalent vernetzt werden.

Zu **(A)**, **(C)**, **(D)** und **(E)**: Die genannten Enzyme der Kollagensynthese wirken nicht extrazellulär, sondern intrazellulär.

H07

→ **Frage 24.16: Lösung A**

Kollagene bilden die extrazelluläre Matrix des Bindegewebes, sie enthalten besonders viel Prolin und Glycin (A). Für die posttranslationale Quervernetzung werden Lysinreste nicht reduziert, sondern zu Hydroxylysin oxidativ desaminiert (Aussage (B) ist falsch). Aussage (C) trifft nicht zu, da Hydroxyprolinreste vorwiegend O-glykosyliert werden. Aussage (D) ist nicht zutreffend, da Prolinreste durch eine Prolyloxidase mit O_2 und Ketoglutarat hydroxyliert werden. Vitamin C ist für die Kollagenbildung essentiell, weil es die Prolyloxidase reduziert, Aussage (E) ist also falsch.

H10

→ **Frage 24.17: Lösung A**

Zu **(A)**: Kollagen ist das häufigste Protein im Säugetier. Bei seiner Biosynthese müssen im Prokollagen bestimmte Prolin- und Lysinreste hydroxyliert werden mit O_2 und Ascorbinsäure sowie α-Ketoglutarat als Cofaktoren.

Zu **(B)**: Im Kollagen ist nicht jede vierte, sondern jede dritte Aminosäure Glycin.

Zu **(C)**: Für die Quervernetzung werden Lysinreste nicht reduziert, sondern oxidativ desaminiert durch eine Lysyloxidase. Die entstehenden Aldehydgruppen bilden mit NH_2-Gruppen von Lysinen benachbarter Tripelhelices unter Wasseraustritt Quervernetzungen.

Zu **(D)**: Kollagene werden vorwiegend am Hydroxyprolin glykosyliert.

Zu **(E)**: Die für Kollagen charakteristische Tripelhelix bildet sich schon vor dem Ausschleusen, also intrazellulär, aus.

Siehe Lerntext XXIV.2.

F10

→ **Frage 24.18: Lösung D**

Zu **(D)**: Keratine sind fibrilläre Proteine. Sie können eine feste Superhelix ausbilden und sind für die Festigkeit des Stratum corneum der Haut verantwortlich.

Zu **(A)**: Aktine sind Proteine der Mikrofilamente des Zytoskeletts und der kontraktilen Proteine.

Zu **(B)**: Elastase-Inhibitoren (Proteaseinhibitoren) sind freie, lösliche und globuläre Proteine.

Zu **(C)**: Auch die Immunglobuline sind lösliche Proteine.

Zu **(E)**: Tubuline bauen die Mikrotubuli des Zytoskeletts auf.

F07

→ **Frage 24.19: Lösung E**

Kollagen ist das häufigste Protein im Säugetier. Das fertige extrazelluläre Kollagen ist wasserunlöslich, es besteht vorwiegend aus Glycin- und Prolinresten. Lysinreste werden z. T. hydroxyliert und dann glykosyliert, ein Teil wird oxidativ desaminiert zum Aldehyd. Die endgültige Festigkeit erhält das Kollagen, indem zahlreiche Ketten über die Lysin-NH_2-Gruppe und Lysinaldehyd-Gruppen quervernetzt werden.

Siehe Lerntext XXIV.2.

F09

→ **Frage 24.20: Lösung B**

Zu **(B)**: Elastische Fasern bestehen aus Elastin und Fibrillin.

Zu **(A)**: Aggrecan kommt mit Kollagen im Knorpel vor.
Zu **(C)** und **(E)**: Fibronectin und Tubulin stabilisieren die Zellen.
Zu **(D)**: Laminin ist Bestandteil der Basalmembran zwischen Epithelien/Endothelien und dem Bindegewebe.

Kommentare aus Examen Frühjahr 2011

F11

→ **Frage 24.21:** Lösung E

Zu **(E)**: **Vitamin C (Ascorbinsäure)** muss vom Menschen in einer Menge von mindestens 70 mg/d aufgenommen werden. Bei der Kollagensynthese dient es **als Cofaktor von Hydrolasen, die die Hydroxylierung von Prolin- und Lysinresten** katalysieren. Ein Vitamin-C-Mangel führt zu Skorbut.
Zu **(A)** – **(D)**: Alle hier genannten Reaktionen sind an der Kollagensynthese beteiligt, benötigen aber kein Vitamin C und 2-Oxoglutarat.

25 Nervensystem

XXV.1 Stoffwechsel des Nervensystems

Das Gehirn (1,2 bis 1,5 kg schwer) beansprucht einen beträchtlichen Teil der dem Körper zur Verfügung stehenden Sauerstoffmenge: Bei einem Gewichtsanteil von etwa 2% gehen in Ruhe etwa 20% der Energieversorgung zum Gehirn. Schon eine kurzfristige Unterbrechung der Sauerstoff- und Glucoseversorgung führt zu Bewusstlosigkeit und dauerhaften Schäden, da Nervenzellen des erwachsenen Gehirns nicht regeneriert werden können. Zur Proteinsynthese sind die Nervenzellen befähigt.
Die Energieversorgung wird durch Glucose gedeckt, die vollständig zu CO_2 und H_2O verbrannt wird, – bei einem R. Q. von 1,0. Bei normaler Ernährung verbrennt das Gehirn pro Tag etwa 145 g Glucose; bei längerdauerndem Hunger wird diese Menge auf 45 g reduziert. Diese kleine Glucosemenge wird durch Gluconeogenese aus Glycerin (Lipolyse!) und Aminosäuren aus endogenem Eiweißabbau gewonnen. Wesentlicher Energieträger für das Gehirn im Hungerzustand sind die aus dem Fettabbau stammenden Ketonkörper.

H09

→ **Frage 25.1: Lösung D**

Zu **(D)**: Glutamat ist der wichtigste erregende Neurotransmitter im zentralen Nervensystem, sein Decarboxylierungsprodukt γ-Aminobuttersäure (GABA) ist ein wichtiger hemmender Neurotransmitter.
Zu **(A)**: Die Signalbeendigung erfolgt beim Acetylcholin nicht durch Wiederaufnahme in das präsynaptische Neuron, sondern durch Hydrolyse in Cholin und Acetat (Acetylcholinesterase).
Zu **(B)**: Acetylcholin wird nicht aus CDP-Cholin und Acetat, sondern aus Acetyl-CoA und Cholin durch die Cholin-Acetyl-Transferase gebildet.
Zu **(C)**: Dopamin entsteht nicht aus Tryptophan, sondern aus der Aminosäure Tyrosin. Tryptophan ist Ausgangssubstrat für die Serotoninsynthese.
Zu **(E)**: Nicotinerge Acetylcholinrezeptoren wirken selbst als Na^+-Ionenkanal. Über G-Proteine wirkt Acetylcholin an muscarinischen Rezeptoren.

H05

→ **Frage 25.2: Lösung B**

γ-Aminobuttersäure entsteht durch Decarboxylierung von Glutamat.
Siehe Lerntexte II.5 und XXV.2.

F08

→ **Frage 25.3: Lösung D**

Die Myelinscheiden der Axone werden von Schwannzellen gebildet und enthalten komplexe Lipide, vorwiegend Sphingolipide (D).
Aussage (A) ist falsch, denn Kollagen ist ein Bindegewebsprotein und kommt im Nervensystem praktisch nicht vor.
Aussage (B) ist falsch, denn Lamine sind Proteine, die an der Innenseite der Doppelmembran des Zellkerns gebunden sind.
Aussage (C) ist falsch, denn Myosin ist Teil kontraktiler Strukturen.
Aussage (E) ist falsch, denn Synaptobrevin ist ein Protein, das an der Exocytose von Vesikeln beteiligt ist.

F07

→ **Frage 25.4: Lösung A**

Zwischen dem Blutplasma und dem Gehirn besteht eine besondere Permeabilitätsbarriere, die vom Endothel der Gehirnkapillaren und den Astrozyten gebildet wird. Wasserlösliche Substrate wie z. B. Glucose, Aminosäuren, β-Hydroxybuttersäure und Acetoacetat (A) gelangen nur mit Hilfe spezifischer Transporter in das Gehirn.
Aussage (B) ist falsch, denn Albumin und an Albumin angelagerte Substanzen gelangen nicht in das Gehirn. Bilirubin (C) gelangt nur bei extrem hohen Bilirubinämien in das Gehirn und kann zum sog. Kernikterus führen.
Die Aussagen (D) und (E) sind falsch, denn Elektrolyte im Gehirn stehen im Gleichgewicht mit den Plasmakonzentrationen, es gibt hier also keinen Nettotransport.

H09

→ **Frage 25.5: Lösung B**

Zu **(B)**: Die sog. Blut-Hirn-Schranke beruht auf einem speziellen Aufbau der Kapillarmembranen des Gehirns aus Endothelzellen mit vielen tight junctions und einer Basalmembran mit Perizyten und Ausläufern von Astrozyten. Manche lipophilen Stoffe - wie z. B. Alkohol - können ohne Transportproteine die Blut-Hirn-Schranke passieren.
Zu **(A)** und **(D)**: Für Glukose (D) und Aminosäuren (A) bestehen Transportsysteme (GLUT1 und Aminosäuretransporter).
Zu **(C)** und **(E)**: Fettsäuren (C) und Laktat (E) gelangen kaum durch die Blut-Hirn-Schranke. Sie werden auch im Gehirn praktisch nicht abgebaut.

H09

→ **Frage 25.6: Lösung B**

Zu **(B)**: Üblicherweise deckt das Gehirn seinen täglichen Energiebedarf von etwa 400 kcal (1600 kJ) ausschließlich durch den oxidativen Abbau von 100 g Glukose zu CO_2 + H_2O. Beim chronischen Hunger, z. B. bei der „Nulldiät", stellt sich der Energiestoffwechsel des Gehirns im Laufe von ca. 14 Tagen um, sodass zunehmend Ketonkörper (Acetessigsäure und β-Hydroxybuttersäure) abgebaut werden. Letztere wird im Gehirn mit NAD zu Acetessigsäure durch die β-Hydroxybutyratdehydrogenase oxidiert. Die Acetessigsäure wird durch Succinyl-CoA (aus dem Citratzyclus) zu Acetoacetyl-CoA und Succinat. Das Acetoacetyl-CoA wird dann durch eine Thiolase mit CoASH zu Acetyl-CoA gespalten, das durch Citratzyclus und Atmungskette zu CO_2 und H_2O abgebaut wird. Das entscheidende Enzym ist die aktivierende Succinyl-CoA-Acetacetat-CoA-Transferase. Bis zu 60 % des Energiebedarfs kann das Gehirn im adaptierten Hungerzustand durch den Ketonkörperabbau decken und benötigt nur noch ca. 30 g Glucose.

Zu **(A)**, **(C)** – **(E)**: Die hier aufgeführten Enzyme haben mit dem Ketonkörperabbau nichts zu tun, sondern spielen in anderen Stoffwechselprozessen eine Rolle:

- Acetyl-CoA-Carboxylase (A) → Fettsäuresynthese, die im Gehirn praktisch nicht stattfindet,
- Pyruvat-Kinase ((C) Übertragung der Phosphatgruppe von Phosphoenolpyruvat auf ADP, so entstehen ATP und Pyruvat) → Glykolyse,
- Transketolase ((D) verschiebt einen C2-Körper von einer Ketose zu einer Aldose) → Pentosephosphatweg,
- HMG-CoA-Reduktase ((E) reduziert β-HMG-CoA zu Mevalonsäure) → Cholesterinsynthese.

H10

→ **Frage 25.7: Lösung C**

Zu **(C)**: Aus dem POMC (Pro-Opiomelanocortin) kann in der Adenohypophyse durch begrenzte Proteolyse β-Endorphin, Kortikotropin, Melanozytenstimulierendes Hormon (= MSH = Melanotropin), Enkephalin und Lipotropin gebildet werden.

Zu **(A)**: Die Oktapeptide Adiuretin (Vasopressin) und Oxytozin werden nicht aus POMC, sondern im Hypothalamus als Prohormone gebildet, auf dem axonalen Transport in den Hypophysenhinterlappen proteolytisch freigesetzt und an Neurophysin gebunden.

Zu **(B)**: Die β-Kette des Insulins entsteht nicht aus dem POMC, sondern (in den β-Zellen des Pankreas) aus dem Proinsulin.

Zu **(D)** und **(E)**: Prolaktin und Thyrotropin werden in der Adenohypophyse nicht aus POMC freigesetzt, sondern als große Proteine gebildet und sezerniert.

F08

→ **Frage 25.8: Lösung A**

Der Liquor cerebrospinalis enthält beim gesunden Menschen sehr wenig Protein, z. B. nur 0,2 g/l Albumin verglichen mit 40 g/l Albumin im Blutplasma (A).

Aussagen (B), (C) und (E) sind falsch, denn Ca^{2+}, Cl^- und Na^+ finden sich im Liquor in ähnlicher Konzentration wie im Blutplasma.

Aussage (D) ist falsch, denn die Glukosekonzentration im Liquor beträgt ca. 3 mmol/l (60 mg/dl) gegenüber 5 mmol/l (90 mg/dl) im Blutplasma.

XXV.2 Neurotransmitter

Typisch für die Reizübertragung im Nervensystem ist die Hintereinanderschaltung mehrerer Neurone, die jeweils durch einen synaptischen Spalt voneinander getrennt sind. In jedem Neuron sind Zellkern, raues endoplasmatisches Retikulum, Golgi-Apparat, Mitochondrien und Lysosomen meist im Zellkörper lokalisiert. Syntheseprodukte wie Neurotransmitter müssen oft lange Transportwege im Axon zurücklegen (ATP-abhängiger axonaler Transport), wobei Mikrotubuli und Neurofilamente helfen. Die Reizleitung durch das evtl. lange Axon erfolgt durch ein elektrisches Aktionspotenzial. Der synaptische Spalt kann aber nur reizleitend übersprungen werden, wenn ein spezieller Neurotransmitter im praesynaptischen Axonterminal freigesetzt wird und auf den postsynaptischen Rezeptor trifft.

Das im Axon ankommende elektrische Signal veranlasst den Einstrom von extrazellulären Calcium-Ionen, wodurch der in synaptischen Vesikeln gespeicherte Neurotransmitter durch Exozytose frei wird. Etwa ein Dutzend solcher Neurotransmitter sind bekannt, wie die folgende Tabelle zeigt; etwa 50 weitere Stoffe wirken als Neuromodulatoren. Nicht vom postsynaptischen Rezeptor gebundene Transmittermoleküle werden enzymatisch abgebaut oder praesynaptisch wieder aufgenommen.

Neurotransmitter	Synapsen-Typ	Inaktivierung ergibt
Acetylcholin	cholinerg	Cholin + Essigsäure
Adrenalin	adrenerg	Vanillinmandelsäure
Noradrenalin	noradrenerg	Vanillinmandelsäure
Dopamin	dopaminerg	Homovanillinsäure
Serotonin	serotoninerg	Hydroxyindolessigsäure
γ-Aminobuttersäure	GABAerg	Bernsteinsäure
Glycin	glycinerg	–
Glutaminsäure		
Adenosin		
Stickstoffmonoxid (NO)		
Neuropeptide	peptiderg	

Klinischer Bezug

Koma

Definition: tiefe Bewusstlosigkeit, die durch äußere Reize nicht aufzuheben ist.
Die Ursachen können sehr vielfältig sein, u. a. Schädel-Hirn-Trauma, Apoplex, Unterbrechung der Energieversorgung (ischaemisch, hypoxisch, hypoglykaemisch), toxisch (z. B. Alkohol, Anaesthetica), Elektrolytstörungen (z. B. Hyponatriaemie, Hypercalcaemie, Hyperosmolarität, CO_2-Erhöhung) und Endzustände schwerer Erkrankungen: Leberversagen (Coma hepaticum), dekompensierte diabetische Ketoazidose (Coma diabeticum) und Nierenversagen (Coma uraemicum).

F08

→ **Frage 25.9: Lösung C**

Dioxyphenylalanin (L-Dopa) ist die Vorstufe der Neurotransmitter bzw. Hormone Dopamin, Noradrenalin und Adrenalin (C).
Aussage (A) ist falsch, denn γ-Carboxyglutamat in Gerinnungsproteinen dient der Calciumbindung. Ein Transmitter dagegen ist Glutamat und das daraus gebildete GABA (Gamma-Amino-Buttersäure).
Aussagen (B) und (E) sind falsch, denn Citrullin und Ornithin sind ausschließlich für den Harnstoffzyklus wichtig.
Aussage (D) ist falsch, denn Hydroxylysin ist ein Baustein des Kollagens.

F95

→ **Frage 25.10: Lösung C**

Siehe Lerntext XXV.2.

DOPA ist im Gegensatz zu Dopamin kein Transmitter.

F91

→ **Frage 25.11: Lösung E**

An noradrenergen Synapsen ist die Wiederaufnahme des NA in die präsynaptische Endigung (D) der wichtigste Mechanismus der Wirkungsbeendigung. Bruchteile des freigesetzten Transmitters diffundieren ab (A) oder werden abgebaut durch MAO (C) und Methyltransferase (B) zu Vanillinmandelsäure.
Die gesuchte Falschaussage ist (E): β_2-Rezeptoren kommen an Synapsen nicht vor, sondern sind für die Erschlaffung glatter Muskulatur der Gefäße, Bronchien und des Uterus verantwortlich. Auch die Stoffwechselwirkungen in Muskel und Leber (Glykogenolyse) werden durch β_2-Rezeptoren und das cAMP-Proteinkinase-System vermittelt.
Siehe Lerntext XXV.4.

XXV.3 Acetylcholin als Neurotransmitter

Acetylcholin (ACh) wirkt als Transmitter an parasympathisch innervierten Organen („Vagusstoff"), an vegetativen Ganglien und an den motorischen Endplatten der Skelettmuskulatur.
ACh wird präsynaptisch durch die Cholinacetyltransferase aus Cholin und AcetylCoA synthetisiert und in präsynaptischen Vesikeln gespeichert. Durch Exozytose in den synaptischen Spalt freigesetzt, lagert es sich an Acetylcholinrezeptoren der postsynaptischen Membran an. Inaktiviert wird ACh hydrolytisch durch die Acetylcholinesterase (AChE).

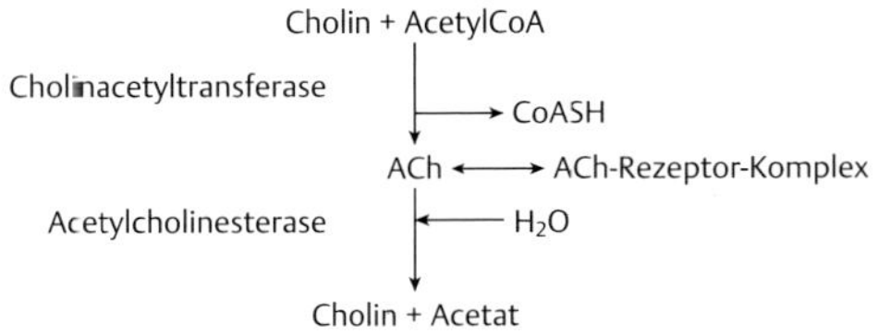

Die ACh-Rezeptoren in den Ganglien, in den motorischen Endplatten und im ZNS können auch durch Nikotin als Agonist erregt werden („nikotinische ACh-Rezeptoren") und an der Muskelendplatte durch Curare (indianisches Pfeilgift) kompetitiv gehemmt werden. Nikotinische Rezeptoren wirken als ligandengekoppelte Ionenkanäle für Na^+.
ACh-Rezeptoren in den parasympathisch innervierten Erfolgsorganen können durch das Fliegenpilzgift Muscarin erregt („muskarinische Rezeptoren") und durch das Tollkirschengift Atropin kompetitiv gehemmt werden.

Acetylcholinrezeptoren

Typ	Vorkommen	Mechanismus	Antagonist
nikotinisch	motorische Endplatten vegetative Ganglien ZNS	liganden-gekoppelte Ionenkanäle	Curare
muskarinisch	parasympathisch innervierte Organe	G-Protein gekoppelt über cAMP oder IP_3/DAG/Ca	Atropin

Muskarinische Rezeptoren sind G-Protein gekoppelt und wirken (je nach Typ über cAMP oder über Diacylglycerin (DAG)-Inositoltrisphophat (IP_3) – Ca^{++}) als intrazellulärer second messenger. Pharmakologisch-toxikologische Eingriffe können das System direkt oder indirekt aktivieren („Cholinergica" und „Parasympathicomimetica") oder hemmen („Cholinolytica").
Das cholinerge System kann auf verschiedenen Ebenen pharmakologisch-toxikologisch beeinflusst werden:

	Einzelschritte	Hemmstoff
1.	Acetylcholinsynthese	Hemicholinium
2.	Acetylcholin-Freisetzung	Botulinus-Toxin
3.	ACh-Rezeptor-Anlagerung nikotinisch muskarinisch	 Curare Atropin
4.	Acetylcholinesterase reversibel irreversibel	 Physostigmin u. a. Organophosphate (E605, Sarin u. a.)

Klinischer Bezug
Muskelrelaxantien in der Chirurgie/Anaesthesie
Um bei möglichst geringer Narkosetiefe zum Operieren eine Erschlaffung der quergestreiften Muskulatur zu erreichen, wird die neuromuskuläre Endplatte blockiert. Curare und seine Derivate verdrängen kompetitiv das Acetylcholin vom Rezeptor, es resultiert ein hyperpolarer Block.
Succinylbischolin wird ebenfalls zur Blockade der neuromuskulären Übertragung verwendet. Es führt am Rezeptor zu einem Depolarisationsblock, weil es den Rezeptor aktiviert und von der Acetylcholinesterase nicht gespalten wird.

Klinischer Bezug
Sekrektionshemmung
Atropin und Atropinderivate werden in der Chirurgie/Anaesthesie zur Sekretionshemmung im Respirationstrakt und Gastrointestinaltrakt eingesetzt. Atropin verdrängt dabei das Acetylcholin von den muskarinischen Rezeptoren und hemmt so die parasympathische Innervation.

Klinischer Bezug
Botulismus
Das ubiquitär vorkommende obligat anaerobe Bakterium Clostridium botulinum produziert das stärkste bekannte Bakteriengift Botulinustoxin, ein Protein, das schon in Nanogramm-Mengen die Acetylcholin-Freisetzung hemmt und so zu absteigenden Lähmungen führt. Tödlich ist schließlich die Atemlähmung.
Häufigste Ursache für Botulismus sind mit Clostridien kontaminierte und mangelhaft eingekochte Fleisch- und Wurstkonserven. Therapeutisch wird durch ein Antiserum (vom Pferd) das noch nicht in die Synapsen eingedrungene Toxin gebunden.

Klinischer Bezug
Botulinustoxin in der Behandlung von Muskelspasmen
Botulinustoxin wird lokal in chronisch spastische Muskeln injiziert und kann durch Hemmung der Acetylcholinfreisetzung für Wochen bis Monate die Spasmen lösen. Es wird auch von sog. „Schönheitschirurgen" unnötigerweise zur Faltenglättung im Gesicht angewandt. Hieraus resultiert die glatte, maskenstarre Physiognomie vieler alternder Stars.

Klinischer Bezug
Vergiftungen mit Organophosphat- und Carbamatinsektiziden
In der Landwirtschaft und im Haushalt werden viele verschiedene Organophosphate und Carbamate zur Bekämpfung von tierischen Schädlingen eingesetzt. Diese wirken durch eine Hemmung der Acetylcholinesterase (AChE). Prototyp einer Vergiftung des Menschen mit einer dieser Substanzen ist die E605-Vergiftung. Durch die persistierende Hemmung der AChE kommt es zu einer „Überschwemmung" des Körpers mit Acetylcholin. Es treten nikotinische und muskarinische Symptome auf: Muskelkrämpfe, die schließlich in Lähmungen übergehen (tödlich ist meistens die Atemlähmung) und vegetative Symptome (durch Übererregung des Parasympathikus: enge Pupillen, Speichelfluss, Bradycardie usw.).
Ähnlich wirken auch die militärisch und terroristisch eingesetzten sog. Nervenkampfstoffe wie z. B. Sarin, Tabun, Soman und VX.

H97

→ **Frage 25.12: Lösung E**

Dargestellt ist der Neurotransmitter Acetylcholin, eine quartäre Ammoniumverbindung, die aus Cholin und Acetyl-CoA synthetisiert wird. Die Esterbindung wird durch die Acetylcholinesterase zu Cholin und freier Essigsäure hydrolysiert. Dieses ist ein exergoner Prozess, d. h. das Gleichgewicht liegt auf Seiten der Spaltprodukte (damit ist (E) die gesuchte Falschaussage). Die Energie für die Biosynthese des Acetylcholins durch die Cholinacetylase stammt aus der Thioesterbindung des Acetyl-CoA.

F09

→ **Frage 25.13: Lösung A**

Siehe Lerntext XXIII.2.
Zu **(A)**: Bei der Myasthenia gravis handelt es sich um eine Autoimmunerkrankung, bei der Antikörper gegen Acetylcholinrezeptoren der neuromuskulären Endplatte gebildet werden und die neuromuskuläre Übertragung erschweren.
Zu **(B)**: Eine relativ erhöhte Freisetzung von Acetylcholin aus synaptischen Vesikeln findet sich bei Dopaminmangel bei M. Parkinson.
Zu **(C)**: Mutationen im aktiven Zentrum der Acetylcholin-Esterase finden sich bei den seltenen kongenitalen Myasthenie-Syndromen.
Zu **(D)**: Mutationen in einem Chlorid-Kanal sind Ursache der Myotonia congenita.
Zu **(E)**: Eine permanente Aktivierung der Adenylat-Cyclase findet sich bei der Cholera durch das Choleratoxin.

H08

→ **Frage 25.14: Lösung A**

Zu **(A)**: Acetylcholin ist der Transmitter in nicotinergen und muscarinergen Synapsen. Es wird im synaptischen Spalt durch die Acetylcholinesterase hydrolytisch inaktiviert zu Cholin und Essigsäure.
Zu **(B)** – **(E)**: Sowohl GABA (B) als auch Glutamat (C), Glycin (D) und Noradrenalin (E) sind sämtlich Neurotransmitter, deren Wirkung durch Wiederaufnahme in die präsynaptische Nervenendigung beendet wird.

H08

→ **Frage 25.15: Lösung C**

Zu **(C)**: Der Neurotransmitter Acetylcholin besitzt im Cholin einen quaternären Stickstoff, ist also positiv geladen und wandert im elektrischen Feld zur Kathode (Aussage (E) ist somit falsch).
Zu **(A)**: Acetylcholin ist kein Catecholamin. Catecholamine sind z. B. Adrenalin und Noradrenalin.
Zu **(B)**: Bei Acetylcholin handelt es sich auch nicht um ein Cholsäurederivat.
Zu **(D)**: Acetylcholin ist kein Thioester. (Ester aus Thiocholin mit Essigsäure oder Buttersäure werden synthetisch hergestellt und dienen zur Messung der Acetylcholinesteraseaktivität.)

F00 H92 H89

→ **Frage 25.16: Lösung C**

Acetyl-CoA wird durch die Pyruvatdehydrogenase und bei der β-Oxidation in den Mitochondrien gebildet und dort im Citratcyclus verbrannt. Acetyl-CoA kann nicht aus den Mitochondrien ausgeschleust werden. Allerdings kann Citrat aus den Mitochondrien in das Zytosol transportiert und durch die ATP-Citrat-Lyase dort in Acetyl-CoA und Oxalacetat gespalten werden. – Die zu suchende Falschaussage ist (C): wenn der Neurotransmitter Acetylcholin die präsynaptische Membran durchdringt, geschieht das durch Exozytose der synaptischen Vesikel und nicht durch ein spezifisches Protein als aktiver Transport.

F07

→ **Frage 25.17: Lösung A**

Das obligat anaerobe Bakterium Clostridium botulinum produziert und sezerniert eines der stärksten bekannten Gifte, das Botulinustoxin (Botox).
Botox spaltet bevorzugt in den motorischen Endplatten der Skelettmuskulatur die Fusionsproteine der Nervenendigungen und verhindert so die Exozytose der Acetylcholin-haltigen Vesikel (A). Es kommt zu u. U. tödlichen Lähmungen.
Bei Überleben können in Wochen bis Monaten die Fusionsproteine neu gebildet werden. Botox wird (lokal injiziert) zur Aufhebung von Muskelspasmen eingesetzt.
Siehe Lerntext XXV.3.

F04 F99

→ **Frage 25.18: Lösung A**

Ein ungewöhnlicher Faktor beim Sehvorgang ist der Sehpurpur Rhodopsin, ein aus 11-cis-Retinal und Opsin aufgebautes Chromoprotein. Bei der Photorezeption beteiligt sind auch Ionenkanäle für Na^+ und Ca^{2+}, sowie cGMP in hoher Konzentration (wichtig dabei die Guanylatcyclase und die Phosphodiesterase!). Das Transducin ist ein zu den G-Proteinen gehörendes Regulationsprotein. Alle G-Proteine sind Heterotrimere, aufgebaut aus der katalytischen α-Einheit und der inhibitorischen β,γ-Untereinheit ((A) ist die gesuchte Antwort). Durch Licht, genauer durch das photolysierte Rhodopsin, wird das Transducin aktiviert, sein α-gebundenes GDP wird gegen GTP ausgetauscht. Durch das aktivierte Transducin wird eine Phosphodiesterase stark aktiviert, und der cGMP-Abfall führt zum Schließen der Na^+-Kanäle.
Siehe Lerntext V.12.

H09

Frage 25.19: Lösung D

Zu **(D)**: Als molekularer Photorezeptor beim Sehvorgang wirkt das Rhodopsin, das auch Sehpurpur genannt wird. Rhodopsin besteht aus dem Protein Opsin (A) und dem 11-cis-Retinal, das aus Vitamin A (Retinol) durch Oxidation und enzymatische Isomerisierung (11-trans-Retinal in 11-cis-Retinal) entsteht. Belichtung führt photochemisch zu einer Stereoisomerisierung 11-cis- in 11-trans-Retinal, Rhodopsin dissoziiert in Opsin und trans-Retinal. Bei dieser Reaktion wird das G-Protein Transducin (E) aktiviert, dessen α-Untereinheit eine cGMP-spaltende Phosphodiesterase aktiviert. Der cGMP-Abfall führt zur Schließung von Ionenkanälen. Die intrazelluläre Calciumkonzentration nimmt ab, es kommt zur Hyperpolarisation mit Abnahme der Glutamatfreisetzung. Dies wird von den Bipolarzellen registriert und weitergeleitet (→ Lichtsignal).
Zu **(B)**: Retinoat (Retinsäure) entsteht aus Retinal durch Oxidation. Es wirkt beim Sehvorgang nicht mit, sondern ist an der Regulation der Genexpression beteiligt.
Zu **(C)**: Retinol (Vitamin A) wirkt nicht als Photorezeptor, sondern ist die Vorstufe von Retinal. Es dient dem Schutz von Epithelien.

F09

Frage 25.20: Lösung D

Zu **(D)**: G-Proteine übertragen die Erregung vieler membranständiger Rezeptoren in das Innere der Zelle. Beispiele sind Adrenalin und Glucagon, die nach Rezeptorbindung in der Zelle über G-Proteine die Adenylcyclase aktivieren. Auch das beim Sehvorgang wichtige Transducin ist ein G-Protein.
Zu **(A)**: Calcineurin ist eine Ca^{++}-abhängige Phosphoproteinphosphatase, die das Muskelwachstum beeinflusst.
Zu **(B)**: Calmodulin ist ein intrazellulärer Ca^{++}-bindender Signalüberträger.
Zu **(C)**: Prestin ist ein kontraktiles Protein der Haarzellen des Innenohres.
Zu **(E)**: Troponin löst im Muskel nach Ca^{++}-Anlagerung die Kontraktion aus.

XXV.4 Vegetatives Nervensystem

Siehe auch Lerntexte XVII.7 und XXV.3. Das periphere Nervensystem wird grob unterteilt in das somatische („bewusst" sensibel und motorisch) und das vegetative („unbewusst autonom") Nervensystem. Beide Systeme und die hormonelle Regulation sind über Zentren des Hypothalamus funktionell eng miteinander verknüpft.

Durch biochemische, neurophysiologische, anatomische und funktionelle Kriterien wird das vegetative Nervensystem in Sympathikus und Parasympathikus unterteilt.

	Transmitter	Rezeptoren	Wirkung
Sympathikus	Noradrenalin	α, β	„ergotrope"
Parasympathikus	Acetylcholin	muskarinisch	„trophotrope"

An den innervierten Endorganen (Zielorganen) ist beim Sympathikus Noradrenalin über α- und β-Rezeptoren der Überträgerstoff, dazu indirekt über eine sympathische Erregung des Nebennierenmarks auch das als Hormon (humoral) wirkende Adrenalin. Bei der parasympathischen autonomen Innervation wirkt Acetylcholin über muskarinische Rezeptoren auf die Zielorgane.
Eine Erregung des sympathischen Nervensystems z. B. in einer „Schreck/Angst, Kampf- oder Flucht-Reaktion" (3f: fright-fight-flight) führt zu einer energiefreisetzenden (ergotropen) Reaktion (mit Bereitstellung von „Brennstoffen" und Sauerstoff), die körperlich-geistige Leistungen ermöglicht.

Ergotrope Reaktion (Überwiegen des Sympathicus)

Organ	Reaktion
ZNS	Erhöhung der Aufmerksamkeit
	Unterdrückung von Schmerzempfindung, Ermüdung und Hunger
Herz/Kreislauf	Erhöhung von Herzfrequenz, Schlagkraft, Minutenvolumen und Blutdruck
Bronchien	Weitstellung
Stoffwechsel	Erhöhung von Glucose und Fettsäuren im Blut
Magen/Darmtrakt	Hemmung von Sekretion und Motilität, Herabsetzung der Durchblutung
Augen	Weitstellen der Pupillen (Mydriasis)

In der Erholungsphase werden durch ein Überwiegen der parasympathischen Innervation in der trophotropen Reaktion der Blutdruck und das Herzminutenvolumen herabgesetzt, die Glykogenspeicher in Leber und Muskel und die Fettvorräte indirekt durch Stimulierung der Insulinsekretion wieder aufgefüllt und die Verdauungsvorgänge stimuliert.

Trophotrope Reaktion (Überwiegen des Parasympathikus)

Organ	Reaktion
Herz/ Kreislauf	Senkung von Herzfrequenz, Schlagvolumen, Minutenvolumen und Blutdruck
Magen/ Darmtrakt	Stimulation von Sekretion und Peristaltik Erhöhte Durchblutung
Bronchien	Engstellung
Auge	Engstellung der Pupillen (Miosis)
Stoffwechsel	Stimulation der Insulinsekretion: führt zu Gluconeogenese, Glykogensynthese, Lipogenese

Klinischer Bezug

Augenheilkunde: Veränderung der Pupillenweite

Das Glaukom („Grüner Star") ist die häufigste Erblindungsursache in den Industrieländern und geht meistens mit einer Erhöhung des Augeninnendrucks einher. Therapeutisch versucht man, den intraokularen Druck durch eine Abflusserleichterung des Kammerwassers zu senken, indem man durch eine Engstellung der Pupille (Miosis) den Kammerwinkel erweitert. Dies erreicht man durch lokal applizierte Cholinesterasehemmer (z. B. Pyridostigmin-Augentropfen), die eine Erhöhung des Acetylcholin bewirken und zu einer Dauerkontraktion des Musculus sphincter pupillae führen.

Eine Weitstellung der Pupille (Mydriasis) ist z. B. für die Inspektion des Augenhintergrundes notwendig.

Die Mydriasis kann auf zwei verschiedenen Wegen erreicht werden. Entweder durch Atropin und Atropinderivate (in Augentropfen), die Acetylcholin vom Sphincter pupillae verdrängen, oder durch adrenerg stimulierende Augentropfen (z. B. Phenylephrin), die den Musculus dilatator pupillae aktivieren.

Kommentare aus Examen Frühjahr 2011

F11

→ **Frage 25.21: Lösung C**

Zu **(C)**: γ-Aminobutyrat (GABA) ist ein Transmitter inhibitorischer Neurone. **GABA wird aus Glutamat durch eine Glutamatdecarboxylase gebildet**. Abgebaut wird GABA durch eine Transaminierung und Oxidation zu Succinat. Über den Citracylus und eine Transaminierung kann Glutamat und GABA wieder gebildet werden (GABA-shunt).

Zu **(A)**: Die **Aspartat-Aminotransferase** (ASAT oder GOT) **kann Glutamat** aus Aspartat und α-Ketoglutarat **bilden**. Sie ist an der Harnstoffsynthese und am GABA-shunt beteiligt.

Zu **(B)**: Die **Catechol-O-Methyltransferase** katalysiert mit S-Adenosylmethionin die **Inaktivierung der Catecholamine**.

Zu **(D)**: Die **Phenylethanolamin-N-Methyltransferase** (Noradrenalin-N-Methyltransferase) katalysiert mit S-Adenosylmethionin die **Bildung von Adrenalin** aus Noradrenalin.

Zu **(E)**: Die **Tryptophan-Hydroxylase** ist eine Monooxygenase, die mit O_2 + NADH an der **Synthese von Serotin und Melatonin** aus Tryptophan beteiligt ist.

F11

→ **Frage 25.22: Lösung B**

Zu **(B)**: POMC wird vom Hypophysenvorderlappen (HVL) synthetisiert. Es enthält die Aminosäuresequenzen für ACTH (Corticotropin), LPH (Lipotropin), MSH (Melanozyten stimulierendes Hormon), Endorphine und Enkephaline. **Die POMC-Synthese wird durch Corticotropin des Hypothalamus stimuliert**. Wenn bei einer Nebennierenrindeninsuffizienz (Addison-Syndrom) ein Cortisolmangel eintritt, fällt die Cortisolhemmung der Corticotropinbildung weg, es kommt zu einer verstärkten POMC-Synthese und einer verstärkten ACTH- und MSH-Freisetzung. Die Addison-Patienten zeigen daher auch ohne UV-Bestrahlung eine Bräune der gesamten Haut.

Zu **(A)**: **Bei Stress wird POMC vermehrt synthetisiert**.

Zu **(C)**: **POMC ist ein Protein**, das **vom HVL synthetisiert** wird. Auf die Melanozyten wirkt das aus POMC freigesetzte MSH.

Zu **(D)**: **Melatonin ist** ein **aus** der Aminosäure **Tryptophan synthetisierter Transmitter** im zentralen Nervensystem. **Melanin** ist der **aus Tyrosin gebildete** schwarze Hautfarbstoff.

Zu **(E)**: **POMC wird nicht sezerniert.** Es wird **im HVL gebildet und** zu den tropen Hormonen **gespalten**, die erst dann sezerniert werden. Im Hypophysenhinterlappen werden die im Hypothalamus gebildeten Octapeptide Oxytocin und Vasopressin (Adiuretin) gespeichert und sezerniert.

Sachverzeichnis

A

B

C

H

I

J

K

L

M

U

V

W

Z

Ihre Meinung ist gefragt!

Sehr geehrte Leserin, sehr geehrter Leser,

ein gutes Buch sollte auch über mehrere Auflagen in Inhalt und Gestaltung den Bedürfnissen seiner Leser gerecht werden. Um dies zu erreichen, sind wir auf Ihre Hilfe angewiesen. Deshalb: Schreiben Sie uns, was Ihnen an diesem Buch gefällt, vor allem aber, was wir daran ändern sollen. Für Ihre Mühe möchten wir uns mit einer **Verlosung** bedanken, an der jeder Fragebogen teilnimmt. Die Verlosung findet einmal jährlich statt. Zu gewinnen sind 10 Büchergutscheine à € 50,–. Der Rechtsweg ist ausgeschlossen. Wir freuen uns auf Ihre Antwort, die wir selbstverständlich vertraulich behandeln.

Bitte schicken Sie diesen Fragebogen an:

Georg Thieme Verlag KG
Programmplanung Medizin
Dr. med. P. Fode
Postfach 30 11 20
70451 Stuttgart

Wie beurteilen Sie diesen Band:

Anzahl der Schemata ausreichend	ja ☐	nein ☐
Anzahl der Tabellen ausreichend	ja ☐	nein ☐
Anzahl der Lerntexte ausreichend	ja ☐	nein ☐

Wie beurteilen Sie die inhaltliche Qualität der Kommentare? Welche Kommentare sind besonders gut, welche Kommentare sind nicht ausreichend?

Wie beurteilen Sie die Lerntexte?

Zu folgenden Themen wünsche ich mir einen Lerntext/ausführlichere Erklärungen:

Wie beurteilen Sie den Schreibstil und die Lesbarkeit des Bandes?

Ist die Schwarze Reihe für das Prüfungsfach als Vorbereitung ausreichend? Haben Sie noch andere Lehrbücher benutzt? Welche?

Besonders gefallen hat mir an diesem Band:

Weitere Vorschläge und Verbesserungsmöglichkeiten?

Absender (bitte unbedingt ausfüllen)